의료경제학과 정책

— 제4판 —

CENGAGE Learning™

Health Economics and Policy

4th Edition

James W. Henderson

Original edition © 2009 South-Western, a part of Cengage Learning.
Health Economics and Policy, 4th Edition, James W. Henderson
ISBN: 9780324645187

This edition is translated by license from South-Western, a part of Cengage Learning, for sale in Korea only.

ISBN-13: 978-89-6218-187-6

Cengage Learning Korea Ltd.
Suite 1801 Seokyo Tower Building
353-1, 22 Seokyo-Dong, Mapo-Ku
Seoul 121-837, Korea
Tel: (82) 2 322 4926
Fax: (82) 2 322 4927

Cengage Learning is a leading provider of customized learning solutions with office locations around the globe, including Singapore, the United Kingdom, Australia, Mexico, Brazil, and Japan. Locate your local office at: **www.cengage.com/global**

Cengage Learning products are represented in Canada by Nelson Education, Ltd.

For product information, visit **www.cengageasia.com**

Printed in Korea
1 2 3 4 15 14 13 12

의료경제학과 정책

HEALTH ECONOMICS AND POLICY

— 제4판 —

JAMES W. HENDERSON 지음

명재일 | 박태규 옮김

CENGAGE Learning™

Australia • Brazil • Japan • Korea • Mexico • Singapore • Spain • United Kingdom • United States

옮긴이 소개

명재일

경희대학교 경영대학 객원교수

한국보건사회연구원 책임연구원 및 한국보건의료관리연구원 연구위원 역임

미국 뉴욕시립대학교 대학원(CUNY-GSUC), 경제학 박사

연세대학교 대학원 경제학과, 경제학 석사

연세대학교 경제학과 졸업

주요 저(역)서 및 논문

의료재정 및 의료자원, 국민의료비 추계, 질병부담 관련 논문 및 보고서 다수

Jonathan Gruber, 『재정학과 공공정책』 제3판, 시그마프레스, 2011(공역)

박태규

연세대학교 경제학부 교수

미국 인디애나대학교 대학원 경제학 박사

연세대학교 경제학과 졸업

주요 저서 및 논문

의료보험의 소득분배 효과, 흡연의 경제적 비용추계, 병원의 비용 함수 추정, 비영리단체의 산출물 측정 관련 논문 다수

『한국의 민간기부에 관한 연구: 규모, 구조와 특징, 관련 정책방향』 2008(공저)

의료경제학과 정책 —제4판—

HEALTH ECONOMICS AND POLICY, 4TH EDITION

제4판 1쇄 인쇄 | 2011년 8월 25일
제4판 1쇄 발행 | 2011년 8월 31일

지은이 | James W. Henderson
옮긴이 | 명재일, 박태규
발행인 | 송성헌
발행처 | 센게이지러닝코리아㈜
등록번호 | 제313-2007-000074호(2007.3.19.)
주 소 | 서울시 마포구 서교동 353-1 서교타워빌딩 1801호
전 화 | 02) 322-4926
이메일 | asia.infokorea@cengage.com
홈페이지 | www.cengageasia.com

ISBN-13: 978-89-6218-187-6

공급처 | 박영사
주 소 | 서울시 금천구 가산동 345-90 한라시그마밸리 2층 212호
도서안내 및 주문 | TEL 02) 733-6771 FAX 02) 737-4818
홈페이지 | www.pakyoungsa.co.kr

값 29,000원

역자 서문

보건의료를 둘러싸고 있는 다양한 환경변화로 인해 합리적인 비용으로 개인과 국민의 건강을 지킬 수 있는 의료체계를 운영하는 일은 선진국을 비롯한 많은 나라에서 점점 더 어려운 과제가 되고 있다. 20세기 초 이래 선진국 의료체계의 목표는 의료 접근성의 제고를 통해 형평성을 실현하는 것이었고, 이는 의료자원의 확충과 의료보장제도의 확대 및 완비를 통해 이루어질 수 있었다. 그러나 1960년대 이후에는 제3자 지불제도의 확대로 인한 의료수요 및 공급의 증가와 인구구조 및 질병구조의 변화, 의료기술의 진보 등으로 인해 의료자원의 과도한 투입 현상이 나타났고, 이로 인해 의료비는 감당하기 어려운 수준으로 급증하게 되었다. 그뿐만 아니라 높은 수준의 의료비 지출에도 불구하고 국민들의 건강수준 향상은 비용 증가에 미치지는 못해 소위 '고비용-저편익' 의료의 문제가 지속되면서, 각국은 의료체계의 접근성 등 다른 목표를 계속 추구하는 동시에 각별히 효율성을 제고시켜야 하는 도전적 과제를 안게 되었다.

이에 따라 선진국을 비롯한 여러 나라는 1980년대 및 1990년대를 전후하여 의료개혁에 착수하였다. 즉, 의료재정 및 제공체계의 변화를 통해 의료체계의 성과를 개선하기 위한 노력을 시작했던 것이다. 그러나 대부분은 어떤 방식의 개혁으로도 괄목할 만한 성과를 거두지 못했기 때문에 금세기에 들어서도 계속 후속 개혁 작업을 진행하고 있는 실정이다. 이런 의료체계의 성과 면에서 가장 큰 어려움에 봉착하고 있는 나라는 주지하듯이 미국이다. 세계에서 가장 많은 의료비를 지출하면서도 국민의 건강수준은 그에 부합하지 못하는 동시에 상당한 규모의 인구가 의료보험을 갖지 못하고 있는 현실은 미국 의료체계의 아킬레스건이 되고 있다.

이 책은 이러한 미국의 의료체계를 경제학적 관점에서 분석한 의료경제학 교재로서 베일러 대학교(Baylor University)의 James W. Henderson 교수가 저술한 『Health Economics and Policy』(제4판, 2009)을 완역한 것이다. 보건의료는 개인과 국민의 건강유지 및 증진이라는 본질적인 차원에서뿐만 아니라, 이 분야에 대한 자원투입의 규모가 커짐에 따라 정치적, 사회적, 경제적 차원에서도 그 중요성이 점점 더 커지고 있다. 이 가운데에서도 경제적 측면이 보건의료 분야에서의 의사결정 과정에 있어서 가장 중요한 요인 중 하나라는 것은 의심할 여지가 없으며, 노령화의 급속한 진전과 함께 그 중요성은 앞으로 점점 더 커질 것이다. 따라서 오늘날 보건의료 분야의 중심적인 과제는 국민건강의 유지와 향상을 위해 희소한 자원을 얼마나, 어떻게 사용할 것인가 하는 문제이며, 이는 전통적으로 경제학이 다루어왔던 자원배분 문제의 한 사례이다. 따라서 민간 및 공공부문에서 의료자원의 배분에 관한 의사결정을 해야 하는 의사결정자들에게는 보건의료를 경제학적 관점에서 바라볼 수 있는 능력의 함양이 요구되고 있다.

저자가 서문에서 밝히고 있듯이 『Health Economics and Policy』는 이런 요구에 부응하기 위해 쓰였으며, 그 역서인 『의료경제학과 정책』은 우리나라에서 아직 이 분야를 다룬 만족할 만한 교재가 없다는 판단에서 우리말로 옮겨진 결과물이다. 역자는 의료경제학 교재의 번역출간에 관한 출판사의 제의를 받고 나서 우리 의료 현실과 상당한 괴리가 있는 미국의 의료체계를 다루고 있는 의료경제학 교과서를 우리말로 번역하는 것이 과연 바람직한 일인지 오랫동안 숙고하였다. 그리고 다음의 몇 가지 이유에서 이 책의 번역이 의미 있는 일이라고 생각하여 작업을 진행하였다.

첫째, 우리가 번역한 Henderson의 교과서가 당연히 미국의 의료문제를 주로 다루고 있고, 1개의 장에서 일부 선진국 의료체계의 특성을 비교하고 있지만 이런 내용들이 우리 학생들과 정책결정자들에게 전혀 무의미한 것은 아니며, 그 반대로 시사하는 바가 적지 않다. 미국은 세계에서 가장 높은 의료비 지출과 상대적으로 낮은 건강수준 등 자유주의적 의료체계의 성과 측면에서 많은 논란의 대상이 되는 나라이며, 더욱이 많은 인구가 의료보험을 갖지 못하여 전 국민 의료보장제도를 갖지 못한 유일한 선진국이다. 이런 문제에 대한 대응으로 미국은 많은 정책과 제도를 고안하였고, 이런 제도들은 비슷한 문제에 시달리는 유럽 각국 등 다른 나라에서도 이미 채택되어 운영되고 있거나 채택이 고려되고 있는 중이다. 우리나라의 의료체계 또한 다른 나라와 마찬가지로 의료보장 재정의 지속 가능성 등 많은 문제점을 갖고 있기에 바람직한 변화를 위한 정책적 아이디어에 대한 갈증은 늘 존재하고 있다. 따라서 미국의 의료체계는 의료 접근성 측면에서 보자면 배워서는 안 될 반면교사인 동시에 의료비 억제정책 등에서는 우리가 배워야 할 교사로서 우리 의료체계의 변화를 설계하는 데 도움을 줄 수 있을 것으로 생각된다.

둘째, 이 교과서는 신고전학파 경제학의 관점에서 본 의료분야 내에서의 자원배분 문제를 다루고 있다. 또한 미국 의료체계 내의 현상과 문제들을 분석함에 있어 효율성과 형평성이라는 후생경제학의 2대 기준에 근거해서 경제학의 기본 원리들을 적용하고 있다. 따라서 이 책은 경제학의 한 분과인 의료경제학의 학문적 성격을 이해하는 데 많은 도움을 줄 수 있으므로, 미국의 의료체계 자체에 관심을 갖고 있는 독자는 물론 보건의료 문제에 대한 경제학적 분석에 관심이 있는 독자들에게도 많은 도움을 줄 수 있을 것이다. 더욱이 이 책에는 '의료제공의 쟁점'이라든지 '인물소개' 등 본문과 별도의 박스(box) 안에 다양한 읽을거리가 마련되어 있으므로 지루하고 어렵기만 하다는 경제학 교과서의 부정적 이미지가 많이 희석될 것으로 기대된다. 따라서 경제학이 익숙하지 않은 대부분의 독자들이 보다 쉽게 의료경제학에 다가가는 데 도움이 될 것이다.

셋째, 우리나라에 보건의료의 경제학이 처음 소개된 것은 1970년대 중반으로 의료보험 도입을 앞둔 시점이었으므로 이미 30년 이상의 세월이 흘렀음에도 아직 만족스러운 교과서를 찾아보기 어려운 실정에 있다. 전국적으로 많은 대학교의 학부와 대학원 과정에 '보건경제학', 또는 '의료경제학'이라는 이름의 과목이 개설되어 있지만 강의자들은 학기 초마다 적합한 교재의 선정에 큰 어려움을 겪고 있다. 비록 이 책이 미국의 의료체계를 다루고 있는 의료경제학 교재이고 우리의 현실과는 많은 괴리가 있지만 경제학의 기본원리 자체는 미국과 한국에서 서로 다를 수 없다. 따라서 이 번역서가 이 분야의 연구와 교육에 작게나마 기여할 수 있을 것으로 생각하며, 추후 우리나라 의료체계를 본격적으로 다루는 의료경제학 교재의 출간에 이 번역서가 디딤돌이 될 수 있기를 기대해 본다.

한편, 보건의료 분야에서 나타나는 많은 문제의 해결방안을 모색함에 있어서 경제학에 대한 과도한 기대감을 접하게 될 때가 있는데 이 자리를 빌려 역자는 이에 대한 주의를 환기하고 싶다. 보건의료가 갖는 많은 측면 중 하나가 경제적 측면이고 의료자원에 대한 요구가 증대되면서 경제학의 역할에 대한 큰 기대감은 지난 반세기 동안 보건의료의 경제학이 하나의 확립된 경제학 분과가 되었다는 사실로 미루어 알 수 있다.

그러나 의료문제에 대한 경제학적 관점은 의학적 관점, 정치학적 관점, 사회학적 관점, 윤리적 관점, 철학적 관점 등 의료문제의 성격을 파악하는 데 필요한 다수의 관점 중 하나일 뿐이지 유일한 관점이 아니라는 것은 두말할 필요가 없다. 더욱이 의료체계 내에는 많은 의사결정 주체의 이해관계가 극도로 복잡하게 얽혀 있기 때문에 엉킨 실타래 같은 보건의료의 문제를, 인센티브를 변화시키는 경제학적 처방만으로 해결하기에는 적지 않은 현실적 한계가 있다는 점을 독자들은 분명히 이해할 필요가 있다. 경제학의 기본적 역할은 점점 더 중요해지는 의료자원 배분의 경제적 측면을, 비용-편익의 관점에서 보다 상세히 해명하고 이에 기초하여 한 사회가 선택할 수 있는 대안을 식별하는 일이다. 경제학이 식별한 여러 가지의 선택대안 중 '가장 바람직한' 한 가지를 선택하는 것은 본질적으로 경제학의 책무가 아니며, 온갖 이해관계가 부딪치는 정치의 영역에서 이루어져야 할 집단적 의사결정의 문제이다. 따라서 경제학이 보건의료 분야의 쟁점들이 갖는 경제적 성격을 더욱 분명히 하는 데는 기여할 수 있지만 유일한 해결책을 제시할 수는 없다. 궁극적인 정책적 선택은 다원적인 민주사회 내에 존재하는 여러 가지 규범적 가치판단의 기준들과 첨예한 이해관계가 경합을 벌이는 정치적 의사결정 과정을 통해 이루어지는 것이기 때문이다.

이런 종류의 책을 번역함에 있어서 경제학도인 역자들은 의학, 약학, 간호학, 의료행정 등 이 책에 등장하는 다양한 분야의 전문용어에 익숙하지 않기 때문에 당연히 어려움을 겪을 수밖에 없었다. 특히 각종 의료제도의 이름을 우리말로 옮기는 것은 무척이나 어려운 일이었다. 따라서 사전으로 해결할 수 없는 용어들은 해당 분야에서 이미 출간된 서적들을 참고하거나 해당 분야 전문가들의 자문을 구해 번역어를 선택하였는데 이 과정에서 우리말 용어가 제대로 정립되지 못한 경우가 많다는 사실을 알게 되었다. 그 결과 역자는 나름대로 판단하여 번역을 할 수밖에 없거나, 일부 고유명사의 경우 어색하게 번역하느니 아예 번역을 하지 않고 놓아둔 경우도 있었다. 그리고 인명, 단체명, 학술지명 등의 경우에는 번역을 하지 않고 알파벳으로 표기하는 것을 원칙으로 하되, 이미 우리에게 잘 알려져 있는 경우에는 우리말로 표기하였다.

번역 과정에서 역자는 나름대로 오류가 없도록 최선을 다했지만 시간과 역량의 한계로 말미암아 미숙한 번역 투의 문장이나 잘못 선택한 번역용어가 있을 수 있음을 잘 알고 있다. 차후의 기회에 수정할 것을 독자들에게 약속드리며, 이 자리를 빌려 전문 용어의 번역에 수고스럽게도 많은 도움을 주신 여러 분들에게 감사를 표하고 싶다. 이 책의 번역은 제1장부터 제8장까지는 공역자가, 나머지 부분은 모두 책임역자가 담당하였고, 책임역자는 공역자의 번역원고를 모두 검토 및 수정하여 최대한 번역의 연속성을 갖도록 하였다.

마지막으로 역자의 사정으로 번역이 지체되었음에도 불구하고 오랫동안 기다려주고 훌륭한 책으로 만들어주신 출판사와 편집 및 교정·교열 담당자 여러분에게 감사를 드리고 싶다. 일단 역자의 손에서 번역은 끝나고 책이 나오게 되었지만 이탈리아의 기호학자이며 작가인 움베르토 에코(Umberto Eco)의 말처럼 책 만드는 일은 열성적인 독자(voracious and engaged reader)를 만나기까지는 끝난 것이 아니다. 부디 열성적인 독자들이 이 책의 번역 작업을 마무리해 주시기를 기대해 마지않는다.

2011년 7월

역자 **명재일·박태규**

저자 서문

미국은 2006년에 2조 달러를 의료비로 지출함으로써 다른 어느 선진국보다 더 많은 의료비를 지출하였다. 2008년의 대통령 선거는 의료개혁 논란의 분수령이 되었다. 오랫동안 외교정책 때문에 중요한 국내 정치적 쟁점은 뒤로 미루어졌다. 의료비 증가율은 계속 국내총생산 증가율을 앞지르고 있고, 메디케어는 지속 가능성이 없어 보인다. 보험료 인상 때문에 기업들이 근로자들에게 제공하는 의료보험을 포기하면서 무보험자는 점점 많아지고 있고, 이런 문제점에 대한 해결책은 보이지 않는 가운데 논란만 뜨겁게 달아오르고 있다. 의료제공 문제에 있어서 정부의 역할이 증대되고 있다는 점은 연령계층 스펙트럼의 양쪽 끝에서 명백하다. 전후의 베이비붐 세대가 메디케어의 적용인구가 되면서 의료비 지출의 압력은 수그러들 것 같지 않다. 주(州) 아동의료보험 제도의 추가 확대를 원하는 사람들에게 보험이 없는 900만 명의 아동문제는 가장 중요한 쟁점사항이다. 『의료경제학과 정책』은 아동과 노인계층을 대상으로 하는 이 두 가지 제도뿐만 아니라 그 나머지 인구계층에도 영향을 미치는 모든 경제적, 정책적 쟁점들을 다루는 데 필요한 중요한 배경정보를 제공해 준다.

이 교재의 주요 목적은 독자들로 하여금,

- 보건의료와 경제학의 관련성을 인식하고, 보건의료 분야의 쟁점에 대한 보다 나은 이해를 위해 경제학적 사고방식을 적용할 수 있도록 한다.
- 넓은 사회적, 정치적, 경제적 맥락에서 미국의 의료제공체계를 이해하도록 한다.
- 보건의료의 변화 및 이 변화가 의료행위, 의학교육 및 연구와 의료정책에 대해 갖는 함의를 탐구하도록 한다.
- 보건의료 분야의 공공정책을 경제학적 관점에서 분석할 수 있도록 한다.

이러한 목적을 달성하기 위하여 이 책은 모두 4부와 16개의 장으로 구성되어 있다.

제1부 보건의료와 경제학의 관련성

이 교재는 의료제공 및 재정과 관련된 경제학적 쟁점을 강조하면서 보건의료산업에 대한 기초적 개관에서 시작한다. 제1장에서는 의료와 관련된 경제적 문제의 성격을 검토한다. 제2장에서는 생과 사, 장애 및 고통의 문제를 포함하여 의료분야의 쟁점을 이해하는 데 있어서 경제학의 유용성을 보여 준다. 제3장에서는 의료시장의 연구에 표준적인 경제학 모형을 적용할 때 부딪히게 되는 문제점을 살펴본다. 제4장에서는 독자들에게 대부분의 의료경제학자들 사이에 선호되는 분석기법인 비용–효과분석을 강조하면서 보건의료 분야에 적용되는 경제성 평가방법을 소개한다.

처음 3개 장의 말미에 기술적인 문제에 대한 부록을 추가하였으며, 이들 부록은 상급 학력자들이 사용할 수 있도록 마련된 것이다. 부록 1A는 의료부문 물가지수를 사용하여 의료분야에서의 인플레이션을 측정하는 문제에 대한 개괄적 논의를 제공하고 있다. 부록 2A는 그래프에 관한 초보적 내용을 설명하고 있고, 부록 2B는 실증연구에서 사용되는 주요 통계학 도구에 대해 다루고 있다. 제3장 말미의 두 개 부록은 소비자 선택과 생산에 관한 신고전학파 모형을 설명하고 있다.

제2부 수요 측면의 분석

제2부는 시장의 수요 측면을 다루고 있다. 제5장에서는 건강과 의료서비스의 수요에 영향을 미치는 다양한 요인에 대해 설명한다. 이 장에서는 의료서비스의 품질과 가격에 관해 관찰된 패턴을 분석한다. 제6장에서는 민영보험과 사회보험 모형을 비교 및 대조하면서 의료보험 시장에 관해 다룬다. 제7장에서는 의료비 억제에 있어서 대안적인 의료제공체계, 특히 HMO와 PPO의 효율성을 평가해 본다.

제3부 공급 측면의 분석

제3부에서는 의료시장의 공급 측면이 논의된다. 제8장에서는 의사서비스 시장을 살펴보고 관리의료(managed care)라고 하는 최근의 변화가 의사들의 행태에 어떤 영향을 미쳤는지 알아본다. 간호사 및 치과의사서비스 시장에 관한 논의를 통해 다른 세부시장도 검토하기로 한다. 제9장에서는 병원 행태에 관한 주요 이론을 요약하고, 미국의 의료산업에 있어서 비영리병원의 역할을 알아본다. 제10장에서는 미국의 제약산업을 살펴보면서 신약 및 새로운 의료장비 등 신제품 개발자들이 직면하게 되는 도전적 과제와 그들의 목표 시장을 알아보기로 한다.

제4부 의료제공의 공공정책

제4부는 미국의 높은 의료비 지출 수준을 초래한 여러 요인들을 논의하면서 우리가 직면한 현실을 검토해 보는 것에서 시작한다. 미국인들은 왜 그토록 많은 의료비를 지출하는 것일까? 의료서비스의 생산에 있어서 비효율적이기 때문일까? 또는 단지 다른 나라 국민들보다 더 많은 건강문제를 갖고 있어서일까? 제11장은 미국에 있어서 의료서비스의 제공과 관련하여 어려움을 초래하는 요인을 다루어 본다. 이 교재의 마지막 4개의 장에서는 의료정책과 그 경제적 의미를 다루는 데 모두 할애할 것이다. 제12장에서는 의료에 대한 접근성을 재고함에 있어서 정부, 가족과 종교의 역할을 분석한다. 메디케어, 메디케이드 및 여타의 정부 프로그램들을 소개하고 그 경제적 영향을 분석한다. 이 장의 부록에서는 경제적 자료를 예측하는 문제와 관련하여 몇 가지의 쟁점을 다루고 있다. 제13장에서는 진료비 상환제도의 최근 변화(진단명기준 환자군에 기초한 포괄수가제 및 자원기준 상대가치 점수제)를 알아보고 이 변화가 의료서비스의 양, 품질 및 접근성에 미친 효과를 알아보기로 한다. 제14장에서는 캐나다, 프랑스, 독일, 일본, 스위스 및 영국 등 6개 주요 선진국 의료체계의 주요 특성을 요약해 놓았다. 제15장에서는 미국에서의 의료개혁안에 대해 알아보고 주요 정책대안을 살펴본다. 마지막으로, 제16장에서는 공공정책에 대한 경제학적 접근으로부터 얻을 수 있는 주요 교훈을 추출하여 정리해 놓았다.

학습도구

이 책의 궁극적 초점은 공공정책에 맞추어져 있다. 경제학의 분석도구가 중요하기는 하지만 그 자체는 목적이 아니다. 이론은 정책적 문제를 다루기 위해 학생들을 준비시키는 도구로 쓰이고 있을 뿐이다.

각 장에는 '의료제공의 쟁점(Issues in Medical Care Delivery)'이라는 특별한 읽을거리가 다수 포함되어 있다. 여기에는 의료제공의 경제학과 관련된 의학, 역학, 공중보건 및 기타 분야에서의 주요 연구결과가 요약되어 있다. 대부분의 장에서 찾아볼 수 있는 또 다른 읽을거리로는 의료경제학의 발전에 많은 공헌을 한 사람들의 '인물소개(Profile)'란이다. 소개된 인물의 대부분은 경제학자지만 일부는 의사며, 이들 모두가 건강, 의료경제학과 의료정책을 보는 우리의 관점에 심대한 영향을 미친 사람들이다.

'봉투의 이면(Back of the Envelope)'란에서는 그래프를 사용하여 경제학적 사고방식(economic way of thinking)을 보여주고 있다. 이 난에 소개된 내용들 및 이와 비슷하게 그래프를 사용하는 논의전개는 경제학자들이 비공식적인 상황에서 자주 사용하는 방법이다. 이 그림들은 경제학자들이 점심식사를 함께 하며 동료들과 대화를 나누는 중에 자신의 논점을 제시하기 위해 낡은 봉투의 뒷면에 그린 것이다. 이 난에서 다루어지는 주제로는 생명의 가치, 수익률 산출방법, 탄력도의 개념, 보조금 지급이 후생에 미치는 영향, 고용주의 의료보험 제공 의무가 미치는 영향, 비용-편익 계산, 질병예방의 비용-효과성 등이다. 이런 방식으로 모형을 사용하는 능력을 키우는 것은 이 책의 중요한 목적 중 하나이다.

제1장에서는 책의 전반을 관통하는 주제로서 열 가지의 핵심적인 경제학 개념을 소개하고 있다. 여러분이 이 책을 읽어나가다 보면 여백에서 핵심개념을 만나게 될 텐데, 이는 근처의 내용이 특정 핵심개념과 관련이 있다는 것을 상기시키기 위한 것이다. 여백의 다른 기호로는 주요 용어의 정의, 추가적인 정보를 얻을 수 있는 추천 웹사이트, 본문 내용과 관련된 정책적 쟁점 등이다.

제4판에서 새로워진 것

제4판의 가장 명백한 변화는 의료비에 영향을 미치는 여러 가지 요인의 논의에 있어서 새로운 접근법을 택한 것이다. 별도의 장에 따로따로 논의하는 대신에 여러 가지 요인을 하나의 장에 다루고 있다. 제11장에서는 미국인들의 생활습관 및 문화적, 경제적 특성을 6개 선진국 국민들과 비교 및 대조를 통해 설명하고 있다. 이 장에서 나는 의료체계의 순위를 정함에 있어서 전통적으로 건강수준 자료를 사용해 온 것은 문제가 있고, 따라서 주의를 기울여야 한다는 점을 지적하고 그 근거를 제시하였다.

기존 판에서의 제약산업에 대한 논의는 한 장의 1개 절에서 1개 장으로 확대되었다. 이 부분은 혁신과정에 있어서 특허의 역할에 관한 절 및 의약품의 가격책정에 관한 절을 새로 포함하면서 완전히 새로 쓰였다.

제14장에는 스위스의 의료체계에 관한 절이 새로 추가되었다. 이는 제15장에서 논의되는 의료개혁에 대한 시장의 반응에 관한 입문적 논의의 역할을 한다. 소비자지향적인 의료보험과 매사추세츠 주의 새로운 의료보장제도를 다루고 있는 새로운 절에서는 시장의 대안에 관한 논의를 부각시키게 될 것이다.

수 준

『의료경제학과 정책』은 경제학 비전공자를 염두에 두고 쓰였지만, 경제학도들에게도 충분히 도전이 될 만한 풍부한 경제학적 내용을 포함하고 있다. 베일러 대학교에서의 내 강좌에는 경제학 전공자들과 예비의대생(pre-medical students)들이 함께 있는데, 이들 대부분은 경제학을 공부한 경험이 약간 있거나 아예 전무하다. 보통은 상당수의 경영학 전공자들도 내 과목을 수강하는데, 이들은 대부분 앞으로 의료경영학을 공부하는 데 관심을 갖고 있는 학생들이다. 나는 또한 이 책을 의료경영학 전공 MBA 과정에서 요구하는 필수과목의 교재로 사용하고 있다. 이들 학생들은 모두 훌륭한 사고능력을 갖고 있으며 대부분 사전에 경제학 과목을 수강한 경험이 없음에도 불구하고 만족스러운 학습성과를 보여 주었다.

이 교재는 경제학과, 의료경영대학원, 보건대학원, 의과대학, 간호대학, 약학대학에 개설되어 있는 의료경제학 입문과정에 적합하다.

보충적인 강의 및 학습도구

『의료경제학과 정책』 제4판을 채택한 강사들에게는 강의자 지침서(Instructor's Manual)가 도움을 줄 것이다. 이 지침서에는 장 말미의 문제에 대한 해답, 강의 팁, 시험문제 등이 포함되어 있다. 나는 의료경제학을 가르치면서 토론 주제를 끌어들이기 위해 TV 프로그램이나 영화의 장면들을 보여줌으로써 학생들의 수업참여도와 개념의 이해도를 향상시킬 수 있었다. 이런 면에서 나는 상당한 성공을 거두었으며 내가 수업시간 중 사용했던 TV와 영화 영상을 장(章) 사이에 포함시켰다. 그러나 이는 단지 제안일 뿐이며, 이 교재에는 어떠한 비디오나 영화 영상도 함께 제공되지 않는다. 만일 강사가 수업시간 중에 이를 활용해보고 싶다면 나는 필름의 사용과 관련된 명확한 지침을 제공하도록 하겠다.

본 교재의 웹사이트에는 학생들과 강사 모두를 위한 학습자료를 포함하고 있다. 웹사이트의 주소는 아래와 같다. http://academic.cengage.com/economics/henderson. 이 사이트에서는 또한 EconNews 기사, EconData 링크 및 EconDebates를 포함하는 Economic Application에 접근할 수 있다.

감사의 말

이 책의 유일한 저자로서 본인은 그 내용에 대해 전적인 책임을 진다. 그러나 한 사람이 이런 규모의 프로젝트를 완수할 수는 없다. 나는 금요일 모닝커피 시간의 토론에서 내 논점을 날카롭게 해주고 논리의 문제점을 지적해준 베일러 대학교의 동료들에게 많은 빚을 지고 있다. 상당수의 유능한 연구조교들이 이번 판의 개정 작업에 참여해 주었다. 특히 의료정책 비디오 영상을 만드는 데 큰 도움을 준 Rae Snider에게 고마움을 전하고 싶다.

전국의 많은 강사들이 기존 판과 이번 개정판의 원고를 검토해 주었다. 그들의 논평과 제안은 나에게 매우 중요하며 그들의 노력 덕분에 이 책은 더 나아질 수 있었다. 다음에 언급한 이들에게 감사를 표하는 바이다.

Monica Cain, Winston-Salem State University

Greg Delemeester, Marietta College

Anoshua Chaudhuri, San Francisco State University

Susanne Rassouli-Currier, University of Colorado

Abigail C. Tilton, Texas Woman's University

나는 또한 이 책의 기존 3개 판을 사용했던, 심지어는 최초의 원고 상태로 이 책을 사용했던 수백 명의 베일러 대학교 학생들에게 고마움을 전하고 싶다. 이들이 해준 논평은 의료 분야의 쟁점을 논의하는 데 필요한 통합적인 틀을 만드는 데 이루 말할 수 없는 도움이 되었다.

물론 내 가족의 도움이 없었더라면 교과서 집필이라는 과제는 완수될 수 없었을 것이다. Betsy, Luke, Jesse가 보여 준 이해심, 애정과 인내심에 대해 고마움을 전한다. 그리고 Lisa는 우리 가족의 새 구성원인데 이 아이의 역할도 다른 아이들 못지않게 중요했다. 모두에게 감사를 전한다.

James W. Henderson

차 례

제2부 수요 측면의 분석

제3부 공급 측면의 분석

제4부 의료제공의 공공정책

1960년대는 미국 의료비 지출이 급격히 상승하기 시작한 30년 기간 중 첫 번째 10년이었다. 1960~1990년 기간 중 의료비는 연평균 11.5%씩 증가했다. 30년 기간의 초기에는 GDP 대비 총의료비가 5.2%였으며, 1인당 의료비는 148달러, 총액은 275억 달러였다. 1990년에는 GDP 대비 총의료비가 12.3%, 1인당 의료비는 2,813달러, 그리고 총액은 7,140억 달러로 증가했다. 이러한 증가를 가져온 요인에는 노인층을 위한 메디케어 제도와 저소득층을 위한 메디케이드 제도와 같은 연방정부의 개입이 증가했다는 것과 보험 미가입자들에게 제공되는 의료서비스의 비용을 보전하기 위해 의료공급자들이 비용을 전가했다는 점을 들 수 있다.

의료기술의 급속한 진보와 규제 및 계획을 강조한 비용억제 전략들은 1970년대의 특징이다. 미국 연방정부는 국립보건원(National Institutes of Health, NIH)의 확대와 더불어 생명공학 분야의 연구와 발전에 심혈을 기울였다. 개심술(open-heart surgery), 장기이식, 여러 형태의 영상진단 방법개발, 중환자실에서의 집중치료 등과 같은 의료기술의 발전은 의학에 대한 사회적 관심을 불러일으킨 동시에 의료비 상승에 중요한 요인으로 작용했다. 물론 의료기술의 진보는 바람직한 것이다. 그러나 이러한 최신 의료기술에 대한 관심은 의료비 증가 문제가 커지는 것에 대한 우려를 불러일으켰다.

미국의 연방정부는 1974년 국가보건기획법(National Health Planning Act)을 제정하여 정부 관련기관의 의료비 통제 네트워크를 형성했다. 더욱이 주정부에서는 의료장비에 대한 병원의 투자 증가를 억제하기 위해 필요증명법(certificate-of-need, CON)을 입법했다. 그러나 닉슨(Nixon) 행정부 시절에 잠시 시행했던 물가와 임금동결 정책은 의료비용과 지출의 상승을 억제하는 데 크게 기여하지 못했다.

미국의 의료제도에 가장 중요하게 영향을 미친 법안도 당시에는 중요해 보이지 않았다. 1974년 **근로자 퇴직 및 소득보장법**(Employee Retirement & Income Security Act, ERISA)은 연금기금을 기업이 사용하는 것을 규제하기 위해 제정되었다. 이 법의 한 조항은 기업들의 **자가보험**(self-insurance) 프로그램을 주정부 차원의 의료보험에 대한 규제에서 제외하고 있다. 따라서 ERISA의 통과는 고용주로 하여금 의료보험 가입 대신 자가보험으로 전환을 유도했다. 오늘날 단체보험에 가입하는 근로자의 50% 이상은 자가보험 프로그램을 시행하는 기업에 고용되고 있다.

1980년대 미국 정부의 의료정책은 규제와 계획에서 시장의 힘에 더 많이 의존하는 방향으로 전환되었다. 이 시기의 주요 특징은 대통령은 세금삭감을 원했고, 의회는 지출삭감을 거부했다는 점이다. 이 시기에 연방정부의 재정적자는 엄청나게 증가했다. 1980년대 말에는 정부재량으로 지출을 삭감할 수 없는 정부 프로

http://

국립보건원(NIH)은 다음의 주소에서 프로그램과 활동들의 개요를 보여주고 있다.
http://www.nih.gov/

근로자 퇴직 및 소득보장법
1974년에 제정된 연방 법안으로서, 연금, 의료보험 및 장애보험 등의 피고용인 급여수준에 대해 최소한의 기준을 정했으며, 그 입법 목적은 급여수급 자격에 관한 피고용인의 이익을 보호하기 위한 것임. 또한 주정부의 특정 규제들로부터 고용주를 보호하기도 함. 예컨대, 주정부는 기업의 자가보험을 규제하지 못하며, 고용주가 피고용인에게 의료보험을 제공하도록 의무화할 수 없음.

자가보험
한 단체가 의료보험을 구입하지 않는 대신 보험료를 별도로 적립한 후 단체의 구성원에게 진료비가 발생하는 경우 이 기금에서 지불해주는 방식.

자격 프로그램
연령, 건강상태, 소득수준 등의 특정한 기준에 의해 자격이 결정되는 정부보조 프로그램. 이런 프로그램에는 사회보장연금, 메디케어, 메디케이드, TANF 등 많은 프로그램들이 포함됨.

사전적 고정진료비 지불제
의료서비스를 제공하기 전 이미 결정된 진료비. 인두제에 기초하여 진료비를 지불하고 있는 많은 관리의료조직들의 특징 중 하나임.

인두제
일정한 의료서비스 패키지를 제공하는 대가로 공급자에게 1인당 일정한 금액을 지급하는 진료비 지불방식. 공급자는 개별 환자에게 제공되는 의료서비스의 빈도나 성격과 상관없이 사전에 정액을 지불받는 대신 일정한 적용인구에게 의료서비스를 제공해야 함. 이 진료비 지불제도는 건강유지조직(HMO)과 우선의료제공자조직(PPO)의 특징임.

진단명기준 환자군
메디케이드에 의해 개발된 환자분류 방법으로서, 인구학적, 진단 및 치료적 특성에 기초하며 병원진료비 지불제도로 사용됨.

상대가치점수제
다양한 의료서비스에 대해 가중치를 부여하는 지표로서, 상대적 수가기준을 정하기 위해 사용됨.

그램, 예를 들어 메디케어와 메디케이드 등과 같이 이미 법에 권한이 보장된 **자격 프로그램**(entitlement program)들의 적자폭이 끝없이 증가하는 것처럼 보여 이들의 비용증가를 억제해야 한다는 주장이 강하게 제기되었다. 또한 이 시기의 새로운 진료비 지불제도와 의료전달 조직의 도입은 의미심장한 것이었다. **사전적 고정진료비 지불제**(Prospective payment), **인두제**(capitation), 입원진료비 지불제도로서 **진단명기준 환자군**(diagnosis-related group, DRG)에 기초한 포괄수가제, 의사진료비 지불제도로서 **상대가치점수제**(relative-value scale)의 도입은 이런 변화들의 사례들이다. 또한 건강유지조직(health maintenance organization, HMO), 우선의료제공자조직(preferred provider organization, PPO)과 기타 형태의 관리의료 제도가 더욱 보편화되었다.

1990년대는 의료비 지출증가 속도가 둔화된 시기였다. 많은 전문가는 둔화의 부분적 요인을 환자들이 관리의료조직으로 이동했기 때문이라고 파악하고 있다. 명목의료비 지출증가율이 1981년 15.9%에서 1990년대 중반에는 5%대로 하락했다. 이후 지속적인 증가율의 상승으로 인해 2002년에는 9.1%로 올랐다가, 2006년에는 6.7%로 안정되는 양상을 보였다. GDP 대비 의료비 지출의 증가는 2001년까지 13.0% 또는 14.0% 정도를 유지했지만, 이 기간에 처음으로 14%를 넘어서는 양상을 보이기도 했다.

1990년대는 미국 정부가 의료비 지출을 억제하기 위해 보다 적극적인 정책을 시행한 시기였다. 비록 1994년에는 정부가 의료체계를 전반적으로 개혁하려는 시도가 실패하고 말았지만, 의료서비스에 대한 접근성을 개선하는 중요한 법안의 입법에는 성공했다.[2]

높은 의료비 지출 수준과 의료비 상승에 대한 의문

왜 미국인들은 의료서비스에 그렇게 많은 돈을 지불하고 있는가? 많은 연구자가 이 문제를 연구했고 여러 가지 가설이 제안되었다. 의료비 지출증가에 대한 이유로 가장 많이 인용되는 것에는 '제3자 지불제도, 인구노령화, 의료사고 소송의 증가, 의료기술의 사용증가' 등이 있다(Aaron 1991).

의료보험의 이용은 지난 40여 년 동안 크게 증가했다. 환자가 지불하는 본인부담금은 전체 의료비 지출의 50%에서 12.5%로 하락했지만 동시에 1인당 의료비

2 연방 차원에서 의회는 1996년 의료보험 가입자들에게 보험의 이동성을 제공하는 의료보험 이동성 및 책임에 관한 법(Health Insurance Portability and Accountability Act, HIPPA)을 입법하였다. 1997년 의회는 초기의 입법 이래 연방정부의 의료보장 적용범위를 가장 넓게 확대한 아동 의료보험(Children's Health Insurance Program, CHIP)을 통과시켰다. 2003년 하반기에 의회는 메디케어 외래환자들에 대해 처방약의 급여범위를 확대하기로 의결하였다.

지출은 45배 이상 증가했다. 환자의 의료이용 관련비용이 감소할수록 수요가 증가할 것이라는 사실은 상식이다. 모든 사회에서 노인인구는 다른 연령 계층의 인구보다 의료에 대한 수요가 크다. 따라서 미국의 인구가 노령화될수록 더욱 많은 의료수요가 나타난다. 이런 추세는 2010년 베이비붐 세대가 정년에 이르게 되면서도 계속될 것이다.

의료사고 보험료는 가격 상승의 형태로 환자들에게 전가되는데 이 비용은 2005년 294억 달러에 이르렀다(Tillinghast-Towers Perrin, 2006). 더욱이 의료사고에 대한 법적 소송으로 인해 의사들은 자신의 진료행태를 변화시켰는데, 이 때문에 소송의 위험을 감소시키기 위한 목적의 진료행위인 **방어적 진료**가 증가하였다. 이런 방어적 진료로 인한 비용은 연 600억~1,000억 달러로 추정되고 있다(American College of Obstetricians and Gynecologists, 2003). 또한 고가의 기술 사용이 의료행위에서 불가피하게 되었는데, 만약 이러한 의료기술이 사용되지 않는다면, 성공 확률이 매우 낮은 경우라 할지라도 의사들이 과실(negligence)로 비난받고 의료사고 소송을 당할 가능성이 클 것이다.

방어적 진료
임상적 편익은 거의 없거나 또는 전혀 없는 의료서비스지만 단순히 소송을 당하는 위험을 감소시키기 위해 제공됨.

의료비 상승에 영향을 주는 다른 많은 요인이 있다. 그중에서도 의사와 환자 사이에 의학 지식에 대한 정보의 격차가 크다는 사실이 의료비 지출 증가의 주요 요인으로 거론된다. 환자는 대체로 정보가 없거나 정보를 얻기가 어렵다. 그러나 의사들은 조언자이면서 의료서비스 공급자로서의 역할을 하기 때문에 환자들에게 별로 도움이 되지 않는 의료시술과 서비스를 추천할 수 있는 역량이 있으며, 이런 행태를 **의사 유인수요**(physician-induced demand)라고 한다.

의사 유인수요
환자에게 정보가 없음을 이용하여 의료제공자가 불필요한 의료서비스를 제공하는 상황.

어떤 사람들은 의료비 지출의 상승요인을 미국의 의료제도적인 측면에서 찾고 있다. 특히, 면허제도로 인한 의료공급자 간의 경쟁을 제한하는 데서 의료비 지출 상승의 중요한 원인이 있다고 보고 있다. 미국에는 125개 의과대학에 모두 67,000명의 학생이 재학하고 있다. 그런데 1985년 이후는 의과대학의 신규설립이 단 한 건도 인가되지 않고 있다. 이에 비해 EU 초기의 회원국인 15개 유럽 국가들은 총인구가 미국의 1.5배이다.[3] 그럼에도 불구하고 그들은 220개의 의과대학에서 매년 40,00명의 신입생을 받아들이고 있는데, 이 수는 매년 17,000명만을 신입생으로 받는 미국의 2.3배에 해당한다(Curtoni & Sutnick, 1995). 뿐만 아니라, 미국에서는 의사들의 전문화 심화가 의사 공급의 제약을 더욱 가중시키고 있다. 미국에서는 전문의 대비 일반의 비율이 70:30인 데 비해 다른 선진국들에서는 이와는 반대로 30:70의 비율을 보이고 있다.

---

[3] EU의 15개 국가는 오스트리아, 벨기에, 덴마크, 핀란드, 프랑스, 독일, 그리스, 아일랜드, 이탈리아, 룩셈부르크, 네덜란드, 포르투갈, 스페인, 스웨덴, 영국이다.

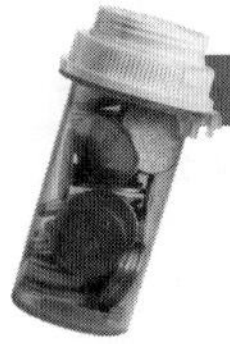

의료제공의 쟁점

다른 사람의 돈 쓰기

「월스트리트 저널」의 한 기사는 다른 사람의 돈을 지출하는 것이 어떻게 의사결정을 왜곡하는지에 대한 흥미로운 사례를 다루고 있다. 복부동맥 파열로 고통받는 70세 노인이 병원에 실려 왔다. 그는 모든 현대기술을 갖춘 중환자실에서 몇 주를 보내고, 병실에서 3개월을 지냈는데 그 병원비는 275,000달러에 이르렀다. 그러나 환자는 한 푼도 지불하지 않았다. 그 후 의사는 이 환자가 잘 맞지 않는 의치와 잘 먹지 못하는 습관 탓에 회복이 늦어지고 있다고 판단했다. 따라서 의사는 병원의 치과 의사에게 의치 조정을 해달라고 요구했다. 그러나 의사는 얼마 후에 환자가 치과 의사가 의치를 조정하는 것을 허락하지 않았다는 사실을 알게 되었고, 이유를 물었더니 이 환자는 "75달러는 큰돈이다."라고 대답했다. 메디케어는 이런 조정에 대해서는 지불하지 않기 때문에 환자가 직접 지불해야 했던 것이다.

당신이 다른 사람의 돈으로 지출할 때는 275,000달러가 큰 돈으로 보이지 않지만 당신의 돈으로 지출할 때는 75달러도 크게 느낀다. 제3자가 지불하는 제도에 우리가 의존한다는 사실은 비용 상승과 지출 증가에 영향을 미치는 중요한 제도적 특징이다. 비용을 의식하는 소비자들이 **제3지불자**가 지배하는 제도하에서 할 수 있는 역할은 거의 또는 아예 없다.

제3지불자
개인이나 또는 개인의 대리인이 제3자(의료보험회사, 관리의료조직, 정부)에게 미리 정해진 보험료를 내면 제3자는 이를 재원으로 하여 진료비를 지불함.

출처: James P. Weaver, "The Best Care Other People's Money Can Buy," *Wall Street Journal*, November 19, 1992, A14.

경제학 이론에서는 의사 공급의 증가가 의료서비스 가격의 하락을 가져온다고 말한다. 오랫동안 경제학자들은 미국의사협회인 AMA(American Medical Association)가 의과대학에 대한 인증제도를 이용해서 의과대학의 수를 통제하는 방법으로 의사수를 통제하였고, 이로 말미암아 진료비가 상승해왔다고 믿어왔다(Friedman & Kuznets, 1945). 그러나 다음의 표 1.2에서는 공급을 통제해서 가격을 높였다는 주장의 근거를 찾기 어렵다는 것을 볼 수 있다. 지난 20년 동안

표 1.2 미국의 의사수 및 의사–인구 비율, 각 연도

연도	활동의사수	인구 10,000명당 활동의사수
1975	340,280	—
1980	414,916	18.3
1985	497,140	20.1
1990	547,310	22.0
1995	625,443	23.8
2000	692,368	25.2
2001	713,375	25.0
2002	719,431	25.0
2003	736,211	25.3
2004	744,143	25.3
2005	762,438	26.9

출처: *Health United States*, 2007.

미국의 인구는 20% 이하로 증가한 데 비해, 의료행위를 수행하는 의사수는 2/3 이상 증가했다. 이 결과, 1980년 미국 인구 10,000명당 의사수가 18.3명이었는데, 2005년에는 26.9명으로 38%나 증가했다. 이에 비해 EU의 15개 나라에서는 활동 의사수가 130만 명으로 인구 10,000명당 33.3명이다.

비영리 의료공급자의 수가 대부분이라는 사실도 의료비 증가의 주요 요인으로 언급된다(Goodman & Musgrave, 1992). 의사들은 비영리 조직인 대학병원에서 수련을 받고, 이후 대부분 비영리 형태의 병원에서 일한다. 그리고 그들은 진료비를 주로 비영리 보험사(예: Blue Cross, Blue Shield) 또는 정부로부터 지불받는다. 이처럼 비영리 조직에 대한 의존은 일반적인 혁신은 가능하지만, 비용절감 면에서의 혁신은 잘 이뤄지지 않는 동태적 환경을 만든다.

비영리
대부분의 조세를 감면받는 기업조직의 형태. 조세감면의 지위를 받는 대신, 이 조직은 이익금(surplus)을 이해 당사자들에게 배분하는 방법에 대해 제약을 받음.

의료제공체계의 변화

지난 30여 년 동안 미국에서는 의료제공체계와 의료비에 영향을 미치는 중요한 변화들이 있었다. 의료비 부담은 민간에서 공공부문으로 이전되었고, 환자 본인 부담의 비용은 보험회사 등과 같은 제3자가 지불하는 형태로 변화되었다. 또한 병원 이용과 의료서비스의 가격결정, 탈규제, 관리의료의 성장 등은 의료제공체계와 의료비 가격결정에 심대한 영향을 끼쳤다.

민간재정에서 공공재정으로 전환 아마도 의료서비스 제공에 영향을 미친 가장 중요한 변화는 민간재정에서 공공재정으로의 전환일 것이다. 표 1.3에서 보여주고 있듯이, 1960년에는 총의료비지출의 75%를 민간이 부담했다. 당시에는 재원조달에서 정부의 역할이 작았는데, 1달러 의료비 지출 중 25센트 이하를 정부가 부담했다. 그러나 1960년대 중반에 메디케이드와 메디케어가 도입되면서 정부의 의료비 부담 비중이 증가하기 시작했고, 1960년 말에는 전체 의료비의 40% 수준을 정부가 부담하는 정도로 증가했다. 비록 정부부문의 의료비 부담비율은 전체 지출의 절반 수준에 머무르고 있지만, 연방정부의 부담비율은 1960년 10.6%에서 2006년 33.5%로 거의 3배 증가했다. 또한 지난 45여 년 동안 연방정부의 예산으로 책임져야 하는 의료비가 29억 달러에서 7,049억 달러로 증가했다. 연방정부 부담비율의 엄청난 상승과 비교해 볼 때, 주정부를 비롯한 지방정부의 부담비율은 13% 수준으로 비교적 안정적인 추세를 보여 왔다.

제3자 지불제도로 전환 의료비의 민간부담이 감소했지만, 민영의료보험의 역할은 확대되었다. 1960년 민영의료보험은 전체 의료비의 20%를 약간 넘는 수준을 부담했으나, 1990년에는 1/3이 넘는 수준을 부담하는 정도로 증가했고, 이후

표 1.3 의료비 지출의 재원조달 방법, 각 연도 10억 달러 및 총개인지출에 대한 비율

분류	1960년		1970년		1980년		1990년		1995년		2000년		2005년		2006년	
	$	%	$	%	$	%	$	%	$	%	$	%	$	%	$	%
민간재원	20.7	75.3	46.8	62.5	147.6	58.1	427.3	59.9	551.7	54.3	757.1	55.9	1,076.5	54.6	1,135.2	53.9
본인부담	12.9	46.9	24.9	33.2	58.6	23.1	136.1	19.1	146.3	14.4	192.9	14.3	247.1	12.6	256.5	12.2
민간의료보험	5.9	21.5	15.5	20.7	68.9	27.1	233.7	32.7	325.2	32.0	455.2	33.6	685.5	34.7	723.4	34.3
기타 민간	2.0	7.3	6.4	8.5	20.1	7.9	57.5	8.0	80.2	7.9	109.0	8.0	143.9	7.3	155.3	7.4
공공재원	6.8	24.7	28.1	37.5	106.3	41.9	286.7	40.1	464.8	45.7	596.1	44.1	896.8	45.4	970.3	46.1
연방	2.9	10.6	17.7	23.6	71.6	28.2	193.9	27.2	327.3	32.2	417.5	30.9	639.1	32.4	704.9	33.5
주정부 및 지역정부	3.9	14.2	10.4	13.9	34.8	13.7	92.8	13.0	137.5	13.5	178.6	13.2	257.7	13.0	265.4	12.6
메디케어[1]	—	—	7.7	10.3	37.2	14.7	109.5	15.3	184.4	18.1	224.3	16.6	338.0	17.1	401.3	19.1
메디케이드 및 SCHIP[2]	—	—	2.8	3.7	26.0	10.2	73.7	10.3	144.9	14.3	203.5	15.0	325.2	16.5	323.7	15.4
총의료비지출[3]	27.5	100.0	74.9	100.0	253.9	100.0	714	100.0	1,016.5	100.0	1,353.6	100.0	1,973.3	100.0	2,105.5	100.0

출처: CMS(Centers for Medicare and Medicaid Services) 웹사이트(2008년 1월 8일 접속).
http://www.cms.hhs.gov/NationalHealthExpendData/02_NationalHealthAccountsHistorical.asp#TopOfPage

[1] 연방지출 포함.
[2] 연방, 주정부, 지역정부 지출 포함.
[3] 행의 수치들은 메디케어, 메디케이드, SCHIP에 대해 중복계산으로 인해 총금액에서 합산되지 않음.

비슷한 수준을 유지하고 있다. 민간지출의 주요변화는 민간의 본인부담이 크게 줄어들었다는 점이다. 1960년에는 총의료비지출의 50% 정도를 환자가 부담했지만, 2006년에는 본인부담 비율이 12.2%로 하락했다. 민영보험과 정부와 같은 제3자의 부담이 증가한 덕분에, 피보험자들이 의료서비스 구매시점에 지불하는 본인부담은 상대적으로 줄어들었다.

제3자가 진료비를 지불하게 되면 환자나 의사의 입장에서 의료비 지출을 절감하려는 유인은 거의 사라지게 된다. 의료보험에서 진료비를 지불하는 한, 의사들은 환자들이 요구하는 모든 형태의 의료서비스를 계속 제공하려 할 것이다. 또한 환자들에게는 의료서비스의 이용을 억제하려는 유인이 존재하지 않게 된다. 비록 환자들에게 의료서비스의 효과가 별로 없더라도, 환자들은 자신의 진료비를 부담하지 않기 때문에 불필요한 의료서비스에 대한 환자들의 수요는 계속될 것이다.

민간 또는 공적 의료보험이 보장하는 의료서비스 비용은 그렇지 않은 의료서비스 비용에 비해 빠른 속도로 증가한다. 왜 그럴까? 소비자들이 할인된 가격으로 재화와 서비스를 구매할 때, 정상가격을 지불해야 하는 경우보다 더 많이 구매하는 경향이 있기 때문이다. 정리세일과 할인 쇼핑센터에 소비자들이 몰려드는 것을 다른 합리적인 방법으로 설명할 수 있을까? 의료경제학자들은 이런 현상을 **도덕적 해이**(moral hazard)라고 지칭하고 있다. 1970~2006년 기간에는 안경과 같이 의료보험이 적용되지 않는 지출이 10배 정도 증가한 데 비해, 의료보험이 적용되는 병원서비스에 대한 지출은 20배 이상 증가했다. 진료비 전액을 부담하지 않는 환자들은 의료서비스의 가격에 민감한 반응을 보이지 않았고, 이에 따라 의료를 더욱 많이 이용하게 되었던 것이다.

도덕적 해이
보험이 적용되면 보험청구 가능성과 보험청구액이 모두 증가하는 현상. 보험은 의료서비스의 본인부담 가격을 하락시켜서 수요량을 증가시킴.

병원 이용도와 지불제도의 변화 병원 이용 또한 크게 변했다. 표 1.4에서 보여

표 1.4 미국의 단기입원 지역병원의 특징

분류	1970	1980	1990	1995	2000	2003	2005
병상수 (인구 1,000명당)	4.17	4.38	3.73	3.32	2.92	2.79	2.71
입원 건수 (인구 1,000명당)	144.0	159.6	125.4	117.9	117.1	119.4	118.9
평균 재원일 (일수)	7.7	7.6	7.2	6.5	5.8	5.7	5.6
외래방문수 (인구 1,000명당)	657.2	893.2	1,211.6	1,578.5	1,845.7	1,934.0	1,971.7
입원당 외래방문수	4.6	5.6	9.7	13.4	15.8	16.2	16.6
병상 점유율	78.0	75.6	66.8	62.8	63.9	66.2	67.3

출처: *Health United States*, 각 연도.

주듯이, 입원환자의 병원이용에 대한 대부분의 지표가 지난 30년 동안 감소했으며, 어떤 경우에는 특히 많이 감소했다. 또한 병원의 병상수와 입원건수가 감소했고, 평균 재원일수도 감소하였으며, 병상 점유율 역시 상당한 정도로 감소하는 현상을 보였다. 따라서 어떤 사람들은 과거 병원이 사람들로 붐비던 모습과 비교해보면, 현재는 병원이 너무 적게 이용되고 있다고 주장한다. 또 다른 추세는 입원서비스에서 외래서비스로 변화했다는 것이다. 1970년 이래, 외래환자들의 내원 횟수는 3배 이상 증가했고, 입원당 외래방문 횟수 또한 3배 증가했다.

메디케어의 도입 시점부터 DRG에 기초한 사전지불제로 전환된 1983년까지 비용가산(Cost Plus) 방식(생산비용에 일정한 비율의 이윤을 합하여 가격을 책정하는 방식—역자 주)은 병원서비스 가격결정의 표준적인 방법이었다. DRG 지불제도하에서 진료비는 사전에 일정하게 고정된 수준으로 책정되는데, 이는 입원이 결정될 때의 진단에 근거하여 정해진다. 이에 비해 민영보험에서는 청구가격에서 할인된 협상가격을 병원에 지불한다. 그 결과 환자 치료에 따른 재정적 위험이 지불자에서 공급자로 옮겨지게 되어, 의료공급자들이 환자의 의료서비스에 대한 접근을 제한하려는 유인이 생겨났다. 많은 의료공급자는 단체회원에 대해 진료비 할인을 제공하는 공급자 네트워크에 가입되어 있다. 그러나 모든 의료공급자는 메디케이드와 메디케어가 정해 놓은 진료비 상한(fee limits)을 지켜야 하기 때문에, 실제 거래가격은 청구서에 나타난 가격보다 많이 할인된다.

탈규제와 관리의료의 성장 탈규제는 과거에는 상상할 수도 없었던 수준의 의료장비 증가와 진료의 팽창을 가져왔다. 의사들이 소유한 클리닉과 병원설립이 증가하면서 통원수술 센터가 증가했다. 또한 의사들은 더 많은 광고를 하고 있으며, 야간진료와 주말진료도 증가하고 있고, 어떤 의사들은 왕진을 나가기도 한다.

관리의료 방식은 미국시장에서 주류를 이루는 보험의 형태이다. 1999년까지 **단체보험**에 가입된 근로자의 90% 정도는 관리의료보험(예 : HMO, PPO, POS)에 가입하였다. 나머지는 여전히 전통적인 보험 형태인 **보장보험**(indemnity insurance)에 남아 있었다. 관리의료보험의 인기 증가는 산업 내의 유인 구조를 변화시켜, 공급자들이 비용을 세심하게 고려하게 하였다. 이제 의사들의 진료비는 통상적 관행진료비(Usual, Customary and Reasonable, UCR) 수준으로 한정시키는 가격결정 방식에 의해 제약을 받지 않는다.

단체보험
1개의 보험 증권으로 단체의 구성원 모두가 보험이 적용되는 상품. 보험 증권은 통상적으로 고용주 또는 조직에게 발행됨.

보장보험
실제로 발생한 경제적 손실을 입는 사람이 손실액 규모만큼을 지급받는 기준에 근거한 보험. 손실을 입은 피보험자가 보험금을 청구하면 손실액만큼 보상받음.

1986년 연방정부는 상대가치점수(Relative Value Scale, RVS)에 근거한 메디케어의 가격결정 모형을 확립했다. 메디케어 RVS는 의료의 모든 전문분야에 걸친 의료서비스에 대한 자원사용 지표이다. 이것은 자원사용을 화폐 환산지수로 조정한 요금표(fee schedule)로 해석된다. 의사들이 부과하는 진료비 대부분은 어떤 식으로든 이 지표와 연계되어 있다.

많은 의사들은 인두제로 진료비를 지불하는 의료보험회사와 최소 하나의 위험분담 계약(risk-sharing contract)에 참여하고 있다. **인두제**(capitation)란, 잘 정의된 집단에 제공되는 모든 의료서비스에 대해 사전에 지불되는 고정요금으로 정의된다. 미리 책정된 고정요금으로 의료서비스를 제공하는 것은 의사-환자 관계의 성격을 변화시킨다. 의료비용의 상승이 중요한 문제가 되면서 의료공급자들은 모든 불필요한 의료서비스를 제거하는 데 관심을 쏟게 되는데, 이는 잠재적인 편익을 지닌 의료서비스가 비용절감의 명분으로 거부될 위험을 증가시킨다.

상품으로서 의료서비스의 성격

경제학 이론으로 의료서비스를 분석하기 전에 의료서비스와 일반 상품과의 차이를 이해하는 것이 매우 중요하다. 만약 의료서비스가 일반 상품과 같은 성격을 가졌다면, 경제학 이론으로 의료서비스의 가격결정과 자원배분결정을 설명하는 것은 전혀 문제가 되지 않을 것이다. 그러나 의료서비스가 일반 상품과 완전히 다르다면 경제모형에 전적으로 의존할 경우 잘못된 예측과 더불어 정책결정에서 심각한 오류가 생길 수 있다.

> **정책적 쟁점**
> 의료서비스는 정책목적상 다른 상품과 같이 다뤄질 수 있을까, 아니면 특별한 경우로 취급해야 할 만큼 다른 것일까?

그렇다면 의료서비스는 일반 상품과는 어떻게 다른 것일까? Kenneth Arrow(1963)의 선구적 연구를 지침 삼아 우리는 상품으로서 독특한 성격을 갖는 의료서비스의 여러 가지 특성을 식별할 수 있다.

첫째, 일반상품과는 달리 의료서비스에 대한 수요는 불규칙적이다. 즉, 예방차원의 의료서비스에 해당하는 작은 부분을 제외하면 의료서비스에 대한 대부분의 수요는 사고로 다치거나 질병에 걸려서 나타난다. 따라서 의료서비스에 대한 수요는 일반적으로 불편함, 통증, 고통과 연관되어 있다. 또한 질병의 종류와 사고의 정도에 따라 의료수요는 생사의 문제가 될 수도 있다. 따라서 의료서비스 접근의 문제는 정상적인 기능 상태로 회복될 수 있는 환자의 능력과 밀접한 관계를 갖는다.

둘째, 의료서비스의 거래에는 환자들에게 불균등하게 영향을 미치는 정보의 문제가 있다. 모든 소비자는 상품에 대한 정보를 얻는 데 어려움을 겪는데, 특히 의료 소비자들에게는 복잡한 의학적 지식을 얻는 일이 어렵기 때문에 심각한 문제가 된다. 전형적인 의료 소비자들은 정보가 부족할 뿐 아니라 정보를 얻기도 어렵다. 이와 같은 정보의 불균형으로 인해 환자들은 그들의 질병을 진단하고 처방하는 데 있어 의사들에게 의존하게 된다. 그리고 환자들은 의사들이 자신의 개인적인 이익은 고려하지 않은 채 환자만을 위해서 진단하고 처방할 것이라고 기대한다. 따라서 일반 상품과는 달리 의료서비스는 거래과정에서 공급자의 윤리관이 중요하다는 특징을 갖는다. 정부는 정보가 부족한 환자들을 보호하기 위해, 의사들이 제공하는 의료서비스를 일정한 수준으로 유지하기 위해 의사면허제도와 의학교육의 표준화 등과 같은 제도적 장치를 만들어 시행한다. 또한 정부는 의료공급자 단체들의 비윤리적 행위를 방지하기 위해 윤리규정을 채택하고 있다.

불확실성
여러 가지의 결과가 발생할 수 있지만 어떤 특정 결과의 발생 확률은 알지 못하는 상태.

정보 문제 이외에도 의료서비스 거래에는 많은 **불확실성**이 내포되어 있다. 환자들은 언제 질병에 걸릴 것인지를 알 수 없기에, 자신의 의료수요를 예측할 수 없다.[4] 의사들은 환자들에 대한 진단과 처방에 관하여 불확실성의 문제에 직면한다. 어떤 질환이든 상관없이, 하나의 질환에는 여러 가지 치료방법이 사용될 수 있는데, 어떤 의사는 수술을 권하는 데 반해 다른 의사는 좀 더 두고 지켜보자는 태도를 보일 수도 있다. 두 견해 모두 진단용 검사에 대한 의사들의 해석과 판단에 기초하고 있다. 그리고 치료는 건강의 회복이라는 결과(outcome)와 항상 명확하게 연결되지는 않는다. 따라서 의학은 과학이자 예술인 것이다.

의료서비스 시장의 또 다른 흥미로운 특징은 의료서비스가, 특히 병원서비스의 경우, 비영리 형태의 공급자들에게 크게 의존하고 있다는 점이다. 환자 공급자 관계에서는 신뢰가 매우 중요한 역할을 하기 때문에 이윤동기를 억제하는 것이 바람직할 수 있다. 일반적인 통념에서 볼 때 이윤동기가 없다면 의료제공자 측의 의사결정이 **이기심**(self-interest)에 의해 영향을 받지 않고 이루어질 것으로 믿게 된다. 그러나 미국 병원의 85%가 정부 소유의 병원들이거나 민간 비영리 형태일지라도 실제 의료부문에서 이윤추구 동기가 완전히 사라진 것은 아니다. 개업의의 대부분은 제약회사나 약국 또는 장기 노인요양 시설들과 마찬가지로 이윤을 추구한다.

이기심
개인들은 자신들의 이익을 증진하려는 동기를 가지고 있다는 신고전파 경제학의 인간행태에 관한 가정.

비록 어떤 사람이 자신이 언제 질병에 걸릴지는 예측할 수 없더라도, 집단 중에 몇 명 정도가 어떤 특정 질병에 걸릴지는 예측할 수 있다. 사람들은 질병으로 인한 재정적 손실의 위험을 분산시키기 위해 보험을 구매하는 반면, 보험회사들은 대규모 집단에 대한 손실의 발생확률을 예측할 수 있기 때문에 위험을 인수하여 보험 증권을 판매한다. 이처럼 의료보험이 진료비를 지불하므로 소비자들은 그들이 받는 의료서비스의 비용을 전부 부담할 필요가 없다. 따라서 보험 가입자들은 같은 건강상태에 있는 보험 미가입자들에 비해 보다 많은 양의 의료서

---

4 이런 현상의 예외로는 큰 위험 없이도 진료를 뒤로 미룰 수 있는 일부 만성질환과 성형수술, 임신, 교정 정형(corrective orthopedics) 등과 같은 선택적 시술을 들 수 있다.

비스를 구매할 수 있다. 또한 의료공급자들은 환자들의 보험가입 여부와 특정 치료방법에 보험이 적용되는지를 고려해 환자들에게 권유할 치료방법을 결정하게 된다.

그러면 의료서비스가 갖는 이런 특성들 때문에 경제학 이론은 의료서비스의 분석에 적용될 수 없는 것일까? 이 질문에 '그렇다'라고 대답한다면 더 이상 뭐라 할 말은 없다. 물론 의료서비스는 여러 측면에서 독특한 특징을 갖는 상품이다. 그러나 이런 독특함에도 불구하고 의료산업에서의 자원배분과 가격결정을 이해하는 데 경제학 이론은 도움이 된다. 우리가 직면하는 문제는 이론 자체가 적용될 수 있는지의 여부가 아니라 어떻게 이를 적용해야 하는지에 있다.

의료경제학의 정의

의료경제학은 1960년대 미국경제학회지 「American Economic Review」에 실린 Kenneth J. Arrow(1963)와 Mark V. Pauly(1968)의 두 논문을 통해 경제학의 한 분야로 등장했다. Arrow의 논문은 의료경제학과 의료정책 분야의 발전에 독창적으로 이바지한 논문으로 평가받고 있다. 이러한 이유로 「Journal of Health Politics, Policy, and the Law」(Peterson, 2001)에서는 Pauly의 논문과 더불어 Arrow 논문의 공헌을 특별한 쟁점으로 다뤘다.

의료경제학은 건강의 성격, 건강과 관련된 생산과 의료서비스 시장, 의료서비스에 대한 정부의 개입과 정책에 이르는 매우 광범위한 주제들을 다루고 있다. 그림 1.2에서는 의료경제학의 구조를 개괄적으로 보여주고 있다. '건강의 성격'이라고 명명된 상자를 시작으로 우리는 우리 자신에게 몇 가지의 질문을 할 수 있다. 건강하다는 것은 무엇을 의미하는가? 건강은 어떻게 측정될 수 있는가? 삶의 질을 측정하는 가장 좋은 방법은 무엇인가? 이러한 주제의 연구는 그 성격상 학제 간 연구가 된다. 비록 경제학자들만 이런 주제를 연구하는 것은 아니지만 경제학이 이 분야에 이바지한 바는 매우 크다. 질보정 생존연수(quality-adjusted life year, QALY)라고 불리는 삶의 질을 측정하는 지표의 개발은 부분적으로는 경제학자들이 참여한 결과이기도 하다.

Grossman(1972)은 의료서비스가 건강의 생산에 투입되는 다수의 생산요소 중 하나에 불과하다는 관점에서 의료서비스에 대한 수요를 분석하는 경제학적 분석틀을 개발했다. 이 틀 안에서 '건강의 생산'은 소득, 교육, 부, 유전적 요인, 공중보건 등을 포함하는 건강의 결정요인을 다루고 있다. 바람직한 수준의 건강을 유지하는 능력은 주로 우리가 선택하는 생활습관에 의해 좌우된다. '복합적 요인'이라는 주제는 의료서비스에 지출하는 비용이 일정한 경우에 담배, 알코올, 마약,

http://

Dr. Mike Magee의 "건강논평(Health Commentary)"은 의료와 관련된 주요 주제에 대해 매주 논의한다. 그의 블로그에서 인기리에 다루어지는 주제로는 남녀의 건강, 노령화, 의료개혁 등이 있다. 다음의 사이트에서 확인하시오.

http://healthcommentary.org

http://

『고용, 이자 및 화폐에 관한 일반이론(The General Theory of Employment, Interest, and Money)』의 저자인 존 메이너드 케인스(John M. Keynes)는 "자신들 스스로 어떤 지적인 영향으로부터 완전히 벗어나 있다고 믿는 실제적인 사람들은 보통 죽은 경제학자의 노예들이다. 허공에서 목소리를 듣는, 권위에 미쳐 있는 사람들은 몇 년 전의 엉터리 학자들로부터 열광을 이끌어내고 있다."라고 적고 있다. 죽은 경제학자의 사회(The Dead Economists Society)는 애덤 스미스(A. Smith), 프리드리히 하이에크(F. Hayek), 루트비히 폰 미제스(Ludwig von Mises), 부커 T. 워싱턴(Booker T. Washington), 벤저민 프랭클린 (Benjamin Franklin) 등과 같은 고전파 자유주의 경제학자들의 통찰력을 보존하기 위해 헌정되었다.

http://www.personal.psu.edu/faculty/j/d/jdm114/oldindex.html

http://

최근 세계경제의 변화를 따라가면서 경제개념과 주제들에 친숙해지도록 노력해보자. 인기 있는 경제신문인 「월 스트리트 저널」은 다음 사이트에서 온라인으로 볼 수 있다.

http://online.wsj.com/public/us

http://

경제학자들 간의 견해 차이는 꾸준한 유머 소재이다. 애덤 스미스조차 즐길 수 있을 법한 경제학자와 경제학에 대한 농담은 다음에서 찾을 수 있다.
http://netec.wustl.edu/JokEc.html

그림 1.2 의료경제학의 구조

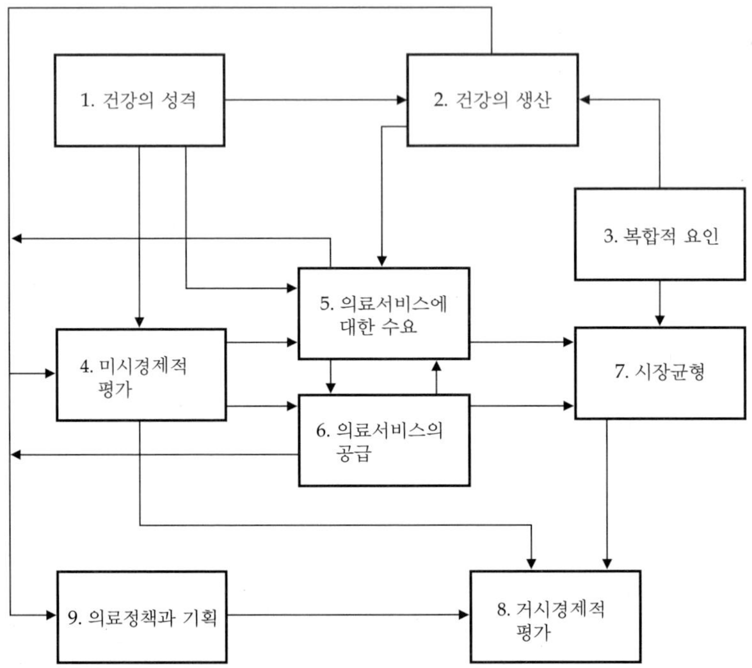

출처: Alan Maynard and Panos Kanavos, "Health Economics: An Evolving Paradigm," *Health Economics* 9, 2000, 183–190을 참조해서 작성.

비만, 성병 등이 우리의 건강 생산 능력에 미치는 영향을 다룬다. 인구 고령화와 신기술의 도입은 소비자 수요를 효과적으로 충족시킬 수 있도록 자원을 배분하는 시장의 능력에 영향을 미친다.

다른 나라 의료경제학자들의 주요 활동은 미시경제적 평가, 즉 특정 질환에 대한 치료방법의 평가이다. 고정된 예산을 갖고 있는 정책결정자들은 희소한 자원의 최적배분에 관한 의사결정에 필요한 자료를 얻기 위해 여러 가지 대안적인 진단이나 시술의 비용과 결과를 비교하는 연구의 필요성을 절감하고 있다. 비용편익분석은 그 후생경제학적 틀을 통해 대부분의 경제성 평가연구에 필요한 토대를 제공하고 있으며, 의료경제학자들은 그 틀을 개조해 의료분야에서의 의사결정에 대한 경제성 평가도구로서 비용–효과분석을 개발했다.

미국의 의료경제학자들은 주로 의료서비스 시장에 초점을 맞추고 있다. 그림 1.2의 5번부터 7번까지 상자들의 주제는 이러한 측면을 보여준다. '의료서비스에 대한 수요'는 1번과 2번 상자가 설명하는 요인(건강의 성격과 생산)에 의해 영향을 받고 있다. 의료수요에 대한 초기 경제학 연구에서는 건강을 미래의 생산성 향상에 이바지하는 하나의 요인으로 간주했다(Mushkin, 1962). 따라서 의료수요는 아플 때 낫고 싶은 욕구의 결과로 판단되는 동시에 인적자본에 대한 투자로도 간주되고 있다. 의료수요에 영향을 미치는 요인에는 인구의 사회경제학적 특성, 환자들의 인구통계적 특성, 비용분담방법을 포함한 접근 장애요인, 제공되는 의료서비스의 종류와 수준을 결정하는 공급자들의 역할 등이 포함된다.

'의료서비스의 공급'은 경제학에서 다루는 생산이론, 생산요소시장, 산업조직 등과 관련된 광범위한 주제들을 포함하고 있다. 또한 특정한 주제로 생산비용, 요소의 대체 가능성, 유인(incentive)의 성격과 역할 등도 다룬다. 수요와 공급은 상호작용함으로써 '시장균형'을 이룬다. 시장은 어떤 상품이나 서비스에 대한 가격을 형성함으로써 가장 효율적으로 자원을 배분하는 기능을 한다.

의료체계의 전체적 목표와 목적에 대한 분석은 주로 '거시경제적 평가'의 주제이다. 이 체계는 얼마나 잘 작동하는가? 그것은 접근 가능한가? 그 비용을 부담할 수 있는가? 그 품질은 바람직한 수준인가? 여기서는 미국 내의 비교와 국가 간의 비교 모두를 다룰 것이다. 미국 의료체계는 다른 나라의 의료체계에 비해 어떠한가? 마지막으로 '의료정책과 기획'에서는 국가적 목표의 설정과 그 달성을 위한 전략의 결정, 의료서비스 시장의 규제를 위한 민간, 정부, 비영리 민간조직 들의 상호작용을 다룰 것이다.

의료체계는 항상 변하고 있다. 정책결정자들과 계획 입안자들은 더 나은 의료서비스의 생산과 전달을 위해, 또한 증가하는 국민의 의료서비스 요구에 부응하기 위해 노력하고 있다. 이 책의 목적은 이러한 주제를 다룸에 있어서 경제학적 방법론의 역할을 이해하는 데 있다.

경제학의 10대 주요 개념

경제학 이론이 대단히 복잡하다는 점에서 보아 놀라운 사실은 경제학적인 사고가 비교적 소수의 주요 개념을 그 지침으로 삼고 있다는 점이다. 이러한 개념들은 이 책의 주제들을 하나로 묶는 역할을 한다.

1. **희소성과 선택**이라는 문제는 제한된 자원과 그 경제적 이용의 필요성을 다룬다. 사회에는 사람들의 모든 욕구를 충족시킬 수 있는 만큼의 충분한 자원이 없다. 따라서 어떤 방법으로든 우리는 자원을 배분해야 하는데, 자원의 **희소성**이 존재하므로 우리는 여러 목적 중에서 하나를 선택해야 한다.

희소성
가격이 0일 때 재화와 서비스의 수요량이 공급량을 초과하는 상태.

2. **기회비용**은 모든 일과 모든 사람이 다른 대안을 가지고 있다는 것에 대한 인식이다. 한 가지 욕구를 충족시키는 데 사용된 시간과 자원은 다른 욕구를 충족시키는 데는 사용할 수 없다. 어떤 의사결정이나 행동에 대한 비용은 잃어버린 기회에 부여되는 가치로 측정된다.

기회비용
잃어버린 기회의 가치에 근거한 의사결정의 비용.

3. **한계분석**은 자원의 적정배분에 대한 경제학적인 사고방법이다. 선택은 일반적으로 전부 아니면 전무 상태(all or nothing)에서 이루어지는 경우는 거의 없으며, 주로 '한계적으로' 이뤄지게 된다. 의사결정자들은 '한 가지를 조금 늘리게 되면 다른 한 가지를 조금 줄여야 한다'는 교환관계(trade-off)를 잘 생각한 후 결정한다. 이러한 환경하에서는 어떤 결정에 의해 발생하는 비용과 편익의 증가분이 중요하게 다뤄진다.
4. **이기심**은 경제적인 의사결정자들의 주요 동기이다. 사람들은 이기심에 의해 생산과 소비에서 효율성을 추구하려는 동기를 가지게 된다. 18세기 경제학자인 애덤 스미스에 의하면, 시장경쟁을 통해 조정된 이기심의 추구는 개인들로 하여금 사회 전체의 목적을 증진시키는 행동을 추구하도록 한다.
5. **시장과 가격결정**은 희소한 자원을 배분하는 가장 효율적인 방법이다. 시장은 애덤 스미스가 '보이지 않는 손'이라고 지칭한 가격구조를 통해 효율적인 자원배분을 달성한다. 모든 사람과 사물에 가격이 있기 때문에 이 보이지 않는 손은 효율적인 자원배분을 할 수 있다. 만약 어떤 재화에 대한 욕구가 증가하면 가격은 오르고, 욕구가 감소하면 가격은 내려가게 되므로, 기업들은 상대가격과 그 움직임에 따라 생산량을 결정하게 된다. 따라서 가격기구는 기업이 결정하는 생산량과 소비자들의 욕구를 조화시키는, 즉 **균형**을 달성하게 하는 수단이 된다.

균형
재화의 구매를 원하는 모든 소비자들이 판매자를 찾을 수 있는 시장청산가격(market-clearing price).

6. **공급과 수요**는 모든 경제학적 분석의 기본이다. 가격과 생산량의 결정은 이 두 개념에 근거하여 이뤄지게 된다. 재화와 서비스는 소비자들의 지불의사와 공급자들의 공급의사가 일치하는 수준에서 배분된다. 이것이 바로 가격을 통한 배분이다.
7. **경쟁**은 소비자, 생산자, 투자자와 같은 자원의 소유자들이 사회의 만족을 최대한으로 높이도록 자원을 사용하게 만든다. 만약 자원 소유자들이 이러한 일을 잘한다면 이익을 얻게 되고, 잘하지 못한다면 손해를 보게 된다. 경쟁은 효율적인 생산을 위해 능력이 낮은 사람들로부터 자원을 빼앗아 더욱 효율적인 사람들의 손에 맡긴다.
8. 경제학에서 **효율**이란 사회 후생을 증진시키기 위해 얼마나 자원이 잘 사용되는지를 측정하는 개념이다. 비효율적인 자원배분은 자원을 낭비하는 반면에 효율적인 자원배분은 사회 후생을 향상시킨다. 경쟁적 시장의 매력은 시장에서 경제 주체들이 상호 독립적으로 의사를 결정함에도 불구하고 사회 후생이 어떻게 증진될 수 있느냐 하는 점에 있다. 소비자들은 제한된 소득을 잘 배분해서 자신들의 만족을 높이려고 노력하는 반면, 생산자들은 비용을 최소화하는 방법을 사용하여 자신들의 이윤을 극대화하려

고 노력한다.

9. **시장 실패**는 자유시장이 적정한 수준의 생산량보다 더 많거나 혹은 더 적은 양을 생산함으로써, 자원의 효율적 이용이 실패할 때 나타난다. 시장 실패 원인에는 자연독점, 생산과 소비에서의 외부효과, **공공재** 등이 포함된다. 또한 불완전한 정보, 자원이동의 제약 등과 같은 기타의 시장의 불완전성도 시장 실패의 원인이 된다.
10. **비교우위**는 어떻게 하여 사람들이 기회비용에 근거하여 생산을 결정하고, 자발적인 교환으로 상호 이익을 얻을 수 있는지를 설명해준다. 특정상품을 가장 낮은 기회비용으로 생산할 수 있는 개인 또는 주체는 그 상품에 대한 비교우위를 갖게 된다.

http://

"Health Economics-Places to Go"에서는 의료경제학, 의료정책, 관리의료 등에 관련된 사이트의 접속을 제공한다.

http://www.medecon.de/HEC.HTM

공공재

분배에 있어서 비경합적이고 소비에 있어서 비배제적인 재화.

요약 및 결론

미국의 의료산업은 규모가 크고 상대적으로 빠르게 성장하고 있다. 의료서비스는 미국경제에서 가장 큰 규모의 산업 중 하나이다. 의료산업의 규모는 2005년을 기준으로 2조 1,000억 달러를 넘는 수준이며, 이는 국내 자동차 산업의 3배, 방위산업의 5배가 넘는 규모이다. 또한 미국에서의 의료산업은 자동차 산업이나 방위산업보다 더 많은 사람을 고용하고 있으며, 이들 산업보다 더 많은 수출을 하고 있다. 상상이 잘 안 될지도 모르지만, 미국 의료산업은 프랑스 전체 경제보다 거의 20%가 더 큰 규모이다.

그림 1.3에서는 미국의 의료비에 대한 민간과 공공부문의 부담비율을 보여주고 있다. 공공부문은 전체 비용의 46.1% 정도를 부담하고 있다. 그리고 민간부문에서는 민영보험과 민간자선단체가 전체 비용의 41.7%를 부담하며, 나머지 12.2% 정도는 환자 또는 환자의 가족들이 부담한다.

미국인들이 지출하는 대부분 의료비용은 병원비용과 의사비용으로 구성되어 있다(그림 1.4). 전체 의료비 지출에서 병원과 의사비용이 차지하는 비율은 전체의 50~55% 정도를 유지하고 있다. 그리고 약품과 노인요양원에 대한 비용은 전체 의료비의 25% 정도를 차지하고 있다. 나머지는 재택진료와 기타 의료용품 및 서비스가 있는데 이것들은 전체의 5% 정도를 차지한다. 의약품에 지출하는 비용은 전체 의료비 중에서 10.3%밖에 차지하고 있지 않지만, 2000년 이후 의약품에 대한 지출은 80%나 증가해 모든 의료비 중에서 가장 빠른 속도의 증가세를 보이고 있다.

미국의 의료제공체계는 완벽함과는 거리가 아주 멀고 그 취약점들은 쉽게 확인된다. 미국의 경우, 1차 진료를 담당할 의사들이 적고 전문의들이 지나치게 많아서 **1차 진료나 예방진료**가 과소 이용되고 있는데, 비판자들은 이러한 사실이 미국의 의료제공체계의 큰 문제라고 주장한다. 또한 의료보험 적용범위의 격차는 미숙련 근로자들과 그 가족들의 의료 접근성을 제약한다. 최근에 들어서야 연방정부는 입법을 통해 단체보험 가입자들의 **이동성**(portability)을 보장하는 조처를 도입하였다. 그러나 이런 법적 변화에도 불구하고 많은 사람들은 기존질병 배제조건(preexisting conditions)으로 인해 여전히 의료보험 가입이 불가능하다.

물론 미국의 의료제도는 강점도 가지고 있다. 현재

그림 1.3 재원구조

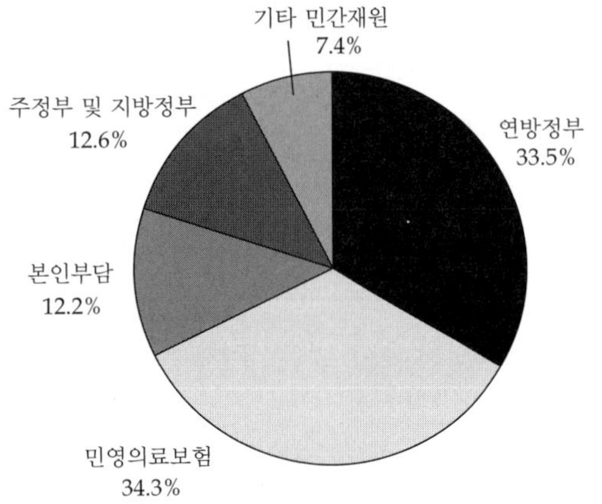

그림 1.4 지출구조

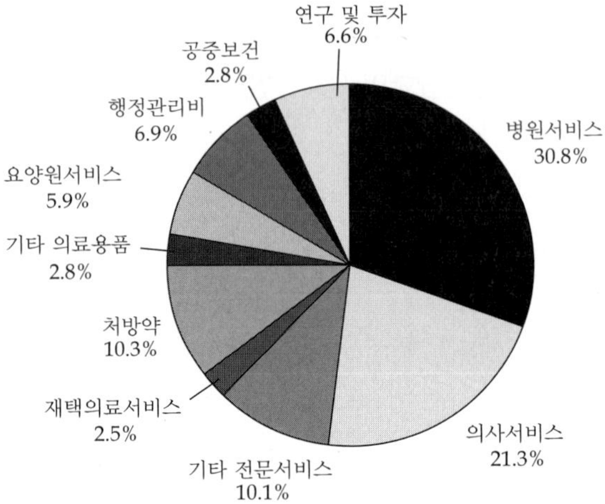

의 체계를 옹호하는 사람들은 이론의 여지없이 미국 의료 수준이 높다고 말하고 있다. 여론조사 결과, 미국인들의 85%는 자신들이 받는 의료서비스에 대해 만족하고 있다고 응답했지만, 같은 여론조사에서 1/3 정도는 미국의 의료체계가 완전히 잘못되어 있기 때문에 근본적인 개혁이 필요하다고 생각하는 것으로 나타났다(Donelon et al., 1999). 그러나 미국의 의료체계는 유럽 국가들에 비해 질적 수준을 평가하고 산출물의 측정방법을 개발하는 데에는 훨씬 앞서 있다. 미국은 여전히 혁신, 연구, 기술 개발에서 단연코 세계 선두이다.

의료비의 증가는 1990년대 이후 어느 정도 진정 기미를 보이고 있다. 이는 지출의 급격한 상승추세를 전환하려는 고용주들과 주정부의 적극적인 행동이 마침내 효과를 보고 있기 때문이거나 또는 연방정부 차원의 의료시장 개입 가능성이, 정치적인 보복조치나 사회적 비난을 우려하는 의료공급자들에 대한 위협으로 작용했기 때문일 수 있다. 이유가 무엇이든 특별한 입법 조치 없이도 지출 증가는 진정되었다.

일반적으로 공공부문에서의 지출증가는 민간부문에서의 지출증가를 능가하고 있다. 1990년 이후 민간의 의료비 지출은 연 6.41%씩 증가한 데 비해, 공공부문은 연 7.95% 증가했다. 이 기간에 메디케어 지출은 연평균 7.89%씩 증가했고, 메디케이드 지출은 연평균 10.25%씩 증가했다. 의료비 지출에 대하여 어떤 측정방법을 사용하든 상관없이 의료서비스에 대한 지출은 증가추세를 보이고 있으며, 정책결정자들은 이런 위기를 어떻게 다루어야 할지에 관한 논의를 지속하고 있다. 위기가 아니라면 우리는 이런 문제를 '난제(conundrum)'라고 불러야 할까?

질문과 문제

1. 후버 연구소의 연구위원인 Thomas Sowell은 "우리는 정치인들과 대중매체들이 사용하는 이상한 말들을 이해하는 데 어려움이 있다."라고 말하고 있다. 우리는 때때로 응급, 극단적인 긴급성, 심지어 삶

과 죽음의 관점에서 위기를 이해하곤 한다. Sowell에 따르면 정치인들은 이 용어를 다르게 사용한다. 그들은 바꾸기 원하는 모든 상황을 위기로 규정한다. 당신은 위기라는 단어를 어떻게 정의하는가? 과연 미국은 의료 위기에 처해 있을까?

2. 의료비 재원조달 문제의 중대성에 대해 논하라. 국민소득에서 차지하는 의료비 지출 비중이 증가하는 이유는 무엇인가?
3. 전국적 차원의 의료정책을 수립하는 데 있어서 의료비 억제는 얼마나 중요한가? 비용통제 이외에 의료체계의 다른 목표들은 무엇인가?
4. 경제학자들이 말하는 희소성은 무엇을 의미하는가? 희소성이란 개념이 경제학적 분석에서 왜 중요한가?

참고문헌

American College of Obstetricians and Gynecologists, "Who Will Deliver My Baby? Ob-Gyns, Patients Push U.S. Senate for Tort Reform," ACOG News Release, April 28, 2003.

Henry J. Aaron, *Serious and Unstable Condition: Financing America's Health Care*, Washington, DC: The Brookings Institution, 1991.

Kenneth J. Arrow, "Uncertainty and the Welfare Economics of Medical Care," *American Economic Review* 53(5), December 1963, 941–973.

Robert J. Blendon, Tracey Stelzer Hyams, and John M. Benson, "Bridging the Gap Between Expert and Public Views on Health Care Reform," *Journal of the American Medical Association* 269(19), May 19, 1993, 2573–2578.

Centers for Medicare and Medicaid Services, National Health Expenditure Data available at http://www.cms.hhs.gov/NationalHealthExpendData/, 2007.

Sergio Curtoni and Alton I. Sutnick, "Numbers of Physicians and Medical Students in Europe and the United States," *Academic Medicine* 70(8), August 1995, 688–691.

Karen Donelan, Robert J. Blendon, Craig A. Hill, Catherine Hoffman, Diane Rowland, Martin Frankel, and Drew Altman, "Whatever Happened to the Health Insurance Crisis in the United States? Voices From a National Survey," *Journal of the American Medical Association* 276(16), October 23/30, 1996, 1346–1350.

Karen Donelan, Robert J. Blendon, Cathy Schoen, Karen Davis, and Katherine Binns, "The Cost of Health System Change: Public Discontent in Five Nations," *Health Affairs* 18(3), May/June 1999, 206–216.

Milton Friedman and Simon Kuznets, *Income from Independent Professional Practice*, New York: National Bureau of Economic Research, 1945.

John C. Goodman and Gerald L. Musgrave, *Patient Power: Solving America's Health Care Crisis*, Washington, DC: Cato Institute, 1992.

Michael Grossman, "On the Concept of Health Capital and the Demand for Health," *Journal of Political Economy* 80(2), March/April 1972, 223–255.

Jack Hadley and John Holahan, "Covering the Uninsured: How Much Would It Cost?" *Health Affairs—Web Exclusive* (W3), June 4, 2003, 250–265.

Stephen Heffler, Sheila Smith, Sean Keehan, et al., "Health Spending Projections through 2013," *Health Affairs—Web Exclusive* (W4), February 11, 2004, 79–93.

Kaiser Family Foundation and Health Research and Educational Trust, "Employer Health Benefits: 2007 Annual Survey," 2007 available at http://www.

kff.org/insurance/7672/upload, EHBS-2007-Full-Report-PDF.pdf (Accessed September 17, 2007.)

Katharine Levit, Cynthia Smith, Cathy Cowan, Art Sensenig, Aaron Catlin, and the Health Accounts Team, "Health Spending Rebound Continues in 2002," *Health Affairs* 23(1), January/February 2004, 147–159.

Jessica H. May and Peter J. Cunningham, "Tough Trade-Offs: Medical Bills, Family Finances and Access to Care," Center for Studying Health System Change, Issue Brief No. 85, June 2004.

Selma J. Mushkin, "Health as an Investment," *Journal of Political Economy* 70(5, part 2), October 1962, 129–157.

OASDI and Medicare Boards of Trustees, 1999 *Annual Reports of the OASDI and Medicare Boards of Trustees to Congress*, based on data from the Office of the Actuary, Health Care Financing Administration, 1999.

Mark V. Pauly, "The Economics of Moral Hazard: Comment," *American Economic* Review 58(2), June 1968, 531–538.

______, "U.S. Health Care Costs: The Untold True Story," *Health Affairs* 15(1), Fall 1993, 152–159.

Mark A. Peterson, ed., "Kenneth Arrow and the Changing Economics of Health Care," *Journal of Health Politics, Policy and Law* 26(5), October 2001.

Tillinghast-Towers Perrin, "2006 Update on U.S. Tort Cost Trends" available at http://www.towersperrin.com/tp/getwebcachedoc?webc=TILL/USA/2006/200611/Tort_2006_FINAL.pdf (Accessed September 17, 2007.)

부록 1A

의료부문 물가지수

정책을 다루는 많은 전문가 집단은 의료비 상승을 억제하기란 불가능하다는 생각을 하고 있다. 그러면 전체 의료비 지출의 증가분 중에서 의료비 인플레이션에 의한 것은 어느 정도이고, 서비스 개선에 따른 부분은 어느 정도이며, 인구구조의 변화에 의한 것은 어느 정도인가? 이 질문에 대한 답이 무엇인지에 따라, 즉 의료비 상승의 주요 요인이 무엇인지에 따라, 미국 의료개혁의 형태가 결정될 것이다. 따라서 의료부문 인플레이션을 측정하기 위해 물가지수가 어떻게 사용되는지를 이해하는 것이 중요하다.

지수를 이용한 가격변화 측정

기업과 정책 당국자들은 인플레이션의 주요지표로 소비자물가지수(Consumer Price Index, CPI)의 연도별 변화를 든다. 소비자물가지수는 노동조합의 임금결정, 사회보장 프로그램과 연금의 급여결정, 소득세의 세율구간 설정 등의 생활비조정(Cost Of Living Adjustments, COLAs)에 사용하는 지수이다. CPI는 기준연도 대비 소비자들이 구매하는 상품 가격의 변화를 측정하는 지수이다. 소비자물가지수를 측정할 때는 물가지수를 구성하는 상품의 품목별 고정가중치를 이용하는데, 이를 라스파이레스 지수(Laspeyres index)라고 부른다. 물가지수로는 CPI 이외에도 GDP 가격디플레이터가 있는데, 이 지수의 품목구성은 소비패턴의 변화를 반영하기 위해 매년 바뀐다.

고정가중치 지수는 인플레이션을 측정하는 데 사용되고 있다. 고정가중치 물가지수의 움직임은 순전히 바스켓에 포함된 상품의 가격변화에 의한 것인데, 왜냐하면 가중치가 변하지 않기 때문이다. 이에 비해 GDP 디플레이터의 움직임은 바스켓에 포함된 상품의 가격변화를 반영한다. 현실의 소비자들은 가격이 오른 품목을 선택하지 않고 상대적으로 가격이 낮은 품목을 찾아 구매하기 때문에, 고정가중치에 의한 물가지수를 사용할 때는 소비자의 지출 패턴에 더욱 잘 맞추기 위해 정기적으로 바스켓 구성을 변화시키는 것이 필요하다. 그리고 CPI에 대한 가중치는 소비자의 지출 패턴 조사에 기반을 두어야 하며, 이는 거의 10년마다 변한다. 현재 1998년도의 CPI 가중치 구조는 1982~1984년의 소비자지출 조사의 결과에 근거하고 있다.

표 A1.1은 1960~2007년 기간의 소비자물가지수 자료를 보여 주고 있다. 물가지수는 대체로 7개의 주요한 소비항목으로 구분된다. 식료품(18%), 주거(42%), 의복(6%), 교통(18%), 의료(6%), 오락(4%) 및 기타(6%)가 그것이다. 각 소비항목에서 지수는 1982~1984년의 물가를 100으로 보아 구한 값이다. 소비자물가지수는 전년도의 물가지수 대비 당해 연도의 지수의 변화를 나눠서 얻게 된다. 예를 들면, 1994년의 CPI는 1993년에 비교할 때 144.5에서 148.2로 변화했는데, 여기서 3.7%P를 144.5로 나눈 결과인 2.56%가 바로 추정된 연간 인플레이션율이 된다. 같은 기간 의료비 구성요소들의 상승률은 CPI의 다른 구성요소들의 상승률에 비해 훨

표 A1.1 주요지출 항목의 소비자물가지수: 1960~2007년의 일부 연도(1982~1984년=100)

연도	모든 항목 (CPI-U)	서비스 전 항목	식료품	주거	의복	에너지	의료서비스	의료서비스를 제외한 전 항목
1960	29.6	24.1	30.0	—	45.7	22.4	22.3	30.2
1970	38.8	35.0	39.2	36.4	59.2	25.5	34.0	39.2
1980	82.4	77.9	86.8	81.1	90.9	86.0	74.9	82.8
1990	130.7	139.2	132.4	128.5	124.1	102.1	162.8	128.8
1995	152.4	168.7	148.4	148.5	132.0	105.2	220.5	148.6
2000	172.2	195.3	167.8	169.6	129.6	124.6	260.8	167.3
2001	177.1	203.4	173.1	176.4	127.3	129.3	272.8	171.9
2002	179.9	209.8	176.2	180.3	124.0	121.7	285.6	174.3
2003	184.0	216.5	180.0	184.8	120.9	136.5	297.1	178.1
2004	188.9	222.8	186.2	189.5	120.4	151.4	310.1	182.7
2005	195.3	230.1	190.7	195.7	119.5	177.1	323.2	188.7
2006	201.6	238.9	195.2	203.2	119.5	196.9	336.2	194.7
2007	207.3	246.8	202.9	209.6	119.0	207.7	351.1	200.1

출처: *Health United States*, 각 연도.

표 A1.2 의료서비스 가격지수 및 주요 구성요소: 1950~2007년의 일부 연도(1982~1984년=100)

연도	총의료서비스	전년도 대비 변화율	의료용품	의료서비스
1950	15.1	—	39.7	12.8
1960	22.3	4.0	46.9	19.5
1970	34.0	4.3	46.5	32.3
1980	74.9	8.2	75.4	74.8
1990	162.8	7.4	163.4	162.7
1995	220.5	6.3	204.5	224.2
2000	260.8	3.4	238.1	266.0
2001	272.8	4.6	247.6	278.8
2002	285.6	4.7	256.4	292.9
2003	297.1	4.0	262.8	306.0
2004	310.1	4.4	269.3	321.3
2005	323.2	4.2	276.0	336.7
2006	336.2	4.0	285.9	350.6
2007	351.1	4.4	290.0	369.3

출처: *Health United States*, 각 연도.

씬 빠르게 증가했는데, 이는 1970~2002년 기간 동안 700%가 넘는 것으로 나타나고 있다.

의료부문 물가지수

의료부문의 주요 물가지수는 MCPI(Medical Care Price Index)로 표 A1.2에 나타나 있다. 의료는 의료용품과 의료서비스로 구분된다. 그리고 의료용품은 7개의 항목으로 구분되며, 처방 약품, 비처방 약품, 응급약품, 일반의료 장비, 회복기 장비, 보청기, 비가격 품목(unpriced items) 등이 바로 그것이다. 의료서비스는 9개 항목으로 구분되며, 의사, 치과, 검안사, 그 밖의 전문인력서비스와 병실입원, 그 밖의 입원, 외래, 노인요양, 비가격서비스 등이다. 의료보험의 가격은 별도의 항목을 사용하여 책정된다.

오랫동안 의료부문 물가지수로 사용되고 있는 MCPI는 1950년 이후 계속 상승했다. 이 지수를 인플레이션의 측정치로 해석하면, 의료부문 물가는 1980년 이후 매년 6.35%의 증가율을 보이고 있으며, 일반물가보다 2/3 이상 빠르게 증가하고 있다. 만약 이러한 해석이 사실이라면, 이는 매우 심각한 문제임이 틀림없다. 그런데 이와 같은 MCPI가 의료부문 물가상승률을 나타내는 좋은 측정수단일까?

인플레이션 측정치로서 고정가중치의 문제점

현실적으로 물가지수를 산정할 때, 재화와 서비스의 가중치를 고정하는 방법은 생활비의 변화를 정확하게 반영하지 못한다. MCPI와 같이 고정가중치를 사용해서 의료부문 인플레이션을 측정하는 지수는 과대 추정하는 편향을 가져온다. 따라서 이런 지수를 사용하는 경우에는 지수 사용과 연관된 문제를 이해하고, 편향의 최소화를 위해 적절한 방법을 써야 한다.

산출물 대신 투입물을 측정하는 문제

MCPI는 잘못된 대상을 측정한다. 물가지수는 투입물의 비용을 측정하는데, 이는 의사방문, 입원, 수술, 처방 약품 등의 비용이다. 환자들은 이러한 의료 투입물을 원하는 것이 아니라, 자신들의 건강회복을 원하고 있다. 그러나 제5장에서 볼 수 있듯이, 건강을 측정하는 것은 물론이고 건강이 무엇인지 정의하는 것도 매우 어려운 일이다.

이와 같은 건강 측정의 어려움을 해결하기 위해 특정 질환을 치료하는 데 소요되는 비용을 측정하는 방법을 사용할 수 있다. 지난 수십 년간 평균 재원일수는 계속 낮아졌는데, 이는 CPI의 측정대상인 일당 평균비용으로 측정되는 병원비용의 증가세(hospital-cost escalation)를 낮추는 효과를 가져왔다. 또한 장기간 입원이 필요했던 질환을 외래진료만으로도 치료하는 경우가 크게 늘었다. 통상적으로 가장 많이 하는 수술인 서혜부 탈장(inguinal hernia)의 경우, 과거에는 며칠간의 입원, 그리고 수술 후 몇 달 동안의 활동제약이 필요했다. 그러나 이제 이 질환은 외래 수술실에서 몇 시간 동안 수술하는 것만으로도 치료가 가능해졌으며 회복기간도 짧아져서, 환자들이 매우 빨리 정상적인 생활로 돌아올 수 있게 되었다. 실제로도 의사들은 환자 대부분에게 빨리 일상생활로 돌아가도록 권장한다.

이처럼 입원수술에서 외래수술로의 전환이 질환 치료비용을 대폭 낮췄음에도 불구하고, MCPI는 이러한 현상을 반영하지 못한다. 외래진료가 증가하면서 두 가지 현상이 나타나고 있다. 첫째, 계속 병원에서 치료를 받는 환자들이 과거보다 중환인 경우가 많아졌다. 입원환자들은 일반적으로 과거보다 더욱 많은 의료서비스를 요구하게 되었는데, 이러한 현상은 평균 입원비용을 상승시키는 결과를 초래했다. 둘째, 백내장 수술, 수정체 교환 및 그 밖의 많은 정형외과 수술의 경우, 외래진료가 기존의 입원진료를 대신하면서 의료부문 물가지수에서 병원비용 부분이 줄어들고, 외래비용 부분이 증가하게 되었다. 이런 두 가지 효과로 인해 질환의 치료비용이 감소했음에도 불구하고, MCPI는 상승하는 결과를 가져왔다.

질적 수준의 변화를 측정하는 문제

의료분야에서의 기술진보는 소비자들이 이용할 수 있는 의료관련 제품과 서비스의 수준을 개선하는 결과를 가져왔다. 그러나 질적 수준의 개선으로 인한 가격 상승은 고정가중치를 이용하는 지수에서 인플레이션으로 잘못 인식되기도 한다. 이러한 문제는 기술혁신이 상대적으로 천천히 일어나는 산업에는 큰 영향을 주지 않지만, 의료산업에서는 지난 50여 년 동안 매우 빠른 기술진보를 보여 왔기 때문에 영향을 줄 수 있다. 그럼에도 이러한 급격한 기술진보는 불치병에 대한 치료에 희망을 준다는 측면에서 긍정적이다. 저렴한 예방 백신을 통해 치료비용이 많이 드는 소아마비나 천연두 등의 질병들이 박멸되었으며, 발전한 수술기술로 인해 과거보다 환자들의 입원일수가 줄어들고 회복기간이 빨라지게 되었다.

물가지수가 생계비의 변화를 정확하게 측정하려면 질적 수준의 개선으로 인한 가격변화가 가격지수의 계산값에 전혀 영향을 주어서는 안 된다. 미국 노동부 통계국(The Bureau of Labor Statistics, BLS)에서는 질적 수준의 개선과 관련된 항목을 제거하려고 노력하고 있지만 가격지수를 구성하는 품목을 자주 변화시킬 수 없기 때문에 급속한 기술진보를 따라잡지 못한다. 그 결과 질적 개선이 순수한 가격변화로 잘못 해석되고 있다.

신상품을 반영하지 못하는 문제

고정가중치 지수인 CPI는 바스켓을 구성하는 제품과 서비스의 품목이 고정되어 있음을 가정한다. 그러나 이러한 가정을 사용하면 지수를 산출할 때 새로운 제품을 넣기가 어렵다. 물론 어떤 산업에서는 이런 문제들이 중요하지 않다. 예를 들면, 휘발유와 에너지 가격지수의 다른 구성요소들에서는 이러한 가정이 합리적으로 작동하지만, 의료서비스 산업에서는 그렇지 않다. 지난 수십 년 동안 새로운 의약품과 의료기술이 빠르게 도입되었기 때문에 의료분야에 고정가중치를 이용한 MCPI를 적용하는 것은 문제가 있다.

지수의 개정이 자주 이루어지지 않는 것은 물가지수가 새롭게 개발된 상품들의 가격인하 효과를 제대로 반영하지 못한다는 것을 의미한다. 예를 들어, 페니실린은 원래 가격의 1% 수준으로 떨어질 때까지 그 가격인하 효과가 물가지수에 반영되지 못했다. 이러한 문제는 특히 일반명(제네릭) 의약품의 등장으로 인하여 더욱 일상적으로 나타나게 되었다. 일반명 의약품은 상품명(오리지널) 의약품과 화학적으로는 동일하며 통상적으로 가격이 훨씬 싸다. 그러나 이러한 제품들은 물가지수의 가중치가 주기적으로 변할 때까지 지수계산에 들어가지 못하며, 개정작업이 이루어지고 나서야 신제품으로 편입될 수 있을 뿐이다. 그때까지 이와 같은 약품들은 실제로 시장에서 큰 비중을 차지하게 될 수도 있으며, 사용자들의 비용을 상당한 정도로 낮출 수도 있다. 그러면 그 제품이 물가지수에 포함된다면 어떨까? 비록 그 제품이 포함된다고 하더라도 가격 인하를 반영해 주지는 못한다.

복강경(복부수술을 위해 복벽에 삽입하는 광학 기계)의 도입은 인대파열로 인한 무릎재건과 담낭제거에 이르기까지 많은 수술과정에서 커다란 혁신적 변화를 가져다주었다. 또한 수술기법 변화의 대부분은 입원기간을 줄임으로써 진료비를 크게 감소시켰다. 기존 수술요법의 경우 담낭 제거에는 3~7일간의 입원이 필요했지만, 새로운 기술로 하는 경우에 1~2일간의 입원만이 필요하다. 새로운 기술을 이용한 십자인대파열의 치료는 75%의 비용만으로 과거와 같은 효과를 얻을 수 있다.

BLS는 임의의 시점에 구품목을 신품목으로 대체하는 방법으로 새로운 제품과 새로운 시술을 지수에 포함시킨다. 그러나 이런 조정은 물가지수가 변하지 않는 상태에서 이루어진다. 가격인상은 질적 수준의 개선으로 반영되지만, 가격하락은 지수에 전혀 반영되지 못한다.

기타 문제

위에서 설명한 이유 외에도 의료부문 물가지수를 왜곡하는 몇 가지 요인들이 있다. 여기에는 대표적으로 표본추출의 문제, 대체 편향, 실제의 거래가격 대신 정가(list prices)를 사용하는 문제 등이 포함된다.

정가사용 BLS에서 출간되는 지수들은 모두 거래가격 대신 정가를 사용하고 있다. 정가는 환자들이 전액을 지불할 때의 가격을 의미한다. 물론 정가에 대한 정보를 구하는 것은 쉽다. 그러나 정가는 공급자들이 실제로 지불받는 가격을 반영하지 못한다는 데 그 문제가 있다. 더욱 많은 의료공급자들이 관리의료 네트워크 혹은 다른 보험자들과 협약을 맺을수록, 실제로 거래되는 가격은 정가보다 매우 낮은 수준에서 형성된다. 실제로 정가를 지불하는 사람들은 극소수에 불과하다.

하루 입원비의 정가는 2,500달러지만, 보험사와의 협약을 한 병원들은 실제로 하루 입원비로 2,000달러를 부과한다고 가정하자. 이 경우 물가지수에는 2,000달러의 가격이 반영되어야 한다. 그러나 환자들마다 할인가격이 다르고, 그것을 결정하기가 어렵기 때문에 대부분의 경우에는 2,500달러의 정가를 그냥 이용한다.

만일 실제 거래가격과 정가가 유사한 비율로 변한다면 이는 큰 문제가 되지 못할 것이다. 그러나 최근 들어 의료비 가격할인이 더욱 늘어나고 있기 때문에, 정가의 사용은 의료서비스 가격지수를 높이게 된다. 실제로 메디케어와 메디케이드를 담당하는 CMS(Centers for Medicare and Medicaid Services)가 병원서비스에 대한 거래가격 지수를 개발했는데, 1978년 이후 거래가격 지수가 정가에 기초한 병원지수만큼 빠르게 인상한 것으로 나타나고 있다(Tregarthen, 1993).

표본추출 의료서비스 가격정보를 구득하는 데에는 큰 비용이 들기 때문에, 제한적인 의료용품이나 서비스만이 물가지수에 포함된다. 표본추출은 가격지수에 여러 형태의 편향 현상을 가져온다. 일상적인 할인이 있을 경우, 자료를 수집하는 당일의 정상가격은 환자들이 실제로 지불하는 가격을 반영하지 못한다. 그리고 표본으로 추출된 일부 지역의 지불 가격은 대부분의 소비자들이 지불하는 가격을 대표하지 못한다. 또한 대량구매에 따른 가격할인과 상표 없는 상품 및 자체상표 상품의 판매증가가 표본추출 과정에서 사라져 버리는 문제도 있다.

대체 편향 일부 재화가 다른 재화에 비해 상대적으로 가격(상대가격)이 올라간 경우, 소비자들은 가격이 오른 재화를 덜 구매한다는 사실을 경제학자들이 밝혀냈다. 따라서 일부 품목의 상대가격이 올라간다면 소비자들의 소비 패턴이 바뀌게 된다. 소비자들은 상대가격이 높은 상품을 상대가격이 낮은 상품으로 대체하는데, 이런 지출변화를 가져오는 현상을 대체효과라고 부른다. 그러나 이러한 대체효과 현상은 고정가중치를 사용한 CPI에서는 전혀 고려되지 못한다. 만약 지수에 포함된 상품들의 가격이 전부 유사한 비율로 오르게 되면, 대체효과 현상은 측정상 문제를 거의 일으키지 않는다. 그러나 시간에 걸쳐 이런 작은 차이들이 쌓이면 대체 편향(substitution bias)이라는 통계적 현상이 나타난다. GDP 디플레이터의 경우에는 지출 패턴을 반영하기 위해 바스켓이 매년 변하기 때문에 대체 편향이 문제가 되지 않는다. 그러나 고정가중치 지수는 매 10년마다 변하는 CPI처럼 가중치가 잘 변하지 않으므로 가격이 아주 빠르게 상승하는 품목들에 지나치게 많은 비중을 두게 된다.

의료분야 인플레이션을 측정하는 대안들

연구자들은 의료분야에서의 가격변화를 보다 정확하게 추정하는 방안을 제안해 왔다. Wilensky와 Rossiter(1986)는 의료산출물의 측정대상을 바꿈으로써 보다 정확한 가격 변화를 추정하는 사례를 내놓았다. 의료산출물(medical output)을 측정하기 위해 가장 많이 사용되는 것은 바로 특정한 시술이다(예 : 암 치료를 위한 화학요법의 1회량). 또는 환례(case, 예 : 진단부터 최종 결과까지의 암 치료의 전 과정)와 어떤 질병의 특정 단계를 이용한 에피소드(episode)를 대안적인 산출물로 정의할 수 있다. 혹은 모든 의료서비스의 1인당 총비용을 측정함으로써 1인당 차원에서 의료산출물을 정의할 수도 있다.

다른 연구자들은 소비자들이 수요하는 일련의 특성(characteristics)을 재화로 정의하는 방안을 제시하기도 하였다. 소위 헤도닉(쾌락적) 접근방법(hedonic approach)은 소비자가 수요하는 특성들에 대해 가격을 정하고, 다시 이들을 결합해서 일정한 품질의 재화 가격을 결정한다. Trajtenberg(1990)은 컴퓨터단층 X-레이, 즉 CT 촬영의 비용 변화를 추정하기 위해 헤도닉 접근방법을 사용했다. 소비자들이 원하는 일련의 특성들로 CT 촬영을 규정하는 헤도닉 지수는 실제로 1973년 100에서 1982년 27.3으로 하락했다. 이에 비해 질적 수준을 조정하지 않은 표준지수는 동일기간 동안 100에서 259.4로 증가하는 것으로 나타났다.

이와 같은 대안적 접근방법을 사용하면 어떤 경우에는 개선을 보여 주기도 하지만, 다른 경우에는 적용 자체가 힘들 때가 많다. 그나마 새로운 방법이 적절하게 사용된 경우에도 자료수집에 막대한 비용이 드는데, 자료수집 항목이 정부의 우선순위에는 빠져 있으니 참으로 안타까운 일임에 틀림없다.

요약 및 결론

현재 사용가능한 지수만으로 의료부문의 물가변화를 추정하는 것은 어렵다. 왜냐하면 의료분야의 산출물 자체를 측정하는 일이 어렵고, 새로운 품목들이 임의로 포함되며, 질적 수준의 개선을 다루는 방법도 적절하지 않기 때문이다. 우리가 어떻게 해석하느냐에 따라 의료부문 물가는 소비자물가지수에서 가장 빠르게 상승하는 항목일 수도 있고, 질적 수준을 조정한 개념을 사용하는 경우 실제로는 하락하는 것일 수도 있다.

참고문헌

Robert F. Graboyes, "Medical Care Price Indexes," *Federal Reserve Bank of Richmond Economic Quarterly* 80(4), Fall 1994, 69–89.

Joseph P. Newhouse, "Measuring Medical Prices and Understanding Their Effects," *The Journal of Health Administration Education* 7(1), Winter 1989, 19–26.

M. Trajtenberg, "Economic Analysis of Product Innovation: The Case of the CT Scanners," *Harvard Economic Studies* 160, Cambridge, MA: Harvard University Press, 1990.

Suzanne Tregarthen, "Statistics Overstate Health Care Costs," *Wall Street Journal*, August 18, 1993, A10.

Gail R. Wilensky and Louis F. Rossiter, "Alternative Units of Payment for Physician Services: An Overview of the Issues," *Medical Care Review* 43, Spring 1986, 133–156.

제2장

의료문제와 경제학

정책적 쟁점
건실한 정책결정을 위해서는 경제학 원리들을 이해해야 할까?

공공정책에 대한 분석의 틀로 경제학을 활용하기 위해서는 무엇보다도 경제학을 이용해서 할 수 있는 것과 할 수 없는 것이 무엇인지를 이해하는 것이 중요하다. 경제학은 개인들의 의사결정 결과를 분석하는 데 필요한 이론적 틀을 제공할 뿐만 아니라, 자원배분을 개선하는 다양한 기제를 설명해 준다. 물론 경제학이 의료서비스에 대한 접근성과 제공체계와 관련된 모든 문제들의 해결책을 가져다주지는 않는다. 따라서 경제학을 이용하여 의료문제를 분석할 때에는 극단적인 경우를 배제하는 것이 무엇보다 중요하다. 그렇다고 경제학으로 의료문제를 다룰 수 없거나 혹은 다뤄서는 안 된다고 주장해서도 안 된다. 우리가 취하는 행동의 도덕적 측면을 배제할 수 없는 것과 마찬가지로 경제적 측면을 배제할 수도 없다.

적절한 정책은 건전한 경제원리를 기반으로 한다. 이 책은 건전한 경제원리를 기반으로 한 정책이 그렇지 않은 정책보다 우월하다는 것을 전제로 하고 있다. 기초적인 경제이론은 우리에게 몇 가지 교훈을 준다. 인간의 행태와 개인들이 의사결정과 유인(incentive)에 대응하는 방식, 사람들이 상호작용하는 방식, 희소한 자원의 효율적 배분 등이 바로 그것이다. 경제학자들은 의료체계를 어떻게 구성하고 운영해야 하는지의 문제에 대한 최종적인 답을 갖고 있다고 주장하지는 않겠지만, 이런 논의와 관련하여 기여하는 바가 있다고 생각한다.

제2장의 목적은 조금 거창하다. 이미 경제학을 배운 사람들은 이 장을 공부하지 않고 생략해도 좋다는 유혹을 받을지 모른다. 그러나 그런 유혹은 피하는 것이 좋다. 오히려 최소한, 의료시장과 의료시장에 영향을 미치는 정책을 분석하는 데 중요한 역할을 하는 경제학 개념들에 대한 기억을 되살리는 데 이 장을 이용하면 좋을 것 같다. 물론 과거에 경제학을 한 번도 공부한 적이 없는 사람들에게는 이 장의 내용이 앞으로 이 책에서 전개되는 내용을 이해하는 데 매우 유용할 것이다.

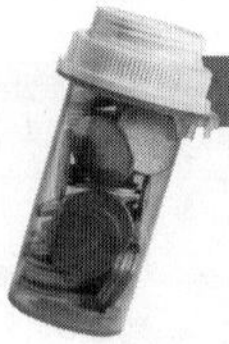

의료제공의 쟁점

경제학의 수사학

경제학의 주요 요소 중 하나는 대화이므로, 경제학자들은 설득력을 갖춘 전달자가 되어야 한다. 그런데 경제학은 자신만의 수사학(rhetoric)을 가지고 있기 때문에 이런 것에 익숙하지 않은 사람들은 이를 이해하는 데 어려움을 겪게 된다. 경제학자들은 자신들의 주장을 펴기 위해 수학 혹은 통계학적인 검증을 사용하지만, 그들의 대화를 잘 듣고 있으면 대부분 영미권 1학년 학생들 수준의 표현이 쓰인다는 것을 알 수 있을 것이다. 여기에는 은유, 유추, 그리고 권위에 대한 호소와 같은 스피치의 특징들을 포함한다(예 : 애덤 스미스의 '보이지 않는 손', 밀턴 프리드먼과 시카고 학파 그리고 존 케네스 갤브레이스).

경제학의 수사학은 수백 개의 특별한 단어들로 구성되며, 아마도 당신은 이러한 **전문용어**(jargon)를 더 좋아할지 모른다. **인플레이션**, **지출**, **비용**, **가격**, **수입**, **이윤**, **노동**, **자본**, **위험** 등과 같은 단어들은 경제학 용어의 몇 가지의 사례에 불과하다. 이 수사학은 수십 개의 그래프, 약간의 수학적 표현, 그리고 다른 형태의 도표와 수식 등을 포함한다. 또한 어떤 상황을 모형화하기 위해 도표를 사용하고, 여러 변수들 간의 관계를 묘사하기 위해 수학적 방정식을 이용한다. 도표와 수학적 표현은 현실을 대변하는 효율적인 수단이다.

경제학의 수사학에는 다음과 같은 것들이 있다.

- 작업을 조직화하는 일은 '생산함수'로써 표현된다. 생산함수를 통해 병원환경에서의 의료제공 문제를 설명하는 경제학자는 "나의 사랑은 빨간, 빨간 장미와 같다."라고 말하는 시인과 유사하다.
- 의과대학에 다니는 것은 '인적자본'에 대한 투자다. 의학수련을 받는 기간 동안 소득이 없는 학생들은, 미래에 권위와 급여의 형태로 높은 수익을 거둬들인다.
- 가격은 시장경제에서 의사결정을 안내하는 '보이지 않는 손'의 역할을 한다. 높은 가격은 소비자들이 특정한 제품을 외면하고 상대적으로 저렴한 제품을 찾게 만든다.

의료와 경제학의 관련성

경제학은 일상생활에서 우리가 당면한 문제들에 대한 우리의 생각을 조직화하는 방법이다. 경제학자들과 같이 생각하기 위해서는 어떤 당면한 문제에 대해 훈련된 방식으로 접근하는 것이 요구되며, 체계적인 틀 안에서 건전한 논리전개가 반드시 필요하다. 경제학의 가치는 의료제공체계를 포함한 복잡한 경제적, 사회적 쟁점들을 이해하는 데 매우 유용하다는 점에 있다. 앞으로 의료와 관련된 정책결정을 하는 사람들은 많은 분야에서의 훈련과 지식이 필요할 것이다. 그것은 생물학, 화학뿐 아니라 경제학은 물론이고 통계학, 역학, 행동과학, 윤리학, 의사결정분석 등이다.

경제학은 인간의 행동을 설명하고 예측하고자 하는 사회과학 분야 중의 하나이다. 그러나 경제학만이 사회과학 중에서 유일하게 희소성과 불확실성에 관한 내용을 다루고 있다. 경제학은 무한한 인간의 욕구를 만족시키기 위해, 제한된 자원을 어떻게 배분해야 하는지를 알려 준다.

경제적 효율을 추구하는 것은 사회가 원하는 재화와 서비스를 제공하기 위해 필요한 자원이 충분히 존재하지 않는다는 전제에서 출발하고 있다. 경제학자들은 이를 **희소성**이라고 부른다. 만약 한 곳에 자원을 사용하면 다른 곳에서는 자원을 사용할 수 없다. 그러므로 자원을 의료를 제공하는 데 사용하면, 동일한 자원을 다른 혜택을 가져다주는 활동, 예를 들면 식료품 분배, 교육, 주택, 국방 등에 사용할 수 없다.

경제적 효율
평균생산성이 극대화되고 평균가변비용이 극소화되는 수준에서 생산함.

비용에 대한 경제적 개념은 자원을 사용할 수 있는 용도가 여러 곳이라는 개념에서 출발한다. **기회비용**이라는 용어는 한 용도에 사용한 자원을 차선의 다른 용도에 사용하는 경우에 얻을 수 있는 잠재적 편익으로 정의된다. 만일 조세수입을 노인의료에 사용하게 되면 청소년의 교육을 위해서는 사용할 수 없다. 또한 마약 중독자들의 재활을 위해 재원을 사용하게 되면 빈곤 여성들의 태아검진 의료서비스를 위해서는 사용할 수 없다. 경제적 효율을 받아들인다는 것은 가능한 자원으로부터 얻을 수 있는 총편익을 극대화할 수 있도록 자원배분이 이루어져야 한다는 것을 의미한다. 의료서비스를 제공하는 데 있어서 경제적 효율을 달성하기 위해서는 의료서비스들의 비용과 편익을 계산하고 평가해서 사회 전체의 순편익이 극대화될 수 있도록 해야 한다.

경제학의 주요 가정

모든 과학적 모형들은 가정으로부터 출발한다. 경제학 모형은 의사결정자들이 **합리적 행동**을 할 것이라고 가정하고 출발하는데, 이는 의사결정에 관련된 모든 사람들은 목적을 가지고 행동한다는 것을 의미한다.[1] 경제학은 자원이 희소하다는 조건에서 합리적인 의사를 결정하는 것을 강조한다는 점에서 다른 사회과학과 차별성을 갖는다.

합리적 행동
의사결정 주체가 어떤 목적을 달성하기 위해 행동한다는 신고전파의 경제 주체 행태에 대한 주요 가정.

미시경제학에서는 개인들이 합리적으로 행동한다고 가정함으로써 개인들의 의사결정에 일관성 있는 구조를 마련한다. 개인들은 주어진 목적을 달성하기 위해 여러 경쟁적인 대안들 중에서 선택을 해야만 한다고 우리는 가정한다. 이때 개인들이 결정해야 할 과제는 경쟁적인 용도들 사이에 희소한 자원을 배분하는 문제가 된다. 즉, 우리가 갖고 있는 모든 욕구를 충족시킬 수는 없으므로 선택은 불가피하다.

미시경제학
개인의 의사결정, 가격결정 행위, 그리고 시장조직에 대한 연구 분야.

---

1 합리성을 가정하지 않고도 인간의 행동을 연구할 수는 있지만, 이는 경제학이 아니라는 점을 유념하자.

이기심에 따라 움직이는 의사결정자들은 인센티브에 반응한다. 실제로 의사결정은 주로 이기심을 추구하는 과정에서 이루어진다. 이를 바탕으로 사람들은 자신들의 경제적 후생을 높이기 위해 자원을 사용한다. 만약 여러 가지 선택이 가능한 활동이 있다면, 사람들은 자신들을 더 나은 상태로(better off) 만들어주는 것을 선택한다.[2]

사람들은 자신의 목적을 달성하기 위해 최선의 방법을 찾는다. 그렇다고 이러한 점이 사람들이 때로는 충동적으로 또는 실수로 행동을 할 수 있는 가능성을 배제하는 것은 아니다. 실제로 사람들은 정보를 구하고 이를 처리하는 데 비용이 많이 들기 때문에 **합리적 무지**(rational ignorance)에 따라 의사결정을 하게 되는데, 이때 그들은 불완전한 정보를 가지고 여러 대안들 중 하나를 선택한다. 의사결정자의 시각에서 볼 때 획득하지 않은 정보가 남아 있다면, 이는 정보 획득에 드는 비용이 그 정보로부터 얻을 수 있는 이익에 비해 더 크다는 것을 의미한다.

합리적 무지
추가적인 정보탐색의 기대비용이 기대편익을 초과하기 때문에 소비자들이 미래의 구매에 대한 정보탐색을 중단하는 상황.

희소성은 왜 우리가 경제학을 공부해야 하는지를 말해준다. 만약 세상에 모든 자원이 넘칠 정도로 풍부하다면 선택을 해야 할 이유가 없다. 그런 경우에는 모든 사람들이 여러 사용처 중 어느 곳을 선택할 것인지 걱정할 필요 없이 그들이 원하는 모든 것을 가질 수 있을 것이다. 혹은 모든 사람들이 성자와 같은 품성을 가지고 있다면, 물질적인 목적에 대해 무관심하게 되고 희소성도 중요한 문제가 되지 않을 것이다. 그러나 우리는 모든 자원이 엄청나게 풍부한 세상에 살고 있는 것도 아니고, 이 세상이 성자의 성품을 가진 사람들로 넘쳐나고 있는 것도 아니기 때문에, 우리는 의사결정 시 포기해야 하는 기회들을 고려해야만 한다.

과학적 방법론

지금 우리의 과제는 완전하게 통제된 실험을 하지 않고서도 경제적 관계를 이해하는 것이다. 경제학적인 질문은 물리학과 화학에서 사용하는 과학적 방법을 활용하고 있다. 과학적 방법론은 다음과 같은 다섯 가지 단계를 거치게 된다.

1. 모든 과학자들은 연구의 기반이 되는 **가정**으로부터 출발한다. 어떤 사람들은 이를 **관념**(ideology) 또는 심지어 **비전**(vision)이라고 부를지도 모르겠다. 무엇이라고 부르든 상관없이, 가정이란 세상이 작동하는 방법에 대한 과학자의 이해를 나타낸다. 예를 들면, 우리 주변의 문화, 우리의 부모가 우리를 양육한 방법 그리고 과학적인 훈련과 탐구에 바친 시간들은 주변 세상을 바라보는 우리의 시각에 영향을 미친다. 또한 우리 중에서 가장 편견이 없는 사람

2 이타적인 행동이 배제되는 것은 아니며, 단순한 이기적 행동으로 해석된다.

들조차도 어느 정도는 편견에 의해 영향을 받는다. 우리가 갖고 있는 편견은 최소한 우리가 수행하는 연구의 성격에 영향을 미친다.

2. 세상은 우리의 호기심을 일깨워주고 있다. 과학자들은 실제 세상에서 발생하는 현상이나 사건을 주의 깊게 바라보는 관찰자들이다. 이런 실제 세상에 대한 관찰은 조직화되고 분류된다.
3. 이론은 관찰된 행동을 설명하거나 앞으로 있을 미래의 행동을 예측하기 위해 개발된다. 모형구축은 관찰된 행동의 중요한 특징으로 구성되며, 문제를 중요한 부분으로 분해해서 압축하는 것을 의미한다.
4. 과학자들은 이론의 예측력을 검증하기 위해 가설을 설정한다. 이를 위해 사실과 자료를 수집하는 것이 필요하다.
5. 마지막 단계인 가설검증에서는 우리가 연구하는 주제를 보다 잘 이해하고 보다 정확한 예측을 하기 위해 정량적인 기법을 이용한다.

경제학자는 다음과 같이 과학적 방법론으로 문제에 접근한다. 세상이 작동하는 방법에 대한 하나의 시각으로 실제로 이기심에 의해 움직이는 사람들은 인센티브의 변화에 대해 측정이 가능한 방식으로 반응을 보이게 될 것이라는 점을 들 수 있다. 이런 시각에서 볼 때, 의료서비스에 대해 본인부담이 늘어날수록 선택적 의료시술에 대한 수요가 감소할 것이라는 이론을 도출할 수 있다. 실제로 RAND 연구소에서는 사람들을 무작위로 선발해서 여러 가지 다른 형태의 의료보험에 배정하는 통제된 실험을 실시했다(Manning et al., 1987). 이 연구에서는 가입자들의 본인부담금을 변화시켜가면서 그들의 의료수요를 분석했다. 실증분석 결과, 본인부담이 커질수록 보험 가입자들이 의사를 방문하는 횟수로 측정된 의료수요가 감소했고, 이는 앞의 가설을 뒷받침했다. RAND의 실험은 수많은 다른 가정들을 검증하는 연구들을 불러일으켰다. 특히 이런 중요한 연구들에 의해 의료보험의 가격결정과 진료비 지불제도에 대한 우리의 사고방식이 큰 영향을 받게 되었다.

과학적 방법론은 다음과 같은 단계를 거치게 된다. 관념적 기반, 사물에 대한 관찰, 이론의 개발, 가설의 검증, 마지막으로 재고(再考, rethinking) 등이다. 기대에 부응하지 못하는 실증연구의 결과들이 나타나게 되면 과학자들은 이론을 재고하거나 다른 가설을 개발한다.

모형 구축

경제학의 중요한 목적 중의 하나는 의사결정자들의 행동을 이해하고, 설명하고, 예측하는 일이다. 이런 목적을 위해 경제학자들은 의사결정자들의 행동을 단순화하는 것이 필요하다는 것을 알게 되었다. 단순화는 흔히 모형의 구축이라는 일반화의 과정을 통해 이루어질 수 있다.

모형은 일련의 무작위적인 관찰들을 모아놓은 것 이상이 될 수 있도록 어떤 특정한 주제에 대해 알고 있는 지식을 조직하는 방법에 불과하다. 어떤 경제 모형은 경제 전체 또는 경제의 일부분이 어떻게 작용하는지를 설명한다. 여기서 **모형**과 **이론**이라는 용어는 동의어로 사용된다. 모형이라는 것은 본질적으로 이론가들이 설명하려는 실제 현상을 단순화한 것이며, 모형을 구축하는 것은 이런 추상적 사고의 훈련과정이다.

특히 미시경제학 모형은 개인, 가계, 기업, 정부 등 개인 의사결정자들의 행태와 특정 시장의 행태를 연구하는 것이다. 우리는 이제부터 어떤 특정 검사에 대한 환자들의 수요가 환자들의 본인부담에 따라 어떻게 변화하는지를 미시경제 모형을 이용해서 검토할 것이다. 또한 자격을 갖춘 간호사의 부족현상이 간호사의 급여에 어떻게 영향을 미치는지, 전문의들의 상대소득이 모든 전문과목에서 레지던트 자리에 대한 수요에 어떻게 영향을 미치는지를 검토할 것이다.

문제해결

경제학은 18세기 말, 애덤 스미스의『국부론』의 출간과 더불어 시작되었다. 이후 풍부하게 축적된 경제학 이론들은 우리가 **경제적 행위**를 이해하고 설명하는 데 도움을 주었다. 대부분의 미시경제이론은 **신고전학파 경제학**의 분석틀 안에 포함될 수 있다. 합리성 가정에 크게 의존하는 신고전학파의 분석틀은 모든 의사결정자들을 자신의 후생을 극대화하려는 최적화 과제를 갖는 주체(optimizer)로 간주한다. **최적화 행동 또는 최적화**란 특정한 목표를 달성하려는 의사결정을 말한다. 예를 들면, 판매액이나 이윤의 극대화, 비용의 극소화, 소득의 극대화 등이 있다. 경제학자들은 흔히 의사결정의 계산법(decision-making calculus)에 대하여 이야기하는데, 이는 사람들이 어떤 사안에 대해 의사결정을 내리기 전에 머릿속에서 계산하는 것을 의미한다. 최적화는 극댓값 또는 극솟값에 대한 수학적 함수를 평가한다는 측면에서 미적분 모형에 잘 부합된다.

경제적 행위
개인이 돈을 절약하기 위해 스스로 재화와 서비스에 대한 수요 제한을 선택하는 것.

신고전학파 경제학
미시경제학 원리를 이용하여 자원배분에 있어서 완전경쟁시장의 효력을 옹호하는 경제학파.

최적화 행동 또는 최적화
특정한 상태에서 최선의 또는 가장 바람직한 결과를 결정하는 데 사용되는 기법.

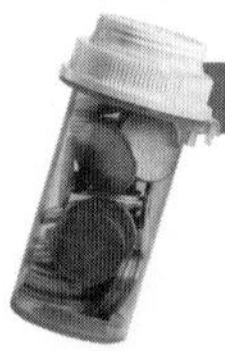

의료제공의 쟁점

실증경제학과 규범경제학

우리는 논의 중에 상당 부분 실증적 분석과 규범적 분석을 혼합할 것이다. **실증적 분석**은 현실의 어떤 사안이 이루어지는 방식을 조사하고, 사실에 대한 가설을 검증하는 분석방법이다. 반면에 **규범적 분석**은 사안이 어떤 방식으로 이루어져야 하는지를 알아보고, 특정 목적의 정책과 활동들을 규정하는 분석을 의미한다.

실증적 분석
그 유효성이 실증적으로 검증될 수 있는 사실에 기반을 둔 주장.

규범적 분석
주관적 견해나 이념에 기반을 둔 경제학적 진술.

실증적 설명과 규범적 설명 간의 차이를 인지하는 것은 쉬운 일이다. '미국은 세계에서 어떤 나라들보다 1인당 의료비에 더 많이 지출한다'는 실증적 설명의 사례이고, '의회는 모든 고용주들이 근로자들에게 의료보험을 제공할 것을 요구함으로써 전 국민 의료보험을 보장해야 한다'는 규범적 표현이다.

실증적 진술은 참이거나 거짓 중 하나이다. 실증적 진술이 참인지 거짓인지를 가려내는 일이 바로 과학의 책무이다. 규범적 진술은 견해의 문제이기 때문에, 과학은 이러한 규범적 진술이 정당한지의 여부를 결정하는 데 도움이 되지 않는다. Fuchs(1996)는 의료경제학에 관심이 많은 90명의 경제학자들을 대상으로 설문조사를 실시했는데, 이를 통해 다음과 같은 사실을 발견했다. 즉, 경제학자들의 90% 이상이 '장기적으로 보아, 고용주는 근로자의 의료보험에 대해 일차적인 책임을 진다'라는 실증적 진술에 동의하지 않았다는 것이다. 이와는 대조적으로 '전국적으로 적용되는 동일한 의료보험 급여 패키지가 확립되어야만 한다'라는 규범적 진술에는 찬반 의견이 거의 절반으로 갈려 팽팽했다. 사실에 관한 정보에 대한 논쟁은 세심한 관찰과 분석을 통해 해결될 수 있다. 그러나 의견이 상이한 논쟁을 종결짓는 일은 거의 대부분 쉽지 않다. 실제로 경제학자들 사이의 의견 불일치는 일반적으로 규범적인 쟁점에서 나타나며, 이러한 불일치는 경제학자들마다 가지고 있는 관념의 차이에서 비롯된다.

경제적 최적화

하나 이상의 대안이 존재하는 경우, 최적의 선택은 의사결정자가 미리 설정한 목적에 가장 잘 부합하는 결과를 가져온다. 최적화란 의사결정자들의 목적과 목표들이 주어졌을 때 최적의 행동이 무엇인지 결정하는 것을 의미한다. 제약조건하에서 최적화를 이루기 위해서는 비용과 자원을 얼마나 사용할 수 있는지를 고려해야 한다. 외부 서비스업체와 병원 관리에 대한 서비스 계약을 하는 것과 병원의 인력으로 병원 관리를 하는 것 중에 무엇이 더 좋을까? 환자들이 늘어나는 경우, 소규모 집단의 개업의들은 사무장을 고용해야 할까, 간호사를 고용해야 할까? 아니면 사무장과 간호사 모두를 고용해야 할까?

의료제공 문제에 대한 선택은 두 가지 차원에서 결정되어야 한다. 먼저 개별 의사는 어떤 특정 환자를 치료하기 위한 특정 방법을 결정해야 한다. 그리고 정책결정자들은 사회 전체를 위해 동원할 수 있는 의료자원의 사용방안을 결정해야 한다. 어떤 형태의 의료제공 문제이든 상관없이 다음의 사항들을 고려해야 하는데, 그것은 누구를 치료해야 하고, 언제 치료를 시작해야 하며, 어디를 치료해야 하고, 얼마나 많은 치료를 해야 하는가이다. 이러한 여러 방안들 중 최선의 방안을 선택하기 위해 이 절에서는 경제적 효율을 기준 삼아 논의를 진행할 것이다.

핵심개념 ❶
희소성과 선택

핵심개념 ❽
효율

어떤 점에서 보면 이러한 의사결정은 전통적인 '경제학의 문제'에 지나지 않는다. 자원배분을 위해서 우리는 다음의 세 가지 기본적인 질문에 대한 답을 해야 한다. (1) 무엇을 생산할 것인가? (2) 어떻게 생산할 것인가? (3) 누가 산출물을 가질 것인가? 우리의 관점과는 상관없이, 또한 우리의 검토대상이 경제체제이든, 의료체계이든, 아니면 기업, 개인, 그 밖의 어떤 의사결정자들이든, 사람들이 원하는 재화를 생산하고 분배하기 위해서는 무엇인가가 그 시스템을 가동시켜야 한다. 무엇을, 어떻게, 누구를 위해 생산을 할 것인가의 세 가지 문제를 늘 염두에 두도록 하자. 이것이 바로 현대 사회에 있어서 성장과 후생의 증진을 위해 해결해야 할 경제적 문제이다.

이러한 문제를 풀기 위해, 기업들은 주어진 생산기술과 사용 가능한 자원을 가지고 이윤극대화를 시도한다. 또한 소비자들은 한정된 화폐소득과 일정한 재화가격의 제약하에서 만족의 극대화를 시도한다. 그리고 근로자들은 주어진 임금수준하에서 재화와 서비스의 소비에 따른 만족을 극대화하기 위해, 또한 여가시간으로부터의 만족을 극대화하기 위해 필요한 노동을 공급한다. 어느 정도는 서로 독립적인 이런 행동들이 모여 시장에는 균형(equilibrium)으로 향하는 움직임이 나타나게 되는데, 이 과정은 우리에게 익숙한, 또는 곧 익숙해질 수요와 공급의 분석틀로 나타낼 수 있다.

핵심개념 ❸
한계분석

한계편익
재화 소비를 한 단위 변화시킴으로써 얻어지는 총편익의 증분.

한계비용
재화 생산을 한 단위 변화시킴으로써 얻어지는 총비용의 증분.

이런 구조하에서 **최적**이라는 의미는 무엇인가? 경제학 용어를 사용하자면, 최적화란 소비로부터의 **한계편익**(MB)이 **한계비용**(MC)을 초과하는 이상, 재화와 서비스를 계속해서 구매할 것이라는 점을 의미한다. 재화의 소비가 증가할수록 그것으로부터 얻을 수 있는 한계편익은 체감하는 반면에 한계비용은 체증하게 되는데, 그렇다면 언젠가는 한계편익과 한계비용이 같아지게 된다. 그리하여 $MB=MC$가 이루어지게 되면, 균형에 도달되고 개인들은 더 이상 소비하지 않게 된다. 그림 2.1은 의료서비스가 더 많이 제공될수록 의료서비스로부터의 총편익(TB)은 증가하지만 그 증가율은 감소한다는 것을 보여 준다. 윤리적이고 실제적인 이유로 인해 의료공급자들은 의료서비스의 편익이 0보다 큰 이상, 의료서비스를 계속 제공하려는 경향이 있다. 점 A의 범위를 벗어나면, 추가적인 의료서비스의 제공은 의미가 없거나 낭비가 되는데, 이는 그 한계편익이 의료행위의 위험(medical risk)보다 작아지기 때문이다.

핵심개념 ❷
기회비용

경제학적인 시각에서 보면, 의료가 주는 가능한 모든 편익을 소진하는 것은 희소한 자원을 낭비하는 것이다. 실제로 점 B를 넘어서는 어떤 의료서비스의 제공도 낭비가 되는데, 이는 추가적인 의료서비스의 한계편익이 한계비용[3]에 미치지 못하기 때문이다. 과다한 의료서비스를 제공하는 데 사용된 자원을 다른 용도에 투입한다면 더욱 바람직하게 이용될 것이 분명하다. 또한 불필요한 의료서비스에 돈을 지출할 경우, 우리는 교육개선, 파손된 고속도로 보수, 환경개선 등 다른 중요한

3 이 논의에서 비용은 소비자들의 호주머니에서 지출되는 비용으로만 측정되는 것이 아니라, 소비되는 자원의 실질적인 기회비용인 총자원비용으로 측정된다.

그림 2.1 경제적 최적화

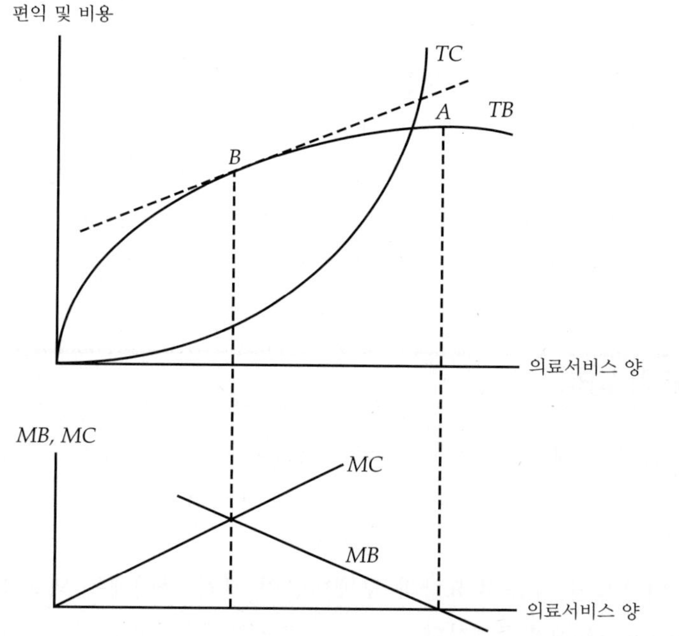

목적을 위해 그 돈을 사용할 수 없게 된다.

보험에 가입된 상태에서 의료서비스를 구매하는 경우처럼, 소비에 대한 보조가 이뤄지면, 소비자들이 부담하는 비용은 총비용보다 줄어들게 된다. 의료보험으로부터 보조가 이뤄지는 경우, 추가적인 의료서비스에 개인들이 부담하는 추가비용이 0에 가까워진다. 이는 소비자들로 하여금 낮은 한계편익을 갖는 의료서비스도 소비하게 만든다. 소비자의 한계비용이 매우 낮으면, 자원의 가치가 거의 없는 것처럼 느껴지기 때문에 과소비가 발생하게 된다. 이러한 과잉소비의 경향은 한계편익이 한계비용과 일치하는 점 *B*로부터 의료서비스의 한계편익이 0에 접근하는 점 *A*에 더 가까워짐을 의미한다. 이러한 현상을 '**곡선의 평평한 부분에 위치한 의료**(flat-of-the-curve medicine)'라고 말한다.[4]

핵심개념 ❾
시장 실패

공급과 수요

많은 사람들은 공급과 수요가 경제학에서 가장 중요한 개념이라고 생각한다. 경제학은 어떤 문제를 분석할 때 흔히 공급과 수요를 기초로 한다. 공급과 수요 이

핵심개념 ❻
공급과 수요

4 '곡선의 평평한 부분'이라는 문구는 Alain Enthoven(1980)이 만든 것이다.

론은 앞으로 나타나게 될 행위를 예측하는 데 중요한 분석도구이다. 가격의 변화는 소비자들의 구매력이나 지불의사에 어떤 영향을 줄까? 주요 생산요소 가격의 변화는 생산자들이 생산요소를 최적으로 투입하는 데 어떤 영향을 끼칠까?

모형을 구축할 때 경제학자들은 관계를 단순화하려고 한다. 소비자가 구매하려는 어떤 특정한 상품의 양은 여러 요인들에 의해 결정된다. 여기서는 수요에 영향을 미칠 수 있는 수많은 변수들 중에서, 특히 중요한 몇 가지 변수들에 대해 집중해서 논의할 것이다. 즉, 상품의 가격, 관련 상품의 가격, 상품을 원하는 사람들의 수, 소비자의 소득, 상품에 대한 선호, 기대 등이 바로 그것이다.

수요의 법칙

수요이론은 경제분석에서 매우 중요한 위치를 차지하고 있기 때문에, 법칙이라는 지위를 부여받고 있다. 수요의 법칙이란 다음과 같다.

소비자들의 상품 수요량과 구매비용인 가격 사이에는 역관계(inverse relationship)**가 존재한다.**

어떤 상품의 가격이 높을수록 구매량은 적어지고, 가격이 낮을수록 구매량은 많아진다. 소비자를 둘러싼 환경이 근본적으로 변하지 않는 한, 위와 같은 역관계가 항상 성립한다. 또한 다른 요인들도 수요관계에 영향을 미친다는 것을 기억하자. 다른 요인들에는 관련 상품의 가격, 소비자의 소득, 기호 등이 있다. 이런 요인들에 변화가 없는 경우, 가격과 수요량은 서로 역관계에 놓이게 된다. 가격이 상승하면 구입 욕구가 줄어들고, 가격이 하락하면 욕구가 증가한다.

가격의 변화는 두 가지 중요한 경로를 통해 수요에 영향을 미치게 된다. 첫째, 소비자들은 자신들의 소득을 지출할 대안적인 방법들을 가지고 있다. 만약 어떤 유명 오리지널 의약품 가격이 오르게 되면, 다른 대체 약품이나 복제 약품이 이 오리지널 약품을 대체하게 된다. 또한 환자들이 소득에 여유가 없고 보험에 가입되지 않았을 경우에, 그들은 치료를 받지 않고 병이 진행되도록 내버려 둘 것이다. 이처럼 어떤 경우에도 가격이 오르게 되면 수요량은 떨어지기 마련인데 경제학자들은 이런 현상을 **대체효과**(substitution effect)라고 부른다.

가격변화는 다른 중요한 경로를 통해 소비자들에게 영향을 미치게 된다. 자신들이 원하는 상품에 더 높은 가격을 지불하는 것은 소비자들의 전반적인 만족도를 떨어뜨리게 된다. 한 상품에 더 많이 지출하게 되면 그 밖의 다른 상품에 대한 지출이 줄어들게 된다. 이로 인해 지출할 돈이 줄어들게 되면 소비자들은 종전

그림 2.2 수요량의 변화와 수요의 변화

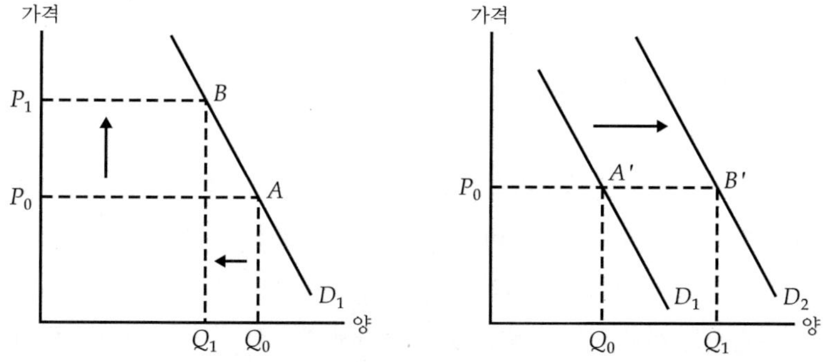

(a) 수요량의 감소　　(b) 수요의 증가

과 같은 수준의 상품들을 살수 없게 되어 만족도가 낮아지게 된다. 가격변화가 수요량에 미치는 이러한 측면을 **소득효과**(income effect)라고 부른다.

그림 2.2의 (a)는 가격상승이 수요량에 어떻게 영향을 미치는지를 보여주고 있다. 어떤 특정 상품의 수요곡선을 D_1이라고 가정하자. 다른 요인들에는 변화가 없는 상태에서 가격이 P_0에서 P_1으로 상승한다면, 수요량은 Q_0에서 Q_1으로 감소하게 된다. 이런 가격의 변화는 수요곡선 상에서 점 A에서 점 B로 이동하는 것으로 나타낼 수 있다. 수요에 영향을 미치는 다른 요인들이 변하지 않는 상태에서 가격의 변화는 수요량의 변화를 가져온다.

가격 이외에도 소비자의 구매결정에 영향을 미치는 여러 가지 요인들이 있다. 이러한 요인들은 흔히 '**다른 요인이 불변이라면**(ceteris paribus)' 조건으로 불린다(경제학은 지신만의 고유한 언어를 가지고 있다는 것을 기억하자). 이 조건들은 가격과 수요량과의 관계를 파악할 때 고정되는 요인들이며, 다음과 같은 것들이 포함된다.

- 관련재의 가격
- 상품구입을 원하는 사람들의 수와 그 유형
- 소비자의 소득
- 소비자의 선호
- 미래의 상품가격과 가용성에 대한 소비자의 예상

관련 상품의 가격변화는 해당 상품의 수요에 변화를 준다. 관련 상품은 해당 상품과 대체관계에 있는 상품일 수도 있고, 보완관계에 있는 상품일 수도 있다.

심장동맥 우회술(Coronary artery bypass graft surgery, CABGS)과 심혈관 성형술(cardiac angioplasty)은 동일한 결과를 가져다주는 두 가지 치료방법이다. 만약 CABGS의 가격이 상승하면 심장병 환자 또는 치료비를 지불하는 사람들은 심혈관 성형술을 더 타당한 치료라고 생각하게 된다. 즉, 심혈관 성형술의 수요가 증가할 것이다.

보완관계에 있는 상품의 가격이 하락하면 해당 상품의 수요는 증가하게 된다. 왜냐하면 보완재들은 같이 소비되기 때문이다. 치과 의사들은 보통 입 안 전체의 엑스선 촬영과 함께 정기적인 치과검진을 추천하는데, 엑스선 촬영과 정기적인 치과검진은 서로 보완관계에 있다. 따라서 엑스선 촬영 가격이 하락하게 되면, 보다 많은 환자들이 치과검진을 위한 예약을 할 것이다.

인구규모나 구성의 변화는 수요에 영향을 준다. 인구수가 늘어나면 더 많은 사람들이 더 많은 상품과 서비스를 수요하게 된다. 예를 들어, 한 가정에 아기가 생기면, 그 가정에서 소아과 의사를 찾는 수요가 증가하게 될 것이다. 또한 출생률이 증가하면, 전체 아기들의 하루 기저귀 소비량이 일정하다고 하더라도 전체 기저귀의 수요는 증가하게 된다. 반면에 인구 중 노년층이 증가하게 되면 관절염이나 폐기종과 같은 만성질환 치료에 대한 수요가 증가한다.[5]

소비자들의 소득변화는 소비자들의 구매력에 영향을 미치게 된다. 소득이 높을수록 수요가 증가하는 경우, 이런 상품을 **정상재**라고 부른다. 반면에 어떤 상품의 경우에는 소득이 증가할수록 수요가 감소하는데, 이런 상품을 **열등재**라고 부른다. 의료서비스는 일반적으로 정상재로 간주되기 때문에, 건강한 사람일지라도 소득이 높아지면 의료서비스에 대한 수요가 증가한다.

소비자들의 선호는 상품과 서비스에 대한 소비자의 수요 결정에 영향을 미친다. 독감에 걸린 어떤 사람들은 가장 마지막 순간이 되어서야 의사를 방문하는데, 이는 그들이 약국의 약으로 치료하는 것을 선호하기 때문이다. 또 어떤 사람들은 특정 종교에 대한 믿음으로 인해 의료서비스 받는 것을 몹시 꺼리고, 어떤 사람들은 척추치료사, 약초치료사, 침구사, 조산사 그리고 다른 대안의료제공자들의 효험이 더 뛰어나다고 믿는다. 그들은 전통적인 의료제공자보다 대안의료제공자들을 더 선호하는데, 이러한 선호의 변화는 수요에 매우 강력한 영향을 미칠 수 있다.

소비자들의 기대도 수요 결정에 중요한 역할을 한다. 만약 소비자들이 어떤 상품의 가격이 급격히 상승하거나 추후에 구하기 힘들어 질 것이라고 예측한다면, 수요는 급격히 증가하게 된다.

---

5 이 사례들은 개별수요와 시장수요 간 차이의 중요성을 보여주고 있다. 당연히 시장수요곡선은 시장에 참여하고 있는 개인들의 수요곡선들을 합쳐서 결정된다.

마지막으로, 자원에 대한 수요는 파생수요라는 점을 이해하는 것이 중요하다. 어떠한 자원이 최종생산물을 생산하는 데 사용될 경우, 결국 이 자원에 대한 수요는 최종생산물에 대한 수요에 의해 결정된다. 만약 의료서비스가 개인이나 집단의 건강을 증진하는 데 필수불가결한 생산요소라면, 건강에 대한 수요의 증가는 의료서비스에 대한 수요도 증가시킬 것이다.

위에서 언급한 가격 외의 다양한 요인들이 하나라도 변하게 되면 수요가 변화하고 수요곡선이 이동하게 된다. 그림 2.2를 다시 한 번 참조하자. 그림의 (b)는 대체재 가격상승, 보완재 가격하락, 소비자의 소득증가, 선호의 긍정적 변화, 가격인상과 미래 상품의 품귀 등에 대한 예측이 수요를 증가시키는 것을 보여주고 있다. (b)에서 D_1은 변화 전의 수요곡선이라고 가정하자. 이때 가격이 P_0이면 수요량은 Q_0이 된다. 만약 가격이 일정한 상태에서 소비자의 소득이 증가하게 되면 수요곡선은 D_2로 우측 이동하게 된다. 수요곡선의 우측 이동은 수요의 증가를 의미한다. 이때 소비자들은 가격이 P_0인 상태에서 Q_1만큼의 양을 수요하게 된다.

요컨대, 다른 요인들이 고정된 상태에서 재화나 서비스의 가격이 변화할 경우, 수요량도 변하는데, 이것은 수요곡선을 따라 이동하는 것으로 나타난다. 그러나 수요에 영향을 미치는 다른 요인들이 변하게 되면 수요곡선 자체가 이동하는 결과를 가져오게 되며, 해당 재화나 서비스를 이전의 수요곡선에서와 비교해 볼 때, 모든 가격수준에서 다른 양을 수요하게 된다.

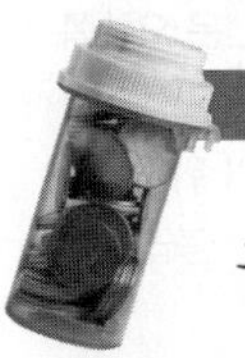

의료제공의 쟁점

공급과 수요 개념의 완전정복

경제학 과목, 특히 의료경제학 과목을 성공적으로 이수하기 위해서는 공급과 수요의 두 개념을 충분히 이해해야 한다. 경제평론가들이 경제이론 또는 경제정책과 관련한 복잡한 주제들에 대해 질문을 받을 때, 그들이 하는 이야기를 주의 깊게 들어보자. 그러면 당신은 그들의 대답이 "이것은 전부 공급과 수요 때문이다."라는 말로 시작된다는 사실을 알게 될 것이다. 그들은 경제학 용어로서 공급과 수요를 도입하고 곧이어 공급곡선과 수요곡선이라는 용어를 사용할 것이다. 이 난감한 자리에서 남들이 실패하는 와중에 당신이 살아남으려면 재치가 있어야 한다. 성공을 보장하기 위해서는 다음과 같은 단순한 생존의 법칙을 따라야 한다.

- **상식을 이용하자.** 대부분의 학생들은 이미 공급과 수요에 대해 많은 것을 알고 있지만, 핵심은 당신이 알고 있는 것을 실제로 사용하는 데 있다. 경제학은 생각하는 방식(way of thinking)이라는 점을 상기하자. 경제학은 대부분 직관적이다. 오트밀 시장을 생각해보자. 매일 오트밀 제품들을 다량 소비할 경우, 혈관이 콜레스테롤 수준을 떨어뜨려 심장마비의 위험을 줄인다는 과학적 증거가 있다.* 이런 정보가 대중에게 알려진 이후, 오트밀의 수요와 가격에는 어떤 일이 발생할까? 만약 당신이 오트밀에 대한 수요가 증가하면 가격이 올라가게

될 것이라고 이야기한다면, 당신은 이미 공급과 수요의 작용에 대해 어느 정도 직관적인 생각을 가지고 있다고 볼 수 있다.

- **언어를 배우자.** 경제학 101 과목을 듣는 학생들은 몇 주만 지나면 마치 외국어 과목을 수강하고 있는 것처럼 느낀다. 경제학을 잘 이해하기 위해서는 경제학자들의 언어를 배워야 한다. 경제학자들은 공급과 수요에 대해 그래프를 이용해 설명하므로 그래프를 이해하는 것은 공급과 수요를 이해하는 지름길이다. 만약 1학년 학생들을 위한 문학을 그리스 어로 가르친다면, 일반적인 학생들은 매우 어렵다고 느낄 것이다. 주제가 어려워서가 아니라면, 그것은 언어의 문제이다. 경제학입문은 그래프를 이용해서 가르치므로 우리가 그래프 이용을 배운다면 우리는 경제학을 훨씬 더 쉽게 익힐 수 있다.

- **연습, 연습, 또 연습.** 그래프를 그리는 규칙은 단순하다. 그래프는 외국어와 달리 불규칙 동사 같은 것이 없다. 그러나 외국어처럼 주제를 마스터하기 위해서는 연습이 필요하다. 당신이 할 수 있는 어느 곳에서든지 연습하라. 경제학은 관람하는 스포츠가 아니다. 그러므로 당신의 교수가 그래프 그리는 것을 보는 것만으로 충분하지 않고, 당신이 직접 그려야 한다. 수요곡선은 우하향하고 공급곡선은 우상향한다는 것을 기억하자. 경제학자들은 수직축에는 가격을, 수평축에는 수량을 부여한다. 균형가격과 균형수량은 공급곡선과 수요곡선의 교차점에서 결정된다.

- **적절한 곡선을 이동시키자.** 오트밀 제품이 건강에 좋다는 발견은 오트밀 시장에 영향을 미쳤다. 오트밀의 공급과 수요 중 어느 쪽에 영향을 주었는가? 아니면 공급과 수요 모두에 영향을 주었는가? 두 곡선을 이동시키는 요인들을 상기하자. 공급곡선이 이동하기 위해서는 생산비용이나 이윤의 변화가 필요하다. 수요곡선의 이동은 소비자들의 구매의사나 구매능력의 변화에 의해 이루어진다. Roto-Rooter(막힌 하수구를 뚫어주는 서비스를 제공하는 회사로서, 미국에서 가장 규모가 크다—역자 주)처럼 오트밀이 동맥을 깨끗이 청소해주는 기능을 한다는 사실은 소비자들의 구매의사에 영향을 주었고, 이 사실로 인해 수요곡선이 이동했다. 이때 수요곡선은 오른쪽과 왼쪽 중 어느 쪽으로 이동했을까? 만약 이 점이 명확하지 않다면 첫 번째 원칙으로 돌아가자. 첫 번째 원칙은 '수요가 증가하면 가격은 상승한다'는 것이다. 이런 결과를 얻기 위해서는 수요곡선이 오른쪽으로 이동해야만 한다. 수요곡선을 왼쪽으로 이동시키거나 또는 공급곡선을 이동시키는 것은 직관에 반하는 것이다.

이제는 당신이 공급과 수요를 얼마나 잘 이해하고 있는지를 시험해 볼 때이다. 병원서비스 시장을 상정해보자. 그림 2.5와 유사한 그래프를 이용하여, 수직축에는 '병원서비스의 가격'을 수평축에는 '병원서비스 수량'을 측정하자. 그런 다음에, 공급과 수요곡선을 그리고 병원서비스의 균형가격과 균형거래량을 확인하라. 이제 간호사 부족으로 인해 간호사들에게 지급되는 평균급여가 10% 인상되었다고 가정해 보자. 이런 비용 인상이 병원서비스 시장에 어떤 영향을 미칠 것인가?

* Cynthia M. Ripsin, Joseph M. Keenan, David R. Jacobs et al., "Oat Products and Lipid Lowering: A Meta-Analysis," *Journal of the American Medical Association* 267(24), June 24, 1992, 3317–3325를 참조할 것.

수요의 가격탄력도

수요의 법칙이 낳은 중요한 한 가지 결과는 수요의 가격탄력도 개념이다. 수요의 법칙은 가격이 변할 경우 수요에 어떤 영향을 주는지에 대한 답을 찾는 데 사용될 수 있다. 이런 개념을 바탕으로 한 걸음 더 나아간 수요의 가격탄력도는 가격이 변하면 수요량이 얼마나 변하는지에 대한 답을 찾는 데 사용되는 기술적 개념이다. 수요량과 가격 사이에 역관계가 존재한다는 것은 이해하기 어렵지 않은데, 대부분의 경우 중요한 것은 변화의 방향뿐만 아니라 변화의 크기이기도 하다.

수요의 가격탄력도는 수요에 영향을 주는 다른 요인들이 일정하고 단지 가격만이 변할 때, 소비자들이 얼마나 민감하게 반응하는지를 측정하는 개념이다. 기울기는 가격과 수요량 사이의 관계가 어떠한지를 양적으로 보여주고 있다. 그러나 수요곡선의 기울기는 탄력도가 아니다. 기울기는 가격의 절댓값이 변할 때 나타나는 수요량의 변화를 측정한다. 즉, 기울기는 가격이 변할 때 수요량의 값이 얼마나 변하는지를 보여준다. 이에 비해 탄력도는 상대적인 개념으로 변화를 측정한다. 수요의 가격탄력도(ε_p)는 다음과 같다.

$$\varepsilon_p = \frac{Q\text{의 \% 변화}}{P\text{의 \% 변화}}$$

여기서 Q는 수요량을 나타내고, P는 상품의 단위당 가격을 나타낸다.

만약 가격이 5% 하락해서 소비자들의 수요가 10% 증가했다면, 수요의 가격탄력도는 2.0이 된다.[6] 탄력도의 값은 0에서 무한대(∞)의 범위에 있다.

표 2.1은 가격탄력도의 가능한 모든 값을 보여주고 있다. 가격의 탄력도가 0일 때 소비자들은 가격의 변화에 전혀 반응을 하지 않는다. 소비자들의 소비행태는 고정되어 있기 때문에 가격이 상승해도 수요량은 변하지 않는다. 이런 상황에서는 수요가 **'완전 비탄력적이다'** 혹은 **'가격변화에 전혀 반응을 보이지 않는다'**라고 한다. 중독성 물질에 대한 수요는 거의 완벽하게 비탄력적이며, 사람의 생명

표 2.1 수요의 가격탄력도

계수 값	수요의 내용	10%의 가격인상이 수요량에 미치는 영향	10%의 가격인상이 총지출에 미치는 영향
$\lvert\varepsilon\rvert = \infty$	완전 탄력적	0으로 감소	0으로 감소
$1 < \lvert\varepsilon\rvert < \infty$	탄력적	10% 이상 감소	감소
$\lvert\varepsilon\rvert = 1$	단위 탄력적	10% 감소	변화 없음
$0 < \lvert\varepsilon\rvert < 1$	비탄력적	10% 이하 감소	10% 이하 증가
$\lvert\varepsilon\rvert = 0$	완전 비탄력적	변화 없음	10% 증가

6 실제 계산은 [(+0.10)/(−0.05) = −2.0]이다. 가격탄력도의 부호는 항상 마이너스이지만 보통은 마이너스 부호를 무시하거나 절댓값만을 고려한다.

을 구하는 신장 투석과 장기 이식도 이런 범주에 포함된다.

보다 가능성이 많은 경우는 가격변화가 수요량에 영향을 미치지만 소비자들은 상대적으로 가격변화에 비해 작은 반응을 보이는 상황이다. 다시 말해, 수요량의 변화율이 가격의 변화율보다 낮아서, 소비자들이 가격변화에 대해 상대적으로 작은 반응을 하는 경우이다. 이때 수요의 가격탄력도는 1보다 작고, 비탄력적이게 된다. 심지어 중독자들과 말기환자들조차도 그들이 원하는 상품에 지불할 수 있는 능력에는 한계가 있기 마련이다.

만약 탄력도가 1보다 크다면, 그것은 가격의 변화율보다 수요량의 변화율이 큰 경우를 말한다. 소비자들은 가격변화에 대해 상대적으로 큰 반응을 보이며, 이런 경우 수요는 탄력적이라고 한다. 수요의 가격탄력도가 무한대가 되면 수요의 가격탄력도는 완전 탄력적이 된다. 이런 경우, 소비자들은 가격이 아주 조금만 상승해도 참지 못하고 상품구매를 거부하게 된다.

가격탄력도의 개념이 중요하게 이용되는 경우는 표 2.1의 오른쪽에 나타나 있다. 가격이 변화할 때 수요량이 얼마나 변하게 되는지를 아는 것은 매우 중요하다. 왜냐하면 가격변화에 대한 수요량의 변화 정도를 알게 될 경우, 가격의 변화에 따른 소비자들의 지출이 어떻게 될지를 알 수 있기 때문이다. 만약 수요의 가격탄력도가 완전 탄력적이면 가격의 인상은 수요량을 0으로 떨어뜨린다. 이때 소비자의 지출은 분명히 0이 된다. 단위 탄력적인 경우에는 그렇게 분명하지 않을 수 있다. 만약 수요의 가격탄력도가 1이면, 가격이 10% 증가할 경우 수요량은 10% 감소하게 되어 소비자 지출에는 변화가 없다. 마찬가지로 수요의 가격탄력도가 탄력적이면 가격인상은 소비자 지출을 떨어뜨리게 되고 비탄력적이면 소비자 지출을 증가시키게 된다.

그렇다면 수요의 가격탄력도를 결정하는 요인은 무엇인가? 왜 소비자들은 어떤 상품들에 대해서는 가격변화에 민감하고, 다른 상품들에 대해서는 가격변화에 별다른 반응을 보이지 않는 것일까? 수요의 가격탄력도는 주로 해당 상품과 서비스에 대한 대체재나 서비스의 존재 유무에 달려있다. 만약 해당 상품의 대체재를 쉽게 찾을 수 있다면 소비자 수요는 탄력적이게 된다. 즉, 많은 대체상품들이 있다면 소비자들은 가격변화에 민감하게 반응하게 된다. 특정 일반의에 대해 특별한 선호도를 갖고 있지 않은 환자들은 만약 그 일반의의 의료수가가 20% 정도 상승할 경우, 그 일반의를 방문하지 않게 된다. 왜냐하면 그 사람이 아닌 다른 많은 일반의가 개업을 하고 있기 때문이다. 그러나 이 일반의와 특별한 관계를 갖고 있는 환자들의 경우에는 가격이 올라가도 계속 그 사람을 찾게 될 것이다. 이런 경우에는, 특정 일반의는 본인의 의료수가 인상으로 인해 환자를 부분적으로 잃기도 하겠지만, 모든 환자를 다 잃지는 않을 것이다.

의료제공의 쟁점

'안전한' 섹스는 정말 안전한가?

위험한 성생활에 따른 비용들 중 하나는 임질, 매독, 또는 에이즈와 같은 성병(sexually transmitted disease, STD)에 감염될 가능성이 증가한다는 것이다. 인간의 선택과 관련된 다른 행동과 마찬가지로, 위험한 성행위와 관련된 비용이 높을수록 성행위에 대한 수요는 감소한다. 이 사실은 공중 보건 당국이 무료 콘돔을 나눠 줌으로써 '안전한 섹스'를 하게끔 하는 것이(실제로는 위험한 행동의 비용을 낮춤으로써) 오히려 이런 행동을 증가시켜 STD의 발생을 증가시킬지 모른다는 우려를 낳는다.

핵심개념 ❻
공급과 수요

이런 논리는 성행위에 대한 수요곡선이 존재한다는 사실에 근거하고 있다. 비록 수요곡선의 정확한 모습은 알기 어렵더라도, 대부분의 경제학자들은 성행위의 수요곡선이 우하향한다는 사실에는 동의할 것이다. STD에 감염될 위험이 있는 성관계 시에 인지되는 비용이 감소할수록 성행위의 횟수는 증가할 것이다. 증가의 정도는 '성행위에 대한 수요의 위험탄력도(risk elasticity)'에 의해 결정된다.

성행위에 대한 수요의 위험탄력도는 성관계 횟수의 변화율을 성관계 시 위험의 변화율로 나눈 값으로 정의된다. 만약 위험탄력도가 1보다 작으면, 무료 콘돔 배분은 성병의 발생을 감소시킬 것이고, 만일 위험탄력도가 1보다 크면 성병의 발생이 증가할 것이다.

콘돔을 반드시 구매해야 하지만 아무도 콘돔을 사용하지 않는 폐쇄된 지역을 상정해 보자. 한 연구(Rosenberg et al., 1992)에 따르면, 콘돔을 사용하지 않은 성행위의 경우에 임질, 질 편모충증, 클라미디아 등 가장 흔한 세 종류의 STD에 감염될 위험이 23.4%이다. 만약 위험한 성관계 횟수가 주당 250회라고 하면 매주 58건의 신규 감염이 발생할 것이다. 이제 콘돔이 무료로 배포되고 성교육 프로그램을 통해 콘돔 사용이 널리 장려된다고 가정하자. 콘돔의 사용은 100회의 성행위당 STD 발생을 18.8건, 즉 20% 감소시킬 것이다.

만약 성행위에 대한 수요가 비탄력적이고 수요의 위험탄력도가 −0.50이라면, 성관계는 주당 250회에서 275회로 10% 증가할 것이다. 이 경우, 주당 새로운 STD가 52건 발생하는데, 이는 10% 감소한 수치이다. 한편, 만약 성행위에 대한 수요가 탄력적이고 수요의 위험탄력도가 −1.50이면 성관계는 주당 250회에서 325회로 30% 증가할 것이다. 이 경우 주당 신규 STD가 61건이 발생하는데, 이는 5% 상승한 수치이다.

콘돔을 보급하는 정책은 STD를 증가시킬 것인가, 아니면 감소시킬 것인가? 성행위에 대한 수요의 위험탄력도 값을 알아내는 것은 실증적인 문제지만, 콘돔이 널리 보급되는 경우 성적 활동이 증가할 것이라는 증거가 있다. 계획을 통한 부모되기 협회(Planned Parenthood)에 따르면 공식적인 성교육 프로그램이 있고 콘돔을 무료로 배포하는 학교에서 성관계를 하는 남학생의 비율은 60%에서 84%로 상승했고, 실제로는 콘돔의 사용이 감소했다(Family Planning Perspectives, 1994). 쉽게 콘돔에 접근할 수 있는 7개의 성교육 프로그램을 검토한 Kasun의 보고서(1994)에서는 6개의 경우에서 성적 활동이 증가하는 것을 밝혀냈다.

보다 안전한 섹스를 유도하려는 정책 당국의 시도는 오히려 성적 활동을 장려한 셈이 되어 문제를 더욱 악화시켰다. 성행위에 대한 수요의 위험탄력도가 STD의 발생을 증가시킬지 아니면 감소시킬지를 결정한다.

출처: Dwight Lee, "Will Condoms Mean Less AIDS? It's a Question of Elasticity," *The Margin*, September/October 1989, 28; "As Adolescent Males Age, Risky Behavior Rises but Condom Use Decreases," *Family Planning Perspective*, January/February 1994, 45–46; Jacqueline R. Kasun, "Condom Nation: Government Sex Education Programs Promote Teen Pregnancy," *Policy Review*, Spring 1994, 79; and Michael J. Rosenberg, Arthur Davidson, Jian-Hua Chen, Franklyn Judson, and John Douglas, "Barrier Contraceptives and Sexually Transmitted Diseases in Women: A Comparison of Female-Dependent Methods and Condoms," *American Journal of Public Health* 82(5), May 1992, 669–674.

소비자들 반응에 영향을 미치는 다른 요인에는, 소비자들이 소득의 얼마만큼을 해당 품목에 지출하는지와 구매의 절박함도 포함된다. 만약 해당 품목에 대한 지출액이 소득에서 큰 비중을 차지하면, 그 품목에 대한 수요는 탄력적이 된다. 소비자들은 지출이 큰 품목들의 가격변화에 보다 민감하게 반응한다. 인슐린에 의존하는 당뇨병 환자는 다른 환자들에 비해 주사기 가격변화에 민감하게 반응한다. 왜냐하면 당뇨병 환자들이 비당뇨병 환자들에 비해 한 해 동안 주사기를 더 많이 구매하기 때문이다. 마지막으로, 응급진료에 대한 수요보다 비응급진료에 대한 수요가 가격변화에 더 탄력적이다. 왜냐하면 환자들에게 의사결정을 할 수 있는 시간이 많이 주어질수록, 환자들이 가격변화에 보다 민감하게 반응하기 때문이다. 예를 들면, 골절상을 입어 응급실에 들어온 환자는 다른 병원을 찾을 시간적 여유가 없다. 이에 비해 필수적이지 않은 코 성형수술을 하려는 사람은 가장 우수한 성형외과 의사, 가장 좋은 가격 조건, 수술비용을 마련하는 가장 좋은 방법 등의 중요사항들을 알아볼 수 있는 기회와 여유가 있다. 이렇게 여러 곳을 돌아다니는 환자들은 가장 적절한 병원을 찾을 수 있을 것이다.

수요곡선은 편의상 직선으로 표시된다. 그림 2.3에서 보듯이 우리는 수요곡선을 세 가지 형태로 그릴 수 있다. 수직선으로 표시된 수요곡선은 수요의 가격탄력도가 0인 완전 비탄력적인 경우를 말하고, 수평선으로 표시된 수요곡선은 가격탄력도가 무한대인 완전 탄력적인 경우를 의미한다. 전형적인 우하향하는 수요곡선은 그림의 맨 오른쪽에 위치하고 있다. 비록 수요곡선상의 모든 점에서 기울기가 동일할지라도, 각 점에서의 수요의 가격탄력도는 다르다. 수요곡선상의 한 점에서의 기울기와 수요의 가격탄력도의 관계는 다음과 같은 식에서 나타난다.

$$\varepsilon = \frac{\Delta Q/Q}{\Delta P/P} = \frac{P\Delta Q}{Q\Delta P} = \frac{P/Q}{\text{기울기}}$$

그림 2.3 직선 수요곡선상의 수요탄력도

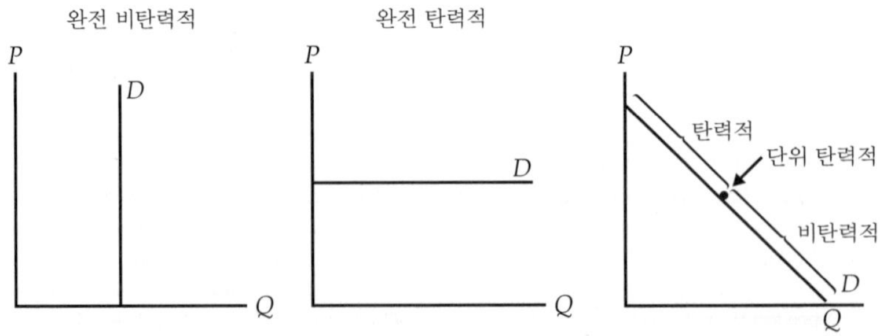

여기서 Q는 수요량을 나타내고, P는 단위당 가격, Δ는 변수들의 변화량을 보여주고 있다.

일정한 기울기를 갖는 수요곡선의 경우, 수요의 가격탄력도는 계속 하락한다. 수요곡선의 상단 왼쪽에서 하단 오른쪽으로 내려올수록 P/Q의 비율이 하락한다. 가격이 하락할수록 수요량은 증가하게 된다. 직선인 수요곡선의 아래쪽으로 움직일수록, 수요곡선은 탄력적인 영역에서 비탄력적인 영역으로 옮아간다.[7]

공급의 법칙

공급의 법칙은 생산자가 희소한 자원을 가지고 여러 가지 용도 가운데에서 선택을 해야만 한다고 가정한다. 공급 결정은 경쟁적인 용도 사이에 투입되는 자원의 가치를 평가하는 일과 관련된다. 공급의 법칙은 다음을 의미한다.

생산자가 공급하는 상품의 양과 상품에 대해 받는 보상 사이의 직접적인 관계

상품의 가격이 높을수록 공급량은 많아지며 낮은 가격에서는 적은 양이 공급된다. 공급자들은 소비자들처럼 경제적 행동을 한다. 시장은 효율에 대해서는 보상을 해주지만, 낭비에 대해서는 벌을 내린다.

생산자들은 비용에 관심이 있으며, 이런 관심은 단지 회계학적으로 투입물의 가치를 계산하는 것 이상이다. 이는 투입물의 기회비용을 고려하는 것을 의미하며 경제학에서 비용이란 차선의 용도에 사용될 때의 자원가치를 반영한다. 다른 말로 하면, 차선의 기회는 가치를 결정하는 중요한 요소이다. 특정 상품의 생산에 사용된 자원은 다른 상품의 생산에는 사용될 수 없다. 경제적 행동을 한다는 것은 자원을 가장 가치 있게 여겨지는 곳에 사용하는 것을 의미한다. 그러므로 비용은 어떤 상품을 생산하기 위해 포기한 것의 가치로 결정된다.

그림 2.4의 (a)에서는 상품가격이 변할 경우, 그것이 공급량에 어떠한 영향을 주는지를 보여주고 있다. S_1을 공급곡선이라고 가정해보자. 만약 다른 조건이 일정하다는 가정하에서 가격이 P_0에서 P_1로 상승하면, 공급량은 Q_0에서 Q_1로 증가하게 된다. 가격이 높아질수록 공급자들은 시장에 더 많이 공급하기 위해 그 상품의 생산에 더 많은 자원을 투입하게 된다. 다른 조건들이 일정할 때 가격의 변화는 공급량을 변화시키는데, 이는 주어진 공급곡선을 따라 움직이는 것으로 나

7 경제학자들은 흔히 수요곡선이 일반적으로 가파르면 전체 수요곡선이 비탄력적이라 하고, 수요곡선이 평평하면 탄력적이라고 한다. 기술적으로는 부정확하지만 편의상 이렇게 생각하기로 하자.

타난다.

공급에 영향을 주는 다른 요인들은 재화와 서비스의 이용가능성에 영향을 주게 된다. 다른 모든 조건들이 일정하다(ceteris paribus)는 전제하에서 하나의 요인이 변화하면, 공급 또한 변화한다. 공급에 영향을 미치는 요인들에는 다음과 같은 것들이 있다.

- 상품의 생산에 사용되는 생산요소의 가격
- 상품을 공급하는 기업의 수
- 기술수준
- 미래의 상품가격과 가용성(availability)에 대한 기업의 예상

일반적으로 상품생산 비용에 변화가 있으면 공급수준도 변화한다. 자원은 사용할 용도가 많다. 그러나 자원이 특정한 상품의 생산을 위해 사용되면, 그것을 차선의 다른 용도에는 사용할 수 없다. 특정 자원의 가격이 상승하면 그 자원을 생산요소로 사용하는 상품의 공급이 감소하게 되고, 상품의 가격이 올라간다. MRI의 작동 훈련을 받은 기사는 공급이 부족하므로 경쟁이 일어나는데, 이러한 경쟁이 기사의 급여를 올리면 MRI 촬영비용이 상승하게 된다. 이로 인해 MRI 공급곡선이 왼쪽으로 이동하게 되고 시장에서 그 서비스 가격은 오르게 된다.

공급자의 수가 증가하면 상품 또는 서비스에의 접근성이 증가한다. 공급자의 수가 많아진다는 것은 소비자들이 선택의 폭이 넓어짐을 의미한다. 어떤 지역에 250개 병상 규모의 병원이 새로 문을 열게 되면, 그 지역 주민들은 입원해서 받을 수 있는 의료서비스를 더 많이 공급받게 된다. 왜냐하면 일정한 수준의 일당 입

그림 2.4 공급량의 변화와 공급의 변화

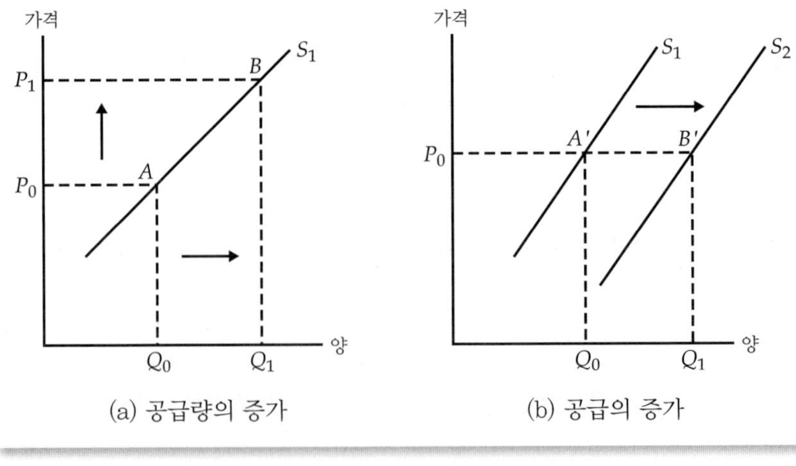

원비용으로 환자진료에 보다 많은 병상이 사용될 수 있기 때문이다.

새로운 기술은 상품이나 서비스의 생산비를 떨어뜨려서 공급을 증가시킨다. 의료기술의 경우 어떤 분석적 문제들로 인해 비용감소 기술(cost-reducing technology)과 품질향상 기술(quality-enhancing technology)에 대한 공급의 반응을 평가하기가 어렵다. 관절경 수술은 비용절감과 품질향상이 모두 나타나는 기술진보의 명백한 사례이다. 예전에는 전방십자인대의 손상을 치료하는 것이 의사와 환자 모두에게 매우 고통스러운 과정이었다. 복강경이 도입되기 전에는 무릎부상을 입은 운동선수는 4시간에 걸쳐 15cm를 절개하는 수술을 해야 했고, 수술 후 7일 정도 입원을 하고 6주 동안은 목발을 사용해야 했다. 그러나 오늘날에는 입원할 필요도 없이 외래에서 수술이 가능해졌다. 이제는 작은 부위를 세 군데 절개만 하면 되고, 훨씬 짧은 회복기만을 거치면 된다.

만약 공급자들이 장래에 그들이 공급하는 상품이나 서비스의 가격이 하락할 것이라고 예상한다면, 공급자들은 지금 당장 상품을 시장에 내놓으려고 할 것이다. 만약 어떤 이유로 장래에 상품의 공급이 증가할 것으로 예상된다면, 공급자들은 지금 당장 공급을 늘릴 것이다. 의료시장이 체계적으로 관리의료 모형으로 전환됨에 따라 의사들은 서둘러 공급자 네트워크에 합류하게 된다. 기대(expectation)는 강력한 유인을 만들어 낸다. 예를 들어, 점점 더 많은 의사들이 공급자 네트워크에 합류할 것이라고 예상되면, 다른 의사들도 공급 네트워크에 합류해야 할 필요성을 절실히 느낄 것이다.

그림 2.4의 (b)는 공급의 증가를 보여주고 있다. 무엇이든 공급자의 상품출시 능력을 향상시킨다면, 이는 공급수준을 증가시키고 이로 인해 공급곡선은 오른쪽으로 이동하게 된다. 생산요소의 가격하락, 공급자 수의 증가, 생산의 효율성을 높여 주는 기술진보, 미래의 가격하락에 대한 예측 등도 공급을 증가시키며, 이로 인해 공급곡선은 오른쪽으로 이동하게 된다. 공급곡선이 S_1에서 S_2로 이동했다고 가정하자. 그러면 공급자들은 P_0의 가격으로 공급량을 Q_0에서 Q_1으로 늘리게 된다.

요컨대, 다른 공급요인들이 일정한 경우 상품이나 서비스의 가격이 변하면 공급량도 변하는데, 이런 변화는 공급곡선을 따라 이동하는 것으로 나타나게 된다. 그러나 공급의 다른 요인들에 변화가 생기면 공급곡선 자체가 이동하게 되는데, 이는 주어진 가격에서 공급량의 변화를 가져온다.

균형

가격변화는 공급자와 수요자에게 다른 영향을 준다. 가격인상은 소비자들의 구매의사를 감소시키지만, 공급자의 공급의사를 증가시킨다. 시장의 가장 흥미로운

그림 2.5 **균형**

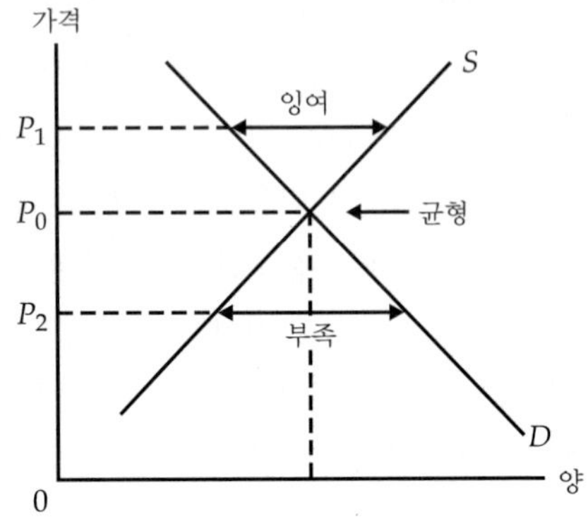

측면은 수요자와 공급자가 독립적으로 행동하더라도, 각각이 서로의 의사와 일치하는 상대방을 만남으로써, 자원배분이 이루어진다는 점이다. 애덤 스미스는 '보이지 않는 손'이 최적의 자원 이용을 위해 가격을 조정한다는 사실을 발견했다.

균형가격은 공급량과 수요량이 일치하는 시장가격을 의미한다. 만약 상품가격이 그림 2.5에서 P_1이라면 공급자들은 소비자들이 구매하려는 양보다 많은 양을 공급하려고 하게 된다. 이렇게 되면 공급량이 수요량을 초과해서 잉여(surplus)가 나타난다. 의료시장에서 가격이 너무 높을 경우, 병원에는 사용되지 않는 시설들이 생기게 된다. 이런 과잉시설은 자원이 유휴상태에 놓이게 되는 것으로, 병상이 남아돌거나 수술실이 사용되지 않고 비게 되는 것을 의미한다. 이렇게 되면 의사들의 예약명부는 공란이 되고, 대기실에는 환자들이 없는 상태가 지속된다. 이렇게 공급이 수요를 초과하는 상태가 되면, 공급자들 간에 경쟁이 나타난다. 경쟁은 여러 형태로 나타나게 되는데, 잉여를 제거하고 수요량을 늘릴 수 있는 가장 확실한 방법은 바로 가격을 낮추는 것이다.

가격이 P_2가 되면 수요량이 공급량을 초과하게 되어 부족(shortage)을 낳게 된다. 이렇게 되면 환자들의 예약이 지연되는 현상이 발생한다. 이때는 환자들이 예약을 할 수 있다고 하더라도, 환자 대기실은 만원이거나 지연되게 된다. 따라서 위급상황이 아닌 수술은 일찌감치 예약을 해야 한다. 또한 진단을 위한 촬영을 하는 데 많은 제약이 나타나게 된다. 이런 조건하에서는 가격이 상승하려는 경향이 있다. 이 경우, 소비자들 간의 경쟁은 가격을 올리고, 수요량을 감소시킨다. 이러한 가격의 상승은 공급량의 증가로 이어지는데, 이로 말미암아 공급량이 증가하고 수요량이 줄어들어 공급부족 현상이 없어지게 된다.

오직 한 가격수준에서만 부족과 잉여 현상이 나타나는 것은 아니다. P_0의 균형가격하에서만 시장이 균형을 이룬다. P_0에서는 구매자와 판매자의 행동이 일치된다. 이때는 공급자가 받고자 하는 가격에 대해 구매자가 기꺼이 지불할 의사가 있는 것이다. P_0의 가격에서는 구매를 원하는 모든 사람들이 그 가격으로 구매할 수 있고, 판매하기를 원하는 모든 사람들이 그 가격으로 판매할 수 있다. 시장경제에서는 사람들이 자유롭게 거래한다. 그들은 어떤 가격하에서도 자유롭게 재화와 서비스를 사고팔 수 있다. 구매자들은 생산자들이 받고자 하는 최저가격을 찾고 생산자들은 소비자들이 기꺼이 지불하고자 하는 최고가격을 찾는데, 이때 생성되는 거래가격이 균형가격이 된다.

경쟁시장 모형

자유시장은 자유기업 체제에 있어서 중대한 역할을 담당하고 있다. 시장제도는 소비자주권(consumer sovereignty)에 기초하고 있다. 즉, 무엇을 생산할 것인가의 문제를 소비자들이 원하고 구매할 수 있는 상품들을 통해 결정되어야 한다는 것이다. 어떤 개인이나 집단도 무엇이 생산되어야 한다거나 무엇을 구매해야 한다고 강요할 수 없으며, 누구도 선택의 범위를 제한할 수 없다.

시장은 애덤 스미스가 '보이지 않는 손'이라고 일컫는 가격기구를 통해 자원배분의 기능을 수행한다. 시장제도 안에서 자원은 보이지 않는 손에 의해 배분되는데, 이는 모든 자원이 가격을 가지기 때문이다. 만일 많은 사람들이 구매하려고 하는 경우에는 가격이 오르게 되고 적게 구매하려는 경우에는 가격이 하락하게 된다.

핵심개념 ❺
시장과 가격결정

기업은 상대가격과 그 움직임에 기초하여 생산을 결정한다. 가격기구는 기업의 생산량 결정을 소비자들의 욕구와 일치시키는 수단인데 우리는 이를 **균형**(equilibrium)이라고 부른다.

가격은 생산자에게 신호의 역할을 할 뿐만 아니라, 적절한 선택에 대한 보상수단으로서의 역할을 수행한다. 적절한 생산기술에 투자하는 생산자는 소비자들이 원하는 재화와 서비스를 생산할 수 있으며, 생산자에 대한 보상은 이윤의 형태로 이뤄진다. 반면에 잘못된 결정은 시장에 의해 벌을 받게 되어 생산자는 손실을 보게 된다. 사유재산권이 인정되는 제도하에서 시장규율은 자유경쟁과 더불어 자원의 효율적 사용의 상당 부분을 책임지고 있다.

핵심개념 ❼
경쟁

기업이론

완전경쟁시장이 낳는 바람직한 결과 중의 하나는 자원의 효율적 사용이다. 완전경쟁 모형의 특징은, (1) 구매자와 판매자의 수가 많으며, (2) 모든 생산자들이 생산하는 상품들이 표준화되어 있고, (3) 자원의 이동이 자유롭고, (4) 정보가 완전하다는 것이다. 이런 완전경쟁의 네 가지 특징들로 인해 위험조정 수익률(risk-adjusted rates of return)이 시장 전체의 일반수익률과 일치하게 되고, 가격은 생산의 최소 평균비용과 일치하며, 모든 거래에서 구매자와 판매자 모두 이익을 얻는 것이 보장된다.

모든 기업들은 얼마나 생산하고 얼마의 가격을 부과해야 할지를 결정해야만 한다. 산출량 수준과 가격결정 전략은 궁극적으로 기업의 생산비에 의해 결정된다. 완전경쟁시장에서는 상품이 표준화되어 있고 기업들은 시장의 결정을 따라야 하므로 가격결정은 쉬운 문제이다. 만일 시장가격보다 높은 가격을 부과하게 되면 고객을 잃게 된다. 반면에 기업들은 시장가격에 기꺼이 구매하려는 소비자들을 찾을 수 있기 때문에 시장가격보다 가격을 낮출 유인이 전혀 없게 된다. 따라서 완전경쟁시장에서 기업은 **가격수용자**(price taker)가 되는 것이다.

그림 2.6은 완전경쟁시장을 보여준다. 그림 (a)는 시장가격이 수요와 공급에 의해 결정되는 것을 보여주고 있다. 시장가격 P_0에서 기업은 생산한 모든 상품을 팔 수 있다. 이윤을 극대화하는 기업은 판매가격이 한계비용보다 높으면, 즉 P_0가 MC보다 크면 생산을 할 것이다. 경쟁기업은 가격수용자이기 때문에 경쟁적 기업들이 직면한 수요곡선은 시장가격에서 완전 탄력적이다. 수요곡선이 수평선인 경우, 기업의 한계수입곡선은 가격과 일치하게 되는데, 이들 기업의 이윤은 $MR=MC$ 또는 생산량 q_0인 수준에서 극대화된다.

핵심개념 ❽
효율

경쟁의 힘은 가격을 최소 평균비용과 일치시킨다. P_0보다 높은 수준에서 가격이 정해지면 가격이 평균비용보다 높아지게 되어 기업들은 정상이윤보다 많은 초과이윤을 얻게 되고, 이로 인해 새로운 기업들이 시장으로 진입하게 된다. 새로운 기업들이 시장에 진입하여 생산을 하게 되면 공급이 증가하여 초과이윤이 사라질 때까지 가격은 하락하게 된다.

그림 2.6 완전경쟁

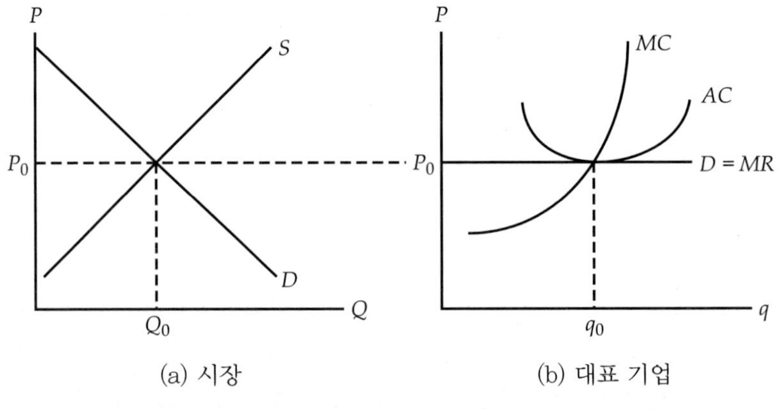

가격상한제와 가격하한제

가격이 상승하는 경우, 정책 당국자들은 가격을 통제하기 위해 가끔 가격을 고정시키는 전략을 시도한다. 만일 현재의 가격이 너무 높을 경우, 가격을 규제해도 좋지 않을까? 단순히 현재의 균형가격보다 낮은 수준의 가격을 법으로 정하고 해당 상품들을 더 싸게 구입할 수 있도록 해 보자. 그림 2.7에서 볼 수 있듯이, 균형가격 P_e 보다 낮은 수준의 P_c를 상한가격으로 정하는 법률이 제정되었다고 상정해 보자. **가격상한제**는 두 가지 결과를 가져오게 되는데, 우선 의료서비스의 공급량이 Q_e에서 Q_s로 감소하게 되고 수요량은 Q_d로 증가한다. 따라서 의료서비스 시장에서 수요량 Q_d와 공급량 Q_s와의 차이만큼 부족이 나타나게 된다. 이처럼 초과수요가 발생하면, 진료 예약을 잡는 시간이 길어질 뿐만 아니라, 병원에서 의사를 만나기 위해 기다리는 시간이 길어지게 되고, 첨단수술과 진단장비를 사용할 수 있는 접근성도 감소하게 되어 의료서비스의 품질 수준이 떨어지게 된다.

그림 2.8과 같은 미숙련 노동시장을 상정해보자. 정부가 시장에 개입하지 않으면, 기업들은 근로자들에게 W_e 수준의 임금을 지급하게 되고 Q_e만큼의 노동력을 고용하게 된다. 그러나 만일 정부가 모든 기업들이 피고용인들에게 의료보험을 제공하도록 법으로 규정하게 되면 기업들의 고용비용이 증가하게 되어 실질적인 임금수준은 W_f가 된다. 이러한 **가격하한제**는 노동에 대한 수요를 감소시켜 노동시장에서 실업자 수를 증가시키게 된다. 다행히 자신의 일자리를 지킬 수 있는 사람의 상태는 개선되지만, 이 제도로 인해 일자리를 잃어버리게 되는 사람은 분명히 더 큰 손실을 안게 될 것이다.

정책 입안자들은 의료비 지출을 통제하기 위해 안간힘을 쓴다. 많은 사람들이 절

그림 2.7 가격상한제

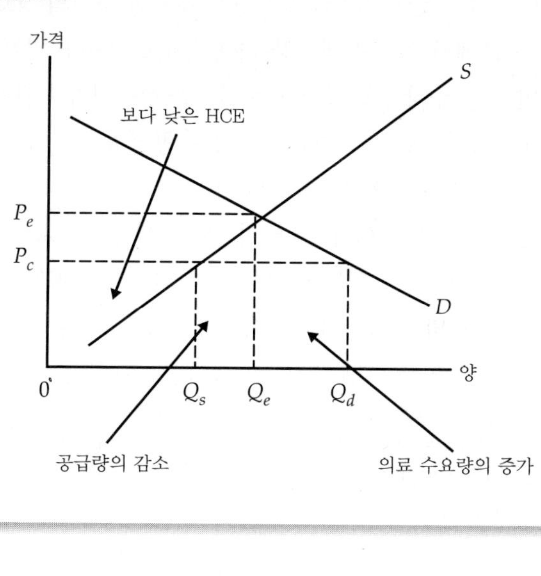

그림 2.8 가격하한제

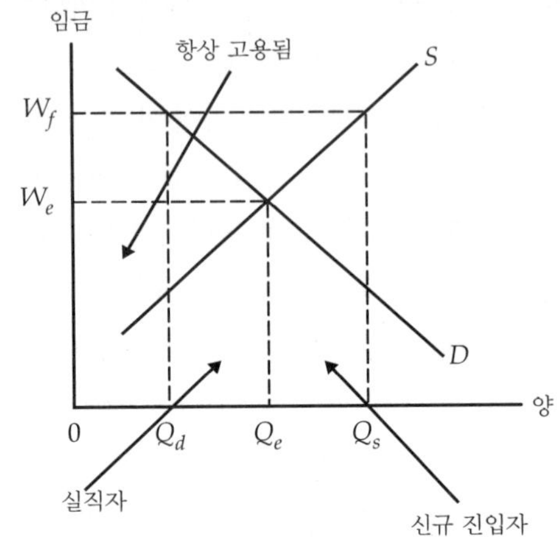

박한 상황은 절박한 수단을 요구한다고 생각한다. 또 어떤 정책 당국자들은 법규제가 수요와 공급의 법칙에도 적용된다고 생각한다. 지난 수백 년 동안 많은 정부가 이러한 법제정을 시도했지만 모두 참담한 실패로 끝나고 말았다.[8]

소비세의 효과

소비세는 휘발유, 담배, 주류와 같은 특정한 품목의 소비에 대해 사용자 비용을 부과하는 방법으로 점점 많이 사용되고 있다. 소비세는 상품 한 단위에 대해 일정한 금액을 부과하거나 판매가의 일정한 비율로 부과될 수 있는데, 전자의 경우를 **정액세**(specific tax), 후자의 경우를 **정률세**(ad valorem tax)라고 한다.

그림 2.9에서 볼 수 있듯이 가격과 생산량은 수요와 공급의 상호작용에 의해 결정된다. 가격은 P_e에서 그리고 생산량은 Q_e에서 결정된다. 일정한 금액의 소비세가 부과되면 시장에 상품을 공급하는 비용을 상승시키게 되어 공급곡선이 S+조세로 표기된 곡선으로 왼쪽 이동하게 된다. 공급곡선의 이동 정도는 두 공급곡선의 수직거리, 즉 소비세액으로 측정된다.

따라서 새로운 균형가격은 P_c가 된다. 법적으로 생산자가 소비세를 납부해야 하므로 공급자가 이 거래에서 얻는 금액은 P_s가 되고, 소비자가 지불하는 가격과 생산자가 받는 가격의 차이는 소비세액이 된다. 가격이 높아졌기 때문에 소

---

8 정부의 물가통제에 대한 역사에 대해서는 Robert L. Schuettinger와 Eamonn F. Butler의 「40세기 동안의 임금과 가격통제: 인플레이션과 싸우지 않는 법」(Washington, DC: Heritage Foundation, 1978)를 참조하라.

그림 2.9 물품세

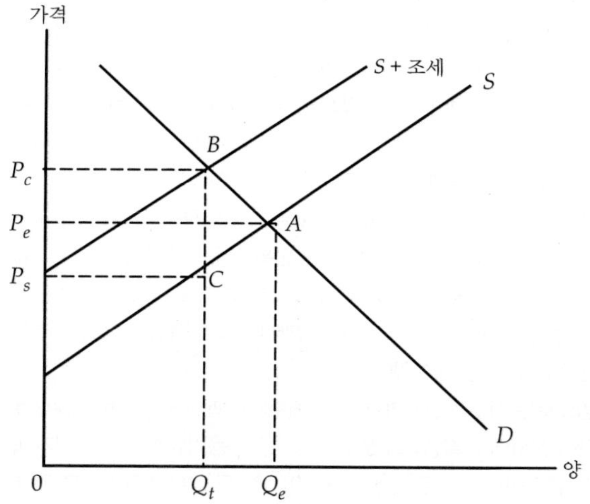

비자들은 Q_e 대신 Q_t 수준으로 구매량을 줄이게 된다. 소비세의 부과로 인해 정부는 P_sP_cBC의 조세수입을 거둬들이게 된다. 높은 가격과 적은 생산량은 잉여(surplus)의 크기를 줄이게 되는데, 이는 ABC로 표시되는 사중손실(deadweight loss)로 나타나게 된다.

이 사중손실은 소비세로 인해 감소되는 생산량이 적을 때, 즉 수요곡선이 비탄력적일 때 최소가 된다. 따라서 담배, 주류, 의료보험, 입원 등에 부과되는 소비세가 다양한 의료개혁안에 필요한 재원조달 방법으로 제안되고 있는 것은 그다지 놀라운 일이 아니다. 주류와 담배에 대한 소비세가 논의될 때마다 이들 소비세는 흔히 **죄악세**(sin tax)로 불린다.

봉투의 이면

경제적 행위의 분석을 위한 게임이론의 사용

게임이론은 경제학자들이 전략적 행위를 연구하기 위해 이용하는 응용수학의 한 분야이다. 한 개인으로서 우리는 부모, 자녀, 친척, 배우자, 친구, 경쟁자, 동료들과 상호작용을 한다. 그리고 때때로 전략적으로 행동하는 것이 유용하다는 것을 발견하게 된다. 전략적 행위는 사업, 정책결정, 국제외교, 그리고 상호작용하면서 의사결정이 이뤄지는 어느 곳에서도 행해지고 있다. 게임이론에 대한 연구는 전략적 행동에 대한 체계적인 접근방법을 개발하고 전략적 기술을 개선하기 위해 전략적 능력을 함양하고자 하는 시도이다. 게임이론은 게임이 아니다. 게임이론은 합리적 행동이라는 기본적 가정에 더하여 경제학에서 더욱 중요한 주제인 두 명 이상의 합리적 의사결정자들의 상호작용이라는 또 다른 차원을 추가한 것이다.

전략적 게임을 고려할 때, 우리는 때때로 두 경쟁자 간 팽팽한 상호작용을 생각한다. 경제학의 지배적인 견해에 따르면, 경쟁은 모든 결과들을 개선하게 된다. 경쟁적 시장은 보다 효율적이고, 가격이 내려가고 모든 사람들의 후생이 증진된다. 게임이론은 표준적인 경쟁모형에서의 공급과 수요 간의 단순한 상호작용 그 이상에 대해 관심을 갖는다. 우리는 더 이상 비인위적인 시장을 다루지 않으며, 두 의사결정자 간에 일어나는 대인 간 전략적 상호작용을 다룬다.

상호작용은 순차적이거나 동시적이다. 게임 참가자들은 누구나 자기 차례가 오는데, 대응을 하기 전에 상대방의 행동을 관찰하기 위해 기다리거나 또는 상대방의 결정에 대한 사전적 지식 없이 그냥 선택할 수 있다. 도박은 제로섬 게임이다. 즉, 한 사람의 이득은 다른 사람의 손실이다. 국제무역은 제로섬 게임이 아닌데, 이는 무역 당사국들이 모두 경제활동의 증가로 인해 혜택을 받기 때문이다. 어떤 게임들은 한 번 일어나지만 어떤 게임들은 반복된다. 가끔 정보는 모든 게임 참가자들에게 동등하게 주어지기도 하지만, 때때로 비대칭적으로 분포되기도 한다. 게임 이론은 과거 사건들을 설명하고, 미래 사건들을 예측하며 상이한 환경 아래에서 이루어질 수 있는 적절한 전략들에 대해 참가자들에게 조언하는 데 이용되고 있다.

전통적인 동시게임으로는 죄수의 딜레마가 있다. 죄수의 딜레마에서는 보수(payoff) 구조가 중요한데, 이는 많은 전략적 상황에서 발생하고 있고, 또 넓은 응용범위를 가지고 있기 때문이다. 다음의 보수행렬은 보니와 클라이드라는 두 은행 강도들이 체포된 상황을 묘사하고 있다. 이들은 별도의 심문실에서 감형을 조건으로 다른 은행 강도에 대해 증거를 제공할 기회가 주어졌다.

		보니	
		자백	부인
클라이드	자백	20, 20	1, 30
	부인	30, 1	5, 5

첫째, 보니 입장을 생각해 보자. 보수행렬은 만일 두 사람 모두 자백을 하면 보니는 20년 형에 처해지고, 만일 클라이드가 자백을 하고 보니가 부인하는 경우에는 30년, 만일 보니가 자백을 하고 클라이드가 부인하는 경우에는 1년, 그리고 만일 두 사람 모두 자백하지 않는 경우에는 5년 형에 처해짐을 보여준다. 비록 그들이 체포되기 전에 절대로 범행을 자백하지 않기로 동의했지만, 그들이 모두 자백함으로써 자신들의 형을 감할 수 있는 기회가 주어졌을 때 보니는 어떻게 해야 하는가? 보니는 동일한 보수가 주어졌을 때 정말 클라이드가 자백하지 않을 것이라고 신뢰할 것인가?

이 상황에서 신중한 전략이면서 동시에 보니에게 최선의 대응은 클라이드의 선택이 무엇이든 간에 자신에게 최선이 되는 전략을 선택하는 것이다. 클라이드가 자백을 하는 경우에 자신이 자백을 하면 20년, 만일 자백을 하지 않는다면 30년을 감옥에 있을 것이다. 그러니 자백을 하는 편이 더 낫다. 만일 클라이드가 자백하지 않았는데 보니가 자백을 하면 1년, 그리고 자백을 하지 않는다면 5년을 감옥에 있을 것이다. 그러니 이번에도 자백을 하는 것이 더 낫다. 이 경우, 보니의 우월전략은 클라이드의 결정이 무엇이든 보니가 자백을 하는 것으로서, 자백을 하면 어떤 경우에든 더 짧은 기간 동안 감옥에 있을 것이다. 이와 동일한 보수구조를 가진 클라이드 역시 동일한 상황에 처하게 될 것이고, 그의 우월전략 또한 자백하는 것일 것이다. 두 사람이 모두 자신들의 우월전략을 따르게 되면 우리는 두 사람 모두 자백을 하여 20년 동안 감옥에 가게 되는 내쉬 균형(Nash equilibrium)에 이르게 된다.*

상황이 어떻든 간에 죄수의 딜레마에서 우월전략을 따르는 것은 더 낮은 보수를 가져오게 된다. 협조적인 행동이 보다 높은 보수를 가져오게 되지만 다른 사람의 변절이 가져오는 결과가 너무 크기 때문에 위험하다. 기회주의적 행동의 결과를 어떻게 피해야 할까? 더 나은 결과를 보장하기 위해서는 무엇을 할 수 있을까?

* John Nash는 게임 이론분야에서 경제학에 기여한 공로를 인정받아 1994년 노벨경제학상을 수상하였다.

후생상의 함의

수요와 공급의 곡선을 다른 각도에서 고려해 보자. 수요곡선을 주어진 각 가격에서의 수요량으로 보는 대신 소비자가 한 단위의 상품에 대해 기꺼이 지불할 용의가 있는 최대한의 가격으로도 해석할 수 있다. 마찬가지로 공급곡선은 공급자들이 상품 한 단위를 기꺼이 공급할 수 있는 최소한의 가격으로 해석이 된다. 이런 시각에서 본다면 수요곡선은 '지불의사(willingness-to-pay)' 곡선이 되고, 공급곡선은 '공급의사(willingness-to-provide)' 곡선이 된다.

소비자잉여 가치(value)는 소비자의 지불의사에 따라 달라진다. 상품의 가치는 그것을 구매하여 소비할 때 가져다 주는 효용으로 평가된다. 자유 시장에서 소비자들은 상품으로부터 얻을 수 있는 주관적인 가치보다 더 높은 가격을 지불하려 하지 않는다. 그러나 현실적으로 상품으로부터 얻는 가치는 그 가격보다 크다. 이렇게 가격보다 상품으로부터 얻는 가치가 큰 경우, 소비자들은 잉여가치를 얻게 되는데, 이를 **소비자잉여**(consumer surplus)라 한다.

그림 2.10에서 수요곡선 DD'는 소비자들이 어떤 상품을 구입하기 위해 기꺼이 지불할 의사가 있는 최대 가격을 보여준다. 균형가격 P_0에서 소비자잉여는 수요곡선으로 그려지는 소비자가 상품에 부여하는 가치와 지불해야 하는 가격(P_0)과의 차이로 나타난다. 판매된(Q_0) 모든 단위의 상품은 소비자잉여를 갖는다. 수요곡선과 가격 사이의 삼각형 P_0AD는 총소비자잉여를 나타낸다.

생산자잉여 자발적인 교환에서는 소비자와 생산자 모두에게 잉여가치가 생겨난다. 재화와 서비스를 기꺼이 공급하고자 하는 생산자의 의사는 생산에 소요된 자원의 기회비용에 크게 의존한다. 공급곡선은 이러한 사라진 기회(forgone opportunities)를 반영한다. 생산자잉여(producer surplus)는 실제로 지불받은 가격과 기꺼이 수용할 수 있는 최소 가격과의 차이이다. 그림에서 보면 생산자잉여는 균형가격(P_0)의 아랫부분과 공급곡선(SS')의 윗부분으로 구성되는 면적으로 나타난다.[9] 총생산자잉여는 삼각형 P_0AS로 표시된다.

Q_0과 다른 생산 수준은 잉여가치의 손실을 가져오고 사회후생 감소로 이어진다. 수요와 공급곡선이 각각 DD'와 SS'로 주어졌을 때, 완전경쟁 균형가격인 P_0과 다른 수준의 가격에서는 비효율적인 자원배분이 나타나게 된다.

---

9 공급곡선은 공급자들이 재화 또는 서비스를 생산하는 데 사용되는 자원(기회비용)에 부여하는 주관적 가치를 나타낸다.

그림 2.10 소비자잉여와 생산자잉여

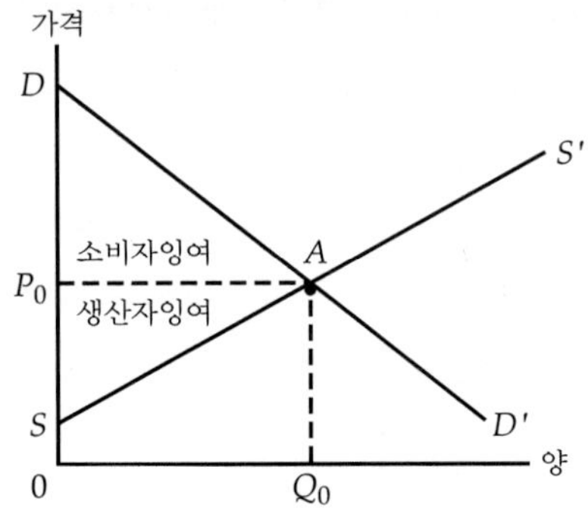

불완전경쟁

의료시장의 경우 완전경쟁의 가정이 성립하지 않는 것이 일반적이다. 독점의 경우도 매우 드문 사례이지만 공급자의 수가 완전경쟁을 구성할 수 있는 수에 미치지 못하는 것이 일반적이다. 예를 들어, 미국 대부분의 지역에는 대체로 병원이 하나인 경우가 많다. 많은 요인들이 이러한 공급자의 독점적 지위를 강화시키고 있는데, 그중에는 상대적으로 다른 병원에 접근하기 어렵다든지, 의료서비스가 매우 급박하게 필요하다든지 하는 것들이 포함된다. 독점력은 독점이윤을 가져오거나 혹은 과다한 가격을 지불케 한다. 병원산업의 경우, 이러한 초과 지불액이 가난한 환자들을 위한 의료서비스를 교차 보조하는 데 이용되고 있다.

완전경쟁 모형의 가정을 위배하는 또 다른 경우로서 특정지역에서 개업할 수 있는 공급자의 수를 제한하는 진입 제약이 있다. 이런 제약에는 의사 자격증과 같은 자격증 조건과 병원시설의 사용을 특정한 의사에게만 허용하는 등의 제약이 포함된다. 특히 환자와 의사 간 불균등한 정보로 인한 정보비용은 시장에 장애가 되고 있다.

핵심개념 ❾
시장 실패

공급측면의 불완전경쟁 시장에서 공급측면의 불완전성은 공급자가 독점이윤을 얻도록 허용한다. 불완전성은 대개 기업 간 경쟁(rivalry)의 성격 또는 경쟁의 결여 등과 관련이 있다. 소수의 기업, 상품의 비표준화, 진입장벽의 존재, 정보 접근의 문제 등은 의료시장에서의 불완전성을 보여주고 있다.

시장에 하나의 기업만이 존재할 경우, 이를 **독점**(monopoly)이라고 한다. 시장에서 유일한 공급자인 독점 공급자는 시장 가격을 결정할 수 있는 힘을 가지게 된다. 이러한 공급자의 힘은 독점 공급자가 생산하는 모든 상품의 수요탄력성과 역의 상관관계를 가지고 있다. 즉, 수요가 비탄력적일수록 독점 공급자의 시장에 대한 영향력은 더욱 커지게 된다.

여러 이유들이 있지만, 우선 경쟁 기업(rival)을 경쟁(competition)으로부터 효과적으로 배제할 수 있기 때문에 독점 공급자들은 특별한 지위를 갖게 된다. 시장의 진입장벽은 기업의 규모가 커짐에 따라 생산비용 측면에서 생겨나는 이점, 소위 **규모의 경제**(economies of scale)로 인해 나타난다. 시장 진입에 대한 장벽은 생산에 필요한 필수적인 생산요소를 독점하고 있거나 어떤 특정 지역에서 독점 판매권을 갖는 경우에 주로 나타난다. 이러한 장벽은 자연적으로 생겨나기도 하고 법적으로 경쟁 기업을 배제하기 때문에 나타나기도 한다. 독점의 원인이 어디에 있든 시장에는 하나의 공급자만이 존재하게 된다.

독점은 미국의 의료시장에서조차 찾아보기 어렵다. 보다 현실적인 경우로 독점보다는 시장에 소수의 공급자가 존재하는 과점이 있다. 과점시장의 가장 중요한 측면은 기업 간 경쟁의 성격과 관련이 있다. 한 기업의 가격과 생산량 결정은 경쟁기업의 가격과 생산량 결정에 의해 큰 영향을 받게 된다. 최근 관리의료 시장에서 합병(consolidation)이 많이 이루어지는 추세로 인해 이런 과점형태의 시장구조가 주목받게 되었다.

어떤 단일 기업이나 소수의 기업이 작은 여러 개의 지역시장들(local markets), 특히 서비스가 거래되는 시장을 지배하지는 못한다. 때때로 다수의 작은 기업들이 여러 가지 수단을 통해 경쟁자들과 차별화된 서비스를 가지고 시장에 들어오게 된다. 상품 또는 서비스에 대한 차별화가 성공적으로 이뤄진다면, 이는 공급자가 시장에서 지배력을 갖게 되는 것을 의미한다. 그 힘의 크기는 한 기업의 상품 또는 서비스의 품질이 다른 기업들의 것과 얼마나 차별화되어 있는지에 달려 있다. 유사한 상품 또는 서비스를 공급하는 공급자의 수가 많은 시장을 일컬어 독점적 경쟁시장이라 한다.

모든 형태의 불완전경쟁시장에서 기업들은 공통된 특징을 가지고 있는데, 이는 모든 기업들이 우하향하는 수요곡선을 갖는다는 점이다. 완전경쟁시장의 기업은 수평의 수요곡선을 갖게 되는데, 이는 개별기업이 시장에 영향을 미칠 수 없는 가격 수용자임을 의미한다. 개별기업이 갖는 수요곡선이 우하향하게 되면 가격결정 전략이 변하게 된다. 시장 지배력은 기업으로 하여금 가격을 높게 책정하여 이윤을 높일 수 있도록 하며, 이러한 상태에 있는 기업을 가격 수용자가 아닌 **가격 탐색자**(price-searchers)라고 부른다.

그림 2.11은 **가격 탐색자**의 가격과 생산량 결정에 대한 전략을 보여주고 있다.[10]

---

10 여기서 논의되는 모형은 모든 소비자들에게 동일한 가격에 판매하는 단일가격 독점자 모형이다. 다른 가격전략은 수요의 가격탄력도에 따라 상이한 소비자들에게 다른 가격을 부과하는 가격차별이 있다.

우하향하는 수요곡선을 가진 기업은 이윤을 극대화하는 가격과 생산량을 선택해야 한다. 가격 탐색자인 기업이 갖는 한계수입곡선은 우하향하는 수요곡선보다 아래에 위치한다. 수요곡선이 우하향할 때 기업이 더 많은 제품을 팔기 위해서는 가격을 낮춰야 한다. 그 결과, 하나의 제품을 더 팔아 얻는 추가 수입은 그 가격보다 낮을 수밖에 없다. 제품을 하나 더 팔기 위해 공급자는 이미 더 높은 가격에서 팔던 모든 제품의 가격을 낮춰야 하기 때문이다. 다시 말해 한계수입이 수요곡선보다 아래에 위치하게 된다는 것이다. 한계수입곡선은 수요곡선과 동일한 가격 축 절편을 갖게 되고 기울기는 수요곡선의 두 배가 된다.[11] 이윤극대화의 기준은 $MR = MC$로 동일하다고 해도 이는 수요곡선의 아래쪽에서 나타나게 된다. 따라서 이윤극대화를 달성할 수 있는 생산량은 완전경쟁의 경우에 비해 적은 반면 가격은 더 높게 책정된다.

가격 탐색자가 이윤을 낼 수 있는지의 여부는 진입장벽의 성격에 크게 의존한다. 독점 공급자는 상품에 대한 수요가 유지되는 한 이윤을 지속적으로 유지할 수 있다. 반면 독점적 경쟁시장의 기업들은 시장의 이윤을 좇아 경쟁기업이 시장으로 진입하게 되고, 이들 사이에 시장 점유율 경쟁이 나타나게 되면 가격은 낮아지고 비용은 높아져 이윤이 낮아지는 결과를 가져오게 되면서, 종국적으로 시장에서 이윤은 전부 사라지게 된다.

그림 2.11 불완전경쟁하에서의 가격과 생산량 결정

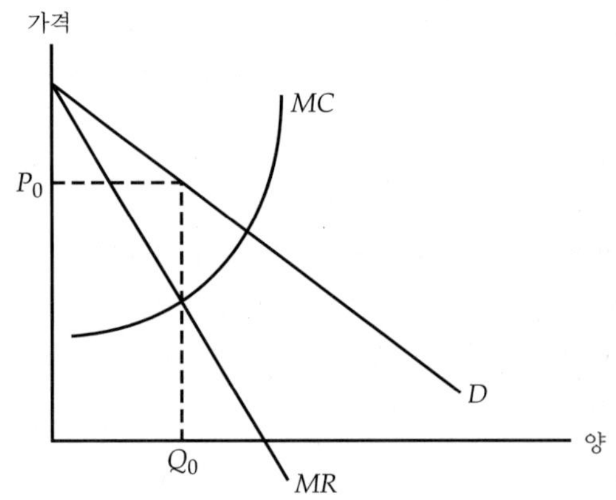

---

[11] 이 명제의 수학적 증명은 다음과 같다.

수요곡선: $P = a + bQ$

총수입: $TR = P \times Q = (a + bQ) \times Q = aQ + bQ^2$

한계수입: $MR = dTR/dQ = a + 2bQ$

그림 2.12 수요독점

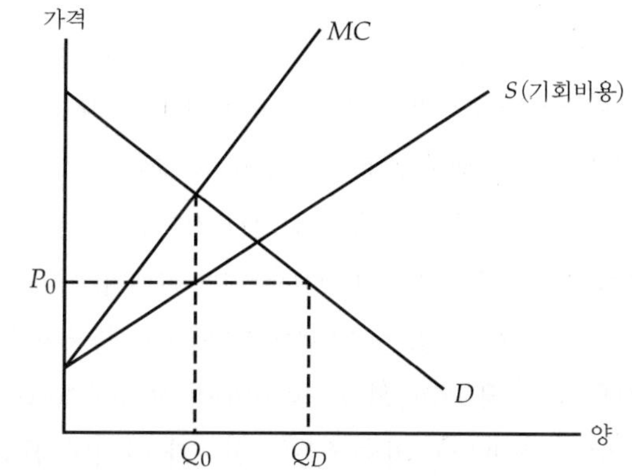

수요측면의 불완전경쟁 시장의 수요측면에서 불완전경쟁은 다양하게 나타나는데, 구매자 수가 제한되어 있거나 정보가 불완전한 경우를 그 예로 들 수 있다. 대표적인 수요측면의 불완전경쟁을 **수요독점**(monopsony)이라 하는데, 이러한 상황은 소비자들이 단체를 형성하여 구매력을 강화시켜 보험회사나 공급자들에게 가격인하를 요구하는 경우 발생한다. 캐나다의 단일 재원방식(single-payer system)이 대표적인 수요독점의 사례이다.

시장에서 구매자가 하나인 경우, 수요독점자는 우상향하는 공급곡선과 그 상단에 위치하는 한계비용곡선에 직면하게 된다. 그림 2.12는 구매자가 하나인 시장을 나타내고 있다. 우상향하는 공급곡선에 직면하게 되는 수요독점자는 더 많은 상품을 구입하기 위해서 점차 높은 가격을 지불해야 하는데, 이때 적은 양의 상품을 구매했더라면 더 낮은 가격을 지불할 수 있었던 양에 대해서도 마찬가지로 더 높은 가격을 지불해야만 한다. 이때 적절한 구매결정은 구매하는 마지막 단위의 상품에 대한 기회비용을 고려하는 것이 아니라 한 단위의 상품을 더 구매하기 위해 소요되는 한계비용을 고려하는 것이다. 수요독점자는 공급과 수요가 만나는 균형 대신 한계비용과 수요를 일치시킨다.

핵심개념 ❶
희소성과 선택

핵심개념 ❷
기회비용

수요독점의 균형은 완전경쟁시장의 균형보다 낮은 생산량과 낮은 가격에서 이루어지게 된다. 보다 작은 서비스가 공급되기 때문에 사회후생은 줄어들게 된다. 낮은 가격에서 수요량(Q_D)은 공급량(Q_0)을 초과하게 된다. 수요독점자는 시장지배력을 발휘하여 공급을 부족하게 만드는데, 이는 다른 구매자들이 존재하지 않기 때문에 경쟁을 통해 제거되지 않는다.

핵심개념 ❸
한계분석

요약 및 결론

경제학자들은 개인의 선택과 행동을 평가하기 위해 경제학적인 분석도구를 아무런 주저 없이 다양한 환경에 적용하지만 이런 경향을 오해해서는 안 된다. 경제학이 모든 문제에 답을 줄 수 있다고 생각하는 경제학자는 없다. 이 책을 공부하는 과정에서 보게 되겠지만 의료시장에서는 대부분의 경우 이론적인 최적상태가 이루어지기 어렵고, 신고전학파의 경제모형을 적용하는 것이 적절하지 않다는 것이 분명해질 것이다. 이 책의 목적은 경제학이 다른 학문과는 달리 인간의 의사결정에 대한 연구에 있어서 통찰력을 제공한다는 점을 보여주는 것이다.

이 장에서 제시된 경제학의 중요한 메시지는 다음과 같이 요약할 수 있다.

- 자원은 무한한 인간의 욕망에 비해 매우 희소하다. 따라서 우리는 의료에 사용되는 자원이 다른 용도로도 사용될 수 있다는 사실을 직시해야 한다. 희소한 자원과 무한한 욕구 사이에서 균형을 유지하기 위해서는 선택을 해야만 한다. 우리가 살아가는 현실에서 원하는 모든 것을 가질 수는 없으므로 선택은 불가피한 일이다.
- 의료에 대한 의사결정은 편익과 더불어 비용의 문제를 수반한다. 환자의 치료결정에 비용 문제를 고려하는 것은 많은 임상의들에게 있어서 도덕적으로 불쾌한 일일 것이다. 이런 불쾌감을 극복하기 위해서는 의료인들이 경제학적 기초 지식을 갖는 것이 중요한데, 이는 의료제공 및 정책과 관련된 문제들을 이해하는 데 토대가 되기 때문이다.
- 증가하는 편익과 증가하는 비용 사이에 균형을 유지하는 것은 매우 중요하다. 의료와 관련된 대부분의 선택은 의료행위 그 자체에 관한 것이 아니라 의료행위의 수준에 관한 결정이다. 중요한 것은 전립선암에 대한 광범위한 검사를 하는 것이 바람직한지의 여부와 같은 문제가 아니라, 이미 다섯 번의 검사를 했는데 여섯 번째의 검사를 시행하는 것이 비용–효과적인지의 여부이다(Neuhauser & Lewicki, 1975). 의사결정은 전부가 아니면 전무의 논리로 이루어지는 것이 아니다. 의사결정은 대개 맞교환(trade-off)의 문제이다. 의사결정은 만일 우리가 어떠한 것을 위해 비용을 더 지출해야 할 때 다른 것에 대한 지출을 줄이는 것을 받아들일 수 있는지와 관련하여 이루어지게 된다.
- 인간행동은 유인과 제약에 대해 반응하게 된다. 만일 당신이 누군가가 경제적으로 행동하기를 원한다면 그들이 자신의 경제적 행위로부터 개인적으로 이득을 얻을 수 있어야만 한다. 사람들은 다른 사람들의 돈을 사용할 때는 그 돈이 어떻게 사용되어야 하는지에 대해 별로 관심이 없다. 그러나 자신의 돈을 사용하는 경우에는 보다 현명하게 사용하려고 한다.

의료비가 빠른 속도로 증가할수록 경제학은 의료문제 연구에서 있어서 점점 더 중요한 역할을 담당하게 된다. 미래의 의료인들은 더욱 튼튼한 경제이론의 기초를 가지고 있어야 한다. 그래야만 의료제공체계가 앞으로 어떤 방향으로 나아가야 할지에 대한 논쟁의 내용을 구체화하는 데 있어 도움을 줄 수 있을 것이다.

질문과 문제

1. 다음과 같은 상황에서는 미국의 담배시장에 대해 어떠한 결과가 예상되는가? 공급곡선과 수요곡선이 이동할 것인가? 이동한다면 어떤 방향으로 이동할 것인가? 균형가격과 균형거래량이 증가할 것인가, 감소할 것인가, 또는 동일하게 될 것인가를 말하고, 우상향하는 공급곡선과 우하향하는 수요곡선이 나타나는 정상적인 그래프를 사용해서 어떤 변화가 나타날지 보이라.
   a. FDA가 담배를 '중독물질'로 규정한다.
   b. 의회가 모든 담배제품에 대해 소비세를 인상한다.
   c. 태풍 Fran이 노스캐롤라이나 주에 380mm 강수량의 비를 퍼부어서, 이 주의 담배수확을 80%나 망쳐놓았다.
   d. 16개의 주들이 메디케이드 프로그램에서 담배와 관련한 의료비용이 발생한다는 이유에서 대형 담배회사들에 배상소송을 제기했다.
   e. 담배의 대체제로 간주되는 커피를 하루에 두 잔 이상 마시면 위암발생의 위험이 크게 증가했다는 의학적 증거.

2. 보건과 의료분야의 연구에서 경제학의 적절한 역할은 무엇인가? 경제학이 할 수 있는 것은 무엇이며 그 한계는 무엇인가?

3. '공급과 수요의 법칙은 불변의 법칙이다. 정부를 포함해 누구도 상품의 수요와 공급곡선에 영향을 줄 수 없다.' 사실인지, 아닌지 평가하라.

4. 다음의 설명들이 실증적인지 규범적인지를 판단하라.
   a. 흡연자들은 비흡연자들보다 높은 의료보험료를 지급해야 한다.
   b. 미국은 지불능력과 상관없이 모든 미국인들에게 포괄적인 범위의 급여를 제공하는 종합적인 의료보장제도를 입법해야 한다.
   c. 지난 30년 이상 의료비 지출이 급속히 증가한 주요한 이유는 값비싼 의료기술이 급속도로 발전했기 때문이다.
   d. 피고용인들에게 제공되는 의료보험의 높은 비용은 외국경쟁사들에 비해 경쟁력이 떨어지는 중요한 이유이다.
   e. 유전적인 결함을 가지고 태어난 사람들은 평생 높은 의료비를 지출할 가능성이 높기 때문에 그렇지 않은 사람들보다 더 높은 의료보험료를 부과해야 한다.

5. [부록 2B 참조] 24개 선진국들의 횡단면 자료를 이용해서 의료비 지출(E)과 일인당 국민소득(Y)과의 관계가 추정되었다. 추정된 식은 $E = 200 + 0.09Y$ 이며, 이는 미국 달러로 표시된 의료비 지출과 소득과의 관계이다.
   a. 국민소득 변수의 계수를 해석하라.
   b. 다음의 표를 완성하라.

소득($)	의료비 지출
5,000	
10,000	
15,000	
20,000	
25,000	

   c. 이 관계를 그림으로 나타내라.

인물소개
Kenneth J. Arrow

주로 일반균형과 후생경제학에 대한 연구로 잘 알려진 Arrow는 의료경제학 분야에서 남긴 고전적인 논문으로 유명하다. 「불확실성과 의료서비스의 후생경제학(American Economic Review)」(1963)은 현대에 쓰인 단일 논문으로 경제사상에 매우 큰 영향을 미쳤다. 국제의료경제학회의 회원들은 그의 기여가 매우 중요하다고 보아 그의 이름을 딴 의료 경제학 분야의 우수논문상을 매년 수여하고 있다.

1921년 이민자 부모에게서 태어난 Arrow는 비교적 안락한 환경에서 유년시절을 보냈다. 세계 대공황 시기에 그의 아버지의 사업이 어려워지면서 그는 그 당시 뉴욕 시민들이 무료로 입학할 수 있었던 시립대학(City College)에 진학할 수밖에 없었다. 19세에 대학을 졸업한 후 취직을 할 수 없어 그는 컬럼비아 대학교 대학원에서 통계학을 공부하기로 결정했다. 그는 수리통계학에 흥미를 가지고 있었지만 재정적인 지원을 받기 위해 경제학으로 진로를 바꾸었다. 그러나 그는 곧 경제학에 대한 그의 애정이 통계학에 대한 애정을 뛰어넘는다는 것을 알게 되었다.

Arrow의 초기 연구는 일반균형과 공공선택에 대해 가지고 있던 경제학자들의 사고방식을 완전히 바꿔버렸다. 51세인 1972년 노벨경제학상을 수상한 그는 일반균형 이론과 후생경제학 이론에서 가장 중요한 인물 중 한 사람이 되었다.

그는 자신의 의료경제학에 대한 기여에 대해 "경제이론의 방향을 재정립하는 데 얼마나 기여했는가 하는 관점에서 볼 때, 그다지 구체적이고도 잘 규정된 기술적 성과는 아니었다."라고 스스로 말했다(Breit & Spencer, 1995). 불확실성을 경제모형에 통합한 Arrow의 연구는 의료경제학에 관한 1963년의 논문으로 이어졌다. 이 논문에서 Arrow는 보험시장의 핵심적 요인이 보험의 구매자와 판매자 사이에 존재하는 정보의 차이라는 사실을 보여주었다. 의료보험 존재 자체가 보험이 없을 때보다 더 많은 의료서비스를 이용하게 만든다는 것이다. 그가 도덕적 해이(moral hazard)와 역선택(adverse selection)에 대해 강조함으로써 의료경제학은 이런 중요한 주제들에 대해 연구의 초점을 맞추게 되었다.

Arrow는 제2차 세계대전 때 공군에 입대하여 기상장교로 복무했다. 전쟁기간 중 그의 업적으로는 장거리 비행계획에 대한 중요한 연구들이 있다. 그 당시 중요한 이론적인 연구들은 모두 지구가 평평하다는 가정에 기초를 두고 있었다. Arrow는 둥근 지구를 고려하여 적정한 비행항로를 결정하는 문제를 해결하였다. 5년간의 군복무 후인 20대 중반에는 대학원 과정을 마치기 위해 컬럼비아 대학으로 돌아왔다. 박사학위를 수여받기 전 Arrow는 시카고 대학교의 카울스 커미션(Cowles Commission)에 들어갔으나 곧 스탠퍼드 대학교로 옮겨 그곳에서 32세에 정교수가 되었다. 학계에서 첫 10년이 끝났을 때 그는 계량경제학회 회장이 되었으며 미국경제학회가 40세 이하의 경제학자 중 가장 탁월한 연구업적을 가진 사람에게 주는 존 베이츠 클라크(John Bates Clark) 메달을 받았다.

그의 대부분의 학술적 업적은 하버드 대학에서의 11년을 제외하고는 스탠퍼드 대학에서 이루어졌다. 1979년 스탠퍼드 대학으로 돌아온 그는 현재 경제학과 명예교수로 있다. 1981년 Arrow는 후버 연구소(Hoover Institution)의 원로회원으로 지명받았다. 많은 명예와 기관에 소속된 것 외에도 미국경제학회 회장, 경영학회 회장, 서부경제학회 회장, 미국과학진흥협회 회장, 국제경제학회 회장을 역임했다. 자주 인용되기도 하고 또한 빈번하게 비판을 받는 그의 연구가 영향을 미친 범위는 너무나도 넓어 경제학과 정치학 사상에 그가 얼마나 기여했는지 우리는 충분히 평가할 수 없을 정도이다.

출처: "Kenneth J. Arrow," in *Lives of the Laureates*, 3rd ed., edited by William Breit and Roger W. Spencer, Cambridge, MA: The MIT Press, 1995, 43–58; and "Interview with Kenneth Arrow," *The Region, Review of the Federal Reserve Bank of Minneapolis*, December 1995.

참고문헌

Michael Drummond, Greg Stoddart, Roberta LaBelle, and Robert Cushman, "Health Economics: An Introduction for Clinicians," *Annals of Internal Medicine* 107(1), July 1987, 88–92.

Alain Enthoven, *Consumer Choice Health Plan: The Only Practical Solution to the Soaring Cost of Medical Care*, Reading, MA: Addison-Wesley, 1980.

Victor R. Fuchs, "Economics, Values, and Health Care Reform," *American Economic Review* 86(1), March 1996, 1–24.

______, "The Cost Effectiveness of Prenatal Care," *Health Care Financing Review* 15(4), Summer 1994, 21–32.

Michael L. Ile, "When Health Care Payers Have Market Power," *Journal of the American Medical Association* 263(14), April 11, 1990, 1981–1982, 1986.

Willard G. Manning, Joseph P. Newhouse, Naihua Duan, Emmett B. Keeler, Arleen Leibowitz, and M. Susan Marquis, "Health Insurance and the Demand for Medical Care: Evidence from a Randomized Experiment," *American Economic Review* 77(3), June 1987, 251–277.

Duncan Neuhauser and Ann M. Lewicki, "What Do We Gain from the Sixth Stool Guaiac?" *New England Journal of Medicine* 293(5), July 31, 1975, 226–228.

Dorothy P. Rice, Sandler Kelman, Leonard S. Miller, and Sarah Dunmeyer, *The Economic Costs of Alcohol and Drug Abuse and Mental Illness*: 1985, San Francisco, CA: Institute for Health and Aging, University of California at San Francisco, 1990.

Anne A. Scitovsky and Dorothy P. Rice, "Estimates of the Direct and Indirect Costs of Acquired Immunodeficiency Syndrome in the United States, 1985, 1986, and 1991," *Public Health Reports* 102, 1987, 5–17.

Lester C. Thurow, "Medicine Versus Economics," *New England Journal of Medicine* 313(10), September 5, 1985, 611–614.

부록 2A

자료를 그래프로 나타내기

그림은 천 마디의 말을 대신할 수 있다고 누군가가 말한 적이 있다. 경제학도라면 이런 격언을 가슴 깊이 새겨야 한다. 경제학자들은 연필과 종이 없이는 좀처럼 토론을 하려고 하지 않는다. 그림은 흔히 그래프의 형태를 갖는데, 이는 경제학자들이 아이디어를 전달하는 방법 중 하나이다.

그래프 작성의 기본지식

경제학에서 사용되는 대부분의 그림들은 2개의 변수를 갖는 그래프들이다. 두 변수 간의 관계는 수직으로 만나는 두 개의 축을 그려 나타낸다. 종속변수는 수직인 y축에, 독립변수는 수평인 x축에 그려진다. 그림 2A.1에서 점 a는 x와 y변수가 각각 x_0, y_0인 조합을 보여주고 있다. x와 y의 값은 점 a를 나타내는 **좌표**이다.

그림 2A.1 산포도를 이용해서 두 변수 그리기

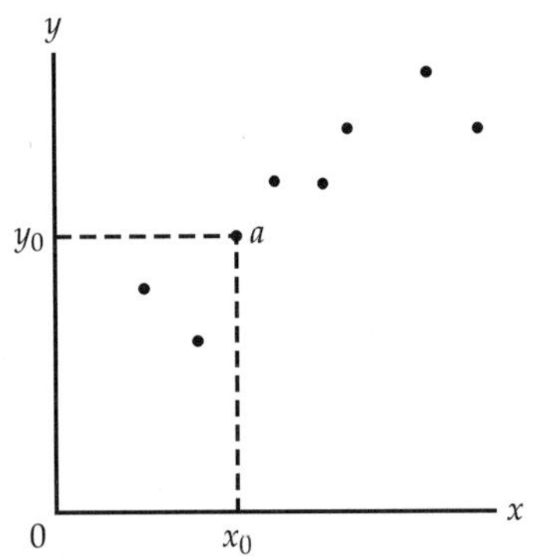

그래프는 변수들의 관계를 보여 주는 데 사용된다. 산포도(scatter diagram)는 흔히 두 변수의 관계를 보여주려는 목적으로 사용된다. 그림 2A.1의 산포도는 x와 y는 상관관계를 나타내고 있는데, x가 증가함에 따라 y가 증가하는 것을 볼 수 있다. 경제학자들은 변수 간의 연관성, 상관관계, 또는 단순한 무작위 패턴을 찾아내 변수 간의 관계를 파악하고자 산포도를 이용한다.

변수 간의 관계에 대한 가설을 정할 때, 일반적으로 선형이나 곡선의 함수로 표시된다. 선형관계는 $y=mx+b$와 같은 우리에게 친숙한 식으로 표시되는데, m은 기울기를, b는 y축의 절편을 나타낸다. 이러한 선형관계는 그림 2A.2의 (a)에서 볼 수 있다. 직선의 기울기는 y축의 변화분을 x축의 변화분으로 나눈 것이다. (b)에 그려진 곡선의 기울기는 곡선의 접선의 기울기로 표시된다.

함수 또는 곡선의 기울기는 두 변수 간의 관계를 설명하기에 편리하다. 기울기가 +3.0이라는 의미는 x축의 변숫값이 1이 증가할 때 y축의 변숫값이 3이 증가하는 것을 의미한다. 절편은 x의 값이 0일 때 y축에서 측정된 y값을 말한다.

함수관계

그래프는 변수 간의 관계를 설명하는 효율적인 수단이다. 때때로 두 변수 간의 관계는 함수관계, 즉 종속

그림 2A.2 기울기와 절편

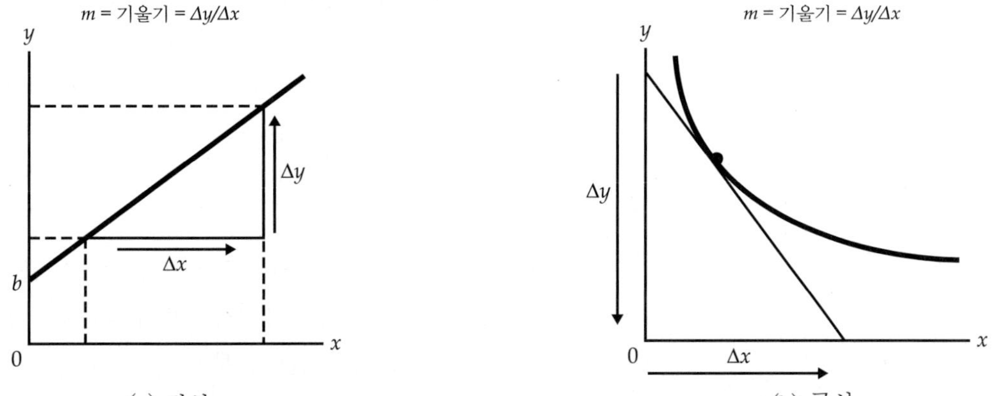

(a) 직선 (b) 곡선

그림 2A.3 건강과 의료비 지출 간의 함수관계

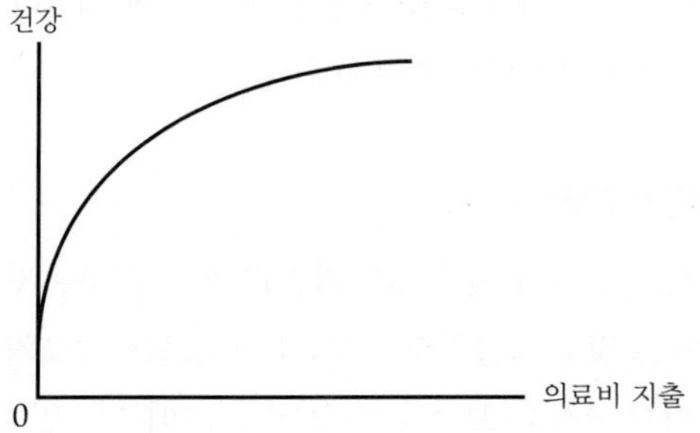

그림 2A.4 2개 이상 변수들의 함수관계

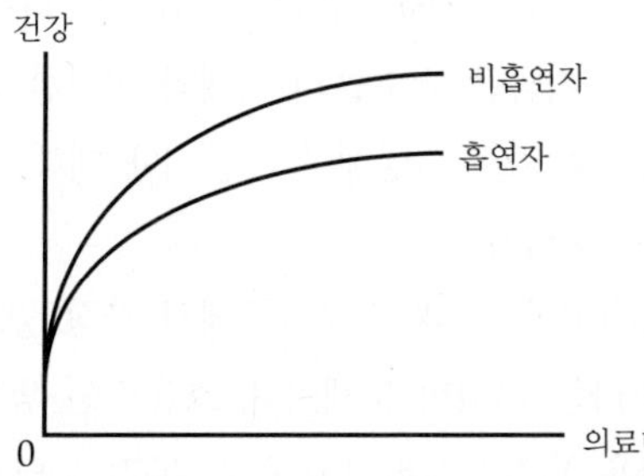

관계 또는 인과관계를 갖는다. 인과관계는 **독립변수**와 **종속변수**를 갖고, 종속변수는 독립변수의 값에 의해 결정된다. 가령, 의료에 지출된 금액과 어떤 개인 또는 집단의 건강과의 관계를 조사한다고 가정하자. 이런 관계를 설명하기 위해 한두 장의 아까운 종이를 사용하는 대신 주요한 아이디어를 전달하기 위해 간단하게 그래프를 사용할 수 있다.

그림 2A.3은 건강수준과 의료비 지출 사이에 직접적인 양의 상관관계를 보여주고 있다. 의료비 지출 금액이 많을수록 한 개인 또는 집단의 건강상태도 좋아진다. 선의 모양은 의료비 지출의 증가를 통해 구입할 수 있는 건강에는 한계가 있다는 것을 보여주고 있다. 의료비 한 단위 증가에 따른 건강 향상의 크기는 점점 줄어들게 된다. 유전적 요인이나 생활 패턴 등 다른 변수들도 건강과 의료비 지출 간의 관계에 영향을 준다. 흡연자들은 비흡연자들에 비해 호흡기와 순환기에 더 많은 문제를 가지고 있다. 그림 2A.4는 흡연자들과 비흡연자들에 대한 건강과 의료비 지출 간의 관계를 보여주고 있다. 이 그래프는 일정한 수준의 의료비 지출에서 비흡연자들이 흡연자들에 비해 평균적으로 더 건강하다는 것을 보여주고 있다.

가끔 두 변수들이 제3의 변수에 간접적으로 연관되어 있는 경우도 있다. 영아사망률과 신생아 체중 간의 관계는 이런 현상을 잘 보여주는 사례이다. 실증자료에 따르면 신생아의 체중이 증가하면 사망률은 감소한다. 그림 2A.5는 영아사망률과 신생아 체중 간 음(−)

그림 2A.5 **출생 시 체중별 영아사망률**

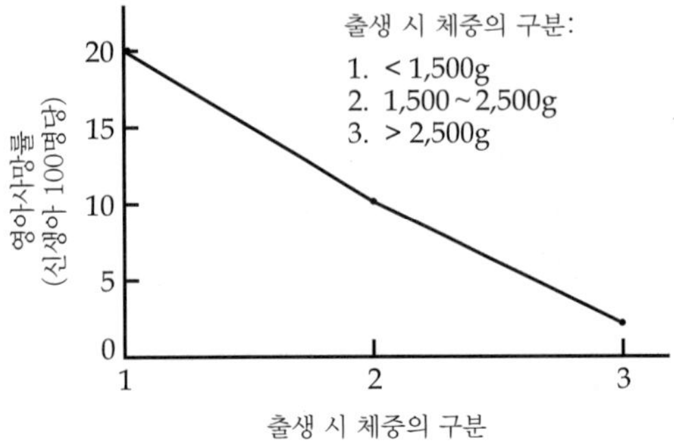

의 상관관계가 있다는 것을 보여주고 있다. 어떤 가설은 높은 영아사망률이 낮은 신생아 체중에 따른 것인지 또는 조산과 같은 다른 요인에 의한 것인지 의문을 제기한다(Behrman, 1995). 이러한 주제들은 나중에 논의될 것이다. 지금은 변수들의 관계와 이러한 관계들을 어떻게 그래프로 설명해야 하는지에 대해 집중해서 논의하도록 하자.

이미 앞서 논의한 바대로 경제학에서 가장 중요한 개념 중의 하나는 최적화 문제이다. 효율적인 생산기술은 평균비용을 최소화하고자 하는 목적을 달성하는 데 도움을 준다. 최적 가격결정 전략은 기업이 이윤을 극대화할 수 있도록 한다. 그림 2A.6의 그래프는 이러한 최소화 또는 극대화를 보여주고 있다.

그림 (a)는 어느 지역병원서비스의 평균비용과 병상수와의 가상적 관계를 보여 주고 있다. 이러한 U-형태의 관계는 전형적인 평균생산비용 곡선의 모양이다. 생산의 규모가 증가하게 되면 평균비용은 감소한다. 만일 생산이 어떤 수준 이상으로 이뤄지게 되면 평균비용은 증가하게 된다. 병원의 의료서비스 생산의 최적수준은 B_0이다.

극대점을 갖는 함수관계는 그림 (b)에서 볼 수 있다. 여기서는 의사의 총수입과 환자 방문횟수의 관계를 보여주고 있다. 환자 방문의 횟수를 늘리기 위해서는 특정한 집단에 대해 진료비를 낮춰 줘야 하는데, 이는 관리의료 네트워크에 참가하는 의사들의 전형적 관례이다. 무엇이 최적의 가격정책인가? 총수입을 극대화하려는 의사는 V_0과 동일한 수준의 진료량을 가져다주는 가격으로 정하게 된다.

시계열 그래프

종종 변수들이 시간에 따라 어떻게 변화하는지를 조사하는 것도 중요하다. 시계열 그래프는 자료의 시간에 따른 추세를 보여 준다. 시계열 그래프는 일일자료, 주간자료, 월간자료, 분기자료 또는 연도별 자료를 사용해서 경제변수들의 변화를 추정한다. 그림 2A.7은 20년 동안의 미국 의료비 지출의 변화를 보여주는데,

그림 2A.6 **최솟값 및 최댓값**

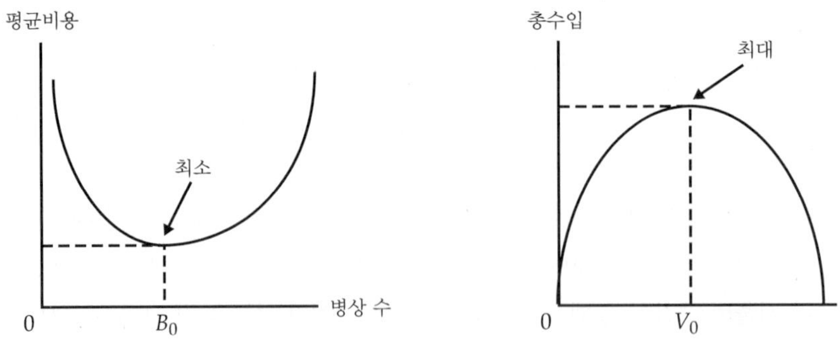

(a) 최솟값 (b) 최댓값

그림 2A.7 1970~2001년 미국의 의료비 지출

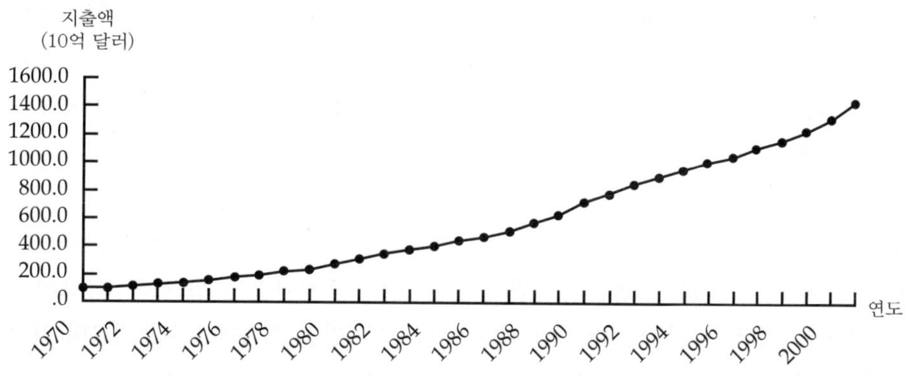

그림 2A.8 1인당 의료비 지출 및 1인당 GDP(미국, 1970~2001년)

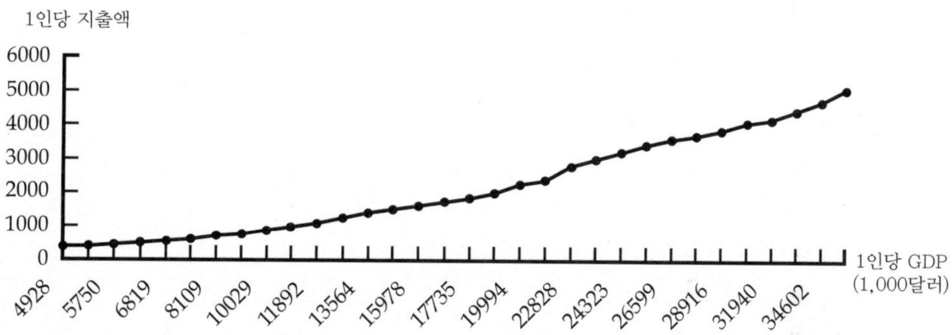

그림 2A.9 OECD 회원국들의 의료비 지출과 소득과의 관계(1인당 금액, 2000년)

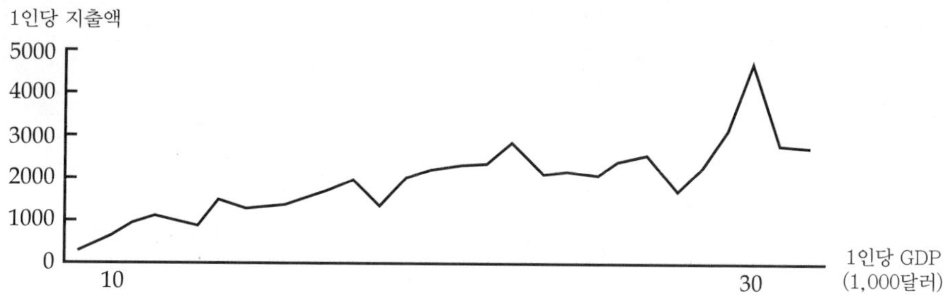

출처: Richard E. Behrman, ed., *The Future of Children: Low Birth Weight* 5(1), Spring 1995.

의료비 지출이 1970년 이후 장기적으로 상승하는 추세를 보여 주고 있다. 1,000억 달러 미만에서 출발해서 30년의 기간 동안 20배 이상 엄청나게 증가했다.

만일 의료비 지출과 소득과의 관계에 흥미를 가지고 있다면 한 국가의 몇 년간에 걸친 의료비 지출과 소득에 대한 자료들을 수집할 수 있다. 두 변수에 대한 시계열 자료들이 두 변수 간의 관계에 대한 통찰력을 제공할 수 있지만, 우리가 확신할 수 없는 기타 많은 요인들 또한 변화하고 있다. 그림 2A.8은 1970~2001년의 기간 동안 미국의 1인당 의료비 지출과 1인당 GDP 간의 관계를 보여주고 있다.

횡단면 그래프

변수들의 관계를 보여주는 또 다른 방법은 횡단면 자료를 사용하는 것이다. 횡단면 그래프는 일정한 시점을 기준으로 개인, 기업, 지방정부, 국가 등의 여러 주체들이 갖는 두 변수들의 관찰값을 제공한다. 그림 2A.9는 2000년도 OECD 국가들의 1인당 의료비 지출과 1인당 GDP와의 관계를 보여주고 있다. 두 그래프는 소득과 의료비 지출의 관계를 보여 주고 있다. 시계열 그래프에서는 각 점들이 일정한 기간 동안 소득대비 의료비 지출의 관계를 보여 주는 반면, 횡단면 그래프는 일정한 연도의 28개국들의 소득대비 의료비 지출을 보여준다. 횡단면 그래프의 각 점들은 한 국가의 1인당 소득과 1인당 의료비 지출(미 달러)을 나타낸다.

부록 2B

통계적 기법

기술통계학

수많은 자료를 다룰 때마다 자료를 이용하여 독자들에게 관련된 유익한 정보를 어떻게 잘 요약해서 제공할 수 있느냐 하는 것이 중요한 과제가 된다. 경제 연구자들은 때때로 수많은 경제관련 변수들에 관한 방대한 자료에 직면하게 된다. 이 방대한 자료를 요약할 수 있는 유용한 방법은 **히스토그램**이라고 불리는 그래프를 사용하는 방법이다.

그림 2B.1은 1991년 미국 텍사스 주 웨이코 시에 있는 힐크레스트 침례기념병원에 입원했던 산모들의 연령별 분포를 보여주고 있다. 히스토그램은 1991년 한 해 동안 출산한 2,476명의 산모들의 연령 분포를 간략하게 보여주고 있다. 나이가 가장 어린 산모는 12세였으며 가장 많은 산모는 44세로 이들 간의 나이 차이는 32년이었다. 가장 빈도수가 많은 산모는 25세였으며 대략 연령분포의 중심이다.

히스토그램은 통계적인 측정방법으로 요약될 수 있는데, 이 통계적 측정방법들은 분포의 중심과 중심으로부터의 분산을 규정하는 데 도움이 된다. 이런 개념들을 **중심경향**과 **분산**이라고 한다.

중심경향의 측정지표

중심경향(central tendency)의 측정은 자료에서 전형적인 자룟값을 설명하는 데 사용된다. 중심경향을 측정하는 데 가장 많이 사용되는 것이 평균이다. 한 분포

그림 2B.1 연령별 산과 환자의 분포 히스토그램, 텍사스 주 웨이코 힐크레스트 침례기념병원, 1991년

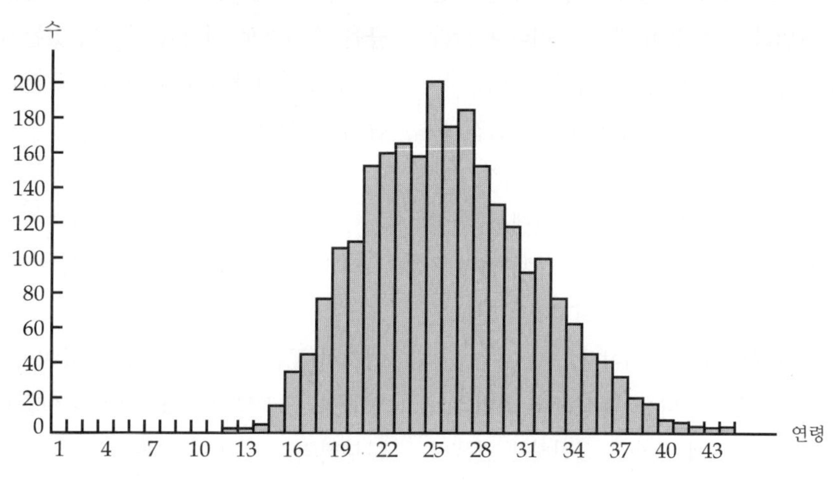

의 평균은 개별 관찰값을 전부 더해 이를 관찰값의 수로 나눈 값이다. 위의 예를 이용하면, 전체 산모들의 나이를 전부 합하면 64,137년이 되고 이를 전체 산모들의 수인 2,476으로 나누면 25.9세가 된다.

극단적인 값을 갖는 관찰값이 있는 경우, 분포의 중심경향을 나타내는 값으로 평균값을 사용한다면 자료를 왜곡하여 해석하게 된다. 예를 들어, 어떤 특정한 날 5명의 어린아이들이 출생했는데, 산모들의 나이는 42, 27, 25, 23, 23세로 분포되어 있다. 이때 5명의 산모들의 평균 연령은 다음과 같이 계산된다.

$$\frac{42+27+25+23+23}{5}=28\text{세}$$

그러나 42세인 산모가 한 사람 있으면 다른 대부분 산모들의 연령과 큰 차이를 보여 전체 평균 연령이 지나치게 높아진다.

소수의 지나치게 크거나 작은 값이 있는 자료를 다루게 될 경우에는 많은 연구자들이 **중앙값**이라고 알려진 다른 측정값을 사용하고 있다. 중앙값은 극단적인 값을 갖는 이상값(outlier)이 존재하는 인구관련 자료에 있어서 가장 많이 사용된다. 중앙값을 계산하기 위해서는 자료의 값을 크기 순서대로 열거하여 순위를 매겨야 한다. 관찰값의 수가 홀수일 경우에는 중앙값은 정중앙의 순위를 갖는 값이 된다. 그러나 관찰값의 수가 짝수일 경우에는 중앙값은 정중앙에 있는 두 관찰값의 평균값이 된다. 50분위의 위치는 관찰값 분포의 50%는 중앙값보다 큰 값을 가지며 나머지 50%는 중앙값보다 작은 값을 갖는다. 앞의 예에서 다섯 산모들의 연령에 있어 중앙값은 25세로 전체 환자들의 가장 전형적인 연령을 보여준다. 2,476명의 산모들의 경우에는 연령의 중앙값은 26세이다.

중심경향을 나타내는 또 다른 측정값은 **최빈값**이다. 최빈값은 자료의 분포에서 가장 빈번하게 발생하는 값을 의미한다. 앞서의 예에서 다섯 산모들의 연령에서 최빈값은 23세이다. 그러나 2,476명의 산모들의 경우, 연령의 최빈값은 25세이다. 최빈값이 둘 이상 나오는 경우도 발생하는데, 이런 경우에는 어떤 값이 최빈값을 가장 잘 보여주는지를 조심스럽게 살펴보아야 한다. 여러 복합적인 요인들로 인해 동일한 자료에 대해서도 전혀 다른 결과를 전달하는 중심경향의 측정값이 있을 수도 있다. 이런 복합적인 요인들을 제어하지 않고 중심경향을 보여 주는 한 가지 측정치에 의존하는 경우, 잘못된 결과를 가져올 수 있으므로 주의해야 한다.

분산의 측정지표

중심경향에 집중하게 되면 자료에 대한 다른 측면의 흥미로운 특징을 발견하지 못할 수 있다. 평균에만 신경을 쓰다보면 한 발은 뜨거운 물에 담그고 다른 한 발은 찬 얼음물에 담그고 있는 사람이, 평균적으로 편안한 상태에 있다는 식의 결론을 유도할 수 있다. 단지 자료의 중심경향만을 보기보다는 평균을 중심으로 자료들이 어떻게 분산되어 있는지를 조사하는 것도 매우 유용하다. 평균을 중심으로 나타나는 편차들은 분산 또는 표준편차라는 통계치로 지수화되고 있다.

분산(variance)은 평균을 중심으로 자료가 얼마나 퍼져있는지에 대한 측정값이다. 개별 관찰값들이 평균을 중심으로 얼마나 가까이 있는지를 기술하는 방법 중 하나이다. s^2로 표시되는 표본의 분산은 다음과 같이 계산된다.

$$s^2 = \frac{\sum_{i=1}^{n}(x_i-\overline{X})^2}{N}$$

여기서 X_i는 i번째 관찰값의 값이고, X, $\overline{X}$는 표본의 평균을, 그리고 N은 표본의 크기를 나타낸다. 평균으로부터의 편차를 나타내는, $X_i-\overline{X}$를 제곱하게 되면 평균보다 작거나 큰 값을 모두 고려하게 된다. 제곱을 하

그림 2B.2 비대칭과 정규분포

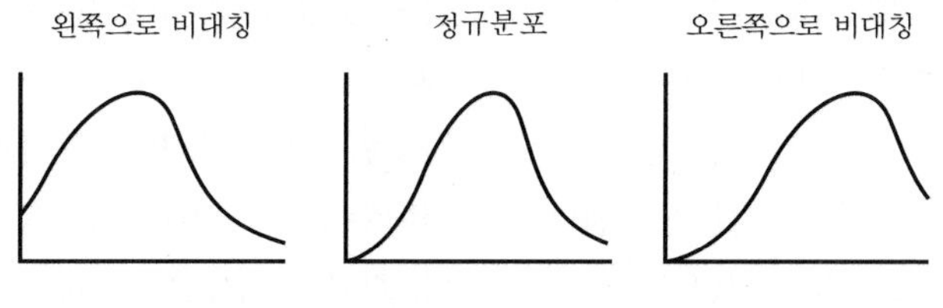

지 않으면 평균보다 작은 값을 갖는 관찰값의 편차가 음수가 되어 분잣값이 이와 상쇄되어 분산의 값이 인위적으로 작아지게 된다. 만일 변숫값들이 서로 비슷하면 분산은 작아지게 된다. 관찰값의 분산 또는 변화성은 통계학에서 가장 중요한 개념으로 많은 통계적 검증이나 통계적 분석과정에서 중요한 역할을 한다. 실증연구의 목적 중의 하나는 자료의 분산에 대해 가능한 한 현실적으로 설명하는 것이다.

평균을 중심으로 한 분산과 관련된 측정값으로는 **표준편차**가 있다. 분산은 관찰값의 평균으로부터 편차를 제곱하여 계산하지만 표준편차는 편차의 평균을 보여준다. 표준편차는 평균적으로 관찰값이 평균으로부터 얼마나 멀리 분포되어 있는지를 알아보는 추정값이다. 수학적으로 표준편차는 분산의 제곱근이다. 편차를 나타내는 표준편차는 변수의 단위와 동일한 단위로 계산되기 때문에 자료에 대해 직관적인 인상을 보여준다. 만일 자료의 변수들이 연도수일 경우, 분산은 연수의 제곱이 되나 표준편차는 연도수로 표시된다. 앞서의 예에서 볼 때 분산은 28.6세이고 표준편차는 5.3세이다.

분포에 관한 또 다른 주제는 분포의 형태이다. 분포가 만일 대칭적인 모습을 보이면 이를 **정규분포**라고 부르고, 만일 긴 꼬리부분을 가진 분포라면 이는 **비대칭분포**가 된다. 그림 2B.2의 정규분포는 종과 같은 모양을 가지고 있는데, 정규분포는 평균과 표준편차와 같은 요약 통곗값을 이용해서 분포의 모습을 그릴 수 있다. 정규분포의 경우에는 관찰값의 약 70%가 **평균−표준편차** 값과 **평균+표준편차** 값의 사이에 들어오게 된다. 그리고 전체 관찰값의 95% 정도는 **평균−2×표준편차**와 **평균+2×표준편차** 사이에 들어오게 된다. 앞의 산모의 예에서 볼 때 평균(25.9세)±표준편차(±5.3세) 내에 들어오는 관찰값은 72%이다. 즉, 2,476명의 산모들 중 1,787명의 산모들의 나이가 20세와 31세 사이에 있다는 것을 의미한다. 또한 전체 산모들의 96%(2,476명 중 2,386명)는 15세와 36세(평균나이±2×표준편차) 사이에 들어 있게 된다.

상관관계

기술통계학은 한 번에 한 가지의 변수를 다루는 데 유용하다. 그러나 둘 이상의 변수들의 관계에 대한 연구가 보다 흥미로울 때가 있는데, 이런 경우에는 다른 통계적 기법이 요구된다. 부록 2A에서 설명한 산포도(scatter diagram)는 그림 2A.1에서처럼 두 변수의 관계를 보여주는 한 가지 방법이다. 산포도에 있는 점들을 고려해보자. 직선을 중심으로 가까이 점들이 놓여 있게 되면 이는 두 변수 간에 강한 선형관계가 있다는 것을 보여준다. 점들이 느슨하게 모여 있으면 이는 약한 선형관계를 나타내는 것이다.

상관관계의 강도는 **상관계수**라고 불리는 요약 통계에 의해 측정된다. 상관계수는 두 변수가 서로 얼마나 강한 관계를 갖고 있는지에 대한 정보를 나타내고, 평균, 표준편차를 이용해서 계산한다. 예를 들어, 두 변수가 만일 완벽하게 상관관계를 갖는다면 모든 관찰값은 기울기가 + 또는 −인 직선 위에 놓이게 되고, 이 경우에 상관계수는 +1 또는 −1의 값을 가지게 된다. 만일 두 변수가 동시에 같이 증가하거나 감소하는 경향을 보이지 않는다면 산포도에 있는 점들은 선의 주위에 모여 있지 않을 것이고, 이때 상관계수는 0이 된다.

상관계수가 두 변수 간의 연관성을 나타내 주고 있다는 사실을 이해하는 것이 중요하다. 그러나 두 변수의 연관성이 두 변수 간의 인과관계를 의미하지는 않는다. 가령 연구자들이 독감과 아이스크림 소비 간에 강한 음(−)의 관계를 발견했다고 가정해 보자. 아이스크림을 먹는 것이 독감을 낮춰준다고 말할 수 있는 것일까? 이런 주장이 어린이들 세계에서는 인기가 있을지 모르지만, 우리는 결코 이런 주장을 내세울 수 없다. 만일 이 주장이 사실이라면 의사들은 독감 바이러스에 감염되는 가능성을 줄이기 위해 아이스크림의 소비를 장려해야 할 것이다.

이 상관관계는 독감과 아이스크림을 연결시키는 계절과 같은 제3의 요인이 작용하고 있다는 사실을 우리에게 말해 주고 있다. 우연하게도 독감은 아이스크림 소비가 낮은 겨울 몇 달 동안 만연하다가 아이스크림 판매량이 늘어나는 여름에는 줄어들게 되는데, 상관관계는 이런 복잡한 요인들에 대해서는 말해주지 않는다. 만일 이런 복잡한 요인들을 제어할 수 있다면 상관관계는 인과관계에 대해 더욱 확실하게 말해줄 수 있을지 모른다. 이와 같은 제3의 요인들을 통제하는 방법이 필요하다.

회귀분석

단순한 중심경향이나 분산은 2개 이상의 변수들 사이에 존재하는 상관관계에 대한 정보를 주지 않는다. 1개의 독립변수와 1개 이상의 설명변수들 간의 **통계적 관계**(statistical relationship)를 알기 위해서 사용되는 실증적인 분석기법이 **회귀분석**(regression analysis)이다. 회귀분석을 통해 변수들 간 체계적인 관계를 확인할 수 있을 뿐 아니라 변수들 사이에 존재하는 상관관계의 상대적 크기 또한 알 수 있다. 변수 간의 관계는 독립변수와 종속변수, 자극과 반응, 설명변수와 피설명변수, 또는 원인과 결과 등의 개념으로 논의될 수 있다. 회귀분석은 경제학에서 가장 많이 사용되고 있는 실증분석의 기법이기 때문에, 이 강력한 분석도구를 정확하게 이해하는 것은 중요하다.

최소제곱법

회귀분석은 한 변수 또는 여러 변수들이 다른 변수와 어떠한 의존관계를 갖는지를 확인하는 데 사용된다. 대부분의 회귀모형은 모수를 추정하기 위해 최소제곱법을 이용한다. 최소제곱법은 곡선을 여러 자료들의 산포도상의 점들에 맞추어 보는 방법이다. 이 기법이 방법론적으로 문제가 없는 것은 아니다. 직선을 어떤 자료점에 가까이 움직일수록 다른 자료점들로부터는 멀어진다. 이런 문제를 해결하는 것은 간단하다. 첫째, 직선으로부터 모든 자료점들 간의 평균거리를 찾는다. 둘째, 평균거리를 최소화한다. 이러한 방식에서 특이한 점은 평균거리를 사용하는 대신 거리의 제곱의 평균을 사용한다. 이러한 접근은 직선과 자료점들 간의 거리가 경우에 따라서는 +이기도 하고 −이기도 하기 때문에 나타나는 상호상쇄되는 효과를 피할 수 있어, **통상최소제곱**(ordinary least squares)이라는 이름을 갖는다.

가령, 증가하는 의료비 지출의 원인을 조사하려고 하는 데 관심이 있다고 가정하자. 이 분석에서 첫 단계는 모형에 포함될 변수들을 찾는 일이다. 의료비 지출에 영향을 주는 변수들은 소득, 연령, 성별 등이 있다. 논의를 간략히 하기 위해서 여기서는 하나의 설명변수와 하나의 피설명변수만을 가지고 단순한 회귀모형에 대해 설명할 것이다. 종속변수는 의료비 지출이고, 독립변수는 소득이다.

표 2B.1 OECD 회원국들의 1인당 GDP 및 1인당 의료비 지출, 2000년(구매력 평가지수, 미국 달러)

국가	1인당 GDP	1인당 지출액	국가	1인당 GDP	1인당 지출액
멕시코	8,845	491	스웨덴	26,146	2,195
슬로바키아	11,279	641	벨기에	26,239	2,293
헝가리	12,204	817	독일	26,269	2,780
체코	13,802	987	호주	26,473	2,350
한국	15,186	893	네덜란드	27,183	2,348
그리스	16,481	1,556	오스트리아	28,046	2,233
포르투갈	16,857	1,519	아이슬란드	28,139	2,562
스페인	20,080	1,497	캐나다	28,187	2,580
뉴질랜드	20,214	1,611	아일랜드	28,200	1,793
영국	24,933	1,813	덴마크	28,734	2,398
이탈리아	25,245	2,060	스위스	29,553	3,160
핀란드	25,414	1,699	미국	34,602	4,540
프랑스	25,594	2,387	노르웨이	36,248	2,787
일본	26,003	1,984	룩셈부르크	48,537	2,719

출처: *OECD Health Data 2003: Comparative Analysis of 30 Countries*, Organization for Economic Cooperation and Development, Paris, 2003.

분석의 두 번째 단계에서는 두 변수에 대해 신뢰할 수 있는 추정값을 수집하는 것이다. 여기에는 시계열과 횡단면 방법이 있는데, 우선 시계열 방법은 시간의 변화에 따라 한 지역, 한 지자체, 또는 한 나라의 의료비와 소득에 대한 자료원천으로부터 자료를 찾아 수집해야 한다. 횡단면 방법은 일정 기간 동안 여러 주체들로부터의 자료를 필요로 한다.

표 2B.1는 소득이 의료비 지출에 주는 효과에 대한 횡단면 분석을 위한 자료이다. 이 자료들은 OECD 28개국의 자료들이며, 소득은 1인당 GDP로, 의료비 지출은 1인당 의료비로 정의되어 있다. 모든 변수들의 값은 구매력 평가지수 환율(purchasing power parity exchange rate)을 사용해서 미국의 달러로 환산되어 있다(구매력 평가지수 환율에 대해서는 제5장 p.204 역자 주를 참고할 것—역자 주).

자료를 수집한 다음, 세 번째 단계는 관계함수식 또는 회귀방정식을 결정하는 것인데, 두 가지 표준적인 선택으로 선형과 비선형이 있다. 선형식은 $E=a+bY$로서 E는 1인당 의료비 지출, Y는 1인당 GDP를 나타내고 있다. 비선형식은 $E=aY^b$으로 쓸 수 있다. 선형의 형태가 간단하기는 하지만 비선형의 형태가 갖는 장점도 있다. 즉, 비선형을 선택하는 경우 방정식을 로그로 전환하게 되면($\log E=\log a+b \log y$), b가 간단한 경제적 의미를 갖게 되는데, 바로 '소득 탄력도'에 대한 추정값이 될 수 있다.

단순한 선형 모형을 선택하게 되면 28개국 OECD 국가들의 1인당 의료비 지출을 1인당 GDP에 연관 짓는 단순회귀모형을 다음과 같이 나타낼 수 있다.

$$E_1 = a + bY_i + u_i$$

여기서 i는 i번째 관찰치(28개국에 1번부터 28번까지의 번호를 부여할 경우)를 나타내고, u_i는 관계식에서 오차 항을 나타낸다.

그림 2B.3은 표 2B.1의 의료비와 소득에 대한 실제 자료를 도표로 나타낸 것이다. 상수항은 회귀선이 y축과 만나는 값이고, 소득의 상관계수는 직선의 기울기를 보여준다. 최소제곱법을 사용한 회귀선의 추정결과는 평균적으로 소득이 1달러 증가할 때 의료비 지출은 10센트가 증가한다고 예측하고 있다.

사회과학과 인구학 연구에서는 흔히 1개 이상의 원인변수를 다루게 된다. 이런 경우 사용되는 기법은 **다중회귀분석**(multiple regression analysis)이라고 부른다. 연구자들은 다중회귀분석을 사용하여 피설명변수의 변화와 연관되는 다른 변수들인 복합적인 영향을 통제할 수 있다. 예를 들어, 의료비 지출은 보험가입 인구의 비율 또는 인구 100명당 활동의사수 등과 같은 다른 요인들에 의해서도 영향을 받는다. 이런 두 설명변수들을 선형의 방정식을 포함한 다중회귀 방정식은 다음과 같이 나타낼 수 있다.

$$E = a + bY + cI + dP$$

여기서 I는 보험에 가입한 인구의 비율, P는 인구 100명당 활동의사수를 말한다.[12] 소득변수의 계수 b는 보험가입 인구비율이나 의사수와 무관하게 소득이 증가할 때 의료비에 미치는 영향을 보여주고 있다.

유의성의 측정

연구자들이 가장 중요하게 생각하는 것은 위에서 추정한 모수 추정값의 신뢰성이다. 회귀방정식의 정확도는 여러 가지 검증방법에 의해 결정된다. **추정값의 표준오차**(standard error of the estimate, SEE)는 모든 설명변수들을 통제한 후의 피설명변수의 표준편차를 말한다. 자료를 표시하는 점들이 추정된 회귀선을 중심으로 넓게 퍼져 있다면 표준오차의 값은 커지게 되지만, 모든 자료의 점들이 회귀선 위에 놓이게 된다면 표준오차의 값은 0이 된다.

회귀분석의 목적 중의 하나는 회귀분석의 결과를 통해 앞으로 일어날 상황에 대해 예측하는 일이다. 표준오차는 특정한 회귀방정식을 근거로 한 예측의 정확성을 추정하고 있다. 통계적인 확률을 근거로 할 때

$E = -17.29 + 0.084\,Y$

설명변수	계수	표준편차	t-값
상수	−17.29		
Y	0.084	0.0117	7.15

$F = 51.2$ $R^2 = 66.3\%$

그림 2B.3 OECD 회원국들의 의료비 지출과 소득 간 최소제곱 관계(1인당 금액, 2000)

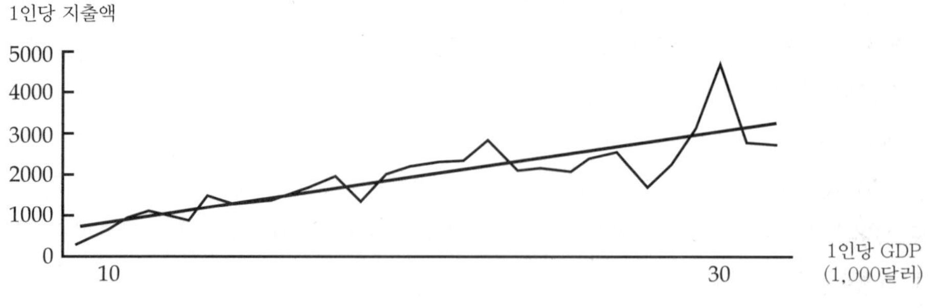

12 곱셈식으로 나타내면 다음과 같다. $E=aY^bI^cP^d$

관찰값의 수가 30이 넘는 경우에는 피설명변수가 **추정된 값−2×표준오차**와 **추정된 값+2×표준오차**의 범위 내에 들어올 확률은 95%가 된다. 표준오차의 값이 작을수록 추정 신뢰도는 높아진다.

때때로 추정값의 표준오차는 추정된 회귀방정식을 중심으로 한 신뢰구간을 추정하는 데 사용된다. 95% 신뢰구간은 **추정값−2×표준오차**와 **추정값+2×표준오차** 구간이 된다.

정확도에 대한 두 번째 측정치는 **결정계수** 또는 R^2이다. 결정계수는 독립변수에 의해 설명되는 종속변수의 변화의 비율에 대한 추정값으로 **적합도**(goodness of fit)라고도 한다. R^2는 0에서 1 사이의 값으로, 이 값이 클수록 회귀방정식의 전체적인 설명력이 커진다.

표준오차와 R^2 모두 유의성 측정값으로 중요하지만, 둘 다 독립변수들이 전체적으로 종속변수의 변화의 상당 부분을 설명하고 있는지에 대한 질문은 제기하지는 않는다. ***F*-통계치**(F-statistic)는 이러한 부분을 채워 주고 있다. *F*-통계치는 양수의 값을 갖는다. 극단적으로 $R^2=0$일 때 $F=0$이 된다. *F*-통계치의 특정 값이 회귀변수의 유의성을 보여주는지의 여부는 *F*-통계치의 값에 달려있을 뿐 아니라, 회귀변수의 수와 추정방정식의 기반이 되는 표본 수에도 달려있다. 일반적으로 *F*-통계치의 값이 클수록 설명변수들이 피설명변수의 분산에 대해 상당 부분을 설명할 가능성이 높다.

F 값의 임곗값은 대부분의 초급통계학 교과서에 수록된 통계표에서 제공하고 있다. 대략적으로 5개 이하의 설명변수와 25개 이상의 관찰값을 갖는 경우, 3.0 또는 4.0 이상의 *F* 값은 설명변수들이 피설명변수의 변화를 유의적으로 설명하고 있다는 것을 시사한다. 관찰표본의 크기가 작고 설명변수의 수가 클수록 유의성의 값이 커야 한다.

전체 회귀방정식의 유의성 외에도 연구자들은 각 설명변수의 유의성에 대해서도 관심을 갖는다. 각 설명변수 계수의 표준편차 또는 표준오차는, 특히 이런 목적으로 사용되는 검증 통계치를 만들어 내는 수단이 된다. 회귀분석에서 가장 많이 사용되는 *t*-통계치(*t*-statistic)는 각 설명변수의 계수가 통계적으로 0이 아닌지를 결정하기 위해 사용된다. *t*-값은 추정된 설명변수의 계수를 표준오차로 나누어 계산한다. *t*-값이 2.0보다 크면 추정계수가 0이 아니라는 것을 말해준다. *t*-값의 임곗값은 입문수준의 통계학 교과서에 표로 거의 수록되어 있다.

요약 및 결론

소형 컴퓨터의 발전과 더불어 자료분석은 이제 더 이상 통계학자들만의 일이 아니다. 통계 패키지를 갖춘 일반적인 PC는 사용자들에게 정보를 분석하는 데 필요한 강력한 도구를 제공한다.

이 부록에서 논의한 분석기법들은 사회과학에서 가장 많이 사용되는 것들이다. 인용하고 있는 많은 연구논문들에는 이런 기법들이 광범위하게 사용되고 있는데, 이런 기법을 잘 이해한다면 의료경제학을 더 재미있게 그리고 더 쉽게 연구하는 데 큰 도움이 될 것이다.

제 3 장

의료시장의 분석

의료서비스의 제공(delivery)은 일반적인 시장에서 상품을 공급하는 표준적인 과정보다 훨씬 복잡하고 역동적이라는 강력한 주장이 존재한다. 이런 입장에서 의료분야는 효율성과 형평성 간의 상충관계(trade-off)가 특히 첨예하기 때문에 시장이 작동하기 위해서는 적극적인 정부의 개입이 필요하다고 본다. 한편, 정부의 개입을 비판하는 사람들도 마찬가지로 강력한 논리를 펼치고 있다. 그들은 비록 선의의 정부정책이라 할지라도, 의도하지 않은 결과가 나올 수 있다고 주장한다. 또한 정부의 개입은 많은 비용을 치르게 되고, 그로 인해 민간시장의 생산성과 성장이 저해될 수 있다고도 주장한다.

> **정책적 쟁점**
> 정부의 정책은 아무리 신중하게 입안되었다 하더라도, 항상 의도하지 않은 결과를 수반한다.

이번 장에서는 경쟁적 시장모형을 의료시장에 적용해볼 것이다. 먼저 전통적인 시장모형이 제대로 작동하지 않는 경우를 살펴본 다음에, 정부가 시장에서 발생하는 문제를 대처하기 위해 어떻게 개입하는지를 논의할 것이다. 그리고 일반적인 **시장 실패**(market failure)의 원인과 결과를 살펴본 다음, 의료시장에서의 시장 실패에 대해 보다 구체적으로 알아 볼 것이다. 또한 규제와 공공부문에 의한 의료서비스 공급과 면허제도 등의 형태로 나타나는 정부개입을 논의할 것이다. 끝으로 정부의 실패에 어떻게 대처할 것인지에 대한 문제를 살펴보기로 한다.

> **시장 실패**
> 시장이 사회적으로 최적수준의 양을 생산하지 못하는 상태.

> **http://**
> HealthWorld Online은 언론인, 연구자, 건강상의 문제를 가진 사람들, 건강상의 문제를 피하고 싶은 사람들에게 24시간 의료서비스 정보를 제공하는 자료 센터이다.
> http://www.healthy.net/

의료서비스 시장

의료비용이 급격히 상승하고 의료보험에 가입하지 못한 사람들의 수가 늘어날수록, 의료시장에 정부가 개입해야 한다는 주장이 증가한다. 정부의 더 많은 개입을 옹호하는 사람들은, 의료서비스의 경우 본질적으로 매우 복잡하기 때문에 그대로 시장에 맡겨놓을 수 없다고 주장한다. 왜냐하면 의학을 이해한다는 것은 쉬운 일이 아니므로 환자는 의사의 결정에 의존할 수밖에 없기 때문이다. 또한 다른 사람들은 의료서비스가 사회적 재화(social good)로서 매우 중요한 서비스

> **정책적 쟁점**
> 의료보험이 없는 미국인들의 의료에 대한 접근성을 개선할 수 있는 가장 좋은 방법이 무엇인지에 대해서는 보다 많은 정부의 개입 또는 시장에 기반을 둔 개혁이라는 두 가지의 상반되는 견해가 있다.

이기 때문에 비인위적인 시장의 작동에만 맡겨놓을 수 없다고 덧붙이고, 어떤 이들은 의료가 전염성 질환분야에서 외부효과를 낳기 때문에 사회의 편익을 극대화하기 위해서는 정부의 개입이 요구된다고 주장하기도 한다. 많은 사람들은 의료시장에 정부가 개입해야 하는 근거를 윤리적인 측면에서 찾는데, 이를 바탕으로 그들은 의료서비스를 부담능력에 따라 제공하는 것은 도덕적으로 받아들일 수 없다고 주장한다. 이런 여러 주장들로 인해 전 세계의 많은 선진국에서는 정부가 재원조달을 책임지는 다양한 형태의 의료체계가 만들어졌다.

이에 반해, 정부개입을 반대하는 사람들은 미국 의료의 대부분이 시장에 근거해야 한다고 주장하고 있는데, 이는 부분적으로 의료문제에 대한 연방정부의 개입에 국민들의 불신이 깊다는 증거가 된다.[1] 그동안의 경험에서 볼 수 있듯이 정부가 운영하는 프로그램에는 엄청난 비용이 든다. 예를 들어, 원래 1960년대 중반에 도입되었던 메디케이드 지출액이 1990년에 90억 달러가 될 것으로 추계되었지만, 실제의 지출규모는 1,090억 달러에 이르렀다. 원래의 메디케어 법안의 전문(前文)은 '진료행위 또는 의료서비스가 제공되는 방식'에 대해 연방정부의 감시 또는 감독을 허용하지 않았다. 그러나 의료제공 문제의 전문가라면 연방정부가 이 법안의 원래 의도를 어떻게 훼손해 왔는지 잘 알고 있을 것이다.

의료비 지출

의료개혁이 논의되는 주요 이유 중 하나는 총지출, 1인당 지출, 국민소득 대비 의료비를 포함한 의료비 지출문제이다. 표 3.1이 보여 주듯이 국민의료비는 2006년 2조 1,055억 달러로 GDP 대비 16.0%에 이른다. 이 중에서 전체의 83.7%에 해당되는 1조 7,620억 달러는 개인의 의료비 지출로 사용되었다. 개인 의료비 지출 항목에는 병원진료, 의사서비스, 치과진료, 처방약품, 시력교정, 재택진료(home health care), 노인요양 등의 개인의료서비스와 관련된 모든 재화와 서비스의 구매를 포함한다.

병원진료 병원서비스에 대한 지출은 2006년 6,482억 달러로 증가했다. 실제 수령한 진료수입으로 측정되는 병원비용은 1987~1991년 사이의 5년 동안 급격하게 증가하였다. 1990년대 대부분 기간 동안, 병원비 지출의 상승은 민간 재원조달 주체의 강력한 비용절감 노력으로 인해 다소 진정되었다. 2000~2005년 기간 동안 병원비 지출은 연평균 7.62%의 속도로 증가하였는데, 이와 같은 사실은

http://

국립보건통계센터(NCHS)는 미국의 가장 중요한 의료분야 통계기관이다. 이 기관은 정확하고 적절한 통계정보를 시의적절하게 제공해서 미국인들의 건강을 개선하기 위한 활동과 정책의 입안에 도움을 주는 것을 목적으로 하고 있다.
http://www.cdc.gov/nchs/

---

[1] Blendon과 동료들(1995)은 캐나다 인의 19%, 독일인의 41%가 의료서비스를 담당하는 연방정부 기관을 신뢰하는 것에 비해 미국인들은 7%만이 신뢰한다는 점을 지적하고 있다.

병원비 지출이 계속 빠르게 상승할 것이라는 우려를 낳았다. 병원서비스는 개인의료비 지출의 36.8%를 차지하는데, 이 중에서 약 3% 정도를 환자들이 직접 부담했다.

의사서비스 의사들이 제공하는 의료서비스 지출은 2006년 개인 의료서비스 지출의 25.4%를 차지했다. 이는 총 4,476억 달러에 달하는 규모인데, 이러한 사실은 의료분야에서 의사들의 중요성을 잘 보여준다. 1달러의 의료비 지출 중 25센트만이 의사들에게 직접 흘러들어 가지만, 나머지 의료비 지출의 대부분에 대해서도 의사들은 간접적으로 책임을 지고 있다. 의사들은 환자들의 입원을 결정하고 수술을 권유하며, 약과 안경 등을 처방할 뿐 아니라 의료서비스 제공체계 전반을 관장한다. 그리고 의사서비스 비용 중에서 환자들이 직접 부담하는 비율은 약 10% 정도이다.

처방약품과 기타 의료용품 2006년 소비자들은 의약품에 2,167억 달러를 지출하였고, 기타 의료용품에는 593억 달러를 지출했다. 이런 항목에 대한 지출액은 전체 개인의료서비스 지출액의 15.7%에 해당하며, 이 항목은 전체 의료비 지출 중에서 가장 빠르게 증가하는 항목 중 하나이다. 환자들은 처방 의약품에 대한 지출액 중 약 22% 정도만을 직접 부담한다.

기타 개인의료서비스 지출 기타 항목에는 치과진료, 기타의 전문적 서비스, 노인요양, 재택진료 등이 포함된다. 이런 서비스 항목을 합치게 되면 그 비중은 개인의료서비스 지출의 약 18.6%에 이른다. 2006년 노인요양서비스 비용은 1,249억 달러로 전체 개인의료서비스 지출의 7.3%를 차지하여 전체 항목 중 네 번째로 큰 항목이 되었다. 또한 치과진료서비스는 915억 달러이고 기타의 전문적 의료서비스 지출은 589억 달러이다. 재택진료에 대한 지출은 527억 달러로 1990년과 비교해 지출액이 거의 4배로 상승하였다.

향후 전망 2006년에 미국인들은 의료비로 1인당 평균 7,026달러를 지출했다. 이런 수준의 의료비는 다른 선진국들에 비해 40%에서 300% 정도까지 더 높은 것이다. 다른 선진국과의 이러한 차이는 충분히 예측할 수 있는 것이다. 왜냐하면 1인당 국민소득이 높은, 즉 생활수준이 높은 나라들은 건강수준의 향상에 더 많은 돈을 지출하기 때문이다.

비록 높은 1인당 의료비 지출이 지출의 우선순위 변화를 잘 보여주기는 하지만, 이를 더욱 잘 반영하는 것은 GDP 대비 의료비이다. 1960년대 이후 미국에서

표 3.1 국민의료비 지출(다른 언급이 없으면 10억 달러)

구 분	1960년	1970년	1980년	1990년	1995년	2000년	2003년	2004년	2005년	2006년
병원서비스	$9.2	$27.6	$101.0	$251.6	$340.7	$417.1	$525.4	$564.4	$605.5	648.2
의사 및 클리닉 서비스	5.4	14.0	47.1	157.5	220.5	288.6	366.7	393.6	422.6	447.6
치과서비스	2.0	4.7	13.3	31.5	44.5	62.0	76.9	81.5	86.6	91.5
기타 전문적 서비스	0.4	0.7	3.6	18.2	28.5	39.1	49.0	52.4	56.2	58.9
재택의료서비스	0.1	0.2	2.4	12.6	30.5	30.5	38.0	42.7	47.9	52.7
요양원서비스	0.8	4.0	19.0	52.6	74.1	95.3	110.5	115.2	120.7	124.9
처방의약품	2.7	5.5	12.0	40.3	60.9	120.6	174.2	188.8	199.7	216.7
기타 의료용품	2.3	5.0	13.6	33.7	40.9	49.5	54.8	55.9	57.6	59.3
기타 개인의료서비스	0.6	1.2	3.3	9.6	23.0	37.0	50.3	53.2	56.8	62.2
개인의료서비스	**$23.3**	**$62.9**	**$215.3**	**$607.5**	**$863.7**	**$1,139.6**	**$1,445.9**	**$1,547.7**	**$1,653.7**	**$1,762.0**
정부행정 및 민간의료보험 순비용	1.2	2.8	12.2	39.2	58.1	81.8	121.0	129.0	133.6	145.4
공중보건	0.4	1.4	6.4	20.0	31.0	43.4	53.8	53.9	56.3	58.7
비상업적 생의학 연구	0.7	2.0	5.4	12.7	18.3	25.6	35.5	38.8	40.6	41.8
신규건설투자	1.9	5.8	14.5	34.7	45.4	63.2	76.3	83.0	89.1	97.6
국민의료비 지출	**$27.5**	**$74.9**	**$253.9**	**$714.0**	**$1,016.5**	**$1,353.6**	**$1,732.4**	**$1,852.3**	**$1,973.3**	**$2,105.5**
1인당 개인의료비 지출(달러)	$126	$301	$931	$2,397	$3,214	$4,033	$4,967	$5,264	$5,572	$5,879
1인당 국민의료비 지출(달러)	$148	$356	$1,102	$2,813	$3,783	$4,790	$5,952	$6,301	$6,649	$7,026
GDP 대비 국민의료비	5.2	7.2	9.1	12.3	13.7	13.8	15.8	15.9	15.9	16.0

출처: Centers for Medicare and Medical Services(CMS) 웹사이트(2007년 9월 13일 접속).
http://www.cms.hhs.gov/NationalHealthExpendData/02_NationalHealthAccountsHistorical.asp#TopOfPage

정책적 쟁점

미국은 세계 어느 나라보다 의료에 훨씬 많은 돈을 지출하고 있는데, 이런 지출에 상응하는 편익을 얻고 있는가?

는 GDP 대비 의료비가 6%에서 16%로 엄청나게 상승했다. 이에 비해 대부분의 선진국에서는 그 비율이 9%에서 11% 정도에서 유지되었다. 이 비율의 상승은 의료서비스에 더 많은 지출을 하는 소비자들의 의식적인 선택이 반영된 결과일지도 모른다. 또는 이것이 의료비 재원조달에 대한 비효율적인 접근방식과 그동안 의료서비스 제공체계의 다른 부분은 사실상 무시해 버린 채 오직 지역병원의 입원서비스에 대해서만 부분적으로 조금씩 이루어진 개혁이 반영된 결과인지도 모른다.

분명한 것은 미국이 세계의 어떤 다른 나라들보다 소득 중에서 많은 부분을 의료비에 지출하고 있다는 것이다. 그러나 흥미롭게도 이런 사실은 다음의 중요한 세 가지 질문을 간과하고 있다. 그것은 바로 '몇 %의 GDP 대비 의료비 지출이 합리적인 수준인가? 우리가 의료비로 부담할 수 있는 수준은 얼마인가? 우리는 비용에 걸맞은 서비스를 받고 있는가?'이다.

첫째, 몇 %의 GDP 대비 의료비 지출이 합리적인 수준인지는 아무도 모른다. 다만 우리는 소득이 증가할수록 의료서비스를 포함한 모든 종류의 서비스에 대한 지출이 증가한다는 사실은 알고 있다. 부유한 국가들은 가난한 국가들에 비해 더 많은 비율의 소득을 의료서비스에 지출한다. 그리고 미국은 선진국들 가운데서도 1인당 국민소득이 가장 높은 나라 중의 하나이다. 따라서 미국이 가장 높은 의료비 지출을 한다는 것은 그리 놀라운 일이 아니다.

둘째, 성장하는 경제에서는 의료, 교육, 치안, 예술 분야와 같이 생산성이 상대적으로 낮은 분야에 더 많은 자원을 배정하게 된다. 어느 경제에서 생산성이 감소하는 분야 없이 모든 분야에서 생산성이 증가하는 경우, 소비자들은 모든 것을 더 많이 가질 수 있다. 이때는 순전히 소득을 각 분야의 생산에 상이한 비율로 배분하는 것만 문제가 된다(Baumol, 1993). 이런 재배분(reapportionment)은 생산성이 증가하는 분야에서 생산성이 정체되어 있는 분야로 자원을 이전함으로써 이루어진다.

Baumol은 이처럼 서비스 분야에서 생산성이 정체되는 현상을 '서비스 부문의 비용질병(cost disease of personal services)'이라고 불렀다. 그의 이런 논리를 의료분야에 적용하면, 생산성의 격차는 두 가지 요인으로 인해 나타난다. 첫째, 의료서비스는 표준화하기 어렵기 때문에 생산을 자동화할 수 없다. 어떤 환자를 치료하기에 앞서 질병의 진단이 먼저 이루어져야 한다. 그런데 진단과 치료는 환례마다 개별적으로 다르게 이루어진다. 그러므로 의료서비스는 경제의 다른 분야에 비해 효율성과 생산성이 뒤떨어지게 된다. 둘째, 대부분의 사람들은 의료서비스의 수준이 의사들이 환자들에게 투입하는 시간과 연관되어 있다고 생각한다. 따라서 의료서비스와 관련된 노동시간을 감소시키는 것이 어렵게 된다. 검사

과정을 빨리 진행하는 의사들은 환자들에게 충분한 시간을 들이지 않는다고 비난을 받게 된다. 이와 동일한 논리는 교육, 공연예술, 법률서비스, 보험 등의 분야에도 적용될 수 있다.

마지막으로, 실증자료에 따르면 지난 40여 년 동안의 의료비 지출의 증가는 비용보다 훨씬 많은 편익을 사회에 선사했다. Lichtenberg(2002)의 분석은 신약 등 의료기술의 혁신과 의료비 지출의 증가가 1960년부터 1997년 사이의 기간 중에 국민의 수명을 증가시키는 데 기여했다는 가설을 강력하게 지지한다. 사실상 그는 평균수명을 연장시키는 가장 비용–효과적인 방법은 신약개발을 위한 지출을 증가시키는 것이라고 결론을 내렸다. 또한 Cutler와 McClellan(2001)은 다섯 가지의 흔한 질병인 심장마비, 체중미달의 미숙아, 우울증, 유방암, 백내장에서 의료기술의 변화가 가져다 준 편익을 분석했다. 그들은 분석을 통해 이와 같은 질병에 대한 의료비 지출은 그 비용을 충분히 보상한다는 결론을 내렸다.

정책적 쟁점

의료보험에 가입되어 있지 않은 미국인들에게 의료에 대한 접근성을 보장하는 가장 좋은 방법은 무엇인가?

의료서비스 접근성

최근의 인구조사 결과에 따르면 2005년에 4,700만 명 이상의 미국인들이 의료보험을 갖지 못하고 있다. 이런 사실로 인해 정책 담당자들은 모든 국민의 의료서비스 접근을 보장하는 계획을 수립하도록 압력을 받고 있다(DiNavas, Proctor, & Smith, 2007). 또한 흥미롭게도 의료보험에 가입되어 있지 않은 사람들 중 40%가 넘는 사람들이 의료서비스를 비교적 덜 사용하는 18~34세의 사람들이다.

정책적 쟁점

의료에 대한 접근은 누구나 누려야 할 권리인가? 사회는 경제적으로 의료비를 부담할 수 없는 사람들에게 의료서비스를 제공할 책임이 있는가?

의료보험에 가입되어 있지 않은 것이 반드시 의료서비스에 접근할 수 없다는 것을 의미하는 건 아니다. 사실 미국의 경우, 의료보험 미가입자들은 보험 가입자들이 소비하는 의료서비스 수준의 60% 정도를 소비하고 있다. 2001년 의료보험에 가입된 미국인들은 의료서비스에 1인당 2,484달러를 사용했고, 미가입자들은 1인당 1,587달러 상당의 의료서비스를 소비했다. 반면 캐나다의 1인당 의료서비스 지출은 1,173달러로서, 이는 미국의 보험 미가입자들이 지출하는 의료비의 3/4 정도이다. 따라서 의료보험에 가입되지 않은 미국인들이 의료서비스의 혜택을 누리지 못하는 것은 아니며, 단지 보험 가입자들에 비해서 의료서비스를 적게 소비하는 것일 뿐이다(Hadley & Holahan, 2003).

전 국민 의료보장
소득 또는 건강상태와 관계없이 모든 국민들에 대한 의료보험 적용을 보장함. 보험적용은 보통 잘 정의된 급여 패키지, 의무적인 가입을 포함함.

보편적 접근성
의료보험을 원하는 모든 국민들에게 소득이나 건강수준과는 무관하게 의료보험에 대한 접근을 보장함. 지불능력이 부족한 경우에는 통상 보조금이 지급되며 참여는 자발적임.

의료개혁을 둘러싼 이념적 대립에는 보편성(universality)을 두고 두 가지의 관점이 존재한다. 하나의 견해는 **전 국민 의료보장**(universal coverage)을 통해 모든 사람들이 의료보험에 가입해야 한다는 것이다. 또 한 가지의 견해는 원하는 모든 사람들이 의료보험을 구입할 수 있는 임의 의료보험제도에 대한 **보편적 접근성**(universal access)을 주장하고 있다. 그러나 이런 논쟁은 다양한 대안을 통해 인구의 몇 %가 의료보험 가입자가 될 것인가에 대한 논의의 수준을 크게 넘어서지

정책적 쟁점

미국의 의료체계는 미국인들에게 높은 품질의 의료서비스를 제공하고 있는가?

는 못한다. 그러므로 이 논쟁이 진전되기 위해서는 개인적 권리 대(對) 사회적 책임이라는 중요한 주제를 다루어야만 한다. 의료서비스에 대한 접근은 개인적인 권리인가? 의료서비스에 접근할 수 없는 사람에게 의료서비스를 제공하는 것은 사회적 책임인가? 이런 질문에 대해 우리가 내리는 선택이 궁극적으로는 의료서비스 제공과 재정의 미래 모습을 결정하게 될 것이다.

의료적 개입의 결과

세 번째의 우려는 국민들의 건강에 관한 것이다. 미국의 의료제공체계에 대해 비판적인 사람들은 국민들의 낮은 건강수준을 언급한다. 표 3.2는 다른 나라와의 건강수준 비교를 위한 지표들을 보여준다. 미국의 경우, 출생 시 남성의 기대수명은 75.2세로서 비교대상인 6개국 중에서 가장 낮고, 여성의 출생 시 기대수명도 80.4세로 6개국 중에서 가장 낮다. 그리고 미국의 영아사망률은 비교 대상국 중에 가장 높아서 일본의 두 배에 달하는 정도이다. 그러나 미국의 의료비 지출은 GDP에 대한 비율과 1인당 의료비 지출 항목 모두에서 다른 나라에 비해 훨씬 높다. 1인당 의료비 지출이 미국 다음으로 높은 스위스의 경우에도 그 수준은 미국의 65%에도 미치지 못한다. 이런 지표들로 볼 때, 미국은 의료비 지출규모에 상응하는 결과를 얻지 못하고 있다. 이는 미국 의료체계가 열등한 제품을 제공했다는 의미일까, 아니면 이런 결과를 해석하는 또 다른 방법이 있는 것일까?

의료제공체계의 장단점을 분석하기 위해 건강지표를 사용하는 것은 인구통계학적인 요인과 사회적인 요인들이 건강수준에 미치는 영향을 완전히 무시하는 것이다. 건강지표가 반영하고 있는 것은 의료제공체계를 넘어선다. 평균수명과 영아사망률은 환경, 생활습관, 사회적 문제 등에 대한 많은 것들을 말해 준다. 미

표 3.2 자주 인용되는 건강지표, 2005년

국가	평균수명[1] 남성	평균수명[1] 여성	영아사망률[2]	의료비 지출 (% of GDP)	1인당 의료비 지출[3]
캐나다	77.8[4]	82.6[4]	5.3[4]	9.8	$3,326
프랑스	76.7	83.8	3.6	11.1	3,374
독일	76.2	81.8	3.9	10.7	3,287
일본	78.5	85.5	2.8	8.0[4]	2,358[4]
스위스	78.7	83.9	4.2	11.6	4,177
영국	76.9	81.1	5.1	8.3	2,724
미국	75.2[4]	80.4[4]	6.8[4]	15.3	6,401

출처: *OECD Health Data 2007*, Paris: Organization for Economic Cooperation and Development, 2007.

[1] 세(歲).
[2] 출생 1,000명당 주산기(周産期) 사망.
[3] PPP 달러.
[4] 2004년.

국의 의료체계는 다른 선진국들에 비해 마약중독, 폭력, 무모한 행동, 성문란, 혼외출산 등으로 인해 발생하는 문제들을 더 많이 다루어야 한다. 이런 문제들은 의료제공체계를 복잡하게 할 뿐 아니라, 부분적으로는 건강지표에도 좋지 않은 영향을 끼친다.

어떤 사람들은 다른 지표들이 의료체계의 효과성을 좀 더 정확하게 반영해준다고 주장한다. 특히, 의료체계는 심각한 질환을 갖고 있는 환자들을 어떻게 치료하고 있는가? 질병별 사망률을 분석할 경우 그 결과는 매우 다르게 나타난다. 표 3.3의 OECD 자료는 2002년 현재 미국의 10대 사망원인별로 인구 100,000명당 사망률을 보여 주고 있다. 전반적으로 볼 때 2002년에 미국은 가장 높은 사망률을 보여 주고 있다. 구체적으로 보면, 미국의 경우 10대 사인 중 4개 항목에서 세 번째로 높다. 그리고 가장 중요한 사망요인 2개 항목에서도 높은 순위를 차지하는데, 심장질환과 뇌졸중에서 3위, 그리고 암질환에서 5위로 나타난다. 사실상 미국은 대부분의 암질환에서 5년 생존율이 세계에서 가장 높은 나라이다.

표 3.4에는 Verdecchia와 동료들(2007)이 연구한 다양한 암질환의 연령 조정 5년 생존율의 국제비교 자료가 나와 있다. 이들은 유럽과 미국의 암 등록 자료를 이용하여, 미국의 경우 대부분의 암 질환에서 5년 생존율이 가장 높다는 사실을 알아냈다. 표에서 미국의 경우, 모든 악성 암 질환에서 남성들은 치료 후 5년 생존율이 66.3%이고 여성들은 62.9%인 것으로 나타나 있다. 그러나 암질환을 가지고 있는 미국인들이 더 오래 생존하는가는 별개의 문제이다. 이처럼 미국에서 암

표 3.3 인구 100,000명당 조사망률, 2002년 10대 사망원인, 미국

사망 원인	캐나다[1]	프랑스	독일	일본	스위스	영국	미국
전체	558.1	565.0	623.0	449.3	514.9	647.2	666.7
순환계 질환	175.5	149.7	268.1	129.8	175.6	240.1	235.0
악성종양	173.2	172.7	166.7	146.5	144.1	182.1	166.3
사고 및 악영향	38.3	51.5	32.7	42.5	37.9	27.5	52.3
뇌혈관 질환	35.3	34.6	52.2	55.2	31.7	63.4	39.9
신경계 질환	24.2	22.8	13.6	5.3	20.7	18.1	25.0
진성당뇨병	19.6	11.4	16.6	5.9	12.9	7.5	20.9
감염성 및 기생충성 질환	8.2	11.0	8.2	9.4	5.8	5.7	18.0
폐렴 및 인플루엔자	10.2	10.0	12.7	34.5	11.5	31.4	15.3
정신질환	14.1	16.7	6.7	1.7	20.3	15.8	12.5
만성감염 및 간경화	6.9	11.7	15.4	7.1	NA	10.1	9.5

자료: *OECD Health Data 2007*, Paris: Organization for Economic Cooperation and Development, 2007.

[1] 1997년.

환자의 5년 생존율이 높은 이유는 조기검사 때문이다. 암질환을 조기에 진단하는 경우 암질환을 더 잘 통제할 수 있다는 사실에는 의문의 여지가 없다. 따라서 조기검사를 하면 평균수명이 길어질 수 있다.

표 3.5에서 보여주는 것처럼, 미국 80세 남성들의 기대여명은 7개의 비교국가들 가운데 일본에 이어 2위이며, 여성의 경우는 캐나다, 일본에 이어 3위이다. 나머지 다른 세 가지 지표들은 의료서비스 제공의 효율성을 측정하는 것들이다. 급성환자의 재원일수 측면에서 미국은 평균 재원일수가 5.6일로 가장 낮았다. 정부가 운영하는 대부분의 의료체계에서는 1일 입원에 대해 정액을 지불하기 때문에 병원 재원일수가 길어지는 경향이 있다. 그리고 전형적인 입원과정을 보면 입원 초기보다 입원 후기에 비용이 적게 들어간다. 따라서 환자를 보다 오랫동안 입원시키게 되면 입원 초기의 높은 진료비용을 회수하는 데 도움이 된다. 이처럼 입원일수가 길어지면 1인당 병상수가 많아져야 하며, 이는 결국 병원 자원의 낭

표 3.4 연령 조정 5년 생존율, 2000~2002년

국가	직장결장암	유방암	전립선암	전체(남성)	전체(여성)
프랑스	59.9	NA	NA	NA	NA
독일	61.2	78.2	85.3	50.0	58.8
이탈리아	59.4	83.7	85.0	49.8	59.7
스웨덴	59.8	86.3	82.5	60.3	61.7
스위스	63.8	84.5	87.3	54.6	61.1
영국[1]	51.8	77.8	NA	44.8	52.7
유럽 평균	56.2	79.0	77.5	47.3	55.8
미국	65.5	90.1	99.3	66.3	62.9

출처: Verdecchia et.al., 2007.

[1] 잉글랜드의 경우만.

표 3.5 기타 주요 건강지표, 2004년

국가	80세 시 기대여명 남성	80세 시 기대여명 여성	응급치료 입원환자 재원일수	인구 1,000명당 병상수	인구 1,000명당 의사수
캐나다	8.1	10.0	7.3	2.9	2.1
프랑스	7.8[3]	9.7[3]	5.5	3.8	3.4
독일	7.2[2]	8.5[2]	8.7	6.4	3.4
일본	8.4	11.2	20.2	8.4	2.0
스위스	7.5[2]	9.3[2]	8.8	3.9	3.8
영국	7.1[3]	8.6[3]	6.6	3.2	2.3
미국	8.2	9.8	5.6	2.8	2.4

출처: *OECD Health Data 2007*, Paris: Organization of Economic Cooperation and Development, 2007.

[1] 세(歲).
[2] 2003년.
[3] 2002년.

비로 이어지게 된다. 미루어 짐작할 수 있듯이, 미국은 인구 1,000명당 병상수가 가장 적은 나라이다.

미국은 인구 1,000명당 의사수가 3위이다. 만일 정해져 있는 진료비에 따라 의사진료비를 지불한다면, 진료비가 낮을 경우 의사들은 환자들로 하여금 계속 내원하게 함으로써 낮은 진료비를 보상받을 수 있다. 인구 대비 의사수가 두 번째로 높은 나라인 프랑스에서는 2004년 환자들이 의사를 평균 6.6회 방문했다. 인구당 의사수가 가장 적은 일본에서는 환자들이 의사를 평균 13.8회 방문한 것으로 나타나 있다. 그리고 같은 기간 동안 미국에서는 환자들의 의사방문수가 평균 3.8회이다. 일반적으로 미국에서 환자들은 의사방문을 예약하기 쉽고, 매 방문 시 의사들과 더욱 많은 시간을 보낼 수 있다.

경쟁적 시장모형

애덤 스미스는 그의 유명한 저서『국부론』에서 개인들의 의사결정은 이기심에 의해 이루어진다고 주장한다. 사람들의 이기적인 의사결정은 시장의 '보이지 않는 손'에 의해 결과적으로 다른 사람들의 이익을 증진시키는 결과를 가져온다. 즉, 시장이 완전경쟁의 조건을 만족하는 경우, 개인과 기업의 최적화 행동은 효율적인 결과를 가져온다.

애덤 스미스와 고전학파에 의해 확립된 전통적인 이론에 따라 현대 경제학자들은 효율성과 형평성이라는 두 가지 기준을 가지고 시장을 평가한다. 효율성에는 **배분적 효율성**(allocative efficiency)과 **기술적 효율성**(technical efficiency)이라는 두 가지 측면이 있다. 배분적 효율성은 소비의 최종 분배(distribution)에 있어서의 효율성을 의미한다. 소비자들은 소비하는 재화의 마지막 단위에서 얻는 편익이 시장가격과 일치할 때까지 재화를 구매한다.[2] 따라서 재화를 구매하는 모든 사람들은 구매하는 재화에 최소한 시장가격과 동일한 한계가치를 부여한다. 모든 사람들이 재화에 대해 동일한 가격을 지불할 때, 소비자들의 전체적인 후생을 떨어뜨리지 않으면서 소비자들로부터 비(非)소비자들에게 소비를 재배분할 수 있는 방법은 없다.

핵심개념 ❹
이기심

배분적 효율성
소비자가 원하는 재화와 서비스를 생산하는 상황. 모든 품목에 대해 생산의 한계비용은 소비자들이 누리는 한계편익보다 작거나 같음.

기술적 효율성은 생산에서의 효율성 또는 비용 효율성을 의미한다. 완전경쟁시장에서 생산자들은 이윤을 극대화하기 위해 비용을 최소화해야 한다. 모든 생산자들이 생산요소에 대해 동일한 가격을 지불할 때, 그 재화와 서비스는 동

기술적 효율성
생산의 효율성 또는 비용의 효율성.

2 우하향하는 수요곡선은 효용체감의 법칙에서 나오는 것으로, 이는 마지막으로 구매한 단위의 재화에서 얻는 한계가치가 시장가격과 일치한다는 사실을 말해준다.

일한 자원을 사용해서 생산될 수 있었던 다른 재화와 서비스에 비해 더 높은 한계가치를 가진다. 요컨대 완전경쟁은 배분적 효율성과 기술적 효율성을 모두 보장한다.

핵심개념 ❻
효율

형평성 또한 경제체제를 평가할 때 매우 중요한 기준이다. 비록 형평성의 문제가 공정성의 기준에 근거하고 있더라도, 그 기준은 철학적 관점의 차이에 따라서 결과의 측면이나 기회의 측면에서 달리 정의될 수 있다. 예를 들면, 어떤 경제학자는 최종 결과를 기준으로 형평성을 정의할 수 있다. 만일 이 경우에 미국의 백인과 흑인 간 영아사망률에 차이가 있다면, 이는 의료서비스에 대한 불공정한 접근에 따른 결과가 분명하기 때문에 형평성에 어긋난다고 주장할 수 있다. 흑인의 경우, 1,000명의 신생아당 13.6명의 신생아가 사망하는 데 비해, 백인의 경우에는 5.7명의 신생아만이 사망했다면, 이 엄청난 차이를 불공정한 접근도 이외에 달리 설명할 방법이 있을까(Matthews and MacDorman, 2007)?

정책적 쟁점
형평성은 의료제공체계의 효과성을 결정하는 데 있어 얼마나 중요한가?

다른 경제학자는 동일한 문제에 대해 각자 나름대로의 견해를 가질 수도 있다. 만일 형평성을 결과보다 기회의 관점에서 정의한다면 사망률의 차이는 다르게 해석될 수 있다. 이런 시각에서 보면 비록 기회가 동일하더라도 얼마든지 상이한 결과가 나올 수 있다. 만약에 사망률의 차이를 의료서비스 접근성의 차이로 설명한다면, 이는 연령, 교육, 결혼상태 등 두 코호트(동시 출생 집단) 사이의 인구학적 차이를 무시한 처사이다. 더욱이 흡연, 음주, 임신기간 중의 약물복용을 포함한 생활습관의 차이도 사망률에 중요한 영향을 미칠 수 있다. 물론 결과와 기회 중 어느 것을 형평성의 기준으로 사용하느냐에 상관없이, 형평성은 그 자체로 시장, 특히 의료시장을 평가하는 데 매우 중요한 요소이다.

의료서비스의 공정한 분배를 반대하는 사람은 거의 없을 것이다. 그러나 의료서비스 역시 다른 재화와 마찬가지로 효율과 형평 사이에 상충관계가 존재한다. 의료서비스에 대한 접근성은 연령, 성별, 소득, 거주지역, 보험가입 여부 등 개인의 환경에 따라 달라진다. 우리가 아무리 형평성을 원한다 해도, 아무런 대가도 없이 형평성을 실현할 수 있는 것은 아니다. 형평성을 의무화하는 것이 바람직할 수도 있겠지만, 이는 필연적으로 많은 비용을 동반할 수밖에 없다.

핵심개념 ❼
경쟁

경쟁시장에 대한 일반적인 논의는 경제적 효율성과 사회적 형평성을 바탕으로 하고 있지만, 어떤 이들은 단지 경쟁이 시장지배력의 집중을 방지하고 소비자 주권을 촉진할 수 있기 때문에 경쟁을 선호한다. 공급자들 간의 경쟁과 소비자 선호를 만족시키려는 공급자들의 욕구로 인해 소비자를 착취하는 일은 불가능하다. 경쟁시장에서 소비자들은 언제나 다른 기업의 상품을 구입할 수도 있다. 소비자가 비용의식적으로 행동한다면 소비자들은 가격변화에 대단히 민감하게 반응할 것이다. 비용의식적인 소비자들이 다른 기업으로부터 동일한 재화를 공급받을 수 있는 경우, 개별공급자들은 완전탄력적인 수요곡선에 직면하게 된다. 그러면 결과적으로 재화와 서비스의 가격은 생산의 한계비용과 일치하게 된다.

시장이 정상적으로 작동하면 가격은 포기한 기회의 가치를 반영하게 된다. 시장에서 균형이 달성되면 한계가치와 가격은 동일하게 되고, 생산되는 재화와 서비스의 가치는 동일한 자원을 이용해서 생산될 수도 있었던 다른 재화와 서비스의 가치보다 커지게 된다. 즉, 만일 사회구성원들이 교육 등의 다른 재화 및 서비스보다 의료서비스에 지출된 마지막 화폐 단위에 더 높은 가치를 부여할 경우, 그들은 교육과 의료의 한계가치가 동일해질 때까지 교육에 대한 수요는 줄이고 의료서비스에 대한 수요는 늘려 나갈 것이다.

시장 실패

핵심개념 ❾
시장 실패

머피의 법칙에 의하면, 어떤 것이 잘못될 수 있을 경우 반드시 그렇게 되고 만다. 의료시장의 경우, 시장 내에 존재하는 여러 가지의 불완전성으로 말미암아 의료서비스를 효율적이고도 공정하게 제공하는 문제는 더욱 어려워진다. 경쟁시장의 가정들이 충족되지 못하면, 시장은 **적정 산출량 수준**을 공급하지 못한다(Rice, 1998). 기업이 시장지배력을 갖거나, 소비와 생산에서 외부효과가 발생하거나, 공공재가 존재하는 경우에는 시장이 자원을 최적으로 배분하지 못하게 되는 것이다.

적정 산출량 수준
매 단위의 산출물로부터 얻는 한계편익이 매 단위의 한계비용보다 크거나 작아도 같은 상태가 되는 시장균형. 사회적 최적은 마지막 생산되는 상품의 한계편익이 한계비용과 동일하게 될 때 달성됨.

시장지배력

핵심개념 ❸
한계분석

시장에 공급독점, 과점, 카르텔, 독점적 경쟁, 수요독점 등이 생기거나 또는 다른 형태의 불완전경쟁 구조가 생길 경우, 앞서 논의한 적정성 조건들이 깨지게 된다. 시장에 영향력을 갖는 기업은 이윤극대화를 위해 자신의 생산물 가격을 한계비용보다 높게 책정한다. 그리고 이러한 높은 가격을 유지하기 위해 적정한 수준보다 적은 양을 생산하게 된다. 이로 인해 가격과 비용이 너무 높아지고, 자원은 너무 적게 이용되어 결국 사회는 경제적 손실을 입게 된다.

시장지배력을 그림으로 표현하면, 이는 완전탄력적인 수요곡선이 아닌 경우로 나타난다. 그림 3.1은 완전경쟁시장에서의 기업과 시장지배력을 갖는 기업 간의 가격결정, 생산량의 차이를 보여주고 있다. 완전히 탄력적일 경우에 수요곡선은 수평이 된다. 이윤을 극대화하려는 기업은 한계수입(MR)을 한계비용(MC)에 일치시킨다. 가격과 한계수입이 동일할 때, $P_0 = MC$(배분적 효율성 조건)가 되는 양과 동일한 수준의 생산량(Q_0)에서 $MR = MC$가 성립한다.

시장지배력은 그 기업에게 어느 정도의 가격결정력을 준다. 특정 상품의 가격이 인상되면, 그 상품을 구매하는 소비자들이 완전히 없어지는 건 아니지만 그

그림 3.1 가격과 생산량에 대한 시장지배력의 결과

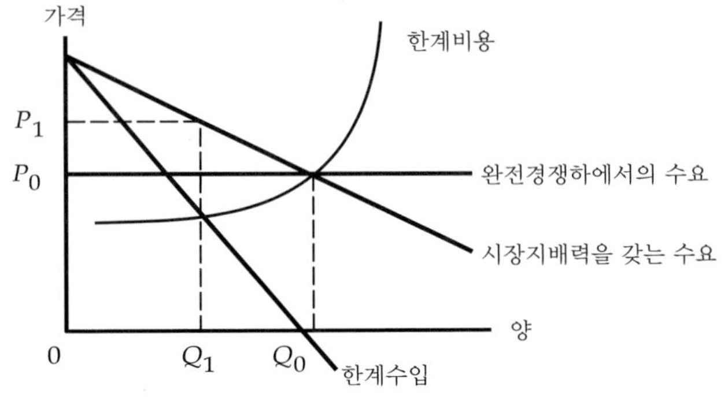

상품의 판매량은 줄어들 것이다. 기업이 우하향하는 수요곡선을 가질 경우에 그 한계수입은 기업이 책정하는 가격보다 낮아지게 된다. 따라서 $MR = MC$의 조건을 만족시키는 가격결정을 하게 되면 생산량은 Q_1로 낮아지고 가격은 P_1로 높아진다. 이로 인해 가격이 높아지고 생산량이 줄어들어 자원이 과소 이용되면, 소비자 잉여와 생산자 잉여로 측정되는 사회후생은 감소하게 된다.

이러한 문제들이 있음에도 불구하고, 독점은 시장에서 생산을 조직하는 가장 효과적인 방법일 수도 있다. 생산과정에서 규모의 경제가 나타나는 경우, 장기 평균비용은 계속 감소하게 된다. 이렇게 되면 경쟁에 의해 결과적으로 하나의 기업만 남고 나머지 기업들은 시장에서 사라지게 된다. 이것을 **자연독점**(natural monopoly)이라고 하는데, 이 자연독점 기업은 가격을 경쟁적으로 결정하지 않으며 이 경우에는 $P > MC$가 되어 생산량은 적정수준보다 낮은 수준에서 결정된다. 이러한 자원배분의 비효율성을 교정하는 데 가장 효과적인 방법은 바로 규제가 될 수 있다.[3]

자연독점
한 기업이 다른 어떤 기업들보다 낮은 비용으로 재화 또는 서비스를 공급해서 소비자 수요를 완전하게 충족시킬 수 있는 능력을 갖고 있을 때 자연독점이 됨.

이러한 점을 설명하기 위해 독점기업의 장기 평균비용곡선이 우하향하는 동시에 시장의 수요곡선과 교차한다고 가정해보자(그림 3.2). 이런 상황에서 한 기업은 소비자의 모든 수요를 충족시킬 수 있을 정도의 충분한 생산물을 공급할 수 있으며, 점점 더 낮은 비용으로 공급할 수도 있다.[4] 경쟁이 없는 독점기업은 효율적일 필요가 없다. 그러므로 독점기업은 오직 이윤극대화에 초점을 맞추게 되

3 특정 조세와 보조금 제도는 실제로 더 효율적일 수 있지만, 이런 대안들에 대한 논의는 이 책의 범위를 벗어나는 주제이므로 넘어가도록 하자.

4 수요곡선에 의해 표현되는 가격은 모든 생산 범위에서 평균비용곡선보다 위에 있기 때문에, 기업은 가격을 낮춤으로써 판매를 늘릴 수 있으며, 그렇게 하고도 여전히 경제적 이윤을 얻을 수 있다.

그림 3.2 자연독점의 규제

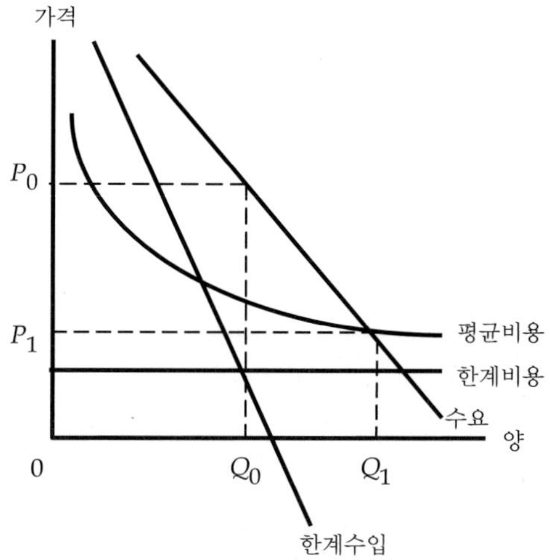

는데, 이는 독점기업으로 하여금 최적의 생산수준보다 적은 양(Q_0)을 생산하게 만들고, 경쟁적인 시장에서의 가격보다 높은 가격(P_0)을 책정하게 만든다. 이런 문제를 바로잡기 위해 정부는 독점기업이 부과할 수 있는 가격의 상한선을 설정하여, 그 상품의 가격이 완전경쟁 가격에 가깝게 되도록 노력한다. 예를 들어, 가격을 P_1로 책정하면 기업은 투자에 대해 정상이윤을 얻게 되고, 생산량은 보다 높은 수준(Q_1)이 된다.

요소시장에서의 시장지배력 또한 자원배분의 비효율성을 초래한다. 특정 자원의 유일한 구매자인 수요독점자는 완전탄력적인 수평의 공급곡선 대신 우상향하는 공급곡선을 갖는다. 이렇게 되면 결과적으로 수요독점 기업은 자신들이 구매하는 생산요소에 대한 가격결정에 영향력을 발휘할 수 있다. 예를 들어, 수요독점 기업이 생산요소를 더 많이 필요로 하면 생산요소의 가격은 상승하는 반면, 그들이 생산요소를 덜 필요로 하게 되면 생산요소의 가격은 하락하게 된다. 이런 결과는 그림 3.3에 나타나 있는데, 이 그림에서 수요독점 기업은 자원의 한계비용이 자원의 가격보다 더 큰 상황에 직면하고 있다. 수요를 공급에 일치시킴으로써 Q_0 단위의 자원을 고용하기 위해 P_0의 가격을 지불하는 대신에 수요독점 기업은 수요(생산에 사용되는 자원의 한계가치 평가액)를 자원의 한계비용과 일치시키고, Q_1만큼의 자원을 고용한다. 이러한 자원이용 수준에서 수요독점자는 기업의 자원 수요를 충족시키기 위해 P_1만을 지불하면 된다.

자원시장에서의 시장지배력은 기업들이 완전경쟁의 경우보다 적은 양의 자원을 사용하게 하고, 사용하는 자원에 대해 낮은 가격을 지불하도록 만들 수 있다.

그림 3.3 요소시장에서의 가격과 거래량에 대한 시장지배력의 결과

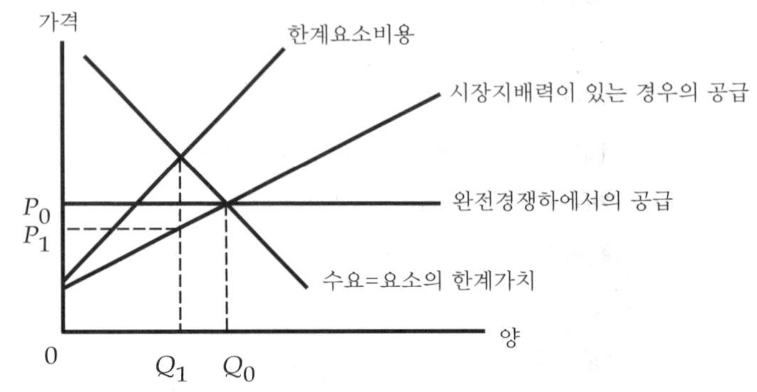

이로 말미암은 생산량의 감소는 자원 소유자들에게는 소득의 손실로 이어지고, 소비자들에게는 재화와 서비스의 공급 감소로 이어진다. 요약하면, 시장에 대한 영향력은 배분적 효율과 기술적 효율을 보장하는 경쟁의 힘으로부터 기업을 차단시켜 사회에 손실을 가져다준다.

봉투의 이면

수요독점: 구매자의 시장지배력

수요독점(monopsony)이라고 하는 구매자 측의 시장지배력으로 인해 구매자들은 그들이 지불해야 하는 재화와 서비스의 가격결정에 있어서 더 많은 영향력을 행사할 수 있다. 만일 구매자들이 어떤 단체(collective)의 통제하에 수요를 통합할 수 있는 능력이 있다면, 구매자들은 시장지배력을 갖게 된다. 이런 경우, 수요독점자는 구매자 조합의 기능을 하게 될 것이다. 오늘날의 용어로 이런 조합을 제휴(alliance) 또는 협동조합(cooperative)이라고 불린다. 조합이 크면 클수록 회원들에게 부과되는 가격에 대한 단체의 통제력이 더 커지게 된다. 이미 논의된 바와 같이, 수요독점하에서는 완전경쟁시장보다 낮은 수준에서 가격과 생산량이 결정되며, 이로 인해 후생 손실이 발생한다.

생산성의 상실에도 불구하고, 어떤 사람들은 여전히 수요독점이 사회에 순편익을 가져다준다고 주장한다. 구매자들의 시장지배력을 옹호하는 사람들도 시장지배력의 일방적 행사는 시장의 공급 측면이나 수요 측면 어디서든지 불법으로 다뤄져야 한다고 생각한다. 그러나 의료시장에서는 의료제공자들이 시장의 판매자 측면에서 이미 상당한 수준의 시장지배력을 발휘하고 있다고 그들은 주장한다. 그러므로 구매자 측면에서 시장지배력을 행사하는 것은 판매자 사이에서 경쟁적 행동을 조장하는 대항력이 되고, 이는 자원의 효율적 사용을 증진시킨다고 본다.

이런 현상에 대한 체계적인 설명은 '**쌍방독점**(bilateral monopoly)'라는 제목으로 대부분의 중급 미시경제학 교과서에서 다뤄지고 있다. 쌍방독점이란, 특정 상품에 대해 오직 한 사람의 판매자와 한 사람의 구매자만 존재하는 시장이다. 즉, 쌍방독점은 수요 측면에서 수요독점이고 공급 측면에서 공급독점이라는 특징을 갖는다. 다음의 그래프에서 D, MR 및 MC는 각각 공급독점자인 판매자가 직면하게 되는 수요, 한계수입 및 한계비용곡선을 나타낸다. 이윤극대화를 달성하는 가격과

쌍방독점
시장에서 공급 측면의 공급독점과 수요 측면의 수요독점이 동시에 존재하는 상황.

생산량인 P_2와 Q_2는 점 A에서 $MC=MR$에 의해 결정된다.

수요에 대해 완전한 통제가 가능한 수요독점자는 공급독점자가 완전경쟁기업처럼 행동하도록 만든다. 이런 조건하에서 MC는 기업의 공급곡선이 된다. 마찬가지로 MC_B는 산출물을 추가로 한 단위 더 구매할 때의 한계비용으로 해석할 수 있다. 수요독점자는 점 B에서 구매에 따른 한계비용과 생산물의 한계가치(MV_p)를 일치시키고자 한다. 최적생산량 수준인 Q_1에서 수요독점자는 공급자가 수용할 수 있는 최소한의 가격을 지불하는데, 이 가격은 여전히 한계비용인 P_1을 보전할 수 있다.

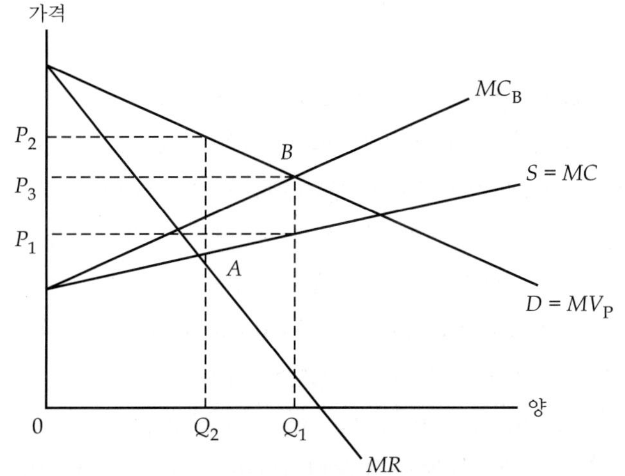

협상의 결과로 인해 최종적인 가격은, 2개의 극단적인 가격인 P_1과 P_2 사이의 어디엔가에서 결정될 것이지만, 그 정확한 지점은 양측의 상대적인 협상력에 의존하게 된다. 공급독점자는 수요독점자보다 더 높은 가격과 더 적은 생산량을 원하는 입장에서 협상에 참여한다. 협상의 교착을 피하기 위해, 공급독점자는 조금 더 낮은 가격에서 약간 더 많은 생산량을 제안할 것이다. 수요독점자는 만일 공급독점자가 Q_2 이상을 공급할 경우 P_1보다 높은 가격을 지불하는 것에 동의할 것이다. 가격이 P_3 이하로 하락하지 않는 한 최종 생산량은 Q_1과 Q_2 사이에서 결정될 것이다. 따라서 쌍방독점이 사회에 이익을 주기 위해서는 구매자와 판매자의 협상력이 대체로 동일해야만 한다. 만일 한 쪽이 더 많은 협상력을 갖고 있다면, 그들은 자기에게 유리한 쪽으로 균형이 이루어지도록 만들 것이므로, 결국 사회에 해를 끼치게 될 것이다. (보충설명: 만일 공급곡선의 기울기가 매우 커서 $Q_2 > Q_1$이 되는 경우, 상대적 협상력과 최종결과는 달라질 것이다. 이 경우 공급독점자는 수요독점자가 구매하고자 원하는 양보다 더 많은 생산물을 공급하려 하는데, 이는 공급독점자의 협상지위를 약화시키게 된다.)

출처: Michael L. Ile, "When Health Care Payers Have Market Power," *Journal of the American Medical Association* 263(14), April 11, 1990, 1981–1982, 1986.

외부효과

간혹 생산과 소비 과정에서, 개인들이 하는 행동이 다른 사람들의 후생에 영향을 미치는 일이 발생한다. **외부효과**(externality)는 이런 개인의 행위가 다른 사람들에게 편익을 주는지, 아니면 손실을 입히는지에 따라, 긍정적일 수도 있고 부정

외부효과
실제 거래에 직접적으로 참여하지 않는 경제 주체에게 비용 또는 편익이 파급되지만 거래 당사자는 이를 고려하지 않는 상황.

적일 수도 있다. 집주인은 자신의 주택을 잘 유지함으로써 이웃들에게 긍정적인 외부효과를 만들어 낸다. 예를 들어, 집주인이 집에 페인트를 잘 칠하고 정원을 예쁘게 가꾼 경우, 이웃 사람들은 이를 봄으로써 즐거움을 얻게 되고, 인근 부동산의 시장가치도 동시에 올라간다.

부정적인 외부효과의 사례는 차고 넘친다. 많은 사람들이 모여 있는 방에서 담배를 피우는 사람은 같은 방에 있는 다른 모든 사람들에게 피해를 주게 된다. 이와 같은 경우, 다른 모든 사람들은 흡연자가 흡연으로 인해 발생하는 모든 비용을 내부화(internalization)해야 하는 경우에 비해 신선한 공기를 덜 마시게 된다. 또한 독성 폐기물을 근처의 강에 버리는 공장은 강의 하류에 살고 있는 사람들에게 생산비용(즉, 폐기물 처리)의 일부를 전가하는 것이다. 산성비, 교통체증, 그리고 다른 많은 형태의 부정적인 외부효과의 경우도 이처럼 설명될 수 있다.

외부효과는 경제적 효율성에 영향을 미치는데, 정상적인 시장기구로는 이런 외부효과를 해결할 수 없다. 의사결정자들은 부정적인 외부효과로 인한 비용을 부담하도록 요구받지 않으며, 긍정적인 외부효과의 편익을 누릴 수 있는 방법 또한 알지 못한다. 이로 인해 산출량은 최적수준이 되지 못한다.

외부효과는 소비와 생산에 관한 의사결정의 부산물이다. 이런 부산물에 대한 공식적인 시장이 존재하지 않기 때문에, 생산은 적정한 수준에서 이뤄지지 못한다. 인구가 밀집한 대도시에서 발생하는 자동차 매연의 경우를 예로 들어보자. 출근할 때 자동차를 이용하는 사람들은 배기장치로부터 일산화탄소를 배출하는 형태로 다른 사람들에게 비용을 전가한다. 물론 출퇴근할 때 발생하는 비용의 대부분은 운전자에게 내부화된 것들이다. 자동차 가격, 휘발유 가격, 보험료 등이 운전

그림 3.4 통근의 외부비용

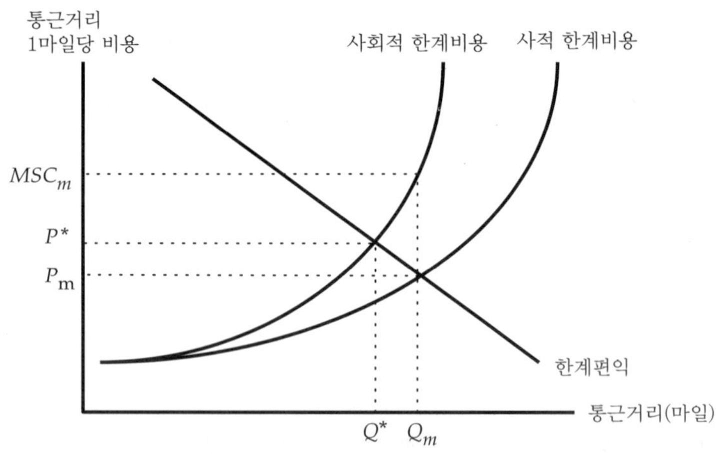

자에 의해 지불되었기 때문이다. 그러나 운전자와 같은 시간대에 출퇴근하는 사람들은 운전자가 내부화할 수 없는 비용을 부담해야 하는데, 이는 교통체증과 자동차 매연 등과 같이 운전자가 출퇴근할 때 발생하는 부산물의 비용을 의미한다.

그림 3.4는 매일 자동차로 직장을 출퇴근하거나 학교를 통학함으로써 발생하는 외부효과가 시장에 미치는 효과를 보여준다. 외부효과는 자동차로 출퇴근하는 사람들이 그 과정에서 발생하는 모든 비용을 내부화하지 못하기 때문에 발생한다. 그림으로 보면, 사회적 한계비용(*MSC*) 곡선과 사적 한계비용(*MPC*) 곡선 사이의 수직거리는 운전자가 다른 사람들에게 강제로 부담하도록 만드는 외부효과의 비용을 나타낸다. 개별 의사결정자들은 한계편익(*MB*)과 사적 한계비용(*MPC*)이 일치되는 조건에서 자동차의 출퇴근 거리를 결정한다. 만일 사회가 부담해야 하는 추가적인 비용이 있다면, 실제로 운전을 한 출퇴근 거리(Q_m)는 적정한 운전거리(Q^*)보다 길어지게 된다. 의사결정자인 개인들이 이러한 외부효과를 고려하게끔 하려면 자동차 통근자들로 하여금 그들의 행동이 발생시키는 모든 비용을 부담하게 만드는 집단적 행동이 필요하다. 예를 들면, 유권자들은 그들이 선출한 대표자를 통해 모든 주요 고속도로에 통행료 징수 부스를 설치하거나, 시내에 진입하는 모든 운전자들에게 주행세를 부담하도록 하는 결정을 할 수 있다. 이런 두 가지 방법 모두 의사결정자들로 하여금 그들의 행동에 의해 발생하는 모든 비용을 고려하도록 만든다. 즉, *MPC*를 움직임으로써 *MSC*에 가까이 접근하도록 하여 실제 운전거리가 적정한 수준(Q^*)에 접근하게 만드는 것이다.

긍정적인 외부효과의 경우, 의사결정자가 자신의 행동으로 인해 발생한 외부편익을 누릴 수 없다면 경쟁적 시장에서의 생산량 수준은 아주 낮을 것이다. 이런 문제는 개인의 사적 한계편익(*MPB*)이 사회적 한계편익(*MSB*)보다 작기 때문에 발생한다. 만일 의사결정자가 한계비용과 사적 한계편익을 일치시키게 되면, 소비량은 최적수준보다 적어지게 된다.

봉투의 이면

최적생산량: 사유재 대 공공재

사유재에 대한 시장수요는 모든 개인들의 수요를 수평으로 합해서 도출된다. 이 경우 총생산량은 시장에서 각 개인들이 소비한 양을 합한 것이다. 재화가 경합적(rival)이라면 한 사람이 소비한 재화는 다른 사람이 소비할 수 없다. 다음의 그림은 수요곡선 D_1과 D_2를 가진 두 소비자를 가정하고 있다. 시장수요(ΣD)를 공급과 일치시키면 가격은 P_0, 최적생산량은 Q^*가 된다. 시장가격이 주어졌을 때, 각 소비자들은 가격과 생산의 한계비용이 일치하는 수준에서 생산량을 수요할 것이다.

공공재의 시장수요곡선은 일정한 양에 대해 수요 집단이 기꺼이 지불할 수 있는 가격에 따라 결정된다. 이 경우, 집단은 1과 2라는 두 사람으로 구성된다. 이 재화는 비경합적(nonrival)이기 때문

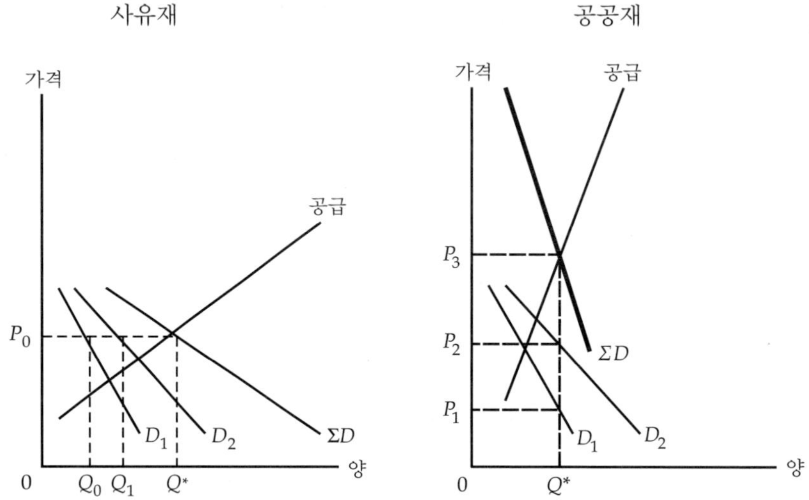

에 시장수요곡선은 경합적인 사유재의 경우처럼 개인수요곡선을 수평으로 합하는 것이 아니라 수직으로 합하여 도출된다. 최적생산량 수준(Q^*)에서 이 집단은 P_1과 P_2의 합인 P_3을 기꺼이 지불할 것이다. Q^*는 공공재의 적정량이 되는데, 그 이유는 이 지점에서 사회적 한계편익이 사회적 한계비용과 일치하기 때문이다.

사회 전체적으로 볼 때, 사회적 한계편익곡선을 알아내는 것은 쉬운 일이 아니다. 그 누구라도 공공재에 대한 자신의 한계적 가치(marginal valuation)를 드러내지 않아도 되기 때문에 사회적 지불의사를 결정하는 것은 대단히 어려운 문제가 된다. 어떤 사람들은 **무임승차자**(free rider)가 되는 것이 더 낫다고 생각할 것이다. 집단에 단지 두 사람만이 있을 때에는 상대방을 의식하기 때문에 무임승차는 큰 문제가 되지 않는다. 그러나 사회구성원의 규모가 큰 경우에는 그 누구도 충분한 공공재 공급을 보장할 수 있을 만큼 공공재에 높은 한계적 가치를 부여하지 않을 것이다. 즉, 공공재 생산의 한계비용은 어떤 한 사람 또는 작은 집단의 수요(아래 그림의 D_s)보다 훨씬 높을 것이다. 이런 상황에서 시장은 재화의 최적생산량을 보장하지 못한다. 즉, 집단적 조치가 취해지지 않는다면, 공공재의 생산비용은 그 누구든 개인이 부담하기에는 너무 높은 수준일 것이다.

무임승차자
중병에 걸릴 경우, 의료서비스가 무료로 제공될 것을 알고 보험을 구매하지 않는 사람.

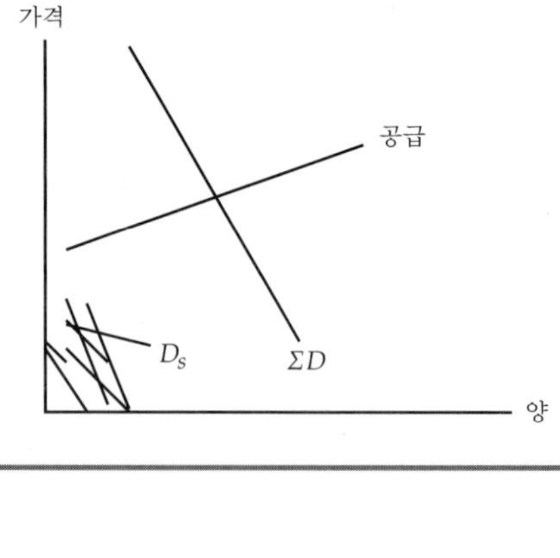

공공재

사람들이 상품소비가 주는 편익을 누리기 위해 가격을 지불하는 경우, 시장은 자원을 효율적으로 배분하게 된다. 나이키 운동화에 대해 가격을 지불하지 않는 사람들은 나이키 운동화를 가질 수 없기 때문에, 나이키 운동화 시장이 형성되는 것이다. 시장 기구는 상품 구매자들에게는 상품소비의 혜택을 제공하지만, 비(非)구매자들은 그 혜택으로부터 배제된다. 더욱이 이런 편익은 특정한 사람들만 누릴 수 있다. 어떤 한 사람이 바삭바삭한 타코(taco, 멕시코 음식으로 고기, 치즈, 양상추 등을 넣고 튀긴 옥수수빵—역자 주)를 먹을 경우, 그것은 배고픈 다른 사람들에게는 그림의 떡일 뿐이다.

그런데 어떤 경우에는 이런 두 가지 특성이 나타나지 않는다. 실제로 국방과 항공운항 제어 등과 같은 많은 주요 재화들은 이런 특성이 잘 나타나지 않는다. 비배제적(nonexcludable)이면서 **비경합적**(nonrival)**인 재화**를 우리는 **공공재**(public goods)라고 부른다. 재화의 소비에 있어서 비배제성은 재화의 비용을 부담하지 않는 사람들에게 그 소비혜택이 돌아가지 않도록 하려면 너무 많은 비용이 들어서, 이들에게 가격을 부과하는 것이 어려운 경우에 나타난다. 예를 들어, 방위전략 시스템을 운영할 경우, 어떤 사람이 이 비용에 대한 몫의 지불을 거부한다고 해서 그 사람만을 방위에서 배제시킬 방법은 없다.

비경합적 재화
한 사람이 소비해도 다른 사람이 사용할 수 있는 양이 제한되지 않는 재화 또는 서비스.

소비의 비경합성이란, 한 명 이상의 사람들이 다른 사람의 재화 소비에 영향을 미치지 않으면서 소비에 따른 편익을 누릴 수 있는 것을 의미한다. 이 경우, 한 사람의 소비는 다른 사람들이 얻는 편익을 감소시키지 않는다. 이를 기술적으로 표현하자면, 추가적인 사람에게 재화를 공급하는 데 드는 한계비용은 0인 것이다. 예를 들어, 공병대가 방수로를 건설하면, 그 후에는 홍수통제의 한계비용을 증가시키지 않고도 침수지역의 평야에 주택을 얼마든지 지을 수 있다(미 육군 공병대는 미시시피 강의 상류 쪽에 폭우가 내릴 경우 미시시피 강의 범람으로 인한 미 동남부 곡창지대의 침수 피해를 막기 위한 치수작업으로 수문이 달린 방수로를 건설하였으며 이로 인해 공병대가 미시시피 수계(水系)를 관리하고 있다 — 역자 주). 또한 항공통제 시스템이 설치되었다면, 추가적인 비행기의 항로를 모니터하는 데 소요되는 한계비용은 0이 된다.

만약에 우리가 **비배제적 재화**를 민간시장을 통해 공급하고자 하면 심각한 효율성의 문제가 발생한다. 이 문제를 이해하기 위해서는 배제 가능한 재화와 배제 불가능한 재화 간의 차이에 유념해야 한다. 재화에 대한 한계가치가 재화의 가격을 초과하는 이상 사람들은 한계가치가 얼마인지를 속일 유인이 없어진다. 만약에 재화의 배제성이라는 특징 때문에 어느 소비자가 재화의 한계가치를 낮추어 말하면, 그는 그 재화를 손에 넣지 못해 소비로부터 얻는 편익을 잃어버릴 수 있다. 독자가 경매를 관찰할 기회가 있었다면 이 개념에 익숙할 것이다. 한계가치는 경매물건에 대해 사람들이 기꺼이 지불할 의사가 있는 가격으로 반영된다. 참가자는 이들 재화에 대한 자신의 한계가치를 제대로 알려주어야 하며, 그렇지 않으면 경매가 끝난 후 당신은 빈손으로 돌아갈 것이다.

비배제적 재화
특정한 소비자들을 제한하는 것이 곤란한 재화 또는 서비스. 즉, 누군가가 사용할 수 있게 되면 다른 사람들 또한 사용할 수 있음.

이와는 달리 비배제성이 성립하는 재화의 경우, 구매자들은 구매하고자 하는 재화에 대한 한계가치를 낮추려는 유인을 갖게 된다. 만일 구매자들이 해당 재화에 대해 가격을 지불하지도 않고 소비의 편익을 누릴 수 있다면, 굳이 지불할 필요가 있을까? 우리는 소비로부터의 편익을 즐기면서 가격 지불을 거부하는 사람들을 **무임승차자**(free riders)라고 부른다(어떤 사람들은 이들을 심지어 **공짜 손님**(freeloaders)이라고 부를지도 모르겠다). 공영 텔레비전은 이런 무임승차의 사례를 보여준다. 공영 텔레비전을 시청하는 사람들은 실제로 시청료를 납부하는 사람들보다 훨씬 많다. 물론 어떤 사람들은 공짜로 시청하지만 다른 사람들은 시청료를 지불해야 하며, 그렇지 않다면 그 누구도 공짜로 시청할 수 없을 것이고, 이것이 바로 핵심이다. 민간시장은 비배제적 재화를 너무 적게 공급하는 경향이 있는 것이다.

공공재는 외부효과를 갖는 특수한 경우이다. 따라서 공공재가 적정한 수준으로 공급되기 위해서는 공공부문이 공공재를 제공해야 할 것이다. 정부는 과세권을 이용하여 공공재의 혜택을 받는 사람들에게 공공재의 비용 조달에 참여할 것을 요구할 수 있다. 그러나 분명한 것은 정부가 공급하는 재화라고 해서 모두가 공공재는 아니라는 점이다. 정부에 의해 재화가 공급되는지의 여부는 전혀 문제가 되지 않는다. 정부는 때때로 사유재, 예를 들어 공원에서의 연주회 공연, 쓰레기 수거 등의 공급에 관여한다. 이 두 가지 경우 모두 가격을 지불하지 않는 사람들을, 거의 비용을 들이지 않고 소비로부터 배제할 수 있으므로 무임승차의 문제를 해결할 수 있다.

매우 강력한 시장 옹호자들조차도, 시장이 항상 재화와 서비스를 적정한 수준으로 공급할 수 없다는 점을 인정한다. 그러나 시장이 가져다주는 결과에 대해 비판적인 사람들도 정부가 이런 일을 실제로 더 잘할 수 있는가 하는 문제를 생각해보아야 한다. 과연 정부의 공급이 시장의 공급보다 더 효율적인가? 정부의 공급이 자원의 공정한 분배를 가져올 수 있는가? 설사 자원의 공정한 분배를 가져온다고 해도, 이로 인해 발생하는 비용을 감당할 가치가 있는가? 우리는 이런 문제들에 대해 이 장의 후반부에서 논의할 것이다.

정책적 쟁점

정부의 의료제공은 민간시장을 통한 공급보다 더 효율적인가?

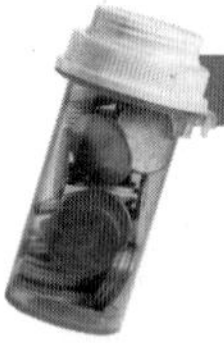

의료제공의 쟁점

'가치재'로서의 의료서비스

소비자행동을 예측하는 경제모형들은 통상적으로 소비자들이 스스로 무엇을 원하는지 알고 있으며, 자신들의 선호에 대해 순위를 매길 수 있다고 가정한다. 그러나 사람들은 가끔 자신들에게 좋은 것은 피하고, 해가 되는 것을 선택하기도 한다. 이런 사실을 인식한 Musgrave(1959)는 사적 수요가 충분치 않아도 반드시 공급되어야 하는 특정 상품들을 '**가치재**(merit goods)'로 분류했다. 가

가치재
일반 소비자들이 편익을 충분히 인식하지 못해 집단적으로 공급되어야 하는 재화.

치재는 일반적인 소비자들에 의해 제대로 평가받고 있지 못하기 때문에, 이러한 재화에 대한 소비는 집단행동을 통해 장려되어야 한다.

많은 사람들은 의료서비스를 가치재의 범주에 포함시킨다. 1차 의료서비스와 예방적 의료서비스의 중요성을 제대로 평가하지 못하는 사람들은 이러한 가치 있는 재화들을 적게 소비할 것이다. 이들을 가치재로 분류하는 것이 단순히 집단행동에 선호를 부여하는 문제인지 아니면 이들이 진정한 가치재인지의 문제는 앞으로 더 많은 논의가 필요하다.

의료제공과 재원조달 문제에 있어서 정부의 개입을 정당화하는 주장들은 시장 실패, 정보의 문제, 제3자 지불제도, 가치재의 문제 등을 거론한다. 이런 주장들이 강력한 논리이기는 하지만 언제나 설득력을 갖고 있는 것은 아니다. 그러나 가치재의 논리를 사용할 때에는, 단순히 우리들의 개인적인 선호를 정당화하기 위해 모든 사람들이 의료서비스를 받을 자격을 갖고 있다는 개인적인 가치 판단을 가치재라는 학술적인 용어로 대체할 수 없음을 유의해야만 할 것이다(Baumol & Baumol, 1981).

출처: Richard A. Musgrave, The Theory of Public Finance, New York: McGraw-Hill, 1959; William J. Baumol and Hilda Baumol, "Book Review," *Journal of Political Economy* 89(2), April 1981, 425–428.

의료시장에서의 시장 실패

의료시장에서의 시장 실패를 분석하려면, 앞서 설명한 세 가지의 시장 실패 원인에서부터 출발해야 한다. 의료시장에는 독점이 얼마나 만연하고 있는가? 의료의 소비와 생산에서는 심각한 정도로 외부효과가 존재하는가? 그리고 의료는 소비 측면에서의 비배제성과 분배 측면에서의 비경합성을 갖는 공공재인가?

봉투의 이면

어린이 예방접종에 대한 보조금

공중보건 관리들은 어린이들이 2살 이전에 소아마비, 홍역, 이하선염, 백일해 등을 포함한 일련의 예방접종을 받을 것을 추천한다. 어린이들이 예방접종을 받지 않을수록 전체 어린이 예방접종 프로그램의 가치는 훼손된다. 예방접종을 하지 않는 어린이들이 질병에 걸릴 가능성이 더 많은데, 이는 어린이들의 후생을 저하시킨다. 또한 어린이들은 병원체의 보균자로서 역할을 하여 다른 어린이들에게 전염시킬 가능성이 높은데, 이는 다른 모든 어린이들의 후생을 저하시킨다. 이것은 전통적인 긍정적 외부효과를 보여주는 사례로서, 이 경우에는 예방접종의 사적 한계편익(MPB)이 사회적 한계편익(MSB)에 미치지 못하게 된다.

정책적 쟁점

모든 사람들은 전염성 질병으로부터 인구 전체를 보호하기 위해 설계된 예방접종 프로그램에 참가해야만 하는가?

예방접종이 주는 총편익을 알지 못하는 소비자들은 오직 사적인 편익에 대해서만 반응한다. 따라서 시장수요는 개인의 사적 한계편익(MPB)의 합이 된다. 시장은 점 A에서 균형을 달성하는데, 이때 가격은 P_1이고 균형 접종량은 Q_1이며, $MPB = MSC$를 만족한다. 예방접종과 관련된 긍정적 외부효과로 인해 사회적 한계편익곡선(MSB)은 MPB보다 위에 있게 된다. 후생 극대화가 달성되려면 점 C에서 MSB와 MSC를 일치시켜, P_2의 가격하에서 Q_2만큼의 접종이 이루어지게 해야 한다. 소비자들로 하여금 이런 외부편익을 포착할 수 있게 하는 메커니즘이 없을 경우, 관련 수요곡선은 MSB가 아니고 MPB가 된다. 여기서는 수요와 공급을 일치시킴으로써 P_1과 Q_1의 균형이 이

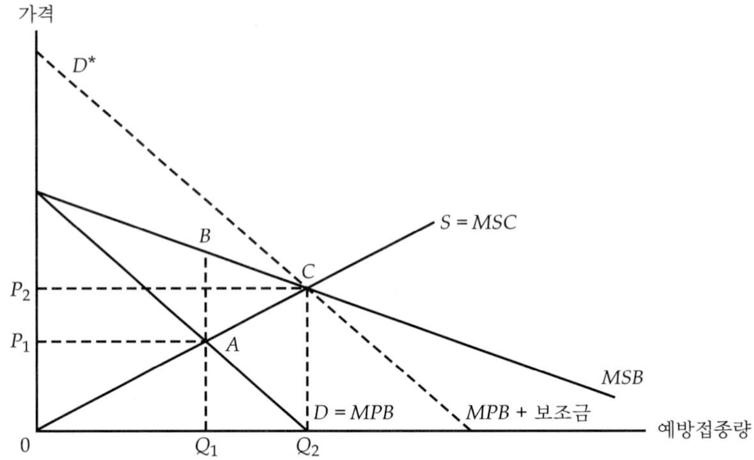

루어진다. 따라서 생산량은 적정한 수준에 미치지 못하게 되고, 삼각형 *ABC*로 표시되는 사회적 손실이 발생한다.

정책적 쟁점

경제적 후생의 개선을 목적으로 하는 경우, 민간 제공자에 대해 보조금을 지급하는 것이 정부가 직접 공급하는 것보다 더 나을까?

사회후생을 개선하는 하나의 방법은 바로 소비활동에 보조금을 지급하는 것이다. P_2만큼의 보조금은 *MPB*와 *MSB*의 차이를 제거한다. 그래프를 통해 보면, 이는 '*MPB* + 보조금'이라는 명칭의 점선으로 나타나고 있다. 보조금이 있으면 수요는 D^*가 되고 균형 접종량은 Q_2가 된다. 이때 공급자들은 P_2의 가격을 지불받게 되고, 소비자들은 0의 가격(P_2 – 보조금)으로 예방접종을 받게 된다. 이런 상황에서 *MSB*는 *MSC*와 일치하게 되어 예방 접종량이 적정한 수준에 이르게 되고, 이로 인해 경제적 후생이 극대화된다. 경제학자들은 거의 대부분의 경우에 정부가 재화나 서비스를 직접 공급하는 것보다 민간이 공급하고 그에 대해 보조금을 주는 것이 낫다고 주장한다.

시장 실패의 전통적 원인

의료시장에서 절대적인 시장지배력을 발견하기는 어렵더라도, 경쟁의 결여는 상당히 심각한 문제일 수 있다. 병원산업의 경우, 비교적 작은 병상규모에서 규모의 경제가 사라진다는 단순한 사실 때문에 대부분의 대도시 지역에서는 1개 이상의 병원들이 존재한다. 심지어 인구가 18만 명 정도로 작은 지역에서도 2~3개의 병원이 의료서비스를 제공하고 있다. 이보다 더 작은 지역에서는 경쟁의 결여가 시장옹호론자에게 더욱 큰 문제가 된다. 이러한 작은 시장의 경우, 상당한 정도의 비효율성을 방지하려면 일부 입원서비스가 공유되어야만 한다(Kronick et al., 1993).

여러 개의 병원들이 있는 비교적 큰 지역에서도 어떤 의료공급자는 어느 정도 시장지배력을 갖기도 한다. 장기 이식과 CT(전산화 단층촬영) 및 MRI(자기공명영상촬영)를 포함한 다양한 영상기술처럼 상당한 정도로 규모의 경제를 보이는 의료시술 및 서비스가 존재한다.

비록 순수 독점을 발견하기 어렵지만, 기업들은 때때로 담합을 통해 경쟁을 회피하려고 한다. 공급자들은 가격경쟁을 하지 않는 것이 집단적으로 이익을 가져다준다는 것을 알기 때문에, 직접적인 가격경쟁을 피하기 위해 제품의 차별화를 실시한다. 여기서는 질적 수준이나 제공되는 서비스의 범위에 있어서는 경쟁이 존재하지만, 가격에는 경쟁이 존재하지 않는다. 예를 들어, 차별화는 의료공급자들이 한 병원에서는 심장질환 치료를, 다른 병원에서는 부인과 치료를 전문화함으로써 달성된다. 의료서비스의 경우 대체로 국한된 지역에서 제공되기 때문에, 이런 형태의 시장분할은 다른 제품에 비해 비교적 용이하다.

의료시장에서의 외부효과는 여러 가지 상황에서 발생한다. 가장 분명한 외부효과로는 공중보건 프로그램과 관련되어 있다. 현대사회는 모든 형태의 전염성 질환을 일으키는 근원지가 될 수 있다. 건강관련 규제를 집행하고 전염병을 감시하는 보건 당국의 능력은 공중보건 개선에 기여한다. 보건당국의 관련 활동에는 깨끗한 물과 청정한 공기의 제공, 콜레라와 이질과 같은 질병의 발생률을 떨어뜨리는 적절한 방법의 폐기물 처리 등이 포함된다. 게다가 이하선염, 홍역, 천연두, 소아마비, 백일해와 같은 질병의 예방접종은 전염병이 퍼지는 것을 방지하기 때문에 전 지역주민이 그 혜택을 누릴 수 있다. 즉, 예방접종의 사회적 가치는 접종을 받는 개인이 혼자서 얻는 가치보다 크다. 민간시장에서는 사회적 적정수준보다 예방접종이 적게 이루어지므로, 예방접종을 의무화하든지 국가가 보조금을 지급하든지 아니면 이 두 가지를 다 하는 형태의 집단적 조치가 요구된다.

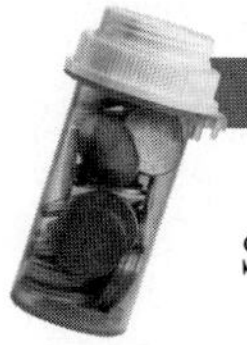

의료제공의 쟁점

SARS가 주는 교훈

2003년 봄에 캐나다, 유럽과 아시아를 여행하는 사람들에게 SARS는 귀에 익은 단어가 되었다. 중증 급성 호흡기 증후군, 간단히 줄여 SARS(severe acute respiratory syndrome)는 토론토, 싱가포르, 도쿄의 신문 1면을 장식했다. 아프리카의 원숭이로부터 바이러스가 전파되는 내용을 다룬, 1995년 영화 〈아웃브레이크〉를 연상시키는 SARS는 치명적인 질병의 발생에 대응하는 공중보건 당국의 능력을 시험했다.

새로운 전염병을 통제하는 것이 어느 정도로 어려울까? 이는 전염병이 어떻게 전파되는지, 전염병을 포착하는 것이 얼마나 어려운지, 명백히 건강한 사람들을 통해서도 질병이 전파되는지, 비인간종(nonhuman species)에서 숙주를 찾을 수 있는지 등에 달려 있다. SARS는 중국에서부터 시작되었는데, 중국 당국이 몇 달 동안 SARS의 존재를 보고하지 않았고, 그다음에는 질병 확산의 정도를 숨기려고 했기 때문에, 이 질병 문제는 더욱 심각해지고 말았다.

아직까지 치료법을 찾아내지 못한 상태에서 이 질병을 통제하려는 노력은 걸음마 수준으로, 전염된 사람들을 일일이 확인하고, 그들과 접촉한 모든 사람들을 추적해서, 그들을 격리시키는 것이다. 그런데 모든 사람들을 추적하는 것은 불가능하기 때문에, 우리가 할 수 있는 유일한 방법은 대규모의 예방접종, 휴교, 휴가와 휴일의 취소뿐이다.

그러나 모든 것을 고려해 보면, SARS가 유행할수록 상대적으로 그 치명성이 가벼워졌다. 2003년 6월 11일 기준으로 세계보건기구(WHO)는 미국의 70명을 포함하여 29개국에서 8,435명의 환

http://

수많은 자선단체들은 그들의 메시지를 전달하기 위해 인터넷을 이용하고 있다. 미국 유나이티드웨이(United Way of America)는 소득공제 방법을 통해 조성된 기금으로 광범위한 활동의 네트워크를 유지하고 있다. 그 활동내용은 다음 사이트에서 찾을 수 있다.
http://www.unitedway.org/

자가 발생했다는 보고를 받았다. 이 중 사망자는 789명으로 사망률은 9.4%였다. 이번 SARS의 경우는 운이 좋았다. 그러나 만약 다음번에 치명적인 전염병이 발생할 경우, 그때에도 운이 좋을지는 알 수 없다. 마스크는 SARS보다 전염성이 높은 전염병으로부터 우리를 보호하기에 충분치 않다. 따라서 공중보건 당국은 의학계가 전염병의 숙주를 연구하여 적절한 의학적 대답을 얻을 때까지, 대규모의 예방접종을 효과적으로 수행하기 좋은 제도와 절차를 마련해야 한다.

다음번에 당신이 지구상 어느 외딴 지역에서 이상한 질병이 발생했다는 소식을 듣는다면, 그 병이 당신에게 별 영향을 미치지 않을 것이라고 생각하지 않는 편이 좋겠다. 보건당국이 SARS로부터 값진 교훈을 배웠기를 바랄 뿐이다.

출처: Daniel Haydon & Olivia Judson, "A Health Warning to the World," *Financial Times*, May 9, 2003, 13.

많은 사람들은 사회적 또는 자선적 외부효과가 의료서비스의 소비와 연관되어 있다고 주장한다. 병들고 가난한 사람들이 사회연대의 차원에서 의료서비스를 제공받을 경우, 그 사실로부터 건강한 사람들과 부유한 사람들이 만족감을 얻기 때문에 이러한 소비에 있어서의 외부효과가 발생하게 된다. 자선적 욕구를 공유하는 사람들은 민간재단과 의료기관에 함께 기부할 수 있다. 매년 미국의 유명한 코미디 배우 제리 루이스가 매년 하는 전화모금 방송은 근위축증과 싸우는 사람들에게 도움을 줄 수 있는 기회를 제공한다. 유나이티드 웨이(United Way), 어린이 건강 자선단체인 로널드 맥도널드 하우스, 특정 질병으로 고통받는 어린이들에게 의료서비스를 제공하는 어린이 기적 네트워크, 미국암협회, 그 밖의 비영리조직들에 대한 개인적 기부는 특정 질병들과 싸울 수 있도록 해 주고, 환자들로 하여금 비용이 너무 높아 받기 힘든 치료를 받을 수 있게 해 준다.

> **http://**
> 미국 암협회(American Cancer Society)의 목적은 암의 예방, 진단, 치료를 위한 연구이다.
> **http://www.cancer.org/**

> **http://**
> 어린이 기적 네트워크(Children's Miracle Network)는 어린이들과 관련 병원들에 혜택을 주기 위한 모금을 임무로 삼고 있다.
> **http://www.cmn.org/**

외부효과의 특성으로 볼 때, 이런 일에 기부하지 않는 사람들조차도 의학연구로 인해 특정한 질병의 치료방법이 발견되고, 경제적 이유 때문에 치료받지 못하던 사람들이 치료받을 수 있다는 사실에 만족감을 얻는다. 이처럼 소비의 외부효과가 존재하고 그 외부효과가 상당히 크다면, 경제적 이유로 의료서비스를 받지 못하는 사회의 일부 계층에게 의료서비스를 제공하기 위해 정부를 통한 집단적 행동을 사용할 수 있다. 물론 자발적 기부를 거부하는 사람들도 강제적인 조세를 통해 이런 책임을 분담할 수 있다. 집단적 행동은 보조금의 성격, 조세의 규모 및 의료서비스의 분배방법 등을 결정한다.

> **http://**
> 자원봉사에 대한 기회와 모금에 대한 정보는 로널드 맥도널 하우스(Ronald McDonald Houses)의 웹사이트에서 찾을 수 있다. 로널드 맥도널 하우스 자선기금(Ronald McDonald Houses Charities)은 다음 사이트에서 찾을 수 있다.
> **http://www.rmhc.com/**

> **현물급여**
> 식료품 구매권(food stamp), 메디케이드처럼 특정 재화 또는 서비스를 제공하는 복지상품권(voucher)의 형태로 제공되는 복지급여.

의료서비스 보조는 현금급여보다는 주로 **현물급여**(in-kind transfer)로 이뤄진다. 물론 수혜자들은 현물급여보다는 현금급여를 더 선호한다. 왜냐하면 수혜자들은 현금급여를 받을 때 만족도가 더 높아지기 때문이다. 그러나 기부자들은 현금급여를 하면 이 돈이 의료서비스에 쓰인다는 보장이 없기 때문에 현물급여를 더 선호한다. 사실, Waldo와 동료들(1989)은, 메디케어의 1인당 급여에 상당하는 현금을 노인들에게 직접 보조하는 경우, 현재와 같은 의료서비스의 보조보다 수혜자들의 후생이 더 커질 것이라고 지적한다. 기부자들, 이 경우에 납세자들은 수혜자들이 먹는 식품이 건강식품인지 혹은 그들이 살고 있는 주택이 냉난방이 되는지 등, 수혜자들이 누리는 후생의 다른 측면과는 또 다른 측면에서 건강문제에 관심을 두고 있다.

정책적 쟁점

의료서비스 보조는 직접적인 현금 지급의 형태로 이루어져야 할까, 아니면 현물급여의 형태로 이루어져야 할까?

또한 외부효과는 예외적으로 높은 수준의 의료비 지출과 연관이 있기도 하다. 의료보험에 아예 가입되지 않거나 혹은 적용범위가 제한적인 의료보험에 가입된 사람들의 경우, 경제적으로 감당할 수 있는 범위를 넘어선 수준의 의료비를 부담해야 할 때가 있다. 이런 경우 그들이 의료비를 부담하지 못하면 사회가 부담하게 된다. 즉, 병원들은 환자들이 지불하지 못하는 의료비를 악성 부채로 처리하고, 이 비용을 다른 환자들에게 전가시키는 것이다.[5] 우리가 재정적인 이유 때문에 그 누구도 의료에 대한 접근을 배제할 수도 없고 최소한 그럴 의사도 없다는 사실로 말미암아 무임승차자의 문제가 나타나게 된다. 이런 이유 때문에 많은 사람들이 엄청난 비용이 소요되는 재난적 질병을 보장해 주는 강제 의료보험을 옹호한다. 이렇게 하면, 모든 사람들이 의료제공을 위한 비용분담에 참여해야 하므로 무임승차자의 문제는 어느 정도 완화될 것이다.

순수의학 연구는 쉽사리 상업적인 가치를 가질 수 없기 때문에 공공재의 개념으로 보아야 한다. 이런 종류의 의학연구 결과는 주로 의학 학술지에 실린다. 이러한 방법으로 공유되는 많은 정보들은 다른 의료인들이 특정한 치료방법으로 이용할 수 있는 여러 가지 활동들과 의료시술을 조합하는 방법을 알려준다. 특허를 획득할 수 있는 의료 장비들이 이러한 치료과정에 포함되지 않으면, 새로운 발견을 한 연구자들이 그들의 연구에 대한 수익을 얻기 어려울 것이다. 그러한 사례로는 각막이식과 안과수술에서의 레이저 사용 등을 들 수 있다.

정책적 쟁점

의학연구가 공공재라는 점이 기초의학연구에 대해 정부가 재정지원을 해야 한다는 주장을 더욱 강화할 수 있을까?

많은 사람들은 의학연구가 공공재로 취급되어야 하고, 따라서 정부를 통해 집단적으로 연구비 재원을 조달해야 한다고 주장할 것이다. 이런 식으로 하면 납세자들이 재정적으로 부담하는 기초의학의 발전은 공공의 영역에 속하게 되고, 그 결과는 잠재적 이용자들에게 무료로 제공될 것이다. 그러나 반대쪽 주장은 학자들이 많은 의학연구를 진행한다는 사실을 인식하고 있다. 대학교와 의과대학에서 연구하는 학자들은 승진 혹은 종신직 교수제의 규정을 통해 그들의 발견 업적에

5 의료서비스 공급자들은 지불체납 채무자들을 해당 신용기관에 보고한다. 이는 아주 흔하게 발생하는 일이므로 상업은행과 소비자 금융회사 들과 같은 많은 대부자들은 의료서비스 관련 채무가 있더라도 그들의 신용 이력을 평가하는 데는 반영하지 않는다(Bart Cooper와의 개인적인 대화에서, GMAC).

대해 보상받을 수 있으므로, 적어도 그들이 얻는 편익의 일부는 직업적 승진기회와 개인적인 권위로 연결된다. 또한 어떤 사람들은 특허료 또는 다른 형태의 보상을 얻기 위해 자신의 연구 결과물을 공공의 영역에서 빼내는 선택을 할 수도 있다.

의료서비스는 의료공급자들 사이의 시장지배력, 소비와 생산에서의 외부효과 그리고 공공재와 관련된 특징을 가지고 있으므로, 경쟁적인 시장에서 정의되는 적정한 공급량의 수준보다 적게 공급될 것이다.

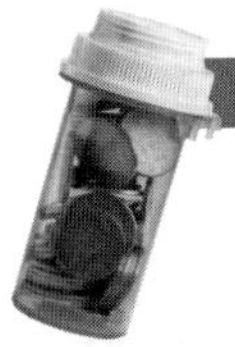

의료제공의 쟁점

전문서비스의 광고: 검안의 사례

대부분의 민간시장에서는 소비자들이 광고를 통해 중요한 정보를 얻을 수 있다. 전문적 서비스의 광고를 반대하는 사람들은 광고가 소비자들을 잘못된 방향으로 오도하고 상품의 질적인 수준을 저해해서 결과적으로 가격을 올린다는 사실을 강조한다. 각종 의료 전문인을 대표하는 협회들은 의료시장에서 오랫동안 유지되어 온 가격에 대한 광고의 제한을 방어하는 역할을 수행해 왔다.

경제이론에서, 판매자들은 필요한 모든 정보를 가지고 있지만 구매자들은 전혀 정보를 가지고 있지 못해, 판매자와 구매자 사이에 **비대칭적 정보**(asymmetric information)라는 특성이 존재하는 시장에서는 광고가 바람직하다고 주장한다. 예를 들어, 광고는 소비자들에게 다른 공급자에 대한 정보를 제공한다. 이 결과, 개별 공급자에 대한 소비자들의 수요가 탄력적으로 되기 때문에 가격이 낮아지게 된다. 더욱이 광고의 목적 중 하나는 소비자의 수요를 증대시키는 것이다. 광고하는 사람들이 이런 혜택을 실현시키는 한, 그들은 생산에 있어서 규모의 경제가 주는 이점을 누릴 수 있으며, 실제로 소비자들에게 더 낮은 가격으로 서비스를 제공할 수 있다.

비대칭적 정보
거래 당사자들 사이에 정보가 불균등하게 분포되어 있는 상황. 더 많은 정보를 가진 사람이 계약조건을 결정하는 데 있어 부당한 우위를 가지게 됨.

비록 광고가 상품의 가격을 낮출 수도 있지만, 그것이 제품의 질에도 영향을 미치는지는 확실하지 않다. 이론적으로 높은 품질의 제품을 판매하는 공급자들은 반복적으로 구매하는 단골고객에게 광고함으로써 더 많은 이익을 얻는다. 그러나 실제로는 낮은 품질의 제품을 판매하는 공급자들이 더 많은 광고를 한다. 결국 광고가 품질에 미치는 효과는 품질에 대한 소비자들의 수요와 품질이 좋은 물건을 생산하려는 공급자들의 의지에 의해 결정되는데, 후자의 경우는 상당 부분 특정 직종에 설정되어 있는 윤리기준에 의해 좌우된다.

정책적 쟁점
의사들과 기타 의료제공자들의 광고를 허용해야 할까?

이러한 모든 증거를 고려해, 1980년 미연방 항소법원에서는 의사들과 여타의 의료인들이 가격과 서비스에 대한 광고를 할 수 있다고 판결했다. 검안서비스 시장에 대한 Kwoka(1984)의 연구는, 광고가 가격과 품질에 어떠한 영향을 미치는지를 알아본 첫 번째 연구였다. 이 연구결과는 광고하는 검안업자들의 가격과 품질이 더 낮았고, 광고를 하지 않는 검안업자들의 가격 또한 하락했다는 점을 지적했다. 그러나 광고를 하지 않는 검안업자들의 서비스 질적 수준은 상승했다. 그런데 업계에서는 광고를 하지 않는 검안업자들이 대단히 많았기 때문에, 광고의 허용은 이 시장에서 전체적인 품질을 높이는 결과를 가져왔다. Kwoka는, 질적 수준을 조정한 검안서비스의 가격이 광고의 결과로 20% 정도 하락했기 때문에, 검안서비스에 대한 광고 규제완화가 실제로 경제적 후생을 개선시켰다고 주장했다.

출처: John E. Kwoka, Jr., "Advertising and the Price and Quality of Optometric Services," *American Economic Review* 74(1), March 1984, 211–216.

의료시장의 불완전성

다른 형태의 불완전성도 의료시장에서 사회적으로 적정한 양의 의료서비스를 공급하지 못하게 한다(Pauly, 1988을 참조). 이런 불완전성에는 불완전 정보, 진입장벽, 제3자 지불제도의 확산 등이 포함된다.

불완전 정보 정보 부족은 시장경제에 심각한 문제를 가져다준다. 특히 의료시장에서는 불완전 정보의 문제가 더욱 심각하다. 대부분의 환자들은 의료서비스의 거래에 대해 사실상 거의 모든 측면에서 정보가 부족하다. 환자들은 보통 자신이 앓고 있는 병의 증세와 증후군에 대해서만 알고 있을 뿐, 그 밑에 있는 의학적 원인에 대해서는 알지 못한다. 환자들은 의사들이 내리는 진단과 치료방법에 대해 식견을 가질 기회가 없다. 대부분의 경우, 환자들이 기대하는 것은 질병으로부터의 완전한 회복뿐이다.

환자들이 이용할 수 있는 전반적인 정보부족의 문제는 시간과 비용으로 인한 정보획득의 어려움으로 인해 가중된다. 따라서 대부분의 환자들은 자신들의 질병, 진단, 가능한 처방들에 대한 정보를 공급자인 의사에게 전적으로 의존하게 된다. 또한 환자들은 여러 의료공급자들이 부과하는 가격과 의료수준의 차이에 대한 정보도 없다. 이와 같이 의료공급자와 환자들 사이에 존재하는 정보의 차이를 **정보의 비대칭**이라고 부르는데, 이로 인해 두 가지의 중요한 결함이 나타나게 된다.

첫째, 환자들은 의료공급자들 간의 가격과 의료수준의 차이를 판단할 수 없다. 따라서 공급자들은 일정한 수준의 의료서비스에 대해 시장가격보다 높은 가격을 부과하거나, 일정한 가격에 대해 상대적으로 낮은 수준의 의료서비스를 제공할 수 있다. 유사한 환자들에게 서로 다른 가격이 부과되거나 상이한 수준의 의료서비스가 제공되고 있는 현실은 이러한 현상을 반영하는 예이다. 이런 의료서비스의 가격과 수준의 차이는 동일한 수술이 시행되는 비율을 조사하면 더 잘 알 수 있다. 맹장염, 탈장, 자궁절제 등과 같이 대안적인 치료방안이 마땅치 않은 경우에는 수술률의 차이가 상대적으로 작다. 그러나 여러 가지의 치료대안이 있는 편도선 수술, 디스크 수술, 관상동맥우회술 등의 경우에는 작은 편차를 보이는 다른 경우들에 비해 수술률의 차이가 4배 정도에 이른다(Phelps, 1992).

둘째, 대리인 문제를 들 수 있다. 환자들은 대부분의 의사결정을 의사에게 위임하므로 의사들은 환자의 대리인 역할을 한다. 그러므로 이런 환자들의 기대에 부응하기 위해서 의사들의 결정은 환자의 이익을 최우선으로 고려해야 한다. 그러나 의료서비스 공급자로서의 역할과 환자를 대신하는 대리인으로서의 역할은 서로 상충한다. 즉, 의사들은 환자들이 실제로 필요한 것보다 더 많은 의료서비스를 구매하도록 부추기는 것이다. 의사들은 환자들에게 크게 도움이 되지 않는, 즉 한계가치가 낮은 의료뿐 아니라, 경우에 따라서는 환자들에게 해가 될 수 있는 의료서비스까지 추천하기도 한다. 심지어 극단적으로는 치료효과가 상당할 것으로 예상되어도 의료공급자에게 재정적인 이익을 가져다주지 않는다는 이유 때문에 관리의료조직(managed care organization)에 등록한 환자들에게 의료서비스가 제공되지 않는 경우도 있다.

물론 이런 정보의 문제가 의료시장이 가망이 없을 정도로 비경쟁적이라는 사실을 의미하는 것은 아니다. 시장의 가격기구는 이런 정보의 차이가 주는 영향을 극소화하도록 작용한다. 의료계는 최소한의 품질 수준을 보장하기 위해 일반의, 전문의, 병원, 의과대학 등에 면허제도와 인증제도 등을 만들었다. 그리고 의사협회와 같은 전문인협회에서는 윤리강령을 만들고 있다. 만일 이런 제도들이 충분하지 않을지라도, 의료사고에 따른 소송의 위협은 환자들의 이익을 최우선시하는 게 중요하다는 것을 일깨워 주는 역할을 한다.

또한 우리는 다른 시장들의 경우에도 이러한 정보의 비대칭성 문제가 있음에도 불구하고 비교적 경쟁적으로 작동한다는 점에 주목해야 한다. PC 시장이 좋은 사례이다. PC 시장에서는 극히 소수의 전문가를 제외하고, 일반인들은 RAM과 ROM의 차이를 비롯하여 1기가바이트가 몇 메가바이트인지, 펜티엄과 셀러론 프로세서의 차이는 무엇인지를 알지 못한다. PC 대신에 매킨토시를 구매하는 게 좋은 이유가 있을까? 나는 DVD 대신에 ZIP 드라이브를 원하는가? 나는 인터넷 팩스모뎀을 필요로 하는가? 소비자들의 이런 무지에도 불구하고, PC 시장은 경쟁적이다. 왜 그럴까? 그 이유는 이러한 정보에 대해 아는 소수의 사람들이 초기에 시장정보를 제공하기 때문이다. 이들은 뉴스레터를 발간하고, 잡지에 기고하며, 인터넷의 정보망이나 게시판에 정보를 제공하는 일에 엄청나게 많은 시간을 보낸다. 이들에 의해 만들어지는 정보에 대한 수요 덕분에 모든 소비자들이 정보를 얻을 수 있는 것이다.

핵심개념 ❸
한계분석

소비자들이 정보를 획득하고 이용하는 것이 자신들의 이익에 가장 잘 부합한다는 사실을 깨닫게 되면, 정보에 대한 수요가 나타나게 될 것이다. 그러나 의료시장의 소비자들은 그들이 시간과 비용을 써서 정보를 얻는 것이 그들의 이익에 도움이 된다는 사실을 인식하지 못하고 있다. 정보탐색을 통해 비용절감이 이루어진다면 이를 본인이 갖는 것이 아니라 보험회사나 정부와 같은 제3지불자가 가져가 버리기 때문이다. 의료시장의 이러한 측면을 변화시키면 소비자들에게 의료서비스에 대한 정보 획득의 유인이 생길 것이다. 응급의료를 제외한 사실상 모든 종류의 의료서비스는 경제적 규율(economic discipline)을 보장할 만큼 정보를 충분히 가진 소비자들에 의해 구매될 것이다. 정보에 대한 수요는, 많은 조직과 네트워크가 1차 의료서비스, 예방서비스, 수술 결과 및 비용 등을 포함하는 주요 분야에서의 성과에 관해 자신의 구성원들에게 보고해야 하는 관리의료 시장에서 분명히 나타나고 있다(Kenkel, 1994).

진입장벽 경쟁시장에서 발견할 수 있는 중요한 특징 중의 하나는, 공급자들이 손쉽게 시장으로 진입할 수도 있고, 이탈할 수도 있다는 점이다. 이윤은 시장의 잠재적 공급자들에게 신호를 보내주는 역할을 한다. 만일 이윤이 주어진 위험수준하에서의 정상이윤보다 높으면 기업들이 시장에 들어와 가격이 낮아지고, 그로 인해 이윤이 정상수준으로 돌아가게 된다. 정상이윤보다 이윤이 낮을 경우에 한계기업은 시장을 떠나게 되고, 남아있는 기업들이 가격과 이윤을 올리는 반대의 상황이 연출된다.

진입장벽은 자원의 이동을 제한하여 불완전경쟁을 초래한다. 의료시장의 장벽은 수행할 수 있는 의료행위의 종류와 투자에 대한 다양한 제약에서 발견된다. 개원의에 대한 면허제도와 인증제도는 의료업으로의 진입을 제약하는 가장 일반적인 방법이다. **필요증명**(Certificate of Need, CON)법은 병원들로 하여금 고가의 장비에 투자를 하거나 증설하기 전에 정부의 기획부서(planning agency)로부터 허가를 받도록 하고 있다. CON법은 한 지역 내에서 고비용의 프로그램이 중복 시행되는 것을 방지하려는 목적을 가진다. 이런 제약들은 이론적으로 그럴듯해 보이지만, 시장에 어떤 제약을 가할 경우에 우리가 예상치 못한 결과 중 하나는 시장의 경쟁성을 제거하게 된다는 점이다. 그래서 경쟁이 줄어들면 시장지배력이 나타나게 되고 결국은 시장 실패로 이어진다.

필요증명(CON)
병원산업에서 고가의 중복투자를 피하기 위한 규제. 의료공급자들은 중요한 시설 또는 서비스를 확장하기 전에 필요증명서를 제출해야 함.

제3지불자 전통적인 시장에서는 자신의 돈을 지출하는 소비자들이 어떤 규율(discipline)에 입각해서 행동하고, 이는 재화와 서비스의 효율적인 공급으로 그 결실을 맺는다. 의료시장이 비효율적인 이유 중의 하나는 소비자들이 자신들의 돈을 사용하지 않는다는 데 있다. 병원서비스에 지불되는 1달러당 3센트만이, 그리고 의사서비스에 지불되는 1달러당 20센트만이 환자들이 직접 부담하는 비용이다. 나머지 의료비는 의료보험과 정부 등의 제3자가 지불하고 있다. 그런데 이로 인해 의료시장에 근본적인 문제가 생긴다. 전형적으로 가격은 소비자가 재화와 서비스에 기꺼이 지불할 의사와 그들의 구매능력 간의 상호작용을 반영한다. 그러나 의료시장은 일반적으로 보험에 가입되어 있지 않거나 스스로 의료비를 부담할 능력이 없는 사람들의 의료서비스에 대한 욕구를 무시한다. 한편, 보험이 있는 사람들의 욕구는 보험에서 부담하는 보조금으로 인해 왜곡된다.

행위별 수가제
각각의 진료행위에 대해 요금을 청구하는 전통적인 진료비 지불제도.

비용가산 가격결정
일정한 비율의 이윤을 평균비용에 추가하여 가격을 결정하는 방식.

주로 사후적인 **행위별 수가제**(fee-for-service)를 통해 보험진료비를 지불하는 제도에서는 상환금액에 상한선을 두지 않는다. 의료공급자들은 의료서비스 생산이 얼마나 비효율적이든 간에 상관없이 그들의 모든 비용을 전가할 수 있다. 이러한 제도를 **비용가산 가격결정**(cost-plus-pricing)이라고 부른다(Goodman & Musgrave, 1992). 비용가산 가격결정의 환경하에서 의료공급자들은 의료서비스의 생산을 좀 더 효율적으로 할 유인이 없으며, 환자들 또한 낮은 가격을 부과하는 의료공급자를 찾을 이유가 없다. 경쟁적인 시장에서는 의료공급자들이 가장 낮은 가격으로 고품질의 의료서비스를 공급하는 경우, 이에 대해 보상받게 된다. 그러나 비용가산 시장에서는 의료공급자들이 추가되는 비용을 제3지불자에게 전가하기 때문에, 보다 높은 가격으로 의료서비스를 제공함으로써 이득을 얻게 된다.

제2차 세계대전 말부터 1980년대에 이르기까지 비용가산 방식의 발전과 확산에 여러 가지 요인들이 기여했다. 미국 의사협회(AMA)는 의사면허를 통제했다. 비영리조직인 미국 의사협회는 의사가 되기 위해서는 협회가 인정하는 의과대학의 졸업장을 요구함으로써 의료업에서의 경쟁을 효과적으로 제한할 수 있었다. 미국의 병원부문에서는 비영리병원과 정부가 운영하는 공공병원들이 지배적인 위치에 있다. 이윤동기에 의한 경제적 규율이 없는 상태에서 병원들은 의사들을 확보하기 위한 경쟁에 몰두했다. 주로 의사들로 구성된 병원의 이사회는 운영수익을 새로운 의료서비스의 제공과 고가의 장비 투자에 사용했다. 그 결과 초과 병상과 간호인력 및 기타 지원인력들이 의사의 소득창출 능력을 극대화하는 용도로 사용되었다. 마침내 블루크로스 블루실드 보험사(Blue Cross & Blue Shield)가 의료보험 산업을 지배하게 되었고, 1960년대 메디케이드와 메디케어의 도입과 함께 비영리 지불자들은 모든 의료서비스 비용의 50% 이상을 부담하게 되었다. 이렇듯 비영리 의료보험이 지배적인 위치를 차지하게 되면서 비용문제를 부차적인 고려사항으로 여기는 분위기가 조성되었다. 비용제약이 없는 상태에서 유일하게 중요한 문제는 환자의 건강이었다. 어떤 의료시술이 순편익을 가져다주는지는 관심사가 아니었던 것이다.

정책적 쟁점
전통적인 의료보험은 의료서비스 거래 당사자들의 비용인식적 행동을 사실상 제거해 버린다.

보험에서 진료비를 지불해 주었기 때문에 수요 측면의 제약도 없었다. 전통적인 의료보험은 구매시점에서 의료서비스의 가격이 낮아진 것처럼 보이게 만들어 의사결정을 왜곡시켰다. 물론 의료서비스의 가격이 낮은 것은 아니다. 그러나 의료보험 등 제3지불자에 의한 비용가산 상환제도 때문에 환자들은 거의 편익이 존재하지 않는 의료서비스조차도 수요했던 것이다.

비용가산 제도는 1980년대 들어와 많은 문제를 발생시키기 시작했다. 아무리 부유한 국가라 할지라도, 사람들이 어떤 특정한 품목에 기꺼이 지불하려는 수준에는 한계가 있다. 의료비 지출이 GDP의 10%에 근접하다가 이를 초과할 정도로 증가하면서도 의료비 지출의 증가세가 누그러질 기색이 없자, 정책 당국은 '의료위기(health care crisis)'에 대한 우려 문제를 다루기 시작했다. 즉, 정부 관리들은 의료비 지출 증가세를 낮추려는 노력을 시작했던 것이다.

초기 단계에서 정부의 노력은 비용상환 전략과 의료서비스의 접근제약에 초점을 맞추었다. 메디케이드와 메디케어에서는 수가표(fee schedule)를 만들고 진료비 지불방식을 **사후적 가변진료비 지불제**(retrospective payment) 방식에서 사전적 고정진료비 지불제(prospective payment) 방식으로 전환함으로써 공급자들에게 압박을 가했다(지불제도의 번역 용어에 대해서는 제8장의 p.282 역자 주를 참고할 것—역자 주). 민간 재원조달자도 관리의료 전략을 통해 마찬가지의 노력을 기울였다. 이 두 경우 모두 의료서비스 구매자 측의 행태를 바꾸는 것이 아니라 불필요한 의료시술과 서비스를 제한하는 것에 초점을 맞췄다.

사후적 가변진료비 지불제
재화 또는 서비스가 제공된 후 결정되는 진료비. 전통적인 행위별 수가제는 진료비를 사후에 결정함.

사전적 고정진료비 지불 방식으로의 변화는 공급자 측이 서비스 제공을 제한하도록 하는 유인을 만들어냈을 뿐만 아니라 환자들의 욕구는 비용억제의 요구보다 하위로 밀려 부차적인 고려사항이 되었다. 이제 비용가산 제도의 다음 단계를 위한 무대가 마련되었다. 의료체계는 개인들이 시장의 경제적 규율에 의해 움직이는 형태로 발전하든지, 아니면 정부의 관료적 규율에 의해 지배되는 형태로 발전하든지 둘 중의 하나일 것이다.

의료시장에서의 정부 개입

의료시장에 대한 정부의 개입은 광범위하다. 정부 개입에는 재정 지원, 직접 공급, 규제, 보조금 지급 등이 포함된다. 미국 전체 의료비의 45% 이상은 메디케어, 메디케이드, 공무원과 군인 및 그 부양가족을 위한 의료보장 프로그램 등에 대한 정부지출을 그 재원으로 한다. 정부 내에 규제를 담당하는 기관은 면허제도, 산업보건과 안전, 식품과 약품 행정, 환경보호, 공중보건, 그리고 다른 형태의 감시기능을 수행하고 있다. 마지막으로 정부는 고용주가 제공하는 단체의료보험을 보조하고 장려하기 위해 세법을 이용한다.

규제

의료산업은 미국 경제에서 가장 규제를 많이 받는 산업 중의 하나이다. 가격통제, 의사와 병원을 포함한 의료공급자의 진입통제, 신약과 새로운 의료기기의 개발과 도입에 대한 규제 등이 의료경제에 영향을 미치는 규제영역들이다.

가격통제 미국은 오래전부터 임금과 가격을 통제하는 형태로 시장에 제약을 가했다. 제2차 세계대전, 한국전쟁과 닉슨 행정부 시절에 경제안정화 정책의 일환으로 법제화되었던 임금−물가 동결 등은 미국 정부가 가격을 동결하는 방법으로 인플레이션을 억제하려 했던 몇 가지의 사례에 불과하다. 메디케이드와 메디케어가 도입된 이래, 의료시장은 여러 형태의 가격통제하에 놓여 있다. 초기에는 의사에 대한 진료비가 **통상적 관행진료비**(usual, customary, & reasonable charges, UCR)로 제한되었다. 이런 UCR하에서 의사들은 지난해의 중위요금(median fee)으로 정의되는 통상요금(usual charges)의 최소금액을 부과할 수 있었고, 그 지역에 다른 의사들의 부과요금으로 정의되는 관행요금(customary charges)만큼을 부과할 수 있었다. UCR의 사용은 의사요금(physicians' fee)을 꾸준히 상승시키는 결과를 가져왔다. 이런 식이라면 의사들의 통상요금이 그 지역에서 부과되는 관행요금보다 낮아야 할 이유가 없다. 만일 통상요금이 최소요금이라면, 메디케어에서는 통상요금만을 지불한다. 또한 개별 의사의 요금(individual fee)이 상승할수록 지역요금(area fee)도 상승했다. 이 제도 아래에 있는 중요한 유인은 바로 통상요금이 최소요금이 되지 않도록 하는 것이다.

통상적 관행진료비
의사가 실제 청구한 금액, 의사들이 관행적으로 청구하는 가격, 해당 지역 내에서 가장 많은 의사에 의해 청구되는 금액 중에서 최소금액으로 진료비를 제한하기 위해 설정된 가격상한.

의료서비스 가격은 전반적인 물가상승률보다 지속적으로 빠르게 증가했고, 가격이 상승할수록 지출도 증가했다. 의료비의 증가율을 억제하려는 노력은, 1980년대 사전적 고정진료비 지불제가 도입되면서 병원부문으로 이동하게 되었다. 이와 같은 새로운 지불제도는 비용가산 가격결정 방식 대신에 진료 에피소드(episode of treatment)를 단위로 하여 병원에 지불하는 것을 말한다(진료 에피소드란 환례(case)를 의미하며 내원 후 입원 및 퇴원까지의 과정을 한 에피소드 또는 환례로 본다 — 역자 주). 사전적 고정진료비 지불제 아래에서 병원은 주 진단명에 기초하여 어떤 특정 환자를 치료하는 데 드는 예상비용(expected cost)만큼을 받게 된다.[6] 만일 치료에 소요된 실제비용이 지불금액보다 적으면, 병원은 나머지 잉여 금액을 가질 수 있다. 그러나 만일 실제비용이 지불금액보다 크면, 병원은 손실을 감수하거나 비용을 다른 환자들에게 전가시키게 된다. 이러한 사전적 고정진료비 지불제는 유인구조를 완전히 변화시켜 버렸다. 병원들은 많은 비용을 들여 더 많은 의료서비스를 공급하는 방식으로는 더 이상 이익을 얻을 수 없게 되었으며, 환자들에게 제공되는 의료서비스의 양과 수준을 제한하는 것, 환자들의 입원을 제한하는 것, 가능한 빨리 환자들을 퇴원시키는 것이 그들의 이익을 위한 최선의 방법이 되었다. 그래서 입원건수가 약간 줄고, 평균 재원일수는 엄청나게 줄어든 동시에 외래 서비스를 이용하는 일이 크게 증가하는 결과가 나타났는데,

6 진료비 지불 공식에 포함된 다른 요인들에는 저소득층에 제공된 무상의료서비스의 비율, 의료기관이 교육병원인지 아닌지의 여부, 그리고 도시지역에 위치하고 있는지의 여부 등이다.

이러한 사실로 인해 과연 이 제도로 비용절감이 충분히 일어났는지에 대해 의문이 제기되었다(Schwartz, 1987).

병원에 대한 진료비 지불방법을 의료비 억제수단으로 삼게 되면서 관심의 초점은 의사에 대한 진료비 지불방법으로 옮겨졌다. 1990년대에는 의사 진료비의 적정수준을 결정하기 위해 상대가치점수(relative value scale)라는 제도가 도입되었다. 자원사용량에 따라서 요금을 정하는 이 제도는 관료들이 시장제도를 모방한 산물이었다. 만일 상대가치점수가 정확하게 결정되면, 가격은 경쟁시장 수준으로 결정될 것이다. 이 제도는 지불구조를 새롭게 규정함으로써 침습적 시술(invasive procedures)에 지불하는 상대적 진료비는 낮춘 반면에, 사정(査定, evaluation) 및 환자관리 항목에 대해서는 더 많은 진료비를 지급하게 되었다.

진입제약 미국 정부는 의료공급자들에게 면허를 부여하고, 인증하고, 공인하는 제도를 오랫동안 시행해 왔다. 이런 의료업계로의 진입을 제약하는 명시적 목적은 소비자를 보호하는 데 있다고 하지만, 실제로는 의료공급자의 이익 때문에 진입제약이 존재한다는 의견이 있다(Kessel, 1958; Moore, 1961). 면허제도는 무능한 의료공급자들이 정보가 없는 환자들을 치료하지 못하게 만든다. 원래의 면허제도는 누가 의료행위를 할 수 있는지에 대한 제약이었다. 그러나 시간이 지날수록 이 제약은 의사들의 비윤리적 행동까지 포함하는 것으로 확대되었다. 이런 비윤리적 행위에는 광고, 가격할인, 다른 형태의 직업상 윤리에 어긋나는 행위들이 포함된다. 그러나 명백한 사실은 면허제도가 환자보호뿐만 아니라 의사의 수를 제한함으로써 궁극적으로는 잠재적인 경쟁자들로부터 의사들을 보호한다는 점이다.

신제품 개발에 대한 제약 1938년에 미 의회는 신약과 새로운 의료기기의 의료시장 진입을 감시하기 위해 **식품의약품청**(Food and Drug Administration, FDA)을 설립했다. FDA는 충분한 실험을 통해 안전과 효능이 인정될 때까지 신약의 시장진입을 허가하지 않는다.[7] FDA의 활동으로 인한 성공사례는 많이 있다. 가장 괄목할 만한 것은 신경안정제인 탈리도마이드(thalidomide)를 미국시장에 진입하지 못하게 한 점이다. 비록 그렇다 할지라도 FDA의 승인절차로 말미암아 유망한 화학물질이 신약으로 승인받는 데까지는 평균 12년이나 소요된다.

식품의약품청
연방법인 공중보건법의 집행을 통해 미국 소비자들을 보호하는 임무를 가진 공중보건기구. FDA의 관할 대상은 식품, 의약품, 의료기기, 화장품 등.

신약 도입과 관련하여 규제가 과도한 정책들이 후생 측면에서 어떠한 효과를 보이는지는 분명하지 않다. 어떤 약이든 사용하거나 복용할 경우 어느 정도의 위험

7 1971년에는 효능 증명이 신약 허가를 위한 요구사항으로 추가되었다. 즉, 약은 안전해야 할 뿐 아니라 효능도 있어야 한다는 것이다.

을 수반하기 때문에, 모든 위험을 제거한다는 것은 현실적이지 않다. 위험의 최적 수준은 0이 아니기 때문에, 우리는 신약을 도입할 때 그로 인한 편익과 비용을 비교해야 한다. 그리고 규제자들은 신약의 안전성과 효능을 평가할 때 통계의 오차, 즉 제1종 오류와 제2종 오류라고 불리는 두 가지 통계적 오류를 고려해야 한다. 논의를 단순화하기 위해 한 신약이 안전하거나 또는 안전하지 않으며, 미국의 식약청이 그 신약의 사용을 허가하거나 또는 허가하지 않는다고 가정하자.

제1종 오류는 안전한 약이 거부당하는 경우에 발생한다. 즉, 심사과정에서 안전한 약이 허가되지 않는 오류이다. 제2종 오류는 안전하지 않은 신약이 허가되는 오류이다. 다시 말하면 제2종 오류는 허가가 나서는 안 될 약이 허가대상으로 결론이 내려지는 경우를 말한다. 규제자들은 허가된 약이 환자들에게 해를 가져오는 제2종 오류를 훨씬 더 우려한다. 안전하지 않은 신약을 허가할 경우 그 결과는 명백하다. 환자들은 합병증으로 고통받게 되고, 상태가 더 악화되며 결국에는 사망에 이르게 된다. 그런데 안전한 약을 불허하는 경우의 결과는 잘 알려지지 않았다. 이는 환자들의 건강을 개선할 수도 있는 약을 사용하지 못하는 경우일 것이다. 비판자들은 이런 규제절차의 근본적 오류로 인해 중환자이면서 별다른 치료방법이 없는 환자들이 가장 큰 해를 입는다고 주장한다. 그럼에도 분명한 것은 FDA가 신약의 승인과정에서 필수적인 기능을 담당하고 있다는 점이다. 만일 시장만으로 신약의 시장 판매를 결정한다면, 약에 대한 정보를 충분히 갖지 못한 환자들은 과도한 위험에 노출될 것이고, 이로 인해 시장 실패가 발생할 것이다.

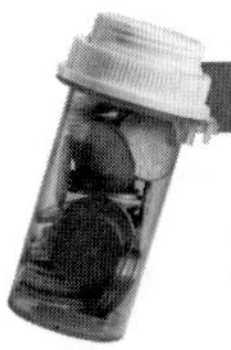

의료제공의 쟁점

FDA 규제: 심장박동기의 경우

맥박이 없는 환자가 어떻게 고지(告知)에 입각한 동의(informed consent) 여부를 알려줄 수 있을까? 심장박동기와 심폐기능 소생장치의 개발자들은 FDA가 더 이상의 테스트를 요구하기 전에 위의 질문에 대한 만족스러운 대답을 찾아야 한다. 사람의 힘으로 심폐기능을 소생시키는 방법은 가슴의 아래쪽에 압박을 주어 가슴이 자연적으로 다시 확장되게 하는 것이다. 화장실 청소봉을 개조한 것처럼 생긴 심장박동기는 양방향으로 압력을 주어 혈액을 다시 심장으로 끌어올림으로써 산소가 폐로 다시 들어가게 한다.

이 제품은 미국 이외에도 영국, 독일, 스웨덴, 캐나다, 오스트레일리아, 일본, 칠레를 포함한 세계 각국에서 이용할 수 있다. 사실, 오스트레일리아와 프랑스에서는 구급차에 비치되어 있다. 그러나 FDA는 이것을 사용하기 전 고지에 입각한 동의가 반드시 요구되는 '상당한 위험이 있는 장치'로 간주한다. 이 장치의 개발자들은 이와 같은 지시로 인해 모순되는 상황(catch-22)에 봉착하게 된다. 이 장치를 사용하려면 환자의 동의가 반드시 필요한데, 맥박이 없는 환자가 어떻게 자신이 동의한다는 말을 할 수 있겠는가?

FDA는 문자 그대로 환자들을 죽음으로부터 보호하고 있다. 약 100만 명의 미국인들이 매년 심장마비를 겪는다. 그리고 심폐소생술을 받는 70만 명 중에 겨우 2만 명이 살아서 병원을 떠나게 된다. 미네소타 주 세인트폴 시의 제한적인 표본을 살펴보면, 심장박동기 사용은 생존율을 35% 정도 증가시켰다. 이런 추계치는 10~50% 정도의 기대 생존율 개선범위를 만족시킨다. 이를 전국적으로 해석하면, 심장박동기로 인해 매년 7천 명의 생명을 구할 수 있다는 것이다.

물론 FDA의 생각은 이해할 만하다. 약품 혹은 의료장비 실험으로 말미암아 단 한 명의 피해자라도 생길 경우, 그로 인해 의회에 비판이 넘쳐나므로 규제자들은 그것에 민감해질 수밖에 없다. FDA가 탈리도마이드 진정제를 1960년대 시장에서 퇴출시킨 것이 가장 좋은 사례이다. 이와는 대조적으로 매년 심장박동기의 승인으로 목숨을 구할 수 있었던 7천 명은 침묵하고 있다. 생사가 달려 있는 문제일 때에는 고지에 입각한 동의의 요구를 재고하는 것이 현명하지 않을까?

출처: Alexander Volokh, "Feel a Heart Attack Coming On – Go to France," *Wall Street Journal*, August 2, 1994, A14.

조세정책

정책 입안자들은 흔히 어떤 특정 행위를 장려하기 위해 세제지원 정책을 사용한다(보조금 수급요건을 갖추지 못한 사람들은 이러한 보조금을 '빠져나가는 구멍(loopholes)'이라고 부른다). 미국의 연방 및 주 정부가 거두는 소득세로는 의료보험 구입을 보조한다. 제2차 세계대전 이후 조세심판소의 주요한 판결에서는 근로자들의 과세소득에서 특정 비(非)임금급여를 면세 대상으로 하였다. 임금-가격 통제 정책을 시행하던 기간, 미국 정부는 과세권(이 경우에는 과세하지 않는 권한)을 사용하여 고용주들이 근로자들에게 단체의료보험을 제공하는 것을 장려했다. 이후 단체의료보험은 피고용인들에게는 소득세가 부과되지 않는 급여가 되었고, 동시에 고용주들에게는 세금공제가 인정되는 비용이 되었다.

Sheils와 Hogan(1999)은 1998년 조세정책에 따른 보조금 지원으로 인해, 1,000억 달러 이상의 조세수입이 사라졌다고 추정했다. 이 보조금의 가치는 고용주가 1년 동안 부담하는 보험료에 개인이 속한 소득구간의 한계세율을 곱하여 산출할 수 있다. 조세 보조금의 혜택은 소득이 증가할수록 증가한다. 만일 고용주가 지불하는 보험료가 4,000달러이고 개인이 15%의 한계세율 구간에 속한다면, 의료보험 혜택을 고용주로부터 받기 때문에 개인은 600달러를 절약할 수 있다. 이와는 대조적으로, 한계세율이 42%인 경우에는 1,680달러를 절약할 수 있다.[8]

이런 조세보조의 중요한 결과 중 하나는 개인들이 소득을 수령해서 의료보험

---

8 자영업자는 항상 동일한 조세혜택을 누리지 못했다. 1986년의 조세개편에서는 자영업자들이 개인적으로 의료보험을 구입하는 비용의 25%까지만(총자영업소득의 한도까지) 공제할 수 있도록 허가하고 있다. 그런데 시간이 지날수록 공제비율이 증가하여 2003년에는 100%에 달했다.

을 구매하는 경우에 비해, 의료보험을 더 많이 수요한다는 점이다. 대부분의 경제학자들은 의료보험료를 세전 소득으로 지불하는 경우, 의료의 과잉소비가 일어난다는 점에 동의하고 있다. 과세 이전의 소득으로 값비싼 보험료를 지불하는 것이 세후 소득으로 값비싼 의료서비스 가격을 지불하는 것보다 더 현명한 행동이다. 따라서 보장보험(indemnity insurance)은 전통적으로 낮은 수준의 공제액(deductibles)과 본인부담 정액제(copayment) 규정을 가지고 있다.

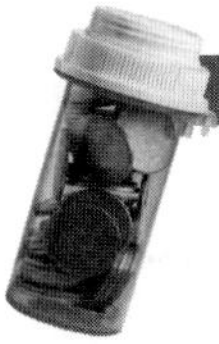

의료제공의 쟁점

시장의 힘: 가격을 통제하는 최선의 방법은?

의료시장에서의 가격은 다른 시장에서처럼 경쟁에 반응하는가? 의료비가 계속 상승함에 따라 의료비 지출의 통제를 경쟁에 맡길 수 있는지에 대해 의구심이 들 수밖에 없다. 경쟁이 의료시장에 상당한 영향을 미치는 경우는 특정 약품에 한정된다. 제약산업에서는 지난 10년 동안 '유사 약품(look-alike drugs)'을 개발하는 것이 주요한 경향이 되어 왔다. 유사 약품이란 화학적인 특성은 상이하지만, 동등한 효능을 갖는 약품을 의미한다. 바소텍(Vasotec)과 카포텐(Capoten)은 심장약 중 ACE 반응 억제제 계통의 선두 제품인데, 이들은 1990년에 시장의 80%를 점유했다. 그런데 이런 선두 제품의 반값인 로텐신(Lotensin)이 도입됨으로써 시장의 성격이 완전히 바뀌게 되었다.

유사 약품 트렌드는 비즈니스 측면에서 합리적이다. 업계의 선두주자는 이미 약의 효능이 증명되었기 때문에, 유사 약품을 도입하는 것이 개발자들에게 그리 위험하지 않을 것이라 보았다. 그러나 로텐신의 제조사는 치료상의 장점에 대한 증거가 없는 상태에서, 상당한 정도의 가격 인하와 평생에 걸쳐 일정한 가격을 보장하는 시장전략을 선택했다. 잠재적 수익은 실로 거대했다. 예를 들어, 20억 달러의 반응 억제제 시장에서 5%의 시장점유율은 1억 달러의 매출로 환산된다.

다른 큰 시장들도 유사 약품시장에서와 동일한 경쟁의 압력을 경험했다. 팍실(Paxil)은 인기 있는 항우울제인 프로작(Prozac)과 졸로프트(Zoloft)의 지위를 약화시켰다. 항생제, 위궤양 치료제, 콜레스테롤 저하제 등의 시장 또한 이와 비슷하다. 그 결과, 지난 몇 년 동안 의약품 가격상승률이 크게 하락했다. 1980년대의 의약품 가격인상은 일반 가격상승률의 2~3배를 뛰어넘었다. 그런데 1990년대 의약품 인플레이션은 1992년의 경우 5.7%까지 낮아졌다. 연간 물가상승률이 3% 조금 넘는 정도에서 안정됨에 따라, 제약회사들은 의약품의 실질가격 안정이라는 자신들의 목표에 아직은 도달하지 못하고 있다.

건강유지조직(HMO)
보험자이면서 동시에 의료서비스 공급자.

가격상승률의 감소는 서부지역의 대규모 **건강유지조직**(Health Maintenance Organization, HMO)인 카이저 퍼머넨트(Kaiser Permanente)와 같은 기관 구매자의 구매력 때문이다. HMO들은 그들의 수요독점력(이 장의 '봉투의 이면'을 참고할 것)을 이용해서, 정상가의 40~60% 정도의 가격할인과 평균 도매가격의 75%까지 리베이트를 받을 수 있었다. 이에 대한 대가로 유사 약품들은 HMO의 약품목록인 **등재의약품 목록**(formulary)에 채택되었다.

등재의약품 목록
의료보험의 급여대상으로 등재된 의약품 목록으로서, 보험 가입자들은 미등재 의약품을 사용하지 못함.

구매자들이 기존의 약품에 대해 믿을 만한 대체 약품을 가지고 있는 한, 약품의 가격을 하락시키는 시장의 압력은 계속 유지될 것이다. 우리는 심지어 기존의 약품 제조자들이 경쟁을 잠재우기 위해 그들의 제품가격을 조만간 할인할지도 모른다는 기대를 할 수도 있다.

출처: Elyse Tanouye, "Drug Prices Get Dose of Market Pressure," *Wall Street Journal*, March 11, 1993, B1, B5.

정부의 실패

완벽하게 작동하는 시장이라 할지라도, 자원의 효율적 배분이 재화와 서비스 분배의 형평성에 대한 사람들의 욕구를 만족시키지는 못한다. 그렇다고 해서 정부의 교정대책(remedies)이 분배의 불공정성을 해결할 수 있다는 믿을 만한 증거도 없다. 정부의 해결책이 과연 후생을 개선할 수 있는지는 논란의 여지가 있다. 시장도 실패하지만, 정부 역시 실패할 가능성이 높다. 정부의 실패를 수정하는 일은 시장 실패를 바로잡는 일보다 훨씬 더 어렵다.

누구도 의료시장에 정부가 개입하는 목적에 대해 의문을 제기하지 않는다. 모든 사람들은 접근성의 개선과 낮은 의료비용을 선호한다. 그러나 우리는 정부 개입을 통해 발생한 의도하지 않은 문제들을 신중하게 고려해야 한다. 당신과 가족을 위해 스스로 의료서비스 전략을 선택하는 것은 어려운 일이다. 또한 당신의 결정을 대신해 줄 사람을 찾는 것도 어려운 일인 동시에 더 나아가 위험한 일이기도 하다. 민간부문에서 공공부문으로 의사결정의 책임을 이관하는 것은 관료에 의한 규율이 경제적 규율을 대신하는 것을 의미한다.

시장에서의 완전경쟁이라는 개념은 정치학에서의 완전한 민주주의라는 개념만큼 현실에서 찾아보기 어렵다(Becker, 1958). 정부의 실패를 인정하지 않고 시장의 실패를 비판하는 것은 정직하지 못한 태도이거나 아니면 기껏해야 순진하다는 것을 의미한다. 유권자들은 집단적인 목소리를 내기가 쉽지 않다. 한 선거를 치르고 다음 선거까지는 2~6년의 오랜 기간이 필요하다. 또한 실제의 선택은 2개의 주요 정당 후보자로 제한되며, 어떤 후보자가 내놓는 공약의 모든 면에 유권자들이 동의하는 것도 불가능하다. 그리고 보조금을 받는 로비 단체들의 노력으로 말미암아 의사결정 과정에서 특정 이익집단의 영향력이 과도하게 발휘되곤 한다. 동시에 정부의 결정이 다수에 의해 이뤄지게 될 때, 소수자들의 요구를 보호하는 것이 문제가 된다.

> **정책적 쟁점**
> 의료제공의 문제에 있어서 불완전한 정부는 불완전한 시장보다 형평성과 효율성의 문제를 더 잘 다룰까?

의료비 억제
의료서비스에 대한 총지출액을 통제하는 데 사용하는 수단.

이런 문제들 때문에 효율적인 시장의 작동과 공정한 분배를 위한 정부의 개입을 막아서는 안 된다. 단지 모든 문제를 해결하기 위해 정부에 지나치게 의존하지만 않으면 된다. 좋은 의도를 가진 정책 당국자들의 해결방안이 때때로 현실을 무시하는 경우가 있다. 우리가 현실 위에 천국을 만들 수는 없을지라도, 시장규율과 관료적 감시를 적절히 혼합하여 수백만 미국인들이 처한 환경을 개선할 수는 있다.

핵심개념 ❹
이기심

핵심개념 ❼
경쟁

이러한 논쟁에 대한 적절한 시각은 제안된 의료체계가 효율적인 것인지 또는 공정한 것인지에 있지 않다(Pauly, 1997). 어떤 접근방법을 선택하든 상관없이, 어떤 의료체계가 완벽하게 작동할 수는 없다. 여기서의 적절한 시각은 불완전한 시장과 불완전한 정부에 의해 효율성과 공정성 문제가 최대한 잘 다루어지고 있는가 하는 것이다.

핵심개념 ❹
이기심

요약 및 결론

전통적 미시경제이론에서는 보이지 않는 손인 시장의 가격기구가 완전경쟁시장에서 경제적 후생을 극대화한다고 주장한다. 이 장에서는 공정하고 효율적인 결과를 얻기 위한 경쟁시장의 필요조건을 살펴보았다. 그리고 시장지배력, 외부효과, 공공재 등을 포함한 시장 실패의 원인들에 대해 논의했고, 또한 정보의 문제, 진입장벽, 제3지불자 문제 등을 포함한 다른 요인들을 의료시장의 실패에 적용하였다.

정부라는 의사결정자가 주도하는 체계하에서는 보이지 않는 손이 제 기능을 발휘할 수 없다. 정부가 생산과 소비를 감시할 때, 이는 가격을 결정하는 보이는 손(visible hand)이 된다. 소비자의 선호와 생산자의 능력에 대한 완벽한 정보를 가지면, 효율성의 문제를 해결할 수 있을 것이다. Lerner(1944)의 논리에 따르면 계획 당국은 모든 생산요소와 산출물의 가격을 입수하고, 그 목록을 출간하고 배포하며, 모든 의사결정자들이 마치 완전경쟁시장에서 효용 또는 이윤을 극대화하는 것처럼 행동하도록 지시해야 한다. 다시 말하면, 계획입안자들의 우월한 지혜가 사회구성원들의 집합적 지혜(collective wisdom)를 대체하는 것이다.

시장은 때때로 적정량을 생산하지 못한다. 정책 입안자들이 직면하는 어려운 과제는 정부 정책이 후생을 개선할 수 있는 경우에 한해서만 정부가 개입해야 한다는 것이다. 시장의 실패를 정부의 실패로 대체하는 것은 후생의 증진이 아니다. 정책결정자들이 이런 중요한 교훈을 이해하고 있어야 한다. 동시에, 시장이 실패할 때가 아니라 정부가 실제로 우리를 사회적 최적상태로 더욱 가깝게 인도할 수 있을 때라야 비로소 개입하는 정책결정자를 우리는 필요로 한다.

의료시장이 제대로 작동하려면, 즉 의료시장이 우리가 받아들일 수 있는 수준의 효율성과 형평성을 달성하려면 다음과 같은 조건들이 만족되어야 한다(Enthoven, 1988).

- 의사결정은 정보를 많이 갖고 있고, 비용의식적인 소비자들에 의해 이루어져야 한다. 자신의 이익을 중시하고, 다양한 치료정보를 적절히 갖고 있으며, 비용을 인식하는 소비자들은 그들 자신의 행동으로부터 개인적인 이익을 얻을 수 있기 때문에 경제적인 행동을 하게 된다. **의료비 억제**(cost containment)를 위해서는 의료서비스의 구매자인 환자들이 의사결정 과정에 적극적으로 참여해야 한다.
- 공급자들 간의 경쟁은 필수적이다. 경쟁하에서는 소비자에 의한 서비스의 대체가 즉시 가능하기 때문에 부당한 집중을 방지한다. 첫 번째 조건인 소비자의 비용의식과 경쟁으로 인하여 소비자의 수요는 가격변화에 민감하게 반응한다.
- 비용을 의식하는 의사결정은 시장에 참여하고자 하는 소비자들이 지출할 돈을 가지고 있을 때 가능하다. 흔히 형평성 차원에서 언급되는 문제의 본질은 바로 경제적 자립도의 문제이다. 이처럼 의료시장은 의료보험의 보편적 보장 또는 의료보험에 대한 보편적 접근성을 요구한다. 선택은 다수의 사람들이 결과의 평등에 관심이 있는지 혹은 기회의 평등에 관심이 있는지에 따라 결정되므로, 이런 조건이 만족되는 의료체계라면 대다수의 사람들에게 도덕적으로 수용될 수 있을 것이다.

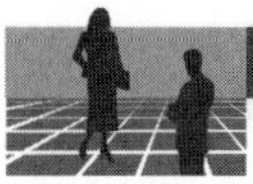

인물소개

Mark V. Pauly

한 편의 학술지 논문으로 성공이 시작될 수 있다면, Mark Pauly는 우리에게 이것이 어떻게 가능한지를 보여준다. 1968년도 「미국 경제학 리뷰(American Economic Review)」에 게재된 그의 논문 "도덕적 해이의 경제학(The Economics of Moral Hazard)"은 의료보험이 의료서비스와 그 비용에 어떠한 영향을 미치는지를 알기 원하는 사람들에게 필독논문이 되었다. 1967년 박사학위를 받은 Pauly는 그의 고전적인 논문으로 의료경제학의 중심에 서게 되었다.

노스웨스턴 대학교와 그의 모교인 버지니아 대학교에서 짧은 기간 동안 교수를 지낸 후, 그는 와튼 스쿨로 옮겨서 Leonard Davis 의료경제학 연구소의 소장이 되었다. 1967년 설립된 Leonard Davis Institute(LDI)는 학제 간으로 의료서비스 연구와 교육을 수행하고 있다. Pauly는 1990년 벤드하임(Bendheim) 석좌교수로 임명되었고, 현재는 의료체계학과(health care systems department)의 과장으로 재직하고 있다.

한 편의 논문으로 성공을 이룰 수 있더라도, 학자로서의 명성은 지속적인 연구 성과물로부터 나온다. 지속적(continuous)이라는 것만으로는 의료경제학에 대한 Pauly의 기여를 설명하기에 부족하고, 믿을 수 없다(unbelievable)는 것이 아마도 더 정확한 표현일지 모른다. 많은 저서, 논문, 연구서를 포함하는 그의 연구는 의료경제학과 의료서비스에서의 시장의 역할, 국가의료정책, 의료보험 분야를 망라한다. 게다가 그는 「Journal of Health Economics」, 「Public Finance Quarterly」, 「Journal of Risk and Uncertainty」 등의 학술지 편집위원으로 활동하고 있다. 또한 그는 국립과학원(National Academy of Science) 안에 있는 의학연구소(Institute of Medicine)의 선출직 회원이다.

Pauly는 경쟁이 적절하게 정의되고 이해될 경우, 의료시장에서 효과적으로 작동할 것이라고 주장하는, 세계에서 얼마 안 되는 의료경제학자들 중의 한 사람이다. 이와는 대조적으로 주류 학계는 의료제공과 재정문제에 대한 시장의 해법에 관심을 두지 않는데, 이로 인해 Pauly의 동료들은 그를 이단아로 생각하는 경향이 있다.

유인 구조가 환자들과 공급자들의 행태를 형성할 것이라는 그의 믿음은 결국, 전미(全美) 정책분석센터(National Center for Policy Analysis)의 소장인 John C. Goodman과 함께 발표한, 「Health Affairs」 1995년 봄 호의 "보험과 의료저축계정에 대한 조세공제"라는 논문으로 나타났다. 의료개혁에 대한 이 혁신적인 접근방법에서 그는 의료분야에서의 효율성과 형평성을 개선하기 위해 세액공제, **의료저축계좌**(medical savings accounts), 높은 공제액을 갖는 의료보험(high-deductible health insurance) 등을 사용할 것을 권고하고 있다. 시장의 해법에 대한 Pauly의 믿음에 동의하지 않는 동료들은 그의 시장에 대한 믿음을 일종의 '질환'으로 간주한다. 만일 의료제공과 재정 측면에서 시장을 강조하는 Pauly의 주장이 질환이라면, 그가 아무런 고민도 없이 이러한 치료법을 받아들이지는 않았을 것이고 그 치료법이 정부주도 의료체계라면 더욱 그러했을 것이다.

의료저축계좌
공제금액이 큰 의료보험 상품과 함께 사용되는 비과세 저축계좌. 공제액까지는 저축계좌의 적립금을 사용해서 자신의 진료비를 지불하고, 일단 공제금액에 도달하면 나머지 진료비는 전부 또는 거의 대부분을 의료보험회사에서 지불함.

바로 앞의 연설자가 청중들을 선동하여 미국 의료제공체계의 여러 가지 문제들에 대해 분노하도록 불을 붙이면, Pauly는 강단에 올라서서 분명한 분석방법과 날카로운 직관을 동원하여 청중들을 진정시켰고, 균형감각이 사라질 수 있는 논쟁에 균형감각을 제공했던 적이 여러 번 있었다. 만일 선견지명의 선택(enlightened choices)을 하는 데 필수적인 요인이 지식과 학문적 탐구라면, Mark Pauly는 의료경제학과 보험경제학 분야에서 탁월한 업적을 남겨 우리로 하여금 선견지명의 선택을 할 수 있도록 해 주었다.

출처: Mark V. Pauly, 이력서 및 개인적 교신.

질문과 문제

1. 시장의 실패란 무엇인가? 자유롭고 규제받지 않는 의료시장이 최적의 상태가 아닌 이유들은 무엇인가?

2. 정부주도 의료체계의 제안자들은 시장이 의료서비스 산업에서는 잘 작동하지 않는다고 주장한다. 이런 주장을 뒷받침하기 위해 그들이 사용하는 증거는 무엇인가?

3. 시장의 실패를 의료서비스 시장에 대한 정부의 개입을 정당화하는 데 어떻게 이용될 수 있는지 설명하라.

4. 가격통제는 어떻게 완전경쟁시장에 영향을 미치는가? 공급-수요 곡선을 이용하여 대답하라.

5. 의료서비스 시장에서는 완전경쟁시장의 어떤 가정들이 성립하지 않는가? 각 가정들은 어떻게 균형가격과 균형 생산량에 영향을 미치는가?

참고문헌

Gerard F. Anderson and Peter S. Hussey, *Multinational Comparisons of Health Systems Data*, Commonwealth Fund, October 2000.

William J. Baumol, "Do Health Care Costs Matter?" *The New Republic* 209(21), November 22, 1993, 16–18.

Gary S. Becker, "Competition and Democracy," *Journal of Law and Economics* 1, October 1958, 105–109.

Robert J. Blendon et al., "Who Has the Best Health System? A Second Look," *Health Affairs* 14(4), Winter 1995, 220–230.

David M. Cutler and Mark McClellan, "Is Technological Change in Medicine Worth It?" Health Affairs 20(5), September/October 2001, 11–29.

Carmen DiNavas-Walt, Bernadette D. Proctor, and Jessica Smith, *Income, Poverty, and Health Insurance Coverage in the United States*: 2006, P60–233, August 2007.

Alain C. Enthoven, "Managed Competition: An Agenda for Action," *Health Affairs* 7(3), Summer 1988, 25–47.

John C. Goodman and Gerald L. Musgrave, *Patient Power: Solving America's Health Care Crisis*, Washington, DC: Cato Institute, 1992.

Jack Hadley and John Holahan, "How Much Medical Care do the Uninsured Use, and Who Pays for it?" *Health Affairs* Web Exclusive, February 12, 2003, W3, 66–81.

D. L. Hoyert, K. D. Kochanek, and S. L. Murphy, "Deaths: Final Data for 1997," *National Vital Statistics Reports* 47(19), Hyattsville, MD: National Center for Health Statistics, 1999.

Paul J. Kenkel, "Health Plans Face Pressure to Find 'Report Card' Criteria that Will Make the Grade," *Modern Healthcare*, January 10, 1994, 41.

Reuben A. Kessel, "Price Discrimination in Medicine," *Journal of Law and Economics* 1, October 1958, 20–53.

Richard Kronick, David C. Goodman, John Wennberg, and Edward Wagner, "The Marketplace in Health Care Reform: The Demographic Limitations of Managed Competition," *The New England Journal of Medicine* 328(2), January 14, 1993,

148–152.

Abba Lerner, *The Economics of Control*, New York: Macmillan, 1944.

Frank R. Lichtenberg, "Sources of U.S. Longevity Increase, 1960–1997," NBER Working Paper No. 8755, Cambridge, MA: National Bureau of Economic Research, February 2002.

T. J. Matthews and Marian F. MacDorman, "Infant Mortality Statistics from the 2004 Period Linked Birth/Infant Death Data Set," *National Vital Statistics Reports* 55(14), Centers for Disease Control, June 13, 2007.

Thomas G. Moore, "The Purpose of Licensing," *Journal of Law and Economics* 4, October 1961, 93–117.

Mark V. Pauly, "A Primer on Competition in Medical Markets," in *Health Care in America: The Political Economy of Hospitals and Health Insurance*, edited by H. E. Frech III, San Francisco: Pacific Research Institute for Public Policy, 1988, 27–71.

________, "Who was that Straw Man Anyway? A Comment on Evans and Rice," *Journal of Health Politics, Policy, and Law*, April 1997, 467–473.

Charles E. Phelps, "Diffusion of Information in Medical Care," *Journal of Economic Perspectives* 6(3), Summer 1992, 23–42.

Thomas Rice, *The Economics of Health Reconsidered*, Chicago, IL: Health Administration Press, 1998.

William B. Schwartz, "The Inevitable Failure of Current Cost-Containment Strategies: Why They Can Provide Only Temporary Relief," *Journal of the American Medical Association* 257(2), January 9, 1987, 220–224.

John Sheils and Paul Hogan, "Cost of Tax-Exempt Health Benefits in 1998," *Health Affairs* 18(2), March/April 1999, 176–181.

Irwin M. Stelzer, "There is No Health Care Crisis," *Wall Street Journal*, January 25, 1994, A12.

Arduino Verdecchia et al., "Recent Cancer Survival in Europe: A 2000–02 Period Analysis of EUROCARE-4 Data," *Lancet Oncology* 8, September 2007, 784–796.

Daniel Waldo et al., "Health Expenditures by Age Group, 1977–1987," *Health Care Financing Review* 10(4), Summer 1989, 111–120.

부록 3A

소비자 선택의 경제학

소비자의 행태를 설명하기 위해 경제학자들은 효용이라는 개념을 이용하는 단순한 모형을 사용한다. 이 이론에서는 개인들이 재화와 서비스를 소비함으로써 만족 또는 효용을 얻는다고 가정한다. 소비하는 재화와 서비스의 양이 많아질수록 얻게 되는 만족도는 높아지게 된다. 소비자들이 재화와 서비스로부터 얻을 수 있는 만족 또는 효용의 수준은 소비자가 갖고 있는 소득수준과 재화와 서비스의 가격에 의해 결정된다. 소비자 선택이론을 전개해 나가려면 다음과 같은 세 가지 전제조건이 필요하다. (1) 구매할 재화와 서비스가 있어야 한다. (2) 소비자들은 지출할 돈을 가지고 있어야 한다. (3) 소비자들은 자신들의 선호에 대해 우선순위를 결정할 수 있어야 한다.[9]

모든 신고전학파 경제학은 소비자를 극대화하는 경제 주체로 가정하고 있다. 소비가 가능한 두 가지 재화가 있는 경우, 소비자는 자신의 소득제약하에서 효용을 극대화하려고 한다. 즉,

$$\text{극대화 } U = U(X, Y)$$
$$\text{제약조건 } M = P_X X + P_Y Y$$

위의 식에서 U는 효용의 수준을, X와 Y는 각각 2개의 재화를 표시하며, M은 두 재화에 지출할 수 있는 소득을, P_X와 P_Y는 각 재화의 가격을 나타낸다.

소비자 선호: 무차별곡선

경제학자들은 **무차별곡선**을 이용해서 소비자의 선호를 나타낸다. 무차별곡선은 소비자에게 동일한 만족을 가져다주는 두 재화의 다양한 조합을 보여준다. 그림 3A.1을 보면, X를 X_0만큼 그리고 Y를 Y_0만큼 소비하는 경우, 소비자의 효용은 무차별곡선 U_0의 R로 나타나게 된다. 점 $S(X_1, Y_1)$와 $T(X_2, Y_2)$는 무차별곡선 U_0의 R과 동일한 효용(만족)을 갖는다. 소비자는 이 세 가지 X와 Y의 소비점에 대해 무차별적이다.

무차별곡선이 위로 올라갈수록 만족은 높아지게 된다. 예를 들어, 무차별곡선 U_1의 V는 U_0의 세 소점

그림 3A.1 무차별곡선

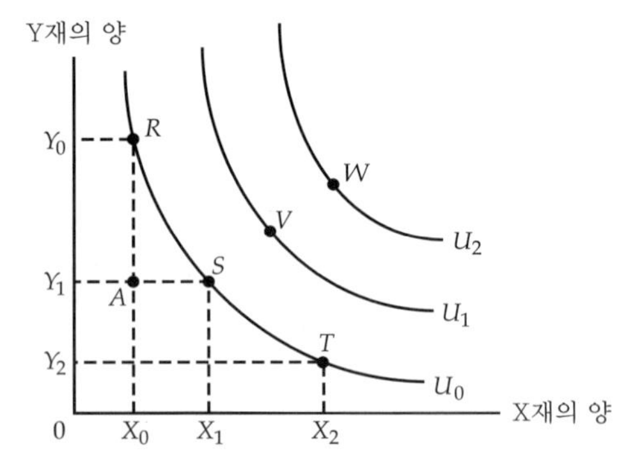

[9] 이 모형은 소비자들이 효용수준에 수치를 부여하는 능력을 가지고 있어야 함을 요구하지 않는다. 그러나 이 모형은 소비자들이 서수적인(ordinal) 개념에서, 즉 가장 선호하지 않는 것에 대해 가장 선호하는 것과 같이 선호의 순서를 매길 수 있어야 함을 요구하고 있다.

들인 R, S, T보다 선호된다. 또한 무차별곡선 U_2의 소비점 W는 소비점 V에 비해 더 선호된다. W는 V보다 더 선호되고, V는 R, S, T보다 더 선호되기 때문에 W는 R, S, T보다 더 선호되는데, 이를 소비자 선호의 이행성(transitivity)이라고 한다.

소비자가 선택 가능한 모든 소비점에 대해 모두 우선순위를 부여할 수 있을 때, 여러 개의 무차별곡선은 선호도(preference map)를 나타낸다. 무차별곡선은 지형도의 등고선과 같은 역할을 선호도에서 수행한다. 무차별곡선을 따라 움직일 때, 만족수준은 동일하다. 즉, 동일한 무차별곡선은 동일한 등고선을 의미한다. 그런데 하나의 무차별곡선에서 다른 무차별곡선으로 이동하면 효용이 달라지는데, 한 무차별곡선에서 다른 곡선으로 이동하면 등고선이 달라지기 때문이다.

무차별곡선은 소비자 선택이론에 있어서 매우 중요한 특징을 가지고 있다. 우선, 무차별곡선의 기울기의 부호는 음(−)인데, 이는 한 재화를 더 소비하는 경우 다른 재화의 소비를 줄여 효용수준을 동일하게 유지하게 한다는 것을 의미한다. 이런 특징이 나타나는 이유는 소비자들이 적은 양의 재화보다 많은 양의 재화를 더 선호하기 때문이다.

무차별곡선은 모습은 그림 3A.1에서와 같이 원점에서 볼 때 볼록하다. 볼록하다는 것은 소비자들이 Y재를 많이 가지고 있을 때, 일정한 양의 X재를 얻기 위해 포기할 의사가 있는 Y재의 양이 늘어난다는 것을 의미한다. 만일 Y재를 조금만 갖고 있는 경우, 동일한 효용을 유지하기 위해서는 Y재와 교환하는 X재의 양이 늘어난다. 한계대체율(MRS)이란 동일한 효용수준을 유지하면서 X를 한 단위 더 얻기 위해 포기할 수 있는 Y재의 양을 말한다. 다시 말해, MRS는 포기하는 Y재로 평가된 X재의 상대적 가치를 의미한다.

무차별곡선 U_0의 점 R에서 점 S로 이동하는 경우, X재와 Y재의 소비의 양은 달라진다. 소비점 S에서는 점 R에 비해 X의 양이 증가하고 Y의 양이 감소하게 된다. 무차별곡선 U_0의 기울기는 X재의 변화율에 대한 Y재의 변화율이며, 이는 한계대체율을 의미한다. 점 R에서 점 S로 이동할 때, 우리는 이를 두 가지의 상이한 이동으로 구분할 수 있다. 점 R에서 점 A로 이동하는 것은 Y재의 소비를 감소시켜 효용을 떨어뜨린다. U_0에서 약간의 이동으로 인해 발생하는 효용의 변화는 Y의 한계효용(Y의 한 단위의 변화로 인한 효용의 변화)에 Y의 총변화분을 곱한 값, 즉 $(MU_Y)\times(\Delta X)$이다. 이와 유사하게 점 A에서 점 S로 이동할 경우, X재가 증가하기 때문에 효용은 원래의 수준으로 회복된다. 같은 방법을 이용하면, 이런 변화는 $(MU_X)\times(\Delta X)$와 동일하다. 이들의 두 변화는 서로 상쇄되며 크기가 동일하여 $\Delta Y/\Delta X = MU_X/MU_Y$가 된다. 다른 말로 하면, 무차별곡선의 기울기($\Delta Y/\Delta X$)가 X와 Y 사이의 한계대체율인 두 재화의 한계효용의 비율(MU_X/MU_Y)과 같다는 것이다.[10]

무차별곡선들은 서로 교차하지 않는다. 두 무차별곡선이 교차하면, 논리적 모순이 생긴다. 무차별곡선

---

10 라그랑지 승수법(Lagrangian multiplier method)을 이용하여 좀 더 공식적으로 도출할 수 있다. 효용 $U=U(X, Y)$를 극대화하려는 소비자들의 노력은 제한된 소득인, $M=P_XX+P_YY$에 의해 제약을 받는다. 이 문제는 $\mathcal{L}=U(X, Y)+\lambda(M-P_XX-P_YY)$를 극대화하는 문제가 된다. $\mathcal{L}$을 X, Y, λ에 대해 각각 편미분을 하여 0으로 두면 다음과 같은 식을 얻을 수 있다.

$$\partial\mathcal{L}/\partial X=\partial U/\partial X-\lambda P_X=0$$
$$\partial\mathcal{L}/\partial Y=\partial U/\partial Y-\lambda P_Y=0$$
$$\partial\mathcal{L}/\partial\lambda=M-P_XX-P_YY=0$$

λ에 대해 두 방정식을 풀고, 이들을 각 다른 식과 동일하게 두면 다음과 같은 식을 얻게 된다.

$$\lambda=(\partial U/\partial X)/P_X=(\partial U/\partial Y)/P_Y$$

이를 달리 표현하면 다음과 같다.

$$\lambda=MU_X/P_X=MU_Y/P_Y$$

상의 소비점들은 동일한 효용수준을 갖는다. 만일 효용수준이 다른 무차별곡선들이 교차하면, 교차점은 교차하는 2개의 곡선에 동시에 속하게 된다. 이는 다른 무차별곡선상의 2개의 소비점들이 동일한 효용을 나타내는 동시에, 상이한 수준의 효용수준도 나타낸다는 것을 의미하게 된다.

소비자 제약: 예산제약선

소비자들이 자신의 선호를 충족시킬 수 있는 능력은 제한되어 있다. 즉, 소비자들이 사용할 수 있는 소득에는 한도가 있고, 소비할 재화와 서비스에는 가격이 주어져 있기 때문에 소비할 수 있는 능력에 제약을 받는다. 소비자의 소득제약식은 $M=P_XX+P_YY$와 같이 쓸 수 있다. 이 식을 다시 정리하면, 방정식 형태의 제약식 또는 예산제약선의 식으로 나타낼 수 있다.

$$Y=(M/P_Y)-(P_X/P_Y)X$$

$X=0$일 때, M/P_Y는 Y의 값을 나타내는 것으로 Y축의 절편이 된다. $Y=0$일 때, X축의 절편은 M/P_X이다. P_X/P_Y는 예산제약선의 기울기인데, 두 재화 X재와 Y재의 상대가격을 의미한다. 예산제약선상의 모든 점들은 소비자들이 자신의 소득과 주어진 재화의 가격하에서 자신이 소비할 수 있는 모든 경우를 포함한다. 예산제약선 아래의 소비점들은 현재 주어진 상태에서 소비자들이 구매할 수 있는 소비점들이다. 그러나 현재 주어진 두 재화의 가격하에서 소비자들은 예산제약선 밖의 영역에 도달할 수 있는 정도의 돈은 가지고 있지 않다. 우리의 모형에서는 소비자들이 주어진 소득을 모두 소비에 지출한다고 가정하기 때문에, 소비점들은 예산제약선상에 놓이게 되고 예산제약선 아래쪽에는 놓이지 않는다.

만일 재화의 가격이 고정되어 있는 상태에서 소득이 변하게 되면, 예산제약선이 이동하게 된다. 그림 3A.2를 보면, 소득이 증가할 경우 예산제약선이 오른쪽으로 이동하게 되고, 소득이 감소할 경우 왼쪽으로 이동한다. 또한 상대가격의 변화는 예산제약선을 회전시킨다. P_Y에는 변화가 없고 P_X가 상승하게 되면 예산제약선은 왼쪽으로 회전하고, 만일 P_X가 감소하면 예산제약선은 오른쪽으로 회전한다.

소비자 선택: 균형의 개념

무차별곡선으로 표시되는 소비자의 선호는 소비자들이 무엇을 기꺼이 구매할 것인지를 보여준다. 예산제약선으로 표시되는 화폐소득 제약은 소비자들이 무엇을 살 수 있는지를 나타낸다. 소비자 선택을 결정하는 것은, 이런 두 가지 개념, 즉 기꺼이 구매하려는 의사와 구매할 수 있는 능력을 합치는 문제이다. 귀중한 화폐소득을 어떻게 배분하는지에 대한 소비자들의 결정은

그림 3A.2 예산제약선과 소득 및 가격변화

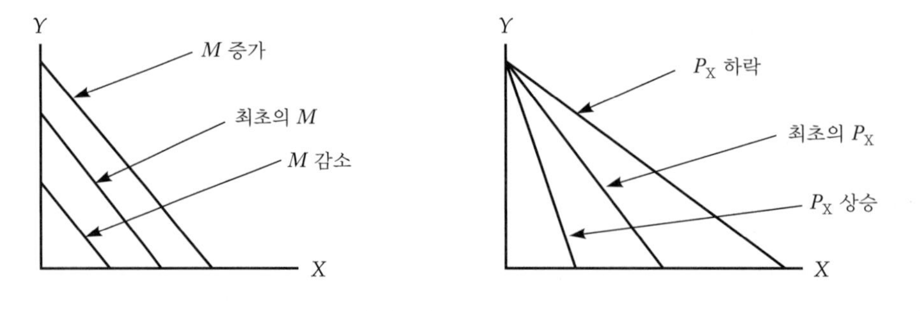

지출능력과 선호, 혹은 지불능력과 욕구, 구매력과 기꺼이 지불할 의사를 일치시키려는 노력이며, 이런 과정에서 소비자는 최대 만족을 달성한다.

개인들은 예산을 증가시키지 않고서는 효용을 더 이상 증가시킬 수 없는 점에서 소비한다. 그림으로 보면 소비자의 선택은 예산제약선과 달성 가능한 가장 높은 수준의 무차별곡선이 접하는 점을 찾는 것이다. 이런 접점은 예산제약선에 선호도를 겹치게 하여 두 곡선이 접하는 유일한 점을 결정함으로써 나온다. 이 점은 무차별곡선의 기울기와 예산제약선의 기울기가 같아지는 균형을 보여준다.

그림 3A.3의 점 *B*에서 소비자는 효용을 극대화하게 된다. 점 *A*는 균형을 나타내지 않는데, 이는 소비자들이 예산제약선을 따라 점 *B*로 옮아가게 될 경우, *X*와 *Y*의 양을 달리하여 같은 비용을 지출하고도 보다 높은 효용을 얻을 수 있기 때문이다. 같은 방법으로 만일 효용수준이 U_1인 무차별곡선의 점 *A*로부터 선을 따라 내려오면, 적은 비용을 들이고도 점 *A*와 같은 효용을 얻을 수 있는 점 *C*를 만들 수 있다. 점 *B*에서는 무차별곡선의 기울기, 즉 MU_X/MU_Y는 예산제약선의 기울기인 P_X/P_Y와 동일하게 된다. 따라서 이미 언급한 균형의 조건이 만족하게 된다. 균형에서는 $MU_X/MU_Y = P_X/P_Y$가 성립된다. 이 조건을 다르게 표시하면, $MU_X/P_X = MU_Y/P_Y$로 나타난다. 만일 소비자들이 구매하는 재화의 수가 2개가 아니고 *n*이면 이 조건은 다음과 같이 된다.

$$MU_X/P_X = MU_Y/P_Y = \cdots = MU_n/P_n$$

한 재화에 지출한 자신의 마지막 한 단위의 돈으로 얻을 수 있는 효용이, 다른 재화에 지출되는 마지막 한 단위의 돈으로 얻을 수 있는 효용과 같아질 때 소비자들의 효용이 극대화된다.[11] 이 균형조건은 P_X의 가격하에서 X_0만큼의 재화가 소비되는 개인의 수요곡선상의 한 점을 나타낸다. 재화의 가격이 변하게 되면, 우리는 수요곡선상에서 새로운 소비점을 찾을 수 있다. 이런 각각의 그래프에서 나타나는 모든 '가격–소비' 점을 연결하면 실제의 수요곡선이 그려진다.

그림 3A.3 소비자 균형

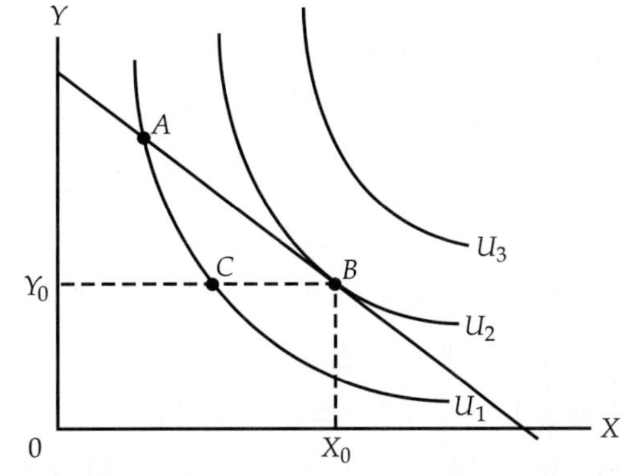

모형의 의미

무차별곡선의 모양은 선택 가능한 여러 가지 소비 대안들의 바람직한 정도를 소비자 자신들이 어떻게 평가하는가에 달려있다. *X*재에 대해 소비자가 강한 선호를 가지고 있는 경우, 무차별곡선의 굴곡은 커지게 된다. *Y*재에 대한 선호가 강한 사람들은 상대적으로 평평한 무차별곡선들을 가지게 될 것이다. 이런 모형을 연장하면, 선호도가 변화하는 데 따른 결과를 볼 수 있다. 그림 3A.4의 (a)는 의사방문(*V*)에 대한 소득지출과 다른 용도로의 소득지출(*Y*) 사이의 균형을 보여주고 있다. 건강한 소비자들은 상대적으로 완만한 무차별곡선을 가지게 되는데, 이는 의사방문보다 다른 재화나 서비스에 대해 소득을 지출하려는 것을 더 선호함을 나타낸다. 점 *A*의 균형상태에서 소비자는 1년 동안 의

[11] 모든 재화에 지출되는 마지막 화폐 단위의 한계효용은 앞의 각주에서의 λ와 동일하게 된다.

사방문에 V_1, 그리고 기타의 용도에 Y_1을 지출하고, U_1의 효용을 얻게 된다.

그러나 소비자가 병이 나게 되면, 선호가 바뀌어서 그림 (b)와 같이 무차별곡선의 굴곡이 커지게 된다. 소비자들은 다른 용도에 비해 의사방문에 보다 큰 중요성을 두게 된다. 그 결과 점 B에서 새로운 균형을 이루게 되며, 의사방문에 V_2, 기타 용도에 Y_2를 지출하여 U_1의 효용을 얻게 된다. 만일 소비자가 다른 용도에 대한 지출을 Y_1 이하로 떨어뜨릴 수 없다면, 소비자가 가장 선호하는 균형에 이를 수 없게 된다. 이런 경우 소비자는 점 A를 선택할 수밖에 없어 의사방문에 V_1, 기타 용도에 Y_1을 선택하여 결국에는 낮은 효용 U_0을 누리게 된다.

결론

이 부록에서 논의된 소비자 선택모형은 소비자의 행태를 설명하고 예측하는 데 사용된다. 비록 소비자들이 모든 경우에 있어서 의식적으로 이런 방식으로 의사결정을 하지 않는다고 해서, 이 모형이 유용하지 않은 것은 아니다. 이 모형은 설명하고 예측하기 위해 개발되었다는 것을 기억하자. 만일 이 모형이 이런 목적을 달성하는 데 도움이 된다면, 이 모형은 우리에게 유용한 것이다.

그림 3A.4 건강상태를 포함한 경우 소비자 선호의 변화

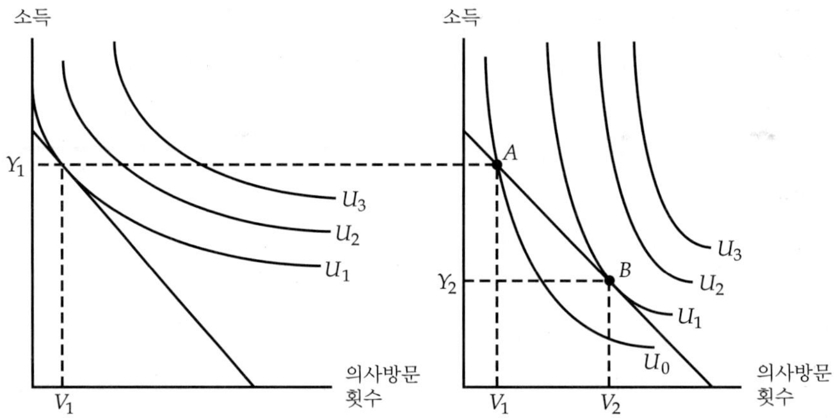

(a) 건강한 경우의 선호 (b) 아플 경우의 선호

부록 3B

영리부문에서의 생산과 비용

경쟁시장에서는 비용을 극소화하는 데 성공한 기업들이 정상이윤을 얻을 수 있다. 비용극소화는 자원의 효율적 사용으로 달성된다. 이 부록에서는 이윤을 극대화하려는 기업들이 있는 경쟁시장에서의 생산과 비용에 대해 논의한다.

두 가지의 가변요소가 있는 경우의 생산

경제학자들은 생산과정을 투입물과 산출물 간의 함수관계로 설명한다. **생산함수**는 가능한 기술을 이용하여 주어진 생산요소로부터 산출량을 극대화하는 것을 나타낸다. 효용과는 달리 산출물은 곡물의 부셸(bushel), 철강의 톤, 원유의 배럴, 맹장수술의 횟수처럼 수량의 측정이 가능하다. 투입물에는 토지, 천연자원, 기계, 노동, 기업가의 능력 등이 포함되는데, 모든 투입물의 결합을 통해 소비자가 구매하고자 하는 재화 또는 서비스가 생산된다. 노동(L)과 자본(K) 등 2개의 가변 생산요소를 갖는 생산과정은 다음과 같은 일반화된 형태로 표시된다.

$$Q = Q(L, K)$$

여기서 Q는 산출물의 양을, $Q(\cdots)$는 생산과정을 나타내는 수학적 관계를 나타낸다. 생산함수는 보통 표, 방정식, 그림의 세 가지 중 한 형식으로 표현한다.

그림 3B.1에서는 $Q = 100\sqrt{LK}$ 라는 생산함수에 의해 자본과 노동이 결합하여 달성될 수 있는 산출물의 수준을 보여주고 있다. 이 생산과정에서 사용된 노동의 양은 표의 아래쪽에 표시되어 있고, 자본의 양은 그림의 왼쪽에 표시되어 있다. 표에 있는 자료의 해석은 간단하다. 예를 들어, 5단위의 자본과 6단위의 노동이 결합할 때, 기업은 548단위의 산출물을 생산할 수 있다. 상이한 양의 노동과 자본의 결합은 상이한 수준의 산출물을 가져온다. 투입물이 효율적으로 사용되는 한 기업은 표에서 보여주는 수준의 산출물을 정확하게 생산할 수 있다.

등량곡선

우리는 2개의 생산요소의 양을 달리함으로써 일정한 양을 생산할 수 있다. 예를 들면, 기업은 10단위의 자본과 1단위의 노동을 투입해서 316단위의 산출물을 생산할 수 있다. 그리고 동일한 수준의 산출물을 5단위의 자본과 2단위의 노동, 또는 2단위의 자본과 5단위의 노동, 또는 1단위의 자본과 10단위의 노동을 이용해서도 생산이 가능하다. 또한 200단위 혹은 400단위의 산출물, 그리고 그 밖의 산출물의 수준도 이런 방법을 통해 생산이 가능하다. 표의 내용들은 일정한 산출물을 생산하는 데 소요되는 상이한 양의 자본과 노동의 결합을 보여주고 있다. 이와 같이 동일한 양을 나타내는 곡선들을 **등량곡선**(isoquants)이라고 하고, 이들은 생산이론에서 소비자이론의 무차별곡선과 같은 역할을 한다.

그림 3B.2는 여러 상이한 노동과 자본의 투입량으

그림 3B.1 $Q=100\sqrt{LK}$ 형태의 생산함수

자본량 \ 노동량	1	2	3	4	5	6	7	8	9	10
10	316	447	548	632	707	775	837	894	949	1000
9	300	424	520	600	671	735	794	849	900	949
8	283	400	490	566	632	693	748	800	849	894
7	265	375	458	529	592	648	700	748	794	837
6	245	346	424	490	548	600	648	693	735	775
5	224	316	387	447	500	548	592	632	671	707
4	200	283	346	400	447	490	529	566	600	632
3	173	245	300	346	387	242	458	490	520	548
2	141	200	245	283	316	346	374	400	424	447
1	100	141	173	200	224	245	265	283	300	316

* 위 표는 $Q = 100\sqrt{LK} = 100\ L^{0.5}\ K^{0.5}$ 형태의 콥-더글러스 생산함수에서 도출된 것임.

그림 3B.2 등량곡선의 형태와 MRTS

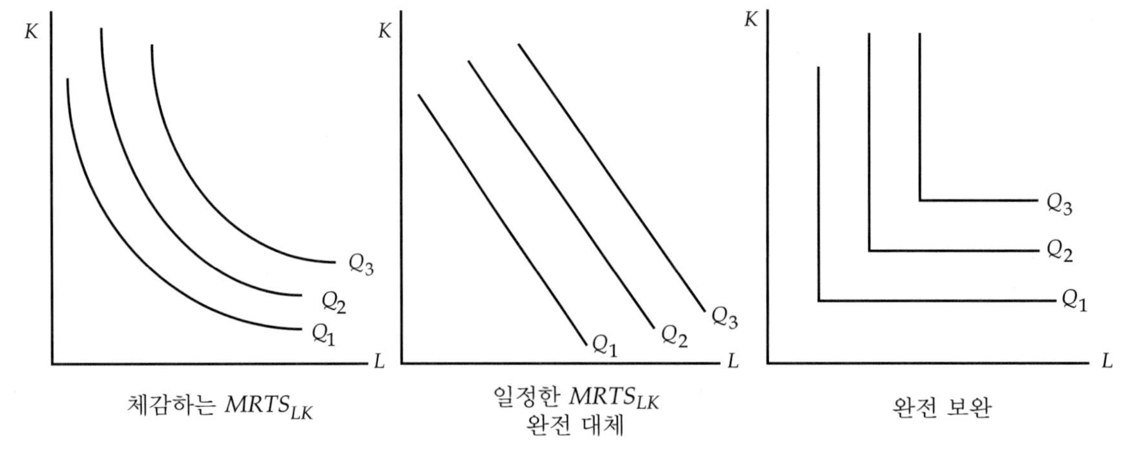

로 생산할 수 있는 등량수준을 보여준다. 기업은 Q_1의 산출물을 생산하기 위해 여러 다른 양의 자본과 노동을 결합할 수 있다. 그림 3B.2에서는 세 가지 경우만을 보여 주고 있지만, 실제로는 수많은 등량곡선을 그릴 수 있다. 등량곡선은 원점으로부터 멀어질수록 더 많은 양의 산출물을 나타낸다. 따라서 생산량은 $Q_3 > Q_2 > Q_1$을 만족한다.

등량곡선은 원점에서 볼 때 볼록하다는 특성을 갖는다. 등량곡선의 기울기는, 동일한 수준의 산출물을 생산하기 위해 하나의 생산요소 투입량을 한 단위 감소시킬 때, 다른 생산요소를 얼마나 더 투입해야 대체가 되는지를 나타낸다. 기업이 투입물의 배합을 조정함에 따라 **기술적 한계대체율**(MRTS)이라고 불리는 생산요소 사이의 대체능력도 변하게 된다. 생산과정에서 노동보다 자본이 더 많이 사용된다면 노동의 한계생산성은 자본보다 상대적으로 높다. 따라서 근로자를 한 명만 더 추가해도 자본의 감소를 쉽사리 보충할 수 있다. 자본을 노동으로 대체하는 일은 비교적 쉽게 이루어지고, 자본에 대한 노동의 기술적 한계대체율($MRTS_{LK}$)은 비교적 높은 수준이다.

자본의 고용량이 노동에 비해 상대적으로 적다면, 노동의 한계산출물은 자본에 비해 상대적으로 낮아진다. 자본의 감소를 대체하기 위해서는 더 많은 노동의 투입이 필요하다. 즉, 너무 많아서 경쟁적으로 변화하는 노동에 비해 자본이 상대적으로 희귀해진다면, 자본을 노동으로 대체하는 것이 어려워지게 된다. 따라서 등량곡선을 따라 아래로 이동하게 되면, 노동이 증가하고 자본이 감소하게 되어 $MRTS_{LK}$가 하락한다.

등량곡선상에서 기술적 한계대체율은 등량곡선의 기울기를 의미한다. $MRTS_{LK}$는 노동의 한계산출물과 자본의 한계산출물의 비율(MP_L/MP_K)이 된다.[12] 만일 노동과 자본이 완전하게 대체가 된다면, 생산과정에서 노동과 자본의 투입량에 관계없이 $MRTS_{LK}$의 값은 일정하고, 등량곡선은 우하향의 직선으로 나타난다. 그러나 노동과 자본이 항상 일정한 비율로 결합되는 완전 보완관계일 때에는 등량곡선이 L-자 모양이 된다.

단기의 생산

만일 기업이 자원을 효율적으로 사용하고 있다면, 생산량을 증가시킬 수 있는 유일한 방법은 투입되는 생산요소의 양을 증가시키는 것뿐인데, 대부분의 경우 자본을 늘리는 것보다 노동력을 늘리는 것이 쉽다. 노동과 같이 투입량을 쉽게 늘릴 수 있는 생산요소를 **가 가변투입요소**라고 하는 반면에, 기계와 같이 투입량을 늘리는 데 시간이 소요되는 생산요소를 **고정투입요소**라고 한다. 생산요소의 투입량을 조정하는 데에는 시간이 소요되기 때문에 생산과정을 **단기**와 **장기**로 구분하게 된다. 두 생산요소를 이용해 생산하는 경우 장기(long run)는 모든 생산요소의 투입량을 변화시킬 수 있는 기간을 의미한다. 이에 비해 단기(short run)는 한 가지 생산요소, 보통 자본의 투입량이 고정되는 기간을 의미한다.

단기에서 생산량을 변화시키기 위한 유일한 방법은 가변생산요소의 투입량을 변화시키는 것이며, 고정생산요소의 양은 변화시킬 수 없다. 다시 말해 단기에서는 생산의 규모가 고정되어 있다. 그림 3B.1은 자본의 양을, 예를 들어 5단위로 고정시킨 상태에서 노동의 투입량을 1단위에서 10단위로 증가시키게 될 때의 단기생산을 보여주고 있다. 이는 표 3B.1에도 나타나 있다.

처음의 두 행에서는 노동자의 수가 증가할수록 생산이 증가함을 보여준다. 노동의 **평균산출물**(AP_L)과 노동의 **한계산출물**(MP_L)은 노동의 **총산출물**(TP_L)에서 도출된다. 기술적 효율성을 말해주고 있는 평균산출물은 노동의 총산출물을 투입되는 노동자의 수로 나누어 줌으로써 얻을 수 있다. 즉, $AP_L = TP_L/L$이다. 한계산출물은 노동의 투입량이 1단위 증가할 때 나타나는 총산출물의 변화분이다. 한계산출물은 총

12 등량곡선상 어떤 한 점에서의 MRTS는 생산함수 $Q = Q(L, K)$를 전미분한 후 이를 0으로 놓아 도출할 수 있다.

$$dQ = (\partial Q/\partial L)dL + (\partial Q/\partial K)dK = 0$$

L과 K의 양이 등량곡선을 따라 변해도, 산출량은 변화하지 않는다. 즉, $dQ = 0$이 된다. 이 항등식을 등량곡선의 기울기에 대해 풀면, $dK/dL = (\partial Q/\partial L)/(\partial Q/\partial K)$이다. 그리고 $(\partial Q/\partial L) = MP_L$이고, $(\partial Q/\partial K) = MP_K$이 되어 다음을 만족한다.

$$dK/dL = MP_L/MP_K = MRTS_{LK}$$

표 3B.1 K=5인 경우의 단기 생산

노동량	총산출물	자본–노동 비율	평균산출물	한계산출물
0	0	∞	—	—
1	224	5.00	224	224
2	316	2.50	158	92
3	387	1.67	129	71
4	447	1.25	112	60
5	500	1.00	100	83
6	548	0.83	91	48
7	592	0.72	85	44
8	632	0.63	79	40
9	671	0.56	75	39
10	707	0.50	71	36

산출물의 변화분을 생산과정에서 사용된 노동의 변화분으로 나누어 줌으로써, 즉 $MP_L = \Delta TP_L / \Delta L$ 로 산출된다.

여기서 사용되는 생산함수는 단기에서의 **수확체감의 법칙**(law of diminishing returns)을 보여준다. 자본의 양을 일정한 수준으로 고정시킨 상태에서 노동을 늘려나가게 되면 추가되는 노동은 평균적으로 더 적은 양의 자본과 결합하게 되며, 이는 자본–노동의 비율(K/L)이 지속적으로 감소하는 형태로 나타난다. 따라서 추가되는 노동자는 바로 직전에 투입한 노동자보다 생산에 더 적게 기여하게 된다. 수확체감의 법칙은 경제이론에 근거한 것이 아니고 일반적으로 모든 생산에서 성립되는 물리적 법칙이다.

비록 수확체감의 법칙이 모든 단기 생산과정의 특징을 보여주고 있더라도, 한계산출물과 평균산출물이 처음부터 감소하는 것은 아니다. 어떤 생산과정에서는 초기에 한계산출물과 평균산출물이 노동의 전문화와 분업으로 인해 증가하는 경우도 있다. 그림 3B.3은 일반화된 단기의 생산함수를 보여주고 있다. 노동자의 수가 증가할수록 총산출물은 점 A에 이르기까지 변화율의 증가를 보이며 상승한다. 그러나 점 A를 넘어서면, 보다 많은 노동이 사용될수록 생산은 증가하게 되지만, 증가속도는 감소하게 된다. 그리고 산출물의 증가속도는 산출물이 극대화되는 점 B에 이르기까지 하락하게 된다. 점 B를 넘어서서는 노동자 1인당 자본의 양이 일정한 상태에서, 산출물은 더 이상 증가하지 않게 된다. 즉, 노동자를 추가하게 되면 산출물의 양이 감소하게 된다.

기업들은 생산요소의 한계산출물이 음(−)이 되면 더 이상 생산을 하지 않는다. 이는 기업이 생산요소의 투입량을 감소시킬 경우, 산출물이 증가하고 수입이 증가하며 비용이 감소하게 된다는 것을 의미한다. 따라서 효율적인 생산은 모든 생산요소의 한계산출물이 양(+)인 경우에 이루어진다.

투입요소의 최적사용

이윤을 극대화하는 기업은 생산에 투입한 자원으로부터 산출물을 극대화하려고 노력한다. 기업은 생산요소 비용과 기업이 기꺼이 지출할 용의가 있는 금액에 따라 제약을 받게 된다. 노동(L)과 자본(K), 두 가지의 생산요소가 있을 때, 기업이 직면하게 되는 비용제약식은 $C = wL + rK$로 표시되며, 여기서 C는 총비용, w는 노동 한 단위에 지급되는 임금, r은 단위당 자본비용을 나타낸다. 여기서 비용제약은 **등비용곡선**(isocost curve)으로 나타나는데, 그것은 $K = (C/$

그림 3B.3 일반화된 단기 생산

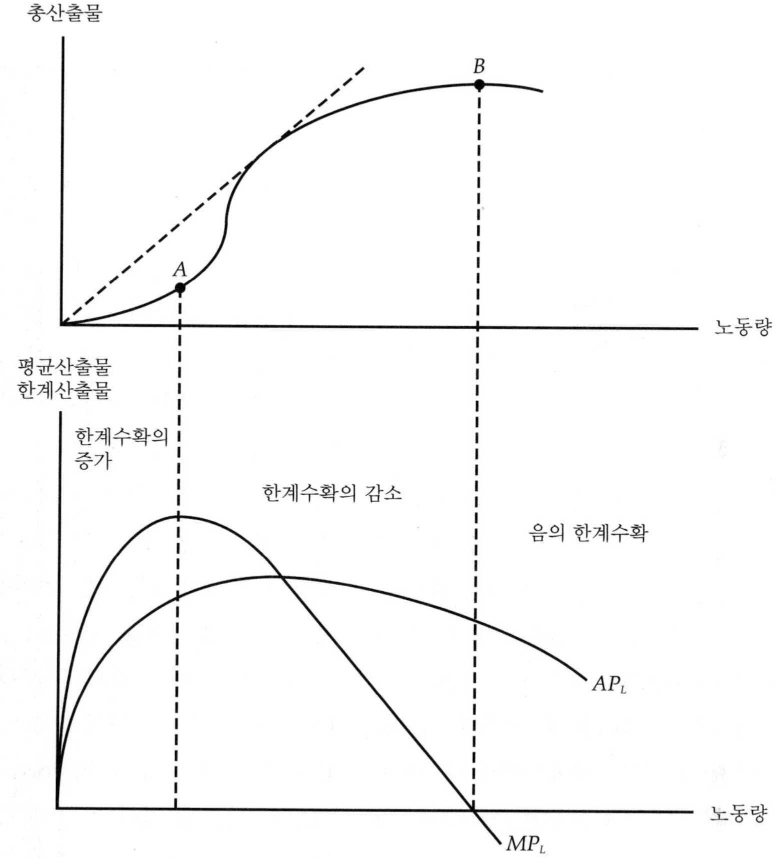

그림 3B.4 등비용곡선

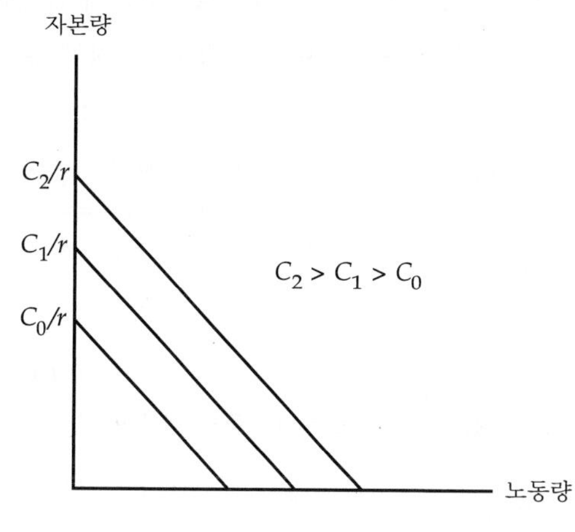

$r) - (w/r)L$이 된다. 등비용곡선은 그림 3B.4에서 보여준다. 등비용곡선에서 생산요소의 가격이 각각 w, r일 때 총비용은 C_i이며, 이는 고용할 수 있는 자본(K)과 노동(L)의 가능한 조합들로 해석된다. 기업이 보다 많은 비용을 생산에 투입하기로 결정하면, 등비용곡선은 원점으로부터 멀어지게 되고, 더 많은 산출물을 생산할 수 있게 된다.

등비용곡선의 기울기는 자본과 노동 두 생산요소의 상대적 가격, 즉 $-(w/r)$이 된다. 등비용곡선과 등량곡선을 합치면, 이윤을 극대화하는 기업이 선택하는 생산요소의 조합이 결정된다. 주어진 비용으로 산출물을 극대화하기 위해서 기업은 적정한,

그림 3B.5 투입물의 최적 사용

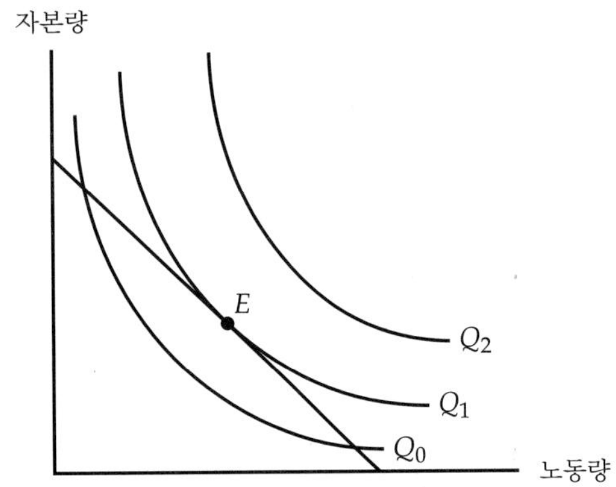

즉 생산요소의 최저비용 조합을 찾아야 한다. 이는 그림 3B.5에서 등비용곡선과 등량곡선(Q_1)이 접하는 점 E에서 나타나고 있다. 등량곡선과 등비용곡선이 접하는 점에서는 등량곡선의 기울기, 또는 $MRTS_{LK}$(=MP_L/MP_K)와 등비용곡선의 기울기, 또는 w/r가 같아지게 되고, 이때 기업은 최소비용을 낳는 노동과 자본의 결합비율을 사용하게 된다. 따라서 이 균형상태에서는 $MRTS_{LK}=MP_L/MP_K=w/r$의 관계가 이루어진다.[13]

균형조건은 또한 $MP_L/w=MP_K/r$과 같이 쓸 수 있다. 이런 균형조건식에서 기업들은 노동에 지출할 때 마지막 화폐단위에서 얻을 수 있는 노동의 한계산출물과 자본에 지출할 때 마지막 화폐단위에서 얻을 수 있는 한계산출물이 동일하게 될 때까지, 자본과 노동의 사용량을 조정하게 된다.

모형의 확장

주어진 산출물을 생산하기 위한 생산요소의 적정 조합은 생산요소의 상대가격이 변화함에 따라 달라진다. 그림 3B.6은 의사서비스에 대한 2개의 다른 가격하에서 Q^*만큼의 의료서비스를 생산하는 최소 비용의 방법을 보여주고 있다. 의사서비스 가격이 P_H처럼 높으면, S_H만큼을 사용하여 균형이 점 H가 된다. 만일 의사서비스 가격이 낮으면, 다른 의료서비스 요소가격이 P_O으로 고정되어 있는 경우, 동일한 수준의 의료서비스가 의사서비스와 기타 생산요소와의 상이한 조합에 의해 공급될 수 있다. 의사서비스의 가격이 P_L로 낮으면, 의사서비스는 S_L만큼을 이용하고, 균형은 점 L이 된다.

이 모형은 여러 가지의 흥미로운 함의를 제공한다. 의사가 받는 가격이 상대적으로 높아지게 되면, 의사-인구 비율(physician-population ratio)이 상대적으로 낮아질 것이고, 상대적으로 환자들은 의사들을 덜 자주 방문하게 된다. 또한 의사서비스 가격이 높아지게 되면, 이는 사람들로 하여금 다른 종류의 의료자원을 더 많이 사용하도록 유도한다. 따라서 우리는 의사의 가격이 높아질수록, 환자 1인당 보다 많은 자본을 이용하는 의료서비스가 생산될 것으

---

13 생산에 있어서 균형조건의 수학적 도출방법은 소비자이론에서의 균형조건 도출방법과 유사하다. 라그랑지 승수법을 이용하여 산출물 $Q = Q(L, K)$를 극대화하려는 기업의 노력은 총비용제약식, $C = wL + rK$에 의해 제약을 받는다. 이 문제는 $\mathcal{L} = Q(L, K) + \lambda(C - wL - rK)$를 극대화하는 문제가 된다. $\mathcal{L}$을 L, K, λ에 대해 각각 편미분해서 0으로 두면 다음과 같은 식을 얻을 수 있다.

$$\partial\mathcal{L}/\partial L = \partial Q/\partial L - \lambda w = 0$$
$$\partial\mathcal{L}/\partial K = \partial Q/\partial K - \lambda r = 0$$
$$\partial\mathcal{L}/\partial \lambda = C - wL - rK = 0$$

λ에 대해 처음의 두 식을 풀어 서로 동일하게 두면 다음과 같은 식을 얻게 된다.

$$\lambda = (\partial Q/\partial L)/w = (\partial Q/\partial K)/r$$

이를 달리 표현하면 다음과 같다.

$$\lambda = MP_L/w = MP_K/r$$

그림 3B.6 의사서비스 가격이 변화하는 경우의 의료서비스 생산

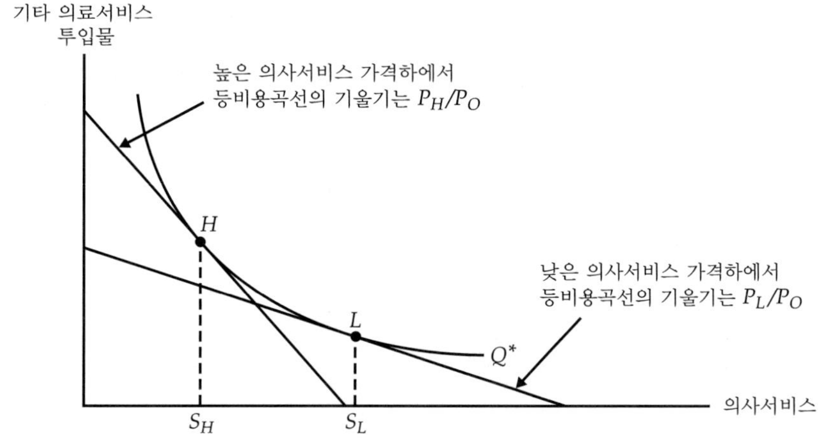

로 기대할 수 있다.

생산함수의 추정

실증분석에서 가장 간단하면서 많이 이용되는 생산함수는 콥–더글러스(Cobb-Douglas) 생산함수이다. 콥–더글러스 생산함수는 $Q = AL^{\alpha}K^{\beta}$와 같이 표현되는데, 여기서 α와 β는 각각 추정해야 할 양(+)의 부호를 갖는 매개변수이다. 이런 형태를 사용할 때, 지수들(α, β)은 산출량탄력도(output elasticity), 즉 노동과 자본 사용의 1%의 증가에 대한 산출량의 % 증가분을 의미한다. 노동의 경우, L이 1% 증가될 때 산출량 Q가 α%만큼 증가하게 된다. 마찬가지로 자본의 투입량을 1% 증가시키면 산출량 Q가 β%만큼 증가하게 된다.[14] 만일 $\alpha+\beta=1$이라면, 생산함수는 규모의 경제도 규모의 불경제도 없는 경우가 된다. 이 경우 노동과 자본의 투입량을 각각 1%씩 증가시키면 산출량도 1% 증가하게 된다. 만일 $\alpha+\beta > 1$, 예를 들어 1.2라고 한다면 노동과 자본을 각각 1%씩 투입량을 증가시키면 Q가 1.2% 증가하게 되어 생산함수는 규모의 경제를 보여준다.

콥–더글러스 생산함수는 양변에 로그를 취해 실증적으로 추정되는데, 이는 다음과 같다.

$$\log Q = A + \alpha \log L + \beta \log K$$

$\log Q$를 $\log L$과 $\log K$로 회귀분석하면, 추정된 계수들로부터 산출량탄력도의 추정값을 알 수 있다(회귀분석에 대한 논의는 제2장의 통계학 부록을 참고할 것).

---

14 콥-더글러스 생산함수에서 노동과 자본의 한계산출물은 다음과 같이 결정된다.

$$MP_L = \partial Q/\partial L = \alpha A L^{\alpha-1}K^{\beta} = \alpha(Q/L)$$
$$MP_K = \partial Q/\partial K = \beta A L^{\alpha}K^{\beta-1} = \beta(Q/K)$$

그리고 산출량탄력도 E_K, E_L는 다음과 같다.

$$E_L = (\partial Q/Q)/(\partial L/L) = (L/Q)(\alpha Q/L) = \alpha$$
$$E_K = (\partial Q/Q)/(\partial K/K) = (K/Q)(\beta Q/K) = \beta$$

생산에서 비용으로

비용은 고정비용과 가변비용으로 구분된다. 고정생산요소와 관련된 비용으로서, 생산량이 변하더라도 변하지 않는 비용을 **고정비용**(fixed costs)이라고 한다. 가변생산요소와 관련된 비용으로서 생산량이 변하게 되면 변하는 비용을 **가변비용**(variable costs)이라고 한다. 위에서 소개한 생산함수를 이용하면, 자본은 고정생산요소이고 노동은 가변생산요소이므로, 자본비용은 고정비용이 되고 노동비용은 가변비용이 된다.

총비용은 일정한 양을 생산하기 위해 모든 생산요소에 지출해야 하는 비용(기회비용 포함)을 말한다.[15] 총비용은 고정비용과 가변비용, 즉 자본과 관련된 모든 비용 및 가변생산요소와 관련된 모든 비용으로 구성된다. 앞서 논의한 동일한 표기방법을 사용하면 총비용은 $C = rK + wL$로 표시된다. 즉, 생산함수와 생산요소의 가격에 의해 기업의 총비용함수가 결정된다. 생산함수는 생산과정에서 자본과 노동을 얼마씩 사용하는지를 결정하고, 생산요소의 가격들은 각 생산요소에 지출되는 총비용을 결정하게 된다.

실제로 단기의 총비용곡선은 단기의 생산함수로부터 도출될 수 있다. 단기에서는 자본의 양이 고정되는데, 그로 인해 rK가 고정되며 그것이 고정비용이 된다. 산출량을 증가시키기 위해서는 노동의 투입량이 증가해야 한다. 생산함수는 주어진 양의 산출물을 생산하는 데 필요한 노동의 투입량을 결정한다. 각 생산수준(Q)과 관련된 단기의 가변비용은 필요한 노동량(L)에 노동가격(w)을 곱하여 결정한다. 그림 3B.7은 그림 3B.3이 보여주는 생산함수와 관련된 총비용함수를 나타내고 있다. 그림 3B.3의 점 A까지처럼 산출물의 증가율이 증가하는 범위 내에서는, 생산비용의 증가율은 하락한다. 반면에 산출물의 증가율이 하락하는 범위 내에서는 생산비용의 증가율은 상승하게 된다.

그림 3B.7 단기의 총비용곡선

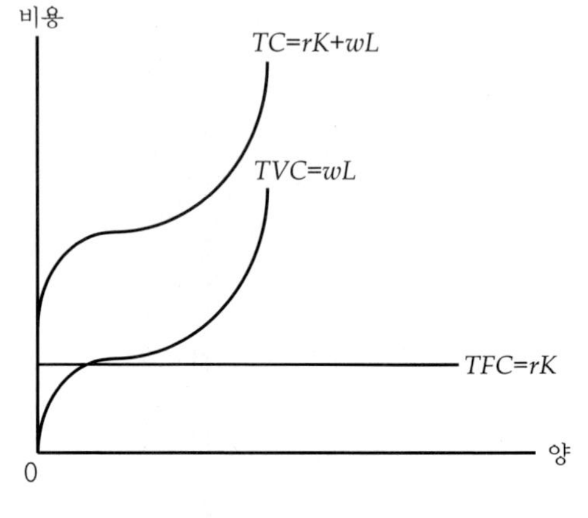

이런 관계는 단기의 평균비용과 한계비용곡선의 시각에서 보면 더욱 분명하다. 평균가변비용(AVC)은 정의상 총가변비용(TVC)을 생산량(Q)으로 나눈 값, 즉 $AVC=TVC/Q$이다.

그런데 $TVC=wL$이기 때문에, $AVC=wL/Q$ 또는 $w(L/Q)$가 된다. Q/L이 노동의 평균산출물(AP_L)이라는 것을 상기해보면, $AVC=w/AP_L$이 된다는 것을 알 수 있다. 노동의 평균산출물이 상승하면 평균가변비용은 하락하게 된다. AP_L은 AVC가 최저점에 이르게 되면 극대화된다. 그리고 AP_L이 하락함으로써, AVC는 상승하게 된다.

---

15 기회비용에는 생산에 사용된 자원을 위해 실제로 지급된 명시적 비용과 기업 소유주의 시간과 투자와 관련된 암묵적 비용이 모두 포함된다. 명시적 비용에는 건물 임대료, 근로자 임금, 대출이자 등 회계상의 목적으로 장부에 기입된 모든 비용을 포함한다. 암묵적 비용에는 사업에 투자된 자금으로부터 얻을 수 있었지만 포기된 소득 등 기업이 가지고 있는 자원의 사용에 따른 기회비용을 포함한다.

그림 3B.8 단기의 평균비용곡선 및 한계비용곡선

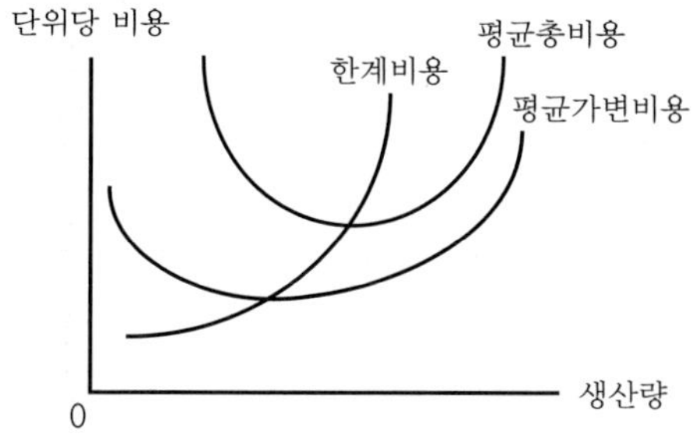

이와 비슷한 방법으로 한계비용(MC)과 노동의 한계산출물(MP_L)의 관계도 확인할 수 있다. $MC = \Delta TVC/\Delta Q$, TVC를 wL로 대체하면 $MC = \Delta wL/\Delta Q$가 된다. 경쟁적인 노동시장에서 기업은 가격 순응자이기 때문에, wL은 L이 변할 때만 변화하게 되는데, 이로 인해 $MC=w(\Delta L/\Delta Q)$로 나타낼 수 있다. 그런데 $\Delta Q/\Delta L$은 노동의 한계산출물이기 때문에 $MC=w/MP_L$이 된다. 한계산출물이 증가하면 한계비용은 감소하게 된다. 그래서 MP_L이 극대점에 이르면 MC는 최저점에 이르게 되고 MP_L이 감소하면 MC는 증가하게 된다. 따라서 단기의 평균비용과 한계비용은 U-자 형태를 갖게 되며, 처음에는 감소하다가 최저점에 도달하게 되고 나중에는 증가하게 된다.

평균비용과 한계비용의 관계는 그림 3B.8이 보여주고 있다. 평균총비용은 평균고정비용과 평균가변비용의 합이다. 한계비용이 평균비용보다 낮은 상태에서는 평균비용은 하락한다는 점을 주목하자. 만일 한계비용이 평균비용보다 높은 상태에서 증가하게 되면 평균비용은 상승하기 시작한다. 따라서 한계비용은 평균비용의 최저점에서 평균비용과 교차한다.[16]

장기비용

장기비용도 U-자 형태를 갖는데, 단기비용과는 다른 이유에서 이런 모양을 갖는다. 장기 동안 기업은 공장의 규모를 증가시킬 수 있다. 공장의 규모를 증가시키는 일은 보다 효율적으로 생산장비를 사용할 수 있고, 노동을 전문화할 수 있다는 것을 의미하는데, 이로 인해 기업은 평균비용을 낮출 수 있다. 경제원론에서는 이를 규모의 경제라고 부른다. 장기의 평균비용은 포락선(envelope curve)으로 간주되는데, 이는 각 생산 수준에서 최저비용을 선택함을 의미한다. 그림 3B.9는 세 가지 상이한 규모의 장기의 평균비용곡선들을 보여 준다. 그 세 가지는 작은 규모(AC_S), 중간규모(AC_M), 대규모(AC_L)이다. 각 생산 수준에서 가장 최저 생산비용을 내는 것은 공장의 규모에 달려 있다. 만일 바람직한 산출량 수준이 Q_1보다 적다면, 기업이 작은 규모의 공장시설을 가질 때 비용을 최소화할 수 있고,

16 미적분에 익숙하지 못한 학생들을 위해 설명하자면, 평균비용곡선의 최저점에서 평균비용과 한계비용이 교차하는 것은 평균비용곡선의 기울기가 평균비용곡선의 최저점에서 0이 된다는 사실로부터 알 수 있다. 이는 최저점에서의 1차 미분값이 0이라는 것을 의미한다. 평균가변비용을 이용하여 설명해보면,

$$\frac{dAVC}{dQ} = \frac{d(TVC/Q)}{dQ} = 0$$

$$= \frac{Q(dTVC/dQ) - TVC(dQ/dQ)}{Q^2} = 0$$

여기서 분자의 각 항에서 $1/Q$의 공통인자를 앞으로 빼내면 다음과 같이 된다.

$$\frac{1}{Q}[MC-AVC] = 0$$

식의 우변이 0이 되려면 평균가변비용곡선의 기울기가 0이 될 때, 즉 AVC가 최저점에 이를 때 $MC = AVC$가 되어야 한다.

그림 3B.9 장기평균비용

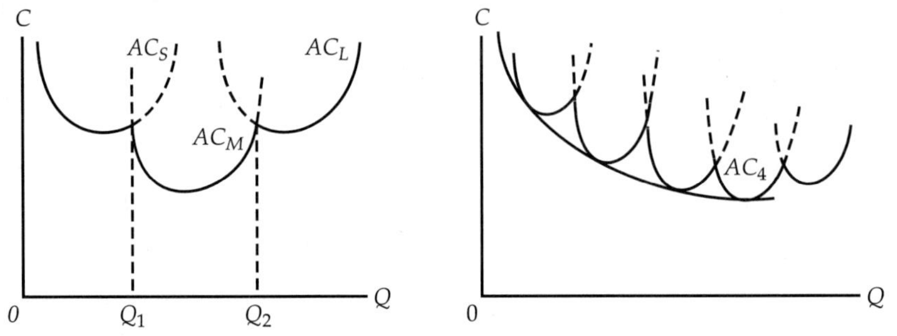

산출량 수준이 Q_1과 Q_2 사이에 있다면 중간규모의 공장시설일 때 비용을 최소화할 수 있다. 또한 산출량 수준이 Q_2보다 많다면 대규모의 공장시설을 가질 때 비용을 최소화할 수 있다.

오른쪽의 포락선은 가능한 공장시설의 규모를 보여주고 있다. 경쟁은 기업들로 하여금 AC_4와 같은 최적 규모의 공장시설을 사용하게 만든다. 이런 공장규모를 갖지 않는다면, 경쟁기업들보다 비용이 높아져 결국 손실을 입게 될 것이다.

결론

이 부록에서는 기업의 경제이론을 간략하게 설명하였다. 여기에서 다룬 내용은 미시경제학에서 논의되는 만큼 충분한 주제들이 담겨 있지는 않지만, 독자들이 기업에 대한 신고전학파의 표준적 이론을 대략적으로 이해하는 데는 충분한 수준이다.

제 4 장

의료의 경제성 평가[1]

앞에서 살펴 본 바와 같이 상충관계(trade-off)의 존재는 우리가 반드시 마주해야 하는, 피할 수 없는 삶의 현실이다. 결국 모든 의사들은 환자의 건강개선이 과연 어떤 의료적 개입을 위해 추가적으로 지출하는 의료비만큼의 가치가 있는지를 결정해야 한다. 비용을 무시하는 의사들조차도 의학적 효능으로써 그 편익을 평가할 것이다.

사회 전체적으로 보자면 의료보험자와 의료보험회사들이, 구체적으로 어떤 특정한 의료적 개입이나 치료를 보험급여에 포함시킬지의 여부를 결정해야 한다. 건강유지조직(HMO)의 등재의약품 목록 위원회는 HMO 회원들에게 특정한 범주의 어떤 의약품들을 급여대상으로 포함시킬지 결정해야 한다. 병원의 행정가는 병원의 자산을 어디에 투자할지를 결정해야 하며, 정부기관들도 정부의 공적 프로그램을 통한 비용상환 대상에 어떤 약품이 포함되는지를 결정해야 한다. 이런 의사결정자들은 비용과 편익을 고려해 실제로 경제적 분석방법을 특정한 상황에 적용하고 있다. 즉, 이들은 환자 개개인 또는 한 환자집단, 더 나아가 사회 전체의 더욱 건강한 삶을 추구하기 위해서 주어진 자원의 사용방법을 개선할 수 있는 방안을 모색하고 있다.

핵심개념 ❸
한계분석

어떤 사람들은 생명의 가치를 화폐단위로 측정하는 것이 비도덕적이고 비윤리적이라고 생각할지도 모르지만, 가치평가를 무시해 버리는 결과는 상당히 크다. 비용에 초점을 맞추게 되면 건강에 미치는 효과가 너무 자주 무시되는 반면, 건강에만 초점을 맞추게 되면 비용문제가 무시된다. 분명한 안내지침이 없으면 의

---

1 제4장의 설명에서 사용된 내용과 사례의 대부분은 직접적으로나 간접적으로나 2003년도 교육 프로그램인 '의약품 및 기타 의료적 개입의 경제학(Health Economics of Pharmaceuticals and Other Medical Interventions)'에 기초하고 있다. European School of Health Economics의 소장인 Gisela Kobelt와 이 프로그램을 의미 있게 만들기 위해 노력한 모든 참가자들과 발표자들에게 감사한다.

사결정이 상황에 따라 개별적으로 이루어지고, 규칙은 자의적으로 적용된다.

이 장에서는 의료서비스에 대한 의사결정에 있어서 경제성 평가의 사용에 대해 논의한다. 처음 두 절에서는 경제성 평가의 중요성과 의미에 대해 논의한다. 제3절에서는 질병비용 연구, 비용–편익분석, 비용–효과분석 등을 포함한 경제성 평가방법들에 대해 구체적으로 논의한다. 비용–효과분석은 치료방법의 대안들을 분석하는 데 있어 현재 가장 선호되는 방법이므로, 이 장에서의 초점이 된다. 비용–효과분석에서의 점증적 비용–효과 비(比)(incremental cost-effectiveness ratio), 질보정 생존연수(quality-adjusted life year)에 대한 논의를 포함한 비용과 편익을 측정하는 데 있어서의 문제, 그리고 비용–효과분석을 수행하는 단계 등이 자세히 논의될 것이다. 제4절에서는 경제성 평가에 있어서 모형의 사용에 대해 논의하는데, 특히 의사결정분석과 마르코프(Markov) 모형 등을 살펴본다. 제5절에서는 특히 유럽 국가들에 있어서 경제성 평가방법의 표준화 경향에 대해 논의한다. 제6절에서는 이 장에서 논의된 평가방법을 사용하는 몇 개의 사례연구를 간략히 소개한다. 그리고 마지막 절에서는 요약과 결론이 제시된다.

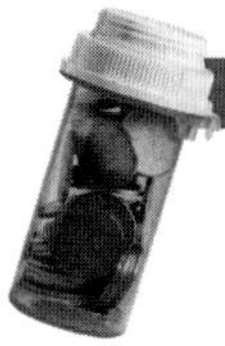

의료제공의 쟁점

'기능적 동등성'이라는 이름으로 이루어지는 메디케어의 의료서비스 배급제

입법과정 없이 그리고 의회에서의 토론은 더욱 없는 상태에서 메디케어의 관료들은 급여대상이 될 신약과 의료시술을 제한하는 조치를 취해왔다. 메디케어 및 메디케이드 서비스센터(Centers for Medicare and Medicaid Services, CMS)의 전임 국장이었던 Thomas Scully가 '기능적 동등성(functional equivalence)'이라고 불렀던 방법을 사용해서 관리들은 메디케어가 특정한 약 처방을 보상할지, 보상한다면 얼마를 지불할 것인지를 결정하고 있다.

기능적 동등성은 처방약 가격을 통제하기 위해 유럽의 여러 나라에서 사용했던 가격통제 방법인 참조가격제(reference pricing)와 실제로 동일하다. 기능적 동등성은 다음과 같이 작동한다. 우선 해당 정부 부서가 모든 신제품 처방약의 가격에 대해 협상을 한다. 그리고 가능한 한 최선의 과학적 증거를 사용해서 동일한 질병과 증상을 치료하는 저가약과 같은 수준에서 가격을 책정한다.

메디케어는 이미 3,300만 명의 대상 노인들에 대해 모든 의사방문수가와 입원수가를 통제하고 있다. 이 부서는 세금을 신중히 사용한다는 구실로 필수적인 전문지식 없이 신약의 효능에 대한 의학적 결정을 내리고 있다. 최근에 내려진 두 가지 결정이 이런 방식의 사례를 보여주고 있다.

- 새로운 생명공학 약품인 아라네스프(aranesp)는 암환자의 빈혈을 치료하기 위해 개발되었다. 기존의 약인 프로크리트(procrit)에 비해 빨리 작용하고 효과가 오래 지속될 뿐 아니라 복용횟수가 적고 비교적 침습성도 덜하다. 그러나 CMS는 이 두 약품 사이의 가격 차이를 정당화할 수 있는 충분한 증거가 없다고 결정함으로써 아라네스프에 대한 상환수준을 시장가격의 1/3 수준으로 정했다.
- 메디케어 환자들은 위산역류에 의한 궤양과 이로 인한 식도염을 치료하기 위해 개발된 넥시

움(nexium)을 처방받을 수 없다. 넥시움으로 치료받은 환자들이 의사방문 횟수도 적고, 치료도 빨리 되며, 입원일수도 적다는 의학적 결과가 있음에도 불구하고 메디케어 당국은 2002년 12월에 이 약이 비교적 저가의 제네릭인 프릴로섹(prilosec)과 동일하다고 결정했다.

지출을 억제하려는 연방정부의 노력이 새로운 것은 아니다. 실제로 2003년 초 연방정부 자문위원회는 CMS가 의약품의 급여포함 여부를 결정함에 있어서 그 비용과 편익을 평가하라고 촉구했다. 이 기관은 메디케어 법에 의거하여 상환수준의 결정에 있어 막강한 힘을 가지고 있다. 생각해 보아야 할 문제는 비용과 편익의 비교가 아니라 누가 이런 비교를 하느냐 하는 것이다. 이런 결정은 변호사, 로비스트, 그리고 정치인들의 몫인가? 아니면 의사, 경제학자를 포함한 과학자, 그리고 환자들이 해야 할까?

출처: Robert Goldberg, "Medicare Reform, French Style: Tom Scully Can't Wait to Put Price Controls on Drugs," *Washington Times*, April 30, 2003, A23.

경제성 평가의 중요성

우리는 자원이 희소한 세상에서 살고 있기 때문에 모든 사람들의 욕구를 언제나 충족시킬 수 있는 능력이 없다. 사람들은 저마다 서로 다른 목적을 가지고 있으니 우리는 선택을 해야만 하고, 선택한다는 일이 괴롭기까지 한 일은 아닐지 모르지만 어려운 일임에는 틀림없다. 여러 가지 프로젝트들은 동일한 자원을 놓고 경쟁을 해야 한다. 예를 들어, 새로운 유방암 진단검사 프로그램에 대한 투자로 인해 지역 병원들은 산전 진찰 프로그램을 확대하지 못할 수도 있다. 신약이면서 최고가인 천식, 고혈압, 당뇨 치료제를 복용하고 그 비용을 지불한다는 것은 의료보험회사가 의사들에게 일상적인 결장암 검사를 위한 결장내시경술(colonoscopy) 대신 구불결장경검사(sigmoidoscopy)를 실시하도록 요구하는 것을 의미할 수도 있다.

우리는 매일 여러 경쟁적인 대안들 중에서 선택을 해야만 한다. 우리는 무한한 양의 자원을 갖고 있지 않기 때문에 일정한 규모의 재원을 놓고 여러 프로그램들이 경쟁을 하다 보면 충분히 가치 있는 어떤 프로그램이 자금지원을 받지 못하는 경우도 있다. 이러한 문제에 대해 우리가 어떤 방식으로 의사결정을 하는지는 대단히 중요하다. 대부분의 경우, 이러한 문제는 삶의 질과 관련된 것이다. 그러나 많은 경우 그것은 삶과 죽음의 문제이기도 하다. 어떤 경우이든 명확하고 체계적인 방법으로 자원배분에 대한 의사결정에 접근하는 것이 중요하다.

핵심개념 ❷
기회비용

핵심개념 ❶
희소성과 선택

경제성 평가의 의미

더 논의를 진행하기 전에 경제성 평가가 무엇을 의미하는지 알아보자. Drummond

와 동료들(1997)은, 이 용어를 "비용과 편익의 측면에서 선택대안을 비교분석하는 것"이라는 의미로 사용하고 있다. 경제성 평가는 비교분석이다. 비교분석을 위해서는 두 가지 이상의 대안들이나 개입방법이 있어야 한다. 통상적으로 아무런 조치도 취하지 않는 것이 합리적인 방안이 되는 경우가 아닌 한, 아무런 조치도 취하지 않는 것과 어떤 의료적 개입이나 시술방법을 비교하지는 않는다. 혹자는 '임상시험에서는 어떠한가?'라는 질문을 할지도 모르겠다. 인간을 대상으로 하는 테스트는 임상적 환경에서 이루어지는데, 실험군 환자들에게는 테스트 중인 약물을 처방하는 등의 치료가 이루어지고, 통제군으로 불리는 두 번째 환자들에게는 위약(placebo, 설탕으로 만든 약)이 주어진다. 이것이 임상적 환경이라는 것을 기억하자. 그리고 이 실험은 과학에 있어서 기준의 역할을 하는 것이며, 이 실험의 마지막 단계에서 아무 조치도 취하지 않는 것, 즉 설탕으로 만든 약을 처방하는 것이 합리적인 방안이라고 말할 사람은 아무도 없을 것이다.

앞서 설명한 바와 같이, 경제성 평가는 일련의 행위와 관련된 대안들을 검토하는 것이다. 그러므로 다른 치료대안들과 분리시킨 상태에서 특정한 치료방법만을 평가하지는 않는다. 경제성 평가는 잘 정의된 의학적 증상의 치료에 대한 합리적인 대안을 비교하는 것이다. Mandelblat와 동료들(2002)은, 일반인을 대상으로 한 자궁경부암 검사 프로그램과 관련해서 가장 효과적인 자원 사용방식에 대해 연구했다. 이 연구에서는 도말표본 단독검사(Pap testing), HPV 단독검사 또는 대상자들의 연령이 20세일 때 검사를 시작해서 65세나 75세 또는 사망할 때까지, 이 두 검사를 동시에 2, 3년의 시차를 두고 계속하는 경우에 대한 비용-효과분석을 다루고 있다. 이 분석에서는 18가지의 다른 검사방법들의 비용과 결과를 조사했다.

경제성 평가에서 비교분석은 비용과 결과의 측면에서 이루어지게 된다. 분석에 포함되는 비용항목들은 대체로 채택된 관점에 따라 결정되는데, 환자, 의료보험회사, 의료보험 개별 상품, 정부 또는 사회전체 사이에 입장이 다르다. 비용에는 직접 및 간접비용이 포함되는데, 이들은 모두 유형의 비용일 수도, 무형의 비용일 수도 있다. 예방접종 프로그램에서 얻는 편익처럼 상당한 정도로 외부효과가 나타나지 않는 한, 어떤 행동의 결과는 주로 개인들에게 귀속되는 편익이 된다. 경제성 평가를 성공적으로 수행하려면 모든 관련 비용과 결과들을 식별하고 측정한 다음에 각 항목을 화폐가치로 평가함으로써 관련 비용들과 결과를 비교해야 한다. 나중에 이런 모든 주제들에 대해 보다 자세하게 논의할 것이다.

경제성 평가의 유형

의료분야에서의 의사결정에서 자주 사용되는 경제성 평가방법으로는 질병비용

연구(cost-of-illness studies), 비용—편익분석(cost-benefit analysis), 비용—효과분석(cost-effectiveness analysis) 등 세 가지가 있다(Garber, 2001). 이 세 방법들은 각각 특유한 방법을 통해 여러 의료 행위들의 비용과 결과를 논리적으로 비교해 보려는 시도이다.

질병비용 연구

질병비용 연구는 단순히 '비용은 얼마인가?'라는 질문을 검토하는 것이다. 특정 질병으로 인한 경제적 부담의 계량화는 어떤 일정한 지역 내에서 특정한 인구집단의 질병과 관련된 비용구조에 대한 정보를 제공해준다. 이 연구방법은 결과를 측정하고 있지 않기 때문에 엄밀하게 말하면 경제성 평가는 아니다. 그러나 이 분석방법은 특정 질병이 가져다주는 경제적 부담에 대한 정보를 정책 당국자 또는 의료경제학자들에게 제공해준다. 이런 의미에서 질병비용 연구는 경제성 평가로 이어지는 비용항목의 식별에 있어 중요한 첫 단계가 될 수 있다.

여러 선택 가능한 치료방법의 임상적 효과가 동등할 때 의료제공자들은 의학적 의사결정의 지침을 얻기 위해 이런 형태의 분석을 사용할 수 있다. 이런 입장에서 보자면 질병비용 연구는 비용최소화 분석(cost-minimization analysis)이라고 부르는 편이 더 나은데, 이는 어떤 일정한 건강상의 결과를 얻기 위해 가장 비용이 낮은 치료대안(예: 급성 중이염에 대한 최소 비용의 치료방법)을 결정하는 연구이기 때문이다.

Druss와 동료들(2001)은, 1996년 미국인들이 걸렸던 우울증, 당뇨병, 심장질환, 천식, 고혈압 등 다섯 가지 종류의 만성질환으로 인한 경제적 부담을 조사했다. 이 다섯 가지 질환을 치료하는 데 소요되는 의료비는 623억 달러에 이르렀는데, 그중 심장질환과 고혈압 관련 비용이 전체의 50% 이상을 차지하고 있다. 더욱이 합병증을 치료하는 비용은 2,077억 달러에 이르고 있다. 2,700억 달러의 총의료비용에 이 질병으로 일을 못해 발생하는 소득손실 362억 달러를 합치면, 이 다섯 가지 종류의 질병으로 고통받는 사람들의 총사회적 비용은 모두 3,060억 달러가 넘는다.

> **정책적 쟁점**
> 의료비 지출의 많은 부분은 생활양식의 요인에 기인한다.

Finkelstein과 동료들(2003)은, 과체중과 비만으로 인한 의료비 지출이 926억 달러(2002년 가격)에 이르는 것으로 추정했다. 이 연구에서는 비만과 관련한 의료비 지출이 전체 의료비 지출의 6%에 미치지 못하고 있지만 의료비 지출 증가분의 1/3 이상이 비만에 기인한 질환, 즉 제2유형 당뇨, 심혈관 질환, 근골격계 질환, 수면성 무호흡증, 담낭질환, 자궁내막암 및 폐경 후 유방암과, 신장암과 전립선암을 포함한 여러 종류의 암질환 등과 관련되어 있다고 지적하고 있다. 다른 질환 비용에 관한 연구들에서는 에이즈의 사회적 비용(Scitovsky & Rice, 1987), 알코올, 마약남용, 정신질환의 사회적 비용(Rice et al., 1990), 코카인에 노출된 유아의 사회적 비용(Henderson, 1991) 등에 대해 조사했다.

질병비용의 연구결과가 흥미롭기는 하지만, 이들 연구는 질환을 치료하는 데 가장 효과적인 방법과 관련된 질문에는 명확한 답을 주지 못하고 있다. 자원의 최적배분과 관련한 해답을 얻기 위해서는 비용–편익분석 또는 비용–효과분석과 같은 다른 형태의 접근방법을 시도해야 한다.

비용–편익분석

영리기업의 관리자들은 여러 투자 프로젝트에 기업이 가지고 있는 희소한 자원을 어떻게 배분할지를 결정해야 한다. 만일 기업이 이윤을 극대화하고 시장에서 경쟁력을 갖추려면 투자 프로젝트의 순편익(=편익 – 비용) 또한 극대화가 되어야 한다. 여러 종류의 투자 프로젝트에 대한 재정분석을 **자본예산편성**(capital budgeting)이라 부르는데, 이러한 자본예산편성이 필요한 곳은 민간부문뿐만이 아니다.[2] 공공부문의 관리자들은 공공의 후생을 극대화하기 위해 희소한 조세수입을 어떻게 지출해야 하는지에 대해 의사결정을 내려야 한다. 시장상황에서 이루어지는 의사결정에 응용되기 위해 개발된 기술인 자본예산편성은 비영리 환경에서는 적용될 수 없다. 대부분의 경우 공공부문의 관리자들은 민간부문의 관리자들을 인도하는 완전한 시장규율로부터 차단된 상태에서 이런 결정을 내린다.

자본예산편성의 과정을 단순히 연장한 것이 비용–편익분석이다. 공공재의 공급에 대한 의사결정을 하는 정부기관을 돕기 위해 처음 개발된 비용–편익분석은 사업 또는 프로젝트에서 나오는 모든 비용과 편익을 비교하는 분석기법이다. 따라서 자본예산편성이 민간의 영리부문을 위한 것이라면, 비용–편익분석은 비영리부문을 위한 것이다.

핵심개념 ❸
한계분석

제2장에서 보았듯이, 자원의 적정한 이용을 위해서는 공공부문이 수행하는 모든 프로그램 또는 프로젝트에서는 사회적 한계편익(MSB)이 사회적 한계비용(MSC)을 초과해야 한다. 이때 공공부문 의사결정자들이 직면하는 문제는 MSB와 MSC 곡선들을 알아내는 데 필요한 정보를 쉽게 얻을 수 없기 때문에 사회적으로 가장 적합한 것을 결정하기 어렵다는 점이다. 비용–편익분석은 전통적인 후생경제학적 접근방법에 충실하면서 시장이 존재하지 않는 상태에서 최적의 선

---

2 어느 관리경제학(managerial economics) 교과서에든 장기의 투자결정을 분석하는 장(章)이 있을 것이며, 많은 교과서들에는 공공부문의 의사결정에 관한 장이 있을 것이다. 예를 들어, McGuigan, Moyer와 Harris(2002)를 참조하라.

택을 보장하는 실용적인 시도라 할 수 있다(Sen, 1977).

비용-편익분석의 구성요소 대부분의 공공정책 결정에는 예산제약이 있기 때문에 비용–편익분석은 특정한 공공부문의 사업에 대한 지출을 정당화하는 데 자주 사용되고 있다. 의사결정자들에게 공공투자사업의 비용과 편익을 화폐단위로 측정해 편익이 비용을 초과하는지를 확인케 해서 양(+)의 순편익을 보여 주는 공공사업들만이 그 경제성에 기초하여 정당화될 수 있다. 또는 비용에 대한 편익의 비(比)를 산출하여 비용–편익 비가 1보다 크거나 같은 경우에만 사업이 채택된다.

현실적으로 편익과 비용은 시간에 걸쳐 누적되기 때문에 현재 가치로 할인하는 방법을 통해 화폐의 시간적 가치가 조정되어야 한다. 시간선호(time preference)의 개념은 오늘의 1달러가 미래의 1달러보다 더 많은 가치를 갖는다는 단순한 사실을 인식하는 것이다. 사람들이 오늘의 1달러에 더 높은 가치를 두는 가장 큰 두 가지 이유는 미래에 대한 근본적인 불확실성과 오늘 가질 수 있는 1달러를 포기하는 데 따른 잃어버린 기회 때문이다. 대부분의 사람들은 양(+)의 시간선호도를 갖기 때문에 현재의 비용과 편익을 비교하기 위해서 미래에 발생하는 비용과 편익을 할인해야 한다.

핵심개념 ❷
기회비용

대부분의 사람들은 이자에 이자가 붙는 개념인 복리개념에 익숙할 것이다. 만일 연 10%의 이자가 보장된 만기 12개월의 양도성예금증서(certificate of deposit, CD)에 1,000달러를 투자한다고 가정해보자. 최초의 1,000달러는 지금부터 1년 후 1,100달러가 될 것이며, 이에 대한 일반적 공식은 다음과 같다.

$$FV_1 = PV(1 + r)$$

여기서

FV_1 = 초기 투자금액의 1년 후 가치,
PV = 초기 투자금액의 현재가치,
r = 투자의 연 수익률 또는 이자율

를 나타낸다.

복리계산은 양도성예금증서에 투자한 기간만큼을 전개하면 된다. 예를 들어, 투자 2년 후에는 1,210달러가 된다.[3] 이러한 논리를 적용하게 되면 n기간 동안의 복리는 다음과 같이 된다.

$$FV_n = PV(1 + r)^n$$

---

[3] 이 계산은 [\$1,000 × (1 + 0.1)] ×(1 + 0.1)이 될 것이다.

즉, 연이자율이 r인 경우, 오늘 PV만큼을 투자하게 되면 n년 후에는 FV_n을 얻게 된다.

할인은 이와 반대되는 개념이다. 만일 어떤 사람이 n년 후에 FV_n을 원하면 오늘 PV만큼을 연이자율 r로 투자하면 된다. 위의 PV에 대한 식을 풀면 다음과 같은 식을 얻게 된다.

$$PV = FV_n / (1 + r)^n$$

이와 동일하게 기본적인 관계를 이용하면 n년 동안의 일련의 수익, 즉 Y_i의 현재가치를 추정할 수 있는데, 이는 다음과 같이 나타낼 수 있다.

$$PV = \frac{Y_1}{(1 + r)^1} + \frac{Y_2}{(1 + r)^2} + \cdots + \frac{Y_n}{(1 + r)^n}$$

이자율(r)이 시간에 걸쳐 변하지 않고 일정하다고 가정하면, 이 식은 다음과 같이 간단하게 표현할 수 있다.

$$PV = \sum_{t=1}^{n} \frac{Y_t}{(1 + r)^t}$$

이 관계는 위의 식은 수익의 흐름(Y_i)을 연간 발생하는 편익(B_i)과 비용(C_i)의 차이로 표현함으로써 시간에 걸쳐 발생하는 순편익(NB)의 현재가치를 표시하기 위해 다음과 같이 변형될 수 있다.

$$NB = \sum_{t=1}^{n} \frac{B_t - C_t}{(1 + r)^t}$$

프로젝트로부터 얻는 순편익의 현재가치를 합한 값이 양이면 프로젝트는 받아들여지게 된다. 다른 방식으로서 비용과 편익의 관계는 그 비로 표시될 수도 있다. 이 경우에는 프로젝트가 받아들여지기 위해서는 비용에 대한 편익의 비가 1보다 커야 한다.

$$B/C = \sum_{t=1}^{n} \frac{B_t}{(1 + r)^t} \Bigg/ \sum_{t=1}^{n} \frac{C_i}{(1 + r)^t}$$

편익의 가치 측정 비용–편익분석에서는 모든 편익과 비용이 화폐단위로 측정되어야 한다. 댐이나 고속도로 등과 같은 프로젝트의 경우에는 편익의 가치를 측정하는 것이 문제가 되지 않는다. 그러나 이 분석방법이 의료분야에 적용되는 경우, 이는 인간의 생명에 화폐적 가치를 부여하는 것을 의미한다.

인간의 생명을 화폐가치로 환산하는 것은 많은 사람들에게 불편한 일일 수 있지만, 편익과 비용의 비를 계산하기 위해서는 편익을 화폐가치로 측정하는 것이 필수적이다. 이 기법은 사회적 의사결정에서 사용되는 가치가 단순히 모든 개인이 부여하는 가치의 합이라는 가정에 전적으로 기초하고 있다. 앞서 보았듯이, 어떤 물건에 개인이 부여하는 가치는 그들이 해당 물건에 지불할 용의가 있는 가격에 기초하고 있다. 편익은 보통 지불의사 접근법(willingness-to-pay approach)으로 측정된다. 개인이 자신의 건강을 증진하는 데 기꺼이 지불할 의사가 있는 가격은 부(富), 기대수명, 현재의 건강상태, 그리고 미래 소비를 현재 소비로 대체할 가능성 등의 네 가지 요소에 달려 있다(Bleichrodt & Quiggin, 1999). 의료분야에서의 의사결정에 적용된 비용—편익분석의 결과가 이 사업으로부터의 혜택을 얻게 되는 개인들의 지불의사와 지불능력을 반영하는 한, 이 분석에 근거한 의료자원 배분의 결과는 부유층, 젊은 계층, 심각한 건강문제를 갖고 있는 사람 등 특정한 계층에게 유리할 가능성이 있기 때문에 의구심의 대상이 될 수 있다.

정책적 쟁점

인간 생명의 가치는 얼마인가?

지출과 투자에 대한 결정이 이해 당사자들의 가치를 반영하도록 하는 것이 의사결정자들의 책무이다. 개별공급자는 그 환자의 가치를 가장 일차적인 요인으로 고려하고, 병원, 의료보험회사, 지역사회의 가치를 이차적인 요인으로 고려하여 의사결정을 한다. 반면 정부의 정책결정자는 사회전체의 관점을 취하는 경향이 있으며, 경제적 효율성만큼이나 형평성 및 다른 측면의 후생에 관심을 갖는다.

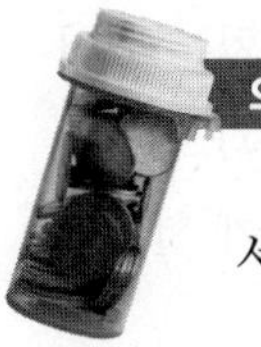

의료제공의 쟁점

세대 간 형평성과 '공평한 기회(fair innings)' 접근방법

수십 년 동안 경제학자들은 생활필수품, 특히 식품과 주거에 대한 접근성과 관련된 문제에서 효율성에 대해 형평성의 균형을 맞추는 문제를 연구해 왔다. 무한한 욕구를 충족시키고 싶어 하는 우리 인간이 직면하는 현실은 자원의 희소성이다. 자원을 현명하게 사용하는 것도 필수적이지만, 우리는 자원의 사용으로부터 얻는 혜택의 분배에 대해서도 관심을 가져야만 한다. 상충관계(trade—off)가 존재하는 현실에서 우리는 우선순위를 설정할 수밖에 없다.

의료서비스도 다르지 않다. 우리는 좀 더 오래, 좀 더 잘 살 수 있는 기술적 능력을 가지고 있다. 그러나 선진국에서조차도 의료서비스에 대한 접근성을 무한히 늘릴 만한 자원을 가지고 있지는 않다.

Alan Williams(1997)는, '공평한 기회'라는 개념을 이용해서 이 주제를 연구하고 있다. 평등주의 사상에 기반을 둔 이 연구는 모든 사람이 정상적인 수명을 보장받아야 한다는 생각을 반영하고 있다. 정상적인 수명을 살지 못하는 사람은 어떤 형태로든지 '공평한 기회'를 박탈당한 것이다. 현실에서 우리는 젊은 사람의 죽음을, 노인의 죽음과는 달리 바라본다. 85세 노인의 죽음을 25세 청년의 죽음처럼 비극적으로 보지는 않는 것이다. 어떤 사람이 '공평한 기회' 이상을 살았다면, 이 사람처럼 오래 살지 않는 한 다른 사람의 삶은 그만큼 짧아진 것이다.

의료자원 배분문제에서 이런 접근방법을 사용하고자 할 때 효율성은 적절하게 정의된 측정수단(생존연수 또는 질보정 생존연수)을 이용하여 건강상의 이익을 극대화하는 것으로 정의된다. 이에 더해 형평성은 의료서비스를 받는 사람의 연령 및 생활습관의 선택 등과 같은 특성을 반드시 고려해야 한다.

만일 형평성에 대한 우리의 정의가 인구의 일부 계층에 적용된다면, 이 개념은 특정한 시점뿐만이 아니라 생애 전 기간에 걸쳐 적용하는 것이 합리적이다. 성격이 다른 두 집단으로 구성된 인구를 고려해 보자. 인종, 성별, 또는 사회경제적 지위에 의해 규정되는 이들을 집단 A와 집단 B라 하고, 집단 A의 수명은 75세인 데 반해 집단 B의 수명은 80세라고 가정하자. 공공정책이 이런 결과에 어떤 변화를 가져올 수 있는 한, 5세의 수명 차이를 좁히기 위해 공공정책의 변화를 요구하는 것은 합리적으로 보인다. 이런 결과는 형평성을 위해 어느 집단에 속하느냐에 따라 추가되는 수명에 대해 상이한 가중치를 주어 조정할 수 있다. 즉, 집단 A에 속한 사람들의 추가적인 수명 1세는 집단 B에 속한 사람들의 추가적인 수명 1세에 비해 높은 가중치를 가질 것이다. 이때 정책목표와 관련된 질문은 다음과 같다. '집단 A와 집단 B의 기대수명 격차를 줄이기 위해 당신은 전 인구의 기대수명을 얼마나 포기할 용의가 있는가?', '현재의 자원배분이 효율적이라면 형평성의 개선을 위해 어느 정도로 효율성을 희생시킬 것인가?'

사회정의에 대한 논의에 철학자, 신학자, 윤리학자들이 끼어들고 있는 가운데, '공평한 기회'라는 개념은 경제학자들에게 계량화될 수 있고 결과에 기반을 둔 주장들을 논의에 끌어들일 수 있는 근거를 제공하고 있다.

출처: Alan William, "Intergenerational Equity: An Exploration of the 'Fair Innings' Argument." *Health Economics* 6, 1997, 117–132.

할인율의 선택 어떤 프로젝트나 프로그램의 순편익을 결정하는 데 있어서 할인율의 선택은 가장 중요한 요인 중 하나이다. 사실, 순편익의 현재가치는 할인율에 반비례한다. 높은 할인율은 프로그램의 초기에 발생하는 비용과 편익에 더 중요성을 두게 된다. 먼 미래에 발생하게 되는 비용과 편익들은 크게 할인될 것이다.

이론적으로 투자 사업을 평가하는 데 사용되는 적정한 할인율은 투자자금의 기회비용, 또는 보다 구체적으로 해당 투자사업의 차선책이 되는 대안적 투자사업의 위험조정 수익률(risk-adjusted rate of return)이 될 것이다. 많은 민간투자의 경우, 적절한 할인율은 이 투자사업을 추진하기 위해 차입한 자금에 대한 이자율이 된다.

할인율의 선택은 분석에서 채택된 시각에 결정적으로 의존한다. 사회적 관점에서 바라보면, 적절한 할인율은 사회의 집단적 시간선호도를 반영하거나 미래 소비가 집단적으로 할인되는 비율을 반영해야 한다. 실제로 사용될 수 있는 이자율에는 대형 은행들이 최고의 고객에게 부과하는 프라임 대출 이자율부터 미국 재무성이 발행하는 채권의 이자율에 이르기까지 여러 가지 이자율이 있다. 특정한 의료기기 또는 신약의 보험적용 여부를 결정하기 위해 경제성 평가를 요

구하는 국가들에서는 보통 1.5~6.0% 사이의 할인율을 사용하고 있다.[4]

비용-편익분석의 적용 많은 연구들이 의료분야 프로그램의 효과성을 파악하기 위해 비용–편익분석을 사용했다. 의료분야 프로그램에 비용–편익분석을 적용한 초기연구들 중 Weisbrod(1971)의 척수성 소아마비에 대한 고전적 연구가 있다. 이 연구에서는 소아마비에 대처하기 위해 사용된 소크와 세이빈 백신(Salk and Sabin vaccines)의 개발을 이끌어낸 의학연구 프로그램의 비용과 편익을 비교했다. 이 분석에서는 치료비용의 절감과 생산성의 증가라는 일부 편익만을 분석에 포함시켰다. 1인당 편익은 조기사망으로 인한 노동력 상실의 시장가치, 질병으로 인한 노동력 상실의 시장가치, 그리고 치료와 재활에 사용되었을 자원의 절감분 합계로 추정되었다. 노동력 손실의 추정치는 질환으로 인해 잃어버린 미래소득 기대치의 현재가치로 정의되었다. 연구비로는 소아마비 연구에 대한 지원금의 합계로 추정되었다. Weisbrod는 이 의학연구의 수익률을 추정하기 위해 백신 비용의 여러 추정값을 사용했다. 기초연구 사업에 대한 수익률은 고비용 추정값을 사용하게 되면 4%이고, 저비용 추정값을 사용하게 되면 14%까지 올라가지만 가장 가능성이 높은 수익률은 11~12%이다. Weisbrod의 연구는 비록 소아마비에 초점을 맞추고 있지만, 이 분석은 이 방법론이 의료연구 분야에 광범위하게 적용될 수 있었다는 것을 보여주었다.

1980년 이전 의료분야에 이용된 비용–편익분석들은 Hellinger(1980)에 의해서 검토되었다. 비교적 최근의 연구인 Goddeeris와 Bronken(1985)의 연구는 자각증상이 없는 여성들의 임질검사에 관한 것이었으며, Jackson과 동료들(1995)의 연구는 백신 프로그램에 대한 조사였다. Clarke(1998)은 오스트레일리아 농촌지역에 있어서의 이동 유방암 검사 프로그램을 연구했다. Ginsberg와 Lev(1997)는 근위축성 측삭경화증(일명 루게릭병)의 치료를 연구했다.

비용-효과분석

한 인구집단의 건강상태를 개선하는 것이 보건정책의 주요 목적이라면 건강이라는 편익의 보다 바람직한 측정대상은 건강의 개선이라는 결과(health outcome) 그 자체이지 그 결과의 화폐적 가치는 아닐 것이다. 후생경제학의 틀 밖에서 개발된 비용–효과(CE)분석은 건강개선의 결과를 화폐단위로 측정하지 않고, 사용된 자원과 성취된 건강개선 사이의 상충관계(trade-off)를 계량화하는 방법으로

---

4 오스트레일리아와 캐나다의 정책적 지침에서는 의무적으로 5%의 할인율 사용을 요구하고 있으며, 영국에서는 비용은 6%, 편익은 1.5%로 할인할 것을 요구하고 있고, 네덜란드에서는 의무적으로 4%를 사용해야 한다(Hjelmgren et al., 2001).

서 많은 정책 당국자에게 매력이 있는 유망한 방법이다.

비용-효과분석의 직관적인 매력은 흔히 **의사결정자의 접근법**(decision-makers' approach)이라고 불리는 자원배분과 관련한 실용적인 접근방법에서 찾을 수 있다. CE 분석의 전체 구조는 주어진 예산제약하에 특정 인구집단의 건강수준을 극대화하는 것과 같은 경제적 문제처럼 보인다. 따라서 CE 분석은 예산제약으로 인해 특정 인구집단의 건강상태를 개선할 수 있는 모든 프로그램을 시행할 수 없을 때, 여러 프로그램 중 어떤 프로그램을 선택해야 하는지에 대해 현실적인 지침을 제공한다.

핵심개념 ❶

희소성과 선택

비용-효과분석의 구성요소 비용-효과분석은 2개 이상의 치료대안들의 비용을 대안마다 그 효과가 서로 다른 단일한 공통의 결과(예: 강하된 혈압, 방지된 골반골절, 연장된 수명)에 연관시킨다. 치료대안의 선택은 신장이식에 비교되는 신장투석과 같이 동일한 질환에 대한 상이한 치료방법이 될 수도 있고, 또 말기 신부전 환자의 생명을 살리는 시술에 비교되는 심장질환 환자의 생명을 살리는 시술같이 공통의 결과가 있지만, 서로 연관되지 않은 치료방법이 될 수도 있다. 치료대안들의 효과가 상이하게 측정되거나 효과성을 측정하는 방법이 여러 가지인 경우, CE 분석의 유용성은 보다 제한적이다. 만일 어떤 치료방법이 조기사망을 방지하고 다른 치료방법은 불구의 기간을 단축한다면, 이 두 치료방법을 비교하는 것은 쉽지 않다. 결과를 화폐가치로 측정하는 비용-편익분석을 사용하지 않고 이러한 딜레마를 피하는 방법은 건강에 대한 선호도(health preference)의 실제적인 측정수단인 건강수준의 변화(health outcome)에 대한 효용을 측정하는 것이다. CE 분석의 특별한 경우인 비용-효과분석은, 통증, 고통, 불구 등과 같은 무형적인 것들의 존재로 인해 결정되는 질보정 생존연수(quality-adjusted life years, QALY)의 사용을 통해 삶의 질에 대한 관심을 다룬다. QALY에 대한 더 자세한 논의는 나중에 할 것이다.

점증적 비용-효과 비(ICER) 의사결정자들이 예산제약에 직면할 때, CE 분석은 특정 인구집단에 대한 최선의 건강증진 혜택을 달성할 수 있는 체계적인 방법을 제공한다. 특정한 질병에 대해 가장 효과적인 치료방법이 비용 또한 적게 든다면 쉽게 선택할 수 있다. 그러나 가장 효과적인 치료방법이 비교적 비용이 많이 드는 경우에는 선택하는 데 어려움이 발생한다. 가장 바람직한 치료방법을 결정하려면 정책당국 입장에서 객관적인 측정수단이 필요하다.

CE 분석에서 사용되는 측정수단은 점증적 비용-효과 비(incremental cost-effectiveness ratio, ICER)이다. ICER은 다음과 같은 공식을 이용하여 두 가지 치료방법의 비용과 효과를 비교하는 방법을 제공한다.

$$ICER = \frac{C_B - C_A}{E_B - E_A}$$

여기서 $C_{A,B}$는 치료방법 A, B의 비용, $E_{A,B}$는 치료방법 A, B의 임상적 효과를 나타낸다.

임상적인 의사결정을 하는 데 CE 분석이 사용되는 경우, 통상적인 접근방법은 연구대상이 되는 치료방법 B와 이와 비교대상이 되는 대안적인 치료방법 A를 규정하는 것이다. 만일 $C_A > C_B$이고 $E_A < E_B$이면, 치료방법 A는 비용은 높고 효과는 낮다. 이런 경우 치료방법 B가 우월하다고 말한다. 만일 $C_A < C_B$이고 $E_A > E_B$이면 치료방법 B가 비용이 높고 효과는 낮다. 이런 경우 치료방법 A가 우월하다고 말한다. 위의 두 가지 경우 가장 효과적인 치료방법이 상대적으로 비용이 낮아 선택이 단순해진 덕분에 더 이상의 분석은 불필요하다. 그러나 만일 $C_B > C_A$이고 $E_B > E_A$인 경우에는 선택이 분명하지 않게 되어 CE 분석이 유효하다.

ICER은 그림 4.1에서와 같이 그래프로 명확하게 나타낼 수 있다. 효과성은 y축에, 그리고 총비용의 순(純)현재가치는 x축에 그려진다. 각 치료방법은 그래프 위의 한 점으로 표시되고 점의 위치가 높을수록 치료방법은 더욱 효과적이 되고, 점이 오른쪽으로 갈수록 치료비용은 더 비싸진다.

이 그래프를 사용하는 경우, 두 가지의 치료방법을 비교하는 ICER은 점 A와 B를 연결하는 직선의 기울기의 역수가 된다. 기울기가 가파르면 ICER은 낮아지게 되어 비교적 적은 비용을 들여 커다란 건강개선의 효과를 보게 되는 것을 의미한다. 기울기가 평평해질수록 ICER은 증가하게 되는데, 이는 효과성에 비해 높은 비용을 의미하는 것이다.

만일 동일한 질환에 대해 여러 가지의 치료방법이 고려되는 경우, 그래프 분석은 선호되는 전략을 분명히 보여준다(Mark, 2002). 그림 4.2에서 A부터 G까지의 점들은 질병의 검사 또는 치료를 위한 일곱 가지 선택대안들의 비용과 효과를 보여준다. 굵은 선($ABDFG$)을 만들고 있는 치료방법들은 경제적으로 합리적인 치료방법의 집합이다. 점 C 또는 점 E와 같이 직선의 아래에 위치한 점들은 직선상에 있는 점들에 비해 열등한 치료방법들을 나타낸다.[5] 이 선의 기울기가 평평해

---

[5] 점 E로 표현되는 치료대안은 점 D로 표현되는 경우보다 덜 효과적일 뿐 아니라, 보다 비용이 더 많이 든다는 점을 유의하자. 따라서 치료대안 E는 치료대안 D보다 명백히 열등하다. 점 C의 치료대안은 확장된 우월성(extended dominance)의 논리로 인해 열등하다. 즉, B와 D 사이에는 보다 효과적이고 보다 값이 싼 치료대안 B와 D의 혼합을 보여주는 점들이 있기 때문에 C는 치료대안 B와 D의 혼합보다 열등한 것이다.

그림 4.1 두 가지의 치료대안을 비교하는 점증적 비용-효과성

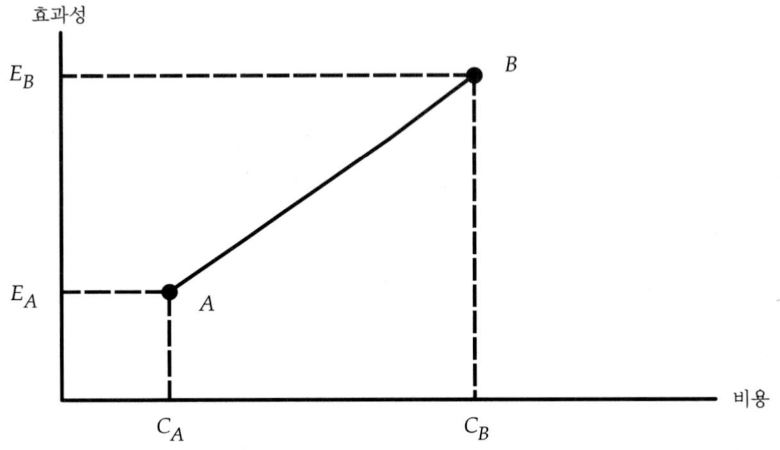

그림 4.2 여러 가지의 치료대안을 비교하는 점증적 비용-효과성

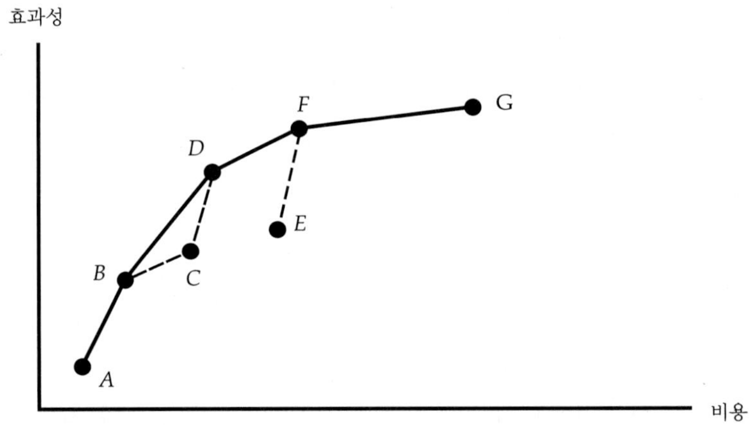

질수록 ICER은 증가하는데, 이는 **곡선의 평평한 부분**(flat of the curve)이라고 불리는 이론적 틀을 분명히 보여주고 있다(Enthoven, 1980)(그림 4.2의 점 *A*, *B*, *D*, *F*, *G*를 연결하면 비용–효과곡선이라고 부를 수 있는데, 점 *A*와 *B* 사이의 구간은 기울기가 급한 데 반해서 점 *F*와 *G* 사이의 구간은 기울기가 평평하다. 이는 이 구간에서 비용의 추가적 증가에 대한 효과성의 증가가 미미함을 의미하는 것으로, A. Enthoven이 현대 선진국 의료의 고비용–저편익 특성을 지칭하기 위해 사용하기 시작한 용어이다. 제5장의 그림 5.1을 참조하라—역자 주).

비용과 효과의 측정 모든 형태의 경제성 평가에서는 비용과 효과, 그리고 치료와 관련된 투입과 산출에 대한 측정이 요구된다. 치료의 비용은 치료하는 데 들어간 기회비용에서 치료로 인해 절감된 자원을 뺀 것이다. 비용은 직접비용, 간접비용 및 무형의 비용 등으로 구분된다. 직접비용은 다시 직접 의료비용과 직접 비(非)의료비용으로 구분된다. 직접 의료비용에는 의료자원의 사용과 관련한 비용들이 포함된다. 여기에는 입원진료, 외래진료, 의료시술, 실험실 검사, 의약품, 의료장비 그리고 재택진료와 간호서비스와 같은 기타 의료서비스를 포함한다. 직접 비의료비용은 환자와 보호자들이 부담하는 비용이다. 여기에는 교통비, 세탁, 식사준비, 쇼핑, 그 밖의 개인적 신변처리서비스와 같은 재택서비스, 지체부자유자를 위한 주택개조 등과 같은 비의료적 투자를 포함한다.

간접비용은 상실된 생산성과 관련된 비용이다. 여기에는 병가, 작업장에서의 생산성 감소, 조기퇴직이나 조기사망으로 인한 기타의 생산성 손실 등이 포함된다. 무형의 비용은 감소된 삶의 질과 관련된 비용으로, 통증, 고통, 슬픔, 걱정, 기형 등이 이에 포함된다. 이러한 비용은 측정하기 어렵기 때문에 때때로 간과된다.[6]

치료의 효과성은 치료와 관련된 건강개선으로 측정되는데, 건강개선은 대리측도(surrogate measure), 중간측도(intermediate measure), 최종측도(final measure)로 나타낸다. 대리측도는 어떤 치료의 임상적 결과 또는 임상적 효능을 파악하는 것이며, 혈압, 콜레스테롤 수치, 골밀도(bone-mass density, BMD), 종양의 크기 등으로 측정된다. 중간측도는 임상적 효과성 또는 임상결과 측정을 포함하며, 이들은 심장마비, 뇌졸중, 골반골절, 암의 재발, 사망 등과 같은 사건들로 측정된다. EuroQol, SF36 또는 MMSE와 같은 표준적인 건강측정 지표의 점수 또한 중간측도이다. 최종측도는 경제적 효과성을 측정하는데, 이는 방지된 사고, 치유된 감염, 질병이 없는 기간, 연장된 수명, 또는 증가된 질보정 생존연수 등으로 측정된다.

일반적으로 말해, 다양한 치료방법들의 비용-효과성을 계산하기 위해 대리측도와 중간측도와 같은 임상적 종료점(clinical end-points)들은 모두 최종적인 경제적 결과나 종료점과 연계되어야 한다. 이런 연관관계를 확인하려면 치료과정의 한 상태에서 다른 상태로의 이행확률(transition probabilities)을 추정하기 위해 역학자료를 사용하는 모형이 필요하다. 이 모형의 사용을 통해 연령별 BMD 점수를 이용해서 골반골절의 확률을 알아낸다든지, 연령별, 성별 혈압 및 콜레스테롤 수치에 따른 심장마비 또는 뇌졸중의 발생 확률을 알아내는 일이 가능하

---

6 Kip Viscusi의 연구에서 강조된 경제학 연구의 한 계통에서는 화폐 단위로 효용을 재는 측도를 개발하려고 시도하고 있다. 건강편익의 측정에 이용될 때 이 접근방법은 건강상의 개선에 대해 개인 또는 사회가 기꺼이 지불할 의사가 있는 값을 측정한다. 이 주제에 대한 보다 광범위한 문헌을 위해서는 Viscusi and Aldy(2003)를 참조하라.

다. 이상적으로 보자면 우리는 임상진료 자체보다는 의학적 사건의 결과를 피하는 데 관심이 있다. 따라서 최종 결과는 되도록이면 생존과 삶의 질 개선으로 측정된다.

생존측도(survival measures) 비록 생존은 다양한 방법으로 측정될 수 있지만, 경제성 평가를 위해서는 통상적으로 생존연수(number of years of life)로 측정된다. 두 치료방법의 효과를 비교할 때 가장 많이 사용되는 측도는 두 치료방법 사이의 기대수명 차이이다. 생존기간의 차이에 관한 증거는 보통 임상시험의 결과로 결정된다. 임상시험은 치료를 받는 집단과 치료를 받지 않는 집단 간의 기대수명 차이를 계산할 수 있을 정도로 완벽한 정보를 제공할 만큼 오랫동안 지속되지는 않는다.[7]

Kobelt(2002)의 연구에서 사용된 방법을 이용하여 특정 치료방법으로 인한 생존편익을 그림 4.3에서와 같이 나타낼 수 있다. 그래프의 두 생존함수(survival function)는 시간에 걸쳐 생존하는 각 집단의 비율을 보여주고 있다. 생존함수 아래의 면적은 기대수명(life expectancy)을 나타낸다. 따라서 두 생존함수 사이의 면적은 두 집단 간에 존재하는 기대수명의 차이를 보여준다. 심장질환을 치료하는 신약의 효과를 실험하기 위해 두 집단이 선택되었다고 가정하자. 18개월 동안의 임상시험이 끝나면 치료받은 집단의 90%가 생존해 있는 반면, 그렇지 않은 집단의 경우에는 77%만이 생존해 있다. 설명의 단순화를 위해 임상시험 후 각 집단의 20% 정도가 매년 사망한다고 가정하면, 임상시험 후 5년 이후에는 모두 사망하게 될 것이다.[8]

임상시험 기간 동안 치료로 인한 기대수명의 이득은 삼각형 *ABC*의 면적이 된다. 이 면적의 크기는 1/2(0.90 − 0.77) × 1.5, 또는 0.0975년이 된다.[9] 비록 치료가 신약을 복용한 집단의 전체적인 수명을 증가시키지는 않았지만, 그렇다 해도 임상시험이 끝난 후 삼각형 *BCD*에 해당되는 만큼의 기대수명이 증가한다는 것을 알 수 있다. 치료를 받은 집단의 임상시험 이후의 기대수명의 증가는 1/2(0.90 − 0.77) × 5, 또는 0.325년이다. 따라서 신약을 처방받은 집단의 기대수명은 총 0.4225년이 연장되는데, 이 중 3/4 이상이 임상시험 종료 후에 나타나고 있다. 임상시험의 초기에 치료받지 않은 상태에서의 기대수명은 3.25년이었는데, 이

7 임상시험은 보통 전형적인 참가자의 기대수명보다 훨씬 짧은 1~3년 동안 진행된다.

8 전형적인 생존함수는 선형이 아니고 원점에 대해 볼록한, 즉 감소율이 감소하는 형태로서, $S(t) = e^{-\lambda t}$으로 표현된다. 이 함수 형태에서 기대수명은 $1/\lambda$이다.

9 삼각형의 면적은 1/2(밑변 × 높이)라는 것을 기억하자.

그림 4.3 임상적 치료를 통한 기대수명의 개선

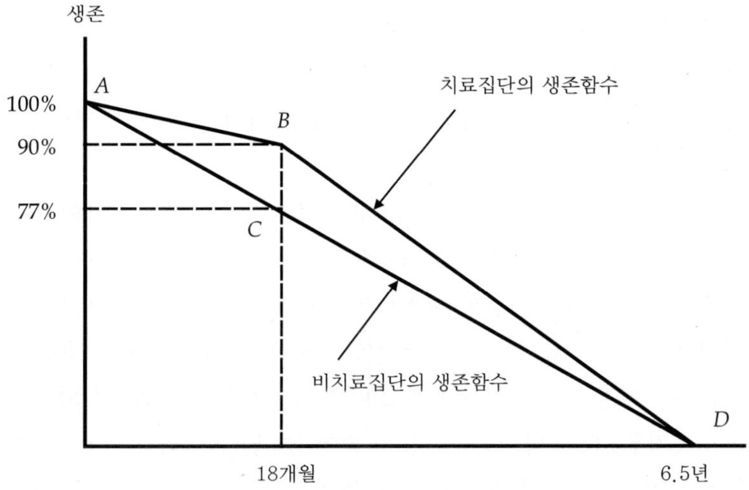

치료의 결과로 기대수명이 3.6725년으로 13% 증가했다.

삶의 질 측정 의료개입의 편익이 기대수명의 증가로만 나타나지 않는 경우는 자주 발생한다. 수명을 연장하는 일은 삶의 질을 떨어뜨리는 결과를 가져올 수 있다. 더욱이 의료개입이 실제로 수명을 연장하지는 않지만 삶의 질은 개선할 수도 있다. 이때 필요한 것은 수명의 연장과 더불어 삶의 질에 대한 개선을 포착하는 효과성의 측정도구이다. 질보정 생존연수 또는 QALY(kwa-lee 콸리라고 발음된다)는 이런 목적을 수행한다.

QALY 개념은 만성신부전에 대한 연구에서 처음 소개되었다(Klarman et al., 1968). 그 후 10년 만에 이 용어가 처음으로 사용되었으며(Weinstein & Stason, 1977), 그 이래 CE 분석에서 삶의 질을 측정하는 수단으로 사용되어왔다. 이 측정도구는 이환율(morbidity) 감소(삶의 질적 개선)와 사망률(mortality) 감소(삶의 양적 증가)의 가치를 동시에 포착한다.

QALY는 매 1년에 대해 삶의 질 또는 선호도 가중치가 부여된 기대수명으로 볼 수 있다. 삶은 기능적 제약, 통증, 고통 그리고 일상적인 질병부담 등에 의해 영향을 받게 되는데, 이런 모든 요인들이 연장된 매 1년의 수명에 부여되는 효용에 영향을 미친다. 보통 어떤 질환으로 인해 고통을 받는 상태에서 늘어나는 수명 1년은 건강한 상태에서 늘어나는 수명 1년보다 낮은 가중치를 갖게 된다. 고려대상이 되는 건강상태에서의 삶의 질을 나타내는 데 QALY 개념을 사용하기 위해서는 질 가중치가 여러 건강상태에 부여되어야 한다. 이러한 삶의 질에 대한 가중치는 다양한 건강상태에 대한 개인적 선호에 기반을 두는데, 사망(=0)과 완벽한 건강(=1) 사이의 구간에서 측정된다.

QALY는 각 건강상태와 연관된 삶의 질의 기대치에 대한 확률–가중평균(probability-weighted average)이다. 즉, QALY는 주어진 건강상태에서 보낸 기간을, 개인의 선호체계 내에서 동일한 만족도를 주는 완벽한 건강상태에서의 보다 짧은 기간으로 전환시킨다.

예를 들어, 제2유형 당뇨(인슐린에 의존하지 않는 상태)에 걸린 55세의 남성 환자를 상정해보자. 제2유형 당뇨의 합병증으로 신장병, 망막병증, 신경계 손상 등이 있는데, 특히 미국에서 신경계 손상으로 인한 하단림프 절제는 전체의 50% 이상을 차지하고 있다. 당뇨환자들에게는 심장질환과 뇌졸중의 위험이 일반인보다 2~4배가 높다. 보통 55세 남성의 경우, 25년을 더 생존할 것으로 예상되지만, 당뇨병 환자의 경우 기대수명은 10년 정도가 줄어들게 된다. 따라서 55세의 남성 당뇨병 환자는 70세 정도까지 생존할 것으로 예상된다. 개인적 선호에 기초하여 환자에게 예상되는 15년 수명의 매 1년에 대해 0.4의 효용을 주게 되면, 앞으로의 기대수명인 15년의 QALY 값은 6(=15×0.4)이 된다. 개인의 선호에 기초할 때, 제2유형의 당뇨를 갖는 남성이 15년을 더 살게 됨으로써 얻을 수 있는 효용은 완벽한 건강상태를 유지한 상태에서 6년을 더 살 때의 효용과 동일하다. 따라서 이 경우 환자는 당뇨를 갖고 15년을 더 사는 것과 완벽한 건강상태에서 6년을 더 사는 것에 대해 무차별하게 느낄 것이다.

그림 4.4를 이용해서 살펴보면, 당뇨병을 갖고 1년을 더 생존하는 경우의 효용 $U(h_i)$는 완벽한 건강상태에서 1년을 더 생존하는 효용 $U(h_1)$의 40%가 된다. 앞으로 예상되는 15년의 생존기간의 총효용 $15U(h_i)$은 완벽한 건강상태에서 6년을 더 사는 경우의 효용 $6U(h_1)$와 동일하다.

그러나 QALY의 가중치를 결정할 때, 특정한 질병을 가진 사람과 일반 국민들 중 누구의 선호가 측정되어야 하는지에 대해서는 일치된 의견이 없다. 만일 특정한 질병을 가진 사람들(이 경우, 제2유형의 당뇨병을 가진 사람들)에게 설문조사를 하게 된다면, 그들은 현재의 건강상태와 이상적인 건강상태를 비교해 달라는 요청을 받을 것이다. 그러나 만일 일반 국민들에게 설문조사가 실시된다면 이들은 기술된 가상의 건강상태들에 대해 순위를 매겨달라고 요청받게 될 것이다.

두 번째 중요한 주제는 삶의 질을 어떻게 측정할 것인지의 문제이다. 세계보건기구(WHO)는 신체적, 정신적, 사회적 안녕이라는 세 가지 측면에서 삶의 질을 규정하고 있다. 복지의 질(quality of well-being, QWB) 방법을 이용한 Kaplan과 동료들(1998)은 이동성, 신체적 활동, 사회적 활동, 증상과 문제의 복합(symptom-problem complex) 등 네 가지의 환자 특성을 이용한 분류체계를 개발했다.

그림 4.4 건강상태에 대한 선호도를 사용한 QALY 계산

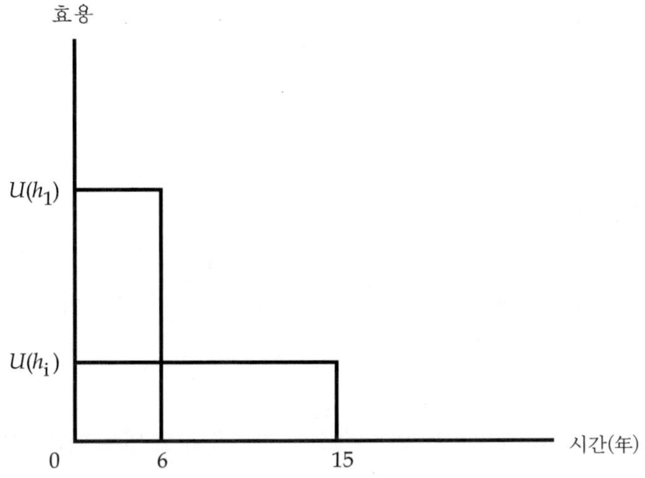

Dolan과 동료들(1996)은 선호를 측정하기 위해 시간교환(time trade-off) 기법을 사용했다. 소위 EuroQol은 245가지의 가능한 건강상태를 규정하기 위해 건강상태의 다섯 가지 특성, 즉 이동성, 자기돌봄(self-care), 통상적 활동, 통증/불편, 불안/우울증을 사용하고 있다. 이 두 접근방법은 모두 여러 건강상태와 연관된 효용수준에 대한 측정도구 역할을 하는 QALY와 연관을 갖는다.

또 다른 방법으로 한 개인이 다음의 두 가지 중 하나를 선택하는 표준 시간교환방법(standard time trade-off method)을 사용해서 QALY를 계산하는 것이다.

- t 년 동안 만성 질환을 갖고 i 건강상태에서 살다가 바로 사망하는 경우
- t 년보다는 짧은 x년 동안 완벽한 건강상태에서 살다가 바로 사망하는 경우

시간(x)은 이 사람이 두 가지의 선택대안에 대해 무차별해질 때까지 변한다. 만성질환이 있는 상태에서 개인의 효용은 완벽한 건강상태에 대한 선호에 따라 결정된다. 따라서 만성질환이 있는 건강상태에서 1년의 가치(h_i)는 x/t이다. 예를 들어, 55세의 남성이 제2유형의 당뇨병을 가지고 있다고 가정하자. 이 사람은 당뇨병을 가지고 15년($t = 15$)을 더 살 수 있을 것으로 기대된다. 만일 이 사람이 완전한 건강상태로 9년을 더 살기를 원해($x = 9$), 6년간의 생존기간을 희생하기를 원한다고 생각하자. 그렇다면 개인적 선호에 근거하여 질병을 가진 상태에서의 1년에 대해 0.6의 QALY를 부여하는 것이 된다($x/t = 9/15$).

QALY 계산을 위한 대안으로서 표준도박(standard gamble)을 이용하는 방법

이 있다. 특정한 건강상태에 한 개인이 부여하는 효용을 측정하기 위해 이용되는 표준도박은 전통적인 효용이론(von Neumann & Morgenstern, 1944)의 공리 중 한 가지를 직접 적용하는 것이다. 직관적으로 볼 때, 이 도박의 전제는 단순하다.

- 만성질환을 가진 사람들은 치료를 받을 수 있다.
- 치료가 효과가 있다면, 그 효과는 영구적이다. 치료가 효과가 없다면, 즉시 사망에 이른다.
- 사망위험이 어느 정도로 높을 때 환자는 치료를 거부할 것인가?
- 만성질환 상태에서 매 1년의 효용가치는 치료의 효과가 있을 확률과 동일하다.

좀 더 체계적으로 살펴보면, 선호의 연속성에 기초를 두고 있는 이 공리는 만일 세 가지의 결과(x_1, x_2, x_3)가 있을 경우, 확실한 결과 x_1과 발생 확률이 p인 x_2 및 발생 확률이 $1-p$인 x_3로 구성되는 확률적 사건(risky prospect) 사이에서 개인들이 무차별하게 느낄 수 있는 확률 p가 존재한다는 것을 말하고 있다.

어떤 개인이, 사망보다는 선호되는 만성질환 상태 x_1에 처해 있어 치료를 거부하고 x_1의 상태로 여생(t년)을 살거나, 또는 치료를 받아 p의 확률로 완전하게 건강을 회복한 상태 x_2로 여생을 살아가는 경우와, $1-p$의 확률로 갑작스런 죽음 x_3을 맞이할 수 있는 상황을 고려해보자. 선호가 연속적이라는 공리에 의해 확률 p는 해당 개인이 두 가지 선택대안에 대해 무차별해질 때까지 조정될 수 있다. 즉, 치료를 거부하고 만성질환의 상태로 t년의 여생을 보내든지, 아니면 치료의 위험성을 받아들여 p의 확률로 완벽한 건강상태에서 t년의 여생을 보내거나, 즉시 사망할 수도 있는 두 가지 선택이다. 이런 조건하에서 만성질환 상태 x_1에서의 매 1년에 부과되는 건강선호 가중치(health preference weight)는 치료가 치명적이 될 가능성 p와 동일하게 된다.

비용-효과분석의 단계

CE 분석을 실제로 수행하는 데 필요한 요소들은 이제 다 준비되었다. 따라서 다음은 이들 요소들을 어떻게 하나로 끼워 맞추느냐 하는 것이다. 다음은 그 과정을 요약하고 있다.

1. 건강 편익(가장 낮은 편익 = 1에서 시작해서)에 따라 여러 치료대안에 대해 순위를 매긴다.
2. 다른 치료대안보다 명백히 열등한 치료대안을 제외시킨다.

3. 각 치료대안과 그 다음으로 비용이 많이 소요되는 치료대안 간의 ICER을 계산한다.
4. 확장된 우월성(extended dominance)을 보여 주는 방법들을 제거한다.
5. 어떤 치료대안들이 탈락기준의 ICER보다 낮은 값의 ICER를 갖는지를 결정한다.

위의 과정이 특정한 건강편익을 위해 사회가 얼마나 지불할 의사가 있는지에 대한 정보는 제공하지 않는다. 즉, 우리는 최적의 ICER 값이 얼마가 되어야 하는지는 모른다. 이 단계는 탈락기준(cut-off) 값을 선택하는 데 내재된 건강편익에 대한 가치측정을 회피하고자 하는 사람들에게는 다소 문제가 된다. 이 문제에 대한 한 가지 접근방법은 실적비교 열람표(league table)를 만드는 것이다.

실적비교 열람표라는 개념은 유럽 축구(미국의 soccer)의 순위를 매기는 데서 나온 것인데, 의료분야에서의 적용은 여러 치료방법들의 ICER 값을 비교하는 것이다. 일반적인 방법은 문헌조사를 통해 여러 가지 동일한 의료적 개입에 대한 ICER을 수집하고 연구대상이 되는 치료방법의 조합을 만든다. 이런 의미에서 특정 치료방법에 대한 찬반 입장을 다른 치료방법들과의 비교를 통해 결정할 수 있다. Garber와 Phelps(1997)는, 여러 가지의 흔히 사용되는 치료방법으로 수명 1년을 연장하는 데 드는 비용을 나열한 실적비교 열람표에 관해 좋은 사례를 제공하고 있다. 이런 방법을 통해 낮은 가치를 나타내는 높은 ICER을 갖는 치료방법을 버리고, 높은 가치를 나타내는 낮은 ICER의 치료방법을 선택하게 된다. 흔히 사용되는 대략적인 기준은 QALY당 5만 달러, 즉 대략 1인당 연간 소득의 2배를 탈락기준으로 하고 있다.

경제성 평가에서의 모형구축 방법

비용-효과분석에서 가장 큰 도전적 과제는 양질의 자료를 이용할 수 있는지의 문제이다. 일반적으로 무작위 실험(randomized trial)을 통해서 얻은 여러 치료방법의 비용과 효과성 자료가 가장 바람직한 것으로 간주되고 있다. 그러나 현실적으로 무작위 실험이 언제나 가능한 것은 아니다. 이미 언급된 바와 같이 실험기간이 너무 짧아 치료방법의 모든 비용과 결과를 전부 포함하기는 어렵다. 더욱이 무작위 실험을 수행하는 데는 비용이 너무 많이 들고 안전성과 효과성을 증명해야 한다는 요구조건에 의해 영향을 받는다. 이런 무작위 실험의 통제된 조건하에서는 통상적인 임상과정에서 나타나는 효율성과 효과성을 결정하는 변수들의 대부분이 나타나지 않으므로 연구자가 실험결과를 일반화하는 데는 제약이 따른다. 이런 제약으로 인해 경제성 평가의 틀로서 적절한 모형 기법을 사용하는 것이 중요하다는 점이 부각되고 있다. 경제성 평가에서 흔히 이용되는 두 가지 모형화의 틀로서 의사결정나무 모형(decision tree model)과 마르코프 모형(Markov model)이 있다(Kuntz & Weinstein, 2001).[10]

의사결정나무

의사결정나무(decision trees)는 의사결정 과정의 순차적 성격을 분명히 보여주고, 의사결정이 이루어지는 환경의 불확실한 성격을 분명히 포착함으로써 의사결정분석의 논리적 틀을 제공한다. 의사결정나무는 이전의 의사결정에 의해 제약을 받는 일련의 선택과 관련된 문제를 분석하도록 설계되어 있다. 의사결정나무는 의사결정에 따른 효과와 뒤이은 사건들이 일어날 확률이 최종 결과에 미치는 영향을 보여주는 편리한 방법이다.

의사결정나무의 구성요소는 초기의 의사결정점(decision point), 즉 의사결정마디(decision node)로부터 논리적으로 흘러간다. 의사결정마디로부터 나온 가지들은 의사결정자가 선택할 수 있는 행동경로를 나타낸다. 의사결정나무의 상태마디(chance nodes)로 표시되는 확률적 사건(chance events)은 각 의사결정에서 기인하는 모든 가능한 결과를 나타낸다. 상태마디로부터 나온 가지들은 의사결정의 결과로 나타나는 사건과 관련된 확률을 나타낸다. 최종결과는 마지막 결정마디를 통해 알 수 있으며 의사결정분석에서 정지점(stopping point)을 나타낸다.

그림 4.5는 치료 A 또는 치료 B를 받아야 할지를 선택하는 하나의 의사결정마디를 갖는 단순한 의사결정나무를 보여준다. 어떤 치료방법을 선택할지에 대한 결정은 생존하느냐 사망하느냐의 상태마디로 이어진다. 이런 단순한 의사결정나무에서 연속적인 사건들의 유일한 차이는 치료에 대한 선택이 이루어진 후의 생존 또는 사망관련 확률이다. 만일 치료방법 A가 선택되면 생존확률은 p, 사망확률은 $1-p$가 되고, 치료방법 B가 선택되면 생존확률은 q이고 사망확률은 $1-q$가 된다. 이런 단순한 모형은 각기 관련된 비용(C_i)과 효과(E_i)를 갖는 4개의 가능한 최종결정마디를 갖는다.

---

10 이 절에서의 그림을 그리는 데 이용된 의사결정분석 소프트웨어는 트리에이지(TreeAge) 소프트웨어에서 개발한 것이다. 트리에이지는 1988년 이후 의료서비스 산업에서 이용되어 온 의사결정 분석도구를 생산하고 있다. 이 소프트웨어는 비용–효과분석과 마르코프 모형 이외에도 임상적 의사결정, 역학 모형 및 의약품 결과(pharmaceutical outcome) 연구에 있어서 몬테 카를로(Monte Carlo) 시뮬레이션에 이용될 수 있다. DATA™ 소프트웨어의 학생용 버전은 http://www.treeage.com/에서 얻을 수 있다.

그림 4.5 단순결정나무

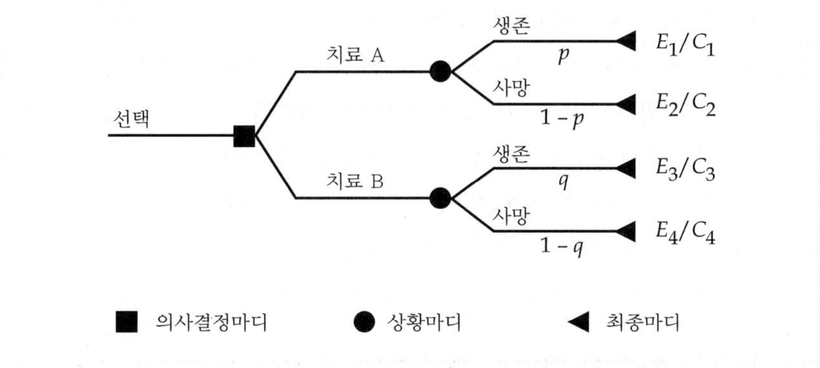

의사결정나무가 의료분야에서의 의사결정에 대한 경제성 평가에 사용될 때 이 모형은 **역방향 계산방법**(roll back)을 사용해서 풀린다. 즉, 의사결정나무는 마치 의사결정의 과정에 불확실성이 없는 것처럼 오른쪽에서 왼쪽으로 이동하면서 풀려나가게 된다. 각각의 가능한 행위들의 기대비용(expected cost)은 각 가지에 해당하는 비용과 가지의 최종점에 도달할 확률을 곱한 값을 더해서 얻게 된다. 각 치료대안은 기대비용에 의해 우선순위가 매겨지게 되고, 그 다음에 점증적 비용-효과 비(ICER)가 계산된다.

의사결정분석을 이용하여 치료방법을 평가하는 데 필요한 자료는 보통 여러 가지 경로를 통해 얻게 된다. 임상시험은 사전계획에 따라 이루어지기 때문에 임상시험에서는 좀처럼 경제성 평가를 완성하는 데 필요한 정보들을 수집할 수 없다. 분석을 위한 자료의 수집은 여러 자료원으로부터 얻은 정보들을 통합해서 이루어지는데, 여기에는 역학연구로부터 얻는 질병자료, 임상에서 얻는 환자관리 자료, 회계 자료원에서 얻는 자원이용 자료 등이 포함된다.

분류	치료방법 A	치료방법 B
사망률	5%	10%
생존자의 기대수명	20년	10년
초기 치료비용	$50,000	$20,000
치료 후 첫 1년간 후속치료 비용	$20,000	$10,000
치료 후 첫 1년 이후의 연간 후속치료 비용	$2,000	$2,000

만일 앞의 두 가지 치료방법에 대한 비용과 효과성에 대한 정보를 수집했다고 가

정하자.[11] 치료 A를 받아 생존한 사람의 총비용은 108,000달러이고, 사망자의 비용은 50,000달러이다. 생존자는 추가로 20년을 더 살게 되고, 사망자는 갑작스런 사망을 경험하게 된다. 치료 B를 받을 경우, 생존자에 소요된 비용이 48,000달러이고, 사망자의 비용은 20,000달러이다. 치료방법 B를 받은 생존자는 10년을 더 살게 된다.

각 결정의 결정마디에서 치료의 기대비용과 결과들이 계산된다. 치료방법 A의 경우, 기대비용은 $105,000[0.95($108,000) + 0.05($50,000)]이 되고 기대편익은 19년[0.95(20년) + 0.05(0년)]이 된다.[12] 치료방법 B의 경우, 기대비용은 $45,200[0.90($48,000) + 0.10($20,000)]이고 기대편익은 9년[0.90(10년) + 0.10(0년)]이 된다.

치료	기대비용	기대편익	증분비용	증분편익	ICER
B	$45,200	9년	–	–	–
A	$105,100	19년	$59,900	10년	$5,990

핵심개념 ❸
한계분석

치료방법들은 기대비용에 따라 비용이 낮은 것부터 높은 순서로 순위가 매겨진다. 치료방법들의 증분비용(incremental cost)과 증분편익(incremental benefit)을 계산한 후 ICER이 산출된다. 이 사례에서 치료방법 A는 59,900달러의 비용으로 10년의 수명이 연장되어 수명을 1년 더 연장하는 데 평균 5,990달러의 비용이 든다.

마르코프 모형

의사결정나무는 모형의 대상이 되는 결정의 종류에 따라 단순할 수도 있고 복잡할 수도 있다. 그러나 한 건강상태에서 다른 상태로 이행하거나, 처음의 건강상태로 되돌아가는 확률을 포함하는 여러 가지의 건강상태가 있을 경우 의사결정나무는 문제를 효율적으로 다룰 수 없을 정도로 복잡해진다. 복잡하고 재발하는 질환상태의 문제는 낮은 골밀도, 유방암 또는 치매와 같은 만성질환의 진행을 모형화할 때 특히 어렵다. 이처럼 반복되는 건강상태를 모형화하는 데는 마르코프 모형을 선택하는 것이 적합하다.

그림 4.6에서 볼 수 있듯이 질환의 상태와 그 이행은 마르코프 순환나무(Markov cycle tree)를 이용해서 효과적으로 모형화할 수 있다.[13] 이 간단한 모형

---

11 이 단순한 사례에서 비용과 결과는 할인되지 않았다.

12 각 치료방법에 대한 기대비용은 생존할 확률에 생존자의 비용을 곱한 값과 사망할 확률에 사망자의 비용을 곱한 값을 합하여 얻을 수 있다.

13 그림 4.6에 설명하고 있는 단순 마르코프 모형은 실제로는 기대수명 모형이다. 나이 기억(age memory)이 마르코프 과정에 프로그램되어 사이클마다 이행확률을 변화시킨다.

그림 4.6 단순 마르코프 순환나무

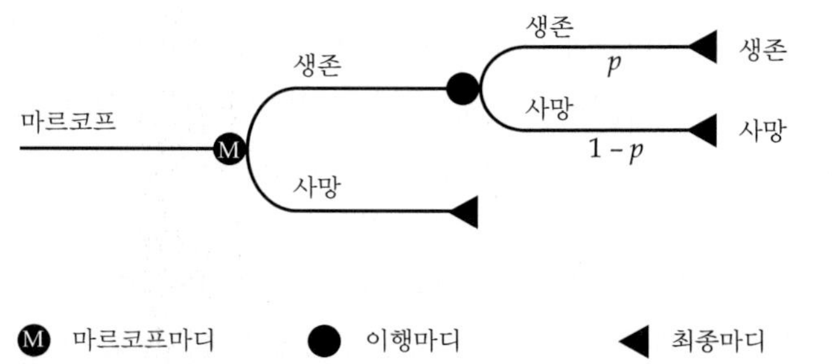

은 모든 가능한 건강상태에 상응하는 2개의 상호배타적인 건강상태 또는 마르코프 상태(Markov states)를 보여주고 있다. 생존 또는 사망이라는 건강상태는 마르코프의 마디에 나타나게 된다. 이행마디(transition node)에 구축되는 이행하위나무(transition subtree)는 한 상태에서 다른 상태로 질환이 진행함을 보여준다. 질환상태 사이의 이행은 어떤 사건이 발생하는 확률로서, 이는 역학적 연구나 임상시험의 자료를 이용해서 결정된다. 이 사례에서는 생존과 사망이라는 두 사건만 존재하며, 생존확률은 p이고 사망확률은 $1-p$가 된다.

이행하위나무의 가지는 최종마디에서 끝나게 되는데, 이는 과정의 종료가 아니라 한 사이클의 종결을 의미한다. 이행하위나무는 반복되며, **마르코프 사이클**(Markov cycles)이라고 불리는 사전에 정해져 있는 만큼의 기간 동안 지속되거나 또는 이 과정을 시작한 모든 사람들이 흡수상태(이 경우에는 사망상태)에서 종료할 때까지 지속된다.[14] 각 마르코프 사이클의 길이는 고정되어 있는데, 이는 연구대상이 되는 질환이 임상적으로 의미를 가질 수 있는 정도의 기간이어야 한다. 만일 사이클이 너무 짧다면, 질환의 이행은 자주 일어나지 않게 된다. 만일 사이클이 너무 길면, 동일한 사이클 안에서 한 건강상태로부터 다른 건강상태로 이행한 후 다시 원래 상태로 돌아가게 되어, 모형의 설명력은 떨어지게 된다.

마르코프 의사결정 모형

의사결정나무와 마르코프 모형의 장점을 최대한 잘 활용하는 방법의 하나는 2

---

14 이행상태에는 일시적 상태, 터널(tunnel) 상태 및 흡수상태가 있다. 일시적 상태는 사람들이 들어갔다가 다시 나오는 경우이다. 터널 상태에서의 진행은 임신과정의 진행처럼 사전에 결정된 경로를 따른다. 흡수상태는 어느 누구든 한 번 진입하면 빠져나오지 못하는 상태이다.

개를 통합하여 마르코프 의사결정 모형을 만드는 것이다. 이런 형태에서는 두 가지 치료방법이 있는 경우, 모형은 의사결정나무의 최초 의사결정마디에서 출발한다. 그러나 각 치료방법에 상태마디를 부여하는 대신 마르코프마디가 부여된다. 이제 의사결정 모형은 각각 치료선택과 관련된 2개의 마르코프 과정을 가지고 있어, 우리는 경제성 평가를 위한 중요한 도구를 갖게 된다.

각각의 마르코프 과정은 그와 연관된 비용과 효용을 갖는다. 마르코프 과정이 진행되고 참가자들이 한 건강상태에서 다른 건강상태로 이행하게 되면서 각 치료집단별로 비용과 효용이 점차 축적된다. 경제성 평가에서는 비용과 효용의 기대치(보통은 QALY)가 계산될 수 있도록 모든 비용과 효용을 추적해야만 한다. 기대치는 1인당으로 계산되고, ICER을 결정하기 위해 여러 치료방법의 기대치들이 비교된다.

그림 4.7은 치매의 일종인 알츠하이머에 대한 신약치료의 비용과 효과성을 추정하는 데 이용될 수 있는 마르코프 의사결정 모형의 한 사례를 보여준다. 이 사례에서 신약(치료 A)의 임상적 효과성에 대한 자료는 임상시험을 통해 수집되며, 이때 통제집단에는 위약(僞藥)(치료를 하지 않음)이 주어진다. 알츠하이머 질환을 앓고 있는 환자에게는 경증, 중등증, 중증이라는 세 가지 건강상태가 있으며, 사망이라는 흡수상태(absorbing state)도 있다. 질환의 진행은 한 건강상태에서 다른 건강상태로의 이행으로 나타난다. 예를 들어, 한 사이클을 시작하는 경증의 환자에게는 경증에서 경증으로, 경증에서 중등증으로, 경증에서 사망으로 이행하는 세 가지 가능한 이행과정이 있다. 중증의 알츠하이머 환자의 경우에는 중증에서 중증으로, 또는 중증에서 사망으로의 두 가지의 이행 가능성만이 있다.

알츠하이머 질환은 그 진행 속도가 느리고 확인하기가 어렵다. 알츠하이머의 실제적 진단은 뇌세포 검사를 하지 않고서는 불가능하지만, 여러 인지시험을 이용해 환자의 정신적 능력을 측정함으로써 어느 정도는 진단이 가능하다. 널리 사용되는 한 가지 방법은 약식 정신상태검사(Mini Mental State Exam, MMSE)이다. MMSE는 30점 척도로 측정된다. 경증의 알츠하이머 환자는 21~26점 사이, 중등증의 환자는 10~20점 사이, 중증의 환자는 10점 이하가 된다.

이런 마르코프 의사결정 모형은 도네제필(donezepil)을 사용한 4년간의 치료에서 발생하는 기대비용과 기대효용(QALY로 측정된)을 추정하는 데 사용되었다(Neumann, Hermann, & Kuntz, 1999). 약물치료의 증분비용 효과성(incremental cost effectiveness)을 추정하는 데 사용된 자료는 주로 24주의 임상시험으로부터 나왔다(Clegg et al., 2000).

경제성 평가에서 마르코프 모형의 사용에 대한 자세한 논의는 이 장의 범위

그림 4.7 2개의 마르코프 과정을 가진 마르코프 결정모형

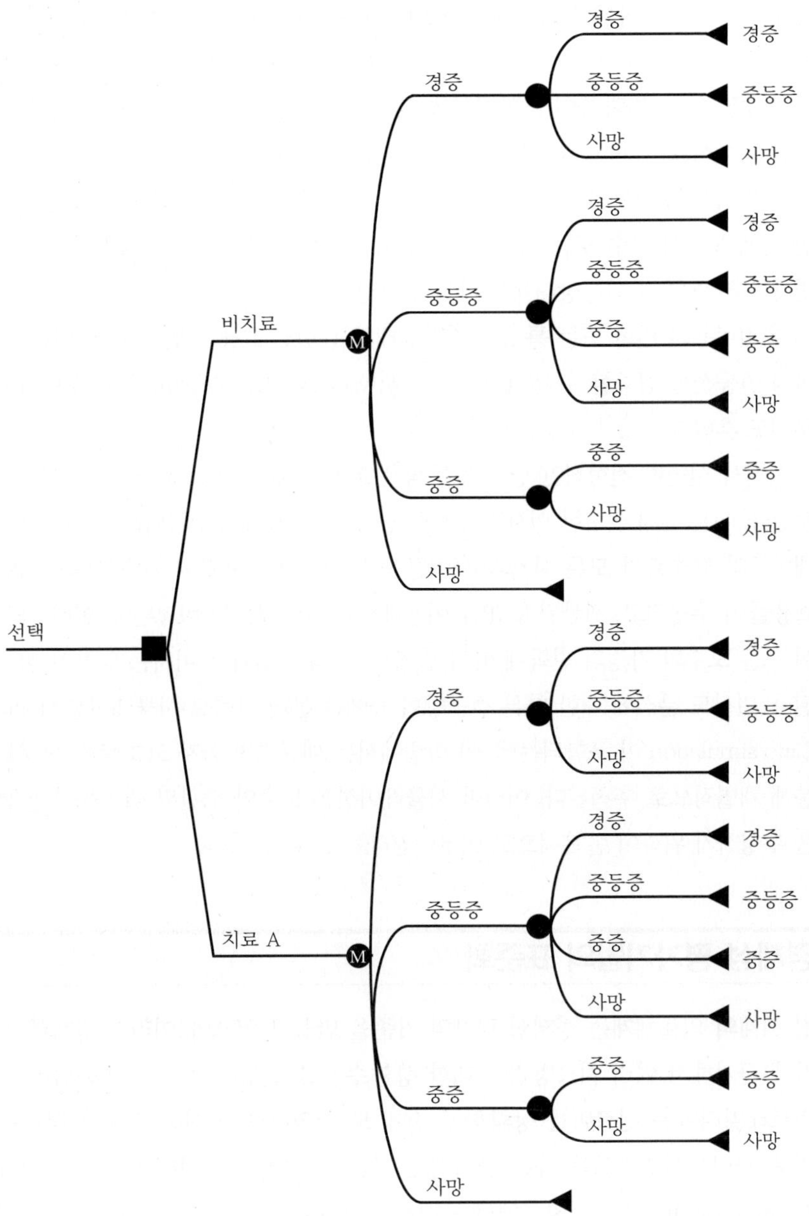

를 벗어나는 것이므로 생략하기로 한다. 이 주제에 대해 좀 더 공부하고 싶은 사람들은 마르코프 과정에 대해 많은 문헌이 있으므로 참고하기 바란다. 마르코프 모형에 대해 관심을 갖는 독자들은 Briggs와 Sculpher(1998)의 논문으로 시작할 수 있다.

민감도 분석

경제성 평가의 결과에 대한 신뢰도는 연구에 사용된 자료의 질적인 수준에 달려 있다. 불확실성으로 인해 경제성 평가의 결과는 주요 가정과 모수의 변화에 민감할 수도 있다. 결과들이 불확실성에 의해 영향을 받는지를 결정하는 방법으로 민감도 분석(sensitivity analysis)이 있다. 민감도 분석은 불확실성으로 인해 나타나는 결과들의 변화를 체계적으로 분석하는 방법이다. 기초적인 민감도 분석은 한 번에 모형의 모수 또는 가정 중 하나만을 변화시키는 것이다. 일원(one-way) 민감도 분석은 한 건강상태에서 다른 건강상태로의 이행확률의 변화 또는 치료의 초기비용의 변화 또는 특정한 건강상태와 관련된 효용의 변화 등에 따른 결과의 변동성을 검증할 수 있다. 또한 이원(two-way) 또는 다원(multiway) 민감도 분석도 흔하다.

위에서 설명한 전형적인 민감도 분석은 **코호트 분석**(cohort analysis)이라고 불린다. 이는 앞서 설명한 의사결정 모형 중 하나를 가지고 수행되는데, 가상적인 개인들의 코호트가 모든 사건과 사이클을 통해 추적됨으로써 기대비용과 기대효용들이 추정되고, 계산된 ICER을 이용해서 치료방법들이 비교된다. 이런 과정이 모든 모수와 가정의 변화에 따라 반복되고, 최종 결과에 미치는 영향이 비교된다. 민감도 분석에 대한 다른 접근방법 중에는 몬테 카를로 시뮬레이션(Monte Carlo simulation)이 포함되는데, 이 방법에서는 대규모의 환자 코호트가 모형을 통해 개별적으로 추적된다. 이러한 시뮬레이션은 모수와 연관된 결과들의 분산을 추정하기 위하여 반복적으로 이루어진다.

경제성 평가기법의 표준화

전 세계의 의료체계는 경제성 평가의 기준을 만들고 있으며, 이러한 경제성 평가에 근거해서 여러 치료방법에 대한 상환수준을 결정하고 있다. 1992년에 오스트레일리아는 진료비를 상환하기 전에 모든 의약품에 대해 경제성 평가를 의무적으로 시행하도록 하는 공식적인 지침을 시행한 첫 번째 국가가 되었다(Commonwealth, 1992). 영국에서는 1999년 NHS의 산하기관으로 설립된 국립적정의료연구소(National Institute for Health and Clinical Excellence, NICE)가 유사한 업무를 담당하고 있다. 국립적정의료연구소의 사명은 환자, 의료 종사자, 그리고 일반 국민에게 의약품, 의료기구, 진단기술 및 기타 의료시술을 포함한 개별적인 의료기술과 특정 질병의 임상적 관리 모두에 있어서 그 효능, 임상적 효과성 및 비용–효과성에 관한 분명한 지침을 제공하는 것이다(NICE, 2001).

Hjelmgren과 동료들(2001)은, 유럽, 북아메리카, 오스트레일리아 등에서 발행된 의료의 경제성 평가에 관한 지침서들 간의 유사점과 차이점에 대해 자세한 연구를 했다. 저자들은 표 형식으로 25개의 지침들을 3개의 항목으로 분류했는데, 7개는 공식적, 8개는 비공식적, 10개는 방법론적 쟁점을 다룬 것이었다. 대부분의 EU 국가들에서는 공공부문에서 비용을 상환하기 전에 기존 및 신의료기술 모두에 대해 공식적으로 경제성 평가를 제출할 것을 요구하고 있거나 요구할 예정이다.

봉투의 이면

경제성 평가의 평가를 위한 체크리스트

의료적 개입의 경제성 평가에 대한 관심이 커질수록, 이와 관련된 연구결과들을 심사제 학술지(peer-reviewed journals)에 게재하는 것에 대한 관심도 커졌다. 「브리티시 메디컬 저널(The British Medical Journal)」에 게재되는 경제성 평가의 수준을 높이기 위해, 편집장들은 게재 판정을 받은 논문의 구성요소들을 확인하는 전문집단을 설치했다. 지침서는 연구계획, 자료수집 그리고 분석 및 결과의 해석 등 세 가지 큰 제목하에 분류되었다.

I. 연구계획(7개 쟁점)

1. 연구의 질문이 분명히 명시되었는가?
2. 연구 주제의 경제적 중요성이 분명히 명시되었는가?
3. 분석의 시각이 분명히 명시되었고 정당화되었는가?
4. 비교대상의 선택에 대한 근거가 명시되었는가?
5. 다른 대안적 치료방법이 분명히 설명되었는가?
6. 경제성 평가의 종류가 분명히 명시되었는가?
7. 논의된 주제에 대한 경제성 평가의 종류가 정당화되었는가?

II. 자료수집(14개 쟁점)

8. 효과성 자료의 출처가 분명히 명시되었는가?
9. 자료원으로 사용된 연구에 대한 체계적인 개관이 제공되었는가?
10. 만일 여러 연구들에 기초하고 있다면 자료통합의 방법에 대한 상세한 설명이 제공되었는가?
11. 결과(효용) 측정치가 분명히 명시되었는가?
12. 평가방법들이 분명히 명시되었는가?
13. 평가의 주체가 누구인지 자세한 내용이 제공되었는가?
14. 생산성 변화(간접적)가 별도로 제시되었는가?
15. 생산성 변화의 타당성이 논의되었는가?
16. 자원 가격과 양이 별도로 제시되었는가?
17. 가격과 양을 추정하는 방법론이 설명되었는가?
18. 모든 화폐 및 가격 자료가 분명히 기록되었는가?
19. 모든 인플레이션 조정과 외국 화폐의 환산(currency conversion)이 분명히 명시되었는가?
20. 모형이 분명히 설명되었는가?
21. 모형과 주요 모수(parameter)들의 선택이 정당화되었는가?

Ⅲ. 결과 분석 및 해석(14개 쟁점)

22. 비용과 편익의 분석기간이 명시되었는가?
23. 사용된 할인율이 명시되었는가?
24. 할인율의 선택이 정당화되었는가?
25. 비용과 편익이 할인되지 않았다면, 그 근거가 명시되었는가?
26. 만일 통계적 자료가 사용되었다면, 신뢰구간과 통계적 검증이 논의되었는가?
27. 민감도 분석이 설명되었는가?
28. 민감도 분석을 위한 변수의 선택이 정당화되었는가?
29. 모수들이 변화하는 구간이 명시되었는가?
30. 모든 관련 대안들이 비교되었는가?
31. 점증적 분석(incremental analysis)이 제시되었는가?
32. 모든 중요한 결과들이 세분화된 형태와 통합된 형태의 두 가지로 제시되었는가?
33. 원래의 연구 질문에 대한 대답이 제시되었는가?
34. 제시된 자료들이 결론을 지지하고 있는가?
35. 결론들이 적절한 단서들을 달고 있는가?

비록 지침서가 혁신적인 접근법들을 억제하려는 의도는 없지만, 이러한 지침서의 목적은 「브리티시 메디컬 저널」에 최종적으로 게재된 경제성 평가논문들의 수준을 개선하고자 하는 것이다. 지침서를 읽은 여러분들 중 대부분이 「브리티시 메디컬 저널」에 경제성 평가를 제출할 일이 없더라도 게재되는 경제성 평가 논문의 구성요소를 안다면 다른 곳에서 읽은 경제성 평가들을 읽고, 이해하고, 비판하는 데 도움이 될 것이다.

출처: Michael F. Drummond, T. O. Jefferson et al., "Guidelines for Authors and Peer Reviewers of Economic Submissions to the *BMJ*," *British Medical Journal* 313, August 3, 1969, 275–283.

사례연구

이 장에서 논의된 기법을 사용한 수백 편의 논문들이 전 세계적으로 매년 학술지에 발표되고 있다. 다음 절에서는 폐암검사, 자궁경부암 검사, 알츠하이머 질환의 약물치료에 있어서 이 기법들의 사용을 분명히 보여주는 세 가지 연구가 제시되고 있다.

폐암 검사

미국에서 흡연의 만연, 그리고 관련 질환의 치명적인 성격으로 인해 전 인구를 대상으로 시행하는 폐암검사는 매우 중요한 정책적인 쟁점이 되었다. 45세부터 75세까지의 미국 성인 중 5천만 명 정도가 현재 흡연자거나, 금연 중에 있거나, 아니면 과거 흡연자들이다. 17만 명이 넘는 미국인들이 매년 폐암 진단을 받고 있는데, 이들 중 15.7%만이 진단 후 5년간 생존한다.[15] 이에 비해 미국에서

15 이는 5년 후 생존율이 10.9%인 유럽에서도 사실이다(Verdecchia et al., 2007).

유방암의 5년 후 생존율은 90.1%이고 전립선암의 5년 후 생존율은 99.3%이다(Verdecchia et al., 2007).

Mahadevia와 동료들(2003)의 연구에서는 컴퓨터 단층촬영(computed tomography, CT)을 사용한 정기 폐암검사의 비용효과성에 대해 조사했다. 이 연구는 세 가지 유형의 흡연 인구에 대해 각 10만 명의 가상적인 코호트로 연구를 시작했다. 만일 정기 폐암검사가 60세부터 시작된다면, 이 검사 프로그램을 통해 20년 동안 검사를 받은 10만 명당 553명의 사망을 방지할 수 있는데, 이는 폐암으로 인해 사망하는 사망률을 13% 감소시키는 효과이다. 또한 프로그램은 10만 건의 검사당 1,186건의 불필요한 조직검사를 행한다. CT 검사당 500달러의 비용이 들 때, 성인 흡연자의 50%가 매년 폐암검사를 받게 되고, 20년의 기간에 대해 할인하게 되면, 프로그램의 비용은 1,150억 달러가 넘게 된다. 검사를 받은 인구의 위험형태(risk profile)가 폐암검사 프로그램의 비용–효과성에 영향을 주게 된다. 만일 과거 흡연자만이 검사를 받게 되면 QALY당 비용은 230만 달러가 되고, 만일 현재 흡연자만을 대상으로 검사를 하게 되면 QALY당 비용은 116,300달러가 된다. CT 검사를 통해 많은 생명을 구할 수 있음에도 불구하고, 연령과 흡연상태가 전 인구를 대상으로 한 폐암검사를 비용–효과적으로 만들기에 충분할 정도로 높은 위험인자는 아니다.

자궁경부암 검사

자궁경부암은 한때 미국여성의 가장 중요한 사인이었다. 그러나 검사가 확산되면서 사망률은 인구 10만 명당 8명 이하로 줄어들었다. 미국과 유럽에서 상대적으로 낮은 사망률에도 불구하고 매년 자궁경부암으로 수천 명이 사망하고 있는데, 이는 치료가 가능한 다른 질병들에 비해 상대적으로 높은 편이다(Henderson, 2004).

Mandelblatt와 동료들(2002)은, 경부암과 관련된 여러 검사전략들의 사회적 비용과 질보정 기대수명(quality-adjusted life expectancy)을 조사했다. 경부암의 자연적 진행을 시뮬레이션하는 모형으로 연구자들은 인유두종바이러스(HPV) 검사와 전통적인 자궁경부세포진(Pap) 검사 그리고 두 검사를 혼합해서 2~3년의 간격으로 20세에 시작해서 65세, 75세 또는 사망할 때까지 지속하는 등 여러 가지로 조합한 18개의 검사전략들을 비교했다. 검사, 진단, 치료 등에 대한 직접비용과 검사과정과 관련된 환자들의 시간 등의 간접비용이 분석에 포함되었다. 명백한 우월성(strictly dominance) 또는 확장된 우월성(extended dominance)을 통해, 열등한 검사방법들을 제거하고 나면 다음 6개의 전략만이 경제적으로 합리적인 전략들의 경계(frontier)를 구성했다.

검사 전략	기대비용	기대 QALY	ICER
검사 안함	$5,018	26.8666	–
75세까지 3년 간격으로 Pap 검사	$6,833	27.0200	$11,830
75세까지 2년 간격으로 Pap 검사	$7,280	27.0350	$29,781
사망 시까지 2년 간격으로 Pap 검사	$7,308	27.0355	$56,440
75세까지 2년 간격으로 Pap-HPV 혼합검사	$7,934	27.0444	$70,347
사망 시까지 2년 간격으로 Pap-HPV 혼합검사	$7,980	27.0450	$76,183

여러 다양한 건강상태가 매년 다음과 같이 QALY로 조정되었다. 즉, 건강하고 낮은 등급의 상피내병변(low-grade squamous intraepithelial lesion, LSIL)으로 진단받는 경우에는 0.97, 높은 등급의 병변으로 진단받는 경우에는 0.93, 국소 침윤암(local invasive cancer)으로 진단받는 경우에는 0.90, 영역 침윤암(regional invasive cancer)으로 진단받는 경우에는 0.7, 원격 침윤암(distant invasive cancer)으로 진단받는 경우에는 0.5가 되었다. 물론 1.0은 완벽한 건강상태를, 0은 사망을 나타낸다. QALY로 측정된 편익이 가장 큰 검사는 사망 시까지 2년 간격으로 76,183달러의 비용을 들여 시행한 Pap-HPV 혼합검사이다. 75세에 검사를 중지한다면, 6,000달러가 더 적은 증분비용(incremental cost)으로써 평생 검사로부터 얻을 수 있는 편익의 98%를 확보한다. Pap와 HPV 검사를 혼합할 경우에는 보다 많은 생명을 구할 수 있지만 비용은 더 높아진다. 만일 HPV 검사 비용이 30달러에서 5달러로 떨어지게 되면, 사망 시까지 2년 간격으로 HPV 검사를 시행하는 전략은 5만 달러의 ICER를 갖는 비용–효과적 전략이 될 것이라는 것이 민감도 분석에서 밝혀졌다.

알츠하이머 질환의 약물치료

알츠하이머 질환은 보통 65세 이상의 사람들이 걸린다. 치매의 가장 흔한 유형으로, 현재 세계적으로 1,500만 명 이상이 이 퇴행성 질환을 앓고 있고, 2040년까지 그 수가 8,100만 명에 이를 것으로 추정된다. 2004년 미국에서 치매로 인한 사망자는 65,800명에 달하였으며 치매는 심장질환과 암에 이어 세 번째로 비용이 많이 들어가는 질환이었다.

Wimo와 동료들(2003)은, 경증부터 중등증의 알츠하이머 질환을 갖고 있는 환자들에 대한 도네페질(donepezil) 약물치료의 비용과 결과를 조사하였다. 환자들을 치료를 받는 치료집단과 위약을 받는 통제집단으로 무작위로 나누어 일 년 동안 시행된 임상시험의 일환으로 환자들에 대한 평가가 이루어졌다. 일 년 동안의 평균 치료비용은 치료집단의 경우 도네페질 1,280달러를 포함해서 16,438달러이고, 통제집단은 16,147달러였다. 직접비용과 간접비용을 모두 포함한 평균 수발비용은 치료집단의 경우에는 8,531달러, 그리고 통제집단의 경우에는 9,919달러가 된다. 치료집단의 총평균비용은 24,969달러였고, 통제집단은 26,066달러였다. 치료집단의 환자들은 두 번 시행된 인지검사의 점수를 통해 알 수 있듯이 인지적, 기능적 측면에서 상태가 개선되었다.

Jönsson과 동료들(2001)은, 도네페질의 효과성에 대한 여러 연구들(Neuman, Hermann, & Kuntz(1999)를 포함)을 검토했는데, 약물치료를 받은 환자들이 보다 심각한 상태에서 보낸 시간이 더 적었고 삶의 질 또한 개선되었다는 점에서 보다 나은 결과가 나타난 것을 발견했다. 검토된 다섯 가지의 연구 중 세 가지의 연구에서 도네페질이 우월전략(약간의 비용절약으로 보다 좋은 결과)을 가져왔다는 것을 보여 주었지만, 다른 두 연구에서는 도네페질이 비용이 다소 더 드는 것으로 나타났다. 도네페질은 경증부터 중등증의 알츠하이머 환자들에게 처방되었을 때 비용–효과적인 치료방법인 것으로 나타났다.

요약 및 결론

이 장에서는 의료분야의 의사결정 과정에 대한 경제성 평가방법의 대략적인 내용을 살펴보았다. 지난 10년 동안 유럽에서 표준으로 자리 잡은 기법들이 미국에서는 잘 받아들여지지 않았다. 여기서 논의된 세 가지 경제성 평가 중 비용–효과분석은 여러 치료방법의 경제적 효율성을 평가하는 기법으로 가장 광범위하게 사용되고 있다. 또한 경제성 평가에 있어서 모형 사용의 중요성을 강조했는데, 그렇기 때문에 이 가치 있는 분석도구의 사용에 관심이 있는 사람이라면 정량적인 분석기법에 능통해야만 할 것이다.

비록 경제성 평가가 분석도구로서 의사결정 과정에 비용의식적인 행태를 회복시킬 잠재력을 갖고 있기는 하지만, 여러 의학적 치료방법을 판단할 때 고려해야 하는 유일한 요소는 아니다. 의료자원 분배의 형평성과 서비스의 질적 수준 또한 중요한 고려 사항이다. ICER 수치가 어떤 치료 프로그램에 필요한 자금을 지원할 것인지 아닌지를 결정하는 데 유일한 고려사항은 결코 아니다. 한 치료방법의 ICER이 높다거나 낮다거나 하는 그 사실 자체가 중요하지는 않다. 프로그램에 의해 영향을 받는 환자의 수, 치료 방법의 수와 질적 수준 그리고 총지출에 대한 최종적인 영향 등 또한 매우 중요하다.

캐나다, 오스트레일리아, 유럽 등에서는 미국과는 달리 비용–효과성에 대한 고려가 공식적으로 의료정책의 일부가 되었다. 미국 외의 다른 나라 의료경제학자들은 이러한 방법론에 더 익숙하고 그 기준을 정의하는 데 사용되는 개념이나 기법에 대한 공식적인 훈련을 훨씬 더 많이 받고 있다. 유럽에서 '의료경제학'이란 용어가 사용되는 경우, '경제성 평가'를 의미하는 것으로 간주하면 된다.

일부의 예외를 제외하고 경제성 평가는 앞으로 미

국에서 의료기술을 평가하는 데 보다 더 광범위하게 이용되어야 할 것이다(Eddy, 1991). 비용–효과성의 문제를 간과하는 것은 더 이상 미국의 정책 당국자들이 취할 태도가 아닐지 모른다. 미국인들은 포괄적인 의료보장을 원하고 있다. 또한 미국인들은 의료서비스에 대한 경제적 부담능력과 접근성 문제와 함께 선택의 자유에 대해서도 많은 관심을 갖고 있다. 저소득층과 노인들의 의료보장 제도인 메디케이드와 메디케어를 책임지고 있는 연방정부 관료들은 특정한 의약품들에 대해 이들 프로그램에서의 상환여부를 결정하는 데 있어 고려해야 할 요인으로 비용을 신중하게 고려하고 있다. 메디케어 적용대상인 3,300만 명의 노인들에게 약제급여를 제공하기 위해 의회는 메디케어를 확대하고 있다. 유럽인들이 의료기술 승인과정에서 '제4의 장애물'이라고 부르는 제도를 만들어 내어서, 정부가 운영하는 의료보장제도가 신의료기술에 대한 모든 승인 신청에 대해 공식적인 비용–효과분석 결과를 요구하는 것은 이제 시간문제에 불과할지 모른다.

정책적 쟁점

의료분야에서의 의사결정에 있어서 경제성 평가는 어느 정도로 고려되어야 할까?

인물소개

Bengt Jönsson

Bengt Jönsson은 스웨덴 최초의 의료경제학 가족이라 할 만한 사람들 중 하나이다. 그와 그의 부인인 Gisela Kobelt는 연구 프로젝트에서 일상적으로 협력하고 있으며, 분석에 도움이 더 필요할 때는 Bengt의 아들인 Linus가 돕고 있다. 학문적인 전통이 없는 가정에 태어난 Jönsson은 스웨덴의 교육제도에 도전함으로써 전 유럽에서 가장 존경받는 의료경제학자 가족이 되는 보상을 받았다.

Jönsson은 외레슨(북해의 관문으로 세계에서 배의 출입이 가장 많은 해협 중의 하나)의 가장 좁은 지점에 위치한 헬싱보리 항구도시에서 태어났다. 그는 북쪽으로 16km 떨어진 호가나스(Höganäs)라는 작은 산업도시에서 자랐다. Jönsson은 코펜하겐으로부터 해협 건너편에 있는 룬드 대학(Lund University)에서 학문적 훈련을 받았다. 학부에서의 경제학과 통계학 학위는 사회적 쟁점에 대한 그의 관심을 수학 및 과학 분야와 접목할 수 있도록 해주었다. 의료경제학에 대한 그의 관심은 부분적으로는 스웨덴의 국내정치로 인해 생겼다. 그 당시 스웨덴은 복지국가로서의 괄목할 만한 성장에도 불구하고 놀랍게도 이 분야에 대한 학문적인 관심은 거의 없었다.

1972년 Jönsson의 석사학위 논문은 보육사업에 대한 보조금 지급의 타당성에 대한 연구였다. 이러한 서비스들이 비록 흥미롭고 중요하지만 보육 사업에 대한 연구는 그의 방대한 기술적 전문성(technical expertise)에 적합하지 않았다. 그해 여름 요크 대학의 서점에서 Jönsson은 Anthony J. Culyer와 Michael H. Cooper가 공저한 의료경제학 교과서와 우연히 마주치게 되었다. 그 후 그는 Culyer와 Alan Williams와의 대화로부터 논문에 관한 영감을 받게 되었다.

룬드 대학 경제학과에서 강사로 있는 동안 Jönsson은 1976년 박사과정을 마치게 되었다. 룬드 대학 스웨덴 의료경제연구소의 소장으로 잠시 재직한 후, 그는 린셰핑 대학(Linköping University)에 부임한 최초의 의료경제학 교수이자 의료기술평가센터의 소장이 되었다. 1991년 현재, 그는 스톡홀름 경제대학으로 자리를 옮겨 의료경제학 교수로 재직하고 있다. Jönsson은 또한 국가보건복지위원회의 과학적 자문위원회 위원과 스웨덴 의료경제연구소의 이사로 있다. 또한 그는 「Journal of Health Economics」의 부편집인이자 「PharmacoEconomics」와 「European Journal of Health Economics」의 편집위원이다.

이 분야의 개척자로서 작은 나라에 살고 있다는 것은 그에게 이점이 되었다. 그는 기술변화, 의료서비스 재정과 조직, 의료정책에 대한 관심을 갖고 자극을 주는 주제를 연구해 왔다. 그러나 이 분야에서 그의 가장 중요한 기여는 의료분야에 경제성 평가를 적용한 것이다. 그는 스웨덴뿐만이 아니라 세계보건기구(WHO), 세계은행(World Bank), 경제협력개발기구(OECD)에서 컨설턴트 또는 정책자문위원으로 일하고 있다. 이런 기회를 통해 그는 "단기에 기대할 수 있는 성과에 대해 겸손해야 한다는 것을 배웠고", 경제적 기초(economic fundamental)의 장기적 영향이 보다 중요하게 평가되어야 한다는 것을 배웠다. 학자들은 정책결정에 매우 제한적으로만 영향을 미칠 수 있다는 데 젊은 동료들과 의견을 같이 하면서, 이 분야에서 30년 이상의 식견을 가지고 있는 Jönsson은 "해야 할 일이 남아 있다는 것에 실망하기보다 성취한 것들에게 대해 놀라워하고 있다."

그는 한 해의 일부를 남프랑스에서 사는 사람들에게서나 기대되는 요리 실력을 가진 훌륭한 요리사이다. 그리고 골퍼로서도 훌륭하지만 그보다는 훌륭한 정원사라고 할 수 있다. 이런 그가 어떻게 취미활동을 위해 시간을 내는지 궁금해 할지도 모른다. 그러나 당신이 그와 충분한 시간을 같이 보낸다면 그가 중요한 일에 방해되는 일은 절대 하지 않는다는 것을 알게 될 것이다. 그의 부인인 Gisela의 말은 이를 가장 잘 요약해주고 있다. "그는 머리가 좋은 젊은 사람들에게 동기를 부여하고, 그런 사람들을 모아서 가르치는 일에 있어 타의 추종을 불허하며 가히 최고라 할 수 있다. 나는 그와 같은 스승을 만난 적이 없다. 그는 거칠고, 도전적이고, 도발적이지만 동시에 참을성 있고, 관대하고, 친절하다."

출처: Bengt Jönsson, 이력서 및 개인적 교신.

질문과 문제

1. 보건 당국은 심장질환, 암, 전염성 질환의 등 세 가지 형태의 질병에 대한 여러 치료방법들을 고려하고 있다. 매년 심장질환 10,000건, 암 10,000건, 전염성 질환 5,000건이 신규로 발생한다. 각 진단에 대한 여러 상호독립적인 치료방법들(치료받지 않는 것을 포함)은 아래의 표와 같다.

치 료	치료당 비용	QALY
심장 질환		
A	0	0
B	100	2
C	300	8
D	400	8
E	600	12
F	800	15
암		
G	0	0
H	200	8
I	400	10
J	500	12
K	600	9
L	700	14
M	800	15
전염성 질환		
N	0	0
O	100	2
P	350	4
R	650	6

a. 모든 우월한 치료방법을 확인하고, 각 치료방법이 왜 우월한지를 설명하라.

b. 증분비용, 증분 QALY, 그리고 모든 경제적으로 합리적인 전략에 대해 그 증분 비용–효과 비(ICER=증분비용/증분 QALY)를 계산하라. 왜 이런 전략이 경제적으로 합리적으로 간주되는가?

c. 심장질환, 암, 전염성 질환에 대한 별도의 그래프

를 이용하여 치료방법들을 밝힌 후 우월한 방법에 표시하고, 경제적으로 실현가능한 치료방법을 고르라(QALY를 수직축에, 치료당 비용을 수평축에 놓을 것).

d. 지역의 보건 당국은 공공보건의 측면에서 '최선의' 전략에 대해 당신의 의견(급여대상 질환, 치료전략)을 물었다. 당신은 이에 어떻게 답할 것인가? 그리고 그 비용은 얼마인가?

2. 최근 「JAMA」에 실린 Madelblatt와 그 동료들(2002)의 논문은 자궁경부암에 대한 HPV 검사, Pap 검사 및 이 두 가지 검사를 조합한 검사의 사회적 비용과 편익을 비교했다. 이 논문은 18개의 상이한 검사 전략, 즉 20세에서 65세까지 또는 75세까지 혹은 사망 시까지 매 2년 혹은 3년마다 Pap 검사, HPV 검사, Pap-HPV 혼합 검사를 하는 전략에 대한 연구이다. 다음의 표는 그 결과를 요약한 것이다(낮은 비용으로부터 높은 비용으로 이동). 비용에는 개인의 기대수명 동안 할인된 검사비와 치료비용 등이 포함되어 있다.

a. 우월한 검사 전략을 모두 고르고, 그 전략이 왜 우월한지 설명하라.

b. 경제적으로 합리적인 모든 전략에 대해 CE 비율(증분 CE=증분비용/증분 QALY)을 계산하라. 왜 이들이 경제적으로 합리적으로 간주되는지도 설명하라.

c. 지역의 보건 당국은 공공보건의 입장에서 '최선'의 전략에 대한 당신의 의견에 대해 물었다. 당신은 그들에게 무엇이라 말할 것인가?

3. 다음의 정보는 두 치료대안인 A와 B의 비용과 효과성에 대해 수집한 자료이다. 이 문제에서 비용과 결과에 할인율은 적용되지 않았다.

	치료 A	치료 B
사망률	2%	5%
생존자의 기대수명	20년	10년
치료의 초기 비용	$10,000	$3,000
치료 후 첫 1년간 비용	$5,000	$1,000
치료 후 첫 1년 이후의 연간 비용	$1,000	$500

a. 치료 A를 받은 생존자들의 총비용은 얼마인가? 갑작스런 사망을 가정할 때 사망자가 부담하는 총비용은 얼마인가?

b. 치료 B를 받은 생존자가 부담하는 총비용은 얼마인가? 사망자의 총비용은 얼마인가?

c. 치료 A를 받은 환자들의 기대비용을 얼마인가? 그리고 치료 B의 경우는?

d. 각 치료방법의 비용과 결과를 보여주는 의사결정나무를 간단히 그려보라.

e. 여러 치료들의 증분비용과 증분편익을 계산하라.

f. ICER은 얼마인가?

전 략	비용($)	저장된 QALYs	증분 비용	증분 QALY	증분 CE 비율
0. 검사 안함	5,000	26.87	–	–	–
1. 75세까지 3년 간격으로 Pap 검사	6,825	27.02			
2. 75세까지 3년 간격으로 HPV 검사	6,950	27.02			
3. 75세까지 2년 간격으로 Pap 검사	7,275	27.04			
4. 75세까지 3년 간격으로 Pap-HPV 혼합검사	7,400	27.04			
5. 75세까지 2년 간격으로 HPV 검사	7,450	24.04			
6. 75세까지 2년 간격으로 Pap-HPV 혼합검사	7,925	27.05			

4. 생존할 확률을 85%에서 95%로 개선한 새로운 치료방법이 발견되었다. 이 새로운 치료방법에 대한 연구원의 시각과 마케팅 부서의 시각을 비교하여 차이점을 논하라. 생존율을 동일한 정도만큼 증대시키는, 예를 들어 생존 확률을 5%에서 15%로 개선하는, 새로운 치료방법에 대한 당신의 견해는 이들과 어떤 차이가 있는가?

5. 비용–편익분석은 비용–효과분석과 어떻게 다른가? 왜 비용–효과분석 방법이 전 세계적으로 의료경제학자들에게 선택되었는가?

6. 질병비용 연구(cost-of-illness study)는 어떤 면에서 경제성 평가방법이라 할 수 있는가? 또 어떤 면에서 경제성 평가방법이 아닌가? 질병비용 연구의 주요한 동기는 무엇인가?

7. 경제성 평가에서 비용의 계산은 매우 중요하다. 다음 비용항목 중에서 직접(D), 간접(ID) 또는 무형(IT)의 비용을 분류해보라.

비 용	분 류
교통비(구급차 또는 개인 교통수단)	
병가	
배우자의 보살핌	
의사 방문	
병원 입원	
요양원 입원	
업무의 생산성 감소	
통증과 고통	
가정방문 건강서비스	
진단 검사	
수술	
슬픔과 불안	

8. QALY는 어떤 개념인가? 증가한 기대수명을 경제성 평가의 결과 측정치로 사용하는 대신 QALY를 사용하는 것은 언제 적절한가?

9. 다음의 표는 특정 질환을 치료하기 위해 설계된 4개의 임상 프로그램의 비용과 편익을 나타낸 것이다. 편익은 구한 생명의 수로 측정된다.
   a. 다음의 표를 완성하라. 구한 생명의 수로 볼 때 어떤 것이 최선의 프로그램인가? 구한 생명당 ICER로 볼 때는 어떤가?
   b. 구한 생명당 평균비용으로 정의된 비용–효과 비는 ICER과 어떻게 다른가?
   c. 경제학자들은 어떤 프로그램을 선호할까? 당신의 입장은 무엇인가?

프로그램	비용($)	구한 생명	ICER
A	100,000	10	
B	100,000	12	
C	200,000	12	
D	200,000	15	

10. 논란이 있는 새로운 장비인, 이식형 심장제세동기(ICD)가 심장마비 환자의 생존율을 개선하는 데 있어서 표준적인 약물치료보다 더 효과적인지 알아보기 위해 임상시험에 사용되었다. 실험 결과 첫 심장발작 2년 후 약물치료를 받은 환자는 70%가 생존한 데 비해, ICD 시술을 받은 환자는 85%가 생존했다고 한다. 24개월의 실험 이후에는 어떤 추가적인 자료도 없다.
    a. 실험이 끝난 후 생존확률이 어떠할 것이라고 기대되는가?
    b. 실험 중 개선된 기대수명을 계산하라. 실험 후 개선된 기대수명이 어떠할 것이라고 기대되는가?

c. ICD 치료 집단과 약물치료 집단의 사망함수를 그래프로 그려보라.

d. 두 집단 간 기대수명의 차이는 얼마인가?

11. 의료서비스의 제공에 관한 선택은, 환자에게 일련의 치료방법에 대한 처방을 내리는 개별적인 의사와, 전체 환자집단 또는 한 지역에 대한 의료서비스를 결정하는 정책결정자의 두 차원에서 결정되어야 한다. 여러 가지 치료방법과 지역사회 프로그램 중에서 선택을 해야 할 때 사용될 수 있는 방법 중 하나는 경제적 효율성의 기준을 적용하는 것이다. 의료경제학에 들어가는 세 가지 평가형태를 간략히 설명하고, 각 방법의 특징과 장단점을 설명하라.

참고문헌

H. Bleichrodt and J. Quiggin, "Life-Cycle Preferences, Overconsumption, and Health: When Is Cost-Effectiveness Analysis Equivalent to Cost-Benefit Analysis?" *Journal of Health Economics* 18, 1999, 681–708.

Andrew Briggs and M. J. Sculpher, "An Introduction to Markov Modeling for Economic Evaluation," *PharmacoEconomics* 13(4), April 1998, 397–409.

Philip M. Clarke, "Cost-Benefit Analysis and Mammographic Screening: A Travel Cost Approach," *Journal of Health Economics* 17(6), December 1998, 767–787.

A. Clegg et al., "Clinical and Cost-Effectiveness of Donepezil, Rivastigmine, and Galantamine for Alzheimer's Disease: A Rapid and Systematic Review," *Health Technology Assessment* 5, 2000, 1–137.

Commonwealth Department of Health, Housing, and Community Services, *Guidelines for the Pharmaceutical Industry on Preparation of Submissions to the Pharmaceutical Benefits Advisory Committee*, Canberra: Australian Government Publishing Service; 1992.

Paul Dolan et al., "The Time Trade-off Method: Results from a General Population Study," *Health Economics* 5(2), March 1996, 141–154.

Michael F. Drummond et al., *Methods of Economic Evaluation of Health Care Programmes*, Second Edition, Oxford: Oxford University Press, 1997.

Benjamin G. Druss et al., "Comparing the National Economic Burden of Five Chronic Conditions," *Health Affairs* 20(6), November/December 2001, 233–241.

David M. Eddy, "Oregon Methods: Did Cost-Effectiveness Analysis Fail?" *Journal of the American Medical Association* 266(15), October 16, 1991, 2135–2141.

John M. Eisenberg, "Clinical Economics: A Guide to the Economic Analysis of Clinical Practices," *Journal of the American Medical Association* 262(20), November 24, 1989, 2879–2886.

Alain Enthoven, *Consumer Choice Health Plan: The Only Practical Solution to the Soaring Cost of Medical Care*, Reading, MA: Addison–Wesley, 1980.

Eric A. Finkelstein, Ian C. Fiebelkorn, and Guijing Wang, "National Medical Spending Attributable to Overweight and Obesity: How Much, and Who's Paying?" *Health Affairs— Web Exclusive* W3, May 14, 2003, 219–226.

Alan M. Garber, "Recent Developments in CBA/CEA," in *Handbook of Health Economics*, Volume 1A, edited by Anthony J. Culyer and Joseph Newhouse, Amsterdam: North Holland, 2001.

Alan M. Garber and Charles E. Phelps, "Economic Foundations of Cost-Effectiveness Analysis," *Journal of Health Economics* 16(1), 1997, 1–31.

Gary M. Ginsberg and Boaz Lev, "Cost-Benefit Analysis

of Riluzole for the Treatment of Amyotrophic Lateral Sclerosis," *PharmacoEconomics* 12(5), November 1997, 578–584.

John H. Goddeeris and Thomas P. Bronken, "Benefit-Cost Analysis of Screening," *Medical Care* 23, 1985, 1242–1255.

James W. Henderson "Cost Effectiveness of Cervical Cancer Screening Strategies," *Expert Review of Pharmacoeconomics and Outcomes Research* 4(3), 2004, 89–100.

_______, "Economic Impact of Cocaine and Crack Abuse: Private and Social Issues," in Glen E. Lich, ed., *Doing Drugs and Dropping Out: Assessing the Costs to Society of Substance Abuse and Dropping Out of School*. A report prepared for the Subcommittee on Economic Growth, Trade, and Taxes of the Joint Economic Committee, Congress of the United States, Washington, DC: U.S. Government Printing Office, August 1991.

Fred J. Hellinger, "Cost-Benefit Analysis of Health Care: Past Applications and Future Prospects," *Inquiry* 17(3), Fall 1980, 204–215.

Jonas Hjelmgren et al., "Health Economic Guidelines: Similarities, Differences, and Some Implications," *Value in Health* 4(3), May 2001, 225–250.

Lisa A. Jackson et al., "Should College Students Be Vaccinated against Meningococcal Disease? A Cost-Benefit Analysis," *American Journal of Public Health* 85, June 1995, 843–846.

Bengt Jönsson, Linus Jönsson, and Anders Wimo, "Cost of Dementia: A Review," in *Dementia*, edited by Mario Maj and Norman Sartorius, Chichester (UK): John Wiley and Sons Ltd., 2000, 335–363.

Robert M. Kaplan et al., "The Quality of Well-Being Scale: Critical Similarities and Differences with SF-36," *International Journal for Quality in Health Care* 10(6), December 1998, 509–520.

H. Klarman, J. Francis, and G. Rosenthal, "Cost-Effectiveness Analysis Applied to the Treatment of Chronic Renal Disease," *Medical Care* 6(1), 1968, 48–54.

Gisela Kobelt, *Health Economics: An Introduction to Economic Evaluation*, London: Office of Health Economics, 2002.

Karen M. Kuntz and Milton C. Weinstein, "Modeling in Economic Evaluation," in *Economic Evaluation in Health Care: Merging Theory with Practice*, Michael Drummond and Alistair McGuire, eds., Oxford: Oxford University Press, 2001.

Parthiv J. Mahadevia et al., "Lung Cancer Screening with Helical Computed Tomography in Older Adult Smokers: A Decision and Cost-Effectiveness Analysis," *Journal of the American Medical Association* 289(3), January 15, 2003, 313–322.

Jeanne S. Mandelblatt et al., "Benefits and Costs of Using HPV Testing to Screen for Cervical Cancer," *Journal of the American Medical Association* 287(18), May 8, 2002, 2372–2381.

David H. Mark, "Visualizing Cost-Effectiveness Analysis," *Journal of the American Medical Association* 287(18), May 8, 2002, 2428–2429.

James R. McGuigan, R. Charles Moyer, and Frederick H. deB. Harris, *Managerial Economics: Applications, Strategy, and Tactics*, Ninth Edition, South-Western College Publishing, 2002.

P. J. Neumann, R. C. Hermann, and K. M. Kuntz, "Cost-Effectiveness of Donepezil in the Treatment of Mild or Mode-rate Alzheimer's Disease," *Neurology* 52, 1999, 1138–1145.

NICE, *Guidance for Manufacturers and Sponsors*, London: National Institute for Clinical Excellence, June 2001, available from http://www.nice.org.uk.

Dorothy P. Rice, Sandler Kelman, Leonard S. Miller, and Sarah Dunmeyer, *The Economic Costs of Alcohol and Drug Abuse and Mental Illness: 1985*, San Francisco, CA: Institute for Health and Aging, University of California at San Francisco, 1990.

Anne A. Scitovsky and Dorothy P. Rice, "Estimates of the Direct and Indirect Costs of Acquired

Immunodeficiency Syndrome in the United States, 1985, 1986, and 1991," *Public Health Reports* 102, 1987, 5–17.

Amartya Sen, "Social Choice Theory: A Re-examination," *Econometrica* 45(1), January 1977, 53–89.

Arduino Verdecchia, Silvia Francisci, Hermann Brenner, Gemma Gatta et al., "Recent Cancer Survival in Europe: A 2000–02 Period Analysis of EUROCARE-4 Data," *Lancet Oncology* 8, September 2007, 784–796.

John von Neumann and Oskar Morgenstern, *Theory of Games and Economic Behavior*, Princeton University Press, 1944.

W. Kip Viscusi and Joseph E. Aldy, "The Value of a Statistical Life: A Critical Review of Market Estimates throughout the World," NBER Working Paper No. 9487, February 2003.

M. Weinstein and W. Stason, "Foundations of Cost-Effectiveness Analysis for Health and Medical Practices," *New England Journal of Medicine* 296(13), March 31, 1977, 716–721.

Burton A. Weisbrod, "Costs and Benefits of Medical Research: A Case Study of Poliomyelitis," *Journal of Political Economy* 79(3), May/June 1971, 527–544.

Anders Wimo et al., "An Economic Evaluation of Donepezil in Mild to Moderate Alzheimer's Disease: Results of a 1-Year, Double-Blind, Randomized Trial," *Dementia and Geriatric Cognitive Disorders* 15, 2003, 44–54.

제 5 장

건강수요와 의료수요

대부분의 사람들은 자신들의 건강에 높은 우선순위를 두고 있으며 건강이라는 목표를 달성하기 위해서 수준 높은 의료서비스에 접근하는 것이 필수적이라고 생각한다. Michael Grossman(1972)은 건강에 대한 보다 근본적인 수요로부터 의료서비스에 대한 수요가 파생된다는 생각을 경제학자들에게 처음 소개했다. 의료수요를 체계적으로 연구하는 데 필요한 경제학적인 분석틀을 만들면서 Grossman은 고려해야 할 두 가지 접근방법을 다음과 같이 설정했다. 첫째, 의료서비스는 건강생산함수의 투입물로 간주되며, 둘째, 의료서비스 공급자들에 의해 생산되는 산출물이기도 하다.

첫 번째의 접근방법을 사용하면, 의료서비스는 한 개인이나 인구 전체의 건강상태를 개선하는 데 사용되는 여러 요인들 중 하나이다. 물론 생활수준의 개선, 의학 연구의 발전, 생활습관의 변화, 환경오염의 감소, 영양개선 등을 포함하는 다른 요인들이 좋은 건강상태를 만들어 내는 데 더 중요한 요인일 수도 있다.

의료서비스를 투입물로 하는 건강생산(health production)은 이번 장 첫 번째 절의 주제이다. 이는 우리가 의료서비스라고 부르는 최종 산출물의 생산을 위해 여러 가지의 투입물들이 결합되는 과정으로 볼 수도 있다. 이들 투입물에는 의사, 치과 의사 및 병원의 서비스, 처방약, 의료장비, 그 밖의 의료기구 등이 포함된다. 이번 장의 두 번째 절에서는 어떻게 우리가 이런 접근방법으로 생산의 효율성(production efficiency) 관점에서 의료서비스 산업의 성과를 평가할 수 있는지를 살펴본다.

건강에 대한 수요

건강산업의 규모가 수백억 달러에 이르는 것을 보면, 미국인들이 건강에 얼마나 높은 가치를 두고 있는지 알 수 있다. 의료서비스에 지출하는 금액 이외에 막대한 금액의 돈이 건강식품, 운동 비디오, 체중감량 프로그램 등에 지출되고 있다. 비록 좋은 건강이 우리의 전체적인 행복에 중요한 사항일지라도, 모든 사람들이 건강을 인생의 가장 중요한 목적으로 삼는다고 결론을 내리는 것은 착각일지도 모른다. 우리가 일상생활을 통해 하는 여러 가지 행동들은 이러한 생각을 깨뜨리고 있다. 그렇지 않다면 어떻게 과식, 과음, 약물의 과다 소비를 설명할 수 있을 것인가?[1] 오토바이를 탄다든지, 스카이다이빙이나 번지 점프를 하는 등의 위험한 행동들이 인기를 얻고 있다는 건 어떻게 설명할 수 있을까? 왜 많은 사람들이 안전벨트를 착용하는 것을 거부할까? 오토바이 헬멧을 쓰지 않는 것은 무슨 이유 때문인가? 왜 아직도 많은 사람들이 담배를 피울까? 최근 성병이 다시 증가하고 있는데, 왜 많은 사람들이 아직도 위험한 성적 행동을 하고 있는가?

건강에 대한 수요의 논의를 시작하면서, 우리의 출발점은 바로 건강에 기여하는 요인들과 건강과의 관계가 될 것이다. 이런 틀에서 의료서비스는 사람들의 건강을 개선하는 데 기여하는 많은 투입물들 중의 하나일 뿐이다. 이와 관련해서 다음과 같은 두 가지 질문을 할 수 있다. 건강을 생산하고 배분하는 데 있어서 가장 효율적인 방법은 무엇인가? 건강의 생산에 대한 의료서비스의 점증적 기여(incremental contribution)는 무엇인가?

건강의 생산

경제학에서 생산은 어떻게 투입물들이 결합하여 산출물을 만들어내는지를 보여주는 함수관계로 설명된다. 특히 건강생산함수는 건강상태와 좋은 건강을 생산하는 데 사용될 수 있는 여러 요인들의 관계를 요약해주고 있다.

$$건강 = H(의료서비스, 기타의 투입물, 시간)$$

간단히 말하면, 사람들은 기타의 투입물, 시간 및 의료서비스를 결합하여 좋은 건강을 생산하게 된다.[2] 동일한 방법으로 교사의 서비스, 책, 그리고 개인들의 시간이 지식을 생산하는 데 사용될 수 있다. 이와 유사하게 야구, 핫도그, 사과 파이 그리고 가족의 자동차가 야구장에서의 즐거운 오후를 생산하는 데

---

1 비만에 대한 미국 정부의 기술적인 정의에 따르면, 미국 남성들의 60% 이상과 여성들의 50% 이상이 과체중이거나 비만이다(Cutler et al., 2003). 미국인들의 거의 40%가 비만으로 분류되거나 최소 16kg 이상의 과체중인 사람들이며(Wessel, 2003), 300,000건 내지 582,000건의 사망이 비만과 연관된 질병으로 추정되고 있다(Allison et al., 1999).

2 H(…)는 투입물들이 결합되어 건강을 생산하는 과정을 간단히 나타내는 방법이다.

그림 5.1 건강상태와 의료비 지출 사이의 관계

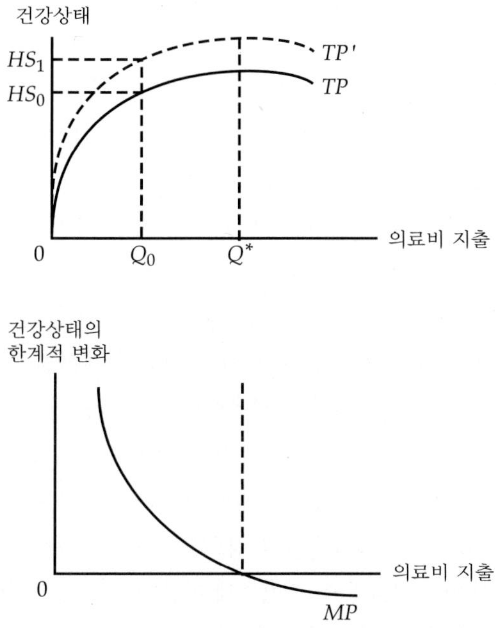

사용된다.

그림 5.1에 건강상태와 의료비 지출 간의 가상적 관계가 나타나 있다. 한 개인 또는 인구집단의 건강상태는 감소하는 비율로 증가하는 정(+)의 기울기를 갖는 그래프로 표현된다. 의료비 지출이 증가할수록 건강상태는 개선된다. 그러나 의료비가 더 많이 지출될수록 건강상태 개선의 증가분은 감소한다. 즉, 의료비 지출이 낮은 상태에서는 추가적인 의료비 지출로 인해 건강상태가 크게 개선된다. 그러나 의료비 지출이 높은 상태에서는 의료비 지출이 동일하게 증가해도 건강상태는 조금만 개선된다. 여기에는 경제학의 원리인 한계수확체감의 법칙(law of eventually diminishing marginal returns) 또는 수확체감의 법칙(law of diminishing returns)이 깔려 있다.[3] 그림으로 보면, 수확체감의 법칙은 그림의 윗부분에서 의료비 지출이 증가할수록 총산출물곡선(total product curve, TP)의 기울기가 완만해지는 것으로 표현된다.

핵심개념 ❸
한계분석

의료비 지출과 건강상태 변화의 관계는 그림의 아랫부분에서 보여준다. 의료비 지출이 증가할수록 한계산출물은 감소하게 되는데, 이는 건강의 개선과정이 수

---

3 그림 5.1의 생산함수는 $HS=a+bM-cM^2$인데, 여기서 HS는 건강상태를, M은 의료비 지출을 나타낸다. 그리고 상수인 a는 의료비 지출 없이 달성되는 건강수준을 의미한다.

확체감의 법칙을 따른다는 것을 보여준다. 경제학에서의 의사결정은 '전부 아니면 전무'의 기반에서 결정되지 않는다. 경제학에서의 의사결정은 어떤 것을 조금 더하고 다른 것을 조금 줄이는 우선순위 조정의 문제이다. 한계산출물에 대한 그림을 통해, 의료비 지출을 증가시키는 경우 건강이 얼마나 더 추가적으로 좋아질 수 있는지 알아볼 수 있다.[4] 이 관계를 이해하는 것은 매우 중요한데, 이는 의료와 관련된 대부분의 주제가, 제공되는 의료서비스 양의 변화와 관련되어 있기 때문이다. 이때 중요한 문제는 의료이용과 의료비 지출의 한계적 변화이지, 총이용도(overall utilization)와 총지출이 아니다.

경제학자와 정책 입안자들은 교육, 치안, 경제적 인프라 구축과 같은 여러 경쟁적인 대안 사이에 한정된 자원을 배분하기 위해 한계산출물곡선(marginal product curve, MP)이 제공하는 정보를 사용한다. 한계산출물곡선은 건강수준에 대한 의료서비스의 총체적 영향과 한계적 기여를 분명히 구분하고 있다.

http://

국립과학원(National Academy of Sciences)의 한 부속기관인 의학연구원(Institute of Medicine)은 건강과 후생과 관련한 주제들에 대한 정보를 제공한다. 학교와 의료, 원격의료, 의료적 중재의 결과 연구(medical outcomes research)들과 같은 주제들에 대해 최근 배포된 보고서는 아래에서 찾을 수 있다.
http://www.iom.edu/

의료서비스 지출만이 유일하게 건강상태를 개선하는 것은 아니다. 건강상태에 영향을 주는 다른 요인들, 즉 생활습관, 환경오염, 기술발전 등의 요인들도 총산출물곡선에 영향을 끼친다. 예를 들어, 호흡기에 이상이 있는지, 그것이 중증인지 하는 문제는 대기오염과 연관되어 있다. 많은 대도시 지역에서는 자동차 배기가스가 대기오염의 가장 중요한 원인이 되고 있다. 자동차 배기가스가 줄어들수록 호흡기 질환의 발생률이 감소한다. 또한 좋은 식습관과 운동량의 증가는 건강상태의 개선에 영향을 준다. 이런 건강 개선은 그림에서 건강 생산함수가 *TP*에서 *TP'*로 이동하는 것으로 표현된다. 모든 의료서비스 지출수준에서, 건강에 영향을 미치는 다른 요인의 개선은 건강수준의 향상을 가져온다.

정책적 쟁점

의료비 지출의 증가와 더불어 생활양식의 선택, 환경적 요인, 기술진보를 포함한 다른 요인들도 국민들의 건강에 영향을 미친다.

이 관계를 보는 또 다른 관점은 생산함수를 일정한 수준의 의료서비스 지출에서 얻을 수 있는 최대한의 건강상태로 보는 것이다. 만일 건강에 영향을 주는 다른 요인들이 변하지 않는 상황에서, 개인이 의료서비스에 Q_0를 지출한다면 성취 가능한 최대의 건강상태는 HS_0가 된다. 여기서 건강상태의 개선을 위한 두 가지의 방법이 있다. 하나는 의료비 지출의 증가를 통해 움직이지 않는 건강생산함수(*TP*)에서 보다 높은 점으로 옮겨가는 방법이고, 다른 하나는 보다 나은 생활습관을 통해 전체 곡선을 위로 이동시키는(*TP'*) 방법이다. 그런데 의료비 지출이 높은 수준에서는 의료비 지출 증가를 통해 건강상태를 크게 개선할 수 있는 효과를 얻기 어려운데, 이는 곡선의 기울기가 이미 평평하기 때문이다. 의료서비스에 더 많은 돈을 지출하지 않고서도 체중 감량, 운동량 증가, 스트레스 감소와 같은 생활습관 개선으로 HS_1을 달성할 수 있다.

---

4 건강상태 측정의 어려움으로 인해 이런 관계를 실제로 응용하는 것은 다소 막연한 측면이 있다.

여기서 논의를 더 진행하기 전에 한 가지 분명히 해둘 것이 있다. 건강생산함수는 Q^*보다 의료비 지출이 더 큰 상태에서 기울기가 음(−)이 된다. 즉, Q^*의 수준을 넘어가게 되면 의료비 증가는 더 이상 건강을 개선하지 못한다. 사회 전체적으로 볼 때에는 의료비 지출이 그 정도의 상태에 도달하는 것이 불가능할지도 모르지만, 개인적으로는 충분히 그런 상태에 도달하는 것이 가능하다. 그림은 의료서비스를 지나치게 많이 사용하여 환자들에게 해를 가져다주는 **의원성 질병**(iatrogenic disease)의 가능성을 보여주고 있다. 시술이 고통스럽고 추가적인 생명연장의 이득이 없는 경우, 생존할 기회가 없는 말기 환자의 죽음을 뒤로 미루는 것이 지나치다고 생각할 수 있다. 삶의 질이 중요하기 때문이다. 다른 의미로 볼 때 앞 장에서 보았듯이, 지나치게 많은 의료서비스는 비용 대비 효과가 별로 없는 의료적 개입으로 간주되는데, 이는 치료효과가 없는 환자들에게 지출된 돈이 막상 치료효과가 있는 환자들에게는 쓰이지 못하기 때문이다.

의원성 질병
의료기관에서 진료를 받으면서 얻은 손상 또는 질병.

핵심개념 ❷
기회비용

http://
국립의학도서관(National Library of Medicine)의 웹사이트는 세계에서 가장 큰 생의학도서관으로서 모든 중요한 프로그램에 대한 정보를 제공한다. 데이터베이스, 앞으로의 행사, 연구 프로그램, 출판물 들을 아래에서 찾을 수 있다.
http://www.nlm.nih.gov/

매년 수천 명의 환자들이 불필요하거나 과다한 의료서비스 때문에 해를 입고 있다. 뉴욕 병원들의 기록을 조사한 하버드 의대의 연구와 캘리포니아 지역의 유사한 연구를 비교한 Brennan(1992)은, 모든 입원치료의 4%에 해당하는 정도에서 의료서비스의 역효과가 나타난다는 결론을 내리고 있다. 더욱이 이런 의료서비스 역효과의 1/4 이상은 수준 이하의 진료, 과다한 진료 또는 부적절한 진료에 따른 결과들이다. 1999년에 미국 국립의학연구소(Institute of Medicine, IOM)에서 수행한 연구에서는 의학적 실수로 인해 매년 적어도 44,000명, 많게는 98,000명의 미국인들의 사망한다고 추정했다(Kohn, Corrigan & Donaldson, 1999).

핵심개념 ❸
효율

일정한 수준의 건강상태를 유지하는 것은 여러 가지 투입물의 다양한 혼합을 통해 가능하다. 경제학자 또는 정책 분석가들의 관심은, 가능한 한 최대한의 결과를 얻기 위해 가장 효율적으로 투입물을 배합하는 방법이 무엇인가 하는 것이다. 여기서 효율성이란 경제적 효율성, 즉 일정한 수준의 건강상태를 생산하는 데 드는 최소비용의 투입물 배합을 의미한다. 의료분야에 있어서 자원배분의 효율성을 결정하기 위해서 우리는 건강생산함수를 추정하는 일부터 시작할 것이다. 그런데 건강생산함수를 추정하기에 앞서, 건강상태의 측도(測度, measure)에 대한 합의가 먼저 이루어져야 한다.

건강상태의 측도

누구나 무엇이 좋은 건강을 구성하는지에 대해 각자 나름대로의 의견을 가지고 있다. 건강하다는 것은 질병이 없다는 것 이상을 의미한다. 1946년에 채택된 세계보건기구(WHO) 헌장의 전문에서는 건강을 "단지 병이나 질환이 없는 상태가 아닌 신체적, 정신적, 사회적으로 완전히 안녕한 상태"로 정의하고 있다. 이러한 정의의 문제점은 가장 넓은 의미에서 건강과 후생은 모든 것에 의존하게 된다는 점이다. 또한 건강 관련 정책은 모든 정책을 의미하게 될 것이다. 만일 건강상태와 의료비 지출 간의 관계에 대해 논의를 하려면, 건강상태의 양적 측도를 개발하는 것은 매우 중요한 일이다. 어떤 하나의 측도가 삶과 삶의 질과 관련해 중요하다고 생각되는 측면들을 전부 포착할 수는 없다. 건강의 생산에 대한 연구들은 기대여명과 **사망률**(mortality)과 같은 건강을 계량화할 수 있는 측도를 사용하고 있다. 제4장에서 논의된 바 있는 질보정 생존연수(QALY)를 포함하여, 장애통계, 질병으로 인한 손실일수, 고혈압 발생률, 그 밖의 다른 **이환율**(morbidity)도 또한 건강상태에 대한 측도로 사용되고 있다.

사망률
인구 1,000명당 또는 100,000명당 사망자 수로 표시되는 연령별 사망 확률, 또는 일정한 연령에서의 기대여명.

이환율
질병 또는 장애가 발생할 확률.

사망률 건강상태에 대한 가장 일반적인 측도는 인구 10만 명당 사망자 수로 측정되는 인구의 조사망률(crude death rate)이다. 사망률은 때때로 지리적 지역들의 하부집단 간 또는 국가 간 의미 있는 비교를 위해 연령, 성, 인종에 따라 조정된다. 표 5.1은 1980년과 2004년에 미국에서 가장 중요한 10개의 사망원인을 보여주고 있다. 심장질환과 암은 지난 20여 년 동안 전체 사망의 50% 이상을 차지했다. 여기에 뇌경색을 합치면, 그 수는 전체 사망의 약 2/3가 된다. 이들 세 가지 원인 이외의 어떤 질병도 전체 사망의 5% 이상을 차지하지 못하고 있다. 또한 표 5.1이 보여주는 10대 사망원인 이외의 어떤 질병도 전체 사망의 1% 이상을 차지하지 못한다.[5] 그러나 표 5.1은 연령별로 사망원인들이 매우 다르다는 사실은 보여주지 못하고 있다. 1~44세 사이의 모든 연령 집단에서는 불의의 사고로 인한 상해가 사망의 가장 중요한 원인이 되고 있다. 또한 한때 전체 사망의 가장 중요한 원인이었던 HIV 감염은 25~44세 집단의 여섯 번째 사망원인이 되고 있다. 또한 45~64세 집단의 가장 중요한 사망원인은 암이지만, 65세 이상 집단에서는 심장질환이 가장 중요한 사망원인이 되고 있다.

자주 사용되는 다른 측도에는 출생시점에서의 남녀 기대여명과 영아사망률 등이 포함된다. 건강상태를 나타내는 측도로 사망률을 사용하면 최소한 두 가지의 문제가 발생한다. 첫째, 개인들의 건강상태를 조사할 때 총사망률(aggregate mortality)은 별로 중요한 의미를 갖지 못한다. 둘째, 사망률은 삶의 질을 잘 보여주지 못하는 경향이 있다. 낮은 사망률이 항상 건강한 인구를 의미하는 것은 아니다.

---

5 미국의 10대 사망원인들 중에서 세 가지의 원인만이 세계의 10대 사망원인에 들어간다. 심장질환, 뇌혈관질환, 만성폐쇄성 폐질환 이외의 세계 10대 사망원인에는 결핵, 말라리아, 홍역, 그리고 5세 미만 어린이들의 하부호흡기 질환과 설사 등이 포함된다(World Health Organization, ***World Health Report*** 110(4), July-August 1995, 509).

표 5.1 10대 사망요인, 1980년 및 2004년

1980년			2004년		
사 인	수	%	사 인	수	%
모든 요인	1,989.8	100.0	모든 요인	2,397.6	100.0
1. 심장질환	761.1	38.3	1. 심장질환	652.5	27.2
2. 악성종양	416.5	20.9	2. 악성종양	553.9	23.1
3. 뇌혈관질환	170.2	8.6	3. 뇌혈관질환	150.1	6.3
4. 불의의 상해	105.7	5.3	4. 만성폐쇄성 폐질환	122.0	5.1
5. 만성폐쇄성 폐질환	56.1	2.8	5. 불의의 상해	112.0	4.7
6. 폐렴 및 인플루엔자	54.6	2.7	6. 진성당뇨병	73.1	3.0
7. 진성당뇨병	34.9	1.8	7. 알츠하이머병	66.0	2.8
8. 만성간질환 및 간경변	30.6	1.5	8. 폐렴 및 인플루엔자	59.7	2.5
9. 동맥경화증	29.4	1.5	9. 신염, 신염증후군, 신장증	42.5	1.8
10. 자살	26.9	1.4	10. 패혈증	33.4	1.4

출처: *Health, United States, 2006 with Chartbook on Trends in the Health of Americans*, 표 31.

이환율 건강상태를 측정하는 다른 방법으로는 특정 질병 또는 질환의 유병률을 측정하는 것이다. 전형적인 질병 이환율 측도에는 질환으로 인한 활동제약 일수, 특정 만성질환의 발생률, 그리고 건강상태에 대한 자기평가 등이 포함된다. 표 5.2는 근로상실 일수와 활동제약 일수를 유발한 상위 열다섯 가지 질환들의 순위를 보여준다.

순위들이 다를지라도, 근로상실 일수와 활동제약 일수들은 공통의 원인을 가지고 있다. 관절질환(arthropathy)과 그 밖의 정형외과적 손상(impairment)이 대부분의 활동제약이 가져오는 원인이 되고 있다. 그리고 보다 구체적으로 보면, 요통이 근로상실 일수의 대부분에 있어 원인이 되고 있다. 반드시 가장 높은 활동제약 일수를 갖지는 않지만, 가장 높은 질병 유병률을 갖는 만성질환에는 만성부비동염(chronic sinusitis), 관절염(arthritis), 천식(asthma), 만성기관지염(chronic bronchitis), 당뇨병(diabetes) 등이 있다.

Newhouse와 Friedlander(1980)는 사용 가능한 의료자원의 수준과 관련해서 특정 지역의 건강상태를 분석하기 위해 여섯 가지의 생리적 측도를 사용했다. 이들이 사용한 측도로는 확장기 혈압, 혈청 콜레스테롤 농도, 심전도 이상, 비정상 폐의 엑스선 촬영, 정맥류의 존재 여부, 치주지표(periodontal index) 등이 있다. 처음 세 가지 측도들은 제일 중요한 사망원인인 심장질환과 관련된 것들이기 때문에 선택되었다. 그리고 나머지 세 가지의 측도들은 다음과 같은 이유에서 포함되었다. 즉, 비정상적인 폐 엑스선은 암과 관련되어 있고, 정맥류의 존재는 신체의 결합조직의 일반상태를 반영해주고, 치주질환은 전반적인 예방관리 수준을 반영

표 5.2 가장 높은 근로상실 일수와 활동장애의 주요 질병, 1996년

질병	근로상실 일수 (백만)	순위	활동손상 (천)	순위
급성호흡기 감염증	69.2	4	1,949.6	3
관절병	67.2	5	3,070.5	1
천식	31.4	7	690.4	9
요통	83.0	1	1,380.9	5
심장리듬장애	7.2	12	528.7	13
뇌혈관질환	8.2	13	1,084.1	6
만성폐쇄성 폐질환	57.5	6	889.3	7
울혈성 심부전	1.1	15	494.6	14
당뇨병	27.5	8	1,954.0	2
고혈압	12.0	11	544.3	12
허혈심장병	21.8	9	638.3	10
기분장애	78.2	2	1,400.9	4
자동차 사고	70.0	3	808.6	8
말초혈관병	12.8	10	591.4	11
호흡기 악성종양	2.5	14	121.5	15

출처: Druss et al., 2002년.

하고 있기 때문이다.

그러나 질병 이환율 측도의 사용은 한 가지 심각한 문제를 갖고 있다. 예를 들어, 의료비 지출과 고혈압 이환율 사이에는 부(−)의 관계가 있기 때문에, 보다 많은 의료서비스는 고혈압의 발생을 감소시킨다. 표 5.1에서처럼 이들의 관계를 그림으로 그릴 때에는 주의를 기울여야 한다. 둘 사이에는 부(−)의 관계가 있기 때문에, 건강상태는 특정한 질병이 부재하는 것으로 정의되어야 한다.

삶의 질 어떤 사람들은 건강상태의 측정을 훌륭한 학술적 활동으로 생각하지만, 보건정책 당국자들에게 있어서 이 일은 매우 심각한 문제이다. 자원이 희소한 세상에서 어떤 자원배분의 수단을 사용하는 것은 피할 수 없는 일이다. 책임 있는 계획이 수립되기 위해서 실제 계획은 명료하고, 쉽게 이해되어야 하며, 실행에 책임이 있는 사람들은 그들의 결정에 대해 책임질 수 있어야 한다. 효과적인 자원배분을 위해서는 측정 가능한 산출물을 설정하는 것이 요구된다. 그렇지 않으면 우리는 비용과 편익에 대한 명시적인 정보를 고려하지 못하고 직관에 의존하게 된다.

핵심개념 ❸
한계분석

앞 장에서 살펴본 것처럼 유럽의 정책 당국자들 사이에 인기가 높은, 질보정 생존연수(QALY)라고 불리는, 삶의 질에 관한 측도를 상기해 보자. 삶의 질과 생존기간이 결합된 이 건강수준 측도는, 특히 주어진 예산으로 운영하는 프로그램을 가진 나라에서 프로그램을 평가하고 임상적 결정을 분석하는 데 흔히 사용되는 지표이다. QALY는 공통의 측도를 제공해서 여러 프로그램들 사이에 유효한 비교가 가능하다.

아마도 QALY 분석을 가장 적절하게 사용하는 경우는 한 프로그램 안에서 자원배분을 고려하는 경우일 것이다. 유용한 사례로 신장이식을 위한 대기자 명단에서 우선순위를 설정하는 것을 들 수 있다. 관심의 대상이 되는 인구의 구성원 중에서 일부가 말기 신부전(ESRD)으로 인해 고통받고 있으며, 그들은 동일한 질병별(disease-specific) 결과에 대한 측도를 함께 쓰고 있다. QALY 접근법의 사용에 대해 지지자들과 비판자들 사이에 상당한 논란이 존재한다. QALY에 대해 보다 자세한 것을 알고 싶다면, 영국에서 이루어진 방대한 양의 연구를 참고할 수 있다(Broome, 1988; Culyer, 1990; Lockwood, 1988; Loomes & McKenzie, 1990 참조).

건강상태의 결정요인

의료서비스가 건강생산에 기여하는 유일한 요인은 아니다. 건강에 영향을 미치는 다른 요인으로는 소득, 교육, 환경, 생활습관, 유전적 요인 등이 포함된다. 건강상태와 의료서비스 간의 관계에 대한 많은 연구들은 대부분 의료서비스의 한계적 기여도가 매우 낮다는 결과를 얻었다. 몇몇 연구자들은 현재의 총의료비지출 수준에서 우리는 곡선의 기울기가 평평한 부분(flat of the curve)에 위치해 있다고 주장한다(Enthoven, 1980). 그림 5.1을 참고하면, 곡선의 평평한 부분은 지출이 TP가 극대화되는 점에 접근하는 수준의 의료비 지출에 해당한다. 의료비 지출이 Q^*에 접근할수록, 추가되는 의료비 지출의 한계생산성은 0에 접근하게 되어 곡선의 평평한 부분에 놓이게 된다. 여기에서는 추가적으로 의료비를 더 지출한다고 해도 건강상태는 거의 개선되지 않는다. 비록 이런 일반론이 총지출의 경우에는 맞을 수 있지만, 1차 진료, 산전관리서비스, 예방서비스를 포함한 몇몇 의료서비스의 경우에는 아직 기울기가 평평한 지점에 도달하지 않았다. 어떤 경우든, 건강상태의 상당한 개선은 의료서비스가 아닌 다른 요인들에서 비롯될 가능성이 높다. 건강상태를 개선하는 가장 쉬운 방법은 건강생산함수 자체를 이동시키는 것이다.

> **정책적 쟁점**
> 현재의 지출수준에서 의료서비스에 대해 추가적인 자원투입이 이루어진다 해도 국민들의 건강상태는 눈에 띄게 개선되지 못할 수 있다. 우리는 곡선(건강생산함수)의 평평한 부분에 있을지도 모른다.

소득과 교육 한 사람의 건강상태와 사회경제적 지위와의 관계는 직접적이지는 않지만, 이 관계에 대한 이론적인 근거는 분명하다. 소득, 교육, 고용 등은 의료서비스에 대한 접근성을 상당한 정도로 결정하는 사회적 진출 정도를 나타낸다. 미국의 제도에서는 고용 상태가 보험적용 여부를 상당한 정도로 결정한다. 그리고

이어서 의료서비스에 대한 접근성 개선은 건강의 개선을 가져온다.[6]

이런 관계가, 낮은 사회경제적 지위가 열악한 건강수준을 유발한다는 것을 증명하는 건 아니다. 아마도 낮은 사회경제적 지위는 좋지 않은 건강을 결정하는 실제 요인들과 어떤 연관이 있을 것이다. 보다 직접적인 연관을 갖는 사회경제적 지위와 관련된 다른 요인들로는 영양상태, 주택, 환경, 심지어 개인들의 시간에 대한 선호도 등이 있다. 이 주제와 관련하여 검토해야 할 수많은 자료들이 있지만, 사회경제적 지위와 건강의 관련성에 대해서는 어떠한 일치된 견해도 나오고 있지 않다.

Pappas와 동료들(1993)은 미국의 여러 소득계층에서 나타나는 사망률을 조사했다. 그들의 연구는 1986년 9,000달러 이하의 소득을 갖는 미국인들의 사망률이, 25,000달러 이상의 소득을 갖는 미국인들의 사망률에 비해 높았다는 사실을 보여준다. 그런데 보다 중요한 사실은 소득계층 간의 사망률의 차이가 1960년 이후 커지고 있다는 점이다. 연구자들은 사회경제적 지위가 건강상태의 중요한 지표라고 결론지었다.

정책적 쟁점

저소득층에 대한 추가적인 의료비 지출이 그들의 건강상태를 크게 개선할 수 있을까?

Guralnik와 동료들(1993)은 좋은 건강과 기대여명에 영향을 미치는 가장 중요한 요인들 중 하나로 소득수준에 관계없이 교육수준을 들었다. 이 연구는 다음과 같은 질문을 하고 있다. 학교교육을 더 받으면 보다 좋은 건강을 얻을 수 있는가? 아니면 두 변수들 간에는 어떤 다른 형태의 관련성이 있는가?

Grossman(1972)의 연구를 비롯한 그 밖의 연구들은, 보다 많은 교육을 받은 사람들이 건강을 보다 효율적으로 생산할 것이라고 가정한다. 교육은 건강하지 못한 행동을 피하는 것이 중요하다고 인식하는 능력, 의사들과 의사소통하고 그들의 지시를 이해하는 능력, 의료시장에서 구할 수 있는 의료서비스를 활용하는 능력을 증진시킨다. 교육은 장기적인 기회들을 개선함으로써 건강개선에 대한 투자수익을 증가시킨다.

국가 전체 차원에서 소득과 건강 간의 관계를 검토할 때는 전혀 다른 시각이 요구된다. 현대의 산업 국가들을 비교해 보면, 국민소득 수준과 건강에 대한 여러 지표들 간에 상관관계가 잘 나타나지 않는다. 만일 이런 비교에 개발도상국들이 포

---

6 이런 논리에는 큰 약점이 있다. 전 국민 의료보장 제도를 가진 국가들에서는 사회경제적 지위와 건강 사이에 정(+)의 상관관계를 볼 수 있다. 예를 들어, 영국에서는 가장 낮은 직업군에 있는 집단의 나이로 표준화된 사망률이 다른 집단에 비해 2배 이상 높다. 또한 영국의 가장 낮은 사회경제적 집단은 가장 높은 집단에 비해 영아사망률이 2배가 높은데, 이런 차이는 1940년대 후반 이후 지속되어 왔다. 비교적 동질적인 인구를 갖고 있는 스칸디나비아에서도 나이로 표준화된 사망률은 직업별로 상당한 차이를 보이고 있다. 레스토랑 종사자들과 같은 저소득 직업 종사자의 사망률은 교사와 같이 비교적 소득이 높은 직업의 사망률에 비해 2배나 더 높다.

함된다면, 소득과 건강 간의 상관관계가 나타날 수 있다. 이런 상관관계는 개발도상국들에서 경제발전이 진행됨에 따라, 질병의 확산을 줄이는 상수도와 하수도시설, 예방접종 프로그램을 포함한 **공중보건** 수단들의 개선에 기인한 것이다.

공중보건
지역사회의 건강을 지키기기 위해 정부기구가 수행하는 집단적인 행동으로, 여기에는 특히 상하수도 관리와 쓰레기 수거 분야에 있어서의 질병 예방, 건강문제의 식별, 위생 점검 등이 포함됨.

의료제공의 쟁점

소득/건강 기울기

건강과 소득 사이에 연관성이 있다는 증거는 기간과 나라를 불문하고 매우 강력하고 확고하다. 또한 정부가 운영하는 의료체계를 가지고 있는 나라의 경우, 의료자원이 보다 균등하게 분포되어 있다는 믿음도 있다. 그리고 이런 나라에서는 의료자원에 대한 접근성이 개인의 경제력에 의해 결정되지 않기 때문에 건강의 결과도 더욱 균등하게 분포되어 있을 것이다. 많은 연구자들이 이러한 주제들에 대해 연구해 보았지만, 대부분의 연구자는 개개인 차원에서 건강/소득의 기울기(gradient)를 실제로 추정하는 데 필요한 자료를 가지고 있지 못했다.

일반적인 결과에서는, 중위소득 이하와 중위소득 이상 인구에 대한 건강지표의 평균을 비교해 보면, 그 기울기가 훨씬 가파른 것을 보여주고 있다. 미국에서는 소득의 분산이 크기 때문에 중위소득 이상과 중위소득 이하의 인구를 비교할 때 기울기를 더 가파르게 만들어 결과를 왜곡시킨다.

O'Neill과 O'Neill(2007)은 연속적인(continuous) 소득변수를 포함시킨 캐나다와 미국의 개인 자료를 분석에 사용해 이런 문제를 해결하였다. 이 연구자들은 각 나라별로 건강효용지수(health utility index)와 자기보고 건강상태(self-reported status) 등의 두 가지 변수를 소득에 대해 회귀분석하고, 결과들을 비교하고 있다. 추정한 모든 모형들에서 소득/건강의 기울기는 미국보다 캐나다에서 더욱 가파른 것으로 나타났다. 의료체계가 정부 중심으로 운영되는지 시장 중심으로 운영되는지의 여부와 상관없이 건강/소득 간 기울기는 현실이다. 의료에 대한 접근이 무상으로 가능하다고 해도, 이것이 건강의 평등을 가져다 주지는 않는다.

출처: June E. O'Neill and Dave M. O'Neill, "Health Status, Health Care and Inequality: Canada vs. the U.S." NBER Working Paper No. 13429, Cambridge, MA: National Bureau of Economic Research, September 2007.

환경과 생활습관 외부효과로 인한 시장 실패에 대한 제3장의 논의에서는 대기오염과 수질오염과 같은 환경문제와 관련된 경제적 비용을 강조했다. 환경오염은 높은 경제적 비용 이외에도 인간의 생명과 삶의 질을 통해 치루는 대가가 크다. 예를 들어, 미국암협회(Amercian Cancer Society)는 모든 암의 65%가 우리가 마시는 공기, 우리가 먹는 음식물을 포함한 생활습관과 환경적 요인들과 연관되어 있다고 추정한다. 특히 유아 또는 아동기에 환경적 독성에 노출되는 경우, 이는 아동질병으로 이어질 수 있다. 납, 수은, 폴리염화비페닐(PCBs) 등과 같은 유해 화학물질들은 빈약한 태아성장, 빈약한 아동기의 성장, IQ로 측정되는 지능의 감소, 지체장애와 관련된 작은 머리둘레, 축소된 폐 기능 등과 연관되어 있다(Shannon & Graef, 1992; Reagan et al., 1986; Needleman & Bellinger, 1990).

정책적 쟁점
선진국의 국민들이 겪는 많은 질병의 상당 부분은 먹는 음식과 마시는 공기를 포함하여 생활습관 및 환경적 요인에 기인한다.

건강상태는 소득과 교육수준에 상관없이 상당한 정도로 개인적 행동에 의존하고 있다. 음식, 운동, 성행위, 흡연, 약물남용, 폭력 등의 생활습관들은 건강상태를 결정하는 중요한 요인들이다. 건강상태와 사회경제적 지위 사이의 관계를 관찰한 결과는 흥미롭다. 그러나 증거가 충분치 않아서 사회경제적 지위와 건강, 생활습관과 건강, 사회경제적 지위와 생활습관, 또는 이 세 가지 변수들 사이에 어떤 관련성이 있는지를 결정할 수는 없다.

의료제공의 쟁점

유전적 차별

어떤 사람이 아프다고 간주할 수 있는 것은 언제인가? 캘리포니아에서는 질병의 증세를 보이기 전에는 환자로 간주하지 않는다. 이러한 주제는 겉보기엔 사소한 것으로 보일지 모른다. 그러나 이는 매우 심각한 법적인 문제이다. 질환을 초기단계에서 진단할 수 있는 우리의 능력은 매우 정교해지고 있다. 사실 많은 유전적 질병에 대해 사람들의 유전적 성향을 진단할 수 있는 수백 가지의 검사가 가능하다.

의학적인 시각에서 보면, 유전적인 정보가 있을 경우 생명을 구할 수도 있다. 유전자 검사는 어떤 사람이 특정한 질병에 걸릴 확률에 대한 귀중한 정보를 의료서비스 공급자에게 제공할 수 있으므로, 보다 잘 예측할 수 있으면 예방의 가능성은 개선된다. 이러한 정보는 의료보험에 가입할 수 있는 자격조건, 심지어는 보험료 수준을 결정하는 데 사용될 수 있다.

건강한 사람들이 그들의 유전적 성향에 관한 정보 때문에 의료보험에 가입하지 못할 수도 있다. 가족구성원 중에 겸상적혈구 빈혈증(sickle cell anemia) 또는 테이색스(Tay Sachs) 병 등과 같은 질병에 대해 열성 유전자를 가지고 있다면, 그 가족 전체, 심지어 아직 태어나지 않은 태아조차도 보험가입을 거부당할 수 있을 것이다. 질병의 보유자는 열성 유전을 가지고 있지만 질병에는 걸리지 않을 것이다.

예방의학에 대한 경향이 높아지면서 어떤 개인이 특정한 질병에 걸릴 가능성을 예측하기 위해 유전자 분석을 사용하는 사례는 점점 더 늘어날 것이다. 누가 유전자 정보에 접근해야 하는가? 유전자 정보가 어떻게 사용되어야 하는가? 만일 유전자 검사가 시행된다면 질병치료의 높은 비용으로 인해 의료보험회사들이 이러한 정보에 접근하기 원할 것이라는 점을 이해할 수 있다. 자신의 건강에 문제가 발생할지 가능성을 아는 사람이라면 추가적으로 더 많은 의료보험에 가입하려 할 것이다. 미래의 의료비를 인수하도록 요청받는 의료보험회사들에게 이런 정보를 거절하는 것이 과연 공정한 것인가? 어떤 사람을 성 또는 인종으로 인해 차별을 하는 것은 불법이다. 그렇다면 DNA를 근거로 사람들을 차별하는 것 또한 불법이어야 할까?

정책적 쟁점

유전자 검사의 결과는 환자와 그 가족, 의료서비스 공급자, 의료보험 가입자 등 모든 이해 당사자들에게 제공되어야 하는가?

출처: Seth Shulman, "Preventing Genetic Discrimination: California Law Prohibits Discriminating Against People Genetically Predisposed to Rare Diseases," *Technology Review* 98(5), Massachusetts Institute of Technology Alumni Association, July 1995, 16.

유전적 요인들 한 개인의 건강을 결정하는 데 중요한 역할을 하는 두 가지 요인이 있다. 특정 질병에 노출되는 위험과 질병에 노출된 후의 그 질병에 대해 저항하고 회복하는 능력이다. 전자는 공중보건의 영역이고, 후자는 주로 유전에 의해 결정된다. 예를 들어, 겸상적혈구 빈혈증과 같은 어떤 유전적 질환의 원인을 고려하는 것은 전염성 질환의 원인에 대해 고려하는 것과는 다르다. 만일 치명적인 수의 박테리아가 체내에 침투한다면 병이 발생할 것이다. 만일 그 박테리아가 장티푸스 균이라면 살모넬라증에 걸리게 된다. 특정한 암의 경우에는 경로가 다르다. 세포가 돌연변이하고 증식하며, 어떤 경우에는 한 세포가 일련의 사건들을 통해 암세포가 되기도 한다. 유전적 특징들로 인해 사람들이 특정한 질병에 쉽게 걸릴 수도 있다.

http://

국립암센터(National Cancer Institute)는 국립보건원(NIH)를 구성하는 17개의 생의학 기관들 중에서 가장 큰 기관이다. 이 기관은 암의 원인, 예방, 발견, 처방과 치료에 대한 모든 연구들을 조정하는 역할을 한다.

http://www.cancer.gov

우리의 유전적 구성은 직접적으로 우리 부모에 의해 결정된다. 사람들은 아버지로부터 50%, 어머니로부터 50%의 유전자를 물려받는다. 자신의 형제, 자매와는 50%의 동일한 유전자를 공유하고, 일란성 쌍둥이인 경우에는 형제자매와 100%의 동일한 유전자를 공유한다. 앞의 모든 경우를 1촌(first-degree relatives)이라고 한다. 그리고 사람들은 조부모들로부터 각기 25%씩의 유전자를 받고, 삼촌과 이모, 고모 등과 동일한 비율의 유전자를 갖게 되는데, 이들을 2촌(second-degree relatives)이라고 부른다. 또한 우리는 증조부모로부터 각각 12.5%씩의 유전자를 받기 때문에, 증조부모의 유전적 결함이 우리에게 나타날 수 있다.

어떤 특정 질병에 대한 유전적 요인을 밝히고자 하는 시도가 많은 주목을 받고 있다. 유전학 연구자들은 특정하게 유전되는 질환을 유발하는 특정 유전자를 알아내기 위해, 인체 내의 10만 개 이상의 유전자 지도를 그리는 데 집중해왔다. 특정 유전자를 물려받는 경우, 특정한 질병에 걸릴 위험이 높아진다. 예를 들어, 일반 여성인구가 난소암에 걸릴 위험이 7%인 데 비해, 난소암 가족력을 가지고 있는 여성들은 평생 이런 질병이 발생할 위험이 40%에 이른다. 다른 유전자들은 대장암, 유방암, 자궁암, 전립선암들과 연관이 있다. 유전적 요인들이 모든 직장암의 10~15%, 유방암의 5~10%를 설명할 수 있다(Marra & Boland, 1995).

많은 다양한 질환에서 유전적 구성요소가 그 원인으로 의심되고 있다. 강한 가족력은 각종 알레르기, 고혈압, 비만, 낭섬유증, 겸상적혈구 빈혈증, 심지어 코골이 증세에도 중요한 요인이 되고 있다. 유전은 췌장암, 특정의 흑색증, 심지어 신장암 및 폐암과도 연관될 수 있다. 그러나 과학자들은 여전히 많은 질병에 대한 생물학적인 기초를 이해하려고 노력하고 있는 중이다. 특정 가족 내 공통의 질병을 단순히 모으는 것만으로는 유전적 연관성을 증명하기에 충분치 않기 때문이다. 질병의 원인은 유전적이기보다는 환경적 요인, 혹은 생활습관 때문일 수 있다. 그러나 많은 질병의 유전적 구조가 발견되면서, 가족력은 특정 질병의 조기진단과 치료에 중요한 도구가 되고 있다. 더 많은 것들이 밝혀질 때까지는 부모를 잘 선택하는 것이 좋겠다.

사회적 계급과 건강의 관계

사회경제적 집단들 간의 건강수준 격차에 대한 연구들은 주로 인종 간 건강의 차이에 초점을 맞추고 있다. 표 5.3에서 나와 있는 몇 가지 요인의 사망률 차이에서 볼 수 있듯이, 인종과 민족집단 간에 건강상의 격차가 존재한다는 사실에는 의심의 여지가 없다. 인종이 건강상태를 결정하는 중요한 요인이기는 하지만, 사회적 계급 또한 건강상태 결정에 중요한 역할을 하고 있다는 증거도 증가하고 있다.

화이트홀 연구(Whitehall Studies)로 알려진 영국의 사무직 종사자와 공무원에 대한 두 가지 연구는 사망률과 질병 이환율에 사회적 차이(social gradient)가 존재한다는 것을 증명하고 있다(Marmot, Shilpley et al., 1984; Marmot, Bosma et al.,1997). 이 두 연구에서 모두 피고용인 집단의 직위가 낮을수록 주요 사인이 되고 있는 질병으로 인한 사망률이 더 높게 나타나고 있다. 이 차이는 고용상 지위에 의해 설명되지는 않는다. 지위의 계단을 올라갈수록, 더 높은 지위에서 더 좋은 건강상태를 보인다. 이는 두 가지의 중요한 사실을 보여준다. 첫째, 사회적 차이는 시간에 걸쳐 상대적으로 안정되어 있다. 그러나 선진국의 경우, 소득과 평균수명은 시간이 지남에 따라 증가하지만, 여전히 건강상의 격차는 존재한다. 둘째, 사회적 차이는 영국뿐만 아니라 어떤 형태로든지 정부 주도의 의료체계를 운영하고 있는 선진국, 그리고 이런 정부 주도 체계가 아닌 미국을 포함한 나머지 대부분의 선진국에서 존재한다(Marmot, 2001).

어느 정도는 건강이 사회적 지위를 결정할지도 모른다. 건강하지 못한 사람들이 빈곤지역으로 이주하는 것은 자연스러운 일로 보이지만, 이런 이주 패턴이 관찰되는 건강상의 격차에 대한 유일한 이유는 아니다. 생활습관도 중요하지만, 이는 다음과 같은 질문을 낳는다. 왜 술과 담배소비, 운동, 고혈압, 당뇨, 콜레스테롤 수치, 비만에는 사회경제적인 차이가 있는가? 이런 현상들은 단순히 한 집단(예: 부유층)이 다른 집단(예: 빈곤층)보다 오래 사는 문제가 아니다. 사회적 차이는 모든 사람들이 영향을 받는다는 것을 의미한다. 이유가 무엇이든, 사회적 지위가 낮은 사람

표 5.3 주요 사인에 의한 성별, 인종별 사망률, 2004년 인구 100,000명당 사망자 수

	백인 남성	흑인 남성	백인 여성	흑인 여성
HIV	3.8	29.2	0.9	13.0
하기도 호흡기 질환	51.1	40.9	38.4	20.9
임산부 사망	—	—	7.5	32.3
살인	5.3	35.1	1.9	6.3
자살	19.6	9.6	5.0	1.8
화기(火器) 관련	15.4	34.5	2.7	3.6

일수록 젊은 나이에 사망하고, 그 어떤 질병에든 걸리기 쉽다.

공중보건과 영양의 역할

Thomas McKeown(1976)의 연구는 사망률의 개선에 대한 우리의 이해에 있어서 언제나 그 기초가 되어왔다. McKeown는 유럽과 북미의 사망률이 장기적으로 하락한 이유들에 대해 순위를 매겨 다음과 같이 네 가지를 제시했다.

- 주로 영양과 주거환경 개선 등 생활수준이 급속히 발전했다.
- 공중보건 당국의 개입이 성장하는 도시지역의 공중위생 상태를 개선했다. 정수시설과 쓰레기 취급 및 처리가 물 공급문제를 크게 개선했다.
- 어떤 질병들의 경우 그 중요도가 떨어졌는데, 이는 이들 질병에 대한 노출이 감소하고 자연적 면역력이 증가했기 때문이다.
- 의과학의 발전으로 특정 질환에 대한 치료능력이 증가하였다. 외과학의 발전으로 인해 의사들이 사고와 특히 맹장염과 같은 소화기 질환을 다룰 수 있게 되었고, 산부인과와 소아과 진료가 임산부와 유아들에 대한 치료효과를 개선했다. 그리고 예방접종은 특정 질병을 통제하는 데 기여했다.

그 결과는 콜레라, 이질, 디프테리아, 기타의 설사 질환을 포함한 장 감염의 원인이 되는 수인성 질환의 감소였다. 특히 우유와 관련된 식품위생의 발전은 영아 사망자수를 감소하는 데 크게 기여했다. 또한 부분적으로는 공기감염 질환의 확산을 통제하려는 보건 당국의 노력에 의해 공기를 통해 감염되는 기관지염, 폐렴, 독감, 천연두 등과 같은 상기도(upper-respiratory) 질환들도 많이 감소했다.

> **정책적 쟁점**
> 공중보건 프로그램의 개선 덕분에 지난 세기 동안 인간의 수명은 엄청나게 증가하였다.

사망률 감소의 대부분은 효과적인 치료방법이 발견되기 전에 나타났다. 인간의 수명이 증가한 이유들에 대해 생각할 때, 공중보건의 역할이 절대로 간과되어서는 안 된다. 미국의 공중위생국(Public Health Service)은 해운병원서비스(Marine Hospital Service)로부터 나와 1912년에 설립되었다. 공중보건의 범위는 전염성 질환, 유행병, 환경적 위험의 통제를 포함한다. 공중위생 활동은 예방접종 프로그램, 검역, 깨끗한 공기, 깨끗한 물, 쓰레기 처리, 식품의 안전취급 등에 대한 기준 등을 통해 건강을 개선한다.

비록 McKeown이 제시한 사망률과 질병 이환율 감소의 이유에 대해 비판하는 사람들은 거의 없지만, 그가 제시한 이유들의 우선순위와 상대적 중요성에 대해서는 의문이 제기되었다. 특히 Woods와 Hinde(1987)는 사망률 감소의 50% 정도까지 영양상태의 개선에 의한 것이라는 McKeown의 결론에 의문을 제기한다. 물론 그들의 연구는 영양이 질병에 대한 저항력을 증가시켜 국민들의 건강을 결정하는 데 중요한 역할을 한다는 것에 동의하고 있다. 분명히 구루병(rickets)과 각기병(beriberi) 등과 같이 명백한 형태의 영양실조가 건강악화의 원인이 된다. 더욱 중요한 것은 영양부족 상태에 있는 사람들이 좀 더 자주 질병에 감염되거나 더 심각한 감염에 노출된다는 것이다. 그러나 Woods와 Hinde는 영양상태보다는 환경상태의 개선에 더 큰 비중을 두었다. 그런데 두 연구 어디에서도 의료서비스의 개선을 질병 발생의 하락 원인으로 들지는 않았다.

정책적 쟁점

개발도상국에서의 공중보건 개선이 평균수명의 증대에 기여한 정도는 선진국에서의 의료비 지출 증가가 기대수명을 개선하는 데 기여한 정도에 못지않을 것이다.

영양, 사망률, 이환율과의 관계는 복잡하다. 영양섭취의 증가는 감염성 질환, 특히 호흡기와 장 감염과 관련한 아동질병의 사망률 감소에 큰 역할을 했다. 그러나 전국적 자료에 기반을 둔 McKeown(1976)의 연구는, 20세기에 이르기 전까지 중요한 사망원인이 되는 영아사망률 자료를 포함하지 않았다. 인구학자들 사이에 과연 환경과 영양개선이 건강에 중요한 영향을 미쳤는가에 대한 논쟁이 한창 진행되고 있으며, 당분간 이 논쟁은 계속될 것이다. 의료서비스 이용 가능성의 증가는 개인 또는 집단의 건강을 개선하는 여러 가지 방법 중 하나에 불과하다는 사실을 인식하는 것이 중요하다. 적어도 선진국에서는 생활습관의 개선과 청결한 환경이 의료서비스 사용 가능성의 증가보다 건강을 개선하는 데 더 기여하고 있다. 후진국에서는 공중위생의 개선, 식수확보, 생활환경의 향상 등이 건강개선의 가장 중요한 요인들이다.

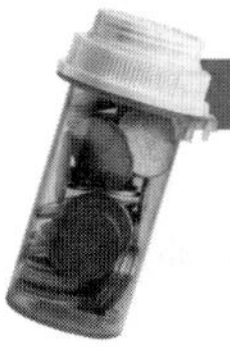

의료제공의 쟁점

CDC에서의 50년

질병통제센터
1946년 설립된 미 보건복지부의 산하기관으로 전 세계에 있는 미국인들의 공중보건을 증진하는 업무를 담당함.

전염성 질환의 확산을 통제하는 일은 오랫동안 **질병통제센터**(Centers for Disease Control, CDC)와 밀접하게 연관되어 있다. 공중보건 분야의 공무원들은 면역 또는 박멸과 관련된 문제에 직면하게 되면 CDC에 의지했다. 2006년 7월 1일, 애틀랜타에 본부를 둔 CDC는 설립 60주년을 맞이했다. 그러나 CDC의 업무는 임무선언에 기록되어 있는, 질병, 부상, 장애를 예방하거나 통제함으로써 건강과 삶의 질을 개선하는 것보다 훨씬 복잡하다. 그들의 업무는 단순히 전염병과 관련된 것만은 아니다. 공중보건의 세계는 전염의 사슬을 연구하고 중지시키는 일보다 더 복잡하다. 이 도전은 보다 덜 과학적이며, 인간 행태와 보다 더 관련이 있다.

- 우리는 건강한 생활방식을 어떻게 촉진할 것인가?
- 니코틴을 중독성 물질로 분류해서 어린이들로부터 격리시켜야 하는가?
- 권총 등록을 요구함으로써 살인율을 줄일 수 있는가?
- HIV 감염의 사슬을 끊기 위한 최선의 방법은 콘돔인가, 검역인가?

CDC의 업무의 대부분은 아직 원래의 임무와 관련되어 있다. CDC는 치명적인 에볼라 바이러스의 출현을 연구하기 위해, 1995년 콩고에 담당자들을 파견했다. 세계는 이것이 고립된 상태에서 나타난 것이었으며, 야생에서 출현하여 현대 문명사회에 전염된 최초의 신종 바이러스가 아니라는 것을 CDC가 확인해 주기를 기대했다. 레지오넬라 병, 독성쇼크 증후군, 급성호흡기 증후군(SARS), 조류독감 등의 경우에도 마찬가지였다.

이 조직에 비판적인 사람들조차 전염성 질환에 대한 연구는 예방과 치료에 있어서 중요한 요소라는 견해를 보이고 있다. 그들이 하는 업무는 10대들의 흡연을 줄이기 위한 담배광고의 금지, HIV의 확산을 통제하기 위한 콘돔 사용의 장려, 살인율을 감소시키기 위한 권총의 법적 등록과 같은 논쟁적인 주제들을 다루는 것이다.

CDC 운영의 기본적 특성은 세계적인 차원에서 기피 대상자들과 접촉하는 것이며, 이에 대해 모든 비판을 수용하고 있다. 무분별한 동성애자, 마약중독자, 폭력적인 십대, 노숙자들이 CDC의 집중적인 관심을 받는다. 비판자들은 이런 집단들에게 영향을 미치는 의학적 문제에 너무 많은 돈과 노력이 사용된다고 주장하면서, 그러한 집단 대신에 건강한 사람들이 병에 걸리지 않도록 하는 데 관심이 집중되어야 한다고 주장한다. AIDS로 인한 사망은 연간 사망자의 1% 미만이지만, HIV/AIDS 예산은 전체 CDC 예산의 약 1/3을 차지한다. 이에 비해, 암으로 인한 사망은 연 사망의 25%를 차지하고, 심장질환은 40% 이상을 차지하고 있다.

21세기에 들어와 CDC의 책무는 더욱 복잡해졌다. 미국에서 만성질환으로 인한 사망이 70%를 넘고 있어, 의료제공체계의 미래는 만성질환의 예방에 달려 있다. 예방은 홍보하기 어려울 뿐만 아니라, 그 연구는 복잡하고 많은 비용이 들기 때문에 질병예방의 패턴을 보여주는 것보다 약물치료의 효과성을 연구하고 질병을 치료하는 방법을 연구하는 것이 훨씬 쉽다. 만성질환은 시급성이 부족하다. 폐암은 흡연에 대한 잘못된 선택이 평생에 걸쳐 이루어진 결과로 나타난다. 오늘 흡연을 하기로 선택한 사람에게 그 선택이 앞으로 40년 후 삶의 질에 영향을 주게 될 것이라고 설득하는 것은 어려운 일이다. 많은 젊은 흡연자들이 젊은 나이에 폭력으로 죽을 가능성은 몇 개비의 담배에 대해 인지된 위험을 훨씬 능가하고 있다. 20억 달러를 약간 넘는 예산과 6,000명의 직원을 가진 CDC는 기초의학연구의 실용적 사용방법을 찾는 일을 시작했다. 이 일이 말처럼 그렇게 쉽지는 않을 것이다.

출처: Anne Rochell, "Turning 50: The CDC's Midlife Crisis," *Dallas Morning News*, January 28, 1996, 12J.

의료수요

의료비 지출이 지속적으로 급증하면서, 의료비 지출의 증가속도를 늦추는 방안을 찾는 문제는 시장의 공급 측면에 초점을 맞추어 왔다. 일부 전문가들은 의료공급자들의 행태를 변화시키는 것이 급격히 증가하는 의료비 지출을 통제하는 유일한 방법이라고 생각했다. 의료서비스 시장의 수요 측면을 무시하는 것은 비용통제에 사용할 수 있는 가장 강력한 힘 중 하나인 개인적 이기심을 간과하고 있는 것일 수 있다. 시장수요의 기초를 이해하는 것은 의료분야에 있어서의 재정적 문제를 해결함에 있어 중요한 첫 단계이다. 이 절에서는 의료서비스의 수요를 결정하는 요인들을 식별하고 논의할 것이다.

핵심개념 ❹
이기심

투자로서의 의료서비스

수요 측면에 대한 접근방법에서는, 미래의 생산성을 향상시키는 다른 종류의 투

정책적 쟁점

의료비 지출을 통제함에 있어서 가장 강력한 힘은 비용을 인식하는 소비자들이다.

자처럼 의료서비스를 투자로 취급하고 있다. 경제학 용어를 사용하자면, 의료서비스는 인적자본(human capital)을 증가시킨다(Fuchs, 1982; Mushkin, 1962). 건강개선으로 더 오래 일하고 돈을 벌 수 있는 능력이 향상되어 미래의 소비가 증가할 것이라는 기대 때문에 건강개선을 위해 사용되는 자원은 현재의 소비를 감소시킴으로써 의료서비스 이외의 품목에 지출될 수 있는 금액을 줄인다. 개인들의 건강개선에 대한 투자의사는 여러 가지 요인, 즉 의료서비스의 현재 비용, 미래수익, 수익이 발생하는 기간, 개인의 시간선호도(time preference) 등에 의해 결정된다. 이는 인적자본에 대한 투자가 의료분야에 지출되어야 하는지 아니면 대학교육을 위해 지출되어야 하는지와는 관련이 없다. 오히려 대학교육에 기꺼이 투자할 의향이 있는 사람들은 건강의 개선을 위해서도 시간과 돈을 사용할 의향이 있다. 따라서 건강과 교육수준 사이의 관련성이 중요하다.

의료서비스에 대한 수요는 단지 더 행복하기 위한 욕구에만 기반을 두고 있는 것이 아니라 생산성을 증대시키려는 욕구에도 그 기반을 두고 있다. 이런 구조하에서 의료서비스에 대한 수요는 소비와 투자로서의 요소를 모두 갖추고 있다. 건강에 투자하는 사람들은 소득과 여가를 생산하는 데 쓸 수 있는 건강한 시간을 더 많이 갖고자 원한다. 이런 견해는 나이가 들수록 건강자본에 감가상각이 일어난다는 개념과 감가상각 과정을 늦추기 위해 의료서비스를 사용한다는 개념을 모두 통합하고 있다.

파생수요(derived demand) 모형은 의료서비스에 대한 수요의 결정요인들에 대한 연구에 기초를 제공한다. 의료서비스에 대한 수요는 건강에 대한 수요로부터 파생된다. 이런 틀을 사용하게 되면, 의료서비스에 대한 수요는 의료서비스의 가격과 역관계를 갖는다. 이제 수요의 수준에 영향을 미치는 다른 관련요인들에 대해서 논의해 보자.[7]

수요에 영향을 미치는 요인

의료서비스에 대한 수요는 대부분 환자의 필요에 의해 결정된다. 필요를 정의한다는 것은 물론 어려운 일이지만, 한 가지 사실만은 분명하다. 즉, 필요(need)와 수요(demand)는 동의어가 아니라는 점이다. 필요는 자체적으로 규정되는 경향이 있으며 제한되지 않은 욕구를 나타낸다. 자체적으로 규정된 필요로 의료 수요를 정의하는 것은 의료자원을 낭비하라는 것과 마찬가지이다. 사회 전체로 볼 때, 사회구성원의 제한되지 않은 욕구를 모두 충족시킬 수는 없다. 경제학에서 수요는 각 개인이 특정한 재화나 서비스를 일정한 양만큼 얻기 위해 기꺼이 감당

7 인적자본 모형에 대한 보다 자세한 논의는 제8장에서 볼 수 있다.

하려고 하는 희생으로 정의된다. 이런 맥락에서, 의료비 지출을 억제한다는 것은 단지 유인구조(incentive structure)의 변경을 의미한다.

Intriligator(1981)에 따르면, 개인의 의료서비스에 대한 수요는 그림 5.2에서와 같은 수요곡선으로 나타나는데, 여기서 Q_M은 건강을 유지하는 데 필요한 최소한의 의료서비스 수준을 말한다. 사회는 어느 누구도 이와 같은 최솟값 이하로 떨어지는 것을 허락하지 않는데, 이런 최소 수준은 사람들의 현재 건강상태에 따라 다르다. 급성 또는 만성의 건강상 문제를 갖고 있는 사람들의 경우에는 더 많은 의료서비스가 필요할 것이다. 수요곡선 D_0는 임상적 기준에 따라 의료계가 설정한 의료서비스 수준을 보여준다. 이는 비용을 고려하지 않은 상태에서 공급되어야 할 의료서비스의 수준을 의미한다. 의료 당국은 흔히 D_0를, 미래에 필요한 의료시설이나 인력을 결정하기 위해 사용한다. 임상적 기준, 즉 의학적으로 규정된 필요에 의해서만 이루어진 의료계획은 의료서비스의 가격 측면을 완전히 무시한다. 이런 상황에서 수요는 가격에 대해 완전히 비탄력적인 것처럼 취급하게 된다. 이 경우 소비자들은 그들이 지불하는 가격과는 상관없이 동일한 의료서비스 수준(Q_1)을 원한다.

핵심개념 ❻
공급과 수요

지불의사(willingness to pay)를 기반으로 하는 수요는 필요(need)를 완전히 무시하지 않는다. 임상적 필요는 수요를 결정하는 여러 요인들 중의 하나다. 이 경우 수요는 우하향하는 모습을 가진 D_1으로 나타난다. 의료서비스 가격이 변하면 수요량도 변한다. 환자들이 의료서비스를 무상($P=0$)으로 공급받게 되면, 수요량은 Q_1이 된다. 환자들이 직접 지불해야 할 가격이 높아질수록 수요량은 감소한다. 가격이 P_0로 상승하면, 수요량은 Q_0로 하락한다. 이와 같은 구조에서 볼 때, 건강상

그림 5.2 필요 대(對) 지불의사에 근거한 수요

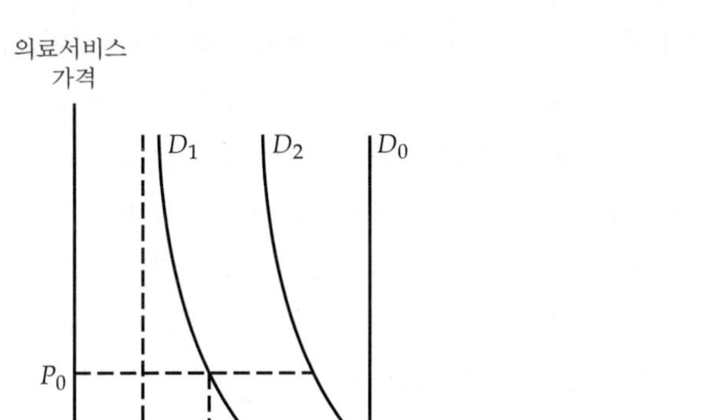

태는 수요의 수준을 변화시키는 수요의 이동요인(demand shifter)이 된다. 만일 건강이 악화된다면, 수요가 증가하고 수요곡선이 오른쪽으로 이동해 D_2가 되지만, 만일 건강이 좋아지면 수요곡선은 왼쪽으로 이동한다. 수요곡선이 D_2로 이동하면 임상적 필요 또한 Q_2로 증가한다는 점을 놓치지 말자.

이제 의료서비스 수요에 영향을 미치는 주요 요인들에 대해 검토해 보자. 여기서 요인은 환자 요인과 의사 요인으로 분류된다. 환자 요인에는 건강상태, 인구학적 특성, 경제적 지위 등이 포함된다. 의사들은 의료서비스의 공급자, 환자들의 조언자, 대리인이라는 지위를 통해 수요에 영향을 미친다. 이처럼 의사들은 대리인의 역할을 하기 때문에 자신들이 공급하는 서비스에 대한 수요를 창출할 수 있는 특별한 위치에 있다. 의료서비스에 대한 수요는 의료서비스와 그 결정요인들 간의 함수관계로 표시할 수 있다.

$$\text{의료서비스} = M(HS, DC, ES, PF)$$

여기서 환자 요인에는 건강상태(HS), 인구학적 특성(DC), 경제적 위치(ES) 등이 포함된다. 그리고 의사 요인은 PF로 나타난다. $M(\cdots)$은 의료수요의 결정요인들이 어떻게 상호작용을 하여 수요를 창출해 내는지를 축약하여 보여준다.

환자 요인 소비자들은 다른 재화나 서비스처럼 의료서비스에 대해서도 자신들의 욕구를 충족시키기 위해 여러 가능한 대안들 중에서 하나를 결정해야 한다. 수요관계가 경제적 의미를 갖기 위해서는 먼저 환자들이 여러 용도를 위해 사용할 수 있는 돈을 가지고 있어야 하며, 이들 가운데 우선순위를 매길 수 있는 능력도 있어야 한다. 만약 그렇지 않으면 환자들은 의료자원을 배분하는 게임에서 단지 볼모가 될 뿐이다.

의료서비스에서 대체재란 동일한 결과를 가져오는 다른 치료방법들을 의미한다. 자연분만으로 아기가 태어날 수 있지만, 제왕절개로도 가능하다. 스테인리스 스텐트(stainless-steel stents)와 더불어 풍선혈관 성형수술(balloon angioplasty)은 막힌 혈관을 치료하는 방법이고, 우회로조성술(bypass graft)도 또 다른 치료방법이 된다. 테니스 엘보(tennis elbow)는 RICE(휴식, 얼음, 압박, 들어올리기)를 통해 시간이 경과하면 개선될 수 있다. 참을성이 적은 사람들에게는 부신피질호르몬(cortisone) 주사가 그런 목적을 달성할 수 있을 것이다. 다른 사례로 입원을 해서 수술을 하는 대신, 외래를 통해 수술을 할 수 있는 경우를 들 수 있다. 복부와 무릎수술에 복강경을 사용하거나 담석을 치료하기 위해 복부수술 대신 쇄석술(lithotripsy)을 사용하는 것이 바로 대체재이다. 대부분의 경우 여러 치료방법들 중 어느 한 가지를 선택하는 일이 오직 의사의 결정에 의해서만 이루어지는 것은 아니고, 치료방법을 선택할 때에는 환자들의 욕구 또한 고려된다.

건강상태 질병치료를 원하는 환자는 일반적으로 의학적 치료를 받는다. 치료에 대한 환자들의 욕구는 때때로 사고, 부상, 또는 다른 질환에 대한 대응이다. 따라서 의학적 치료에 대한 개인들의 수요는 어떤 질환의 발병에서 유발된다. 건강한 상태를 유지하고자 하는 욕구는 예방적 의료서비스에 대한 수요를 증가시킬 것이다. 예를 들어, 많은 사람들은 질병의 발생을 피하기 위해 매년 병원을 방문하여 독감예방 주사를 맞고, 여성들은 산전 진찰을 위해 정기적으로 산부인과 의사를 방문하며, 어떤 사람들은 구강검사와 클리닝을 위해 1년에 두 번 정도 치과의사를 찾는다.

의학적 치료의 급성진료 모형(acute care model)은 예상 패턴(expected pattern)을 따른다. 즉, 환자가 병에 걸리면(질병, 사고, 임신 등으로 인해) 의사를 찾고, 치료를 받으며, 그 결과 회복하거나 사망한다. 그러나 중요한 일부의 환자들이 점점 더 이런 패턴에 맞지 않는데, 그들의 질병은 사라지지 않으며, 회복하거나 사망하는 대신 만성적인 건강문제를 갖고 살아간다.

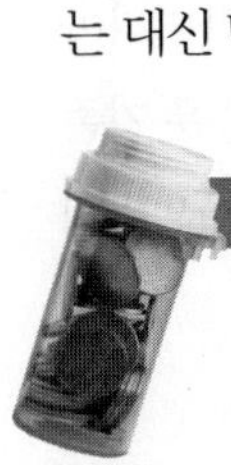

의료제공의 쟁점

소화성 궤양에 대한 치료방법

십이지장 궤양을 치료하는 데 가장 좋은 방법은 무엇일까? 최근까지 대부분의 의사들은 스트레스, 다이어트, 환경적 요인으로 인한 위산과다가 일반적 소화성 궤양의 중요한 원인이라고 생각했다. 만일 과다한 산이 원인이라면 가장 좋은 치료는 타가메트, 잔탁, 프릴로섹 또는 '작은 보라색 약'인 넥시움과 같은 제산제를 사용하는 것이다. 국립보건원에서 최근 발표한 바에 따르면, 일반적인 박테리아가 대부분의 십이지장 궤양을 일으킨다는 것을 밝혀냈고, 이는 제산제와 항생제를 포함한 새로운 치료방법을 낳는 계기가 되었다.

Imperiale과 동료들(1995)은, (1) 처음에는 제산제로 치료하고, 재발하는 경우 내시경 검사로 박테리아의 존재를 확인한 후, 항생제로 치료하는 방법, (2) 내시경 검사를 해보고, 만일 박테리아가 있으면 항생제를 처방하고, 없으면 제산제만을 사용하는 방법, (3) 제산제와 항생제를 같이 사용하고, 만일 1년 이내에 문제가 재발하면 내시경 검사를 하는 방법 등의 세 가지 다른 치료방식의 비용을 조사했다.

세 가지 방법이 모두 일반적인 형태의 소화성 궤양을 치료하는 방법으로 판명되었다. 그러나 제산제만으로는 재발률이 매우 높고, 내시경 검사는 3,000달러의 높은 비용이 드는 검사이다. 궤양 환자들 중 많은 비율이 박테리아에도 감염되어 있다는 사실이 연구에서 확인되었기 때문에 침습적 검사를 생략함으로써 비용을 절약할 수 있다. 따라서 대부분의 경우 값비싼 검사를 거치지 않고 제산제와 항생제를 함께 처방하는 것이 가장 비용-효과적인 치료 방법이 될 수 있다.

출처: Thomas F. Imperiale, Theodore Speroff Randall D. Cebul, and Arthur J. McCullough, "A Cost Analysis of Alternative Treatments of Duodenal Ulcers," *Annals of Internal Medicine* 123(9), November 1, 1995, 665–672.

완치가 불가능한 질병으로 정의되는 만성질환은 미국 의료비 지출의 중요한 요인이 되고 있다. 실제로 사람이 나이가 들수록 만성질환들이 의료수요를 좌우하기 시작한다. 파킨슨씨 병, 알츠하이머 및 다른 노인성 치매의 발생 건수는 노령화가 진행되면서 증가한다. 한때 60대에 심장마비 또는 뇌졸중으로 사망했던 사람들은 만성질환을 겪으면서 80대까지 살아남게 되었다. 관절염, 당뇨병, 고혈압, 심장질환 등은 노년층에서 증가하고 있는 문제들이다. 만성질환으로 고통받고 있는 65세의 노인 한 명이, 만성질환이 없는 같은 연령의 노인에 비해 한 해 평균 1,000달러 내지 2,000달러 이상의 의료비를 더 지출한다. 미국에서는 만성질환이 의료비 지출의 대부분을 차지하고 있으며, 심장질환, 암, 뇌졸중, 폐기종 그리고 당뇨병 등의 5대 질환은 전체 사망원인의 2/3 이상을 차지하고 있다(Joyce, Keeler, Shang, & Goldman 2005). 의료비 지출에 대한 패널 자료를 사용한 Druss와 동료들(2001)은, 우울증, 당뇨병, 심장질환, 고혈압, 천식 등의 만성질환과 이들과 연관된 질병 치료 비용이 1996년 전체 의료비의 50% 이상을 차지하는 것으로 추정했다.

만성질환은 단지 노령인구만의 특성은 아니다. HIV 감염자의 증가와 AIDS 치료비용의 증가는 점점 더 중요한 문제가 되고 있다. 특히 매독, 클라미디아(Chlamydia), HPV와 같은 그 밖의 성병과 결핵, 폐렴과 같은 호흡기 질환들은 기존의 치료에 대한 저항력이 점점 강해지고 있다. 이런 현실은 모두 감염성 질환과의 전쟁에서 우리가 승리하지 못했다는 사실을 일깨워 주고 있다.

인구학적 특성 개인과 인구의 통계학적 특성들 또한 의료수요의 중요한 결정요인이다. 무엇보다도 인구가 증가하면 의료서비스에 대한 수요가 늘어난다. 인구가 증가하면, 이는 가족구조를 급격히 변화시키며, 이로 인해 의료수요가 증가한다. 편부와 편모의 증가, 노동시장의 여성인력 증가, 만혼, 자녀수의 감소, 이동성의 증가로 인해 직접적인 가족의 보살핌이 줄어드는 대신 의료공급자들에 대한 의존도가 커진다.

인구 노령화 또한 의료수요 증가의 요인이 되고 있다. Grossman(1972) 모형의 표현을 빌리자면, 인간의 노화에 따라 건강자본의 감가상각이 시작된다. 따라서 사람들은 의료서비스에 대한 지출을 늘려 건강자본의 감가상각을 상쇄하려고 한다. 노년층은 위에서 논의했던 만성질환들뿐만 아니라 암, 심장마비, 뇌졸중, 골다공증, 시력퇴화, 청각상실 등으로 더욱 고통을 받는다. 이런 질환들은 비용이 많이 들기 때문에 1인당 의료비 지출의 상승요인이 되고 있다.

의료서비스에 대한 수요는 성별에 따라서 커다란 차이를 보인다(Sindelar, 1982). 생애의 초기에는 남녀 모두 의료비에 거의 비슷한 금액을 지출한다. 그러나 특히 임신기와 같은 생의 하반기에는 여성들이 남성에 비해 50% 이상 많은 의료비를 지출한다. 그런데 입원 횟수는 여성들이 많지만(여성 1인당 1.9명의 출산을 하므로),

http://

여성들의 건강정보에 대한 100여 개 사이트의 접속은 다음 주소의 국립보건원(NIH)에서 가능하다.
http://health.nih.gov

남성들은 일단 입원하면 여성보다 입원기간이 50% 정도 길어진다. 남성들은, 특히 집에서 간병해줄 수 있는 부인이 있기 때문에 병원서비스를 재택 건강관리로 대신할 수 있지만, 여성 노인들은 남편들보다 더 오래 살기 때문에 집에서 돌봐줄 사람 없이 혼자 살아갈 가능성이 높다. 또한 독신자들은 나이와 상관없이 배우자가 있는 사람들보다 더 자주 입원을 한다.

남성들은 음주, 흡연, 과식 등의 생활습관으로 인해 더 자주 건강을 잃는다. 그런데 노동시장에 참여하는 여성들이 증가하고, 여성들이 배우자들의 생활 패턴을 따라가면서 생활습관 요인의 차이가 줄어들기 시작했다. 일부 의료전문가들은 여성들이 남성들처럼 활동이 증가하고, 흡연율과 음주량 또한 점점 증가하면서 언젠가는 여성들이 남성처럼 사망하게 될 것이라고 지적하고 있다.

경제적 지위 미국에서는 교육, 소득 및 의료비 지출이 상호간 밀접한 연관성을 가지고 있다. 역사적으로 고소득층은 의료서비스를 더 많이 수요하였다. 그런데 최근에는 제3자 보험의 적용이 증가하면서, 의료서비스 수요결정에서 소득의 중요성이 감소하고 있다.[8] 의료보험이 제공되면서 환자들이 직접 부담해야 하는 의료비가 감소하고, 그래서 의료서비스에 대한 수요가 증가하고 있다. 다른 사람이 비용을 지불하는 경우에는 수요를 억제할 유인이 없어진다. 1980년대 초기에는 소득이 높은 사람들이 소득이 낮은 사람들에 비해 의사 방문 횟수가 적었다(Somers, 1986). 이와 같은 제3자 지불의 중요성에도 불구하고, 아직도 환자들은 개인의 총 의료비지출 중 15% 정도를 직접 부담하고 있어, 소득이 여전히 의료서비스 수요에 중요한 경제적인 요인으로 남아 있다.

정책적 쟁점

다른 사람의 돈을 지출하는 경우, 소비자들은 수요를 제한할 유인을 별로 갖지 못한다.

소득수준은 교육수준과 높은 상호연관성을 가지고 있다. 소득과 교육 간의 연관성으로 인해 소위 **인적자본이론**으로 일컬어지는 교육의 경제적 보상에 대한 수많은 경제학 연구들이 등장했다. 노벨상 수상자인 Gary Becker(1964)와 Jacob Mincer(1974)의 연구 덕분에 인적자본에 대한 연구가 공식적으로 경제학 연구의 한 분야가 되었다.[9]

교육은 교육으로 인한 높은 소득과의 연관성을 갖는 것 이상으로 의료수요의

---

8 건강상태에 대한 조정이 없는 경우, 1993년, 14,000달러 이하의 소득을 가진 사람들의 평균 의사방문 횟수는 7.3회였다. 그리고 50,000달러 이상의 소득을 가진 사람들은 5.8회였다(Health United States, 1994, 표 75, p. 169). 그러나 건강상태를 고려하면 이 차이는 줄어든다. 이 경우 빈곤계층의 의사방문 횟수는 5.7회, 차상위 빈곤계층의 의사방문횟수는 5.3회로서, 여전히 빈곤하지 않은 사람들(5.1회)에 비해 의사들을 더 자주 찾아간다(Health United States Chartbook, 1993, 그림 26, p. 36).

9 인적자본에 대한 논의는 제8장을 참조하시오.

결정요인이라는 역할을 하고 있다. 일반적으로 높은 교육수준을 가진 사람들이 더 바람직한 의료 소비자라고 간주되고 있다. 교육은 사람들이 치료비용이 싼 초기에 질병을 발견할 수 있는 능력을 향상시킨다. 교육을 많이 받은 사람들은 더욱 건강한 직업을 갖고, 더욱 바람직한 식습관을 갖고 있으며, 의료서비스를 더욱 효율적으로 이용한다.

재정적 위험
일정한 금액을 지출해야 하는 계약상의 의무와 관련된 위험.

민영보험과 공적 보험 등의 복잡한 체계를 가지고 있는 미국은 질병 및 사고와 관련된 **재정적 위험**(financial risk)을 분산시키기 위해 제3자 보험제도를 발전시켜 왔다. 민간보험과 정부를 포함한 제3지불자들은 모든 의료비 지출의 80%를 부담하고 있다. 의료비의 지출결정에 있어서 직접적인 책임이 없는 환자는, 자신의 돈으로 의료비를 지불할 때보다 더 많은 의료서비스를 수요하는 경향이 있다. 자신들의 주머니에서 비용을 지불하지 않는 의료서비스는 마치 자원비용이 전혀 들지 않는 것처럼 여겨지는 것이다. 그 결과 도덕적 해이(moral hazard)가 나타나는데, 이는 의료가 사회적 적정수준보다 더 많이 수요되는 현상이다(도덕적 해이에 대해서는 제6장에서 좀 더 자세하게 논의한다).

공제제
보험회사가 급여 대상인 진료비의 전부 또는 일부를 부담하기 전에 보험가입자가 일정 금액을 지불해야 하는 제도.

본인부담 정률제
의료보험의 표준적인 제도로서, 진료비의 일정 비율, 예컨대 의사 방문당 비용 또는 입원비의 10~30%를 보험가입자가 부담하는 제도.

본인부담 정액제
의료보험의 표준적 제도로서, 가입자가 의사를 방문하거나 입원할 때마다 또는 약 처방 시 일정액을 부담하는 제도.

이렇듯 의료보험이 의료서비스에 대한 수요를 증가시킨다는 것을 인식하고 있는 보험공급자들은 도덕적 해이를 줄이는 특성을 가진 보험을 제공한다. 이런 보험상품의 특성으로서 **공제제**(deductibles), **본인부담 정률제**(coinsurance), **본인부담 정액제**(copayments) 등이 있다. 공제액은 보험에서 비용을 지불하기 전에 보험가입자들이 먼저 부담해야 하는 금액을 말한다. 본인부담률은 공제액을 초과하는 지출액 중 보험 가입자가 부담해야 하는 비율을 말한다. 그리고 본인부담 정액제는 치료할 때 환자에게 직접 부과되는 일정 금액을 말한다.

그림 5.3은 의료보험이 의료서비스 수요에 미치는 영향을 보여주고 있다. D_0는 의료보험에 가입하지 않은 사람의 의료서비스 수요를 나타낸다(하첨자는 보험에서 지불하는 의료비의 비율을 말한다). D_{50}은 50%의 본인부담률을 요구하는 보험을 가진 사람들의 수요곡선을 나타낸다. 50%의 본인부담 정률제를 갖는 경우, 보험사에서 비용의 50%를 지불하고, 나머지 비용의 50%는 보험 가입자가 지불해 P_0 가격에서 Q_1만큼을 수요하게 된다. 보험에 가입되지 않은 사람은 P_0 전체를 지불하기 때문에 Q_0만큼의 의료서비스만 수요가 이뤄진다. 따라서 의료보험에 가입된 경우 또는 보다 일반적으로 본인부담률이 낮을수록, 사람들은 수요곡선을 위로 이동시켜서 자신들의 수요를 증가시킨다.[10] 본인부담률이 0인 완전보험

10 보험 가입자들은 의료서비스 가격변화에 덜 민감하게 된다. 소비자들이 어떤 항목에 낮은 비율의 예산을 지출하는 경우, 수요는 비교적 비탄력적이게 된다. 수요곡선을 따라 오른쪽 아래로 움직일 경우, 가격 탄력도는 작아진다는 사실을 상기하자.

그림 5.3 의료서비스 수요에 대한 보험의 영향

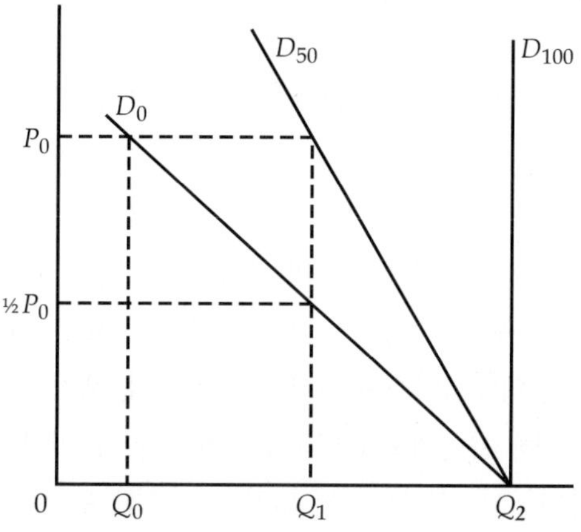

의 경우에는 수요곡선이 회전해서 수직선으로 변해 D_{100}이 될 것이고, 환자가 지불하는 가격은 0이기 때문에 수요량은 Q_2가 될 것이다.

보험의 적용범위가 확대되었음에도 불구하고, 어느 한 시점에서 전 인구의 15%는 의료보험에 가입되어 있지 않다. 이런 상황은 정책 입안자들의 주의를 끄는 딜레마가 된다. 완전보험에 가입되어 있는 사람들은 아마 그들이 실제로 필요한 것보다 많은 의료서비스를 이용할 것이다. 동시에 의료보험에 가입되지 않은 사람들은 아마 실제로 필요한 양보다 적은 양의 의료서비스를 이용할 것이다.

의료보험의 존재는 지난 반세기 동안 의료서비스의 구매와 관련한 소비자들의 유인 구조를 변화시킴으로써 의료의 성격에 영향을 주었다. 의료보험은 예방의료보다는 급성진료를, 1차 진료보다는 전문진료를, 재택진료보다는 병원진료를 편향적으로 선호하게 함으로써 어느 정도 의료서비스 시장을 왜곡시켰다(Weisbrod, 1991). 그리고 연구개발(R&D)의 방향은 보험이 어떤 서비스를 구매할 것인지에 따라 달라진다. 새로운 기술과 새로운 시술들이 가능해지면 이들을 보험에 적용시키라는 압력이 가중된다. 제3자 지불제도로 비롯된 의료시장의 왜곡에 대한 인식이 커지면서 공제제와 본인부담제, 관리의료 네트워크, 대안적 의료제공 방식 등을 통해 수요를 억제하려는 노력이 나타났다.

> **정책적 쟁점**
> 의료보험의 이용 가능성이 의료시장 내에서의 유인 구조를 변화시켰다.

의료수요에 영향을 미치는 요인들 중 경제적 요인은 공공정책에 의해 더 쉽게 영향을 받기 때문에 정책적 관점에서 더 중요해지고 있다. 인구학적 요인들은 서서히 변화하는데, 노령화가 진행되고, 이혼이 증가하며, 자녀수는 감소하지만 이런 요인들은 공공정책에 의해 쉽게 조절되지 않는다.

개인적인 요인들뿐만 아니라 의료에 대한 사람들의 태도와 선호의 변화는 의료수요에 크게 영향을 미친다. 지난 50년 동안 대중들의 의료에 대한 태도는 점점 긍정적으로 변했다. 한때 상당히 불신을 받았던 의료계가 오늘날에는 많은 존경을 받고 있다. 이처럼 의료계에 신뢰가 커진 것은 실제로 환자들의 질병을 치료할 수 있는 능력이 증대했기 때문이다. 신약 및 새로운 치료방법과 더불어 의료에 대한 믿음은 계속 커지고 있다.

의료인에 대한 태도가 개선되자 환자의 자율권에 대한 새로운 움직임이 나타났다. 말기 환자들은 '죽을 권리(right to die)'를 점점 더 요구하고 있다. 의료사고로 고통받는 환자들은 의료서비스 수준에 대해 의문을 제기하고, 의료사고에 대한 요구를 해결하기 위해 사법제도에 도움을 구하고 있다. 이런 모든 경제적 요인들이 의료수요가 증가하고 있는 원인이 되었고, 최소한 부분적으로나마 의료비 지출 증가의 원인이 되어 왔다.

정책적 쟁점
환자들의 보다 높은 자율성을 확보하려는 운동이 의료비 지출 증가 압력을 가중시켰다.

의사 요인 비록 의료비 지출의 20%만이 의사서비스에 대한 대가로 돌아가지만, 의사들은 총의료비지출의 대부분을 결정한다. 의사들은 약을 처방하고, 환자들의 입원을 결정하며, 검사를 지시한다. 의료수요에 미치는 의사들의 영향력은 서비스 공급자인 동시에 환자들의 조언자라는 이중적인 역할로부터 나온다.

수많은 경제학 문헌들이 **주인–대리인 관계**의 연구를 발전시켜왔다. 대리인 관계는 주인이 대리인에게 주인을 대신해서 의사결정 권한을 주는 경우에 나타난다. 그런데 주인과 대리인의 이해가 일치되지 않을 때 문제가 발생한다. 환자들은 여러 대안적인 진단과 처방에 대한 정보를 상대적으로 덜 가지고 있고, 또한 의료정보를 수집하고 이해하는 데 어려움이 있기 때문에, 의사들에게 의사결정을 기꺼이 맡긴다. 그러나 공급자로서의 의사 역할이 이해관계의 상충을 만들어 낼 수 있다.

주인–대리인 관계
한 사람(주인)이 다른 사람(대리인)에게 자신을 위해 의사결정을 하도록 위임하는 관계.

수요를 유인할 수 있는 의사의 능력은 환자들이 정보를 수집하고 이를 정리하는 데 어려움이 있을 때 훨씬 잘 발휘될 수 있다. 의사들의 이런 독특한 위치로 인해, 환자들보다는 자신의 이익에 이바지하는 불완전한 대리인이 될 수 있다. 즉, 의사들은 자신들이 직접 공급하는 의료서비스에 대한 환자들의 수요에 영향을 미칠 수 있는 능력을 갖고 있는 것이다. 어떤 질병치료에 대한 여러 대안들이 있을 때 이론적으로는 효능과 비용이 의사의 길잡이가 되어 줄 것이다. 만일 두 가지 치료방법의 효과가 동일하다면, 의사들은 비용이 적게 드는 치료를 선택해서 환자들의 비용을 절약해 줄 수 있거나, 또는 고가의 치료방법을 선택해서 자신의 집 거실에 걸어 둘 신형 평면 텔레비전을 구입할 수도 있다.

의료제공의 쟁점

자가의뢰: 높은 비용의 진짜 범인인가?

자가의뢰(self-referral)의 관행은 의료계가 직면하고 있는 가장 중요한 윤리적인 문제 중 하나이다. 대부분 지역에서 점점 더 많이 의사들이 자신들이 소유하는 의료장비에 대한 지분에서 나오는 이윤으로 소득을 보충하고 있다. 진단실험실, 진단영상센터, 유방암 검진센터로부터 이익을 얻는 것 자체가 이해상충은 아니지만 남용의 가능성이 크다.

이런 시설들은 투자자로서 의사들을 찾고 있으며, 의사가 아닌 사람에게는 소유권을 제공하지 않는 경우가 흔히 있다. 이에 대한 분명한 이유는 의사들이 환자를 의뢰하기 때문이다. 의료시장에는 정보의 문제가 상당히 존재하는데, 특히 의뢰서비스(referral service) 시장의 정보문제가 심각하다. 진단검사 센터의 전문적인 서비스를 요구받는 환자들은 특히 불필요한 서비스 제공에 취약하다. 환자들은 치료방법에 대한 전문성이 부족하기 때문에 의사들이 치료방법을 추천할 때 선량한 의도를 가진 대리인으로서 행동하기를 기대한다. 그러나 외부시설에 대해 경제적 이해관계를 갖고 있는 의사들은 보다 많은 검사를 처방하고, 환자들에게 보다 높은 검사가격을 부과하며, 보다 많은 비용을 청구한다. Hilman과 동료들(1992)은, 자가의뢰를 하는 의사들이 2~8배 높은 실험실 검사를 처방하고, 검사에 대해 6배까지 높은 비용을 부과한 것을 발견했다. Mitchell과 Scott(1992)는, 물리치료 센터에 이권을 갖고 있는 의사들이 39~45% 더 많이 환자들을 의뢰했고 순수입을 30~40% 더 많이 창출해냈다는 것을 발견했다.

미국의사협회(AMA)의 공식입장은 의사가 외부시설에 이해관계를 갖고 있다는 점을 환자에게 명확하게 알리는 한 자가의뢰는 윤리적 행위라는 것이다. 대부분의 주에서는 검사시설에 어떤 경제적인 이해관계를 갖고 있다면 이것을 명시하도록 하는 법을 마련했고, 몇 개 주에서만 의사들의 소유권을 금지했다. 자가의뢰를 잠재적인 문제로 인식한 의회는 메디케어와 메디케이드의 환자들에게는 이런 관행을 없애려고 법을 제정했다.

자가의뢰는 중요한 경제적 문제로 떠오르고 있다. 의사가 거래 양측의 역할을 모두 맡고 있을 경우, 남용의 가능성이 분명히 존재한다. 시설 소유권에 대한 실현 가능한 정책을 개발하고, 개인들의 시설투자 권리에 대응해서 균형을 잡는 일이 급상승하는 의료비를 억제하려는 개혁론자들에게 어려운 과제로 등장할 것이다.

출처: Bruce J. Hillman, George T. Olson, Patricia E. Griffith, Jonathan H. Sunshine, Catherine A. Joseph, Stephen D. Kennedy, William R. Nelson, and Lee B. Bernhardt, "Physicians' Utilization and Charges for Outpatient Diagnostic Imaging in a Medicare Population," *Journal of the American Medical Association* 268(15), October 21, 1992, 2050–2054; Jean M. Mitchell and Elton Scott, "Physician Ownership of Physical Therapy Services," *Journal of the American Medical Association* 268(15), October 21, 1992, 2055–2059.

일반적인 경제 분석에서는 수요곡선과 공급곡선이 서로 독립적이라는 것을 가정한다. 공급이 증가하면 일정한 수요곡선을 따라 아래로 이동해서 새로운 균형이 이뤄진다. 그러면 균형가격은 하락하고, 보다 많은 양이 구매되며 공급된다. 그러나 유인수요는 공급자들이 환자들에게 의료서비스를 더 많이 구매하도록 함에 따라 공급의 외생적 변화가 수요의 변화를 초래한다고 가정하고 있다.

그림 5.4에서 초기에 수요곡선이 D_0이고, 공급곡선이 S_0일 경우, 균형은 점 a에

그림 5.4 공급 증가에 따라 발생하는 수요유인

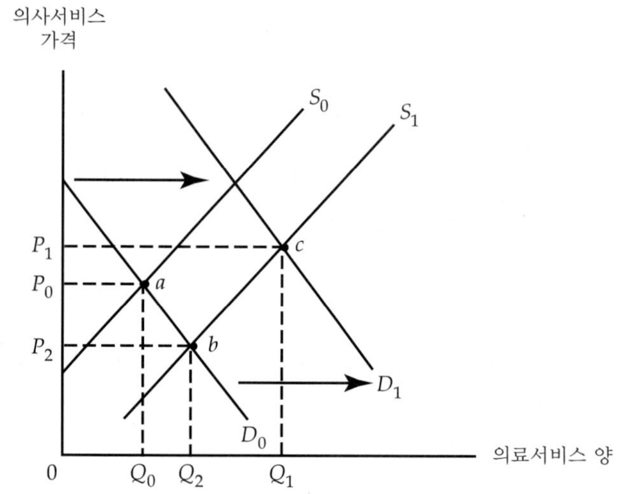

서 이뤄지며 가격과 거래량은 각각 P_0와 Q_0가 된다. 만일 공급이 S_1으로 증가하면, 새로운 균형은 점 b가 될 것이고, 가격과 거래량은 각각 P_2와 Q_2가 될 것이다. 만일 의료서비스에 대한 수요곡선이 늘 그렇듯 비탄력적이라면, 새로운 가격/거래량 균형은 보다 낮은 총지출액 수준에서 결정될 것이다.[11] 즉, $P_2 \times Q_2$는 $P_0 \times Q_0$보다 적을 것이다. 만일 수요가 동시에 이동하지 않는다면, 의사수의 증가와 총지출의 감소는 평균소득의 감소로 나타난다.

수요유인 가설(demand inducement hypothesis)은 의사들이 자신들의 소득이 하락하는 것을 방관하기보다는 추가적인 치료법을 추천하고, 더 많은 수술을 시행하며, 재진 횟수를 늘리는 일정을 잡는 방식으로 의료서비스에 대한 수요를 증가시킬지 모른다는 것을 인정한다. 수요곡선이 D_1으로 이동하면, 새로운 균형은 c에서 이루어지고, 가격과 거래량은 각각 P_1과 Q_1이 되어 총의료비지출이 증가한다. 수요유인을 유지하도록 하는 방법으로는 전문의서비스와 병원서비스 요금의 일부를 의뢰한 의사들이 분배받을 수 있도록 하는 진료비 분할(fee splitting)과 의

---

11 이는 다음과 같이 증명될 수 있다. 총수입(TR)은 재화의 가격(P)과 구매량(Q)을 곱하여 얻는다.

$$TR = P \times Q$$

이 식을 전미분하면, $dTR = QdP + PdQ$

$Q\,dP$를 밖으로 내면, $dTR = QdP\,[1 + (PdQ)/(QdP)]$

또는, $dTR = QdP\,(1 + \varepsilon_p)$. 여기서 ε_p는 수요의 가격탄력도이다.

가격이 하락하고(dP가 음(−)일 때), 수요가 비탄력적이면($\varepsilon_p < 1$), 총수입은 하락한다(dTR은 음(−)).

뢰 수수료(referral fee) 등을 생각할 수 있다(Waldholz & Bogidanich, 1989). 다른 일반적인 수요유인의 방법으로는 의사들이 금전적인 이해를 가지고 있는 시설에서 검사와 치료를 하도록 하는 자가의뢰가 있다. 의사들이 이동외과 수술센터, 진단영상센터, 검사실험실에 소유권을 가지고 있는 경우는 흔하다.

수요유인은 당연히 제약을 받는다. 환자들은 일관되게 과잉 진료를 하는 진료행태를 감지할 수 있고, 환자들이 이런 진료방식에 동의하지 않으면 의사를 바꾸게 된다. 그러나 수술과 같이 진료가 일회성인 분야에서는 수요유인의 가능성이 가장 높다.

여기서 중요한 문제는, 의사들에게 수요를 유인할 수 있는 능력이 있는지가 아니라, 실제로 수요유인을 하는지의 여부이다. 수요유인 가설에 대한 연구들은 일관되지 않은 결과들을 보여주고 있다. 초기의 연구들은 의사/인구의 비율과 진료비 사이의 관계에 초점을 맞췄다. Fuchs와 Kramer(1986)는, 의사수가 의료수요에 영향을 미치는 가장 중요한 요인이라고 결론을 내렸다. 그러나 Reinhardt(1985)는, 의사 공급과 의사들이 부과하는 진료비 사이의 정(+)의 관계에 대해 다르게 설명했다. 그는 의사들이 단순히 자신들의 의료서비스에 대한 수요가 더 높은 지역으로 이동하는 것일지도 모른다고 설명했다.

위의 두 연구에서처럼, **의사 유인수요**(physician-induced demand)에 대해 상이한 결과를 보여주는 연구들은 몇 가지의 의미를 갖는다. 첫째, 아마도 의사 유인수요는 우리가 생각하는 것처럼 그렇게 만연해 있지 않을 수 있다. 의사들이 수요를 유인할 수 있는 능력을 가지고 있을지 모르지만, 이런 능력을 사용하는 정도를 실증적으로 추정하는 것은 어렵다. 어떤 경우든, 인두제(capitation)와 DRG 등을 포함한 최근의 진료비 지불구조의 변화는 의사들의 수요유인에 대한 인센티브를 감소시켰다. 둘째, 우리는 불완전한 정보의 환경 속에서 복잡한 현상을 다루고 있기 때문에, 실증적으로는 자신들의 서비스에 대해 수요를 유인할 수 있는 의사 능력의 전모에 대해 알 수 없을지도 모른다(Pauly, 1988). 환자, 의료비 지불자, 입법자들이 의사들의 의료행위와 시술에 대해 점점 많이 알수록, 수요유인 현상은 비교적 덜 중요한 관심사가 될 것이다.

의사 유인수요
환자에게 정보가 없음을 이용하여 의료제공자가 불필요한 서비스를 제공하는 상황.

수요 측정

문자 그대로 수백 편의 논문들이 의료수요에 영향을 미치는 다양한 요인들의 효과를 측정하려고 시도했다. 초기의 연구들은 의료보험에 가입한 사람들과 가입하지 않은 사람들 간 이용도의 차이에 집중했다.[12] Newhouse(1978)는, 의료서비스

---

12 이에 대한 문헌을 보다 광범위하게 보기 위해서는 Donabedian(1976)의 연구를 참조하라.

수요량과 환자가 직접 부담하는 의료비 지출 사이의 관계를 계량화한 초기의 문헌들을 고찰했다. 포괄적 보장을 제공하는 의료보험에 가입한 사람들일지라도, 공제액과 본인부담률이 다르기 때문에 직접부담의 정도가 모두 다르다. 분석의 관점에서 공제제와 본인부담 정률제는 의료서비스의 단위당 가격에 대해 보조금을 지급하는 제도로 해석될 수 있다. 보조금이 달라지면 각 개별 환자들이 부담하는 가격도 달라진다. 이 분야의 연구는 여러 연구자들에 의해, 가격 변화가 각각 의사서비스, 병원서비스, 치과서비스, 약품서비스 등으로 정의된 의료서비스의 수요량에 어떤 영향을 미쳤는지에 초점을 맞추고 있다.

가격의 변화와 소득 및 보험 적용범위의 차이와 더불어, 시간당 임금으로 측정되는 시간비용도 의료수요에 영향을 미친다. 탄력도란, 제2장에서 보았듯이, 가격 변화에 따른 수요량의 반응 정도를 측정하는 개념이다. 의료수요를 측정한 실증 연구들은 여러 종류의 탄력도를 찾아내는 데 초점을 맞췄다. 의료서비스에 대한 연구들은 가격탄력도 외에도 소득탄력도, 보험탄력도, 시간–비용탄력도, 그리고 다양한 의료서비스들 간의 **교차탄력도**(cross-price elasticity) 등을 추정하였다.

교차탄력도
관련재 B의 가격변화에 대해 재화 A에 대한 소비자의 수요가 변화하는 민감도.

수요함수 추정 통상적으로 수요는 회귀분석을 사용하여 추정되며, 추정과정은 보이는 것처럼 단순하지만은 않다. 분석대상은 개인, 가계, 또는 전체 국민이 될 수 있다. 한편, 측정단위는 의사방문 횟수, 입원 횟수, 입원일수, 또는 의료비 지출 총액이 될 수 있다. 그리고 의료서비스의 질적인 변화와 의료서비스의 강도 등도 고려된다. 여러 나라 연구를 포함할 때는, 시장 환율이나 구매력 평가 환율 중에서 어떤 환율전환 방법을 사용하느냐에 따라 연구결과가 달라진다(특정 국가의 화폐 단위로 표시된 총의료비 또는 1인당 의료비를 국제비교하기 위해서는 미 달러화로 환산하게 되는데 이때 보통은 시장의 평균 환율을 사용하여 환산한다. 그러나 이 경우 나라마다 1달러의 구매력이 다르기 때문에 정확한 비교가 안 된다는 문제가 발생한다. 이런 문제를 해결하기 위해 미국을 기준으로 하여 각국의 물가수준을 감안, 작성된 환율이 구매력 평가환율이다. 그리고 이를 사용하여 환산한 경우, 수치 뒤에 US$ PPP라고 표시하는데, 이때 PPP는 구매력평가지수(purchasing power parity)를 의미한다. PPP를 사용하여 환산하면 구매력의 차이로 인한 문제가 사라지므로 비로소 의미 있는 국제비교가 가능해진다—역자 주). 수요탄력도 추정에 대한 연구들은 저마다 상이한 결과들을 보여주는데, 이는 놀랄 일이 아니다.

탄력도 계산 이 주제에 관한 문헌들은 여러 종류의 탄력도 추정치에서 상당한 차이를 보이고 있다. 표 5.4는 여러 대표적인 연구들의 탄력도 추정치들에 대해 요약한 결과를 보여주고 있다. 연구 설계와 종속변수에 따라 수요의 가격탄력도 평균추정치는 낮게는 −0.1에서 높게는 −1.5의 사이에서 산출되었다. 추정치들은,

표 5.4 주요 연구들의 가격 및 소득탄력도

연구	종속변수	탄력도
가격탄력도		
Davis and Russell (1972)	입원	−1.00
	외래환자 방문	−0.32 ∼2 0.46
Rosett and Huang (1973)	병원 및 의사비용 지출	−0.35 ∼2 1.50
Newhouse and Phelps (1976)	재원일수	−0.06 ∼2 0.29
	의사방문 횟수	−0.08 ∼2 0.10
Manning et al. (1987)	전체 지출	−0.22
	병원서비스	−0.14
	예방서비스	−0.43
Wedig (1988)	서비스 수준	−0.16 ∼2 0.23
Newhouse et al. (1993)	의료서비스	−0.22
Eichner (1998)	의료서비스	−0.62 ∼2 0.75
소득탄력도		
Rosett and Huang (1973)	가구 의료비 지출	0.25 ∼ 0.45
Newhouse (1977)	1인당 의료비 지출	1.15 ∼ 1.31
Parkin, McGuire, and Yule (1987	1인당 의료비 지출	0.80 ∼ 1.57
Gerdtham and Jönsson (1991	1인당 의료비 지출	1.24 ∼ 1.43
Moore, Newman, and Fheili (1992)	단기의 1인당 지출	0.31 ∼ 0.86
	장기의 1인당 지출	1.12 ∼ 3.22
Murray, Govindaraj, and Musgrove (1994)	총의료비지출	1.43
Manning and Marquis (1996)	의료비 지출	0.22
Okunade and Murthy (2002)	1인당 실질의료비 지출	1.29 ∼ 1.64

분명히 대부분의 경우 의료서비스에 대한 수요가 가격에 대해 비탄력적이라는 점을 보여주고 있다. 더욱이 환자의 본인 부담이 많아지면, 수요의 가격탄력도가 커진다. 외래환자 방문 수요는 병원서비스 수요보다 탄력적이다(Davis & Russell, 1972). 그리고 본인부담률을 높이면 의료수요는 보다 탄력적이 된다(Rosett & Huang, 1973). 예방진료에 대해서는 병원진료보다 본인이 더 높은 비율을 지불하기 때문에, 예방진료에 대한 수요는 병원진료에 대한 수요보다 가격탄력적이다(Manning et al., 1987).

실증분석 결과를 모두 살펴보면, 소비자의 수요는 의료서비스의 가격변화에 대해 상대적으로 덜 반응하는 것처럼 보인다. 이는 의료서비스의 가격이 변화할 때 수요량이 변하지 않는다는 것을 의미하지는 않으며, 단지 수요량의 변화율이 가격의 변화율보다 작을 것이라는 점을 의미한다. 위에서 인용한 연구들에 기초해 볼 때, 10%의 가격 상승은 1∼7% 정도의 작은 수요량 감소를 가져온다. 수십억 달러 단위로 총지출을 다루고 있기 때문에, 매 1%의 수요량 변화는 200억 달러를 의미한다.

수요의 소득탄력도
소비자 소득의 변화에 대한 수요변화의 민감도를 의미하며, 소비자 소득의 상대적 변화에 대한 수요량의 상대적 변화로 측정됨.

의료서비스에 대한 **수요의 소득탄력도** 추정치들은 연구의 대상이 되는, 소득과 의료비 지출 사이의 관계가 개인소득의 개인의료비 지출에 대한 영향인

사치재 또는 우등재
만일 소비자 소득이 증가할 때 어떤 재화에 대한 소득 대비 지출 비중이 늘어나면 이 재화를 사치재라고 함.

정책적 쟁점

의료서비스를 필수재로 정의할지 아니면 사치재로 정의할지는 개인적 차원과 국가적 차원에서 각각 달라질 수 있다.

필수재
소득탄력도가 0부터 1 사이에 있는 재화 또는 서비스.

지, 아니면 국민소득의 총의료비지출에 대한 영향인지에 따라 상당히 달라진다. Newhouse(1977)의 연구는 국민소득과 총의료비지출 자료를 사용해서 소득탄력도에 대한 일반 통념을 보여주고 있다. Newhouse는 13개 선진국 자료를 사용하여 소득탄력도가 1보다 크다는 것을 발견했다. 이것이 사실이라면, 적어도 의료서비스는 **사치재 또는 우등재**이다.[13] 소득이 증가하면 수요가 증가하고, 사치재에 대한 소득의 지출비율은 증가한다.[14] 이런 결과의 정책적 함의는 매우 크다. 만일 의료서비스가 사치재라면, 1인당 국민소득이 높은 나라는 의료서비스에 보다 높은 비율을 지출하게 된다. 그러나 의료비 지출이 높은 나라들의 국민들이 더 건강하다는 확실한 증거가 없기 때문에, 이런 추가적인 지출이 건강개선에 별 영향을 주지 않을 수도 있다.

Parkin, McGuire와 Yule(1987)은, 이런 초기 연구의 결과들에 대해 의문을 제기하고 있다. 이 연구에서는, 추정이 정확하게 이루어지면, 의료서비스 수요의 소득탄력도는 1보다 작아지게 되므로 의료서비스는 사치재라기보다는 **필수재**가 된다는 결론을 내렸다. 그러나 이들의 연구는 한 나라 안에서 개인들을 대상으로 추정치를 구하는 대신 여러 국가들에 대한 추정치를 구하게 되면 의료서비스의 소득탄력도가 커지게 된다는 결론을 지지하고 있다. Gerdtham과 Jönsson(1991), Moore, Newman과 Fheili(1992)는, Parkin, McGuire와 Yule의 비판에 대해 다음

---

13 소득탄력도는 $e_m = \dfrac{\text{수요량의 \% 변화}}{\text{소득의 \% 변화}}$와 같이 정의되고, 소득탄력도가 음(−)인지 양(+)인지에 따라 재화가 열등재 또는 정상재로 분류된다. 경제학자들은 재화를 $e_M \le 1$이면 필수재로, $e_M > 1$이면 사치재로 분류한다.

14 재화 X에 지출된 소득(M)의 비율을 P_XQ_X/M으로 정의한다. 여기서 논의되는 주제는, 소득이 변화할 때(ΔM) 이 비율이 어떻게 변화하는가에 있다. 만일 이 비율이 증가하면, 다음의 비(比)는 1보다 커지게 된다.

$$\frac{\Delta M \text{ 이후의 비율}}{\Delta M \text{ 이전의 비율}} = \frac{P_X(Q_X+\Delta Q_X)}{M+\Delta M} \div \frac{P_XQ_X}{M}$$

$$= \frac{P_X(Q_X+\Delta Q_X)}{P_XQ_X} \times \frac{M}{M+\Delta M} \quad \text{두 번째 항에서 } \frac{\frac{1}{M}}{\frac{1}{M}} \text{ 을 곱하면}$$

$$= [1+(\Delta Q_X/Q_X)] \times \left[\frac{1}{1+(\Delta M/M)}\right]$$

$$= \frac{1+(\Delta Q_X/Q_X)}{1+(\Delta M/M)} \quad \text{여기에 } \frac{\frac{M}{\Delta M}}{\frac{M}{\Delta M}} \text{ 을 곱하면,}$$

$$= \frac{\frac{M}{\Delta M} + \left[\frac{\Delta Q_X}{Q_X} \times \frac{M}{\Delta M}\right]}{\frac{M}{\Delta M}+1} \quad e_M = \frac{\Delta Q_X}{Q_X} \times \frac{M}{\Delta M}$$

$$= \frac{\frac{M}{\Delta M} + e_M}{\frac{M}{\Delta M}+1}$$

이 비의 값은 e_M과 1 사이의 관계에 의해 결정된다. 만일 $e_M > 1$이면, 소득이 증가할수록 재화 X에 지출한 소득의 비율이 증가한다. 만일 $e_M < 1$이면, 소득이 증가할수록 재화 X에 지출되는 소득의 비율은 감소한다.

과 같이 대응했다. 만일 다른 함수형태의 모형을 사용하고, 다른 방법으로 각국의 화폐단위를 달러로 환산하면, 의료수요의 소득탄력도는 적어도 장기의 경우에는 1보다 크다고 결론을 내리고 있다. 보다 최근에 Murray, Govindaraj와 Musgrove(1994), Okunade와 Murthy(2002)는 수요의 소득탄력도를 1.29～1.64 범위로 추정하고 있는데, 이는 GDP(또는 1인당 GDP)가 1% 증가할 경우 의료비 지출은 1.29～1.64% 정도 증가하게 되어 의료서비스가 사치재라는 것을 의미한다.

Nyman(1999)은, 원래의 RAND 연구와 소득탄력도가 1보다 작다고 주장하는 그 밖의 다른 연구(Manning & Marquis, 1996)들과는 달리, 수요의 소득탄력도가 매우 크다고 주장하고 있다. 이 주장에 따르면 의료보험으로 인해 소득이 건강한 사람들로부터 질병이 있는 사람들에게로 이전된다. 이때 소득효과를 합리적으로 추정하면, 개인수준에서도 소득탄력도가 낮은 추정치들보다 몇 배 커진다. 이 주제에 대해서는 해야 할 연구가 아직 많이 남아 있다.

우리는 이처럼 상충적으로 보이는 증거들로부터 어떤 결론을 도출해야 하는가? 의료서비스는 사치재인가, 아니면 필수재인가? 의료서비스는 개인의 차원에서는 필수재이지만 국가차원에서는 사치재라고 대답할 수 있다. 개인소득의 증가는 개인의 의료서비스 수요에 큰 영향을 미치지 않는다. 그러나 다른 한편으로는, 국민소득이 증가하면 국민 전체 차원에서 의료비 지출이 크게 증가하는 결과를 가져올 수 있다.

RAND 의료보험 연구 의료수요에 대한 대부분의 연구들은 비실험적 자료에 근거하고 있다. 대부분의 사회과학연구에서 비실험적 자료는 시계열 또는 횡단면 자료로서, 어떤 특정한 개인들로 구성된 표본들의 실제 역사적 경험을 근거로 한 것들이다. 이에 비해 실험 자료는 화학, 생물학, 물리학과 같이 통제된 실험이 가능한 자연과학 분야에서 사용되고 있다. 통제된 실험에서 개인들은 **통제군**(control group)과 **실험군**(experimental group)이라고 불리는 두 집단에 무작위로 배정된다. 통제된 실험으로부터의 자료는 비실험적 자료의 고유한 문제인 자기선택 편향(self-selection bias)이 제거된다. 만일 개인들이 자유롭게 두 집단을 선택할 수 있다면, 결과에서 나타나는 차이점의 일부분은 최소한 상이한 프로그램에 대한 개인들의 선호도의 차이에서 비롯된 것이다. 많은 의료비 지출을 예상하는 개인들은 일반적으로 보장범위가 관대한 의료보험을 선택할 것이다.

RAND 연구소는 1974년부터 1982년에 걸쳐 광범위하게 통제된 의료보험 실험을 시행했다.[15] 이 기간 동안 약 7,000명의 개인들이 14개의 의료보험과 1개의 HMO에

http://

RAND는 연구와 출판을 통해 공공정책을 개선하기 위해 설립된 비영리조직이다. 학제 간 성격을 가진, 이 조직이 갖고 있는 보건과학 프로그램들의 정보는 아래의 주소에서 얻을 수 있다.
http://www.rand.org/research_areas/health

15 RAND는 실험설계에서 자기선택을 완전히 제거하지 않았지만, 사람들이 여러 종류의 보험 중에서 하나를 선택하는 데 있어서 비용이 많이 들게 설정함으로써 이를 감소시켰다.

무작위로 배정되었다. 어떤 의료보험은 공제액이 있으며, 어떤 의료보험은 그렇지 않았다. 그리고 참가자 1인당 최고 1,000달러의 본인부담과 더불어 본인부담률은 0~95% 사이였다. 많은 연구들이 RAND 의료보험 연구의 자료를 사용하고 있는데, 그중에서도 Manning과 동료들(1987)의 연구가 가장 주목할 만하다. 전체적으로 이 결과들은 개인의 수요가 비용분담제(cost sharing)에 반응한다는 점을 보여주고 있다. 무상의료와 25%의 본인부담률을 비교할 때, Manning과 동료들이 계산한 수요의 가격탄력도 추정치는 대략 −0.17이었다. 또한 본인부담률이 25~95%인 범위 내에서 전체 수요의 가격탄력도는 −0.22로, 병원서비스의 경우에는 −0.14, 예방적 의료서비스의 경우에는 −0.43의 범위 내에서 추정되었다. 본인부담이 전혀 없었던 개인들의 경우, 본인부담률이 95%인 개인들에 비해 의료서비스에 대한 수요가 약 50% 정도 높았다. 마지막으로, 일단 병원에 입원하게 되면 의료보험의 종류는 지출수준에 별로 영향을 미치지 않았다.

이런 결과들로부터 환자들의 본인부담 변화는 비록 전체 의료비 지출의 변화에 대해 작지만 유의미한 부분을 설명하고 있다는 결론을 내릴 수 있다. 공제액과 본인부담률의 변화가 전반적으로 의료수요에 영향을 미칠 수 있는 것이다. 개인들에게 요구되는 본인부담금이 인상되면, 의료서비스의 수요를 억제하는 효과를 갖게 될 것이다. 그러나 일단 입원을 하고 나면 병원비 지출에 대해서는 억제 효과를 갖지 않는다는 중요한 예외가 있다.

요약 및 결론

의료서비스에 대한 수요는 개인들의 건강에 대한 욕구로부터 도출된다. 의료서비스에 대한 접근은 건강을 개선하는 여러 방법들 중의 하나일 뿐이다. 사실상 다른 요인들을 고려하면 의료서비스의 건강에 대한 한계적 기여는 상대적으로 작다. 환경, 생활습관, 유전적 요인들의 기여가 전체적인 건강을 결정하는 데 매우 중요하다.

개별 환자 요인은 의료수요를 결정하는 데 중요한 역할을 한다. 이런 환자 요인에는 건강수준과 인구학적 특성이 포함된다. 적어도 사람들은 질병을 감지하기 전에는 거의 의료서비스를 찾지 않는다.[16] 연령, 인종, 성별 또한 의료서비스의 수요를 결정하는 중요한 요인들이다. 비록 이런 환자요인들이 중요하지만, 정책 입안자들은 수요에 영향을 미치는 경제적인 요인들에 보다 많은 관심을 가지고 있다. 개인소득, 본인부담의 수준, 의료보험의 적용 가능성 등은 보다 쉽게 변화할 수 있기 때문에 보다 집중적으로 연구되었다.

의사–환자의 관계 또한 많은 연구들의 주제이다. 의사는 환자에 대한 조언자이면서 동시에 의료서비스의 공급자라는 이중 역할을 가지고 있으므로 의료수요를

16 물론 예방서비스의 경우는 예외이다. 그러나 예방서비스에도 불구하고, 환자들은 질병을 피하려고 노력한다.

창출하는 독특한 위치에 있다. 이 주제에 대하여 수많은 연구논문이 있음에도 불구하고, 의사 유인수요의 정도를 안다는 것은 매우 어려운 일이다.

의료서비스 수요에 대한 실증연구를 통해 우리는 많은 것을 배울 수 있었다.

- 가격탄력도라는 경제적 기준을 사용하면, 수요는 통상 본인부담률로 측정되는 가격변화에 상대적으로 덜 민감하다. 별로 크지 않은 0%에서 20%의 본인부담률도 수요를 상당히 감소시킬 것이다.
- 개인의 소득탄력도는 1보다 작은 데 비해, 국가 차원에서의 소득탄력도는 더 커서 1보다 높게 나온다. 즉, 의료서비스는 개인차원에서는 필수재이지만, 국가 전체 차원에서는 사치재로 취급될 수 있다.

이 장에서 우리가 배울 수 있는 가장 중요한 교훈은 경제적 유인이 의료수요의 결정에 있어 실제로 중요하다는 점이다. 따라서 우리는 유인을 어떻게 사용해야 할지 유의해야 한다. 형평성에 대해 말하자면, 우리는 환자들과 가난한 사람들이 의료비를 부담할 수 없다는 이유만으로 그들이 의학적으로 꼭 필요한 의료서비스로부터 배제되기를 원치 않는다.

질문과 문제

1. 미국 농무부의 연구에 의하면 담배수요의 가격탄력도는 −0.3과 −0.4 사이에 있으며 소득탄력도는 약 +0.5이다.
   a. 만일 흡연이 암과 연관성이 있다는 연구에 영향을 받은 의회가 담배 소비세의 인상을 통해 담배 가격을 10% 올릴 계획을 가지고 있다고 가정하자. 가격인상이 담배 소비와 소비자들의 담배 지출에 어떤 영향을 미치게 될지를 퍼센트로 나타내라.
   b. 만일 향후 10년 동안 소비자의 소득이 50% 증가하면 담배 매상고는 2배가 될 것이라는 가정 아래, 주요 투자회사가 담배회사의 주식을 살 것을 고객에게 권장했다고 가정하자. 이런 투자자문에 대한 당신의 의견은 무엇인가?

2. 어떤 측면에서 의료서비스는 다른 상품들과 다른가? 어떤 측면에서 동일한가?

3. 만일 부유한 사람이 치명적인 질병으로부터 생존하는 확률을 높이기 위해 거액의 돈을 쓰기로 했다면, 사회의 나머지 사람들은 그것을 반대해야 할까? 설명하라.

4. 암이나 AIDS 치료의 과학적 이점에 대해 반대하는 것은 어려운 일이다. 이처럼 높은 비용이 드는 치료에 대해 합리적으로 예산을 분배하는 데 있어 단지 과학적 이점만이 그것을 결정하는 주요한 이유인가? 어떤 다른 종류의 정보가 관련이 있는가?

5. 의료제공에 있어서 '곡선의 평평한 부분(flat of the curve)'은 무엇을 의미하는가? 왜 미국의 경우에는 이 문제가 논란이 되는가? 왜 개발도상국에서는 이 현상이 논란이 되지 않는가?

6. '개별 환자로부터 의료서비스의 수요모형을 추정하는 것은 헛된 일인데, 이는 의사들이 환자가 어떤 서비스를 사용할지 결정하기 때문이다.'

위의 주장에 대해 의견을 말하라. 소비자의 효용극대화 모형이 의료서비스에도 적용되는가?

7. 어떤 의미에서 의료서비스가 투자인가? 또한 어떤 의미에서 의료서비스가 순수한 소비인가?

8. 어떤 사람들은 수요에 대한 가격탄력도를 사용하여 재화나 서비스가 사치재인지 필수재인지 판단할 수 있다고 주장한다. 의료서비스의 경우에는 탄력적 수요를 갖는 수술이 선택적인 의료서비스로 간주될 것이고, 비탄력적 수요를 갖는 수술이 필수적 의료서비스로 간주될 것이다. 정책결정자들은 의학적으로 어떤 재화나 서비스가 필요한지를 판단할 때 수요의 가격탄력도를 지침으로 사용해야 할까? 그런 분류의 장점은 무엇인가? 단점은 무엇인가?

9. 국민의 건강 수준을 향상시키기 위해 공중보건 수단은 어떤 역할을 수행해 왔는가?

10. 국립보건통계센터(National Center for Health Statistics)의 웹사이트를 방문한 후, http://www.cdc.gov/nchs/data/nvsr/nvsr56/nvsr56_05.pdf에서 연령별 주요 사망원인에 대하여 알아보라. 각 연령 집단에서 주요 사망원인 세 가지는 무엇인가? 그리고 이에 대한 정책적 시사점은 무엇인가?

인물소개

Paul J. Feldstein

"의료관련 법안은 자신의 경제적 이익을 위해 행동하는 개인, 단체, 입법자로부터 시작된다." 자신의 저서 『의료법의 정치학: 경제적 관점(The Politics of Health Legislation: An Economic Perspective)』(Health Administration Press, 1996)의 표지에 적힌 Paul J. Feldstein의 이 말은 이타주의와 어려운 사람들에 대한 관심이 의료개혁운동의 배후에서 작동하는 힘이라는 일반적인 생각과는 매우 배치된다. Feldstein의 이 말은 미국에서 가장 권위 있는 경제학과 중의 하나인 시카고대학 경제학과의 수백 명의 다른 졸업생들과 공유하는 견해로 그다지 놀라운 일이 아니다.

1961년 박사학위를 마친 후 Feldstein은 미국병원협회에서 연구책임자로 3년 동안 전문경력을 쌓았고, 그 후 미시간 대학교의 교수가 되었다. 1987년 그는 캘리포니아 대학 어바인 캠퍼스(University of California at Irvine)로 옮겨 현재 교수로 재직하고 있으며, 의료관리학의 로버트 검바이너(Robert Gumbiner) 석좌교수를 겸임하고 있다.

Feldstein은 로버트 우드 존슨(Robert Wood Johnson) 재단에서 지원을 받는 수십 개의 연구지원 사업의 연구책임자로 일했다. 학교에서 몇 번의 안식년을 갖는 동안 그는 예산국, 사회보장청, 세계보건기구와 전미경제연구소(National Bureau of Economic Research, NBER) 등에서 자문관으로 일했다. 그는 의료반독점 관련의 법적 문제에 대해 전문가 증인으로서 정기적으로 활동하고 있다.

의료에 대한 수많은 저서, 학술지 논문, 저서의 공저자인 Feldstein이 현재 갖고 있는 연구 관심사는 보험회사들이 사용하는 비용절약 전략에 집중되어 있다. 그는 주로 그의 저서 『의료경제학(Health Economics)』(Delmar Publishers)을 통해 전 세계 수천 명의 의료경제학을 공부하는 학생들에게 깊은 영향을 주었다. 1973년 첫 판이 출간된 후 현재 6판이 출간(2004년 중국어로도 번역)된 이 책은 지난 30년 동안 전 세대를 아우르는 의료경제학도의 필독서이다.

참고문헌

David B. Allison, Kevin R. Fontaine, JoAnn E. Manson, June Stevens, and Theodore B. Van Itallie, "Annual Deaths Attributable to Obesity in the United States," *Journal of the American Medical Association* 282(16), October 27, 1999, 1530–1538.

Gary S. Becker, Human Capital: *A Theoretical and Empirical Analysis, with Special Reference to Education*, New York: Columbia University Press, 1964.

Troyen A. Brennan, "An Empirical Analysis of Accidents and Accident Law: The Case of Medical Malpractice Law," *St. Louis University Law Journal* 36, Summer 1992, 823–878.

John Broome, "Good, Fairness, and QALYs," in J. M. Bell and Susan Mendus, eds., *Philosophy and Medical Welfare*, New York: Cambridge University Press, 1988, 57–73.

David M. Cutler et al., "Why Have Americans Become More Obese?" NBER Working Paper No. 9446, Cambridge, MA: National Bureau of Economic Research, January 2003.

Anthony J. Culyer, "Commodities, Characteristics of Commodities, Characteristics of People, Utilities, and the Quality of Life," in S. Baldwin, C. Godfrey and C. Propper, eds., *Quality of Life: Perspectives and Policy*, London and New York: Routledge, 1990, 9–27.

Karen Davis and Louise B. Russell, "The Substitution of Hospital Outpatient Care for Inpatient Care," *Review of Economics and Statistics* 54(2), May 1972, 109–120.

J. Dixon and H. G. Welch, "Priority Setting: Lessons from Oregon," *Lancet* 337 (8, 746), April 13, 1991, 891–894.

A. Donabedian, *Benefits in Medical Care Programs*, Cambridge, MA: Harvard University Press, 1976.

Benjamin G. Druss et al., "The Most Expensive Medical Conditions in America," *Health Affairs* 21(4), July/August 2002, 105–111.

Benjamin G. Druss, Steven C. Marcus, Mark Olfson et al., "Comparing the National Economic Burden of Five Chronic Conditions," *Health Affairs* 20(6), November/December 2001, 233–241.

Matthew J. Eichner, "The Demand for Medical Care: What People Pay Does Matter," *American Economic Review Papers and Proceedings* 88(2), May 1998, 117–121.

Alain C. Enthoven, *Health Plan*, Reading, MA: Addison–Wesley, 1980.

Katherine M. Flegal, Richard P. Troiano, Elsie R. Pamuk, Robert J. Kuczmarski, and Stephen M. Campbell, "The Influence of Smoking Cessation on the Prevalence of Overweight in the United States," *New England Journal of Medicine* 333(18), November 2, 1995, 1165–1170.

Victor R. Fuchs, "Time Preference and Health: An Exploratory Study," in Victor R. Fuchs, ed., *Economics Aspects of Health*, Chicago: University of Chicago Press, 1982, 93–120.

——— and Marcia J. Kramer, "Determinants of Expenditures for Physicians' Services," in Victor R. Fuchs, ed., *The Health Economy*, Cambridge, MA: Harvard University Press, 1986, 67–107.

Ulf-G. Gerdtham and Bengt Jönsson, "Conversion Factor Instability in International Comparisons of Health Care Expenditure," *Journal of Health Economics* 10(2), July 1991, 227–234.

Michael Grossman, "On the Concept of Health Capital and the Demand for Health," *Journal of Political Economy* 80(2), March/April 1972, 223–255.

Jack M. Guralnik, Kenneth C. Land, Dan Blazer, Gerda G. Fillenbaum, and Laurence G. Branch, "Educational Status and Active Life Expectancy Among Older Blacks and Whites," *The New England Journal of Medicine* 329(2), July 8, 1993, 110–116.

Michael D. Intriligator, "Major Policy Issues in the Economics of Health Care in the United States," in J. van der Gaag and M. Perlman, eds., *Health,*

Economics, and Health Economics, Amsterdam: North Holland Publishing, 1981.

Geoffrey F. Joyce, Emmett B. Keeler, Baoping Shang, and Dana P. Goldman, "The Lifetime Burden of Chronic Disease among the Elderly," *Health Affairs* – Web Exclusive, September 26, 2005, W5-R18-R29.

Linda T. Kohn, Janet M. Corrigan, and Molla S. Donaldson, *To Err Is Human: Building a Safer Health System*, Washington, DC: National Academy Press, 1999.

Katherine R. Levit, Arthur L. Sensenig, Cathy A. Cowan et al., "National Health Expenditures, 1993," *Health Care Financing Review* 16(1), Fall 1994, 247–294.

M. Lockwood, "Quality of Life and Resource Allocation," in J. M. Bell and S. Mendus, eds., *Philosophy and Medical Welfare*, New York: Cambridge University Press, 1988, 33–56.

G. Loomes and L. McKenzie, "The Scope and Limitations of QALY Measures," in S. Baldwin, C. Godfrey, and C. Propper, eds., *Quality of Life: Perspectives and Policy*, London and New York: Routledge, 1990, 84–102.

Willard G. Manning, Howard L. Bailit, Bernadette Benjamin, and Joseph P. Newhouse, "The Demand for Dental Care: Evidence from a Randomized Controlled Trial in Health Insurance," *Journal of the American Dental Association* 110(6), June 1987, 895–902.

Willard G. Manning and Melinda S. Marquis, "Health Insurance: The Trade-off between Risk Pooling and Moral Hazard," *Journal of Health Economics* 15, 1996, 609–640.

Michael Marmot, "Inequalities in Health," *New England Journal of Medicine* 345(2), July 12, 2001, 134–136.

M. G. Marmot, M. J. Shipley, and G. Rose, "Inequalities in Death: Specific Explanations of a General Pattern?" *Lancet* 1, 1984, 1003–1006.

M. G. Marmot, H. Bosma, H. Hemingway et al., "Contributions of Job Control and Other Risk Factors to Social Variations in Coronary Heart Disease Incidence," *Lancet* 350, 1997, 235–239.

Thomas McKeown, *The Rise of Modern Population*, New York: Academic Press, 1976.

John B. McKinlay, Sonja M. McKinlay, and Robert Beaglehole, "A Review of the Evidence Concerning the Impact of Medical Measures on Recent Mortality and Morbidity in the United States," *International Journal of Health Services* 19(2), 1989, 181–208.

Biancarlo Marra and C. Richard Boland, "Hereditary Nonpolyposis Colorectal Cancer: The Syndrome, the Genes, and Historical Perspectives," *Journal of the National Cancer Institute* 87(15), August 1995, 1114–1125.

Jacob Mincer, *Schooling, Experience, and Earnings*, New York: National Bureau of Economic Research, 1974.

William J. Moore, Robert J. Newman, and Mohammad Fheili, "Measuring the Relationship Between Income and NHEs," *Health Care Financing Review* 14(1), Fall 1992, 133–139.

C. J. L. Murray, R. Govindaraj, and P. Musgrove, "National Health Expenditures: A Global Analysis," *Bulletin of the World Health Organization* 72(4), 1994, 533–692.

Selma J. Mushkin, "Health as an Investment," *Journal of Political Economy* 70 (5, part 2), October 1962, 129–157.

H. L. Needleman and D. Bellinger, "Low-Level Lead Exposure and the IQ of Children: A Meta-Analysis of Modern Studies," *Journal of the American Medical Association* 263(5), February 2, 1990, 673–678.

Joseph P. Newhouse, "Insurance Benefits, Out-of-Pocket Payments, and the Demand for Medical Care: A Review of the Recent Literature," *Health and Medical Care Services Review* 1(4), July/August 1978, 1–15.

———, "Medical Care Expenditure: A Cross-National Survey," *Journal of Human Resources* 12(1), Winter 1977, 115–125.

——— and Lindy J. Friedlander, "The Relationship Between Medical Resources and Measures of Health: Some Additional Evidence," *Journal of Human Resources* 15(2), Spring 1980, 200–218.

——— and Charles E. Phelps, "New Estimates of Price and Income Elasticities of Medical Care Services," in R. N. Rosett, ed., *The Role of Health Insurance in the Health Services Sector*, New York: National Bureau of Economic Research, 1976, 261–312.

_____ and the Insurance Experiment Group, *Free for All? Lessons from the RAND Health Insurance Experiment*, Cambridge MA: Harvard University Press, 1993.

John A. Nyman, "The Economics of Moral Hazard Revisited," *Journal of Health Economics* 18, 1999, 811–824.

Albert A. Okunade and Vasudeva N. R. Murthy, "Technology as a 'Major Driver' of Health Care Costs: A Cointegration Analysis of the Newhouse Conjecture," *Journal of Health Economics* 21, 2002, 147–159.

Gregory Pappas, Susan Queen, Wilbur Hadden, and Gail Fisher, "The Increasing Disparity in Mortality Between Socioeconomic Groups in the United States, 1960 and 1986," *New England Journal of Medicine* 329(2), July 8, 1993, 103–109.

David Parkin, Alistair McGuire, and Brian Yule, "Aggregate Health Care Expenditures and National Income," *Journal of Health Economics* 6(2), June 1987, 109–127.

Mark V. Pauly, "Is Medical Care Different? Old Questions, New Answers," *Journal of Health Politics, Policy and Law* 13(2), Summer 1988, 227–237.

Uwe Reinhardt, "The Theory of Physician-Induced Demand: Reflections After a Decade," *Journal of Health Economics* 4(2), June 1985, 190–193.

W. J. Rogan, Beth C. Gladen, James D. McKinney, Nancy Carreras, Pam Hardy, James Thullen, Jon Tingelstad, and Mary Tully, "Polychlorinated Biphenyls (PCBs) and Dichlorodiphenyl Dichlorethene (DDE) in Human Milk: Effects of Maternal Factors and Previous Lactation," *American Journal of Public Health* 76(2), February 1986, 172–177.

Richard N. Rosett and Lien-fu Huang, "The Effect of Health Insurance on the Demand for Medical Care," *Journal of Political Economy* 81(2), March/April 1973, 281–305.

M. W. Shannon and J. W. Graef, "Lead Intoxication in Infancy," *Pediatrics* 89(1), January 1992, 87–90.

Jody L. Sindelar, "Differential Use of Medical Care by Sex," *Journal of Political Economy* 90(5), October 1982, 1003–1009.

Anne R. Somers, "The Changing Demand for Health Services: A Historical Perspective and Some Thoughts for the Future," *Inquiry* 23(1), Winter 1986, 395–402.

Michael Waldholz and Walt Bogidanich, "Patients for Sale," two-part series in *The Wall Street Journal*, February 28 and March 1, 1989, A1, A12.

Gerald J. Wedig, "Health Status and the Demand for Health: Results on Price Elasticities," *Journal of Health Economics* 7(2), June 1988, 151–163.

Burton A. Weisbrod, "The Health Care Quadrilemma: An Essay on Technological Change, Insurance, Quality of Care, and Cost Containment," *Journal of Economic Literature* 29(2), June 1991, 523–552.

David Wessel, "We're Not Too Fat, It's Technology's Fault," *Wall Street Journal*, February 12, 2003, A2.

Robert Woods and P. R. Andrew Hinde, "Mortality in Victorian England: Models and Patterns," *Journal of Interdisciplinary History* 18(1), Summer 1987, 27–54.

제 6 장

의료보험 시장

> **정책적 쟁점**
> 4,700만 명이 넘는 미국인들이 보험에 가입되어 있지 않다.

미국의 의료체계가 위기를 맞고 있다고 주장하는 많은 사람들은 미국에는 의료보험에 가입되지 않은 4,700만 명(2006년)이 존재한다는 사실을 지적하고 있다. 보험에 가입되어 있지 않은 사람들의 수가 지난 10년 동안 크게 증가했을 뿐 아니라, 인구에서 차지하는 비율 또한 1987년 13%에서 2006년 15.8%로 증가했다(DiNavas, Proctor, and Smith, 2007). 보험에 가입되어 있지 않은 사람의 수가 증가할수록 의료서비스의 재원조달 방법에 대해 무엇인가 조치를 취해야 한다는 압력이 강해지고 있다. 이 문제를 합리적으로 다루기 위해서는 보험공급의 결정원리를 이해해야 한다.

의료재원 조달 방법을 효과적으로 개혁하기 위해서는 역사적 뿌리를 잘 알고 있어야 하기 때문에, 이 장에서는 미국의 고용주 제공 의료보험(employer-based insurance)의 발전에 대해 논의할 것이다. 위험 및 보험이론에 대한 논의는 민영의료보험의 수요를 이해하는 데 기초가 될 것이다. 그리고 미국적 환경에서의 제도적 특징에 초점을 맞춰, 의료서비스 공급에서의 시장 실패 문제를 다룰 것이다. 마지막으로 개혁가들의 가장 주요한 관심 대상인 보험 미가입자에 대해 살펴볼 것이다. 그들은 누구인가? 그들은 보험보장의 결여로 인해 어떻게 영향을 받는가? 그들은 어떻게 의료서비스 비용을 지불하는가?

역사적 배경

> **http://**
> 미국의료보험연합회(Health Insurance Association of America, HIAA)는 보험회사들과 관리의료보험회사들을 회원으로 하고 있는 동업자 단체이다. 아래 사이트를 방문해 보라.
> http://www.hiaa.org/

미국에서 의료서비스에 적용되는 보험은 1798년에 처음 제공되었다(표 6.1 참고). 봉급에서 강제적으로 일정액을 공제해 마련한 기금으로 미국 해운병원서비스(Marine Hospital Services)는 자격이 있는 선원들에게 선불제(prepaid) 병원서비스를 제공했다. 질병보험을 처음으로 제공한 회사는 1847년에 설립되었지만, 초기 대부분의 보험들은 질병으로 인한 의료서비스보다는 사고 또는 신체장애로

표 6.1 미국 의료보험 산업의 주요 일지

연도	내 용
1798	의회에서 선원을 위한 미국 해운병원서비스 설립.
1847	질병보험을 발행한 첫 번째 보험자인 Massachusetts Health Insurance Company of Boston 설립됨.
1849	뉴욕 주에서 최초의 일반보험법이 통과됨.
1850	매사추세츠 주의 Franklin Health Assurance Company가 허가를 받아 개인사고 보험이 가능해졌음. 15센트의 보험료로 피보험자는 철도 또는 기선 사고로 인한 사고 시 200달러, 완전장애(total disability) 시는 400달러를 보상을 받을 수 있음.
1870	광업, 목재, 철도를 포함한 몇몇 산업의 기업들이 의료서비스를 보상하는 보험을 개발하기 시작함.
1890	특정 질병으로부터의 장애에 대해 보상을 제공하는 보험이 처음 제공됨.
1899	에트나 생명보험회사가 대부분의 질병으로 인한 장애에 적용되는 보험을 제공함.
1910	몽고메리워드사가 피고용인에게 최초의 단체의료보험으로 간주되는 보험을 제공함.
1920	1920년대 개별 병원들이 개인별로 선불제 병원비 급여를 제공하기 시작함.
1929	최초의 건강유지조직인 로스-루스 클리닉이 로스앤젤레스에 설립됨.
1929	댈러스의 교사단체가 베일러 대학병원과 사전에 정해진 한 달 비용으로 병원의 숙식, 특정한 부수적인 서비스를 제공하는 선구적인 블루크로스 보험으로 간주되는 협정을 맺음.
1932	최초의 시 단위의 블루크로스 플랜이 새크라멘토 병원단체에 의해 제공됨.
1935	사회보장법(Social Security Act)이 최초로 공중보건 활동을 위해 보조금을 주정부에 제공함.
1937	블루크로스 위원회(Blue Cross Commission)가 조직됨.
1939	최초의 블루실드 플랜(외과 및 내과)인 캘리포니아 의사서비스가 개발됨.
1940	1940년대 제2차 세계대전 시 임금동결로 인해 단체의료보험은 근로자들의 단체협약에 중요한 부분이 되었음.
1949	리버티 뮤추얼(Liberty Mutual)사가 기본적인 의료서비스 비용을 보완하기 위해 중대질병보험 급여를 도입함.
1956	장애보험이 사회보장제도에 추가됨.
1959	메디케어와 메디케이드가 보험사가 서명한 최초의 포괄적인 단체치과보험을 제공함.
1964	처방약제급여(prescription drug expense benefit)가 도입됨.
1966	메디케어와 메디케이드 법이 도입됨.
1972	메디케어가 장애환자와 말기 신장병 환자에게 확대됨.
1973	건강유지조직법이 의회에서 통과됨.
1974	기업의 자가보험을 장려하기 위해 피고용인 급여보험의 제공을 규제하는 ERISA가 통과됨.
1988	메디케어 중환자 치료법 통과.
1989	메디케어 중환자 치료법 폐기.
1996	의료보험 이동성 및 책임에 관한 법(HIPAA) 통과.
1997	주 아동의료보험법(SCHIP) 시작.
2003	메디케어 현대화법(MMA) 통과.

출처: *Source Book of Health Insurance Data*, 1990, Health Insurance Association of America.

인한 소득상실을 보상했다.

의료혜택을 제공하는 보험은 1870년대와 1880년대에 보다 널리 보급되었다. 이러한 보험의 대부분은 특정 산업의 근로자와 특정 질병으로부터 고통받는 개인들에게 보험혜택을 제공했다. 20세기 초까지 47개의 보험회사들이 사고로 인한 상해를 보상하는 보험증권을 활발하게 발행했다. 전체적으로 이들 보험회사는 463,000건 이상의 보험증권을 발행했다. 대부분의 초기 보험들은 질병이나 신체장애로 인한 소득상실에 대한 보호를 제공했다. 1899년 에트나 생명보험회사(Aetna Life Insurance Company)는 결핵, 성병, 정신질환, 알코올과 마약관련 문제를 제외한 모든 질병으로 인한 장애보장을 제공하기 시작했다. 1920년대까지

사고 또는 질병과 관련해서 가장 큰 손실은 소득상실이었다.

단체의료보험은 1910년 처음으로 몽고메리워드사(Montgomery Ward & Company)의 근로자들에게 제공되었다. 뉴욕에 소재한 런던 보증 및 사고보험사(London Guarantee & Accident Company)가 발행한 보험은 장애 또는 질병이 발생할 경우 현금급여를 지급했다. 미국을 제외한 전 세계는 제1차 세계대전 이후 의무 의료보험제도를 지향했지만 미국에서는 이런 움직임이 받아들여지지 않았다.

1920년대 병원들은 개인들을 상대로 선불제 방식으로 병원서비스 혜택을 보장하는 보험을 제공하기 시작했다. 이러한 형태의 운영은 1929년 텍사스 주 댈러스에 있는 베일러 대학병원에 의해 확대되었다. 블루크로스(Blue Cross) 보험의 전신으로 간주되는 이 보험에서는, 대학병원이 댈러스의 교원단체에게 매달 일정한 금액의 보험료를 받고 연간 21일의 병원 치료와 관련 서비스를 제공하는 데 동의했다. 같은 해에는 최초의 건강유지조직(Health maintenance organization, HMO)의 하나인 로스앤젤레스의 로스-루스 클리닉(Ross-Loos Clinic)이 형성되었다. 다른 중요한 HMO인 카이저 퍼머넌트(Kaiser Permanente)는 1930년대에 시작되었다.[1]

세계 대공황으로 인해 병원들은 상환능력(solvency)을 유지해야 하는 문제에 직면했다. 병원서비스에 대한 비용을 지불할 수 없는 사람들로 인해 병원의 입원실 점유율은 50%로 감소했다. 1932년 캘리포니아 주 새크라멘토의 병원들이 재원을 모아서 1개 이상의 여러 병원들이 지원하는 지역 단위의 보험을 최초로 제공하게 되었다. 이후 3년 이내에 13개 주에서 유사한 보험들이 재정적으로 어려움에 처한 병원들에 대한 현금지불을 보장했다. 1939년 캘리포니아 의사서비스(California Physician Service)가 처음으로 의사들이 제공하는 의료서비스에 대해 선불제 방식을 도입했다. 후에 비영리 민영보험회사인 **블루실드**(Blue Shield)라고 알려진 이 보험은 소득이 연 3,000달러 이하인 근로자 집단의 회원들에게 매월 일정한 보험료를 받고 내과 및 외과 서비스 급여를 제공했다.

제2차 세계대전의 여파로 단체의료보험은 단체협약과정의 주요한 특징이 되었다. 물가와 임금동결로 인해 기업들은 근로자를 유치하고 붙들어두기 위해 비(非)임금 후생급여를 제공할 수밖에 없었다. 1954년 국세청의 판정에 의해 고용주의 단체의료보험에 대한 보험료 부담액을 근로자들의 과세소득에서 공제했다. 오늘날 면세는 미국에서 의료보험 시장의 중요한 특징이 되었고, 보험시장에서 고용에 기반을 둔 단체보험이 우위를 점하는 데 기여했다(Thomasson, 2000). 이후 20여 년 동안 보험의 적용범위 측면에 개선이 있었다. **중대질병보험**(major

---

[1] 카이저는 일반에게 등록을 공개했을 때인 1947년을 설립연도로 삼고 기념하고 있다.

medical insurance) 급여가 1949년에 도입되었으며, 1950년대에는 치과 치료, 처방약, 안과서비스 등이 많은 보험에 추가되었다.

몇 차례 전 국민 의료보험안을 통과시키는 데 실패한 미국 의회는 1965년 노인과 저소득층을 위한 포괄적인 보장을 하는 메디케어(Medicare)와 메디케이드(Medicaid) 법안을 통과시켰다. 의료이용에 대한 재정지원에 정부가 관여하는 새로운 시대가 열린 것이다. 의료비 상승압력의 상당부분은 이 입법에 기인하고 있다. 의료비 지출이 증가할수록 비용 상승을 억제하려는 압력도 증가하기 시작했다. 1973년 건강유지조직법(Health Maintenance Organization, HMO), 1974년에는 근로자 퇴직 및 소득보장법(Employee Retirement & Income Security, ERISA), 1988년에는 메디케어 중환자 치료법(Medicare Catastrophic Care Act) 등이 제정되었는데, 이 법안들은 모두 급격히 상승하는 의료비용을 억제하고 보험 미가입자의 의료서비스 접근성을 개선하는 데 목적을 두었다. 의료제공과 재원조달 측면에서 연방정부의 역할을 증대시켰던 개혁입법에는 의료보험 이동성 및 책임에 관한 법(Health Insurance Portability & Accountability, HIPAA), 주(州) 아동의료보험법(State Children's Health Insurance Plan, SCHIP), 메디케어 현대화법(Medicare Modernization Act, MMA) 등이 포함되어 있다. HIPAA는 보험의 이동성과 환자의 사생활에 대한 규정들을 제정했고, SCHIP는 메디케이드의 자격조건을 갖추지 못한 저소득층 자녀들에 대한 적용을 확대했고, MMA는 통원환자들의 처방약 적용을 메디케어에 추가했다. MMA는 또한 건강저축계좌(health savings accounts)에 대한 접근성을 증대시켜 민영보험에 대한 선택권을 확대했다.

의료개혁을 원하는 사람이라면 고용주 제공(employer-based) 보험제도의 발전과 이 보험이 비즈니스 문화에서 차지하는 위치를 이해해야 한다. 많은 의미가 있는 이 역사를 무시한다면 의료개혁에 관한 국민들의 감정을 잘못 해석할 위험이 있다.

중대질병보험
피보험자가 부담하는 본인부담금이 일정한 수준(통상 1,000~5,000달러)을 넘는 고액 진료비를 지불해야 하는 중증질환에 대한 진료비를 보장하는 의료보험.

보험의 종류

현재 진행되고 있는 의료개혁에 대한 정책 논쟁은 의료서비스에 대한 재원조달을 위해 보장보험(indemnity insurance) 또는 상해보험(casualty insurance)의 방법과 **사회보험**(social insurance) 방법이라는 두 가지 상반된 견해에 기초하고 있다. 민영보험은 배상방식을 채택해서, 특정한 의료비 지출에 대해 상환하거나 사고나 부상으로 인해 일을 할 수 없는 사람에게 직접 보험금을 지불한다. 이런 종류의 보험에는 화재보험, 도난보험, 상해보험, 생명보험, 그리고 미국의 경우 의료보험이 포함된다. 이런 민영보험은 보험료가 의료비 지출의 기대치를 반영

사회보험
정부가 운영하는 모든 재분배 프로그램의 기초로서, 목적세 수입으로 운영되며 모든 국민에 대해 연령, 건강수준 및 지불능력과 무관하게 적용됨.

해야 한다는 전제에 기반을 두고 있다. 의료비 지출의 기대치가 높은 사람은 많은 보험료를 지불해야 한다. 사회보험은 복지국가와 연관된 모든 지원프로그램, 현금지원, 공교육, 노년층에 대한 의료서비스 등의 기반이 된다. 사회보험 모형은 보험료를 산정할 때 의료비 지출의 기대치를 반영하지 않는다. 위험이 높은 사람이 많은 보험료를 지불하는 게 아니라 소득이 높은 사람들이 많은 보험료를 지불하게 된다. 위험도가 높고 소득이 낮은 사람들이 보험을 구매할 수 있도록 보장하기 위해 위험도가 다른 여러 계층에 걸쳐 보조금이 광범위하게 사용된다.

미국에서는 보장보험과 사회보험 두 가지 방식을 혼합한 방법을 사용하고 있다. 민영보험에 가입한 모든 가입자들의 보험료는 보장방식에 의해 결정되고 있다. 대부분의 보험증권은 단체보험으로 발행되고 보험가입을 한 집단 내에서 보험료는 비교적 동일하며, 가족 수에 따라 다르게 된다. 보험료는 과거 보험료 청구경험에 따라 의료서비스 사용의 기대치를 반영하며 보험가입 단체별로 달라진다. 따라서 한 집단 내에서는 집단요율(community rating)에 따라, 집단 간에는 경험요율(experience rating)에 따라 보험료가 결정되는데, 이는 동일한 집단에 소속된 사람들은 동일한 보험료를 내며, 집단에 따라 보험료가 달라진다는 것을 의미한다. 의료비 지출 수준이 높은 집단은 높은 수준의 보험료를 지불한다. 이런 방법을 제안하는 사람들은 이 방법이 효율적일 뿐 아니라 보다 공정하다고 주장하고 있다. 의료비가 생활습관에 대한 선택에 의존하는 만큼 개인의 선택에 따라 보험료를 지불해야 한다는 것이다. 건강한 생활방식을 갖고 비용에 대해 좀 더 관심을 갖는 개인이나 집단은 낮은 보험료로 보상받아야 하고, 건강치 못한 행동에 탐닉하는 것을 선택한 사람들은 보다 높은 보험료를 내어야 한다.

정책적 쟁점

의료서비스의 접근은 개인이 누려야 할 권리일까? 반드시 그러할까?

노년층, 장애인, 빈곤층, 그리고 신장질환과 같은 특정한 질병으로 고통받고 있는 사람들은 사회보험에 의해 의료서비스를 보장받는다. 메디케어와 메디케이드는 미국의 두 가지 주요 사회보험이다. 이 접근방법을 지지하는 사람들은 개인의 권리와 사회적 책임이라는 근거를 통해 주장하고 있다. 어떤 사람들은 형평성에 근거해 의료서비스가 개인의 권리로서 모든 사람들에게 제공되어야 한다고 주장한다. 만일 의료서비스에 대한 접근이 진정 개인의 권리라면 의료서비스의 제공은 사회적으로 책임져야 할 일이다. 사회보험은 강제가입이기 때문에 사회보험의 행정관리비 절약이, 보장보험 방식에서 벗어나기 때문에 발생하는 효율성 손실을 상쇄하게 된다.

일반적으로 의료보험은 대략 두 가지 종류로 구분된다. 즉, 실제로 이루어진 지출에 대해 상환해 주는 의료비 보험과, 피보험자가 일을 할 수 없을 때 정기적으로 현금급여를 지불하는 장애소득 보험(disability income insurance)이다. 보험증권의 조합은 사실상 끝이 없지만, 모든 보험은 어떤 기본적인 의료보험 급여만을 별도로 제공하거나 또는 다른 급여와 함께 제공된다.

- 입원보험은 입원실과 식사, 통상적인 병원서비스, 정상적인 재원기간에 필요한 의료용품을 제공한다.
- 내과 또는 외과 비용보험 증권은 면허가 있는 의사가 시행하는 외과적 시술과 의사의 입원환자 방문에 대한 급여세트를 제공한다.
- 중대질병보험(major medical insurance)은 특정한 품목에 대한 제한 없이 주로 고액의 의료비용을 충당하도록 설계되어 있다. 이런 종류의 보험은 흔히 공제제, 본인부담 정률제와 본인부담 지불(out-of-pocket spending)에 대한 최고한도 규정을 갖는 병원보험을 보완하기 위해 발행된다.
- 치과보험은 보통 검사, 엑스선 촬영, 클리닝 등에 대해 적용되는 등의 예방적 치과 진료에 중점을 두고 있다. 적용범위는 봉합, 발치, 브리지, 의치, 치근관, 봉박기, 교정 등에 대한 상당한 규모의 본인부담(50%까지)과 비교적 낮은 수준의 연간 지불한도액의 규정을 갖고 있다.
- 장애소득보장은 피보험자가 질병, 사고, 부상으로 일을 할 수 없는 경우 정기적으로 현금 급여를 지급한다. 이 보험은 단체와 개인을 기준으로 보험들이 제공되지만, 고용주들은 대부분 단체보험을 통해 장애보험을 제공한다. 2000년 정규근로자의 70%가 장기장애보험에, 61%가 단기장애보험에 가입되어 있다(미국상공회의소, 2000).
- 장기요양보험(long-term care insurance)은 만성질환과 신체적, 정신적 장애가 있는 사람에게 장기적인 요양원서비스를 제공한다. 장기요양보험의 보험증권은 1985년 처음 발행되었다. 2001년까지 830만 건 이상의 보험증권이 발행되었으며, 아직은 65세 이상 미국 시민의 10% 정도만이 장기요양보험의 적용을 받고 있다(HIAA, 2003).

의료보험공급자

공급자들은 상업적 보험자, 블루크로스와 블루실드 연합체, 관리의료조직으로 분류된다. 대략 1,300여 개의 상업적 보험회사들이 200만 명 이상의 미국인에게 의료보험을 제공하고 있다. 대부분의 보험사들은 전국을 대상으로 운영하고 있다. 어떤 회사들은 의료보험만을 취급하지만 많은 회사들은 손해보상보험, 책임보험, 생명보험 등도 같이 제공하고 있다. 보통 보험료는 과거 지출에 기반을 둔 **경험요율**로 결정된다. 과거 지출이 적은 고용주는 상업적인 보험자들로부터 좋은

경험요율
특정 가입자 집단의 이용률에 기초하여 보험료를 책정하는 방법. 보험료는 의료이용 수준을 추정할 때 흔히 사용하는 연령, 성별 및 기타 위험요인에 따라 달라질 수 있음.

보험요율을 적용받는다.

블루크로스와 블루실드는 미국 전역에 걸쳐 지역단위로 운영하는 39개의 독립된 조합들의 실질적인 총연합체이다. 블루크로스는 2006년 현재, 993만 명의 미국인들에게 의료혜택을 제공하고 있다. 대부분의 주 법에 의해서 '블루스(Blues)'는 비영리조합으로 특별한 취급을 받고 있다.[2] 이들 조직은 세제상 낮은 세율을 적용받고 있으며, 보통 간접비용이 적다. 원래 블루크로스와 블루실드는 **집단요율** 기준의 보험료로 보험을 제공했다. 보험시장에서의 경쟁으로 인해 모든 보험공급자들이 낮은 보험료를 책정하도록 압력을 받고 있기 때문에 이런 산정 방식은 거의 폐지되었다.

집단요율
특정 지역 내 전체 인구의 의료이용률에 기초하여 보험료를 책정하는 방식. 보험료는 연령, 성별, 위험, 또는 이전의 의료서비스의 이용과 관계없이 모든 사람들에게 동일함.

관리의료 조직들, 특히 건강유지조직(health maintenance organization, HMO)과 **우선의료제공자조직**(preferred provider organizations, PPO)은 일정한 금액의 보험료로 가입자의 의료서비스를 책임지는 포괄적 의료서비스를 제공한다. 이 조직들에 대해서는 제7장에서 보다 자세하게 논의할 것이다.

우선의료제공자조직
의료보험회사 또는 고용주와 일정한 수가에 따라 일정한 소비자 집단에 대하여 의료서비스를 제공하기로 계약을 맺은 의료제공자 집단으로, 어느 의료기관이 할인된 요금을 수용하면 이 의료기관은 우선의료제공자조직의 목록에 포함됨.

더욱이 의료보험을 지원하는 고용주들이 자가보험 형태로 직접 주관하는 의료보험들이 점점 늘어나고 있다. 1985년까지 회사가 제공하는 단체의료보험의 50% 이상이 ASO(Administrative Service Only)와 MPP(Minimum Premium Plans) 하에서 운영되었다. ASO 제도하에서는 제3의 관리자(third-party administrators, TPAs)가 일정한 수수료로 보험 청구를 처리하고 서류 업무를 다룬다. MPP는 고액이면서, 예상치 못한 청구를 대상으로 보험을 제공한다.

http://
모든 지역연합회들과 연결되는 블루크로스와 블루실드 연합회 웹사이트는 다음과 같다.
http://www.bluecares.com/

65세 이하 민간인들의 약 83% 정도가 병원보험, 외과적 의료보험, 또는 두 보험을 모두 가지고 있다. 메디케어 혜택을 받고 있는 65세 이상 인구 중에서 약 60% 정도가 민간보충보험(Medigap 보험)을 가지고 있다. 따라서 민간인 중에서 약 15% 정도의 인구가 의료보험의 보호를 받지 못하고 있다.

민영보험에 대한 수요

개인들은 위험을 분산하기 위해 보험계약을 맺는다. 어떤 특정한 사건이 일어날 때 발생하는 기대비용을 근거로 결정된 보험료에 기초하여 보험계약이 이루어진다. 런던의 로이드사(Lloyds of London)는 선박 소유주들이 부유한 상인들과, 선박이 해상에서 실종될 때 발생하는 비용을 인수하도록 계약을 맺었던 커피 하우스(coffee house)로 출발했다(17~18세기 영국에서 커피 하우스는 문인·정객의 사교장이었다—역자 주).

2 캘리포니아 주의 블루크로스와 블루실드처럼 영리단체로 전환한 경우는 예외이다.

전통적인 보장보험 계약을 가장 직접적으로 적용한 것은 생명보험이다. 생명보험은 일정한 보험료를 지불하고 보험을 들면, 만일 피보험자가 사망할 경우 증권에 제시되어 있는 미리 설정된 금액을 피보험자에게 지불한다. 다른 형태의 적용으로는 손해보험이 있다. 손해보험의 경우, 보험을 든 재산이 손상되면 보험에서 재산이 손상되기 이전의 상태로 되돌리기 위해 보험금을 지급한다.

의료제공의 쟁점

의료보험의 주요 개념들

역선택(adverse selection)은 위험이 높은 사람이 자신의 진정한 위험수준을 속이고 평균보험료 수준으로 보험을 구매할 수 있는 상황을 말한다. 어떤 위험 풀(risk pool)에 위험이 높은 사람의 수가 너무 많게 되면, 이 풀의 지불능력을 위협하게 될 것이다.

결과의 **기댓값**(expected value of an outcome)은 모든 가능한 결과들을 이 결과들이 나타날 확률을 가중치로 곱한 가중평균이다. 즉, $E(x) = \Sigma x_i p_i$인데, 여기서 $E(x)$는 기댓값, x_i는 i번째 결과이고, p_i는 i번째 결과의 확률이다. 기댓값은 모든 가능한 결과들의 합이다.

무임승차자(free rider)는 중병이 들었을 때 의료서비스가 무상으로 제공될 것을 알고 보험을 구입하지 않는 사람을 일컫는다.

도덕적 해이(moral hazard)는 보험에 가입되어 있다는 사실이 보험금을 청구할 가능성과 청구의 실제규모를 증가시키기 때문에 발생한다. 보험은 의료서비스에 대한 본인부담을 낮추어서 수요량을 증가시킨다.

어떤 사건의 **확률**은 사건이 발생할 가능성 또는 기회를 말한다. 확률은 0부터 1 사이의 비율로 측정된다. 확률이 1이라는 말은 어떤 사건이 확실히 발생하는 것을 의미하는 것으로, 어떤 사건이 매번 발생하는 것이다. 0.25의 확률은 4번 중 1번 발생하는 사건을 의미한다.

위험(risk)은 여러 결과가 가능하고, 각 가능한 결과의 가능성(likelihood)이 알려지거나 추정될 수 있는 상태이다.

불확실성(uncertainty)은 여러 결과가 가능한 상태이지만, 어떤 한 가지 결과가 나타날 가능성은 알지 못하는 상황이다.

기댓값
모든 가능한 결과의 가중평균으로서, 가중치는 각 결과의 발생확률임.

확률
어떤 사건이 발생할 가능성 또는 기회. 1과 0 사이의 값으로 측정됨.

위험
다수의 결과가 발생할 수 있고, 각 결과의 확률이 알려져 있거나 추정이 가능한 상황.

불확실성
여러 가지의 결과가 발생하지만 어느 특정 결과의 확률은 알지 못하는 상황.

의료보험은 몇 가지의 중요한 예외를 제외하고는 생명보험이나 손해보상보험과 유사하다. 의료보험이 처음 개발되었을 때, 전형적인 의료보험은 다리 골절이나 절단된 수족과 같은 어떤 특정한 질환에 대해 지정된 금액을 지불했다. 이런 보험 협정과 관련한 중요한 문제로는 (1) 질환의 심각성을 증명하는 어려움과, (2) 유사한 질환을 치료하는 데 소요되는 비용의 차이가 매우 크다는 것이었다. 이런 두 가지 문제들이 피보험자들에게 지나치게 큰 위험을 주게 되어서, 청구된 비용을 부담하는 서비스–급여(service-benefit) 보험의 개발을 가져왔고 이런 형태의 보험이 1980년대까지 의료보험의 주류를 이루었다.

위험이론과 보험

핵심개념 ❸
한계분석

위험 및 보험이론은 Friedman과 Savage(1948)의 선구적인 연구에 기반을 두고 있다. 개인들은 재정적 위험의 불확실성을 다른 사람들과 나누기 위해 보험계약을 하게 된다. 어떤 개인이 미래에 심장마비나 뇌경색과 같은 질환으로부터 고통받을 것인지에 대한 여부를 판단하는 것은 불가능하다. 그러나 개인이 큰 집단 또는 위험 풀을 형성하게 되면, 이 집단에 속한 사람이 심장마비나 뇌경색으로 고통받을 확률은 체계적으로 추정이 가능하다. 한 사건이 일어날 확률의 추정치는 동일한 사건이 과거에 발생한 빈도수에 근거하고 있다. 집단의 규모가 더욱 커지게 되면 예측의 정확도는 개선된다.

Berk와 Monheit(2001)의 연구는, 1928년까지의 의료비 지출을 추적해, 의료비 지출의 분포가 시간에 걸쳐 매우 안정적이라는 점을 보여주고 있다. 이들은 전국적인 조사 자료를 이용해서 1966년 인구의 5% 정도가 전체 의료비 지출의 55%를 사용하고 있다고 추정했다. 또한 상위 10% 사용자들이 전체 의료비 지출의 69%를, 상위 30% 사용자들이 90%를, 상위 50% 사용자들이 97%를 차지했다.

어떤 사람들은 다른 사람들보다 보다 더 위험한 일을 기꺼이 하려고 한다. 그러나 위험한 일을 하려는 사람들도 일반적으로 덜 위험한 상황을 선호한다. 대부분의 사람들은 위험을 회피한다. 사람들의 지배적인, 위험에 대한 태도는 위험회피(risk-aversion)이다. 사람들의 위험에 대한 태도는 소득의 한계효용에 의해 잘 나타난다. 기댓값이 동일한 두 가지 선택이 있다고 할 때, 위험을 기피하는 경향을 가진 사람들은 불확실한 예상보다는 확실한 예상을 선택할 것이다. 위험회피는 소득을 통해 얻는 총효용의 변화율을 측정하는 소득의 한계효용(marginal utility of income)이 체감하는 것으로 나타난다.

한 사람의 소득이 증가할수록 효용수준은 높아지지만, 추가되는 소득의 증가분이 증가시키는 효용은 앞서의 소득 증가분에 비해 낮아진다. 그림 6.1은 위험을 회피하는 사람이 소득으로부터 얻는 총효용을 보여주고 있다. 총효용곡선은 아래로부터 오목(concave)한 형태를 갖는데, 이는 총효용의 증가율이 감소하는 것을 의미한다. 소득이 w_0에서 w_1로 증가하면 총효용은 u_0에서 u_1로 증가한다. 소득수준이 증가할수록 소득의 매 증가분이 효용을 증가시키지만, 그 증가분은 계속 줄어든다. 즉, 소득이 w_1에서 w_2로 증가할 때, 효용의 증가는 소득이 w_0에서 w_1으로 증가할 때보다 작다.

현실에서 나타날 결과가 불확실할 때, 사람들은 그들의 소득-효용곡선 상에서 어디에 놓이게 될지 알지 못한다. 주어진 기간 동안 그들이 얼마의 확실한 실제 소득을 받게 될지는 아무도 알 수 없지만, 그들의 기대소득은 추정할 수 있다. **기대효용**(expected utility)은 각 상황이 일어날 확률로 가중된 모든 가능한

그림 6.1 소득의 총효용곡선

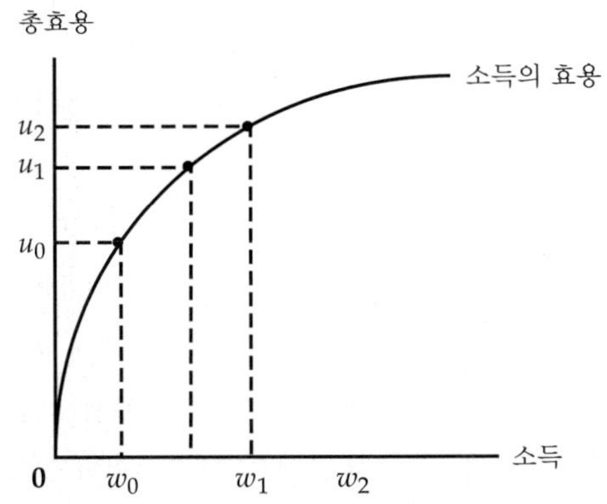

효용들의 평균이다. 불확실한 상황에서 선택할 때 사람들은 기대효용을 극대화하려고 한다. 만일 아프거나 건강한 두 가지 건강상태가 있다고 가정하자. 아플 확률이 5%라면 건강할 확률은 95%가 될 것이다. 물론 건강과 관련한 모든 가능한 상태가 발생할 확률의 합은 100%가 되어야 한다. 만일 아플 때 치료하는 비용이 20,000달러라고 할 때 소득이 50,000달러인 사람의 기대소득은 49,000달러가 된다.[3]

위험에는 비용이 발생하기 때문에 위험을 회피하려는 사람들은 위험의 결과를 피하기 위해 대가를 지불할 것이다. 이 원리를 설명하기 위해, 예를 통해 의료보험의 경우를 알아보자. 언제 질병에 걸릴지 모르는 불확실성하에서 사람들은 두 가지의 선택을 할 수 있다. (1) 보험을 구입하고 보험료만큼 자발적으로 부를 감소시키거나, (2) 질병이 발생할 때 재정적 손실을 입을 확률이 낮은 경우에는 자가보험(self-insured)을 실행하는 것이다. 사람이 질병으로부터 고통을 당할 실제 확률을 구하는 것은 불가능하다. 큰 인구집단이 있다면, 그 이전 동안 특정한 질환으로 고통받았던 인구의 비율을 이용해 확률을 추정할 수 있다.

위험 풀(risk pooling)은 보험을 구매한 집단이 전 인구와 동일한 질병발생의 확률을 가지는 한 작동한다. 이 경우 모든 구성원들로부터 보험료를 걷어 아픈 사람에게 급여를 제공함으로써 치료비용을 분담할 수 있다. 이런 계약이 작동하기 위해서는 보험회사가 충분한 보험료를 징수해서 모든 보험 청구에 대해 지불

3 기대소득은 두 가지 가능한 결과의 가중평균이다. 계산은 각 건강상태에서의 소득에 각 상태가 발생할 확률을 가중치로 곱한 소득의 합이다. 즉, $E(Y) = (\$50{,}000 \times 0.95) + (\$30{,}000 \times 0.05) = \$47{,}500 + \$1{,}500 = \$49{,}000$이다.

하고, 모든 운영비용과 행정비용을 충당할 수 있으며, 나머지로는 보험회사의 주주들에게 합리적 수준의 이윤을 배분할 수 있어야 한다.

이런 계약이 어떻게 작동하는지를 알아보기 위해 다음과 같은 사례를 생각해 보자. 장래의 한 보험 가입자가 어떤 질병에 걸린 확률이 4%이고, 만일 질병에 걸리게 되면 그 사람의 연간 소득에 해당하는 50,000달러의 큰 재정적 손실을 입게 된다고 가정하자. 이런 상황에서 불확실성의 범위는 연소득이 0달러(만일 질병에 걸리는 경우)로부터 50,000달러(질병에 걸리지 않는 경우)까지의 범위에 있다. 소득의 기대효용은, 질병으로 인해 소득이 0이 될 때인 원점에서 출발하여, 건강한 사람의 순소득 50,000달러에 해당하는 실제 소득–효용곡선상의 점까지 그려지는 직선으로 나타난다.[4] 오목한 소득–효용곡선은, 불확실성이 없을 때 보장된 소득에 의해 발생하는 효용수준을 나타낸다. 직선으로 표시되는 소득의 기대효용곡선은 질병이 발생할, 여러 가지 다른 확률로 조정된 효용이다. 즉, 이 직선은 0부터 1 사이의 모든 확률 수준에서 질병으로 인한 50,000달러 손실의 기대효용을 나타낸다. 두 곡선의 차이는 질병발생에 따른 위험과 관련된 효용의 감소를 나타낸다.

불확실한 상황하에서의 선택행위는 사람들이 기대효용을 극대화하려고 노력한다는 것을 의미한다. 질병에 걸릴 확률이 4%이기 때문에 아프지 않을 확률은 96%이다. 그림 6.2를 보면 이 경우 기대소득은 48,000달러이고 기대효용은 96*U*이다.[5]

그림에 나타나 있는 소득–효용곡선이 주어졌을 때 보험을 구입할 가능성이 있는 이 사람은 45,000달러의 확실한 소득과 48,000달러의 기대소득으로 동일한 수준의 효용(=96*U*)을 얻게 된다. 즉, 이 사람의 실제 효용수준은 45,000달러를 100%의 확률로 갖는 경우와 50,000달러의 소득을 96%, 0달러의 소득을 4% 확률로 갖는 경우가 동일하다. 48,000달러와 45,000달러(또는 3,000달러)의 차이는 불확실성에 대한 대가이다. 이 경우, 만일 보험을 5,000달러 이하로 구매할 수 있다면 이 사람은 후생이 높아지게 된다. 즉, 이 사람은 더 높은 효용수준을 얻게 될 것이다.

분명히 많은 사람들이 위험 회피자로서 유사한 소득–효용곡선을 갖는다. 만일 그렇지 않다면 보험회사가 매년 수백만 건의 보험 증권을 팔지는 못할 것이다. 만일 1,000명의 사람들로 구성된 어느 집단이 보험 가입을 원한다면, 보험자는 40

---

4 기대효용은 각 건강상태에서의 건강상태를 각 상태의 확률로 조정한(곱한) 효용을 합하여 계산된다. 기대효용곡선은 0부터 1 사이에서, 각 건강상태의 확률을 변화시켜 그 결과를 점으로 찍어 그려진다.

5 $E(Y) = (0.96 \times \$50{,}000) + (0.04 \times \$0) = \$48{,}000$. $E(U) = (0.96 \times 100U) + (0.04 \times 0U) = 96U$.

그림 6.2 보험의 선택

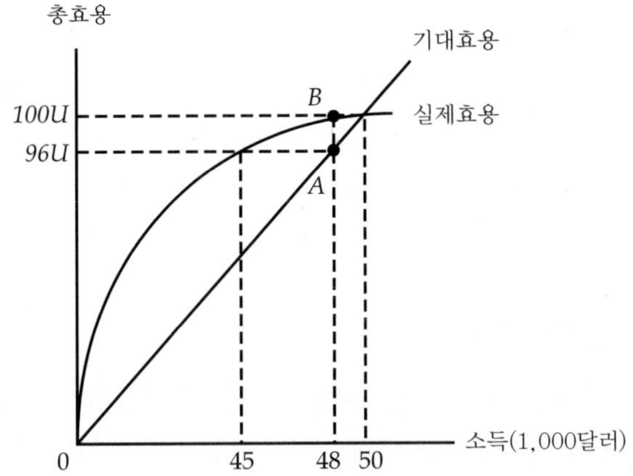

명이 총 2백만 달러를 청구할 것이라고 기대할 수 있다. 이 보험자는 기대되는 지급금을 충당하기 위해 1인당 최소 2,000달러의 보험료를 부과해야 하는데, 지급금의 기대치와 불확실성의 대가를 합하여 1인당 5,000달러까지 부과할 수 있다. 소비자가 보험에 부여하는 최대가치와 보험 구입에 드는 최소비용 간의 차이가 위험감소의 대가인 불확실성에 대한 가격(price of uncertainty)이라는 점을 상기하자. 행정관리 비용과 보험회사 이윤의 합이 불확실성의 가격보다 적다면 이 보험회사는 성공적으로 이 집단에게 보험을 판매할 수 있다. 보험에 가입되어 있지 않다면 이 단체에 소속된 모든 개인들은 96*U*의 기대효용을 얻는다. 보험구입 비용이 5,000달러보다 낮다면 효용은 더 높아질 것이다. 점 *B*로 표시되는 보험 가입자는 점 *A*로 표시되는 미가입자보다 효용이 높다.

몇 가지의 요인들이 보험구매 결정에 영향을 미친다. 우선, 소득–효용곡선의 형태가 중요하다. 분명히 위험 선호자들 또는 위험 중립적인 사람들은 보험을 구입하지 않을 것이다.[6] 손실의 규모 또한 이 결정에서 중요한 역할을 한다. 실제효용곡선과 기대효용곡선 간의 거리는 불확실성의 범위가 작을 때보다 불확실성의 범위가 클 때, 즉 잠재적인 재정적 손실이 실제소득 수준에 비해 클 때 더 커지게 된다. 예상되는 손실이 클수록, 보험에 부여하는 최대가치가 클수록 이 사람이 보험을 구매할 가능성이 높아진다. 손실이 발생할 확률이 변하면 보험구매

---

6 위험 선호자에게 위험은 효용에 기여한다. 실제효용함수는 기대효용함수보다 밑으로 떨어지는데, 이는 위험이 효용수준을 더해 준다는 것을 의미한다. 위험 중립적인 사람은 불확실성에 대해 무차별하다. 그에게 위험은 편익도 아니고 비용도 아니다.

가능성도 변한다. 위험을 회피하는 사람이라 할지라도 손실이 발생할 확률이 극히 낮거나 또는 극히 높으면 보험을 구매하지 않는다. 질병 발생 확률이 아주 낮은 경우에는 위험에 대해 감지된 비용이 너무 낮아 수요를 자극하지 않고, 확률이 아주 높아 질병 발생이 거의 확실해지는 경우에는 보험 구입에 있어서 최소 비용이 너무 높아진다. 두말할 나위 없이 어떤 다른 상품에 대한 수요에서처럼 보험의 가격과 소득 수준이 보험구매 여부를 결정하는 데 중요한 역할을 할 것이다.

의료보험과 시장의 실패

발생할 확률은 낮지만 높은 비용을 수반하는 위험을 분산시키기 위해 설계된 것이 보험 풀(insurance pools)이다. 입원은 이런 경우에 해당되고, 보험은 모든 병원 비용의 97%를 지불한다. 치과 치료, 안경, 처방약과 같이 발생할 확률은 높지만 비용이 낮은 위험을 대상으로 한 보험의 보상 범위는 그렇게 관대하지 않다. 보험은 치과 치료와 안경에 대해서는 전체 비용의 50% 이하를 보상하고(Levit et al., 1994), 처방약에 대해서는 2/3밖에 보상하지 않는다. 보험 가입자가 지불하는 보험료는 피보험자의 기대지출액, 행정적 간접비용을 충당하는 정도의 가산액(markup)과 이윤을 합한 수준으로 평균 약 20% 정도이다. 개인이 보험을 구매하려면 가산액이, 인지된 자가보험(self-insurance)의 위험보다 적어야 한다.[7] 서비스의 이용 가능성이 높고 비용은 상대적으로 낮은 이런 상황에서는 가산액이 위험 감소분의 가치를 초과하게 되어 소비자는 보험을 구매하지 않는 선택을 하게 된다.

순부가비용
실제 보험료와 보험계리적 원리에 기초한 보험의 최소 비용 사이의 차이.

핵심개념 ⑨
시장 실패

의료시장의 중요한 특징은 제3자 지불제도에 의존한다는 것이다. 보험이 의료서비스 시장을 형성한 것처럼, 고용주가 제공하는 비과세 복리후생 형태의 의료보험 출현이 의료보험 시장을 형성했다. 이런 특징으로 인해 개인적으로 보험을 구매했다면 보통은 포함되지 않았을 의료서비스까지 적용범위를 확대하는 등, 과소비에 대한 강한 인센티브가 만들어졌다(Pauly, 1986).

이 조세보조금의 총가치는 1,000억 달러가 넘는 것으로 추정되었다. 즉, 만일 고용주가 제공하는 의료보험이 과세대상으로 처리되었다면 연방소득세 수입이 1,000억 달러 정도 증가했을 것이다(Gruber, Levitt, 2000). 이런 조세보조금의 혜택은 보장범위가 관대한 의료보험을 갖는 사람들에게 주로 흘러들어간다. 절세(tax savings)의 60% 이상이 전체 인구의 소득 상위 20%에 해당되는 사람들에게 돌아간다. 고용주가 제공하는 의료보험을 가지고 있는 평균적인 근로자는 매년

---

7 이 언급은 보험자와 보험증권 보유자가 기대 지출액에 대해 동일한 값을 부여한다는 가정을 담고 있다.

약 800달러의 세금을 절약한다. 소득계층의 양 극단을 보면, 보험 미가입자와 저소득 근로자들은 조세혜택을 받지 못하고 있으며, 10만~20만 달러의 연간소득이 있는 사람들은 1,710달러의 조세를 절약하고 있다(Goodgame, 1994).

정책적 쟁점
의료보험에 대한 조세보조는 비과세 급여를 선호하게 만듦으로써 봉급 패키지를 왜곡시킨다.

많은 경제학자들은 이런 세제혜택이 전형적인 피고용인 보상 패키지를 왜곡하고 있다는 사실에 대해 의견을 같이 하고 있다. 이런 이론적인 주장에는 설득력이 있다. 28%의 세율 범위 내에 있는 사람들에게는 세금공제 이후 1달러를 제공하기 위해서는 세전소득이 1.39달러이어야 한다. 이런 세제상 처리로 인해 세금공제 후에 1달러의 의료혜택을 제공하기 위해서는 단지 1달러의 세전소득이 필요하다. 따라서 이런 종류의 보조금이 비과세되는 의료혜택에 과다하게 비중을 둔 형태의 보상 패키지를 받아들이도록 하는 강력한 인센티브를 제공하게 된다. 조세보조금이 문제가 되는 것은 분명하지만, 그 효과에 대한 실증적 추정치는 비교적 정확하지 않다.

의료혜택이 일상적인 의료서비스까지 확대되면서, 보험의 목적이 위험분산에서 결국은 모든 본인부담 의료비를 지출하지 않으려는 목적으로 확대되었다. 2006년 미국에서 본인부담금은 전체 의료비 지출의 12.2%였다.[8] 이런 상황에서 공급자들은 의료서비스를 효율적으로 공급하려는 인센티브가 작아지게 되고, 이는 다시 경쟁을 제한하고, 비용을 증가시키며, 의료서비스의 수준을 떨어뜨리는 결과를 가져온다.

정보의 문제

비록 미국의 의료분야가 많은 문제를 갖고 있지만, 이들 중 얼마나 많은 문제들이 직접적으로 전통적인 시장에 대한 의존성 때문에 발생하는 것인지는 말하기 어렵다. 시장이 자원을 효율적으로 배분하고 지출을 통제하는 데 실패했다고 인식한 대부분의 선진국들은, 사회보험을 통해 광범위하고 집단적인 개입방식을 채택하게 되었다. 의료시장의 기능을 이해하는 데 가장 유망한 방법 중 하나는 시장에 널리 퍼져있는 정보문제의 의미를 구명하는 것이다. 정보비용은 경제적 의사결정에 있어 핵심적인 요인이다. 비싼 정보로 인해 발생하는 가장 어려운 문제는 정보에 대한 접근이 불평등하다는 점이다. 즉, 경제적 거래에 있어 한 당사자가 다른 당사자에 비해 더 많고 더 좋은 정보를 갖고 있는 것이다. 이와 같이 정보 접근도가 동일하지 않은 경우, 또는 보다 전문적으로 표현하자면, 정보가 비대칭적으로 분포되어 있을 때 여러 가지의 문제가 발생한다. 즉, 소비자가 가격과 품질에

---

8 나머지 선진국들에서도 비슷한 상황이 존재한다. 캐나다, 독일, 일본, 스위스에서는 본인부담이 더욱 높은데, 그 범위는 독일의 13.1%에서부터 스위스의 30.5%에 걸쳐있다.

대해 불완전한 정보를 갖게 되면 도덕적 해이와 역선택 등의 문제가 발생한다.

소비자 정보의 문제 시장이 작동하기 위해서는 소비자들이 합리적으로 행동해야 하고, 지출할 소득을 가지고 있어야 하며, 자신들의 선호에 대해 알고 있어야 한다. 소비자들이 정보를 수집하고 이해하는 데 어려움이 있다면, 정보에 근거해서 결정하는 능력이 손상된다(Rice, 1998). 의료서비스 시장은 이러한 측면에서 심각한 결함을 갖고 있다. 공식적인 광고 없이 소비자와 소비자 간 입에서 입으로 전해지는 대부분의 정보는 빈약하기 쉽다. 의학정보는 수집하기 어려울 뿐 아니라 이해하기도 어려우며, 또한 많은 의학적인 의사결정이 고도의 기술적 정보에 기반을 두고 있다. 의사들은 처방과 치료의 기반이 되는 기술적인 자료들을 어떻게 해석하는지를 배우기 위해 의과대학에서 많은 시간을 들인다. 환자들은 보통 의사들과 같은 의사결정을 할 능력이 없으므로 공급자 및 조언자로서 의사들의 이중적인 역할이 남용을 가져올 수 있다. 그리고 때때로 잘못된 의사결정으로 인한 비용은 매우 크다.

소비자들이 비용을 인식하는 의사결정을 하려면, 구매하는 서비스에 대해 지불하는 가격을 알아야 한다. 이러한 조건은 중요한 것인 동시에 논란의 대상이 되고 있다. 재화와 서비스의 가격은 소비자 또는 사회 전체가 그 재화와 서비스에 부여하는 가치를 반영해야 한다. 그러나 많은 사람들은 개선된 건강상태에 대해 화폐적 가치를 부여하는 것이 과연 윤리적인지에 대해 의문을 제기하고 있다. 정보의 문제는 가격이 얼마여야 하는지에 대한 문제가 아니라 과연 소비자가 그들이 지불해야 하는 가격에 대해 알고 있어야 하는지가 문제이다. 흔히 가격 투명성(price transparency)이라고 불리는 보다 좋은 가격에 대한 정보는 소비자들이 공급자들 간 가격을 비교할 수 있도록 해주어서 보다 효율적인 시장을 만든다.

도덕적 해이의 경제학 현재와 미래에 대한 정보를 얻는 데는 많은 비용이 든다. 경제모형은 더 이상 완전하고, 비용이 들지 않는 정보만을 가정하지 않고, 의사결정에 있어 가장 중심적인 요소로서 정보비용을 인식하려 노력해 왔다. 노벨상 수상자인 George Stigler(1961)는 "정보는 경제학이라는 도시에서 슬럼 지역을 점유하고 있다."라고 말했다. 오늘날 경제학에서 모든 흥미로운 문제들은 모두 정보가 비싸다는 사실에 기인하고 있는 것 같다.

정보비용은 경제적 거래 과정에서 문제를 일으킨다. 모든 계약들은 미래의 행동에 대한 기대와 관련이 있다. 도덕적 해이(moral hazard)는 계약에 함축된 원칙과 달리 행동함으로써 이익을 얻을 수 있다면 언제라도 발생하는 현상이다. 계약이, 한 당사자 또는 양 당사자 모두의 행동을 변화시킬 가능성은 언제나 존재한다. 이 문제는 계약 당사자가 상대방의 행동을 감시할 수 없을 때 발생한다. 사적인 행동은 보이지 않기 때문에, 양 당사자들은 상대가 예측할 수 없는 행동으로 이익을 얻을 기회를 찾는다. 만일 사람들이 완전히 정직하다면 계약서를 작성하는 일은 쉬울 것이다. 그러나 사람들은 흔히 기회주의적인 행태를 보인다. 모든 면에서 도덕적인 사람들조차 그들의 행동이 감시될 수 없는 상황을 이용할 수 있다. 어떤 사람이 계약 당사자들 사이에 존재하는 정보의 불균형을 이용해서 특정한 계약에서 허용되거나 기대되는 수준보다 더 많은 효용을 얻으려고 시도한다면 그는 경제적 기회주의에 가담하고 있는 것이다.

봉투의 이면

기회주의적 행태의 경제학

시장거래에서 거래의 한 당사자 또는 양 당사자는 상대방이 쉽게 알 수 없는 특정한 성질, 특징 또는 행동에 대한 내부 정보를 갖고 그 이점을 활용하려고 할 가능성이 높다. 보험을 구입하는 사람은 알게 모르게 기회주의적 행동에 빠질 것이다. 보험증권의 소유자들이 모르는 사이에 보험회사는, 비용이 많이 드는 검사나 진료에 대한 접근을 제한하도록 의료공급자들에게 권하기 위해 가이드라인을 설치하거나 인센티브를 만드는 기회주의적 행동을 할 수 있다. 어떤 사람은 이런 종류의 행동이 비윤리적이거나 심지어 비도덕적이라고 주장할 수 있다. 이런 행동의 근원이 무엇이든, 이익이 발생할 가능성이 있을 때 사적인 정보를 불공정하게 이용하면 시장의 효율적인 작동을 방해하게 된다.

		보험자	
		예측 가능	기회주의적
보험	예측 가능	80, 80	100, 30
가입자	기회주의적	30, 100	50, 50

우리는 단순한 죄수의 딜레마 게임을 이용해서 이러한 비효율성을 설명해 볼 수 있다. 보험자와 보험 가입자가 두 가지 선택대안을 가지고 있는데, 하나는 예측할 수 있는 것이고 또 하나는 기회주의적인 것이라고 가정하자. 다음의 보수(payoff)는 상이한 결과에 따른 상이한 효용 또는 만족수준을 보여준다.

위의 경우, 보험계약의 양 당사자에게 기회주의적 행동을 취하는 것이 우월전략(dominant strategy)이 된다. 만일 보험자의 행동을 예측할 수 있다면 보험 가입자는 기회주의적으로 행동함으로써 보다 높은 효용(80이 아니라 100)을 가지게 될 것이다. 동일한 논리가 보험자에게도 적용된다. 양 당사자가 모두 우월전략(기회주의적이고도 기회주의적인)을 수행할 때, 양 당사자들의 효용의 합은 100이 된다. 그러나 최적의 보상이 나타나는 경우는 양 당사자들이 협력하고, 개인정보를 공유하며, 예측할 수 있는 행동을 할 때이다.

보상과 벌금의 방식을 통해 협력적인 결과(예측할 수 있고도, 예측할 수 있는)가 달성될 수 있고, 후생이 극대화될 수 있는 상황을 마련하는 것이 가능하다. 효용이 25만큼 증가할 수 있는 방향으로 예측할 수 있는 행동이 보상된다고 가정하자. 이런 경우, 양 당사자들의 우월전략이 변하고, 모든 사람들에게 예측할 수 있는 행동이 가능할 것이다.

		보험자	
		예측 가능	기회주의적
보험	예측 가능	105, 105	55, 100
가입자	기회주의적	100, 55	50, 50

만일 의료비 지출이 특정 수준 이하이거나 해당 연도 내에 어떤 보험금도 청구되지 않는다면, 보험 가입자에게 리베이트를 제공하는 것으로 이런 보상제도를 구축할 수 있다. 이는 보험자에게는 가입자(enrollees)들로부터 높은 점수를 받거나 예방서비스에 있어 특정한 수준을 만족시키는 보험 가입자에게 보상하는 것을 의미하는 것일 수 있다.

핵심개념 ❹
이기심

한 사람이 보험에 가입되어 있다는 사실은 의료비 지출의 기대치를 상승시킨다. 도덕적 해이의 두 가지 측면이 환자와 공급자 모두에게 영향을 준다. 보험 가입은 (1) 의료서비스 구매의 가능성을 높여주고, (2) 질병이 발생했을 때 더욱 많은 지출을 유인한다.[9]

이런 정보의 문제가 보험계약의 구조에 영향을 준다. 보험에 가입되어 있는 사람은 의료서비스의 가격이 '세일 가격'이라고 인식한다. 환자들은 특히 병원서비스와 의사서비스에 대해 비용 1달러당 순가격(net prices)이 10센트 또는 20센트 정도 낮은 가격을 경험하게 된다. 사람들이 전체 가격을 청구받을 때보다 더 많은 서비스를 구매하려는 합리적 성향을 따른다는 것은 자연스러운 일이다. 보험으로 인한 의료서비스 가격 하락이 구매량을 증가시키는 것이다.

어떻게 이런 일이 일어나는지 이해하기는 어렵지 않다. 여러 가지의 검사를 받기 위해 의사를 찾은 사람이 만일 보험에 가입되어 있다면 그의 행동은 달라질 것이다. 전액 보상이 되는 보험에 가입한 환자는 검사의 혜택, 합병증의 특징, 전 검사과정에 소요되는 시간 등에 대해 질문할 것이다. 전액 보상이 되는 보험에 가입한 환자들의 의사는 보험회사가 비용을 지불할 것을 알고 있기 때문에 검사들을 제공할 것이다. 이 과정에서 비용은 중요한 관심사가 되지 못한다. 반면, 보험에 가입하지 않은 환자는 검사비용과 다른 대체검사의 비용, 이 검사가 반드시 필요한지의 여부, 만일 이 검사를 미루거나 전혀 검사받지 않을 경우 나타날 가능성 등에 대해 질문할 것이다. 그리고 보험에 가입하지 않은 환자의 의사는 어떠한 검사를 해야 할지를 선택할 때 환자의 재정상황을 고려할 것이다.

9 실제로 경제학자들은 수요의 법칙의 한 측면으로 도덕적 해이를 보고 있다. 환자들은 구매를 늘림으로써 낮아진 순(純)가격에 반응한다. 공급자는 그들이 제공하는 서비스가 가격에 대해 비탄력적이라는 것을 알기 때문에 높은 가격을 부과하고 보다 많은 서비스를 제공하려 한다.

RAND 연구소의 연구 및 그 밖의 연구들은 무상 의료서비스를 받는 사람이 비용의 일부를 지불하는 사람들에 비해 더 많은 의료서비스를 이용한다는 것을 보여 주고 있다. 의료보험이 환자의 본인부담 진료비를 낮춤으로써 수요량을 증가시킨다는 사실은 널리 알려져 있다. 즉, 사람들은 보험이 비용을 보상할 때 보다 많은 의료서비스를 요구한다.

엄밀히 경제학적인 시각에서 볼 때, 보험에 가입되지 않을 때보다 보험에 가입되어 있을 때 의료서비스를 더 많이 찾는 반응은 부도덕한 행위가 아니라 합리적인 경제 행위의 결과라고 주장할 수 있다. 한 사람의 의료서비스에 대한 수요량은 (1) 의료서비스에 대한 기호와 선호도, (2) 소득, (3) 질병의 중증도, (4) 의료서비스에 부과되는 가격들의 함수이다. 보험이 의료비 지출에 영향을 미치는 것은 보험이 개인이 지불해야 하는 비용의 시장가격을 낮추기 때문이다. 질병이 완벽하게 무작위로 발생할지라도, 의료서비스에 대한 수요가 완전히 비탄력적이지 않는 한, 의료보험은 의료비 지출의 무작위성에 변화를 가져온다.

Pauly(1968)는 이러한 생각을 보다 체계적으로 보여주고 있다. 특정 기간 내에 세 가지 건강상태가 발생할 수 있는 경우를 고려해보자.

I_1 = 아프지 않을 경우 (p_1 = 0.5의 확률)
I_2 = 조금 아플 경우 (p_2 = 0.25의 확률)
I_3 = 심각하게 아플 경우 (p_3 = 0.25의 확률)

그림 6.3을 보면, 개인의 의료서비스에 대한 수요곡선의 위치는 어떤 건강상태가 발생할지에 달려있다. 이 세 가지 경우에 해당하는 완전 비탄력적인 수요곡선

그림 6.3 도덕적 해이가 의료수요에 미치는 영향

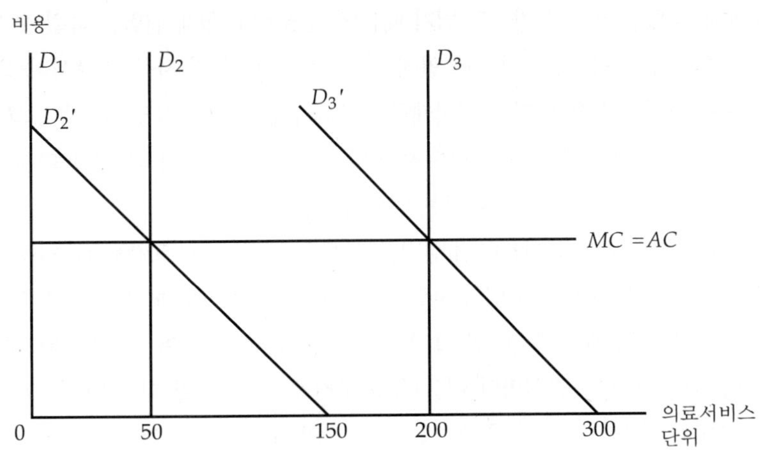

D_1, D_2, D_3을 가정해 보자. 의료보험에 가입되지 않은 경우, 이 개인은 의료비 지출이 발생하지 않은 확률 p_1, 비용이 $50 \times MC$로 50 단위의 의료서비스가 필요하게 될 확률 p_2, 비용이 $200 \times MC$로 200 단위의 의료서비스가 필요하게 될 확률 p_3에 직면하게 된다. 여기서 MC는 의료서비스 한 단위당 비용을 나타낸다.

이 개인의 의료비 지출의 기대치는 $62.5 \times MC$이다. 계산은 $(0.5 \times 0) + (0.25 \times 50 \times MC) + (0.25 \times 200 \times MC)$가 된다. Arrow(1963)는, 위험회피 성향을 갖고 있는 개인은 62.5×MC의 평균값을 갖는 확률분포의 위험을 택하기보다 62.5×MC의 보험료를 내는 것을 선호할 것이라고 지적하고 있다.

그러나 개인의 수요곡선이 완전 비탄력적이지는 않다고 가정해 보자. 대신 수요곡선이 D_2'와 D_3'라고 하자. 보험 미가입자는 위와 같이 $62.5 \times MC$의 평균을 갖는 확률분포를 갖게 된다. 그러나 의료비를 보상하기 위해 필요한 보험료는 $112.5 \times MC$가 되며, 이는 $(0.5 \times 0) + (0.25 \times 150 \times MC) + (0.25 \times 300 \times MC)$와 동일하다. 이 경우 개인은 보험을 구매하는 것보다 위험을 택하는 것을 더 선호할 것이다.

완전 비탄력적이지 않은 수요곡선을 갖고 있다는 것은 보험에 가입될 경우, 자신이 원하는 의료서비스에 대한 지출을 변화시킨다는 것을 의미한다. 모든 의료서비스에 대해 보상해 주는 보험에 가입된 사람은 그 가격이 0인 것처럼 의료수요를 결정한다. 만일 의료수요의 가격탄력도가 0보다 크다면, 어떤 사람에게 보험을 구매하게끔 하는 것은 비효율적이다. 효율적인 해결을 위해서는 환자가 의료를 이용하는 시점에서 공제액과 본인부담금과 같은 어떤 형태의 가격 할당(price rationing)이 필요할지도 모른다.

역선택 역선택(adverse selection)은 개인들이 보험회사보다 의료비 지출의 기대치에 대해 더 많은 정보를 가지고 있기 때문에 발생한다. 실제 위험을 숨길 수 있는 예비보험 가입자들의 능력으로 인해 기대되는 것보다 더 자주 의료서비스를 이용하는 피보험자들의 수가 과다하게 많은 보험집단을 만들어 낼 수 있다. 그래서 이 집단의 보험료는 평균보다 높아지게 되고, 위험이 낮은 개인들은 보다 낮은 비용의 보험을 찾아 이 집단을 떠나는 인센티브를 만들게 된다.

역선택은 다음 사례를 이용하여 설명할 수 있다. 가령, 각기 50,000달러의 손실이 일어날 확률이 4%인 1,000명의 사람들이 있다고 가정하자. 보험자는 이 중 40명이 보험금을 청구하고 총 200만 달러의 손실을 기대하게 되어, 1인당 2,000달러의 보험료와 부가비용(간접비와 이윤)을 요구하게 된다. 만일 이 집단에 30%의 확률로 50,000달러의 손실을 청구하는 1,000명의 새로운 집단이 합쳐진다고 가정하자. 이렇게 되면 추가적으로 300건의 보험금 청구와 1,500만 달러의 추가적

그림 6.4 역선택이 위험 풀에 미치는 영향

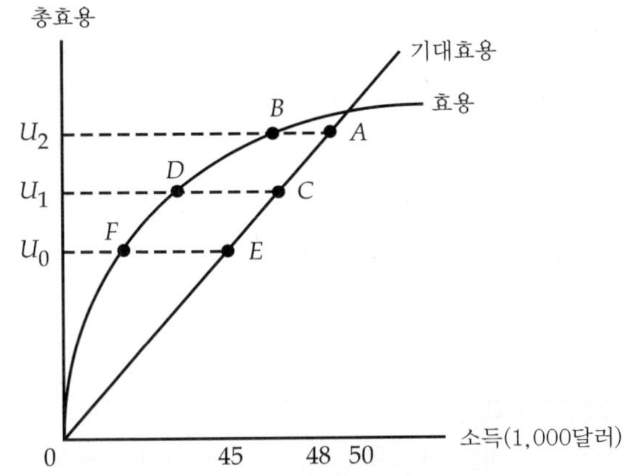

인 의료비 지출이 발생할 것이다. 만일 보험자가 이 두 집단을 구분할 수 없다면 2,000명을 보험에 가입시키기 위해서 최소한도 1인당 8,500달러의 비용이 들기 때문에 모든 가입자들의 보험료가 상승해야 한다. 만일 고위험군에 속하는 사람들의 풀을 별도로 만들었다면, 그들의 보험료는 15,000달러가 되기 때문에 8,500달러의 보험료는 이들에게는 좋은 거래가 된다. 그러나 저위험군의 개인 입장에서는 보험료 인상이 엄청나다.

이 문제는 그림 6.4를 이용해서 살펴볼 수 있다. 각 집단에 있는 모든 사람들의 위험에 대한 선호도가 동일하다고 가정하면, 이들의 상태를 나타내기 위해 동일한 효용함수를 사용할 수 있다. 저위험군의 사람들은 자가보험을 선택하고(self-insure), 4%의 확률로 50,000달러의 손실이 나타나기 때문에 점 *A*에 머물게 된다. 또는 이들 저위험군이 별도로 풀을 형성하게 되면 그들의 효용곡선(확정된 소득)상의 점 *A*보다 더 낮은 상태가 되지 않는다면, 2,000달러에 부가비용을 더한 금액으로 보험을 구매할 것이다. 이들은 어떤 경우든지 최소한 U_2 수준의 효용을 얻게 된다. 고위험군에 속한 사람들은 자가보험을 선택하고 30% 확률의 재난적 수준의 손실로 인해 점 *E*에 도달할 수 있다. 또는 이들 고위험군이 별도로 집단을 형성하게 되면 그들이 효용곡선(확정된 소득)상 점 *F*보다 더 낮은 상태가 되지 않는다면, 15,000달러에 부가비용을 더한 금액으로 보험을 구매할 것이다. 고위험군의 효용수준은 U_0보다 낮아질 수 없다.

이 두 집단이 같이 풀을 형성하게 되면, 8,500달러의 보험료에 부가비용을 더한 보험료로 두 집단의 모든 사람들은 점 *D*에 도달하게 되고 U_1 수준의 효용을 확실하게 누릴 수 있다. 고위험군의 개인은 보험을 들지 않고 U_0의 효용수준인 점 *E*에 도달하거나 또는 통합된 보험을 구매해서 U_1의 효용수준인 점 *D*에 도달할 수도 있다. 낮은 위험군의 사람들은 통합된 보험을 구매하여 U_1의 효용수준인 점 D에 도달하게 되거나 또는 보험을 구매하지 않는 선택을 해서 U_2의 효용수준의 점 A에 도달할 수 있다. 이 사례에서 저위험군의 개인들은 보험을 구매하지 않고 자가보험을 선택하게 될 것이고, 별도의 풀을 형성하는 고위험군의 사람들은 15,000달러에 부가비용을 더한, 더욱 높은 수준의 보험료를 지불해야 하는 상황에 놓이게 된다. 고위험군으로 구성된 풀의 지불능력을 보장할 수 있는 유일한 방법은 저위험군의 사람들을 강제로 이 풀에 머물도록 하는 것이다.

정보문제에 대한 보험자의 대응 도덕적 해이와 역선택은 정보의 문제이다. 이 두 문제는 모두 보험자가 고객의 행동을 감시하거나 장래의 위험을 식별할 수 없기 때문에 나타난다. 도덕적 해이와 관련해서 나타나는 과다지출에 대해 보험자가 대응하는 전형적인 방법은 공제액과 본인부담금을 부과하는 것이다. 공제액은 보험회사가 청구액의 일부를 지불하기 전 부과하는 지출금액이다. 전통적인 행위별 수가제(fee-for-service) 보장보험에서 전형적인 공제액은 100~300달러의 금액이다. 공제액이 의료지출을 억제하는 역할을 하는지의 여부는 총지출액이 공제액을 초과하게 될 가능성에 달려있다. 실제로 공제액은 기대되는 비용이 공제액보다 적을 경우 지출을 억제하는 효과를 갖는다. 그렇지 않은 경우에는 공제액은 별다른 영향을 주지 않는다. 분명히 공제액의 효과를 증가시키는 방법은 공제액의 수준을 높이는 것이다. 2,500달러의 공제액은 250달러의 공제액보다 지출을 더 많이 감소시킬 것이다.

대부분의 경우, 피보험 환자들은 모든 보험 청구액의 일정 비율을 지불한다. 10~20%의 전형적인 본인부담률은 비용을 의식하는 환자들에게 억제유인을 준다. 보다 높은 본인부담률은 피보험자의 한계비용을 증가시켜 어느 정도 지출을 억제하는 역할을 한다. 이런 비용분담은 보통 총비용이 2,000~5,000달러의 사전에 정해져 있는 한도액을 넘으면 멈추게 된다.

역선택에 대한 보험자의 대응방식은 두 가지이다. 보험회사들은 장래의 위험에 대해서만 보험계약을 하는 반면, 계약을 하기 전에 지출의 기댓값을 결정하려고 할 것이다. 장래 고객에 대한 위험평가는 질문, 신체검사, 또는 질문과 신체검사의 조합을 통해 이루어진다. 더욱이, 보험회사는 이미 알고 있는 질환에 대해서는 보험을 제공하지 않는데, **기존병력**(preexisting condition)은 의료서비스를 이용할 높은 확률(1에 접근하는)과 관계가 있기 때문이다. 위험을 분산하는 능력이 없으면 보험료가 예상 지출을 초과할 가능성이 높다. 고위험군에 속한 소비자들은 다른 고위험군 소비자들과 같이 위험 풀을 형성해서 이득을 얻을 수 없

기존병력
의료보험 가입 이전에 발생한 손상이나 질병에 의한 의학적 증상. 보험은 통상 기존병력에 대한 급여를 제공하지 않거나, 또는 제공한다고 해도 보통 6~12개월의 대기기간을 둠.

다는 것을 경험적으로 알기 때문에, 그들은 이런 높은 비용의 보험에 대한 수요가 거의 없다.[10]

시장이 만성적으로 그리고 선천적으로 아픈 사람들에게 평균적인 보험료 수준으로 보험을 제공할 수 없다는 사실은 놀라운 일이 아니다. 보험의 목적은 위험을 공유하는 것이지 부(富)를 공유하는 것이 아니다. 부의 재분배에 관심이 없는 정책 입안자들조차 안전망으로서 사회보험의 제공을 정당화하기 위해 시장실패 개념을 이용했다. 민영보험 시장이 기존병력을 갖고 있는 사람들에게 적절한 보험을 제공할 수 없기 때문에, 정부가 고위험군의 보험 풀을 운영하고 보조금을 지급해서 보험제공의 책임을 지는 것은 합리적인 것으로 보인다.

> **정책적 쟁점**
> 정부는 기존병력이 있는 고위험군에게 보험을 제공해야 하는가?

나머지 정책 입안자들은 보험 미가입자들과 관련된 외부비용, 예를 들면 고비용의 응급실 사용, 비용전가, 사회적 불안 때문에 사회보험의 제공을 정당화하고 있다. 사회보험은 위험의 공유를 통한 문제해결(pooling solution)을 가능하게 한다. 저위험군에 속한 사람들은 강제적인 조세 또는 높은 보험료를 통해 고위험군을 지원하도록 요구받는다. 보험에 대한 이러한 접근방법은 미국에서 자산조사(資産調査)를 요구하는 프로그램(메디케이드)과 연령을 자격조건으로 하는 프로그램(메디케어)에서 모두 적용된다. 이 접근방법은 기존병력을 가지고 있는 사람들을 위해 주정부가 지원하는 높은 위험 풀에는 덜 효과적이다.

최적 보험

보험을 설계할 때는 정보의 문제를 다루지 않을 수 없다. 보험상품의 설계가 완벽하다면 자가보험을 가진 사람들이 선택했을 만큼의 의료서비스만 이용할 것이다. 가령 어떤 사람에게 20,000달러의 의료비가 발생할 확률이 10%라고 가정하자. 위험을 회피하는 사람은 자가보험을 선택하기보다 최소 2,000달러의 보험료를 기꺼이 지불할 것이다. 이 사람이 보험 구입을 위해 2,000달러 이상 더 추가적으로 지불할 용의가 있는지는 개인의 위험회피 정도에 달려있다. 보험을 구입한 후 만일 이 사람이 아파서 30,000달러를 지출했다면 추가적인 10,000달러는 도덕적 해이로 인한 것이다.

> **정책적 쟁점**
> 대부분의 미국인들은 고용주가 제공하는 보험을 통해 의료보험을 얻는다.

전형적인 수요이론을 적용하면 도덕적 해이의 의미는 단순하다. 의료서비스에

10 1996년에 통과된 의료보험 이동성 및 책임에 관한 법(Health Insurance Portability & Accountability Act)은 기존병력을 갖고 있는 사람들에 대한 보험 제공과 관련된 조항을 다소 수정하였다. 보험가입자가 보험 가입 이후에 질환에 걸리게 될 경우, 어떤 상황에서도 보험가입 연장은 거부되지 못한다. 의료보험 증권은 보험회사들 간에 이동성이 있다. 아프면서도 보험이 없는 사람들은 여전히 보험 가입이 거부될 수 있다.

대해 보험 가입자가 지불하는 축소된 순(純)가격은 대체효과와 소득효과를 모두 갖는다. 도덕적 해이는 대체효과인데, 이는 완벽한 정보를 가진 사람이 질병 발생 전에 보장을 받기 위해 자발적으로 계약하려고 했던 금액을 초과하는 추가적인 지출을 말한다. 소득효과는 건강한 사람의 풀에서 아픈 사람들에게 이전되는 의도적인 소득이전이다. 이 소득이전으로 인해 아픈 사람들이 보험 없이는 비용을 감당할 수 없었을 의료서비스를 구매할 수 있게 된다.

보험자들은 도덕적 해이에 대응해서 공제제와 본인부담제를 이용한다. 이런 형태의 위험분담이 환자들에게 의료서비스의 한계편익과 한계비용을 비교하도록 만든다. 위험분담은 의료공급자들과 보험자들에게는 의학적으로 적정한 양의 의료서비스를 제공하도록 인센티브를 제공한다. 현재의 환경하에서는 관대한 보장범위를 갖는 보험 가입자들은 보험에 가입하지 않은 사람들보다 더 많은 의료서비스를 찾게 되고, 공급자들은 더 많은 의료서비스를 추천하게 된다.

최적으로 설계된 보험은 더 많은 위험분담에서 얻는 편익과 도덕적 해이의 비용 사이에 균형을 맞춘다(Cutler & Zeckhauser, 2000). 만일 과다한 지출을 통제하는 것이 목적이라면, 자신의 의료서비스에 대해 더 많은 책임을 지도록 하는 것이 해결방안이다. 보다 많은 공제액과 높은 본인부담률은 환자와 의료공급자들로 하여금 비용을 인식해서 행동하도록 유도한다.

제3자 보험(third-party insurance)을 위해서는 사람들을 위험 풀에 배정하는 어떤 방법이 필요하다. 보험자들이 장래의 위험을 식별하고 위험 풀의 평균위험을 정확하게 반영하는 보험료를 책정하는 것이 어려울 때 역선택이 발생한다. 효율적으로 풀을 형성하기 위해서는 유사한 위험을 갖는 사람들끼리 집단을 이루게 하고, 위험도를 반영하는 보험료가 부과되어야 한다.

미국에서는 민영보험에 가입되어 있는 비(非)노년층의 약 68%가, 고용주들 또는 노동조합에 판매된 단체보험에 가입되어 있다. 이런 풀들은 개인의 위험 유형과는 무관하게 이루어졌다. 아픈 사람들이 건강한 사람들과 하나의 풀이 되고, 노인들이 젊은이들과 하나의 풀이 된다. 이들 사이에 존재하는 유일한 공통점은 그들이 같은 회사에서 일하고 있다는 것이다. 고용주가 제공하는 보험의 정책적 함의는 중요하다. 보험료가 근로자들의 소득에 근거하지 않는 한, 모든 사람들은 동일한 보험료를 지불한다. 젊은 근로자들은 의료서비스 이용이 비교적 적지만 나이 든 근로자들과 동일한 보험료를 지불한다. 지출의 기댓값에 근거해서 사람들을 풀로 분류한다는 것은 위험이 낮은 사람들이 위험이 높은 사람들보다 더 낮은 보험료를 지불하는 것을 의미한다.

또한 단체보험은 개인이 자신의 보험 증권을 갖고 있지 않다는 것을 의미한다. 보험에 대한 개인적인 소유권이 없기 때문에 직장을 옮긴 후에도 계속 보험적용이 가능한지에 대한 이동성 여부는 만성적인 문제였으며, 특히 기존병력이 여러 보험회사 간의 가입자격 조건에 영향을 미치는 경우에 문제가 되었다.

> **정책적 쟁점**
> 미국의 의료개혁은 정부가 더 개입하는 집단주의적 방법을 택해야 하는가, 아니면 민간부문의 해결을 강조하는 방법을 택해야 하는가?

보험들이 집단요율에 따라 보험료를 책정할 때 상업적인 보험자들은 저위험군에게 보다 좋은 요율을 제공할 수 있는 방법을 찾을 수밖에 없다. 평균 위험보다 낮은 위험을 가진 집단을 성공적으로 유치하기 위해서는 더욱 낮은 보험료를 내는 보험 상품을 제공해야 하는 것이다. 고위험군의 사람들은 보장범위가 더 관대한 보험에 끌리기 때문에 저위험군의 사람들은 아픈 사람들을 보조하는 것을 피하기 위해 보장범위가 덜 관대한 보험을 선택하게 될 것이고, 보험회사들은 보다 적은 보장의 보험을 제공해 낮은 위험 집단의 사람들을 유치하려고 노력할 것이다. 이런 행태를 소위 **크림스키밍**(cream skimming)이라고 부른다. 2개의 연구가 사람들은 보험료가 낮은 보험에 더 끌린다고 지적하고 있다(Buchmueller, 1998; Cutler & Reber, 1998). 사람들이 약간의 보험료를 절약하기 위해 기꺼이 보험을 바꾸려고 한다면, 보험들은 역선택의 치명적인 악순환에 취약하다. 건강한 사람은 포괄적인 보험으로부터 덜 관대한 보험으로 바꾸게 되고, 관대한 보험에는 평균적으로 지출수준이 높은 사람들만이 남게 된다. 위험이 낮은 사람들이 떠나게 되면, 보험료는 더욱 상승하게 되고, 이로 인해 더 많은 사람들이 탈퇴하면서, 보험료는 더욱 오르게 된다. 결국 관대한 보험들은 높은 수준의 보험료로 인해 고객을 유치하는 데 문제가 생기면서 사라지게 된다.

> **크림스키밍**
> 건강한 사람들(저위험군)은 의료보험을 구입하고, 그렇지 않은 사람들(고위험군)은 보험을 구입하지 못하도록 가격을 책정하는 방법.

위험조정은 문제가 되지 않는다. 효율성을 달성하기 위해서는 보험료가 지출의 기댓값을 반영해야 한다. 즉, 보다 높은 위험의 사람들은 보다 많은 보험료를 지불해야 한다. 연령, 성별, 지리적 위치 등으로 풀을 만드는 것이 적절하다. 또한 풀 안에서 흡연과 비만처럼 특정한 생활습관과 관련해서 보험료가 조정될 수 있다. 위험조정을 위해서는 여러 가지 방법이 사용되고 있다. 메디케어+선택(Medicare+Choice)은 진단명기준(diagnosis-based) 모형을 채택했고(Ellis, Pope et al., 1996; Rowels, Weiner et al., 1996), 스위스에서는 **사후적**(ex post) 지출모형을 사용한다(Beck, Spycher, Holly, & Gardiol, 2003).

많은 정책 입안자들은 보험회사가 고위험군으로 분류된 사람들에게 보험을 거부해 돈을 벌고 있다고 오해하고 있다. 만일 보험회사가 엄격한 보험계리적 원칙에 의해 보험료를 자유롭게 결정한다면, 고위험군의 사람들은 보다 높은 보험료를 내게 되어 크림스키밍을 할 인센티브가 없을 것이다. 크림스키밍은 보험산업 내의 규제의 결과이지 경쟁의 결과가 아니다(Pauly, 1984). 보험료를 위험에 따라 조정해서 보험료 간에 차이가 나도록 하는 효율적인 기제가 없다면, 크림스키밍의 가능성이 존재하는 것이다. 만일 높은 위험을 가진 사람이 더욱 많은 보험료를 지불할 능력이 없다면, 이는 소득의 문제이지 보험의 문제가 아니다. 이에

핵심개념 ⑥
공급과 수요

대한 해결책은 집단요율 보험료가 아니라, 보험계리적으로 적정한 보험료를 지불할 능력이 없는 사람들에게 적절한 보조금을 제공하는 것이다.

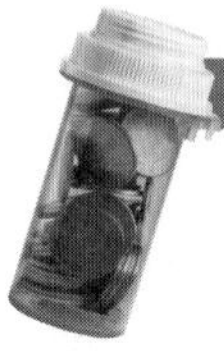

의료제공의 쟁점

팔과 다리에는 얼마의 비용이 드는가?

산업화가 사회에 많은 혜택을 가져다주었다는 데 대해서는 논란의 여지가 없지만 산업화로 인한 가정과 직장생활의 급격한 변화는 많은 문제를 낳았다. 영세기업들은 대규모 제조업체가 되었고, 따라서 근로자들의 안전에 대한 우려를 증가시켰다. 많은 측면에서 부상 및 사망과 관련된 근로자들의 권리는 19세기 후반까지 대체로 무시되어 왔다. 관습법의 의무규정들이 부상을 당한 근로자들이 고용주로부터 보상을 받는 것을 어렵게 만들었다.

법원은 안전한 근로의 장을 제공하는 것이 고용주의 책임이라는 것을 점차 인식하기 시작했고, 1900년대 초 각 주에서는 이 책임을 공식화하기 위해 장시간이 소요되는 법제정 과정을 시작했다. 1911년 위스콘신 주에서는 마침내 합헌으로 선포된 최초의 **산업재해보상보험**법(Workers' compensation law)을 통과시켰고, 1910년대 말에는 여섯 개의 주를 제외한 모든 주들과 컬럼비아 구역(District of Columbia)에서 이런 법률을 갖추게 되었다. 미시시피 주는 1948년에 가장 마지막으로 자체적인 산업재해보상법을 갖게 되었다.

산업재해보상보험
작업장에서 상해나 질병으로 발생하는 재정적 손실에 대해 근로자를 보호하는 보험.

무과실
과실 여부와 관계없이 상해에 대해 보상하는 것으로 상해의 정도에 기초하여 보상이 이루어지며 이것이 소송에서의 유일한 쟁점임.

산업재해보상은 고용환경에서 근로자의 안전과 건강문제를 제기하는 데 있어 **무과실**(no-fault)의 접근방법을 정하고 있다. 산업재해보상법은 '고용의 과정에서, 그리고 고용으로부터 발생한' 사실상 모든 형태의 부상에 적용되며, 요양급여, 장애소득, 장제비와 재활급여 등을 제공한다. 아마도 급여 중에서 가장 논쟁이 되는 항목은 부상으로 평생 부분장애를 안게 된 근로자를 보상하는 일이다. 각 주에서는 특정한 형태의 부상에 대한 급여의 명세표를 작성해놓고 있다. 로드아일랜드 주에서는 어깨 아랫부분의 팔을 잃는 손실을 입은 근로자에게 최고 28,080달러를 지불하고, 인근 뉴햄프셔 주에서는 동일한 손실에 대해서 131,930달러를 지급한다. 일리노이 주에서는 팔의 가치를 196,719달러로 평가한다. 엉덩이 아랫부분의 다리를 잃는 손실을 입은 근로자는 로드아일랜드 주에서는 28,080달러, 뉴햄프셔 주에서는 88,620달러, 일리노이 주에서는 180,325달러를 지급받는다. 팔과 다리를 모두 잃은 근로자는 푸에르토리코에서는 24,000달러, 펜실베이니아 주에서는 373,100달러를 지급받을 것이다. 만약 이 근로자가 주간(州間, interstate) 통상 철도 업무에 종사하고 있었다면, 부상이 어느 주에서 일어났는지에 상관없이 722,616달러를 지급받을 것이다.

2007년 전국적인 산업재해보상의 급여비는 거의 500억 달러로 추산되었다. 이런 비용으로 인해 각 주의 주 의회 의원들은 이 제도를 고치라는 압력에 끊임없이 시달리고 있다.

출처: State Workers' Compensation Laws, U.S. Department of Labor, Employment Standards Administration, Office of Workers' Compensation Programs, January 1992.

자가보험

보험료가 상승함에 따라 민간부문의 고용주들은 근로자들에게 의료보험을 제공하는 데 소요되는 비용을 줄이는 방법으로 점점 더 자가보험(self insurance)에 시선을 돌리게 되었다. 현재 모든 민영보험의 절반 이상이 고용주가 재정적 위험의 전부 또는 상당 부분을 책임지는 보험으로 제공되고 있다. 자가보험의 성장은 쉽게 이해할 수 있다. 대부분의 민영보험에 있어서 **위험인수**(underwriting)는 우선적으로 경험요율에 기초하고 있다. 많은 질병의 발생을 경험한 후 고용주는 매년 의료비 지출을 예측할 수 있다. 따라서 대기업의 고용주들은 자가보험을 실행하는 것이 실용적이다. 자가보험이 가능한 것은, 비용에 대한 예측 가능성과 대규모 집단을 대상으로 한 위험 분산 능력이 있기 때문이다.

위험인수
보험회사가 소비자의 보험가입 신청을 수용할지 여부를 결정하는 과정으로서, 이때 보험료도 같이 결정됨. 이 과정에서 고려되는 요인은 연령, 성별, 건강수준, 기존의 의료이용 여부 등임.

자가보험을 하는 기업들은 실제로 재정적 위험에 대한 책임을 지기 위해 보험회사와 계약하지 않는다. 대신 자가보험 기업들은 청구되는 진료비를 직접 지불하기 위해 과거에는 보험료로 지불되었던 자금을 적립금 계좌(reserve account)에 집어넣어 내부적으로 재정적 위험에 대한 책임을 진다. 자가보험을 하는 많은 기업들은 상업적 보험회사들이 행정관리, 진료비 청구, 보험계리적 서비스 및 이용량 심사업무를 대행하도록 협약을 맺고 있다. 많은 보험회사들이 **재보험**(reinsurance)을 통해, 즉 초과손해 수준(stop-loss threshold)에서 지출 상한선을 설정하는 방법으로 위험을 제한하고 있다.

재보험
청구건당, 가입자당, 또는 연간 일정 금액을 초과하는 손실에 대하여 스스로 보호하기 위해 보험회사가 구입하는 초과손해보험(stop-loss insurance).

정부규제가 기업들에게 자가보험에 대한 강한 유인을 제공하고 있다. 대부분의 주에서는 보험자가 고객들에게 돌려주어야 하는 보험료에 대해 세금을 부과한다. 이런 추가적인 보험료 비용(premium expense)은 자가보험의 경우에는 적용되지 않는다. 또한 자가보험을 하는 기업들은, 모든 민영보험에 적용되는 주정부의 급여제공의무(mandated benefits)로부터 면제된다. 구체적으로 1974년의 근로자 퇴직 및 소득보장법(Employee Retirement and Income Security Act, ERISA)은 주법(州法)을 우선해서 주정부의 명령이 자가보험에 적용되는 것을 금지했다. 마지막으로, 고위험에 대한 보험 풀을 지원하는 주들은 민영보험회사들이 기존 질병을 갖고 있는 사람들에게도 보험을 제공하도록 요구하고 있다. 이는 보통 자가보험에는 요구되지 않는다.

정책적 쟁점
주정부 규제가 기업들이 자가보험을 설립하려는 유인을 만들어냈다.

자가보험에 대한 인기 상승은 위험요율(risk rating)의 성격을 변화시켰다. 자가보험을 하기에 충분히 큰 규모의 기업들은 자가보험을 하고 있다. 이제는 더 이상 집단요율이 평균 이하의 위험 수준을 갖고 있는 집단의 보험료를 결정하는 실용적인 방법이 아니다. 전통적으로 집단요율을 채택해 왔던 블루크로스–블루실드조차 자가보험을 선택할 수도 있는 대기업에 대해 경험요율을 적용하기 위해 집단요율을 포기해야만 했다.

보험 미가입자를 위한 의료서비스

보험 미가입자와 관련된 문제의 성격과 그 규모를 이해하는 것은 중요하다. 인구

정책적 쟁점

4,700만 명이 넘는 미국인들이 의료보험에 가입되어 있지 않다.

http://

의료보험 통계는 미 인구조사국(US Census Bureau)의 웹사이트에서 찾을 수 있다.
http://www.census.gov/hhes/www/hlthins/hlthins.html

조사국(Census Bureau)의 최신 추계에 따르면 보험 미가입자가 4,700만 명에 달한다(DiNavas, Proctor, & Smith, 2007). 이 수가 증가할수록 보험 미가입 상황에 대한 어떤 구제책을 마련해야 한다는 압력이 커진다. 보험 미가입자에게 보험혜택을 제공하는 것은 엄청난 일이다. 보험 미가입자들이 누구이고 그들이 왜 보험가입이 되어 있지 않은지에 대한 이유를 이해하는 것이 이 문제를 다룰 정책을 개발하는 데 있어서 중요하다.

보험 미가입자의 대다수는 근로빈곤층(working poor)으로 분류될 수 있다. 이들은 현금보조를 받기에는 너무 많은 소득을 벌기 때문에 메디케이드의 수혜자격도 없다. 이들은 근로자에게 제공되는 급여범위에 의료보험이 포함되지 않는 영세기업에서 일하거나 또는 그들의 고용주가 제공하는 보험을 선택하고 있지 않다. 그들은 돈으로 의료보험을 구입하는 것이 바람직하다고 생각하지 않는다. 영세기업들에게 보험이 판매될 때 추가적인 판매비용과 행정비용으로 인해 보험료가 10%에서 40%까지 높아질 수 있다.

의료보험에 가입되지 않은 모든 사람들이 가난한 것은 아니다. 보험 미가입자들의 1/3 이상이 빈곤선보다 최소 세 배 이상의 소득을 갖고 있다. 빈곤층 보험 미가입자들의 수가 최근 상당히 안정적인 반면, 고소득층 보험 미가입자는 그 수가 매우 급속히 증가하고 있다. 사실 모든 소득계층 중 50,000달러 이상의 소득을 가진 가계들에서 보험 미가입자 수가 가장 빠르게 증가했다.

보험 미가입자의 상당 부분을 차지하고 있는 것은 기존에 건강문제를 갖고 있는 사람들이다. 보험자들은 당뇨병, 암, 에이즈 심장질환 또는 다른 특별한 건강상의 문제를 갖고 있는 사람들에게 평균 보험료 수준으로 보험을 제공하는 것을 피하려고 한다. 만일 이들에게 보험이 제공된다면 보험료가 높아질 것이다. 이런 집단의 규모는 전체 인구의 1% 이하 또는 전체 보험 미가입자의 10% 이하로 추정되었다.

어떤 사람들은 왜 보험구매를 하지 않는지에 대해 설명하는 다른 이유들도 있다. 이들은 의료서비스를 이용할 의사가 전혀 없다. 의료서비스를 적게 이용하는 사람들은 아마 매우 건강하거나, 제도권 의료를 극단적으로 싫어하거나, 또는 단순히 의료서비스를 신뢰하지 않는 사람들이다. 어떤 사람들은 전형적인 의료보험의 구매자들처럼 위험 회피자가 아니다. 이들에게 보험계리적으로 공정한 보험료(actuarially fair premium)보다 비용이 더 드는 보험은 그저 너무 비쌀 따름이다. 보험 미가입자들의 상당 부분은 틀림없이 무임승차자로 분류될 수 있다. 그들은 보험을 구입할 수도 있지만, 그들이 몹시 아플 때 의료서비스는 제공될 것이고, 그 비용은 다른 누군가가 지불할 것이라고 생각하기 때문에 보험을 구입하지 않는다.

보험 미가입자의 규모

미국 내 보험 미가입자의 실제 수에 대해서는 큰 혼란이 있다. 가장 많이 인용되는 보험 미가입자의 추정치는 인구조사국의 인구조사(Current Population Survey, CPS)에서 나오고 있다. 전국의 대표적인 표본에 근거한 이 조사는 1980년 이후 매년 실시되어 왔다. CPS 추계의 의도는 1년 내내 보험 미가입 상태에 있는 미국인들의 수를 측정하려는 것이다. 그러나 다른 조사들에서 얻은 증거에 기초하고 있는 CPS 추계는 1년 중의 특정 시점에서 보험에 가입되지 않은 미국인들의 수를 측정하고 있는 것 같다.

보험 미가입자들의 특징에 대한 정보를 수집하는 최소 6개의 전국 단위 조사가 있다. CPS 외에 추가로 소득 및 프로그램 참가에 대한 조사(Survey of Income & Program Participation, SIPP)를 포함해서, 국민보건 면접조사(National Health Interview Survey, NHIS), 의료비 지출 패널조사(Medical Expenditure Panel Survey, MEPS) 등이 동일한 주제들을 많이 다루고 있다. Short(2001)의 연구는, 상이한 조사 기법들이 어떻게 상이한 추정치를 낳는지를 보여주기 위하여, 보험 미가입자 수의 추계와 관련된 방법론적인 문제들을 다루었다. 조사들 간 중요한 차이 중 하나는 자료수집의 빈도이다. CPS 자료는 매년 3월 시행되는 조사에서 나오는데, 여기서는 전년도 보험 상태에 대해 질문을 하고 있다. CPS는 전년도 기간 동안의 보험 상태에 대해 질문하고 나머지로 보험 미가입자들의 수를 추산한다. 많은 분석가들은 응답자들이, 특히 메디케이드에 가입되어 있는 사람들이 자신들의 보험 상태를 너무 작게 보고한다고 주장하고 있다. SIPP는 매 4개월마다 면접조사를 시행하고 있으며, 이전에 시행한 면접조사 이후의 월별 보험 상태에 대해 질문한다. MEPS 조사는 매 3개월 내지 5개월마다 시행하고 있어, 응답자마다 기준기간(reference period)이 다르다.

의회예산국의 한 연구는 1998년 보험 미가입자의 수를 추계하기 위해 4개의 조사 자료들을 분석했다. 1998년 CPS는 4,390만 명으로, 전체 인구의 18.4%에 해당되는 미국인들이 1년 내내 보험에 가입되어 있지 않았다고 추정했다. MEPS를 이용해서는 추정치가 3,110만 명 또는 전체 인구의 13.3%였다. SIPP 추계는 2,110만 명 또는 전체 인구의 9.1%였다. SIPP와 MEPS 등 두 조사를 특정한 날짜의 보험 미가입자 수 추계에 이용한 결과, SIPP는 4,050만 명, MEPS는 4,260만 명으로 보험 미가입자의 수를 추계했다. 그런데 이 두 추계치는 모두 일 년 전체 기간 동안의 보험 미가입자 수를 추계한 CPS 추정치에 매우 근접하고 있다.

더 큰 문제는 보험 미가입자의 수와 비율의 추세이다. 1989년과 2001년 사이에 보험에 가입하지 않은 인구의 비율은 연도별로 변화를 보였지만, 본질적으로는 변화가 없었다. 1993년까지 보험에 가입하지 않은 인구비율의 증가는 고용주가 제공하는 보험에 가입된 인구 비율이 감소하는 데 기인했다. 그러나 고용주가 제공하는 보험의 가입 비율은 1993년 비(非)노년층의 60.5%에서 2006년 69%로 증가했다. 동시에 공적 보험, 특히 메디케이드와 CHAMPUS에 가입된 미국인의 수와 민간 비(非)단체보험 가입자 수는 약간 감소했다. 이런 변화가 주는 전체적인 영향으로 인해 보험 미가입자의 비율이 1994년 15.2%에서 2006년 15.8%로 약간 증가했다(Bennefield, 1995; DiNavas, Proctor, & Smith, 2007).

보험 미가입 기간

보험 미가입자들의 구성에 대한 연구에서 가장 지속적으로 발견할 수 있었던 점은 구성이 계속 변하고 있다는 사실이다. 오늘의 보험 미가입자들은 작년의 보험 미가입자들과는 동일한 사람들이 아니다. 대부분의 사람들에게 보험 미가입은 일시적인 현상이다. 1993년 SIPP 패널 자료를 이용한 Bennefield(1998)의 연구에서는 의료보험 미가입자의 절반 정도가 미가입 기간이 5.3개월 이하였다고 추정했다. 이와 유사하게 Copeland(1998)도 보험에 가입되지 않은 미국인들 중에서 대략 2/3 정도는 보험 미가입 기간이 1년 이내라고 추정했다.

보험에 가입되지 않은 것이 일시적인 현상처럼 보이지만 보험 미가입자의 1/3은 보험 없이 1년 이상 지내고 있다는 사실을 기억해야만 한다. 보험에 가입되지 않았다고 밝힌 많은 조사 응답자들이 메디케이드의 수혜자격을 갖추고 있지만, 이를 알지 못하거나 단순히 신청을 하지 않았기 때문에 지나치게 많이 추정되었을 수도 있다.

이 문제를 보는 다른 방법은 매년 보험 미가입자의 풀에 들어가고 나오는 사람들의 수를 세는 것이다. Short와 Graefe(2003)는 1996~1999년의 기간 동안 2,000만 명이나 4,500만 명이 아니라 거의 8,500만 명의 미국인들이 최소 한 달 이상 보험에 가입되지 않은 상태였다고 추정했다. 미국인 비(非)노년층 3명 가운데 1명이 4년의 기간 중 어느 시점에서 보험에 가입되어 있지 않은 상태였다. 그러나 겨우 4% 또는 1,000만 명만이 4년 전 기간 동안 보험이 없는 만성적인 보험 미가입자로 간주될 수 있었다.

보험 미가입자의 특성

많은 사람들이 대부분의 보험 미가입자가 실업자일 것이라는 잘못된 인상을 가지고 있다. 이와는 반대로 2006년 보험에 가입되지 않은 미국인들의 58.8%가 전업 또는 시간제 근무자들이었다. 보험 미가입자 약 5명 중 1명(21.6%)이 일하지 않는 성인이었는데, 이는 18.4%가 피부양 가족인 자녀들이었다는 사실을 의미한다. 만일 피부양 자녀들이 고용상태와 비례적으로 분포되어 있다면, 보험 미가입자

표 6.2 주요 특징별 보험 미가입자, 2005년 및 2006년

	2005년			2006년		
집단	미가입자 (천 명)	해당 집단의 비율	전체	미가입자 (천 명)	해당 집단의 비율	전체
전체	44,815	15.3	100.0	46,995	15.8	100.0
인종:						
백인, 비(非)히스패닉	20,909	10.7	46.7	21,162	10.8	45.0
흑인	7,006	19.0	15.6	7,652	20.5	16.3
아시아 및 태평양 군도	2,161	17.2	4.8	2,045	15.5	4.4
히스패닉계	13,954	32.3	31.1	15,296	34.1	32.5
연령:						
18세 이하	8,050	10.9	18.0	8,661	11.7	18.4
18~24세	8,201	29.3	18.3	8,323	29.3	17.7
25~34세	10,161	25.7	22.7	10,713	26.9	22.8
35~44세	7,901	18.3	17.6	8,018	18.8	17.1
45~64세	10,053	13.6	23.4	10,738	14.2	22.8
65세 이상	449	1.3	1.0	541	1.5	1.2
국적:						
출생자	33,034	12.8	73.7	34,380	13.2	73.2
귀화시민	2,385	17.2	5.3	2,384	16.4	5.1
비(非)시민	9,396	43.1	21.0	10,231	45.0	21.8
소득:						
25,000달러 이하	14,452	24.2	32.2	13,933	24.9	29.6
25,000~49,999달러	14,651	20.1	32.7	15,319	21.1	32.6
50,000~74,999달러	7,826	13.3	17.5	8,459	14.4	18.0
75,000달러 이상	7,886	7.7	17.6	9,283	8.5	19.8

출처: United States Census Bureau, *Income, Poverty, and Health Insurance Coverage in the United States: 2006*, 60-233, August 2007.

의 75% 이상이 자신의 고용을 통해 또는 가족구성원의 고용을 통해 어떤 형태로든지 노동시장과 연관을 갖고 있다고 말할 수 있다.

표 6.2는 보험에 가입되어 있지 않은 사람들에 대한 정보를 제공하고 있다. 2006년에 4,700만 명으로 추정되는 미국인들이 보험에 가입되어 있지 않았는데, 이는 미국 전체 인구의 15.8%이다. 18세 이하의 경우 11.7%가 보험에 가입되어 있지 않았다. 18~24세 보험 미가입자의 비율은 29.3%로 크게 증가했다. 보험 미가입자 비율은 노년층 코호트(cohort, 동시 출생 집단)에서 꾸준히 하락했는데, 이는 보다 나이가 많은 사람들이 의료서비스 수요가 높고 의료보험과 같은 항목에 사용할 돈도 더 많이 가지고 있기 때문이다.

보험은 소득수준과 밀접한 관계가 있다. 25,000달러 이하의 소득계층 중 1/4이 보험에 가입하지 않았으며, 75,000달러 이상의 소득계층은 10% 미만이 보험에 가입하지 않았다. 공식적인 빈곤선의 1~2배 수준의 연간소득을 가지고 있는 사람들이 빈곤선 이하의 소득을 버는 사람들보다 보험에 가입되어 있지 않을 가능성이 더 높다. 모든 보험 미가입자들의 35% 이상이 50,000달러 이상의 가계소득을 가지고 있다.

인종이 보험가입 여부에 대한 또 하나의 요인이 된다. 백인의 11%만이 미가입자지만 이들이 전체 보험 미가입자의 45%를 차지하고 있다. 흑인 5명 중 1명이, 히스패닉 3명 중 1명이 보험에 가입되어 있지 않다. 출생지, 즉 원래의 출신국도 관련되어 있다. 미국에서 출생한 미국인들의 약 13%가 보험 미가입자이고 귀화한 시민권자들의 16%가 보험 미가입자이다. 그러나 비(非)시민권자의 45%가 보험에 가입되어 있지 않다. 영주권자의 1/3이 보험 미가입자인 데 비해 불법이민자들 중 거의 2/3가 보험 미가입자들이다(Derose, Escarce, & Lurie, 2007).

보험 미가입의 이유

보험 미가입자의 75% 이상이 어떤 형태로든 노동력에 연결되어 있다는 사실은 문제가 되기도 하고, 동시에 다행스러운 일이기도 하다. 보험에 가입되어 있지 않은 대부분의 사람들이 직장을 갖고 있다는 점에서는 걱정이 되지만, 그들이 미국에서 의료보험을 공급하기 위해 사용되는 주요 수단인 민간부문의 고용에 이미 연결되어 있기 때문에 동시에 안심이 된다.

왜 그렇게 많은 근로자들이 의료보험에 가입하고 있지 않은가? 대체적으로 말하면, 근로자가 의료보험에 가입하지 않은 것은 주로 세 가지 이유에서이다 (Kronic & Gilmer, 1999; Holahan & Kim, 2000).

- 고용주가 의료보험을 제공하지 않는다.
- 고용주가 의료보험을 제공하지만, 근로자가 시간제 고용상태이거나 다른 규정으로 인해 의료보험 가입의 자격조건을 충족하지 않는다.
- 고용주가 의료보험을 제공하고, 근로자는 자격조건을 갖추고 있지만, 근로자 입장에서 다른 이유로 의료보험에 가입하지 않는다. 가령, 의료보험이 너무 비싸서, 또는 보통 배우자의 고용을 통해서와 같이 다른 곳에서 더 좋은 의료보험에 가입할 수 있어서, 아니면 근로자가 의료보험의 필요성을 느끼지 못하기 때문이다.

많은 보험 미가입자들이 의료보험 혜택을 제공하지 않는 영세기업에 고용되어 있다. 소규모 기업들은 의료보험을 구입할 때 비용이 너무 많이 들기 때문에 분명히 불리한 위치에 있다. 단체보험의 보험료를 결정할 때, 보험자들은 보통 대기업에 비해 소기업 근로자 1인당 더 높은 보험료를 부과한다. 소규모 단체보험(5명 이하의 근로자)의 경우, 행정비용의 추정치는 보험청구액의 약 40% 정도이다.

대규모 단체보험의 경우(10,000명 이상의 근로자), 행정비용이 보험청구액의 약 5.5%이다. 소규모 단체보험의 경우, 판매비용과 수수료 비용과 함께 일반비용과 행정비용도 더 높다(Helms, Gauthier, & Campion, 1992).

보험자들은 소규모 집단의 경우 위험수준이 더 높다고 인식하고 있다. 민영 보험시장은 사실상 분할되어 있다. 한 특정 지역의 모든 사람들이 동일한 보험료를 지불하는 집단요율의 개념 대신 상이한 집단들이 인지된 위험에 기초해 상이한 보험료를 지불한다. 인지된 위험은 소규모 집단이 더 높다. 대규모 보험 청구가 한 건이라도 이루어지게 되면 보험료는 재앙 수준으로 올라가게 되고, 이런 가격 결정이 이 집단을 시장 밖으로 내몰거나, 아니면 어떤 가격으로도 보험을 제공할 수 없게 된다.

같은 이유로 인해 소기업들은 자가보험을 이용할 수도 없다. Foster Higgins가 시행한 1992년도 조사에 따르면, 1,000명 이상의 근로자가 근무하는 민간 기업들의 80% 이상이 자가보험을 하고 있다. 보다 작은 기업들조차도 이 자가보험을 시행해서 혜택을 받을 수 있다. 자가보험을 하는 회사들의 반이 100명 이하의 근로자가 있다(Thompson, 1993). 그렇게 많은 기업들이 자가보험을 하고 있기 때문에, 모든 민간부문 근로자의 50% 정도가 현재 자가보험의 풀 안에 들어 있다. 소기업들에게는 자가보험이 커다란 역선택의 위험을 수반한다. 건전한 보험의 원칙에 따르면, 자가보험이 바람직하기 위해서는 최소한 100~300명 정도의 근로자가 있어야 한다.

소규모 집단과 관련되는 모든 요인들을 감안하면, 많은 소규모 기업들이 근로자들에게 의료혜택을 제공하지 않는다는 사실이 놀라운 일은 아니다. 더욱이 소규모 기업들은 상대적으로 더 낮은 임금을 지급한다.

근로자들이 보험에 가입하지 않는 다른 이유들도 마찬가지로 중요하다. 많은 시간제 고용 근로자들은 고용주가 제공하는 의료보험의 혜택을 받을 자격조건이 충분하지 않기 때문에 보험에 가입되어 있지 않다. 보험자격이 있는 많은 근로자들은 비용이 너무 비싸거나, 특히 배우자를 통한 다른 보험에 가입할 수 있기 때문에 고용주가 제공하는 의료보험에 가입하지 않고 있다. Bundorf와 Pauly(2006)의 연구에서는 다른 설명을 하고 있다. 이 연구에서는 많게는 보험 미가입자의 75%가 지불능력에 대한 두 가지의 표준적 정의에 입각해 판단할 때, 실제로 보험구입 능력이 있지만, 이들은 보험이 아니라 다른 용도에 돈을 쓰는 것을 택한다는 증거를 제시하고 있다.

보험의 미가입과 건강 간의 관계

보험 미가입과 낮은 건강수준 간의 관계는 두 가지 요소로 나눌 수 있다. 첫째, 의료보험 미가입이라는 사실이 의료서비스 접근성에 어떤 영향을 주는가? 둘

짜, 의료서비스에 대한 접근성의 하락이 과연 나쁜 건강이라는 결과를 초래하는가? 보험의 결여가 과연 건강하락을 초래하는지에 대한 논쟁에 다양한 견해들이 제시되고 있다. RAND의 의료보험 실험에서 나온 증거는 보다 관대한 의료보험 혜택이 건강에 거의 영향을 미치지 않는다고 보고 있다(Newhouse, 1993). Brook(1991)은, 의료보험에 가입되어 있지 않다는 것이 평균적인 미국인들의 건강 수준을 떨어뜨리지 않는다는 추가적인 증거를 제시하고 있다. 보험 미가입자들은 보험 가입자들에 비해 연간 의사방문수가 2/3이고 연간 병원입원일수가 약 50% 정도이지만, 이런 의료서비스 이용의 차이가 건강상태의 상당한 정도의 차이로 연결되지는 않는다. 보험 미가입자들이 평균적으로 더 젊고 더 건강하다는 사실을 고려하면, 이런 결과는 최소한도 부분적으로는 자기선택(self-selection)으로 인한 것일 수 있다. 가난하고 아픈 사람들을 제외하고는 건강상태와 보험유무 사이에 연관성이 없는 것으로 보인다.

정책적 쟁점

낮은 의료서비스 이용은 특히 빈곤층 장기 질환자들의 건강을 악화시키는 결과를 가져온다.

이런 차이들은 보험 가입자들에게 제공되는 의료서비스의 1/3 정도가 부적절하거나 애매하다는 사실 때문일 수 있다. 즉, 의학적 혜택이 의학적 위험을 높이지 않는 것이다. 보험 가입자들에게 제공되는 의료서비스의 상당한 비율이 그 효과가 의심스럽기 때문에 의료서비스 이용의 양적인 차이가 건강상태 차이의 원인이 되지 않을 수 있다.

또 다른 연구에서는 보험에 가입되지 않은 사람들은 의료체계의 접근에 문제가 있기 때문에 건강상 나쁜 결과를 가져온다고 말하고 있다. 접근도의 문제가 정기적인 치료처를 갖고 있을 가능성을 낮추며(Berk, Schur, & Cantor, 1995; Bindman et al. 1995; Zuvekas & Weinick 1999), 의료이용을 늦추고(Burstin et al. 1998; Weissman et al. 1991), 더 적은 양의 의료서비스를 이용하는 것으로 나타난다(Berk & Schur, 1998; Brown, Bindman, & Lurie, 1998). 건강상 문제를 가지고 있는 사람들도 보험의 결여가 의료서비스 접근에 상당한 영향을 미친다는 것을 알고 있다(Berk, Schur, & Cantor, 1995).

보험에 가입하지 않으면 의료서비스 이용 수준이 낮아지게 될지 모르지만, 낮은 접근도와 나쁜 건강 간의 관련성을 확립하는 것은 더 어려운 일이다. 이런 관련성을 지지하는 문헌들은 몇 가지 중요한 실증적 문제들을 극복하고 있지 못하고 있다.[11] 위에서 인용한 RAND 의료보험 실험(Manning et al., 1987)은 무상

11 가장 중요한 문제는 내생성 편향(endogenity bias)으로서, 실증자료가 비보험이 건강 저하를 유도했는지, 아니면 나쁜 건강이 보험 가입률을 떨어뜨렸는지를 결정할 수 없는 상황을 말한다. 더욱이 이 연구는 보험의 가입 유무와 건강상태를 동시에 결정하는 변수들이 누락되어 분석에 포함되지 않는다는 선택 편향(selection bias)의 문제가 있다.

의료를 받는 사람들이 혈압을 더 잘 관리하고 더 좋은 시력을 가지고 있다는 것을 보여준다. 또 다른 연구들에서는 보험 미가입자들이 필요한 의료서비스를 찾는 것을 늦추게 되어 어쩔 수 없이 입원해야 하는 결과를 가져오고(Billings, Anderson, & Newman, 1996; Bindman et al. 1995), 사망률이 기대 사망률보다 더 높아지며(Hadley, Steinberg, & Feder, 1991; Franks, Clancy & Gold, 1993), 출산결과(birth outcome)가 좋지 않다(Currie & Gruber, 1996)고 지적하고 있다. 실증적 증거들이 결정적이지는 않지만, 보험 미가입자들이 더 나쁜 건강수준을 경험한다는 주장이 유력하다. 보험 미가입자들의 수가 증가할수록 정책 입안자들은 열악한 접근도로 인해 나타나는 명백한 건강상의 결과들을 무시하는 것이 점점 더 어려워짐을 깨닫게 될 것이다.

보험 미가입자를 위한 안전망

1985년 이후, 공공병원이든 민간병원이든 병원응급실에서 누구든 의료서비스를 요구하는 사람을 거부하는 것은 불법이 되었다. 포괄적 일괄예산조정법(Comprehensive Omnibus Budget Reconciliation Act)에 포함되어 있는 응급의료처지와 적극적 노동법(Emergency Medical Treatment & Active Labor Act, EMTALA)은, 병원이 질병의 성격을 파악하기 위해 의학적으로 적절한 검사를 제공하고, 질병을 치료하거나 환자를 안정시킨 후, 치료할 수 있는 시설로의 이송을 요구하고 있다. 민간병원들은 급성이 아닌 경우 무상의료를 체계적으로 줄여나가고 있어, 공공병원들이 보험 미가입자들에 대해 의료서비스를 제공하는 책임을 져야만 한다. 추계에 따르면 전국의 공공병원들 중 겨우 10% 미만의 병원들이 보험 미가입자들에게 제공되는 병원서비스의 거의 50%를 제공하고 있다. 이 많은 무상의료는 병원 응급실에서 또는 응급실에서부터 입원으로 이전된 이후에 제공되고 있다.

Hadley와 Holahan(2003)은 MEPS 자료를 이용해서 미국의 보험 미가입자들이 2001년도에 345억 달러의 무상 의료서비스를 받았다고 추정하고 있다. 또한 추가적으로 149억 달러의 무상의료가 보험을 가진 사람들에게 제공되고 있어, 총무상의료는 약 500억 달러에 이른다.

대부분의 이런 '무상'의료는 지방자치단체의 예산, 저소득층 진료를 위한 메디케이드 보조금 및 비용전가(cost shifting)로 재원이 조달된다. 보험 미가입자들이 증가하고, 의료비용이 급격히 상승하면서, 각급 정부의 예산이 보다 엄격한 감시를 받고 있다. 경쟁의 압력으로 인해 병원들이 보험 미가입자들에게 공급되는 의료서비스 비용을 민간 환자들에게 떠넘기는 것은 점점 더 어려워지고 있다. 민간보험자들, 고용주들, 여러 종류의 지불자들(payers)이 점점 더 보험 미가입자들

정책적 쟁점

병원과 의사들은 경쟁의 압력으로 인해 보험 미가입자들에게 무상 의료서비스를 제공하는 일에 점점 더 어려움을 겪고 있다. 지방정부 또한 예산상의 압력으로 인해 저소득층에 제공하는 의료서비스의 비용을 어떻게 지불할지 다시 생각해 보아야 한다.

의 치료비 지불을 원하지 않고 있다. 지불자들은 비용전가를 받아들이기를 거부하고, 확보된 수의 환자에 대해 가격할인을 협상하고 있다.

전 국민 의료보장을 위해서는 보험구입을 감당하지 못하는 사람들을 보조하고, 경제적으로 감당할 수 있는 사람들에게는 인센티브를 제공하는 원칙을 채택하는 것이 필요하다. 만성 질환자들은 위험요율의 보험료를 지불할 수 없다. 만일 보험시장이 해결책을 제공하려면 고위험군은 보조금을 받아야 한다. 모든 보험료를 집단요율에 기초해서 결정함으로써 저위험군의 보험 가입자들이 고위험군의 보험 가입자들을 보조하도록 요구하는 것과 같이 해결방안이 단순하지는 않다. 집단요율하에서는 건강한 사람들이 보험에 부여하는 최대 가치를 상회하는 보험료에 직면하게 된다. 만일 자발적인 선택에 의해 보험구입이 이루어진다면, 보험을 구입할 때 조세혜택과 같은 강한 인센티브가 제공되거나, 또는 보험을 구매하지 않을 때 벌금이 부과되지 않는 한, 많은 건강한 사람들은 보험을 구입하지 않을 것이다.

핵심개념 ⑩
비교우위

노년층, 빈곤층, 보험 미가입자들을 위해 의료서비스를 보조하는 것은 점점 더 어려워지고 있다. 의료보험 시장에서 경쟁이 증가함으로써 희생되는 가장 중요한 것 중의 하나가 실험적 치료, 노년층과 빈곤층을 위한 의료서비스, 의학교육과 연구를 위한 부문 간 보조금 등의 복합적인 시스템이다. 시장의 압력이 높아질수록, 메디케어 및 메디케이드와 함께 보험공급자들은 만일 이런 서비스들에 대한 지불을 제한하지 않는다면 경쟁력을 유지하는 것이 점점 더 어려워진다는 것을 알고 있다. 그리고 만일 어느 누구도 의학교육 또는 연구개발을 위해 지불하기를 원하지 않는다면, 의료서비스의 질적 수준은 타격을 입을 수밖에 없을 것이다.

핵심개념 ⑦
경쟁

보험 미가입자들에게 의료서비스를 제공해야 한다는 문제의 해결책을 모색하는 데 여러 선택방안들이 있지만 확실한 해결책은 거의 없다. 빈곤층의 보험 가입을 위한 증세, 모든 보험 청구에 대한 병원의 추가적인 요금 부과, 또는 **고용주의 의료보험 제공의무**(employer mandates) 등 어떤 것을 제안하든지, 일반적인 접근방법은 동일하다. 즉, 자신의 힘으로 보험을 구입할 능력이 없는 사람들에게 공공부문 또는 민간부문이 보조금을 제공하는 것이다. 그렇지 않다면 대안은 병원산업과 개업 의사들의 무상의료 제공에 계속해서 의존하는 것이다.

고용주의 의료보험 제공의무
고용주가 근로자에게 의료보험을 제공하도록 의무화한 일부 의료개혁안의 제안.

봉투의 이면

보조금의 후생손실

보험에 가입한 소비자들은 직접 발생하는 본인부담 비용(이때 진정한 비용은 본인부담금에 보험이 부담한 부분을 합한 것이다)과 서비스의 편익을 비교한다. 이 계산은 총비용을 무시함으로써 의료자원을 과다하게 이용해서 사회적으로 바람직한 양보다 더 많이 사용하는 결과를 가져온다. 이것이 총의료비 지출이 급격히 증가한 가장 중요한 요인 중 하나일 수 있다.

핵심개념 ❾
시장 실패

그림을 사용하여 보험 보조금의 경제학을 분석할 수 있다. 의료서비스에 대한 초기 수요는 수요곡선 D_0E으로 나타난다. 보험에 대한 접근과 보험이 제공하는 보조금은 수요곡선을 더욱 비탄력적(D_1E)으로 만든다. 보험소비자의 잉여는 P_0AD_0이다. 보험은 사람들이 의료서비스에 부여하는 가치는 변화시키지 않은 채 가격만을 변화시키기 때문에, D_0E를 이용하여 평가하면 보험에 가입된 소비자가 얻는 잉여는 P_2D_0C가 될 것이다. 마찬가지로 생산자 잉여는 보험으로 인해 P_0AS에서 P_1BS로 증가한다.

경제적 개념	보험 전	보험 후
소비자 잉여	P_0AD_0	P_2CD_0
생산자 잉여	P_0AS	P_1BS
보험비용	–	P_1BCP_2
사회적 순이익	D_0AS	$D_0AS-ABC$
사중손실	–	ABC

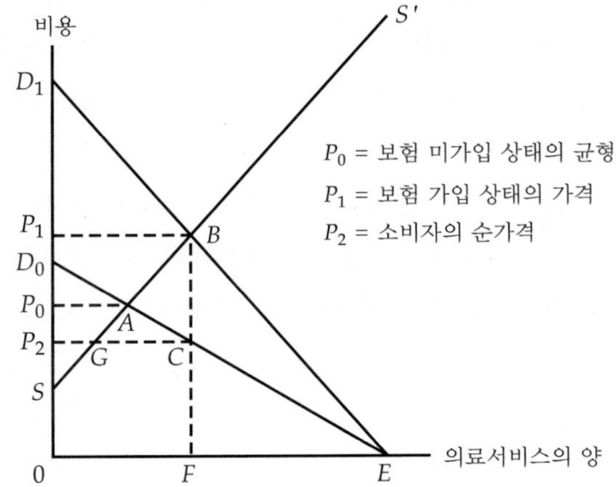

보험에 가입된 경우, 잉여의 중복부분인 면적 D_0AGP_2를 주목해보자. 보험이 부담하는 비용 P_1BCP_2는 이 중복부분과 소비자 잉여의 일부분(ACG) 및 생산자잉여의 일부분(P_1BAD_0)을 지우게 된다. 사회는 이 보조금으로 더 나아지는가? 사실 보험이 제공하는 보조금은 잉여를 ABC만큼 줄이게 된다. 잉여는 D_0AS 대신 $D_0AS-ABC$가 된다.

만일 정부가 본인부담률 없이 의료비의 100%를 보장하는 보험을 제공한다면, 의료서비스에 대한 수요곡선은 완전히 비탄력적으로 된다. 이는 위의 그림에서 새로운 수요곡선이 CG 대신 FG가 됨을 의미한다. 의료서비스의 가격은 $0D$가 되고 수요량은 $0G$가 된다. 납세자들의 총비용은 $0DFG$, 소비자잉여는 $0CG$, 생산자잉여는 ADF이다. 지출이 잉여의 합을 $FEG-ACE$만큼 초과해서, *FEG*가 *ACE*보다 크면 사회에 순(純)후생손실이, 그리고 반대가 되면 사회에 순이익이 된다.

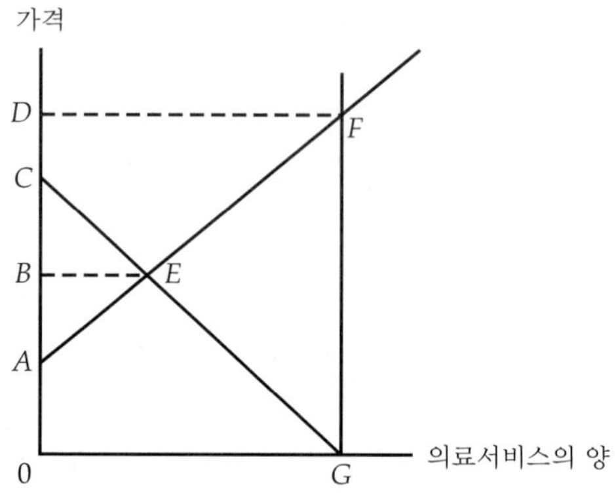

본인부담제가 있는 보험의 경우와 본인부담 없이 납세자들이 재정을 부담하는 보험의 두 경우 모두에서, 그 사회적 비용이 환자들의 순편익을 초과하는 수준의 의료 소비가 사회적 손실을 발생시킨다.

요약 및 결론

미국은 1965년까지만 해도 환자의 본인부담이 압도적이었지만, 오늘날은 제3자인 정부와 민영보험회사에 의해 대부분의 재원이 조달되고 있다. 일반적으로 정부가 모든 의료서비스의 40% 이상에 대한 재원을 직접 부담하고 있다. 미국에서는 민영보험의 구매자들에게 제공되는 조세보조금을 포함해서 납세자들이 모든 의료비 지출의 50% 이상을 부담하고 있다.

개인적으로 보충보험을 구매하는 2,000만 명의 메디케어 수혜자를 제외하고도, 민간부문에 1억 7,000만 명이 넘는 사람들이 보험에 가입되어 있다. 상업적인 보험회사들, 블루크로스–블루실드 보험, 스스로 기금을 운영하고 있는 고용주 보험(self-funded employer plans), 선불제 의료보험(prepaid health plans) 들은 이런 보험의 대부분을 제공하고 있다. 메디케어와 메디케이드 등 정부의 가장 중요한 두 가지 의료보장 프로그램들은 거의 7,000만 명에게 의료보험을 제공하고 있다. 메디케어의 경우, 2006년도에 노인과 장애인 가입자가 4,300만 명을 넘어섰고, 메디케이드는 4,500만 명 이상의 비(非)노년층에게 의료보험을 제공했다.

이렇게 여러 프로그램을 통해 제공되는 의료보험에 미국 전 국민의 약 84%가 적용받고 있지만, 아직 약 4,700만 명이 어느 한 시점에서 의료보험에 가입되지 않은 상태이다. 보험 미가입자의 3/4 이상이 노동력과 어떤 형태로든지 관련성을 갖고 있다는 것을 고려한다면, 개혁안들이 고용과 관련된 문제해결에 집중되고 있다는 것은 놀라운 일이 아니다.

정부의 보다 많은 개입을 지지하는 사람들은 메디케이드 프로그램의 확대, 고용주의 의료보험 제공의무(employer mandate) 등을 찬성하고 있다. 메디케이드의 확대를 위해서는 특정 집단에 대한 자격조건의 완화와 함께, 돈을 내고 자발적으로 이 제도 안에 들어오려는 근로빈곤층에 대한 보험료 보조라는 두 가지 방법 모두가 필요할 것이다. 고용주의 의료보험 제공의무를 위해서는 모든 고용주들이 정부가 결정한 기본적인 급여 패키지를 제공하고, 그 비용을 지불해야 할 것이다.

민간부문 해결책을 옹호하는 사람들은 공공부문의 해결책들이, 터무니없이 높은 보험료 때문에 많은 근로빈곤층이 보험시장으로부터 완전히 밀려난 데 대해 상당한 책임이 있다고 주장한다. 이에 대한 이들의 해답은 소득세 공제 또는 세액공제의 형태를 통해 근로빈곤층이 민영보험을 구매할 수 있도록 민영보험의 비용을 낮추는 방법에 집중하고 있다. 기존병력을 가지고 있는 사람들에게 보험을 제공하려면 고위험군에 대한 보험 풀을 형성하는 것이 일반적인 방법으로 간주되고 있다. 비록 완벽한 해결책은 아니지만 이런 방법을 통해 만성적인 보험 미가입자의 20%가 보험을 제공받게 될 것이고, 의학적 치료가 필요한 집단에 대해 의료 접근성을 높이는 데 큰 도움이 될 것이다.

영세기업의 고용주들은 근로자들을 위해 민영보험을 구매하는 데 분명한 불이익이 있다는 것을 잘 알고 있다. 소규모는 두 가지 의미를 가진다. 즉, 유리한 요율을 위한 대규모 보험자들과의 협상에 있어서 협상력을 갖고 있지 못하고, 근로자들의 수가 너무 적어 큰 사고의 위험을 적절하게 분산할 수 없다. 협상력 증가와 위험 분산이라는 목적은, 기업들이 구매조합(purchasing cooperatives)으로 결합되는 것을 허용하면 달성할 수 있다. 주정부의 영세기업들에 대한 보험제공 의무조항을 폐지하는 것과 더불어, 이런 구매조합은 보험비용을 15%에서 20%까지 낮추게 될 것이다.

정부가 보다 많이 개입하기를 지지하는 사람들과 더욱 다양한 접근방법을 지지하는 사람들 사이에는 서로 동의할 수 있는 점들이 별로 없다. 이 문제는 얼마나 중요할까? 그리고 문제를 해결하기 위해 어떤 접근방법이 채택되어야 하는가? 비록 이 두 가지 쟁점에 대한 합의점은 거의 찾아볼 수 없지만, 양측은 보험 미가입자들의 접근성 개선이라는 공동의 목적을 가지고 있다. 이런 문제가 현행 민영보험 제도의 틀 안에서 달성될지, 아니면 미국이 다른 나라들의 길을 따라 정부가 보다 많이 개입하는 것을 허용할지는 차후 결정될 것이다.

인물소개
Uwe E. Reinhardt

한 회의석상에서 캘리포니아 주의 민주당 연방하원의원인 Pete Stark이 '반대의 전문가'로 소개했던 Uwe(우브로 발음되는) Reinhardt는, 많은 사람들이 의료개혁 논쟁에서 '시대의 반역아'로 간주하고 있다. 1937년에 태어난 Reinhardt는 성장기를 전쟁으로 파괴된 독일에서 보냈는데, 이 시절 그의 가족들은 공구창고 같은 곳에서 살아야 했다. 그 비참한 빈곤을 겪으면서 성장한 Reinhardt는 주로 조세를 통해 재원을 조달하는 전 국민 의료보장 제도를 높이 평가했다. 그는 이렇게 말한다.

"나는 의료서비스가 사회재(social goods)로 취급되는 나라, 부자들이 가난한 사람들을 보조하기 위해 자신들의 진료비보다 훨씬 더 많은 돈을 지불하는 나라에서 자랐다." 그리고 "나는 그것이 문명화된 환경이라는 것을 알게 되었다."

Reinhardt는 1956년 캐나다로 이민을 가서 서스캐처원 대학을 다녔다. 1964년, 졸업 후 그는 예일 대학에서 공부하기 위해 미국으로 건너갔고, 1970년 경제학으로 박사학위를 받았다. 그는 또한 펜실베이니아 의과대학에서 명예박사학위를 받았다. Reinhardt는 전 생애를 프린스턴 대학에서 가르쳤다는 점에서 조금 별나다. 그의 현재 직위는 제임스 메디슨 정치경제학 석좌교수(James Madison Professor of Political Economy)이다.

그의 학문적인 성과의 대부분은 의료경제학 분야에서 이뤄졌다. 그는 「Health Affairs」, 「New England Journal of Medicine」, 「Health Management Quarterly」 등을 포함한 여러 학술지의 편집위원이다. 또한 「Journal of Health Economics」의 부편집인을 역임했다. 이런 학문적 성과는 그가 코네티컷 주 유료 고속도로의 최적통행료를 박사학위 논문 주제로 고려하고 있었던 사람이라는 것과는 상당한 차이를 보이는 일이다. 다행히 그의 예일 대학 시절 교수 중 한 사람이 그에게 의료경제학을 제안했다.

그는 이 주제에 대해 매료되었고, 그것은 지난 30년 동안 계속되었다. 이 기간 동안 Reinhardt는 보험 미가입자들의 헌신적인 옹호자가 되었다. 의료와 관련한 많은 주제들에 대해 농담을 하는 경향이 있었지만, Reinhardt는 한 번도 보험 미가입자들의 역경에 대해 농담을 해본 적이 없다. 그는 의료가 헌법상 권리로 인정되는 것을 본 적도 없고, 보고 싶은 생각도 없지만, 의료가 사회적 역할을 한다고 굳게 믿고 있다. 의료는 "사회적 계약에 함축되어 있는" 권리이다. "…의료는 소비재가 아니다. 의료는 준(準)종교적인 상품이다. …의료는 사람들을 결속시켜서 한 나라를 만드는 접착제이다."

Reinhardt는 비록 논란을 일으키기는 하지만, 의료논쟁의 양측 인사들로부터 존경을 받고 있다. 그는 강의실에서나 의회의 위원회 앞에서나 똑같이 편안하게 의료개혁을 둘러싼 중요한 주제들과 관련해서 자신의 입장을 분명히 밝히고 있다.

출처: Julie Rovner, "MM Intreview: Uwe Reinhardt," Modern Maturity 37(6), November–December 1994, 64–72.

질문과 문제

1. 의료적 손실(medical loss)에 대한 보험은 다른 손실에 대한 보험과 어떤 면에서 다른가?

2. 다음의 개념들을 정의하라. 의료시장의 효율적 기능을 결정하는 데 있어, 이들 개념은 얼마나 중요한가?
   a. 도덕적 해이　　b. 역선택
   c. 비대칭 정보　　d. 제3지불자
   e. 크림스키밍(cream skimming)

3. 의료보험이 공제제, 본인부담 정률제와 같은 특징들을 갖는 중요한 이유는 무엇인가? 이들 특징은 정말 필요한가?

4. 의료보험의 네 가지 형태는 무엇인가?
   각 보험에서 가능한 보장을 간략히 설명하라.

5. 보험자들이 유전적으로 특정한 질병에 걸리기 쉬운 사람들에게 보험을 거부하는 것이 허용되어야 하는가? 특정한 질병에 대해 고위험군에 속하는 생활습관을 갖는 사람들에게 거부하는 것이 허용되어야 하는가? 답변에 대한 논거를 제시하라.

6. 의료개혁에 대한 논쟁을 불러일으킨 주요한 문제들 중 하나는 보험 미가입자들의 수와 그들의 의료에 대한 접근제약이다. 보험에 가입되지 않은 전형적인 미국인들이 어떤 사람들인지 설명하라. 보험 미가입은, 그들이 의료서비스에 접근할 수 없다는 것을 의미하는가?

7. 비대칭 정보란 무엇인가? 이것이 어떻게 의료공급자와 의료보험자에게 문제를 일으키는가?

8. 왜 기업들은 자가보험을 드는가?

9. 무상의 의료서비스를 제공하는 것이 건강상태를 개선하는가? 설명하라.

10. 공제제와 본인부담 정률제의 목적은 무엇인가? 이를 통해 보험자들은 어떤 문제에 대응하고 있는가?

참고문헌

Kenneth J. Arrow, "Uncertainty and the Welfare Economics of Medical Care," *American Economic Review* 53(5), December 1963, 941–973.

Konstantin Beck, Stefan Spycher, Alberto Holly, and Lucien Gardiol, "Risk Adjustment in Switzerland," *Health Policy* 65, 2003, 63–74.

Robert L. Bennefield, "Dynamics of Economic Well-Being:Health Insurance 1993 to 1995, Who Loses Coverage and for How Long?" U.S. Census Bureau, *Current Population Reports*, P70-64, August 1998, 1–6.

_______, "Health Insurance Coverage—1994," U.S. Census Bureau, *Current Population Reports*, P60.

Mark L. Berk and Alan C. Monheit, "The Concentration of Health Care Expenditures, Revisited," *Health Affairs* 20(2), March/April 2001, 9–18.

Mark L. Berk and Claudia L. Schur, "Access to Care: How Much Difference Does Medicaid Make?" *Health Affairs* 17(1), January/February 1998, 169–180.

Mark L. Berk, Claudia L. Schur, and Joel C. Cantor, "Ability to Obtain Health Care: Recent Estimates from the Robert Wood Johnson Foundation National Access to Care Survey," *Health Affairs* 14(3), Fall 1995, 139–146.

John Billings, Geoffrey M. Anderson, and Laurie S. Newman, "Recent Findings on Preventable Hospitalizations," *Health Affairs* 15(3), Fall 1996, 239–249.

A.B. Bindman, K. Grumbach, D. Osmond et al., "Preventable Hospitalizations and Access to Care," *Journal of the American Medical Association* 274, 1995, 305–311.

Robert H. Brook, "Health, Health Insurance, and the Uninsured," *Journal of the American Medical Association* 265(22), June 12, 1991, 2998–3002.

M. E. Brown, A. B. Bindman, and N. Lurie, "Monitoring the Consequences of Uninsurance: A Review of Methodologies," *Medical Care Research and Review* 55, 1998, 177–210.

M. Kate Bundorf and Mark V. Pauly, "Is Health Insurance Affordable for the Uninsured?" *Journal of Health Economics* 25, 2006, 650–673.

H. R. Burstin, K. Swartz, A. C. O'Neil, E. J. Orav, and T. A. Brennan, "The Effect of Change of Health Insurance on Access to Care," *Inquiry* 35(4), 1998, 389–397.

Centers for Disease Control, "Oral Health 2000: Facts and Figures," available at http://www.cdc.gov/OralHealth/factsheets/sgr2000-fs1.htm, May 2000.

Craig Copeland, "Characteristics of the Nonelderly with Selected Sources of Health Insurance and Lengths of Uninsured Spells," *EBRI Issue Brief* No. 198, June 1998.

Janet Currie and Jonathan Gruber, "Saving Babies: The Efficacy and Cost of Recent Expansions of Medicaid Eligibility for Pregnant Women," *Journal of Political Economy* 104(6), December 1996, 1263–1296.

David Cutler and Sarah Reber, "Paying for Health Insurance: The Tradeoff between Competition and Adverse Selection," *Quarterly Journal of Economics* 113, 1998, 433–466.

David M. Cutler and Richard J. Zeckhauser, "The Anatomy of Health Insurance," in *Handbook of Health Economics*, Volume 1, edited by A. J. Culyer and J. P. Newhouse, Elsevier Science, 2000, 563–643.

Kathryn Pitkin Derose, Jose J. Escarce, and Nicole Lurie, "Immigrants and Health Care: Sources of Vulnerability," *Health Affairs* 26(5), September/October 2007, 1258–1268.

Randall P. Ellis et al., "Diagnosis-Based Risk Adjustment for Medicare Capitation Payments," *Health Care Financing Review* 17(3), 1996, 101–128.

P. Franks, C. M. Clancy, and M. R. Gold, "Health Insurance and Mortality: Evidence from a National

Cohort," *Journal of the American Medical Association* 270, 1993, 737–741.

Milton Friedman and Leonard J. Savage, "The Utility Analysis of Choices Involving Risk," *Journal of Political Economy* 56(4), August 1948, 279–304.

Victor R. Fuchs, "National Health Insurance Revisited," *Health Affairs* 10(4), Winter 1991, 7–17.

Dan Goodgame, "This May Hurt a Bit," *Time* 143(20), May 16, 1994, 50.

Jonathan Gruber and Larry Levitt, "Tax Subsidies for Health Insurance: Costs and Benefits," *Health Affairs* 19(1), January/February 2000, 72–85.

Jack Hadley and John Holahan, "How Much Medical Care Do the Uninsured Use, and Who Pays for It?" *Health Affairs –Web Exclusive*, 12 February 2003, W3–66 to W3–81.

Jack Hadley, Earl P. Steinberg, and Judith Feder, "Comparison of Uninsured and Privately Insured Hospital Patients:Conditions on Admission, Resource Use, and Outcome," *Journal of the American Medical Association* 265(3), January 16, 1991, 374–379.

Health Insurance Association of America (HIAA), *Long-Term Care Insurance in 2000–2001*, Washington, DC: HIAA, January 2003.

_______, *Source Book of Health Insurance Data 1996*, Washington, DC: HIAA, 1997.

W. David Helms, Anne K. Gauthier, and Daniel M. Campion, "Mending the Flaws in the Small-Group Market," *Health Affairs* 11(2), Summer 1992, 7–27.

Richard Kronik and Todd Gilmer, "Explaining the Decline in Health Insurance Coverage, 1979–1995," *Health Affairs* 18(2), March/April 1999, 30–47.

Katharine Levit et al., "National Health Expenditures, 1993," *Health Care Financing Review* 16(1), Fall 1994, 247–281.

Willard G. Manning, Joseph P. Newhouse, Naihua Duan, Emmett B. Keeler, Arleen Leibowitz, and M. Susan Marquis, "Health Insurance and the Demand for Medical Care: Evidence from a Randomized Experiment," *American Economic Review* 77(3), June 1987, 251–277.

Robert J. Mills and Shailesh Shandari, "Health Insurance Coverage in the United States: 2002," *Current Population Reports*, P60National Center for Policy Analysis (NCPA), "Are the Uninsured Freeloaders?" *Brief Analysis* No. 120, August 10, 1994.

Joseph Newhouse, *Free for All? Lessons from the RAND Health Insurance Experiment*, Santa Monica, CA: RAND Corporation, 1993.

Mark V. Pauly, "Is Cream Skimming a Problem for the Competitive Medical Market?" *Journal of Health Economics* 3(1), April 1984, 87–95.

______, "The Economics of Moral Hazard: Comment," *American Economic* Review 58(2), June 1968, 531–538.

______, "Taxation, Health Insurance, and Market Failure in the Medical Economy," *Journal of Economic Literature* 24(2), June 1986, 629–675.

Thomas Rice, *The Economics of Health Reconsidered*, Chicago, IL: Health Administration Press, 1998.

Pamela Farley Short, "Counting and Characterizing the Uninsured," ERIU Working Paper 2, University of Michigan, Economic Research Institute on the Uninsured, December 2001.

______ and Deborah R. Graefe, "Battery-Powered Health Insurance? Stability in Coverage of the Uninsured," *Health Affairs* 22(6), November/December 2003, 244–255.

George Stigler, "The Economics of Information," *Journal of Political Economy* 69(3), June 1961.

Katherine Swartz, John Marcotte, and Timothy D. McBride, "Personal Characteristics and Spells without Health Insurance, *Inquiry* 30(1), Spring 1993a, 64–76.

______, "Spells without Health Insurance: The Distribution of Durations when Left-Censored Spells are Included," *Inquiry* 30(1), Spring 1993b, 77–83.

Melissa A. Thomasson, "The Importance of Group Coverage: How Tax Policy Shaped U.S. Health Insurance," NBER Working Paper 7543, Cambridge, MA: National Bureau of Economic Research, February 2000.

Roger Thompson, "Going, Going, . . .Gone?" *Nation's Business* 81(7), July 1993, 24.

U.S. Chamber of Commerce, *2000 Employee Benefits Study*, Washington, DC: U.S. Chamber of Commerce, 2000.

Congressional Budget Office, "How Many People Lack Health Insurance and for How Long?" A CBO Paper, Washington, DC: Congress of the United States, May 2003.

J. S. Weissman, R. Stern, S. L. Fielding, and A. M. Epstein, "Delayed Access to Health Care: Risk Factors, Reasons, and Consequences," *Annals of Internal Medicine* 114, 1991, 325–331.

S. H. Zuvekas and R. M. Weinick, "Changes in Access to Care, 1977–1996: The Role of Health Insurance," *Health Services Research* 34(1 Pt 2), 1999, 271–279.

제 7 장

관리의료

1975년까지 미국에서는 의료보험에 가입된 대부분의 인구가 전통적인 보장보험(indemnity insurance arrangements)을 통해 그 재원이 조달되는 의료서비스를 받았다. 그러다가 1980년대 들어와 관리의료에 유리한 입법이 이루어지고, 이와 관련된 재원조달 및 제공체계의 변화가 이루어지면서 관리의료가 크게 성장하게 되었다. 이런 변화들은 부분적으로는 높은 의료비용의 상승과 자가보험 형태의 단체보험으로 의료보험의 혜택을 받는 미국인들의 수가 증가한 데에 대한 반응이었다.

관리의료는, 의료서비스의 재원조달과 제공체계를 통합하는 여러 가지 형태의 계약적 제도를 지칭하는 용어이다. 구매자들(주로 고용주)은 선정된 의료공급자들과 사전에 정해진 가격으로 특정한 의료서비스 패키지를 제공하도록 계약을 맺는다. 오늘날 의료시장에는 여러 형태의 재원조달 방법과 제공체계가 있기 때문에 명확하게 관리의료조직들을 분류하기 어렵고, 따라서 관리의료의 효율성과 효과성을 평가하려는 시도는 어려운 일이 되어가고 있다.

관리의료가 초기에 인기를 끌었던 이유는 전통적인 행위별 수가제 아래에서의 의료제공 메커니즘에 비해 의료비용을 상당히 절감할 수 있었기 때문이다. 1984~1991년 기간 중 피고용인 1인당 평균 의료보험료는 119%가 증가했고, 같은 기간 동안 소비자물가지수의 변화로 측정된 전체적인 물가수준은 31%가 증가했다. 의료보험료가 물가보다 거의 네 배 정도 빨리 올랐기 때문에 의료비를 통제해야 한다는 압력이 높아졌다.

전통적인 관리의료 제도는 건강유지조직(Health Maintenance Organization, HMO)이다. 1970년에는 미국 전역에 걸쳐 37개의 HMO에, 인구의 2%가 채 안 되는 3백만 명 정도가 가입되어 있었다. 그러나 2000년에는 8,440만 명으로 가입인구 수가 최대였으며, 이후 2006년에는 전 인구의 약 1/4인 7,270만 명 수준으로 안정되었다. 표 7.1은 1970~2006년 기간 동안의 HMO 가입자 정보를 보여주고 있다.

표 7.1 건강유지조직(HMO)의 가입자 수, 1970~2006년

연도	가입자 수(백만)	인구대비 비율
1970	3.0	1.5
1980	9.1	4.0
1985	21.0	7.9
1990	33.3	13.4
1995	50.9	19.4
2000	84.4	30.0
2005	69.4	23.4
2006	72.7	24.5

출처: *Health United States, 2007: with Chartbook on Trends in the Health of Americans*, 2007.

관리의료는 조직하는 방법에 따라 의사 진료비를 어떻게 지불하는지, 재정적 위험을 어떻게 공유하는지, 의사들이 관리의료 환자만을 보는지, 아니면 이와 함께 행위별 수가제 환자들도 보는지 등에서 다양한 차이가 존재한다. 이 장에서는 관리의료의 역사적 발전과 미국을 비롯해 세계적으로 관리의료가 의료제공체계의 중요한 구성요소로 출현한 사실에 대해 중점적으로 논의한다.

우리는 전통적인 행위별 수가제 제공방식에 대한 대안으로 나타난 관리의료의 역사에 대한 논의에서 시작해서, 관리의료의 기본적인 형태에 대해 살펴본다. 우리는 또한 관리의료의 비용절감적인 특징과 더불어 이런 형태의 의료제공 방식이 실제로 비용을 절감하고 있는지에 관한 실증적 증거를 살펴볼 것이다. 마지막으로 관리의료의 미래에 대해 논의할 것이다.

관리의료의 역사

선불제 의료보험(prepaid medical plan)의 개념은, 19세기까지 거슬러 올라갈 수 있지만, 오늘날의 HMO 형태의 조직구조를 가진 의료보험은 1920년대 처음 시작되었다(Friedman, 1996). 사업가였던 Henry J. Kaiser가 최초의 관리의료조직을 설립했는데, 캘리포니아 북부의 지리적으로 소외된 지역에 의료서비스를 제공하기 위해 카이저 퍼머넌트를 조직했던 것이다. 현재 카이저 퍼머넌트는 미국에서 가장 규모가 큰 관리의료조직으로 성장하였다. 카이저 그룹이 소유하는 의원과 병원에서 일정한 급여를 받고 일하는 의사들은 비교적 위험이 높은 집단인 카이저 철강과 카이저 조선소의 근로자들에게 의료서비스를 제공했다. 의료비를 억제하기 위한 목적에서 HMO 형태의 개념을 사용하는 것은 당시에는 중요한 문제가 아니었고, 이는 1970년대까지 이어졌다.

1947년 카이저가 카이저 기업의 근로자가 아닌 다른 환자에게까지 이 제도를

http://

카이저 퍼머넌트는 8백7십만 명의 회원을 가진 미국에서는 가장 큰 비영리 건강유지조직이다.
http://www.kaiserpermanente.org

http://

퍼겟 사운드 의료보험 조합그룹(Group of Health Cooperative of Puget Sound)은 미국 북서부 지역에서 70만 명이 넘는 회원을 가진 미국에서 여섯 번째로 큰 비영리 HMO이다.
http://www.ghc.org

개방했을 때에도 HMO의 개념은 규모가 큰 지역사회에서는 시도되지 않았다. 2007년 현재 카이저 퍼머넌트는 9개 주와 워싱턴 D.C.에서 모두 870만 명의 회원을 가진, 미국에서 가장 규모가 큰 비영리 HMO이다. 카이저가 운영하는 의료시설로는 32개 메디컬센터와 416개 클리닉이 있고, 이 시설들은 13,729명의 의사를 고용하고 있다. 카이저와 서부지역의 다른 HMO들의 선구적인 노력으로 선불제 의료제공(prepaid medical care) 모형이 이루어지게 되었다.

많은 의사들은 이를 '계약의료(contract medicine)'라고 부르면서 선불제 의료제공 개념에 반대했고, 이 제도가 확대되는 것을 막기 위해 조직적으로 움직였다. 의사들의 이런 노력은 1960년대까지 HMO의 수를 전국적으로 40개 이하로 억제해 관리의료의 성장을 늦출 수 있었다(Gruber, Shadle, and Polich, 1988). 1980년까지 인구의 4%에 불과한 1,000만 명이 채 안 되는 인구가 관리의료조직에 가입했다.

선불제 집단개원
가입자 1인당 정액을 받고 일정한 소비자 그룹에 의료서비스를 제공하기로 계약한 의료제공자 그룹.

1965년에 메디케이드와 메디케어 법안이 통과되면서 의료서비스 공급에 정부가 보다 직접적으로 관여하게 되었고, 상승하는 의료비에 대한 정치적 관심이 크게 증가하게 되었다. 그리고 인터스터디(InterStudy)가 수행했던 연구에서 전통적인 행위별 수가제 의료를 대체하는 방안 중 하나로 HMO에 기초한 건강유지전략을 제안하였다.[1] 의료공급자 단체들과 미국의사협회(AMA)의 강력한 반대에도 불구하고, 닉슨(Nixon) 행정부는 의료비 억제를 위해 **선불제 집단개원**(prepaid group practice)의 개념을 받아들였다.

닉슨 대통령은 주로 민주당 소속의 의회 지도자들과 협력해서 HMO에서 제공하는 의료서비스의 종류, 가격결정과 가입 업무, 의사 조직, 재정적 위험과 관련된 요건 등을 포함한 HMO를 규정하는 법안을 통과시키는 데 성공했다. 1973년에 통과된 HMO 법에 근거하여 HMO를 설립하려는 비영리조직들에게 모두 3억 6,400만 달러의 보조금이 제공되었다. 이런 정부의 재정보조에도 불구하고, 정부는 1976년까지 모두 1,700개의 HMO와 4천만 명의 가입이라는 목표를 달성하지 못했다. 그러나 이는 연방정부가 높은 의료비에 관심을 가지고 있으며, 입법과정을 통해 기꺼이 개입할 것이라는 분명한 메시지를 의료산업에 보낸 것이었다. 하지만 이런 정부의 노력에서 얻을 수 있었던 실질적인 교훈은, 의무가입을 통한 공공연한 강제에 미치지 못하는 정부의 노력만으로는 사람들을 선불제 의료보험

---

1 인터스터디(InterStudy)는 Paul M. Ellwood가 이끌고 있는 정책연구소이다. 몇 년 동안 Ellwood는 의료정책에 관심을 갖고 있는 사람들을 와이오밍 주의 휴양지인 잭슨 홀로 초대해서 의료개혁에 대해 논의했다. 이 모임에서 관리경쟁(managed competition)에 대한 Alain Enthoven의 제안이 나왔다. 그리고 이들을 '잭슨홀 그룹'이라고 일컫는다.

에 가입시키기에는 역부족이라는 점이었다. 이런 과제는 1980년대 후반 의료비 억제를 위한 수단으로서의 관리의료로 미국 전체가 정책을 바꾸려고 시도하기 전까지는 달성되지 못했다. 그러고 나서 다시 10년 동안 의료비 상승이 있은 후에야 비로소 비용-효과적인 행태의 역할이 강조되었고, 민간부문을 통한 관리의료의 발전과 확장에 박차가 가해지게 되었다.

http://

AHIP(The America's Health Insurance Plans)는 전국적으로 200만 명이 넘는 미국인들에게 의료서비스를 제공하는 1,300개의 HMO와 네트워크에 기반을 둔 보험들을 대표한다.

http://www.ahip.org

관리의료보험의 유형

핵심개념 ❹

이기심

핵심개념 ❼

경쟁

관리의료는 미리 일정 금액을 내고 메뉴에 있는 모든 음식들을 마음대로 먹을 수 있는 뷔페와 유사한 측면들을 가지고 있다. 뷔페가 손님으로 올지 모르는 사람들의 기대행동에 기반을 두고 가격을 정하는 것처럼, 관리의료는 가입한 사람들이 필요로 하는 모든 의료서비스를 충분히 감당할 수 있는 가격을 결정해야만 한다. 뷔페에서 '적정한' 가격을 유지하기 위해서는 기본적인 음식들을 많이 제공하고 값비싼 주요 음식은 제한적으로 제공해야 한다. 이와 비슷하게 관리의료의 성공적인 가격결정 전략은 전문적 의료서비스와 입원을 포함한, 비용이 높은 의료서비스 이용을 억제하기 위한 방법으로 비용이 낮은 1차 의료와 예방적 의료서비스를 이용하기 쉽도록 하는 것이다.

뷔페식당의 손님들에게 비싼 음식들은 제한하면서 비교적 싼 음식들로 유도하는 문지기(gatekeeper) 역할을 하는 뷔페식당 지배인들의 행동은 대부분의 손님들에게 해가 되지 않을 수 있다. 뷔페식당의 경우, 비교적 비용이 낮은 수프와 샐러드가 고가의 붉은색 육류와 감자보다 장기적으로는 더 건강에 유익할 수 있기 때문이다. 그러나 육류와 감자에 익숙한 손님들은 이렇게 음식을 바꾸는 일이 고통스러울 것이다. 그리고 특별한 영양을 필요로 하는 사람들에게 선택을 제한하는 일이 오히려 나쁜 결과를 가져올 수도 있다.

대부분의 손님들은 마음대로 먹을 수 있는 뷔페식당의 규칙을 알고 있다. 손님들은 8.95달러를 지불하는 뷔페식당에서 스테이크와 바다가재 요리를 기대하지는 않는다. 그러나 의료분야에서의 기대는 매우 다르고, 바로 여기에 관리의료의 문제가 있다. 미국인들은 고가의 진료를 무한히 이용할 수 있는 입맛에 길들여져 왔다. 보장보험으로 의료비용을 충당해 온 전통적인 행위별 수가제 의료제공 방식은 사업상 여행을 하는 직장동료들과 같이 저녁식사를 하는 것과 같다. 즉, 메뉴에서 음식을 주문하고 각자가 가격을 지불하는 대신, 전체 일행 중 한 사람이 회사의 판공비 카드를 이용해서 모든 음식 값을 지불하는 것과 같은 것이다. 이 경우 직장의 상사가 일행의 음식 값을 전부 지불하기 때문에 개인들이 가격을 지불할 책임이 없다. 이런 상황에서는 인센티브 구조상 과식이 유발된다.

다른 어떤 제3자가 지불하는 경우, 우리는 돈을 함부로 쓰는 경향이 있다. 즉 우리의 신중한 행동으로 제3자가 이익을 보게 된다면 우리는 굳이 경제적 행동을 하지 않는다.

핵심개념 ❹

이기심

의료제공자 선택보험(POS)
선불제 의료보험과 행위별 수가제 의료보험의 특성을 혼합한 하이브리드 관리의료조직. 가입자는 아주 적은 본인부담금을 내고 네트워크 내 의사에게 진료를 받든지, 아니면 많은 본인부담금을 내고 네트워크 밖의 의사에게 진료를 받든지 둘 중의 하나를 선택함.

전형적인 관리의료 제도에는 건강유지조직(Health Maintenance Organization, HMO), 우선의료제공자조직(Preferred Provider Organization, PPO), **의료제공자 선택보험**(point-of-service, POS) 및 관리보장보험(managed indemnity plans) 등이 있다. 전통적인 관리의료는 환자들의 선택을 제한하고, 관리보장보험에 비해 의료이용을 보다 더 면밀하게 통제한다. 폐쇄형 패널 HMO를 포함하는 몇몇 의료보험들은 의료공급자 네트워크를 통해 받는 의료서비스에 대해서만 비용을 지불한다. 대부분의 PPO와 POS 보험을 포함한 또 다른 관리의료보험에서는 이미 형성된 의료공급자 네트워크를 벗어나서 제공받은 의료서비스에 대한 비용도 지불하고 있지만 이에 대해서는 본인부담률을 높게 책정하고 있다.

관리의료보험을 정확하게 규정하는 것이 어렵기는 하지만, 모든 관리의료보험에서는 전통적인 보장보험 아래에서 자주 나타나는 높은 의료서비스 이용수준을 억제하도록 설계되어 있다. 엄격한 의미에서의 관리의료는 의료 이용과 의료비를 억제하기 위해 정해진 가이드라인에 따를 것을 동의하는 의료공급자에게 가입 환자들을 보내는 모든 의료보험을 말한다. 한편, 넓은 의미에서의 관리의료는 의료이용을 모니터하고 자원사용의 방향을 지시함으로써 의료비 절감을 시도하는 제도를 의미한다. 어떤 의미에서든 관리의료는 의료시장의 환자들과 공급자들을 다양한 방식으로 통제해서 의료이용을 관리하는 것을 목적으로 한다.

건강유지조직

집단개원형 건강유지조직
1인당 정액요금이나 할인된 요금을 받는 대신 보통은 기업 근로자들인 특정한 환자집단에 대해 의료서비스를 제공하기로 합의한 일단의 의사들로서, 여러 전문 과목 의사들이 모여 큰 규모로 집단 개원한 경우.

의사고용형 건강유지조직
자신의 시설을 가지고 의사를 직접 고용해 지불자로서, 그리고 공급자로서 역할을 하는 관리의료조직.

건강유지조직(HMO)의 다섯 가지 형태로, 1) 집단개원형(group-model), 2) 의사고용형(staff model), 3) 네트워크형(network model), 4) 독립개원의협회형(Independent Practice Association, IPA), 5) 직접계약형(direct contract model)[2] 등이 있다. **집단개원형 HMO**에서는 의료서비스의 중개자인 민간기업들이 다양한 전문의로 구성된 집단개원 의사들과의 계약을 통해 민간기업의 피고용인인 특정한 환자집단에게 의료서비스를 제공토록 하고 있다. **의사고용형 HMO**에서는 의사들이 HMO에 고용되어 있다. 의사들의 소득은 주로 일정한 금액의 봉급이 되지만 경우에 따라서는 의사들에 대한 성과측정을 기준으로 추가로 보수를 지급

[2] HMO의 형태에 대해 대한 보다 포괄적인 논의를 원한다면 Kongstvedt(1997)과 Glied(1999)를 참조하라.

하기도 한다. **네트워크형 HMO**는 개원의와 병원을 포함한 여러 다양한 의료공급자들과 계약을 해서 가입된 환자들에게 여러 다양한 형태의 의료서비스를 제공하도록 하고 있다.

독립개원의협회 HMO는 개별적인 개업의 또는 집단개원 의사들과 계약을 통해 가입회원들에게 의료서비스를 제공하게 한다. 관리의료의 다양한 형태 중에서도 IPA는 지난 10년 동안 가장 빠르게 성장한 유형이다. IPA 가입 환자들에게 제공한 의료서비스에 대한 진료비 지불은 협정 행위별 수가제 또는 사전에 정액이 지불되는 인두제 방식에 의해 이루어지고 있다. IPA는 의료공급자인 의사들을 선정하는 기준으로 입지, 의사의 진료방법, **진료지침**(practice guideline)을 준수하려는 태도 등 다양한 요인을 사용하고 있다. IPA에 참여하고 있는 많은 의사들은 하나 또는 여러 관리의료보험과 계약을 해서 HMO 가입 환자들을 진료하면서도 이와 동시에 HMO에 가입되지 않은 환자들을 행위별 수가제에 기초해 진료하는 개인적 개원을 지속한다. 마지막으로 혼합형 HMO는 여러 다른 유형의 HMO들이 갖는 특징을 조합한 형태이다.

네트워크형 건강유지조직
개업 의사들과 병원들을 포함한 다양한 의료서비스 공급자들과 계약을 맺어 가입자들에게 다양한 형태의 의료서비스를 제공하게 하는 관리의료조직.

독립개원의협회(IPA)
특정 의료보험 가입자들에게 의료서비스를 제공하는 의료서비스 공급자들의 조직.

진료지침
어떤 의학적 증상을 보이는 환자에게 제공되는 진료과정의 바람직한 절차를 적시한 진술.

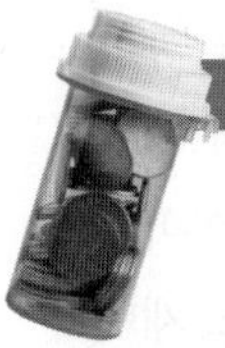

의료제공의 쟁점

VivaHealth: 소수민족 사회에 대한 HMO 마케팅

소비자 제품의 제조사들이 특정 인구계층과 소수민족 그룹에 대해 마케팅 노력을 맞추는 것은 흔한 사례이다. 담배 버지니아 슬림스(Virginia Slims)를 여성들에게, 술 콜트 45 몰트(Colt 45 Malt)를 미국의 흑인 사회에 마케팅하는 것은 당장 생각나는 두 가지 사례일 뿐이다. 지금은 의료산업이 여러 소수민족 사회의 특정 그룹에 서비스를 직접 마케팅하기 위해 동일한 방법을 사용하는 것 같다.

라틴 사회는 남부 캘리포니아 지역에 있는 두 개의 HMO가 총력을 다 하는 목표이다. VivaHealth의 창립자들이 특정한 소수민족 그룹에 맞춘 의료서비스 개념의 실효성을 공급자, 투자자, 규제자들에게 확신시키는 데는 7년의 세월이 걸렸다. 1994년 5월 마케팅 캠페인을 시작한 VivaHealth는 전적으로 라틴계 지역사회를 최초로 겨냥한 전국적 규모의 HMO들 중 하나였다.

VivaHealth는 상당수가 라틴계이면서 스페인 어를 구사하는 공급자들의 네트워크를 결성했다. VivaHealth는 라틴계 지역사회 회원들의 치료하는 데 의사들의 경험에 의존하고 있는데, 문화를 이해하고 대화할 수 있는 능력이 마케팅의 중요한 강점으로 보인다.

다른 캘리포니아의 HMO인 FHP Health Care는 로스앤젤레스의 동부지역에서 베트남 인, 한국인, 캄보디아 인, 중국인 등을 포함한 소수민족 지역사회에 서비스를 제공하는 공급자들의 네트워크를 설립했다. 소수민족 마케팅은 점점 경쟁이 심해지고 있는 시장에서 빠르게 공급자들 간 차별화 방법이 되고 있다. 공급자들 간의 높아지는 경쟁으로 인해 모든 의료제공자들이 보다 비용효과적인 의료서비스를 제공하는 방법들을 고려해야만 한다.

소수민족의 환자는 그들의 문화와 언어를 이해하지 못하는 공급자에게 문제가 되고 있다. 환자는 자신이 이해하지 못하는 지시를 따를 수가 없으며, 의료공급자는 환자가 말하려는 것을 이해하지 못할 때 과잉 진료를 하는 경향이 있다.

언어를 알아듣는 것이 틈새시장 참여자들에게 유일한 장점은 아니다. 특유의 문화를 이해하는 것 또한 중요하다. 따라서 콜로라도, 뉴멕시코, 텍사스와 플로리다 주를 포함해 외국에서 출생한 많은 인구를 가진 주들에서 의료공급자들이 이 시장에 뛰어들고 있다.

외국에서 출생한 인구가 미국 총인구의 10%를 차지하고 있는 상황에서 이런 소수민족 지역사회는 의료산업의 중요한 틈새시장이다. 라틴계, 베트남 인, 캄보디아 인, 한국인, 중국인을 포함한 많은 소수민족들은 유리한 건강 리스크를 갖고 있다. 그들은 일반 인구에 비해 더 젊고, 더 건강하고, 더 안정적이다. 소수민족 집단별로 동일한 보험료를 책정함으로써 현재 시장에서 가장 낮은 보험료보다 약 10% 더 낮은 보험료를 부과할 수 있다. 여기서의 교훈은 간단하다. 즉, 전문화를 통해 자원이 보다 효율적으로 배분될 수 있으므로 비용이 절감될 수 있다. 그러나 시장에서의 성공은 이런 혼합위험요율산정(blended risk rating, 특정한 소수민족 내에서의 경험요율)을 지속적으로 이용할 수 있는 능력에 달려 있을 것이며, 이 능력은 의회에서 어떤 종류의 의료개혁안이 나오는지에 따라 달라질 것이다.

핵심개념 ❽
효율

핵심개념 ❾
시장 실패

출처: Mary Chris Jaklevic, "Programs, Ad Campaigns Reach Out to Members of Ethnic Communities," *Modern Healthcare*, August 1, 1994, 32; and Tim W. Ferguson, "An Ethnic-Flavored HMO vs. Clinton's Cookie-Cutter," *Wall Street Journal*, February 8, 1994, A17.

우선의료제공자조직

우선의료제공자조직(PPO)은 더욱 인기 있는 관리의료보험의 하나로 등장하고 있다. PPO는 의료서비스의 구매자와 공급자들 간의 매개자 또는 중개자로서 기능을 하고 있다. PPO는 가입된 특정회원들에게 할인된 가격으로 의료서비스를 공급할 것을 동의한 의료공급자(의사, 병원, 치과의사, 약국, 재활서비스, 재택의료 등)들의 네트워크를 형성한다. 대부분의 경우 의료공급자들은 우선의료제공자 목록에 포함되기 위해 의료서비스 이용의 통제, 즉 진료지침에 동의해야 한다. 의료공급자들로서는 비록 의료서비스 가격이 낮고 의료서비스 이용을 통제하기는 하지만, 참가하게 되면 일정한 수의 환자들을 안정적으로 확보할 수 있다고 보고 있다. 이 조직에 가입한 가입자들은 어떤 의료공급자로부터든 의료서비스를 공급받을 수 있지만, 우선의료제공자 목록에 있는 공급자를 선택하도록 하는 유인제도와 역유인제도가 이용되고 있다. 우선의료제공자 목록에 들어있지 않은 의료공급자로부터 의료서비스를 받는 경우, 더 높은 공제액 및 본인부담 형태로 환자가 직접 부담하는 비용이 높아지게 된다.

전형적인 PPO는 의사서비스 요금에 대해 정상가격의 5~30%, 병원서비스에 대해서는 10~15%를 할인해서 제공하고 있다. 환자들은 우선의료제공자 목록에 올라 있는 의사에게 진료를 받을 경우 낮은 수준의 본인부담금을 지불한다. 목록에 올라 있지 않은 의사에게서 진료를 받는 경우에는 공제액과 20~40%의 본인부담금을 지불해야 한다. 흔히 우선의료제공자인 병원에서 의료서비스를 받는 경우 아주 낮은 수준의 본인부담을, 그리고 우선의료제공자가 아닌 병원에서 받는 경우에는 훨씬 높은 수준의 본인부담금을 지불토록 하고 있다.

PPO는 전형적으로 폐쇄형 패널 HMO가 갖는 엄격한 비용 통제적 특징을 갖고 있지는 않다. 위험을 공유하지 않는 상태에서 공급자들은 단기적으로 의료서비스의 이용을 통제할 인센티브가 없다. 비용 통제의 관건은, 공급자들이 제공하는 할인에 있는 것이 아니고, 비용을 인식하는 의료공급자를 선택하고, 보험이 설정한 진료지침을 따르지 않는 의사들을 탈락시킨다고 으르는 데 있다.

의료제공자 선택보험

관리의료조직에서 가장 최근에 등장한 형태는 의료제공자 선택보험(POS)이다. POS는 혼합형 의료보험으로 PPO의 공급자 선택 특징과 함께 HMO의 비용통제 특징의 많은 부분을 혼합한 모형이다. 가입자들은 다양한 형태의 보험인 HMO, PPO, 또는 관리보장보험 중에서 선택할 수 있다. 그러나 이런 선택을 반드시 가입할 때 할 필요는 없다. 이런 선택은 가입자들이 의료를 이용하는 시점(point-of-service)에서 환자의 선택에 따라 이루어진다. POS 가입자들은 모든 네트워크에 기반을 둔 진료의 조정을 위해 1차 진료 '문지기(gatekeeper)'를 선택한다. POS는 더 나은 급여와 더 낮은 본인부담 형태로 인센티브를 제공함으로써 가입자들이 네트워크 내의 의료공급자를 이용하도록 장려하고 있다.

각종 혼합 형태

높은 의료비에 대한 경쟁적인 대응으로 인해 상이한 형태의 의료제공 방식 간에 구분이 희미해져가고 있다. 전통적인 보장보험에서도 의사들의 자율성과 환자들의 선택권을 제한하는 것을 포함한 관리의료의 특징을 채택하고 있다. HMO의 경우에는 **폐쇄형 패널**(closed panel) 또는 우선의료제공자 목록에 들어있지 않은 의료공급자들에게 진료받기를 원하는 환자들을 위해 자신이 가입한 보험을 벗어나서 의료를 이용할 수 있는(out-of-plan) 옵션을 추가했다. 시간이 경과할수록 이들 여러 형태 간 차이를 구분하기가 어려워지고 있다. 보장보험에서는 비용을 통제하기 위해 의료 이용량을 관리하는 방법을 채택하고 있으며, HMO에서는 유연성을 높이기 위해 보험 밖에서 의료를 이용할 수 있는 옵션을 제공하고 있다.

폐쇄형 패널
의료보험 가입자들에게 서비스를 제공하도록 지정된 의료공급자 네트워크. 환자들은 이 네트워크 밖의 의사를 선택할 수 없음.

HMO, PPO, POS 보험 등과 같이 네트워크에 기반을 둔 관리의료가 미국에서 의료제공체계를 주도하기 시작했다. 관리의료 네트워크들은 집단개원형 HMO와 유사하지만 한 가지 중요한 차이점이 있다. 즉, 다양한 전문의로 구성된 하나의 집단개원조직과 계약을 하는 대신에 여러 집단개원 조직과 계약을 한다. 바로 여기에 네트워크에 기반을 둔 의료제공 조직의 중요한 도전적 과제가 놓여 있다. 즉, 네트워크에 기반을 둔 의료제공조직의 성공 여부는 비용통제 능력에 달려 있

이용도 심사
병원 입원, 재원일수, 퇴원을 포함해 제공된 모든 의료서비스의 적절성과 효율성을 평가하는 것. 이용도 심사는 동시적으로 수행될 수도 있고 사후적으로 수행될 수도 있음.

다. 공급자 위험공유(provider risk sharing), **이용도 심사**(utilization review), 우선 의료제공자 목록에 올라 있지 않은 의사들에 대한 접근제한 등을 포함해 의료 이용량을 통제하는 엄격한 정책들 없이는 이런 조직들이 생존하기 어려운 시기를 맞게 될 것이다.

2005년에 통과된 메디케어 현대화법(Medicare Modernization Act)에 포함된 조항들이 소비자 주도 의료보험(consumer-directed health plans, CDHP)이 발전하는 데 필요한 길을 마련했다. CDHP는 전형적인 의료보험에서의 공제액 500달러보다 더 많은 1,500달러 정도의 공제액을 갖는 특징이 있다. 이 보험은 개인들이 일상적인 의료서비스에 대한 비용을 지불하기 위해 세전 소득 중 일부를 적립하는 지정계좌인 건강저축계좌(health savings account, HSA) 또는 의료상환계좌(health reimbursement account, HRA) 등에 기초하고 있다. 보통 대기업의 고용주들이 소비자중심주의(consumerism)를 장려하기 위해 이런 보험을 제공한다.

단체의료보험을 갖고 있는 대부분의 민간부문 피고용인들은 관리의료 형태의 보험에 가입되어 있다. 표 7.2는 민간부문의 피고용인들에게 관리의료가 얼마나 인기가 있는지에 대한 증거를 보여주고 있다. 1979년, 단체보험 가입자들의 98% 이상이 공급자 선정과 서비스 선택에 거의 제약이 없는 전통적인 보장보험에 가입되어 있었다. 그러나 1980년, 의료비가 급격히 상승하면서 고용주들은 전통적인 행위별 수가제로부터 관리의료로 옮겨가면서 의료비를 절감하려는 노력을 시도했다. 2000년을 기준으로, 전체 민간부문 피고용인들 중 전통적인 보장보험 형태의 의료보험 가입자는 10%가 채 되지 않는다. 피고용인들은 PPO와 같이 보다 제약이 적은 관리의료보험으로 이동하는 것처럼 보인다. 1993년 이후, PPO에 가입된 피고용인의 비율은 27%에서 61%로 증가했다. 지난 10년 동안 HMO는 꾸준히 성장해 왔지만, 2007년에는 HMO 가입자가 보험이 적용되는 전체 피고용인의 23% 수준으로 하락했다. POS 가입자는 가장 높은 수준이었던 1997년의 19%에

표 7.2 보험유형별 단체보험에 가입된 민간 피고용인들의 적용 비율

보험유형	1979	1990	1993	1995	1998	2002	2005	2007
전통적 보장보험	98	62	48	29	13	6	3	3
관리의료	2	38	52	71	87	94	97	97
HMO	2	20	19	27	32	31	25	23
PPO	*	13	27	29	36	49	61	61
POS	*	5	7	15	19	14	10	8
CDHP	*	*	*	*	*	*	1	5

출처: Iglehart (1992, Table 1)와 Mercer Consulting(2007).

* 자료 없음.

서 2007년 8%로 하락했다. 근래에 들어서야 비로소 CDHP 운동이 추진력을 얻게 되어, 2007년에는 전체 보험적용 인구의 5% 수준에 이르게 되었다. 1990년대에 전통적인 보장보험에서 피고용인들이 빠져나왔던 것과 같이, 21세기 소비자중심주의의 제1파(first wave)로서 많은 피고용인들이 CDHP로의 이동을 고려하고 있다.

관리의료의 비용절감 이론

관리의료의 이론적 토대는, 환자들의 의료이용도, 의사들의 진료방식과 새로운 기술의 도입이 의료비용과 의료비 지출에 영향을 줄 수 있다는 것이다. 관리의료제도는 여러 면에서 전통적인 보장보험과 유사하다. 보험료는 규정된 의료서비스 급여비용을 부담하기 위해 부과된다. 양자 모두 도덕적 해이를 감소시키기 위해 공제액과 본인부담 정률제와 같은 수요 측의 비용분담 제도를 이용한다. 또한 관리의료는 도덕적 해이 및 이에 관련된 지출을 통제하기 위해 공급자 측에 대한 규정을 함께 사용한다. 공급자 측에 대한 규정으로는 1) 공급자 선택, 2) 비용분담제, 3) 진료지침과 이용도 심사 등이 있다.

핵심개념 ⑨
시장 실패

공급자 선택

관리의료는 특정 의료서비스를 받고자 하는 환자들의 의료공급자 선택을 여러 수준에서 제약한다. 이런 제약에는 문지기, 폐쇄형 패널 및 우선제공자의 이용 등을 포함된다. 문지기(gatekeeper)는 모든 1차 진료를 제공하고, 고가의 병원치료 및 전문의 이용을 조정하는 책임을 지고 있는 의사이다. 전문의 진료를 원하는 환자들은 1차 진료를 담당하는 문지기 의사로부터 의뢰서를 받아야 한다. 폐쇄형 패널의 경우, 환자들의 의사 선택은 참여공급자(participating providers) 목록에 올라 있는 의사로만 제한된다. 그리고 의료공급자가 폐쇄형 패널 의료진의 일원이 되기 위해서는 해당 관리의료조직이 정해 놓은 일련의 기준에 동의해야만 한다. **참여 제공자**(any willing provider)와 계약하는 네트워크들은 가입자들이 광범위하게 의사를 선택할 수 있도록 보장하지만, 배타적인 네트워크들이 결과적으로 비용을 보다 잘 통제한다. 의료공급자를 포함시키는 기준은 각 의료보험의 선택에 달려있다. 통상적으로 의료공급자는 최소한 전문의 자격을 취득하고, 전문적인 인증을 받아야 하며, 의료사고 배상기준(medical liability standard)을 충족시켜야 한다. 보다 까다로운 네트워크들은 진료방식을 고려하고, 자원의 비용-효과적 사용이라는 목표를 충족시키는 공급자만을 선택한다. PPO는 환자들이 목록에 포함되지 않은 의료공급자를 선택할 수 있도록 하고 있다. 그러나

참여 제공자
관리의료조직이 어떤 의사라도 일정한 적용인구에 대해 의료서비스를 제공할 의료공급자의 네트워크에 대한 참여를 허용하는 경우. 때로는 주법(state law)이 이를 요구하기도 함.

핵심개념 ④
이기심

목록에 포함되지 않은 공급자를 이용하는 환자들은 보통 더 높은 본인부담률이 적용되므로 목록 밖의 의료이용은 더욱 억제된다.

비용분담제도

비용통제의 중요한 메커니즘은 상환방법이다. 관리의료에서는 재정적 위험을 어느 정도 의료공급자에게 전가한다는 공통의 목적하에 여러 가지 상환방법을 사용하고 있다. 위험전가는 주로 고가 의료기술의 사용, 처방약, 전문의 의뢰, 입원과 같은 의료서비스의 과다 이용을 억제한다.

많은 HMO와 PPO는 사전적 고정진료비 지불제(prospective payment)의 하나로 가입자 한 명당 사전에 결정된 정액을 지불하는 인두제(capitation)를 사용해서 1차 진료의사들과 계약을 한다. 사전적 고정진료비 지불제는 재정적 위험을 공급자들에게 전가한다. 1차 진료의사들은 개별적인 진료행위를 기준으로 지불받는 대신 특정한 환자집단에게 의학적으로 필요한 모든 1차 의료서비스를 제공하기 위해 사전에 결정된 정액을 받는다. 어떤 관리의료보험은 의료공급자들이 이용도와 비용을 확실하게 통제하도록 이미 승인된 상환금액의 일정 비율을 지급 유보(withholding)한다.[3] 1차 의료를 담당하는 의사들은 그들이 담당하는 환자들에 대해 문지기로서의 역할을 하고 병원 및 전문의 의뢰, 그리고 처방약에 대해서 엄격한 예산제약을 받는다. 사전에 결정된 예산범위 내에서 의료서비스를 공급하는 의사들은 보너스를 받고, 그렇지 못한 의사들은 유보된 지급액의 일부 또는 전부를 몰수당하는 벌칙을 받는다. 이런 형태의 위험공유 제도는 의사들에게 이용량을 통제할 인센티브를 주게 된다.

그림 7.1에는 전형적인 인두제 아래에서의 보험료 배분에 대한 도식적 설명이 나와 있다. 이 사례에서 1차 진료의사들은 더 높은 수준의 의료 이용에 대한 문지기로서의 역할을 한다. 대부분 한 회사에서 일하는 근로자들인 가입자들에게는 규정된 급여 패키지에 대해 매월 1인당(per member per month, PMPM) 100달러의 보험료가 부과된다. HMO는 PMPM 중 13달러를 운영비용, 행정관리 간접비 및 이윤으로 지급한다. 나머지는 1차 의료서비스, 의약품, 전문의서비스, 병원서비스 등 4개의 항목에 사용한다. 문지기 역할을 하는 일반의는 자신을 1차 진료의사로 지정한 가입자 1인당 PMPM 14달러를 받는다. 어떤 보험에서는 다른 세 가지 예산항목에서의 과잉지출에 대한 보험으로 1인당 금액(인두액)의 일정 비율

---

3 과거에는 인두액(capitated payment)의 50%까지 유보했다. 최근에는 보다 적극적인 규제 덕분에 손실 가능성이 있는 인두액(capitated payment at risk)을 더욱 잘 관리할 수 있는 수준으로 바뀌었다.

그림 7.1 인두제 계약 아래에서의 100달러 보험료의 전형적 배분

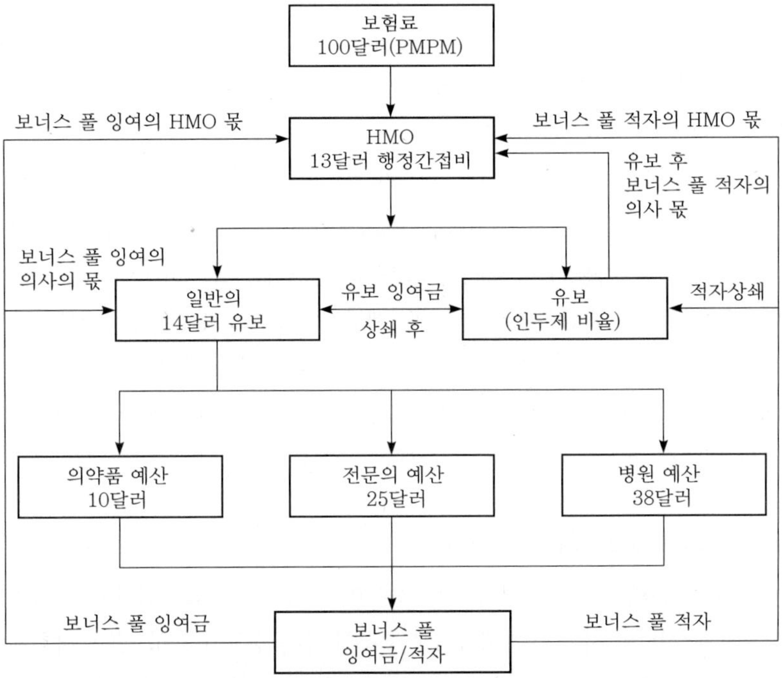

을 유보한다. 의약품 예산으로는 PMPM 10달러, 전문의 예산은 PMPM 25달러, 병원서비스 예산으로 PMPM 38달러가 책정된다.[4] 각 지출 항목에서의 잉여금 또는 적자로 보너스 풀(bonus pool)이 만들어진다. 공급자들과 HMO는 특정한 공식에 따라 잉여금과 적자를 분담하는데, 흔히 50/50 비율이 기준으로 사용된다. 보너스 풀 적자는 의사의 유보금 계좌(withholding account)에서 충당되며, 유보금 계좌의 잉여금은 의사에게 직접 지급된다. 만일 보너스 풀에서 의사가 분담하는 적자 금액이 의사의 유보금 계좌의 금액보다 크다면 의사는 그 차액을 HMO에 지급해야 한다. 최근의 보너스 제도의 변화가 의사들이 진료방식을 조정하도록 긍정적인 유인책을 더해 주었다. 이런 유인책에는 적절한 시기에 적절하게 접종을 받는 가입 어린이들의 목표비율, 적절한 시기에 암 진찰을 받는 가입 여성 환자들의 목표비율, 그리고 환자들의 만족도 조사점수 등이 포함된다. 종합적 보너스 제도는 순전히 비용만을 고려한 보너스 제도보다 훨씬 더 인기가 있다.

정책적 쟁점

의사와 보험회사 사이에 위험을 공유하는 계약이 공급되는 의료서비스의 질에 영향을 미치는가? 위험에 노출되는 의사 소득은 몇 퍼센트여야 할까?

---

4 이 사례에서 사용된 수들은 100달러 보험료의 전형적인 배분을 보여준다. 만일 보험료가 더 높아져, 예를 들어 150달러가 된다고 하면 본문의 각 수에 1.5를 곱하면 적절한 조정이 이루어질 것이다.

전통적인 행위별 수가제에 따라 지급받는 공급자들은 사후에 상환받는 의료서비스를 추천하고 제공하는 경향이 있다. 의료공급자들은 선택이 가능하다면 비용에 비해 보다 후하게 상환받는 의료서비스를 공급하려고 할 것이다. 보험 가입자들은 전체 진료비에 대한 부담비율이 상대적으로 낮기 때문에 한계적으로 가치가 없는 의료서비스를 제공받는다.

정책적 쟁점

환자들이 의료비 전액을 보장하는 보험에 가입했을 때 보험이 적용되는 의료서비스의 편익은 비용에 비해 적을 수 있다.

반면 관리의료조직들은 재정적 위험의 일부를 의사들에게 전가하는 구조를 만들고 있다. 공급자들에게 보다 비용–효과적인 방법으로 진료를 하도록 유인이 제공되는 것이다. 비용이 더 낮은 의료서비스가 있을 때, 의료공급자들이 이런 서비스를 선택하면 보상을 받는다. 이런 제도는 유인 구조를 완전히 변화시킨다. 만일 이에 대해 적절하게 모니터링이 이루어지지 않으면, 행위별 수가제가 지나치게 많은 서비스 제공을 장려하는 것처럼, 이런 형태의 위험공유제도는 반대로 지나치게 적은 서비스를 제공하도록 압박할 수 있다.

진료지침과 이용도 심사

보수적인 진료 패턴과 재정적 위험의 공유에 근거해서 의료공급자를 선택하는 것만으로는 의료비 지출을 통제하기에 충분치 않은 경우가 흔히 있다. 대부분의 의료보험들은 의료공급자들에게 임상적 결정을 직접 통제하기 위해 진료지침을 따르도록 권장하고 있다. 진료지침은 의료공급자들이 처방한 의료서비스의 한계편익을 좀 더 조심스럽게 평가하는 것을 권장하기 위해 개발된 임상적 규칙이다. 관리의료보험에서는 치료방법에 대한 체계적인 모니터링과 평가라는 '근거중심(evidence-based)' 의학을 통해 선택한 치료법의 상대적 효율성과 비용–효과성을 결정하려는 노력을 하고 있다. 관리의료는 비용절감적인 혁신을 받아들이는 데는 신속하지만 비용을 증가시키는 혁신을 받아들이는 데는 더딘 양상을 보여주고 있다(Baker and Phibbs, 2000).

보장보험이든 관리의료든, 모든 의료보험의 90% 이상은 어떤 형태로든지 이용도 심사를 활용하고 있다. 이용도를 통제함에 있어 가장 널리 받아들여지는 방법으로는 입원 전 심사(preadmission review), 병행심사(concurrent review), 사후심사(retrospective review) 등과 같이 어떤 형태로든지의 병원서비스 이용의 허가를 요구하는 것이다. 이와 더불어 수술에 대한 다른 의사의 소견(second surgical opinion)과 **사례관리**(case management) 등이 수술관련 비용을 통제하는 데 이용되고 있다.

사례관리
암이나 심장질환과 같은 고액진료비 환자에 대해 의료서비스 제공을 조정하는 방법.

이용도 관리는 주로 병원부문에서 공급되는 의료서비스에 집중되고 있다. 입원 전 심사는 어떤 의료적 절차가 적절한지를 확인하는 것이다. 의사 또는 환자는 입원 전에 승인을 받아야 하며, 때때로 최대 입원일수가 동시에 명시된다. 병행심사는 입원이 지속되어야 하는지를 결정하기 위해 마련된 안내지침을 이용한다. 사후심사는 치료가 이루어진 이후 그 치료가 적정했는지를 심사한다. 이 과정에서 적절하지 못한 치료가 인지되고, 정해진 기준으로부터 벗어난 제공자가 누구인지 확인된다.

http://

전미 질보장위원회(NCQA)는 관리의료보험을 인증하는 기관으로서의 역할을 하는 독립적인 비영리기관이다. NCQA는 관리의료보험들을 평가하고 비교하는 데 사용되는 표준적인 성적표(report card)인 HEDIS를 관리한다. HEDIS에 대한 접속은 아래의 NCQA 웹사이트에서 찾을 수 있다.

http://www.ncqa.org

많은 관리의료보험들은 추천한 수술이 이루어지기 전에 다른 의사의 소견을 요구한다. 이용량 통제는 수술을 추천한 의사가 수술허가가 나기 전에 반드시 다른 의사에게서 의견을 구하도록 하고 있다. 흔히 사용되는 다른 형태의 이용도 심사 방법으로는 사례관리가 있다. 사례관리는 비용과 위험이 높은 경우 자원의 사용을 모니터링해서 치료의 총비용을 낮추기 위해 이용되고 있다. 통상적으로 병원의 간호인력 중 한 사람인 사례관리자는 때때로 관상동맥수술이나 장기이식과 같이 고비용 질환에 대한 병원서비스를 조정한다.

전체적으로 볼 때 관리의료보험은 허가서 심사, 다른 동료의사의 의견, 사례관리 등 세 가지 메커니즘을 서로 다른 정도로 사용하고 있는데, 그 성공률도 상이하다. 도덕적 해이를 통제하는 능력은 이런 메커니즘의 특징들을 조합하고, 이들 메커니즘을 얼마나 엄격하게 적용하는지에 달려있다. 이런 메커니즘은 상대적으로 덜 기술집약적인 진료 스타일을 권장함으로써 기술의 선택에 영향을 미친다. 환자와 의료공급자들에게 비용을 분담할 것을 요구하면 고가 기술의 이용이 억제되는 양상이 나타난다(Cutler and Sheiner, 1998).

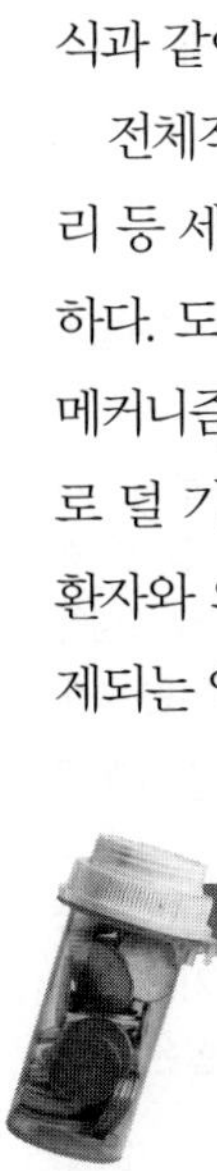

의료제공의 쟁점

HMO의 효과성 평가

성과를 측정하고 책임성을 확보하기 위해 리포트 카드(report card)를 사용하는 것이 새로운 것은 아니다. 학생은 교사로부터 점수를 받고, 근로자는 감독자로부터 성과평가를 받고, 공개기업은 주식시장에서 매일 평가를 받는다. 관리의료에서 가장 흥미로운 추세 중의 하나는 관리의료가 리포트 카드의 사용을 통해 직접적 책임성(direct accountability)을 지향하는 방향으로 움직이고 있다는 점이다.

의료보험의 질적 수준을 평가하는 것은 간단한 일이 아니다. 의료 전문가들은 무엇을 측정하고, 어떻게 측정하는지에 대해 의견을 달리하고 있을 뿐 아니라, 많은 사람들이 전국적으로 표준화된 보고의 유용성에 대해 의문을 제기하고 있다. 클린턴(Clinton) 대통령의 1994년도 의료개혁에서 제안된 핵심적 요소는, 연방규제위원회가 모든 의료보험회사들이 측정해야 하는 질적 수준의 지표들을 명기하도록 요구하는 것이었다. 클린턴 플랜이 소멸되고 공화당이 의회에서 다수의석을 차지함으로써 질적 수준을 규제하는 연방정부기구의 설립은 당분은 어렵게 되었다. 그러나 이런 일들은 민간조직들이 자신들의 성과측정치를 개발하고 사용하는 것을 멈추게 하지는 않았다.

질적 수준에 대한 측정수단으로 점수표(scorecard)를 개발하려는 노력 가운데 두드러진 것은 워싱턴 D.C.에 본부를 두고 HMO를 인증하는 독립기관인 전미 질보장위원회(National Committee for Quality Assurance, NCQA)가 개발한 의료보험 자료집(Health Plan Employer Data Information Set, HEDIS)이다. HEDIS 3.0은 의료보험의 질적 수준과 성과를 측정하는 70개 항목의 조사이다. 이는 전국의 관리의료조직에 대한 표준화된 보고체계를 개발하려고 한 시도이다.

전형적인 리포트 카드의 요소로는 서비스의 질적 수준, 환자들의 접근도와 만족도, 서비스의 회원 수와 이용도, 재정 안정성, 보험관리에 대한 상세한 정보 등이 포함된다. 서비스의 질적 수준 항목에서는 의료보험의 서비스 제공 성과를 측정한다. 이 항목은 (1) 어린이 예방접종, 콜레스테롤 검사, 유방 X-선 검사, 경부암 검사와 같은 예방적 서비스, (2) 첫 임신 3개월의 산전관리, 저체중 영아 발생률, 제왕절개 수술률 등을 포함한 산전(産前) 진료, (3) 천식환자와 매년 눈 검사를 받는 당뇨병 환자들의 입원율과 같은 만성질환자에 대한 치료, (4) 정신건강, (5) 약물남용 등을 포함한다.

회원수와 이용도에 대한 자료는 재원일수, 외래방문 횟수, 가입자 이동률 등을 포함한다. 재정안정도는 성과, 유동성, 효율성, 법령준수(statutory compliance)와 같은 특징들로 평가한다. 접근성은 예약의 용이성에 의해 측정된다.

점수표의 개발 움직임이 확대되면서 전국적으로 수십 개의 HMO와 PPO가 자신들의 리포트 카드를 개발하고 공표하는 일을 서두르고 있다. 고용주들은 지역 리포트 카드(regional report card)를 만들기 위해 연대를 형성하고 있다. 이런 연대 가운데 가장 눈에 띄는 것은 북중부 텍사스와 뉴잉글랜드 지역의 HEDIS 연대이다. 연방공무원 의료보장 프로그램(Federal Employees Health Benefits Program)에 서비스를 제공하는 HMO들은 정기적으로 공무원 만족도를 조사하고 있다. 「뉴스위크(Newsweek)」와 「컨슈머리포트(Consumer Report)」 같은 전국적으로 배포되는 잡지들조차 자신들이 수행하는 설문조사를 통해 기여하고 있다.

아직은 신뢰할 수 있는 자료를 수집하고 결과들을 해석하는 데 극복해야 할 문제들이 많이 남아 있다. 설문조사 기술은 보험의 점수를 높이기 위해 조작될 수 있으며, 질문 문구는 결과를 왜곡할 수 있다. '당신은 의료보험을 어떻게 평가하는가?'라는 문구는 '당신은 당신의 의료보험에 대해 얼마나 만족하는가?'라는 문구보다 더 비판적인 응답을 얻는다. 전화 설문조사는 우편 설문조사보다 더 우호적인 반응을 이끌어 낸다. 또한 일 년의 중간시점에서 수집한 자료는 연말에 얻는 응답보다 우호적인 경향이 높다.

점점 더 많은 집단이 설문조사 사업에 참여함에 따라 의미 있는 비교가 나오기 위해서는 표준화된 정의와 절차에 대한 필요성이 점점 더 중요해지고 있다. 표준화된 정의와 보고의 기준 덕분에 HEDIS가 널리 인정을 받고 있지만, 많은 의료보험들은 독립적인 기구가 무작위로 뽑은 회원들을 대상으로 설문조사를 해야 한다는 입장에 대해 난색을 표하고 있다.

출처: Norma Harris, "Are Health Plans Making the Grade?" *Business and Health* 12(6), June 1994, 22; Paul J. Kenkel, "Health Plans Face Pressure to Fin 'Report Card' Criteria that Will Make the Grade," *Modern Healthcare*, January 10, 1994, 41; and George Anders, "Polling Quirks Give HMOs Healthy Ratings," *Wall Street Journal*, August 27, 1996, B1.

관리의료의 비용절감에 관한 증거

고용주들이 전통적인 보장보험을 선택했을 때보다 관리의료제도 아래에서 비용을 절감하고 있다는 여러 증거들이 제시되고 있다. 컨설팅 회사인 윌리엄 M. 머서(William M. Mercer)사의 조사에 따르면 모든 형태의 관리의료는 2002년 전통적인 보장보험보다 평균보험료가 낮다. 2007년의 조사에서는 전통적인 보장보험의 보험료가 보고되지 않았다. 2007년, POS 보험료는 평균 7,714달러였으며, PPO

보험료는 7,352달러, HMO 보험료는 7,120달러였다. 전통적으로 HMO 보험료는 언제나 가장 낮았는데, 2007년에는 CDHP 보험료가 5,970달러로 HMO의 보험료보다 거의 20%가 낮았다(Mercer, 2007).

피보험자만 적용되는 보험과 부양가족이 모두 적용되는 보험을 비교해 보아도 결과는 비슷하다. 카이저 가족재단(2007)의 조사에서 모든 보험들을 통틀어, 피보험자만 적용되는 보험의 연평균 보험료는 4,479달러였으며, 가족까지 적용되는 경우에는 12,106달러로 나타났다. 가족의 경우, PPO 보험료는 12,443달러이고, HMO 보험료는 11,879달러, POS 보험료는 11,588달러였다. 가족 CDHP 보험료는 다른 보험보다 낮아서 평균 10,693달러였다. 이런 양상은 피보험자 1명만 적용되는 보험의 경우에도 기본적으로 유사하다. PPO 보험료는 평균 4,638달러, POS 보험료는 4,337달러, HMO 보험료는 4,299달러, CDHP 보험료는 3,869달러였다.

비용절감의 특징들에 따라 보험들을 구분하는 것이 어렵기 때문에 관리의료가 비용을 절감한다는 것을 지지하는 실증적 증거들을 해석하는 일은 쉽지 않다. 여러 형태의 보험들에는 여러 특징들이 광범위하게 혼합되어 있기 때문에 보험들 사이의 차이점을 비교하는 것이 어렵다. 보험은 의료서비스를 적게 이용하는 사람들에게 매력적인 급여 패키지를 설계해서 자신들의 시장을 성공적으로 분할하고, 높은 의료서비스 이용 수준을 보이는 사람들을 피할 수 있다. 따라서 보험들 간 비용 차이는 부분적으로는 환자 선택에 따른 현상일 수도 있다.

관리의료의 효과성에 대한 실증연구들은 선택 편향, 서비스 이용, 의료서비스의 질적 수준, 비용통제 능력 등 몇 가지 중요한 주제들에 대해 검토하였다(Glied, 1999). Hellinger(1995)는, 관리의료와 전통적인 보장보험 가입자들 간에 존재하는 특성들의 차이를 살펴보았다. 전체적으로 보아 이 연구에서는 관리의료보험들이 보장보험보다 더 건강한 가입자들을 끌어들이고 있다는 점을 보여주고 있다. 그러나 이런 점에 대한 증거들이 확실한 것은 아니다. 각 집단별 특성이 다르기 때문에 건강상의 차이가 의료이용과 비용에 어떻게 영향을 미쳤는지를 결정하는 것은 쉬운 일이 아니다(Newhouse, 1996).

몇몇 연구들은 관리의료와 전통적인 보장보험 간 의료서비스 이용의 차이를 추정하려고 시도하였다. Luft(1981)는 HMO의 의료이용에 대한 초기 연구들 중의 하나이다. 1959~1975년 기간 동안의 자료를 바탕으로 한 이 연구에서는 관리의료보험들이 블루크로스와 같은 전통적인 의료보험들보다 가입자 1인당 비용이 10~40% 낮았다는 결론을 내렸다. 이는 병원 재원일수가 짧았기 때문이 아니라 입원허가 건수가 적었기 때문이다.

> **정책적 쟁점**
> 관리의료는 비용절감적인 것으로 나타났다. 그러나 질적 수준과의 상충관계는 없을까?

HMO의 비용절감 가능성에 대한 가장 광범위한 연구는 RAND의 의료보험 실험(Health Insurance Experiment)이다(Manning 외, 1984 참조). 이 연구에서는 의사고용형 HMO 또는 보장보험들 중 한 가지 보험에 개인들을 무작위로 배정하는 방법을 통해 선택 편향의 문제를 극복했다. 이 연구는 관리의료의 비용절감 가능성을 확인했다는 결론을 내렸다. HMO는 비용분담 장치가 없는 보장보험에 비해 일인당 비용이 28% 낮았는데, 이런 비용상의 차이는 입원허가 건수가 40% 낮았고, 입원일수가 더 짧았기 때문이다.

Miller와 Luft(1994, 1997)는 HMO와 행위별 수가제 보험 사이의 비용들을 비교한 최근의 연구를 분석했다. 이 연구에서는 HMO들이 전통적인 행위별 수가제 보험들과 비교할 때 10~15% 낮은 비용으로 의료서비스를 제공한다는 것을 발견했다. 비용절감은 짧은 재원일수, 보다 적은 검사, 그리고 상대적으로 비용이 낮은 치료방법을 사용했기 때문이다. HMO는 행위별 수가제 보험들에 비해 의사방문 횟수가 많았고, 더욱 포괄적인 급여 패키지를 제공했음에도 불구하고 비용을 절감할 수 있었다.

몇몇 연구에서는 새로운 형태의 관리의료 특히 네트워크에 기반을 둔 PPO와 POS 보험들의 비용절감적인 특징을 분석하려고 시도했다. 이런 연구들은 일치되지 않는 결과들을 내놓고 있다. 20,000명의 성인 환자들에 대한 의료중재 연구결과(Medical Outcomes Study)의 자료를 이용한 Greenfield와 동료들(1992)은, 세 가지 유형의 관리의료조직들과 두 가지 유형의 행위별 수가제 조직들 사이에 통계적으로 유의미한 차이를 발견하지 못했다.[5] Murray와 동료들(1992)은, 고혈압으로 진단을 받은 HMO 가입 환자들과 행위별 수가제 가입 환자들을 치료한 두 곳의 소규모 집단개원의들을 조사했는데, 여기서 HMO 환자들이 더 적은 횟수의 임상검사를 해서 더 낮은 지출을 했다는 사실을 발견했다. Smith(1997)는 우선의료제공자조직이 비용을 낮춘 것을, Hosek, Marquis와 Wells(1990)는 우선의료제공자조직이 비용을 증가시킨 것을 발견했다.

전체적으로 볼 때, 이런 증거들은 가입자들과 보험의 특징들을 통제한 이후에도 관리의료가 의료비 지출을 줄일 수 있다는 사실을 시사해주고 있다. 대부분의 경우, 이런 비용 절감은 주로 초기단계에서의 병원서비스 이용 감소를 통해 이루어졌다. 처음에는 많은 자원 절감이 단순히 입원율을 감소시켰기 때문에 가능했다. Glied(1999)가 요약하고 있듯이, 이들 증거가 최종결론을 내리기에는 많이 부족하고, 관리의료제의 장기적 비용 절감 가능성에 대해서도 아직은 더 논의해야 한다.

---

5 4개의 치료 유형들은 입원한 가입자의 비율, 의사방문, 처방약의 수, 연간 환자 1인당 검사횟수 등이다.

관리의료와 행위별 수가제 서비스 사이의 질적인 차이에 대한 증거

실증적 연구에서 논의된 또 다른 주제는 관리의료와 행위별 수가제 간 의료서비스의 질적인 수준에서 차이가 있는지의 여부이다. 먼저 이루어진 연구를 기초로 이루어진 Miller와 Luft(1997)의 연구에서는 보험의 유형과 의료서비스의 질적 수준의 관계에 대한 연구를 정리했다. 의료서비스의 수준을 비교한 15개의 연구에 대한 검토에서, 관리의료가 의료서비스의 질적 수준에 긍정적인 영향을 미쳤다는, 통계적으로 유의미한 결과들을 보인 연구의 수와 부정적인 영향을 미친 결과들을 보인 연구의 수가 동일하다는 사실을 발견했다. 4개의 연구에서는 관리의료의 질적 수준이 더 높다는 것을 발견했고, 다른 4개의 연구에서는 관리의료의 수준이 더 낮다는 것을 발견했다. 그리고 나머지 연구들에서는 유의미한 차이가 나타나지 않아 결론을 내릴 수 없었다.

Robinson(2000)은, 주로 1988~1995년 기간 동안 이루어진 24개의 연구들을 검토했다. 전체적으로 이 연구들에서는 관리의료보험에서 의료이용이 낮았다는 의견을 제시했다. 대부분의 경우 관리의료에서는 입원비율이 낮고, 재원일수가 짧았으며, 재량적 서비스가 낮은 수준이었다. 다른 중요한 차이로는 진단용 촬영과 검사에 대한 증거가 말해주듯이 관리의료보험은 상대적으로 예방적 의료서비스를 강조했다는 점이다. Robinson의 연구 또한 관리의료가 행위별 수가제에 비해 의료서비스의 수준이 낮았다는 결정적인 증거를 발견하지 못하였다.

관리의료가 의료의 전반적인 효과성을 떨어뜨리지는 않았지만, 노년층 환자, 중환자, 저소득층 환자를 포함한 특정한 취약계층들에게는 관리의료 아래에서 다소 불리한 결과가 나타날 수 있다(Ware 외, 1996). Robinson(2000)은 메디케어 가입자들의 행위별 수가제와 관리의료 아래에서의 의료서비스 수준을 비교하는 5개의 연구들을 검토했다. Robinson은 관리의료 아래에서의 의료서비스 수준이 행위별 수가제의 경우보다 낮았다는 증거를 찾았지만, 대부분의 연구들이 결론을 내리지 못했다. Hellinger(1998)는 관리의료 가입자들이 행위별 수가제 가입자들에 비해 의료보험 만족도가 낮은 것으로 보고했다. 이처럼 낮은 수준의 만족도는 전문 진료에 대한 접근이 어려워, 가입자들이 전체적으로 의료서비스의 수준이 조금 낮다는 인식을 가졌기 때문이다.

수준 높은 의료서비스의 공급을 억제하는 가장 강력한 역유인(disincentive)은 중증도가 가장 높은 환자와 가장 많은 비용이 드는 환자들에 제공되는 서비스이다. 가장 심한 중환자들에게 수준 높은 의료서비스를 제공하는 보험들은 이런 환자들을 끌어들이게 되며, 평균보험료 아래에서 이런 전략은 손실을 가져오게 된다. 반면에 만일 높은 비용을 충당할 수 있을 정도로 보험료를 인상한다면 보험 가입자들을 잃게 될 것이다.

요약하자면, 지금까지 이루어진 실증분석은 전반적으로 관리의료가 의료서비스의 질적 수준에 어떤 영향을 미쳤는지에 대한 확실한 증거를 보여주지 못하고 있다.

관리의료와 대중적 이미지

행위별 수가제 아래에서 제약이 없는 의료이용에 익숙했던 미국의 소비자들은 관리의료 제공체계의 제약에 적응하는 것이 어렵다는 것을 깨닫게 되었다. HMO에 관해서라면 너 나 할 것 없이 다른 사람들에게 이야기하고 싶고 있고, 관련 일화들은 차고 넘친다. 영화 〈이보다 더 좋을 순 없다(As Good as It Gets)〉에서 헬렌 헌트(Helen Hunt)는 천식이 있는 그녀의 아들에게 진료를 거부한 가상의 HMO에 통렬한 비난을 퍼붓고 있다. 그리고 결국 그녀의 아들에게 처방을 내려주고 진료를 한 행위별 수가제 의사는 동정적으로 비춰지게 되었다. 관리의료가 낮은 질의 의료서비스를 제공한다는 증거가 없음에도 불구하고 관리의료는 왜 그처럼 나쁜 사회적 이미지를 갖고 있는 것일까?

Miller와 Luft(1997)의 연구는 이 질문에 대해 가능한 한 가지 설명을 해주고 있다. 이들은 학술지에 게재된 논문이 출판되어 나오기까지 불가피하게 상당한 시간이 걸린다는 점에 주목하고 있다. 이처럼 출판까지 시간이 걸리기 때문에 가장 최근의 연구결과들이 제때에 출판되지 못하게 된다. 따라서 지금 이용할 수 있는 연구결과들은 현재의 시장상황에 관련된 적절한 설명을 하지 못한다.

두 번째 가능한 설명은 관리의료의 다양성과 연관이 있다. 지금까지는 보다 새로운 형태의 관리의료보험들과 1990년대 초 이래 공급자들에게 영향을 미친 비용-절감에 대한 규칙 및 재정적 인센티브의 확산을 고려한 연구들이 거의 없었다. 정황적인 증거들은 많이 있지만 실증자료가 부족해서 일반화하기는 어렵다. 더욱이 새로운 형태의 관리의료조직들 중 많은 조직들은 성격상 영리를 추구하는 조직이어서, 비용-절감 전략에 더욱 큰 비중을 두었기 때문에 결과적으로 관리의료의 질적 수준에 영향을 미칠 수 있다. 이런 조직들이 존재하는 한, 이 차이들은 향후 몇 년 동안 이루어질 연구에는 나타나지 않을 것이다.

마지막으로 관리의료에 대한 대중의 인식에 영향을 미치는 의료공급자들의 역할이 간과될 수 없다. 관리의료는 의료인들 사이에서는 인기가 없다. 어떤 관리의료의 전략으로 인해 의료인들의 임상적 자율성이 도전받게 되며, 그들의 소득은 줄어든다. 의사들이 관리의료의 규제에 대해 큰소리로 불평할 때 그들의

http://

회계법인인 PriceWaterhouse Coopers는 관리의료 산업 분야에서 활발하게 컨설팅 사업을 수행하고 있다. 이 기관의 조사와 연구에 대한 정보는 아래의 웹사이트를 통해 이용할 수 있다.
http://www.pwc.com

환자들은 이런 불만을 듣게 되고 비판을 흉내 낸다. 의사들과 환자들의 불평이 합쳐져서 강력한 세력을 만들어 내고, 그 결과 연방정부 및 주정부 등 모든 수준에서의 정책결정자들로부터 동정적인 발언을 들을 수 있었다.

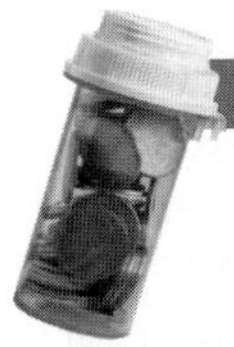

의료제공의 쟁점

관리의료 '블루스(Blues)'

70년이 넘는 동안 블루크로스와 블루실드는 실제로 의료보험과 동의어였다. 독립적이면서 지역사회에 기반들 둔 전국적인 42개 보험들의 네트워크인 이들 조직이 미국 전체 인구의 약 30%인 8,500만 명을 가입시키면서 이 산업을 지배했다. 이들 조직이 전국적으로 지배하고 있다는 것만으로는 이들 조직의 중요성을 정확하게 반영하지 못한다. 많은 주(州)에서 한 개의 블루크로스가 전체 인구의 반 이상을 담당하고 있다.

이들 비영리 회사들은 한때 많은 사람들에게 최후의 수단으로 간주되었지만, 지금은 운영방식을 빨리 변화시키고 있어 어떤 집단들로부터는 날카로운 비판을 받고 있다. 1990년대의 처음 5년 동안 시장에서는 민간영리 의료보험자들이 관리의료 회사들로 전환되는 것을 볼 수 있었다. '블루스(Blues)'들은 프루덴셜, 시그나, 에트나 등과 같은 많은 상업적인 보험자들이 관리의료 네트워크 결성을 위해 적극적인 전략을 채택한 것처럼 빠르게 대응하지 않았다.

단지 그 규모 덕분에 블루스는 미국에서 가장 거대한 관리의료의 제공자가 되었다. 다양한 블루스 보험들이 84개의 HMO, 72개의 PPO와 66개의 POS를 소유하고 있으며, 전국적으로는 관리의료보험 총가입자수의 2/3가 넘는 5,200만 명의 가입자들이 있다. 블루스는 또한 두 프로그램을 합쳐 270만 명의 가입자가 있는 메디케어와 메디케이드에게 가장 큰 규모의 관리의료공급자이다.

블루스의 관리자들에게 가장 큰 논란거리였던 단계는 1994년 조직의 지위변화를 승인하는 것이었다. 전통적으로 비영리적 성격의 블루스 보험들이 이제는 영리조직으로 전환될 수 있거나 영리의 자회사들을 설립할 수 있기 때문에, 이런 변화가 이들 조직에 주는 영향은 면세 지위에 대한 영향보다 더 클 것이다. 블루스가 영리조직으로 전환되면서 민간자본 시장에 대한 접근이 향상되고 조직의 확대능력이 증가할 것인데, 이는 상업적 의료보험들에 대해 경쟁력을 확보하기 위해서는 반드시 필요한 것이다.

새로운 의료 환경이 어떤 모습이 될지에 대해서는 누구도 확신할 수 없다. 그러나 한 가지만은 확실하다. 즉, 한때 의료보험 시장의 주도적 사업자였던 블루스가 시장의 변화에 의해 흡수되기만을 기다리고 있지는 않다는 것이다. 블루스들은 서로 합병하고, 파트너십을 체결하고, 통합해 가고 있다. 전반적으로 보아 이들 조직은 21세기의 새로운 관리의료 환경에 대비하고 있다.

출처: Steven Findlay, "The Remaking of the Blues; Blue Cross and Blue Shield Association; Company Profile," *Business and Health* 12(8), August 1994, 37ff.

관리의료의 미래

의료비 재원조달과 제공체계의 미래는 관리의료의 미래와 여러 면에서 상호 밀접하게 연관을 맺고 있다. 관리의료에 대한 환자들의 불만으로 인해 의회가 환자

정책적 쟁점
비용억제에 초점을 맞춘 의료체계는 의료의 질과 접근성을 포함한 다른 중요한 목적들에는 주의를 기울이지 않는 경향을 보일 것이다.

들의 권리와 선택권을 보호하는 법안을 고려하게 되었다. 그러나 향후의 입법조치와 무관하게 일부 형태의 관리의료는 의료시장의 중요한 특징으로 남게 될 것이다.

의료제공의 성격은 지속적으로 변화해 왔다. 더욱 경쟁적이 될수록, 더욱 규제적인 관리의료로의 전환이 추진력을 얻게 되었다. 이런 전환과 더불어 이용도 관리의 증가, 인두제 이용의 증가와 일반의 역할의 확대가 나타났다. 역설적이게도 미국은 시장에 기초한 대안을 찾는 과정에서 이미 미국 이외의 나라들에서는 널리 보급되어 있는 정부주도 의료체계의 민간 버전으로 고개를 돌리게 되었다. 의료의 질 및 접근성보다 의료비 억제를 강조하는 모든 의료체계는 어쩔 수 없이 겪어야 하는 고유한 문제들이 있다. 정부가 운영하든 민간이 운영하든, 고정예산(fixed budget)을 운영하는 의료체계들은 이런 교훈을 배우고 있으며, 환자와 공급자 모두에게 비용을 통제할 인센티브를 주지 못하는 체계에서는 배급이 필수적인 요소가 된다는 것을 알게 되었다.

시장에 등장한 새로운 형태의 관리의료들이 실제로 비용을 절감하고 있는지는 아직 확실치 않다. 환자의 선택과 의사의 진료에 대해 보다 많은 규제를 가하는 보험은, 보험을 벗어난 선택(out-of-plan options)을 광범위하게 허락하는 보험에 비해 비용을 절감할 가능성이 많은 것처럼 보인다. 관리의료를 보다 매력적으로 보이게 하기 위해서는 많은 규제를 갖고 있는 보험들이 환자들에게 보다 많은 선택을 허락하는 등의 유연성을 높여야만 하는데, 이런 유연성의 확대는 직접적으로 비용의 상승을 가져오게 된다.

미국에서는 관리의료가 홍보 문제로 어려움을 겪고 있지만 유럽의 많은 나라들에서는 정책 당국자들이 관리의료의 요소들을 자신들의 의료체계에 도입할 것을 심각하게 고려하고 있다. 자동 기록관리 시스템, 진료지침 및 문지기 제도 등이 다른 나라들이 채택하고 있는 미국형 관리의료의 몇 가지 특징들이다. 실제로 이스라엘, 필리핀, 스위스 등에서는 이미 잘 확립된 관리의료 부문을 갖고 있다. 독일, 뉴질랜드, 영국 등에서도 의료서비스의 질적 수준을 높이고 비용을 통제하기 위해 관리의료의 특징들을 이용하고 있다. 아직 하나의 움직임이라고 부를 수는 없지만, 시그나와 에트나와 같은 대규모의 관리의료조직들은 세계 의료시장에 상당한 규모를 투자해 놓고 있다(Gentry, 1999).

미국이 관리의료로부터 후퇴할 경우 의료에 대한 접근성은 개선할 수 있지만 기존의 많은 비용억제 방안들이 사라지게 될 것이다. 공급 측면의 억제장치를 풀어놓을 경우, 소비자는 과다지출을 막아야 하는 마지막 보루로 남게 될지 모른다. 소비자들은 적절한 인센티브 장치가 있다면 비용을 고려하는 의사결정자로서의 역할을 하게 된다. 그러나 전적으로 소비자가 주도하는 의료체계는 가능하지 않다. 비용 지불자, 공급자, 정치인과 고용주 등의 다른 이해 당사자들이 계속 의사결정에 영향력을 행사할 것이다. 앞으로 관리의료가 어떻게 될지 예측하는 것은 어렵지만 한 가지만은 분명하다. 만일 급격한 비용 증가 추세가 지속된다면 소비자의 또 다른 반발이 일어나게 될 것이고, 그에 따라 현재 우리가 의료서비스에 대해 결정하는 방식의 구조를 지지할 의사가 늘어날 것이다.

의료서비스 제공의 초점이 이동하는 바람에 희생자가 나타났다. 전통적인 보장보험을 통해 재원을 조달함으로써 비용 상승 가능성을 열어 두고 있는 행위별 수가제는 이미 소멸의 길로 들어섰다. 부유층들은 언제나 행위별 수가제 아래에서 의료서비스에 접근할 수 있겠지만 모든 미국 국민들에 대해 이런 체계를 계속 유지하는 것은, 불가능하지는 않다 하더라도 어려운 일임에 틀림없다.

요약 및 결론

이 장에서 우리는 관리의료가 어떻게 전통적인 행위별 수가제 보장보험의 대안적인 지불 및 제공체계로 등장하게 되었는지를 논의했다. 하나의 실험으로 시작된 것이 1990년대에는 널리 확대되었고, 현재는 미국 국민의 90% 이상이 관리의료보험에 가입되어 있다.

모든 실제적인 목적에서 볼 때, 관리의료는 경제적 측면에서 성공한 제도로 보는 것이 맞겠지만, 사회정치적인 측면에서는 실패한 제도로 파악할 수도 있다. 낮은 보험료로 포괄적인 급여를 약속하고 있는 관리의료는 소비자의 선택을 희생시킴으로써 보험료에 대한 약속을 지켰다. 소비자들의 공급자 선택과 공급자의 치료방법 선택을 제한함으로써 낮은 비용이라는 목적이 달성되었던 것이다. 이해 당사자들은 지난 10년 동안의 경험으로부터 값진 교훈을 배웠다.

- 환자는 의료서비스에 대한 다목적 해법(one-size-fits-all solution)이 제한이 너무 많다는 것을 배웠다. 의료기술이 보다 많은 치료에 대한 옵션을 제공할수록 의료서비스의 범위에 대한 정의 또한 확대된다. 접근성의 제약이라는 배경에서 기대감의 상승이 긴장을 초래했다.
- 공급자는 위험의 공유가 자신들의 임상적 자율성과 재정적 안정성에 위협이 된다는 사실을 알게 되었다. 환자와 보험 모두를 위한 대리인으로서의 이중적 역할을 맡도록 강요당한 공급자들은 환자들만큼이나 제약을 싫어한다.
- 지불자는 비용통제가 인기가 없다는 사실을 배웠다. 관리의료에 대한 반발은 이미지 문제를 가져왔을 뿐 아니라 기업의 생존에도 위협적이라는 사실을 알게 되었다.
- 고용주는 의료비 문제를 해결하는 기적의 약은 존재하지 않는다는 것을 배웠다. 비용을 통제하기 위한 지나치게 공격적인 조치들은 근로자들에게 인기가 없을 뿐 아니라 고소인들이 돈이 필요해질 때 소송으로 갈 수도 있다는 것을 알게 되었다.
- 정치인은 접근성에 대한 제약과 지출수준의 제한이 인기가 없으며, 유권자들의 표를 잃게 된다는 것을 배웠다. 정치인들은 또한 치료방법의 확대와 의료비 지출의 증가는 인기가 있어 유권자들의 표를

얻을 수 있다는 것을 알게 되었다.

아직은 관리의료의 종언을 말하는 것이 너무 이를지 모른다. 그러나 변화의 힘이 작용하고 있다. 의료소비자들은 선택을 원하고, 비용에 대해서도 관심을 갖고 있다. 보다 많은 자율성에 대한 환자들의 욕구가 곧 사라지지는 않을 것이며, 특히 연간 증가율 8%(1998년 이후 한 해를 제외하고는)를 상회하는 보험료로 인해 비용에 대한 우려도 항상 쟁점이 되고 있다. 비용을 억제하기 위해서는 소비자들이 의료에 대한 의사결정에 관여해야만 한다. 비용을 의식하는 소비자와 공급자 없이는 비용 억제라는 목표를 달성할 수 없다.

인물소개

William B. Schwartz

내과 전문의로 수련을 받은 William B. Schwartz는 평생을 의학에 바쳤고, 존경받는 생의학자이면서 신장질환의 권위자이다. 따라서 이 훌륭한 학자가 임상의학에서 의료정책으로 중도에 경력을 바꾼다는 계획을 발표했을 때 눈살을 찌푸리는 사람들이 적지 않았다. 많은 그의 동료들은 아마도 그가 중년의 위기를 지나치게 받아들였다고 생각했을 것이다. 그들에게 금 목걸이와 빨간색 스포츠카는 이해할 수 있는 문제였지만, 경제학을 공부하기 위해 의사로서의 경력을 포기하는 것은 좀 지나친 것으로 보였다.

의료인으로서 Schwartz의 경력은 의학분야 인명사전에 수록되어 있다. 그는 1945년 듀크 대학 의과대학을 졸업했다. 5년 후 그는 터프츠 대학에서 자리를 잡고 뉴잉들랜드 메디컬센터 신장병 학부(Nephrology Division)의 책임자가 되었다. 1971년 그는 의학과 과장으로, 그리고 메디컬센터의 의무원장(Physician-in-Chief)으로 임명되었다. 1971년, 그는 RAND에서 의료경제학자인 Charles Phelps와 Joseph Newhouse와 같이 보낸 여름들 중 첫 번째의 여름을 보냈다. 이들 의료경제학자들의 지도하에 Schwartz는 희소성, 기회비용에 대한 개념을 배우게 되었고, 의료정책 분석가로서의 전문적 경력이 싹트기 시작했다.

터프츠 대학에서는 행정적 업무와 임상적 업무가 대부분의 에너지를 요구했기 때문에 그는 관심 있는 연구주제에 쓸 시간이 별로 없었다. 연구기회의 부족과 의료정책 분석에 대한 새로운 흥미는, Schwartz가 학과장직을 사임하고 다른 경력의 행로를 갈 수 있도록 확신을 갖는 데 충분한 동기가 되었다.

의료정책 분석으로 경력을 바꾼 뒤, 그의 연구는 경제학을 의료제공의 문제들에 적용하는 데 집중되었다. 의료정책에 대한 그의 첫 번째 논문은 1972년 「사이언스(Science)」에 게재되었다. 이후 Schwartz는 의료제공의 효율성 증진에 대한 시장과 경쟁의 역할을 설명하는 데 노력을 기울였다.

그의 연구 중에서 가장 널리 읽혀지고 있는 것 중의 하나는 1984년에 브루킹스(Brookings) 연구소의 경제학자인 Henry J. Aaron과 공저한 책이었다. 『고통스러운 처방: 의료서비스의 배급(The Painful Prescription: Rationing Health Care)』이라는 제목을 가진 이 연구서는 영국에서의 병원서비스에 대한 비가격배급(nonprice rationing)을 연구한 것이었다. 그의 책은 영국의 NHS를 비판한 것이 아니라, 이 의료체계 안에서의 자원배분 방식을 이해하고 영국의 경험으로부터 교훈을 얻으려는 순수한 시도였다. 극단적 우상파괴자로서 Schwartz는 또한 미국의 의사공급에 대한 일반적 통념에 이의를 제기했다. 그는 2000년까지 의사가 15만 명 과잉 공급될 것이라고 예측하는 대신 공급과 수요가 균형을 이룰 것이라는 입장에 대한 정당한 논거를 제시했다.

현재 터프츠 대학의 Vannevar Bush University Professor로 있는 Schwartz는 의사로서, 의료정책 분석가로서 이름을 떨쳤다. 대부분의 학자들은 좋아하는 한 연구 분야에서 평생의 연구를 통해 공헌을 한다. William Schwartz는 두 분야에서 기여할 수 있는 행운을 가졌고, 그의 성과는 의사들과 경제학자들 모두에게 영감을 주고 있다.

출처: John K. Iglehart, "From Research to Rationing: A Conversation with William B. Schwartz," *Health Affairs* 8(3), Fall 1989, 60–75; and William B. Schwartz, Frank A. Sloan, and David N. Mendelson, "Why There Will Be Little or No Physician Surplus Between Now and the Year 2000," *New England Journal of Medicine* 318(14), April 1988, 892–897.

질문과 문제

1. 주요 제3지불자가 일상적으로 사용하는 다음의 용어들을 각각 정의하고 이 용어들이 공급자의 유인, 진료수가 및 전반적인 의료이용에 어떻게 영향을 미치는지 설명하라.
   a. 행위별 수가제(fee-for-service)
   b. 진료비 할당제(assignment)
   c. 인두제(capitation)

2. '의료제공체계가 점점 비용을 의식함에 따라 의사들은 이제 더 이상 환자들의 의료적 요구에 대한 대변자 역할을 할 수 없다.' 이런 관점에서 관리의료 환경 아래에 의사들의 변화하는 역할에 대해 논의하라.

3. HMO를 구별하는 특징들은 무엇인가? HMO들은 의료보험산업에서 활동하는 다른 보험자들과 어떻게 다른가?

4. 관리의료에 있어서 중요한 비용절감적인 특징들은 무엇인가?

5. 관리의료의 확대가 어떻게 의료체계 전체를 통해 경쟁 효과를 만들어 낼 것인가?

6. 이론적으로 어떻게 관리의료가 환자들과 공급자들의 인센티브에 영향을 주어서 의료비와 의료이용에 영향을 미칠 것으로 기대되는가?

7. 「Journal of American Medical Association」의 1993년 2월 10일 발간호에 게재된 일련의 논문들에서 연구자들은 모든 우회수술의 2.4%가 적절하지 못했고, 이전에 추정했던 수치의 약 1/4 정도인 7%가 분명히 불필요했다고 추정했다. 유사한 결과가 심혈관 성형술, 심혈관 조영술에 있어서도 발견되었다. 어떤 분석가들은 이 결과를 이용해서 문제는 과다이용이 아니라 과소 이용이라고 주장하고 있다. '적절치 않은(inappropriate)'이라는 용어와 '불필요한(unnecessary)'이라는 용어는 어떻게 정의될 수 있을까? 결과연구(outcomes research)를 사용함으로써 배울 수 있는 교훈은 무엇인가?

참고문헌

Laurence C. Baker and Ciaran S. Phibbs, "Managed Care, Technology Adoption, and Health Care: The Adoption of Neonatal Intensive Care," *Working Paper No. 7883*, Cambridge, MA: National Bureau of Economic Research, September 2000.

David M. Cutler and Louise Sheiner, "Managed Care and the Growth in Medical Expenditures," in A. M. Garber, ed., *Frontiers of Health Policy Research*, Volume 1, Cambridge, MA: MIT Press, 1998.

E. S. Friedman, "Capitation, Integration, and Managed Care: Lessons from Early Experiments," *Journal of the American Medical Association* 275(12), 1996, 957–962.

Carol Gentry, "A Surprisingly Popular U.S. Export: Managed Care," *Wall Street Journal*, December 20, 1999, B1, B4.

Sherry Glied, "Managed Care," *NBER Working Paper Series No. 7205*, Cambridge, MA: National Bureau of Economic Research, July 1999.

Sheldon Greenfield et al., "Variations in Resource Utilization among Medical Specialties and Systems of Care," *Journal of the American Medical Association* 267(12), March 25, 1992, 1624–1630.

Lynn R. Gruber, Maureen Shadle, and Cynthia L. Polich, "From Movement to Industry: The Growth of HMOs," *Health Affairs* 7(3), Summer 1988, 197–208.

Fred J. Hellinger, "The Effect of Managed Care on Quality: A Review of Recent Evidence," *Archives of Internal Medicine* 158, April 27, 1998, 833–841.

_______, "Selection Bias in HMOs and PPOs: A Review of the Evidence," *Inquiry* 32, Summer 1995, 135–143.

S. D. Hosek, M. S. Marquis, and K. B. Wells, *Health Care Utilization in Employer Plans with Preferred Provider Organizations*, RAND Corporation, February 1990.

John K. Iglehart, "The American Health Care System: Managed Care," *New England Journal of Medicine* 327(10), September 3, 1992, 724–747.

Kaiser Family Foundation and Health Research and Educational Trust, "Survey of Employer Health Benefits: 2007," September 11, 2007, available at http://www.kff.org/insurance/7672/upload/7693.pdf/ [Accessed December 26, 2007].

Peter R. Kongstvedt, *Essentials of Managed Health Care*, Gaithersburg, MD: Aspen Publishers, 1997.

Harold S. Luft, *Health Maintenance Organizations: Dimensions of Performance*, New York: Wiley, 1981.

Willard Manning, Arleen Leibowitz, George Goldberg, William Rogers, and Joseph Newhouse, "A Controlled Trial of the Effect of a Prepaid Group Practice on Use of Services," *New England Journal of Medicine* 310(23), June 7, 1984, 1505–1510.

Mercer Human Resource Consulting, "U.S., Employers' Health Benefit Cost Continues to Rise at Twice Inflation Rates, Mercer Survey Finds," November 19, 2007, available at http://www.mercer.com/referencecontent. jhtml?idContent=1287790 [Accessed December 26, 2007].

Robert H. Miller and Harold S. Luft, "Does Managed Care Lead to Better or Worse Quality of Care?" *Health Affairs* 16(5), September/October 1997, 7–25.

_______, "Managed Care Plan Performance Since 1980: A Literature Analysis," *Journal of the American Medical Association* 271(19), May 18, 1994, 1512–1519.

J. Murray, Sheldon Greenfield, S. Kaplan, and E. Yano, "Ambulatory Testing for Capitation and Fee-for-Service Patients in the Same Practice Setting: Relationship to Outcome," *Medical Care* 30(2), March 1992, 252–261.

Joseph Newhouse, "Reimbursing Health Plans and Health Providers: Selection versus Efficiency in

Production," *Journal of Economic Literature* 34(3), September 1996, 1236–1263.

Ray Robinson, "Managed Care in the United States" A Dilemma for Evidence-Based Policy?" *Health Economics* 9(1), January 2000, 1–7.

D. G. Smith, "The Effects of Preferred Provider Organizations on Health Care Use and Cost," *Inquiry* 34, Winter 1997, 278–287.

J. E. Ware, M. S. Bayliss, W. H. Rogers, M. Kosinski, et al., "Differences in Four-Year Health Outcomes for Elderly and Poor, Chronically Ill Patients Treated in HMO and Fee-for-Service Systems: Results from the Medial Outcomes Study," *Journal of the American Medical Association* 13, 1996, 1039–1047.

제8장

의사서비스 시장

의사들은 의료서비스 공급에서 중심적인 역할을 하고 있다. 의사들에게 돌아가는 부분은 전체 의료비 지출액의 1/4에 미치지 못하지만, 의사들은 의료서비스에 대해 얼마나 많은 돈이 지출되어야 하는지를 결정한다. 의사들은 환자들의 입원, 치료방법에 대한 추천, 처방전 작성, 수술 일자의 결정과 수술 집도 등을 책임지고 있다. 환자를 진료하는 일상적인 업무 외에도 의사들은 병원의 의료장비 구입, 생명공학의 연구방향과 의과대학의 교육과정 등을 포함해 의료제공과 관련된 의사결정 과정의 중요한 부분을 관장한다.

과거 10년 동안은 현재 활동 중인 의사들과 언젠가는 의료업에 종사하기를 원하는 사람들에게 마음 편한 기간은 아니었다. 행위별 수가제에서 관리의료로의 이동, 사후적 가변진료비 지불제(retrospective payment)에서 사전적 고정진료비 지불제(prospective payment)로의 전환, 그리고 다시 사후적 가변진료비 지불제로의 재전환 등이 이 기간 중 있었던 의료시장의 주요한 변화이다(보통은 'prospective payment system(PPS)'을 '진료비 사전지불제'라고 번역하고 있으나, 이로 인해 여러 가지 오해가 빚어지고 있다. 가장 흔한 사례는 이 용어를 '진료비 선불제'로 받아들여 환자가 진료받기에 앞서 미리 진료비를 내는 제도로 오해하는 것이다. 또 어떤 전문가는 행위별 수가제의 경우도 각 의료행위에 대한 가격이 미리 정해져 있으므로 prospective payment에 속한다는 잘못된 주장을 하기도 한다. 본 역서에서는 이런 오해를 피하고, 환자에게 제공된 진료량과는 무관하게 제3지불자가 사전에 이미 정해진 총진료비만을 제공자에게 지불한다는 제도의 내용을 좀 더 정확하게 전달할 수 있도록 PPS는 '사전적 고정진료비 지불제'로 번역하였다. 한편, 'retrospective payment system(RPS)하에서의 총진료비는 진료량에 따라 달라지므로 '사후적 가변진료비 지불제'로 번역하였다—역자 주). 동시에 같은 기간 동안 의사들은 공공부문의 지불자와 민간부문의 지불자의 의료에 대한 개입 증가를 경험했다. 이 장에서는 노동시장 이론에 대한 간략한 논의를 시작으로 해서 의사서비스 시장에 대한 분석에 초점을 맞춘다. 마지막 두 절에서는 간호서비스와 치과서비스 시장에 대해 간략히 논의할 것이다.

노동시장 이론

노동시장에 대한 표준적 경제이론에서는 개인들의 한계생산성이 근로소득을 결정하는 중요한 요인들 중 하나라고 보고 있다. 임금은 생산성에 의해 결정되기 때문에 높은 생산성은 노동서비스에 대한 보다 많은 수요로 이어지고, 보다 높은 수요는 다시 높은 임금으로 이어진다.

투입요소의 가격결정

대체로 투입요소의 가격결정 이론은 제2장에서 살펴본 재화와 서비스의 가격결정 이론과 차이가 없다. 두 이론 모두 수요와 공급의 상호작용에 기초하고 있다. 그러나 이 둘 사이에는 여러 중요한 차이점들이 있다. 첫째, 투입요소에 대한 수요는 생산과정에서 투입요소의 한계적 기여(marginal contribution)에 의해 결정된다. 투입요소에 대한 수요와 산출물에 대한 수요 사이의 두 번째 중요한 차이점은 첫 번째 차이점과 관련되어 있다. 즉, 투입요소를 직접 소비하지 않기 때문에 투입요소에 대한 수요는 최종산출물을 소비하려는 욕구수준에 달려있다. 따라서 투입요소에 대한 수요는 최종산출물에 대한 수요로부터 파생되는 것이며 최종산출물 시장의 조건들에 의해 영향을 받는다.[1]

투입요소의 가격결정에 대한 경제학 모형은 기업이 일정한 양의 산출물을 생산하기 위해 사용되는 투입요소의 결합(input combination)을 결정한다는 데 기초를 두고 있다. 이를 의사서비스의 경우에 적용해 보면 사람들은 일정한 수준의 건강을 생산하기 위해 투입되는 의료서비스의 결합을 결정한다는 것이다. 일단 기업(개인)이 생산(건강)수준을 결정하면 투입요소에 대한 수요량이 동시에 결정된다. 이 과정에는 최적수준의, 또는 이윤(효용)을 극대화하는 수준의 산출물(건강)을 생산하기 위해 필요한 최소비용의 투입요소 결합에 관한 결정 문제가 포함된다. 부록 3B에서 논의한 것을 일반화하면, 생산과정 $Q=Q(X, Y, \cdots, Z)$에서 최소비용의 투입요소 결합이 이루어지려면 다음과 같은 균형조건이 충족되어야 한다.

$$\frac{MP_X}{P_X} = \frac{MP_Y}{P_Y} = \cdots = \frac{MP_Z}{P_Z}$$

여기서 MP_i는 i번째 투입요소($i = X, Y, \cdots, Z$)의 한계산출물을, P_i는 i번째 투입요소의 가격이다.

또한 이 비율들의 역수는 생산의 한계비용(MC)과 같다. 즉,

---

1 의사서비스에 대한 수요를 검토할 때는 최종산출물이 건강 수준이라는 것을 기억하자.

$$\frac{P_X}{MP_X} = \frac{P_Y}{MP_Y} = \ \ldots \ = \frac{P_Z}{MP_Z} = MC$$

이 등식을 증명하기 위해 다른 투입요소들의 수준은 일정하게 두고 투입요소 X를 한 단위 더 사용하는 경우, 산출물은 MP_X만큼 증가할 것이다. 따라서 투입요소 X를 추가적으로 $1/MP_X$ 단위만큼 더 사용하면 산출물은 한 단위 증가할 것이다. 만일 투입요소 X의 한 단위 가격이 P_X이면, 투입요소 X의 $1/MP_X$ 단위의 가격은 P_X/MP_X가 될 것이고, 이것이 산출물을 한 단위 더 추가적으로 생산하는 데 드는 비용, 즉 한계비용이다.

만일 기업이 이윤을 극대화한다면, 기업은 한계수입(MR)이 한계비용(MC)과 일치되는 수준에서 산출물을 생산하므로 다음과 같이 된다.

$$\frac{P_X}{MP_X} = \frac{P_Y}{MP_Y} = \ \ldots \ = \frac{P_Z}{MP_Z} = MR$$

각 항들을 다시 정리하고 각 투입요소에 대해 별도의 방정식을 쓰면 다음과 같이 된다.

$$P_X = MP_X \cdot MR$$
$$P_Y = MP_Y \cdot MR$$
$$\vdots$$
$$P_Z = MP_Z \cdot MR$$

이 결과를 해석하면 구매자들이 이윤(효용)극대화를 추구하는 경우, 생산과정에 사용되는 투입요소들에 지불되는 금액(여기서는 P_X, P_Y, P_Z)은 각 투입요소의 한계산출물에 산출물을 한 단위 더 생산 및 판매함으로써 얻는 한계수입을 곱한 것과 같아진다는 것을 볼 수 있다. 이 결과는 투입요소에 대한 수요곡선을 도출하는 중요한 원리이다.

투입요소에 대한 수요

투입요소에 대한 수요곡선을 도출하기 위해 우리는 먼저 원하는 투입요소의 양을 확보하기 위해 구매자들이 지불할 의사가 있는 최대가격을 결정해야 한다. 구매자들이 지불할 의사가 있는 최대가격은 생산과정에서 추가되는 마지막 한 단위의 투입요소에 부여되는 점증가치(incremental value)에 의해 결정된다. 이미 살펴본 바와 같이, 가격은 투입요소의 한계생산성의 가치($MP_i \cdot MR$), 즉 **한계수입 산출물**(marginal revenue product, MRP)에 의해 결정된다.

한계수입산출물
추가 단위의 자원을 이용해서 생산한 산출물을 판매해서 얻은 총수입의 변화분.

그림 8.1은 어떤 주어진 투입요소에서 얻는 한계수입산출물을 보여준다. 이는 한계수입산출물곡선이 수확체감의 법칙으로 인해 우하향하는 이유와 같은 이유로 우하향한다. 만일 투입요소가 노동이라면 시장임금은 근로자의 고용규모를 결정한다. 임금수준이 W_0라면 L_0의 근로자들이 고용된다. 만일 임금이 W_1으로 하락하면 더 많은 근로자(L_1)가 고용된다. 따라서 한계수입산출물곡선은 투입요소에 대한 수요를 결정하는 투입요소의 한계생산성과 산출물에 대한 수요 수준이라는 두 가지 중요한 개념을 나타내는 투입요소 수요곡선이 된다.

일반적으로 말해, 더 높은 가치가 부여되는 상품의 생산에 사용되는 투입요소들이 높은 가격을 받는 것처럼, 생산성이 더 높은 투입요소들이 시장에서 더 높은 가격을 받는다. 대부분의 의료 투입요소들에 그런 높은 가격표가 붙어 있는 것은 이상한 일이 아니다. 의료 투입요소들은 건강개선에 매우 효과적이므로 소비자들은 높은 가치를 부여하는 것이다.

인적자본 투자

사람들이 자신의 한계생산성을 높이기 위해 많이 사용하는 방법 중 하나는 교육수준(schooling)을 높이는 것이다. 학교에 다니게 되면 생산성을 높여주는 여러 가지의 기술들을 배울 수 있다. 정규교육은 두 가지의 중요한 경로를 통해 소득에 영향을 준다. 첫째, 어떤 한 사람이 학교에 다니는 동안 잃어버린 소득으로 인해 그 사람의 소득은 낮아지는데, 학교에서 보낸 시간을 소득을 버는 일에 사용할 수 있기 때문이다. 즉, 취학의 기회비용은 일하는 것을 선택했을 경우 벌 수 있었던 소득이다. 둘째, 학교를 마친 후 이 사람의 소득은 더 높아지게 된다. 학교

그림 8.1 한계수입산출물

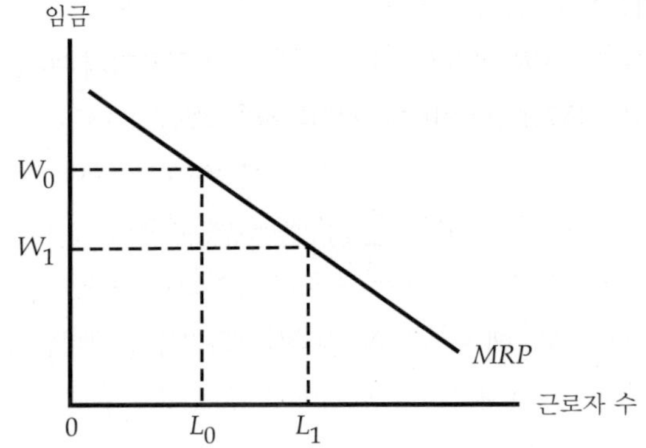

를 다닌 사람은 학교를 다니지 않은 사람보다 더 많은 소득을 올린다. 상실소득(income foregone)이라는 기회비용으로 평가되는 학교에서 보내는 시간을 소위 **인적자본 투자**(human capital investment)라고 부른다.

의학교육에의 투자 의학교육은 4년의 학부교육을 마친 후 4년 동안의 의과대학 교육으로 이어지는 시간집약적인 과정이다. 게다가 의학교육은 시작에 불과하다. 8년간의 교육을 마친 후 의과대학 졸업생은 의업을 시작하기 전에 최소 3년 동안 병원에서 전공의 과정을 마쳐야 한다. 상실소득은 의과대학 재학 중 발생하는 명백한 비용이다. 등록금은 의과대학 전체 수입의 5%도 되지 않지만, 대학교육으로 인해 발생한 주립대학 졸업생들의 부채의 중앙값은 2006년의 경우 12만 달러였으며, 사립 의과대학 졸업생의 경우에는 부채의 중앙값이 16만 달러였다(*AAMC Data Book*, 2006).

어느 누구도 최소한의 보상(payoff)을 고려하지 않고 이런 행동을 선택하지는 않는다. 소득에 대한 가능성이 엄청난 투자비용을 충분히 넘어서야만 하는 것이다. 대부분의 투자가 그렇듯 비용은 인생의 초기에 발생하고 보상은 인생의 후반에 실현된다. 과연 의과대학에 다니는 것이 좋은 경제적 투자일까? 이런 질문에 대답하기 위해 우리는 인생의 초반에 상실한 소득과 인생의 후반에 얻는 추가수입(extra earnings)을 비교해야 한다. 이때 한 가지 중요한 복잡한 문제가 발생한다. 즉, 대부분의 사람들은 정(+)의 시간선호율을 나타내는데, 이는 오늘 투자한 1달러가 내일 버는 1달러보다 더 높은 가치를 갖는다는 것을 의미한다.

투자 수익률
연이자율로 계산된 투자의 수익금.

투자수익률 의과대학에 다니는 것이 바람직한 경제적 투자인지를 결정하기 위해 우리는 **투자수익률**(rate of return)을 계산해 볼 수 있다. 제4장에서 나왔던, 현재가치로 할인하는 문제에 대한 설명을 상기해 보자. 인적자본 투자의 순현재가치(net present value)는 비용의 현재가치와 투자자의 평생에 걸친 편익의 현재가치를 비교해서 계산할 수 있다.

시간에 걸친 순편익(NB) 흐름의 현재가치는 투자로부터의 매년도 편익(B_t)과 투자에 대한 매년도 비용(C_t)의 차이로 정의된다.

$$NB = \sum_{t=1}^{n} \frac{B_t - C_t}{(1 + r)^t}$$

의과대학의 학위를 받는 데 드는 비용은 상실소득과 등록금처럼 초기에 발생하는 경향이 있다. 편익은 나중에 실현되는 경향이 있고, 이는 수입 증가의 형태로 나타난다. 투자의 가치는 할인율에 의존하는데, 할인율이 높으면 순편익 흐름의 현재

가치가 작아진다. 투자의 수익률은 순편익 흐름을 0으로 만드는 할인율과 같다.

봉투의 이면

교육의 수익률 추정

지난 30년 동안 경제학자들은 교육의 수익률을 추정하기 위해 Jacob Mincer(1974)에 의해 널리 알려진 방법론을 사용해 왔다. 학교교육에 대한 수익은 상이한 교육수준을 가진 사람들의 연령-임금곡선(age-earnings profiles)을 비교해서 계산할 수 있다. 다음의 그림에서 Y_0은 학교교육을 받지 않은 사람의 임금곡선을 나타내고 있으며, Y_1은 1년 학교교육을 받은 사람의 임금곡선을 나타낸다.

교육의 직접비용은 일반적으로 상실소득에 비해 적으므로, 이를 무시하면 추가로 1년 더 학교교육을 받을 경우, Y_0의 비용이 발생할 것이다. 이에 대한 대가로 이 사람은 일할 수 있는 나머지 기간 동안 Y_1–Y_0만큼의 차액을 받게 될 것이다.

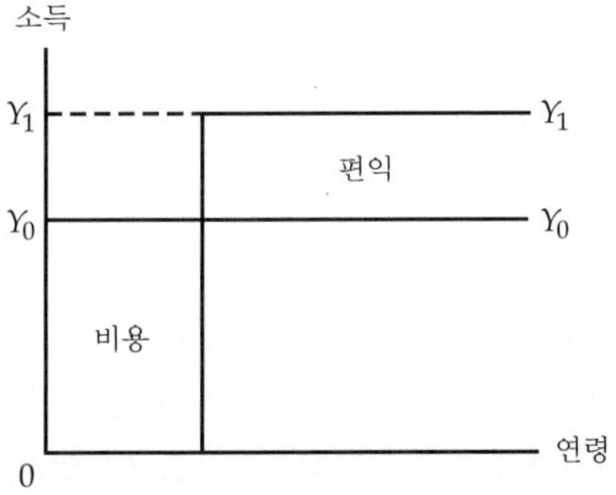

추가적인 1년간의 학교교육에 대한 수익률은 다음과 같이 추정될 수 있다.

$$r_1 = \frac{Y_1 - Y_0}{Y_0}$$

이 식을 Y_1 에 대해 풀면, 다음과 같이 구할 수 있다.

$$Y_1 = Y_0(1 + r_1)$$

또한 2년차 교육의 수익률 r_2는,

$$r_2 = \frac{Y_2 - Y_1}{Y_1}$$

이 된다. 마찬가지로,

$$Y_2 = Y_1(1 + r_2)$$

이 된다. 위의 식을 대입하게 되면 다음과 같다.

$$Y_2 = Y_0(1 + r_1)(1 + r_2)$$

s년의 학교교육을 받게 되면, 다음을 구할 수 있다.

$$Y_S = Y_0(1 + r_1)(1 + r_2) \ldots (1 + r_S)$$

만일 교육으로부터의 수익이 작고(예를 들어, 100% 이하), 크기가 비슷하다면 위의 식은 다음과 같이 된다.

$$Y_S = Y_0 e^{rs}$$

핵심개념 ❷
기회비용

추정된 수익률은 위의 식의 양쪽에 자연대수(ln)를 취해 계산할 수 있으며, 그 결과는 다음과 같다.

$$lnY_S = lnY_0 + rs$$

실증적 검증은 여러 개인들의 소득과 교육에 대한 자료를 수집해서 시행할 수 있다. 교육연수에 대해 소득의 대숫값을 회귀분석하면 교육변수의 계수 추정치인 r이 추가적인 교육으로부터의 수익률 추정치로 해석된다.

출처: Jacob Mincer, *Schooling, Experience, and Earnings*, (New York: National Bureau of Economics Research, 1974).

다른 전문직과 비교해 볼 때 의사들은 어떻게 소득을 버는가? 의학교육의 수익률이 더 높다면 더 많은 학생들이 의료를 직업으로 선택할 것이다. 개인의 시각에서 볼 때 이 투자는 바람직한 것일까? 비록 의사들의 소득수준은 높지만, 오랜 투자기간 동안 상실된 소득으로 인해 많은 사람들이 의학공부를 단념하고 그 대신 경영대학이나 법과대학에 다닐지도 모른다. 사회는 더 많은 학생들이 의료를 직업으로 선택할 것을 장려해야 하는가? 의과대학에 더 많은 보조금을 주고 등록금 대출탕감 프로그램을 시행하면, 의과대학에 다니는 비용은 하락하고 투자에 대한 수익률은 상승할 것이다.

의학교육에 대한 수익률은 얼마인가? Weeks와 동료들(1994)은, 1차 진료의사와 전문의 등 전형적인 의사들의 투자수익률과 경영, 법학, 치의학 전문대학원에 들어가는 학부 졸업생들의 투자수익률을 비교했다. 추정된 수익은 학생이 선택한 분야에서의 수련시간과 평균 근로시간으로 조정되었다.

실증적 결과는 1차 진료의사의 경우에 교육투자로부터의 연 수익률이 15.9%라는 사실을 보여주었다. 치과의사와 전문의의 경우에는 훨씬 더 좋아서 각각 20.7%, 20.9%였다. 그러나 변호사와 경영인의 경우는 훨씬 더 높아 수익률이 각각 25.4%와 29.0%였다. 비록 이 수치들은 각 전문직의 수익률에 대한 대략적인 추정치에 불과하지만, 의업을 선택한 사람들의 경우에 소득은 비록 높다 해도 교육투자로부터의 수익률이 다른 많은 전문직에 비해 낮은 것은 분명하다. 수익률이 낮은 이유는 7년 내지 12년이라는 오랜 기간 동안의 높은 교육비용과 상대적으로 짧은 보상기간 때문이다.

일반대중과 정책결정자들은 의사들의 높은 급여가 높은 의료비용의 중요한 요인이라는 인식을 광범위하게 공유하고 있다. 이 문제를 더 잘 다루기 위해서는 의사서비스 시장에 대한 이해도를 높이기 위한 노력이 필요하다.

의사서비스 시장

인구의 변화가 의사서비스 시장의 수요와 공급을 결정하는 데 중요한 역할을 한

표 8.1 미국의 활동의사수

연도	활동의사	인구 100,000명당 비율	1차 진료의사	활동의사 대비 1차 진료의사 비율
1960	247,257	138	125,359	50.7
1970	310,929	153	134,354	43.2
1980	435,545	192	170,705	39.2
1990	559,988	225	213,514	38.1
1995	646,022	244	241,329	37.4
2000	737,504	262	274,653	37.2
2005	801,742	270	300,022	37.4

출처: *Health, United States, 2007 with Chartbook on Trends in the Health of Americans*, Hyattsville, MD: National Center for Health Statistics, Table 108, 2007.

다. 1970년에 2억 300만 명이었던 미국의 인구는 2005까지 2억 9,600만 명으로 약 46% 증가했다. 동시에 활동의사수는 310,929명에서 801,742명으로 2.5배 증가했다. 그 결과 표 8.1에 분명히 나타나 있듯이, 인구 100,000명당 의사수는 153명에서 270명으로 75% 증가했는데, 이는 35년 전보다 현재의 의사공급이 상대적으로 더 크게 증가했음을 보여주고 있다.

정책적 쟁점
외국의 의과대학 졸업생이 미국의 의사 인력의 25%를 차지한다.

2007년 현재 미국에는 126개의 의과대학에 70,225명의 재학생이 있으며, 11,857명의 재학생을 가진 20개의 정골요법(osteopathic) 의과대학이 있다. 이런 의과대학들에서는 매년 15,925명(2,756명의 정골요법사를 포함해)에게 학위를 주고 있으며, 이 수는 당분간 안정적일 것으로 예상되고 있다. 현재 미국에서 활동하는 의사들의 약 1/4은 외국의 의과대학을 졸업한 사람들이다. 지난 30년 동안 외국의 의과대학에 대한 의존도는 크게 높아졌는데, 1960년대 중반 전체 개업의사들의 15% 이하였던 것이 오늘날에는 약 25%가 되었다. 1990년대 중반까지 외국 의과대학 졸업생(international medical graduates, IMG)들이 전체 전공의의 20%를 채웠다. 다른 나라에 비해 미국 의료시장이 갖는 주된 매력은 상대적으로 급여가 높고 개업에 대한 규제가 적다는 것이다.

의료제공의 쟁점

외국과의 경쟁으로부터 국경을 방어하기

1996년의 선거에서는 입법과 대중매체의 초점이 당시 미국 유권자들에게 극심했던 국수주의적 경향에 맞추어졌다. 캘리포니아 주의 제안 187호(Proposition 187)는 이런 반(反)이민 정서를 건드리는 첫 번째 정치적인 움직임이었다. 무산되긴 했지만 공화당원인 팻 뷰캐넌의 대통령후보 경쟁과 대통령 후보인 로스 페로의 일관성 없는 인기영합적인 강한 미사여구들이 반NAFTA, 반외국인, 반자유무역적인 심적 경향을 미끼로 삼았다. 그러나 캠페인의 미사여구가 실제로 현실화되려면 갈

길이 멀다.

제104회 의회는 합법적이든 비합법적이든 모든 이민에 대해, 근래 역사에 있어 가장 제한적인 정책에 관한 법률안을 검토하였다. 은퇴하는 공화당원인 앨런 심프슨 상원의원이 발의한 이 법안은 다음 세 가지를 목적으로 했다. 즉,

- 국경에서의 법 집행을 증가시켜 미국으로의 이민자 유입을 제한한다.
- 고용주들에게 모든 외국인 근로자들의 법적인 자격을 확인할 것을 요구할 수 있는 입증제도를 도입한다.
- 고용주들이 고용된 모든 외국인 근로자 한 사람당 첫 해 급여의 10% 또는 10,000달러 중 많은 금액을 요금(fee)으로 지불하도록 요구한다.

비록 이 법안이 통과되지는 않았지만, 미국의 산업, 특히 글로벌 시장에서 특별히 훈련된 기술자와 전문 근로자들을 스카우트하는 사람들에 법안이 미칠 수 있는 잠재적인 영향이 노동력이 부족한 분야의 많은 고용주들의 어려움을 잘 부각시켜주고 있다. 같은 범주에 포함되는 의료산업은 만일 유사한 법안이 제정되면 심각한 영향을 받게 될 것이다. 전국적으로 IMG가 모든 전공의 일자리의 거의 1/4을 차지하고 있다. 의사가 심각하게 부족한 많은 농촌과 저소득층이 거주하는 도심지역은 의료 인력을 채용하는 데 외국에서 훈련받은 의사들에게 크게 의존하고 있다. 뉴욕 시 병원들에는 전공의의 1/2 이상이 IMG이다. 이와 비슷하게 노스다코타 주의 외딴 지역과 뉴저지 주의 저소득층 거주지인 도심지역 의료기관들은 필요인력을 채우기 위해 외국의 의과대학 졸업생들을 채용하고 있다. 외국에서 훈련받은 의사들은 인기가 없는 지역의 자리를 수락하는 경향이 있다. 인도, 심지어 캐나다에서 온 많은 의사들은 규제를 덜 받기 때문에 농촌과 저소득층이 거주하는 도심지역에서도 더 많은 소득을 벌 수 있다.

비용 절감에 대한 압력을 받고 있는 병원들은 만일 그런 규제 법안이 통과된다면 인건비가 빨리 상승하는 것을 경험할 것이다. 외국에서 훈련받은 의사들을 제한한다면, 뉴욕 시의 경우 관련 비용이 매년 6,000만 달러 상승할 것이라고 추정된다. 그리고 이는 의료 취약지역의 환자들에게는 의사를 만나기 위해 더 많은 시간을 기다려야 하며, 어떤 경우에는 전문의서비스가 감소하는 것을 의미할 수도 있다.

핵심개념 ❻
공급과 수요

출처: Almar Larour, "How Curbing Immigration Could Hurt Health Care in Inner Cities, Rural Areas," *Wall Street Journal*, March 5, 1996, B1, B6.

의사의 공급과 관련해 다른 중요한 측면은, 외국의 의과대학에 재학하는 미국인의 수이다. 1970년대 미국 의과대학의 경쟁률이 2.8로 증가하면서 많은 미국인들이 외국에서 공부하는 것에 매력을 느끼게 되었다. 멕시코와 카리브 연안의 몇몇 의과대학에서 다수의 미국인들을 받아들이기 시작하면서 앞으로 대학병원(academic health center)의 전공의 자리를 채우게 될 의과대학 졸업생들의 수준에 대한 우려가 나타나고 있다.

외국의 의과대학에서 공부하고 미국에서 전공의 수련 허가를 받으려는 모든 사람은, 소정의 시험에 합격해야 하고, 외국 의과대학 졸업생 교육위원회(Educational Commission for Foreign Medical Graduates)에서 인증을 받아야 한다. 보다 엄격한 시험이 시행된 1984년 전까지 인증을 받은 미국인들의 수는 꾸

준히 증가했다. 그 결과 전공의 프로그램에 대한 인증을 받은 건수가 1980년대 중반에는 연 1,500건에 이르렀지만, 최근에는 500건 이하로 크게 떨어졌다.

의사가 되기 위해서는 수련기간이 길기 때문에 의사 공급은 단기에는 상당히 비탄력적이라고 생각할 수 있다. 공급의 반응이 느리다는 것은 개원의 수가 의사들의 소득변화로 즉시 반영되지 않는다는 것을 말한다. 미국의 이민법은 특히 공급부족이 인식되는 기간 동안에는 외국에서 훈련받은 의사들의 입국에 대해 상대적으로 규제를 덜 하고 있다. 이로 인해 의사 공급은 시장상황에 따라 원활히 반응하는 양상을 보이고 있다. 외국에서 훈련받은 의사들이 많은 농촌지역과 대도시 중심부 저소득층 지역에 있는 의료시설의 충원에 있어 중요하다는 사실이 미국 이민정책의 변화가 의사 공급에 미칠 수 있는 영향을 잘 보여주고 있다.

정책적 쟁점

많은 농촌지역과 도심 빈곤층 지역의 의료시설들은 외국에서 교육받은 의사들로 충원문제를 해결하고 있다.

상대적인 공급 증가가 모든 것을 말해 주지는 않는다. 정책입안자들은 전문분야 간, 지역 간 의사들의 분포, 의사들의 상대적 급여, 의사서비스에 대한 가격결정, 개원의 조직구조 등을 포함한 시장공급의 몇몇 측면들에 대해 우려를 나타내고 있다.

핵심개념 ❻

공급과 수요

전공과목 분포

많은 정책분석가들과 건강유지조직(Health Maintenance Organization, HMO)들은 1차 진료의사의 수를 전체 의사의 50%까지 늘리려는 목표를 세웠다. 이런 비율이 다른 선진국들에서는 보통이다. 사실 대부분의 선진국에서는 1차 진료의가 전체 개업의들의 50~70%를 차지하고 있다(Schroeder and Sandy, 1993). 그러나 미국에서는 활동 중인 전체 의사의 약 1/3만이 1차 진료의사이다.[2]

정책적 쟁점

대부분의 선진국에서는 전체 활동의사의 50% 내지 70%가 1차 진료의사들인 데 비해, 미국에서는 전체 활동의사의 1/3만이 1차 진료의사이다.

일반의 비율은 1970년 40%를 넘어선 이후 감소추세에 있다. 표 8.1을 보면 1970년과 2004년의 기간 동안 1차 진료의사는 134,354명에서 296,495명으로 120% 증가했다. 같은 기간 동안 전문의 수는 176,575명에서 495,659명으로 180% 증가했다. 인구 100,000명당 활동의사는 35년 동안 76% 증가한 데 비해, 전공분야별 증가비율은 많은 차이를 보인다. 1차 진료의사는 인구 100,000명당 66명에서 101명으로 53%가 증가했지만, 전문의는 인구 100,000명당 87명에서 169명으로 94%가 증가했다.

의학전문대학원 교육인증협의회(Accreditation Council for Graduate Medical Education, ACGME), 미국의사협회(American Medical Association, AMA), 전국주지사협회, 로버트 우드 존슨 재단(Robert Wood Johnson Foundation)을 포함해 최소 12개의 대규모 전국 조직들이 일반의 비율의 하락을 우려하고 있으며,

2 이 논의에서는 1차 진료의사를 가정의, 일반내과의, 소아과 의사로 정의한다.

http://

전국의과대학협회(Association of American Medical Colleges, AAMC)는 미국의 의과대학과의 접속을 제공한다. 웹사이트는 다음과 같다.
http://www.aamc.org

http://

전국의과대학원 교육인증협의회는 미국 내에서 MD 후(post-MD) 수련과정을 인증하는 임무를 가지고 있다. 사이트는 다음과 같다.
http://www.acgme.org

정책적 쟁점

정부는 전문의 전공구성을 시장의 힘에 의존해야 하는가, 아니면 바람직한 전공구성을 가져올 수 있도록 수련의에 대한 재정지원을 조정해야 하는가?

이러한 추세가 바뀌어야 한다고 주장하고 있다. 최근 의과대학 졸업생의 15%만이 일반의 경력을 밟고 있는 것으로 보아, 일반의 비율 50%라는 목표는 달성 전망이 어둡다(Levinsky, 1993).

1차 진료의사의 적절한 비율을 맞추는 것이 쉬운 일은 아니다. 필요한 1차 진료를 제공하기 위해 요구되는 의사수에 대비한 예상환자의 추정치가 정책적 관심사이다. 몇몇 연구에서는 의사서비스 시장을 조사하고 공급과 수요의 불일치가 어느 정도인지를 확인해 보았다. Politzer와 동료들(1996)은, 다섯 가지의 다른 예측방법으로 얻은 결과들을 분석해서, 2020년까지 1차 진료의사는 상당히 부족하고 전문의는 과잉상태가 될 것으로 예측하고 있다. 다른 연구에서도 유사한 결론을 도출하면서 몇 개의 어려운 정책적 쟁점들을 지적하고 있다. 당연히 제기되는 우려는 전문의들의 경우, 고가의 기술을 사용하기 때문에 전문의 수가 많아지면 의료비 지출이 높아진다는 것이다. 모든 수준의 정부가 의학교육의 재원조달 측면에서 큰 역할을 하는 상황에서 전문의의 구성(specialty mix)을 결정함에 있어서, 만일 해야만 한다면 정부는 어떤 역할을 해야 할까?[3] 아니면 공급과잉이 있는 전문의서비스 시장에서는 진료비가 하락하고, 공급부족이 있는 1차 진료시장에서는 진료비가 상승하도록 시장에 맡겨야 할까?

지역적 분포

일반의 비율이 하락하는 것에 대한 우려가 커지고 있는 것과 동시에 농촌과 대도시 저소득층 지역에서 개원을 하려는 의사들의 수가 감소하는 데 대한 우려도 커지고 있다. 많은 농촌지역에서 의료서비스를 제공하는 문제는 이제 중대한 단계에 이르렀다. 미국 인구 중 거의 30%가 주민 180,000명 이하의 지역에서 살고 있는데, 이들 지역은 인구 대비 의사 비율이 대단히 낮다. 19개 주에서는 대다수의 인구가, 42개 주에서는 20%가 넘는 인구가 이런 지역에서 살고 있다(Kronick et al., 1993).

http://

전국농촌건강협회(National Rural Health Association)는 농촌지역 미국인들의 건강 및 의료서비스를 개선하고, 지지, 의견교환, 교육 및 연구를 통해 농촌 관련 문제의 해결에 앞장서는 것을 임무로 한다. 사이트는 다음과 같다.
http://www.nrharural.org

전국 대도시의 빈민 지역에서도 유능한 의사를 유치하는 데 있어 같은 문제를 갖고 있다. 많은 소수민족과 빈곤층이 살아가는 대도시의 빈민 지역에서는 제공되는 의료서비스의 상당부분을 외국 의과대학 졸업생들이 근무하는 병원의 응급실 및 공공 클리닉에 의존하고 있다.

정책적 쟁점

농촌지역과 도심 저소득층 지역에는 상대적으로 의사와 의료시설이 부족하기 때문에 의료서비스 이용이 불충분하다.

농촌지역에 의사들을 유치하는 문제에 관한 좋은 사례가 펜실베이니아 주의 경우이다. 가장 최근의 인구조사에 따르면, 펜실베이니아 주는 인구 2,500명 이하를 가진 지역으로 정의되는 **농촌 인구**를 가장 많이 갖고 있다. 펜실베이니아 주 내의 두 대도시인 피츠버그와 필라델피아에 인접하고 있는 3개의

3 의사가 전공의 과정을 마칠 때까지 연방정부로부터 받는 보조금은 평균 70,000달러이다.

카운티가 전체 주 인구의 약 25%와 의사의 1/2 이상을 갖고 있다(Rabinowitz, 1993). 전체 주 인구의 75% 이상이 거주하고 있는 나머지 64개의 카운티는 의료 취약 지역이다.

전국적으로 인구가 적은 지역에 거주하는 사람들은 인구가 많은 지역에 거주하는 사람들보다 인구 100,000명당 더 적은 의사수를 갖고 있다. 10,000명 이하의 주민을 갖고 있는 700개 카운티의 인구 대비 의사 비율은 나머지 다른 지역들의 3분의 1 수준이었고, 임상간호사(nurse practitioner)와 의사 보조 인력이 이런 격차를 메우고 있다. 많은 의사들이 농촌지역에 분원(satellite office)을 운영하고 있는데, 어떤 의사들은 정식 진료실을, 어떤 의사들은 이동식 진료실을 운영하고 있다. 인구저밀도 지역인 벽지에 의료서비스를 제공하는 문제는 앞으로도 계속 의료제공체계의 과제로 남아 있게 될 것이다.

의료제공의 쟁점

남성 부인과 전문의의 멸종위기

산과(obstetrics)는 한때 여성들이 지배하던 분야였다. 한때는 지역의 조산사(midwife)가 대부분의 출산을 담당했지만, 현대의학의 발전으로 인해 대부분의 도시지역에서 이런 양상이 바뀌었다. 20세기 동안 분만은 의술의 필수불가결한 부분이 되었고, 조산사들은 많은 고객을 잃게 되었다.

산과 전문의(obstetrician)들은 오늘날 미국에서 태어나는 아기들의 대부분을 받고 있다. 산부인과(OB/GYN)는 인기 있는 전문분야가 되었는데, 이는 주로 1차 진료와 수술을 결합하는 몇 안 되는 분야 중의 하나이기 때문이다. 그러나 오늘날에는 점점 더 많은 여성들이 남성 부인과(gynecology) 전문의들을 찾지 않고 여성 OB/GYN들에게 가고 있다. 남자들이 2:1 정도로 동성인 남성 의사들을 선호하는 것처럼 점점 더 많은 여성들이 비슷한 선호를 나타내기 시작하고 있다. 1980년까지 여성들은 산부인과 레지던트 자리의 30% 미만을 차지하고 있었지만, 지금 이 비율이 60% 이상으로 두 배가 늘었다.

여성 OB/GYN들의 공급증가는 부분적으로는 이 분야 서비스에 대해 급격히 증가하는 수요, 특히 건강유지조직(HMO)의 수요 증가, 그리고 과거 OB/GYN 분야의 의사들이 전부 남성들이었다는 사실에 따른 결과이다. 이런 선호의 변화는 몇 가지 주요한 의미를 함축하고 있는데, 이들은 모두 시장에서 여성 OB/GYN이 부족하다는 것을 시사한다.

- 이 전문분야에서 여성들의 초봉은 남성들에 비해 20,000달러가 많다.
- 여성 의사들의 중위소득이 남성 의사들의 중위소득의 70%인 데 비해, 여성 OB/GYN들은 남성 OB/GYN들과 동일한 급여를 받는다.
- 환자들은 여성 OB/GYN 의사들과 몇 달 전에 미리 한 예약을 기꺼이 기다릴 의향을 보여주고 있다.

여성들의 선호도 변화는 동성인 의사들을 만나려는 문제만은 아닐 수 있다. 여성과 남성 사이에는 진료형태에 큰 차이가 있다. 남성 부인과 전문의는 자궁절제술(hysterectomy)을 시행하기를 좋아하고, 여성 부인과 전문의의 환자는 자궁막 검사(Pep test)와 유방암 검사(mammograms)를 하려는 경향이 있다. 여성 부인과 전문의가 환자의 요구에 더 민감한지, 또는 단순히 최근 남성과 여성 졸업생들의 진료행태가 다른지는 대답할 수 없는 질문이다.

이유야 어떻든, 신규로 배출된 많은 여성 부인과 전문의들은 여성과 관련된 모든 진료를 하고, 이를 여성들에게 마케팅하고 있다. 이런 추세로 말미암아 전혀 다른 역차별의 문제들이 나타나게 되었다. 의사의 결원을 채우려는 산과에서 '여성만(female only)'이라는 광고를 할 수 있는가? 환자들이 여성 의사들을 선호하는 목소리를 낼 때 고용주들은 남성 지원자들을 차별하는 것이 합법적인가? 어떤 상황에서 성별(gender)이 합법적인 자격이 되는가? 부인과 검사를 시행할 때 환자의 의사 성별에 대한 선호가 적절한가? 우리 사회가 소송을 일삼는 사회이기 때문에 이런 문제를 사법제도가 다루게 될 것은 시간문제이다. 법원은 어떻게 대응할 것인가? 부인과 검사를 위해 동성의 의료제공자를 원하는 것이 동성의 주식중개인 또는 신발가게에서 동성의 판매직원을 원하는 것과 다른 것인가? 이성(理性)은 항상 좋은 지표가 되지는 않는다. 법원이 어떻게 대응을 하건 간에 남성 부인과 전문의가 조만간 사라질 것 같지는 않다. 산부인과 진료를 하는 의사들의 70% 이상이 아직은 남성들이기 때문에 만일 여성 전공의의 증가 추세가 계속된다 하더라도 여성이 지배적인 전문분야를 만나려면 몇십 년이 더 걸릴 것이다.

출처: Andrea Gerlin, "The Male Gynecologist: Soon to Be Extinct?" *Wall Street Journal*, February 7, 1996, B1, B5.

의사 보수

미국 의료체계의 강점은 전문의서비스가 우월하다는 점에서 찾을 수 있다. 전문의 규모가 늘어나면서 최신의 처방, 최신의 치료 및 최신의 수술방식을 더 자주

표 8.2 주요 전문 과목의 중위소득, 2002~2006년

	2002년	2003년	2004년	2005년	2006년
모든 1차 진료:	$153,231	$156,902	$161,816	$168,111	$171,519
가정의(산과 제외)	150,267	152,478	156,011	160,729	164,021
내과	155,530	159,978	168,551	176,124	181,187
모든 전문의:	274,639	296,464	297,000	316,620	322,256
마취과	306,964	323,491	325,999	359,699	365,409
침습적 심장병학	385,000	410,272	427,815	463,801	457,563
피부과	269,238	285,692	308,855	334,277	348,706
응급의학과	211,709	215,859	221,679	243,449	250,030
위장병과	321,023	351,614	368,733	384,015	406,345
산과/부인과	233,061	237,191	247,348	256,485	271,425
정형외과	362,181	397,059	396,650	428,119	446,517
정신과	163,144	162,572	182,799	189,409	192,609
치료방사선과	376,035	403,779	406,585	426,346	446,517
일반외과	255,438	264,375	382,504	300,800	306,115

출처: *Physician Compensation and Production Survey*, 2006. Englewood, CO: Medical Group Management Association, 2006.

사용하게 되었다. 이런 경향은 의료서비스의 질적 수준을 개선하는 데는 기여했지만, 또한 많은 자원 사용과 비용 상승의 주요 요인으로도 작용했다(Schroeder & Sandy, 1993).

미국의 의료체계를 비판하는 많은 사람들은 의사들의 보수가 전체 지출의 20~25%에 불과하지만 의사들의 소득이 높은 의료비 지출과 의료비 상승의 원인이라는 데 초점을 맞추고 있다. 메디컬그룹 관리협회(Medical Group Management Association, MGMA)의 조사에 의하면 2006년에 모든 1차 진료의사들의 중위소득은 171,519달러였고, 모든 전문의들의 중위소득은 두 배인 322,256달러였다. MGMA의 1997년 조사에서는 1차 진료의사들의 중위소득이 135,791달러, 전문의 중위소득이 220,476달러였다.

1997~2006년까지의 10년 동안, 1차 진료의사들의 중위소득은 26%(연 2.4%) 상승한 반면, 전문의 중위소득은 46%(연 3.9%) 상승했다. 전문의들 사이에도 중위소득은 상당한 차이가 있다. 소득분포에서 가장 낮은 위치는 산과를 보지 않는 가정의가 차지하는데, 이들은 164,021달러의 소득을 벌고 있다. 이에 비해 내과 전문의는 181,187달러를 벌고 있다. 전문의 봉급은 정신과 전문의의 192,609달러부터, 침습적 심장학(invasive cardiology, 심장외과 등), 소화기과, 정형외과, 진단방사선과 전문의의 400,000달러 이상까지 분포되어 있다.

봉투의 이면

최적 의사–인구 비율이 있을까?

우리는 의사가 얼마나 필요한가? 이론적으로는 최적의 환자 대비 의사 비율을 결정할 수 있다. 그러나 현실적으로 이런 비율을 결정하는 것이 그렇게 쉽지는 않다. 의료서비스의 생산과정에서 다른 투입요소들이 고려되어야 함에도 불구하고 대부분의 의료서비스는 최소한 한 단위의 의사 투입요소를 필요로 한다. 어떤 투입요소들은 의사를 보완하며, 다른 투입요소들은 의사를 대체한다. 다른 노동 투입요소에는 간호사, 의사 보조요원, 접수 담당자, 회계 담당자, 변호사, 의료기사와 각종 치료사 등이 있다. 비(非)노동 투입요소로는 사무실, 장비, 컴퓨터, 의료용품, 전기 및 의료사고 보험 등이 있다. 의료서비스는 의사서비스와 다른 투입요소들의 여러 가지 결합을 통해 공급된다. 최적결합은 투입요소들의 상대가격과 투입요소를 결합하여 의료서비스를 제공하는 의사결정자들의 선호도에 달려 있다.

제3장의 부록에서 다루었던 등량곡선(production isoquants)을 이용해서 어떻게 가격과 선호가 의료서비스 생산에 사용되는 최적 의사수에 영향을 미치는지를 볼 수 있다. 다음 그림에서의 등량곡선도(isoquant mapping)는 의사서비스를 다른 투입요소로 대체할 의향을 가진 관리의료조직의 선호도를 보여주고 있다. 다른 투입요소의 가격 대비 의사서비스 가격의 상승은 의사서비스를 덜 사용하려는 유인을 낳는다. 등비용선(isocost curve)은 가격상승에 따라 안쪽으로 회전하고 투입될 의사수의 균형수준은 S_1에서 S_0로 하락한다.

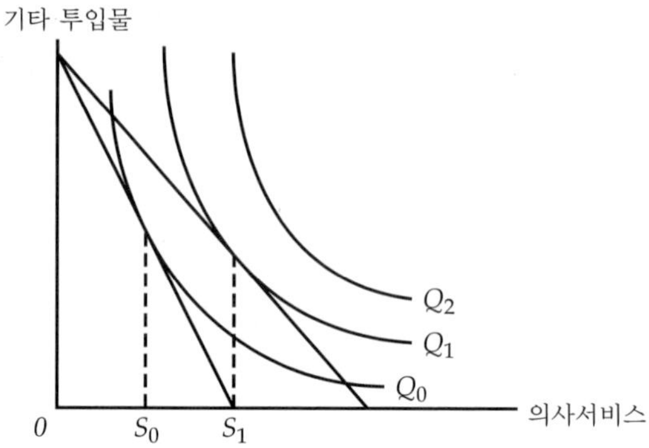

의사고용형 건강유지조직
의사를 직접 고용하는 HMO로서, 의사들은 일반적으로 일정한 봉급의 형태로 수입을 얻지만 성과급이 추가되기도 함.

생산과정에서 의사를 사용할 선호도가 강한 의사결정자들은 더 굴곡이 있는 등량선을 갖는다. 다른 조건이 일정하다면, 의사의 가격이 상승할 경우, 의사서비스의 사용에 미치는 영향은 그림에 나타나 있는 것보다 훨씬 작게 될 것이다. 다음 그림은 의사들의 집단개원(group practice)에 대한 선호형태를 보여준다. 의사서비스의 균형량으로 정의되는 S_1을 동일한 시작점으로 이용하면, 이전의 그림에서 보여주는 것처럼 동일한 의사 가격의 상승은 의사서비스 사용에 더 작은 영향을 미치게 되어 이용도를 S_0'로 낮추게 된다. 여기에서의 분명한 함의는, 엄격히 통제되는 관리의료 환경 아래에서의 의사 사용에 관한 것이다. **의사고용형 건강유지조직**(staff–model HMO)이 좋은 사례인데, 이 경우 첫 번째 그림에서 보여주듯이 비용이 높은 의사서비스에 대한 대체서비스가 널리 이용되면서 등량선의 형태가 보다 평평해지고, 의사서비스에 대한 수요가 비교적 가격탄력적이게 된다. 두 번째 그림에서 보여주는 것처럼, 의사고용형 건강유지조직과 전통적인 행위별 수가제 아래에서의 인력충원 형태의 차이가 이런 입장을 입증하고 있다. Dial과 동료들(1995)은, 건강유지조직(HMO)에 대한 전국적 규모의 조사에 근거해서 의사고용형 건강유지조직은 등록자 100,000명당 약 140명의 의사를 고용하는데, 이 중 약 40%의 의사들은 1차 진료에 관여한다. 건강유지조직들은 또한 임상직원의 필요를 채우기 위해 비(非)의사제공자, APN(advanced practice nurses)(간호학 석사학위를 받고 특수한 교육과정을 이수한 후 일반 간호사와는 다른 업무를 한다. 이에 대해서는 이 장의 뒷부분에서 자세한 설명이 나온다—역자 주), 의사 보조원(physician assistants, PA) 들을 활용한다. 해당 건강유지조직들의 인구 100,000명당 APN의 중위수는 19.7명이었다. 전체적으로는 PA의 중위수는 8.1명이었다.

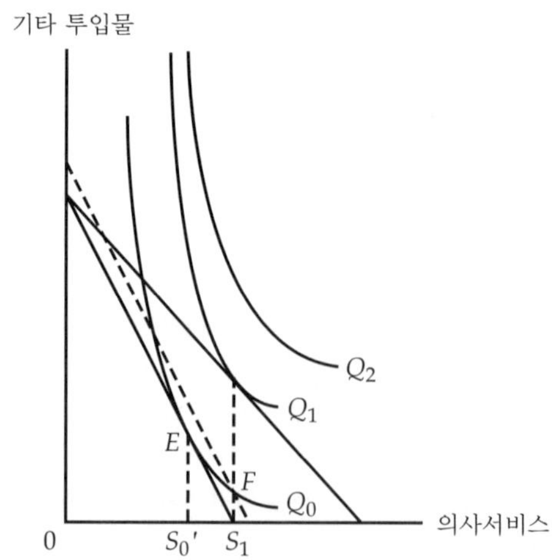

이에 비해, 총인구 대비 의사의 비율은 1992년 100,000명당 230명이었는데, 이들 중 약 1/3만이 1차 진료를 담당했다. 더욱이 Kronick와 동료들(1993)은, 전통적인 의사유지조직과 비교할 때 인구 대비 의사의 비율이 행위별 수가제의 경우가 전문분야에 따라 10~200% 정도 더 높다고 보고했다.

일정한 수준의 의료서비스를 생산하기 위해 사용되는 최소 의사수를 규제하게 되면 일반적으로 더 높은 비용이 들게 된다. 가령, 법적으로 Q_0의 의료서비스를 공급하기 위해 S_1의 의사서비스가 요구된다고 하자. 점 E에서 최소비용의 투입요소 결합을 사용하지 못하기 때문에 공급자들은 점 F에서 최소량인 S_1을 사용해야만 하므로 더 높은 등비용선상에서 균형점을 갖게 된다.

출처: Thomas H. Dial et al., "Clinical Staffing in Staff– and Group-Model HMOs," *Health Affairs* 14(2), Summer 1995, 169–180; and Richard Kronick et al., "The Marketplace in Health Care Reform—The Demographic Limitations of Managed Competition," *New England Journal of Medicine* 328(2), January 14, 1993, 148–152.

의사서비스의 가격결정

의료보험 적용이 확산되기 전에는 대부분의 환자들이 의사 진료비를 스스로 직접 지불했다. 한편, 의사들은 환자들의 상대적인 수요탄력도에 기초해서 환자들에게 상이한 가격을 부과하는 Ramsey(1927)의 가격결정 방식을 사용했다(F. Ramsey는 케임브리지의 경제학자로서 수학자이자 철학자이기도 했으며, 이 모든 분야에 중요한 기여를 남기고 1930년에 27세의 나이로 요절하였다. 1927년에 램지가 제안한 가격책정 방식(Ramsey pricing)은 흔히 역탄력성 규칙(inverse elasticities rule)이라고 하며, 수요가 가격에 대해 탄력적인 경우에는 낮은 가격을, 비탄력적인 경우에는 높은 가격을 책정하는 방식을 말한다. 이런 방식의 의의는 이것이 가장 효율적인 자원배분을 가능하게 해준다는 점이다. 어떤 재화가 비탄력적이라면 높은 가격을 책정한다고 해도 수요량 및 자원배분에 큰 영향이 없지만 탄력적인 경우에는 그렇지 않기 때문이다—역자 주). 보험의 보편화에 따라 의료비 지출의 급격한 상승에 대해 지불자들이 우려하면서 의사 진료비(physicians' fees)를 정상적이고, 관행적이며, 적정한(usual, customary, and reasonable, UCR) 수준으로 제한하는 가격결정 모형이 나타나게 되었다. UCR 기준하에서 의사들은 지난해에 부과된 가격의 중앙값으로 정의된 정상가격(usual charge)과 지역의 다른 의사들이 부과한 요금의 일정한 퍼센트로 정의된 관행가격(customary charge)의 최젓값을 부과할 수 있었다. 그리고 의사들은 매년 적정한(reasonable) 인상수준을 허가받았다. UCR 방식하에서는 가격이 상승하는 경향이 있다는 점을 쉽게 이해할 수 있다(Frech & Gingburg, 1975). 의사들의 정상가격이 지역의 다른 의사들이 부과하는 관행가격보다 낮아야 할 이유는 없다. 만일 그렇다면 의사가 받는 가격이 해당 지역에서 일반적으로 부과되고 있는 가격보다 낮아지게 될 것이다. 따라서 의사들은 이 공식에서 그들의 정상가격이 최저가 되지 않도록 주의할 유인이 존재하게 된다.

표 8.3 주요 의사서비스에 대한 메디케어 의료수가의 변화

CPT 코드	항 목	2000년	2005년	2007년	2000년 이후 연평균 변화율
27130	전체 골반치환	$ 1,423	$ 1,292	$ 1,361	−0.63
33533	단순 심장우회술	1,853	1,794	1,909	+0.43
43239	상부 GI 내시경	223	300	325	+5.53
67210	망막 변병치료	599	560	581	−0.48
92980	관상동맥 스텐트 삽입	979	772	796	−2.97
93000	심전도	26	24	25	−0.71
99203	의사 방문, 초진 환자	83	90	92	+1.48
99213	의사 방문, 재진 환자	44	49	59	+4.28
99223	최초 병원 서비스	147	151	174	+2.43
99292	중환자 치료의 추가 30분	90	108	114	+3.43

출처: Centers for Medicare and Medicaid Services, Physician Fee Schedule Search, http://www.cms.hhs.gov/pfslookup/. Accessed November 1, 2007.

의사서비스에 대한 가격이 지속적으로 상승하면서 의료비 지불자들은 지출을 통제할 다른 방법들을 찾게 되었다. 1992년 이래 메디케어에서는 비용을 지불로 연결하는 상대가치점수(RVS)에 기초한 수가표(fee schedule)에 따라 의사들에게 지불해왔다. RVS에서 의사의 진료비(fee)는 업무량, 진료비용, 의료사고비용 등의 세 가지 요소로 구분되었다. RVS는 모든 전문분야에 걸친 의료서비스를 생산하는 데 사용된 자원량의 지수(index)를 알려준다. RVS는 실제로 7,000개가 넘는 진료행위의 상대적 가치에 환산지수(monetary conversion factor)를 곱해서 달러로 된 수가표(fee schedule)를 마련했다. 상환 규모를 결정하는 문제에 있어서 정부의 영향력이 크기 때문에 많은 민영보험자들은 메디케어의 상대가치(relative value)를 자신들이 지불하는 상환수준(payment schedule)의 근거로 삼고 있는데, 일반적으로 메디케어가 상환하는 진료비의 일정 비율을 사용하고 있다. 따라서 메디케어의 상대가치가 변하게 되면 전체 진료비 지불 체계에 큰 영향을 미친다.

2000년 이후, 의료서비스를 포함하지 않은 비(非)의료부문 소비자물가지수(CPI)는 매년 2.19% 상승했는데, CPI의 의료부문은 연 4.71% 상승했다. 많은 사람들이 후자의 측정치를 이용해 의료비 지출이 다른 부문에 비해 두 배 빠르게 증가하는 의료분야 인플레이션이 더욱 중요한 문제가 되는 주된 이유라고 주장한다. 제1장의 부록에서 논의했듯이, CPI를 인플레이션의 측정치로 사용하는 데에는 여러 가지 근본적인 문제가 있다. 이런 문제들은 의료서비스 시장에서 의료부문 CPI를 인플레이션의 측정치로 사용할 때에도 그대로 나타난다.

의료비 지출을 통제하려는 욕구는 많은 종류의 의료 행위에 대한 메디케어 의료수가(Medicare fees)의 상승을 억제하는 결과를 가져왔다. 표 8.3에는 현행 시술용어(Current Procedure Terminology, CPT) 코드를 식별자(identifier)로 사용하여 가장 흔한 열 개의 시술에 대한 메디케어의 수가책정 정보가 제시되어 있다. 이 목록은 무작위로 추출된 것은 아니지만, 메디케어의 수가책정에 대한 최근의 양상을 잘 보여주고 있다. 전체 골반치환, 심장 스텐트 삽입, 완전 심전도와 같은 시술의 가격은 하락했고, 관상동맥우회술(CABG), 의사 초진, 병원 초진 등을 포함한 다른 의료 행위들의 가격은 CPI와 유사한 비율로 상승했다. 몇 개 행위들만이 CPI의 의료서비스 구성요소들과 비슷한 비율로 상승했다. 미국에서 의료비 지출이 전반적으로 상승하는 이유가 '어차피 가격은 오르게 되어 있는 것'이라는 말처럼 단순하지는 않다. 더 많은 사람들이 더 많은 서비스를 이용한 것, 즉 총체적인 의료 이용도 증가가 중요한 역할을 했을 가능성이 높다.

의사의 집단개원

연구자들은 의사서비스의 공급에 어느 정도 규모의 경제가 존재한다는 점을 지적하고 있다(Reinhardt, 1972; Escarce & Pauly, 1998). 단독으로 개원하는 의사들의 수는 감소한 반면 하나의 전문분야 또는 4개 이상의 다양한 전문분야가 모여 집단으로 개원하는 의사의 수가 증가했다. 집단개원을 조직하게 되면 의사 한 명당 간접비용은 하락하고, 제공하는 서비스의 범위는 넓어지게 된다. 추가적인 서비스에는 투약, 임상시험, 방사선, 초음파장비, 그리고 심지어는 CT와 MRI까지 포함한다. 집단개원으로의 전환은 의사들의 포괄적인 서비스 제공능력을 향상시켰고, 서비스 제공형태를 병원의 입원에서 통원 방식의 외래로 전환하는 데 기여했다.

그림 8.2는 의료분야에서 규모의 경제를 이용할 때 얻을 수 있는 편익들을 보여주고 있다. LAC는 전형적인 의료분야에서의 장기평균비용을 나타낸다. 소규모

그림 8.2 의료 분야에서의 규모의 경제

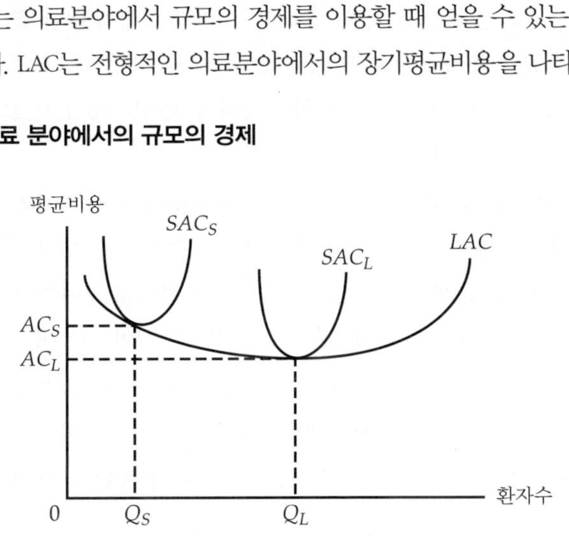

개원은 Q_S만큼의 환자진료를 감당할 수 있다. 이 서비스 수준에서 SAC_S는 단기 평균비용을 나타내며, AC_S는 환자당 평균비용을 나타낸다. 보다 큰 규모로 개원하게 되면 여러 가지 활동들을 통합할 수 있고, 행정적인 간접비용을 많은 환자들에게 분산시킬 수 있다. 큰 규모의 개원은 더 큰 물리적인 시설(더 큰 사무실, 더 많은 장비, 현장 실험실 등)을 이용해서 LAC를 아래로 움직일 수 있다. 보다 큰 규모로 운영할 때, 단기평균비용은 SAC_L로 표시되는데, 이 경우 최적의 시설 규모를 나타내고 있다. 환자 1인당 평균비용은 더 낮은 수준인 AC_L가 된다.

시장에 경쟁이 있으면 환자들은 낮은 운영비용으로 인해 혜택을 받게 될 것이고, 공급자들은 경쟁으로 인해 더 낮아진 비용이 반영된 가격을 부과해야 한다. 그러나 만일 이런 합병이 시장지배력의 집중을 가져온다면, 공급자들은 서비스 공급량을 제한해서 더 높은 가격을 부과하는 등 독점공급자처럼 행동할 것이다. Noether(1986)가 제공한 증거들은 1965년 이후 의사서비스 시장이 점점 더 경쟁적이게 되면서, 의사의 공급이 증가하고 결과적으로 의사들의 소득을 하락시키는 압력을 가져왔다고 지적하고 있다.

핵심개념 ⑦
경쟁

정책적 쟁점
지역 간 진료 행태의 차이로 인해 유사한 건강상태를 가진 환자들을 치료하는 방법이 다르게 나타난다.

진료 행태의 지역적 편차 수술과 그 밖의 입원환자에 대한 의료 행위의 지역적 편차에 대해서 많은 연구가 이루어졌다(Phelps, 1992). 소규모 지역 편차(small area variation, SAV)는 전국의 유사한 의료시장에서 이루어지는 공통의 의료 행위에 대한 1인당 이용률의 분산을 말한다. 이런 지역 간 차이들은 교육, 소득, 의료보험 적용 또는 특정한 질병 형태 등 인구통계학적인 차이의 산물이 아니다. 증상 및 증후에 접하게 되면 의사들은, 영화 〈스타트랙(Star Trek)〉의 의사 맥코이처럼 과학적인 정확성을 갖고 어떤 의료서비스의 적절성에 대한 결정을 내릴 것으로 기대하고 있다. 환자들이 어떤 병을 갖고 의사를 찾을 때 그 병명을 항상 즉시 확인할 수 있는 것은 아니다. 또 비록 그렇다 할지라도 특정 치료의 결과를 항상 예측할 수 있는 것도 아니다.

McPherson과 동료들(1982)은, 뉴잉글랜드 지역 내에서 몇 가지의 흔한 수술에 대한 이용률을 비교했는데, 인구의 연령 구성 및 성별 구성의 차이를 조정한 후에도 큰 편차가 있음을 발견할 수 있었다. 가장 큰 편차를 보여주는 수술에는 자궁 절제, 전립선 절제, 편도선 절제 등이 포함되었다. 이와 더불어 뉴잉글랜드 지역을 노르웨이와 영국과 비교할 때도 이용률에서 큰 차이를 발견했다.

Wennberg(1984)는, 지역별 진료행태의 편차들을 처방 및 치료와 관련된 과학적 불확실성의 정도를 갖고 설명할 수 있을 것으로 추측했다. 어떤 의학적 시술의 효과성에 대해 합의가 없을 경우, 각 개별 의사들, 그리고 의사단체는 누가 수술이 필요한지를 임상적인 경험법칙을 통해 결정하게 될 것이다. 이런 경험법칙

그림 8.3 소규모 지역 편차

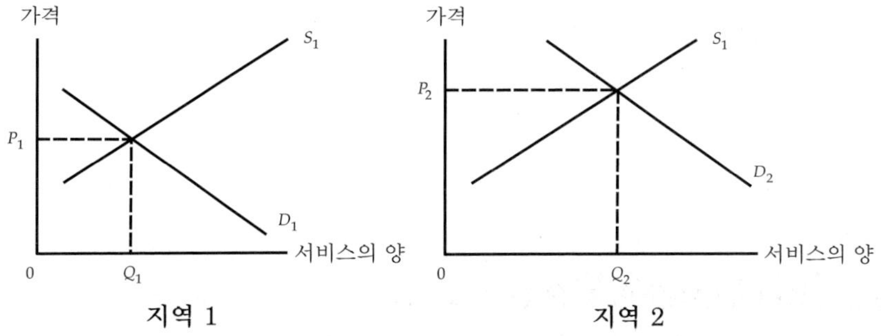

을 일관성 있게 적용하게 되면, 한 지역 내에서 수술률이 일정 기간 일관성을 보이면서도 유사한 다른 지역의 수술률과는 큰 차이를 보이는 '외과수술에서의 특징(surgical signature)' 현상을 초래한다.

수술률 차이의 두 번째 이유로는 특정한 시술에 대한 환자들의 선호도 때문일 수 있다. 그러나 환자들이 정보가 없을 때 의사결정의 책임을 의사들에게 위임하는 경향이 있는데, 이렇게 되면 의사들의 선호도를 반영하는 결정으로 이어지게 된다.

이런 편차로 인한 비용과 결과(outcome)는 중요한 공공정책의 주제로 다루어지고 있다. 지역적 편차는 어떤 의사들은 과잉 치료하고 다른 의사들은 과소 치료하는 것을 의미할까? 치료방식이 다르다는 것은 이것이 부적절하고 불필요한 서비스임을 의미하는 것일까? 개인적 관점에서 볼 때 적정한 진료는, 완벽한 정보를 가진 환자가 진료의 한계편익과 본인이 부담해야 하는 진료의 한계비용을 비교해서 결정하는 의료수요량을 말한다. 그러나 여기에는 문제가 있다. 사회적 관점에서 볼 때, 완전한 보험에 가입한 환자가 부담하는 비용은 전체 비용 중에서 적은 부분이기 때문에 환자들의 의료수요량은 희소한 자원을 비효율적으로 과다하게 이용하는 수준일 수 있다.

핵심개념 ❸
한계분석

Eddy(1990)는 지역 간 치료편차를 설명함에 있어 환자 선호도의 역할을 조사했다. 그림 8.3에서는 특정한 질병치료를 위해 제공되는 의료서비스의 수준을 결정하는 데 있어 환자 선호도의 역할을 설명하는 틀을 보여 주고 있다. 그림에서 D_1과 S_1은 지역 1에서의 수요와 공급을 나타내고, P_1과 Q_1은 균형가격과 균형량을 나타낸다. 여기서 의사 공급은 동일하지만 소비자들이 동일한 의료 행위에 대한 상이한 수요 D_2를 갖고 있는 두 번째 지역이 있다고 가정해 보자. 상이한 수준의 수요는 소득, 보험적용 또는 다른 인구통계학적인 차이에 기인하거나, 아니면 건강에 대한 선호의 차이나 위험, 통증과 불안에 대한 상이한 태도에 기인할

핵심개념 ❻
공급과 수요

수도 있다. 이런 상이한 수요의 선호에 대한 정보는 이런 시술에 전문성을 갖는 공급자들에게 전달된다. 그러면 공급자들은 공급량을 Q_2로 증가시켜 의료서비스에 대해 더 높은 가격 P_2를 받는다. 이 두 지역 간 이동이 용이하다고 가정하면, 의사들은 지역 2로 이동할 인센티브를 갖게 된다. 이런 상황에서 이용률은 Q_2보다 더 높아지게 된다.

Weinstein과 동료들(2004)은, 골반치환, 무릎관절치환, 허리수술 등을 포함한 주요 정형외과 시술에 대한 이용 패턴을 조사했다. 수술률은 높은 지역과 낮은 지역 간의 차이는 5배 이상이었으며, 제1사분위수(25th quartile)에 해당되는 지역 대비 제3사분위수(75th quartile) 지역들의 수술비율인 사분위수 간(interquartile) 비율은 무릎관절치환의 경우 1.31, 골반치환의 경우 1.45였다. 그들은 또한 지역사회 간 총의료비지출의 차이를 관찰했다. 1인당 메디케어 지출(연령, 성별, 인종의 차이를 조정한)은 플로리다 주의 마이애미 지역이 포트 마이어스 지역에 비해 1.65배 더 컸다(10,113달러 대 6,136달러).

결과연구(outcomes research)를 통해 임상적 결정의 과학적 기초를 개선하게 되면 시간에 따른 편차를 축소시킬 수 있어야 한다. 그러나 오랜 습관들은 변하기 어렵고, 의료 행위의 패턴을 바꾸는 것이 쉬울 이유도 없다. 거의 예외 없이 의료서비스 제공은 지역화되는 경향이 높다. 예를 들어, 제조업에서 비효율성을 제거하는 통상적인 시장의 힘이 의료서비스 시장에서는 그다지 활발하지 않다.

의료 행위에 대한 좀 더 표준화된 접근방법으로 어떤 이득을 얻을 수 있는지의 여부는 더 지켜보아야 한다. 어떤 의미에서는 지역 간에 이용이 가능한 여러 가지 치료 대안들이 있다는 점으로 인해 환자의 후생은 사실상 증진될 수 있다. 의료적 개입의 결과에 관한 연구(medical outcomes research)의 목적은, 의료의 효과성과 효율성이라는 이득이 의료의 표준화에 뒤따르게 되는 치료에 대한 선택제한이 환자들에게 가져다주는 손실을 초과하는지의 여부를 결정하는 것이다.

의사 행태의 모형

의사 행태를 적절하게 모형화하기 위해서는 의사서비스 시장의 특징을 고려해야 한다. 많은 도시지역의 시장에는 동일한 전문분야를 진료하는 상당히 많은 수의 전문의들이 있다. 그러나 미국인들 중 높은 비율이 전문분야서비스가 충분치 못하다고 간주되는 지역에서 살고 있다. Rice(1998)는, 의료서비스 시장은 불확실성이 환자와 개원의사 모두에게 널리 퍼져 있는 특징을 갖는다고 지적하고 있다. 환자들이 쉽사리 정보를 입수할 수 없기 때문에 정보를 갖고 선택하기 어렵다. 제3자 보험의 적용으로 인해 시장의 양측 모두에서 도덕적 해이라는 두

그림 8.4 **독점적 경쟁 아래에서 의사의 가격 및 산출량 결정**

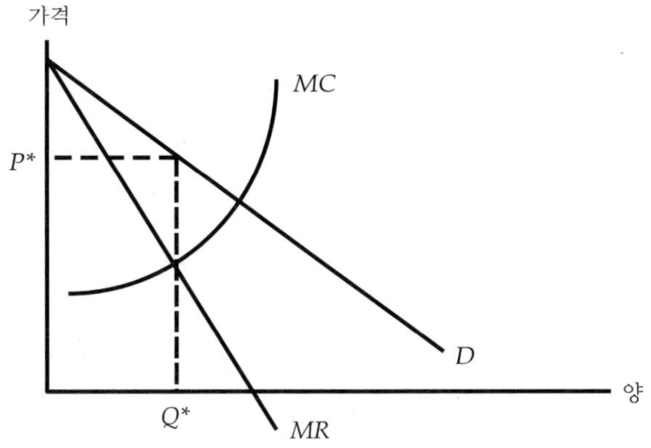

드러진 특징이 나타난다. 엄격한 자격증 제도와 소비자에게 직접 광고하는 것을 억제하는 직업윤리 규정 형태의 진입장벽으로 인해 환자들이 가격 쇼핑을 하는 것을 어렵게 만들고 있다. 경제학자들이 불완전성이라고 말하는 이런 특성들은 의사서비스 시장이 공급자들이 어느 정도 시장지배력을 갖는 시장임을 암시한다.

독점적 경쟁자로서의 의사

의사서비스 시장은 약간씩 다른 산출물이나 서비스를 공급하는 많은 판매자들을 가진 표준적인 독점적 경쟁의 많은 특징들을 갖고 있다. 의사들은 입지, 병원과의 제휴, 서비스의 품질 등의 다양한 수단을 통해 자신의 진료를 차별화하려고 노력한다. 동시에 환자들은 의사에 대해 판단할 정보를 거의 갖고 있지 않고, 주로 지인과 가족의 추천에 의존하고 있다. 그 결과 의사들은 상호간에 불완전한 대체재라는 성격을 갖는다.

시장지배력이 갖는 중요한 의미는 우하향하는 수요곡선에 있다. 시장지배력을 갖고 있는 의사들은 가격수용자(price-taker)가 아니며, 그 대신 부과하는 가격을 차별화하고, 환자들은 이런 가격 차별에 반응한다. 즉, 수요가 완전 탄력적이지 않다.

의료보험에 가입된 환자들의 비율이 높기 때문에 의사의 가격결정을 설명하는 모형을 개발하는 것은 쉬운 일이 아니다. 의료보험이 의사서비스 수요에 미치는 영향을 잠시 무시하면, 그림 8.4는 시장지배력을 어느 정도 가진 의사의 가격결정 전략을 보여준다.[4] 만일 의사가 이윤극대화를 추구한다면, 최적의 전략은

---

4 보험이 의료서비스 수요에 미치는 영향에 대해서는 그림 5.3과 관련된 논의를 참조하라.

한계수입이 한계비용보다 크다는 조건이 충족되는 한 서비스를 공급하는 것이다. 이윤은 $MR = MC$에서 극대화되는데, 이때 의사는 Q^*만큼의 서비스를 공급하고 환자들이 서비스를 구매하기 위해 지불할 의사가 있는 최대가격인 P^*를 부과하게 된다.

의료보험의 존재는 가격변화에 대한 환자들의 반응에 영향을 주게 된다. 보험을 가진 환자들은 부과되는 가격에 대해 관심을 덜 갖게 되므로 보다 비탄력적인 수요곡선을 갖는다. 그러나 비탄력적인 수요가 표준모형의 기본적 함의를 변화시키지는 않는다. 의료보험은 의사들에게 보험의 적용범위에 따라 동일한 서비스에 대해 환자들에게 상이한 가격을 부과할 수 있는 기회를 제공한다. 보다 탄력적인 수요를 가진 환자들에게는 보다 낮은 가격이 부과되고, 보다 비탄력적인 수요를 가진 환자들에게는 보다 높은 가격이 부과된다.

핵심개념 ⑤
시장과 가격결정

봉투의 이면

의료서비스의 가격차별

공급자들이 시장지배력을 갖고 있을 때 공급자들은 우하향하는 수요곡선을 갖는다. 가격결정자(price-maker)는 이윤을 극대화하는 가격을 찾을 때 흔히 동일한 상품에 대해 고객들에게 상이한 가격을 부과할 기회가 생긴다는 것을 발견할 것이다. 가격차별이 성공하려면 두 가지의 조건이 만족되어야 한다. 즉,

- 고객들이 지불의사에 따라 분류되어야 하며, 공급자들은 어떤 고객들이 높은 가격을 지불할 의사가 있는지를 구분할 수 있는 방법을 갖고 있어야 한다. 개념적으로 보면 공급자들은 이 상품에 대한 각 집단의 가격탄력도를 알아내야 한다.
- **재정거래**(arbitrage)가 어려워야 한다. 보다 낮은 가격으로 살 수 있는 고객들은 이 상품을 높은 가격으로 사야 하는 고객들에게 쉽게 재판매를 할 수 없어야 한다.

재정거래
어떤 가격에 상품을 구입하고 더 높은 가격으로 동시에 판매하는 행위.

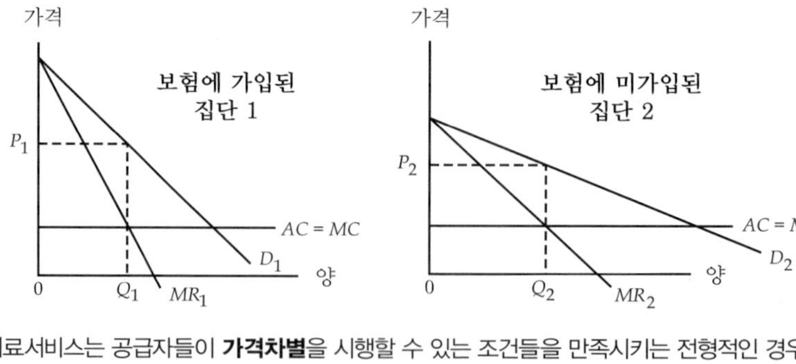

의료서비스는 공급자들이 **가격차별**을 시행할 수 있는 조건들을 만족시키는 전형적인 경우이다. 환자들은 그들의 지불의사, 특히 보험에 가입되어 있는지의 여부를 확인하는 데 도움이 되는 확인 가능한 특징들을 갖고 공급자에게 접근한다. 어떤 서비스의 경우에도, 낮은 가격으로 구매하는 환자들이 높은 가격으로 구매하는 환자들에게 의료서비스를 재판매하는 것은 곤란하다.

가격차별
동일한 재화서비스를 서로 다른 소비자에게 서로 다른 가격으로 판매하는 행위를 말하며, 이는 비용의 차이와는 무관함.

위의 그림은 시장지배력을 갖고 있는 공급자가 어떻게 가격차별을 하는지 보여주고 있다. 의료공

급자가 환자들을 보험에 가입된 환자와 보험에 가입되지 않은 환자의 두 집단으로 구분할 수 있다고 가정해 보자. 보험에 가입된 집단 1은, 본인이 직접 진료비를 지불하는 집단 2에 비해 상대적으로 가격에 대해 덜 민감하기 때문에 보다 가파른 수요곡선을 갖는다. 분석을 단순화하기 위해 한계비용(MC)이 고정되어 있고 평균비용(AC)과 동일하다고 가정하자. 각 집단의 경우, 이윤을 극대화하는 산출물은 한계수입(MR)과 한계비용(MC)이 일치할 때 결정된다. 집단 1의 경우, Q_1에서 $MR_1 = MC$가 된다. 집단 2의 경우, Q_2에서 $MR_2 = MC$가 된다. 각각의 산출물 수준에서 공급자는 각 집단이 지불의사가 있는 최대의 가격으로서 집단 1에게는 P_1을, 그리고 집단 2에게는 P_2를 부과한다.

핵심개념 ❼
경쟁

분명히 집단 2는 동일한 의료서비스에 대해 더 낮은 가격을 지불한다. 즉, $P_2 < P_1$이다. 왜 그럴까? 보험에 가입되지 않은 경우, 수요는 보다 탄력적이다. 이런 점을 인식해서 공급자들은 이들에게 동일한 서비스에 대해 낮은 가격을 부과한다. 이런 일은 실제로 의료서비스를 공급할 때 일어나고 있을까? 40년 전 Kessel(1958)은 어떻게 가격차별 모형이 의료서비스에 적용되는지를 보여주었다. Kessel 연구에 있어서 보다 흥미로운 결론 중 하나는 선불제 의료보험이 늘어나면서 공급자들이 가격차별을 할 수 있는 능력이 감소할 것이라는 점이다. 경쟁이 보다 치열해지면 가격차별은 더욱 어려워질 것이다.

출처: Reuben A. Kessel, "Price Discrimination in Medicine," *The Journal of Law and Economics* 1, 1958, 20–53.

불완전한 대리인으로서의 의사

의사의 행동을 모형화하기 위해 경제이론을 이용할 때 중요한 가정 중의 하나는 공급과 수요가 상호독립적으로 결정된다는 것이다. 제5장에서 논의한 것처럼, 환자와 의사와의 관계는 주인–대리인 모형으로 설명할 수 있다. 환자(주인)는 의사(대리인)에게 건강문제에 대해 자문을 구한다. 의사가 완전한 대리인이라면 완벽한 정보를 갖고 있는 환자가 수요하는 치료만을 추천할 것이다. 그러나 의사는 환자에게 자문자로서 역할을 하면서 동시에 서비스의 공급자로서의 역할을 하기 때문에 문제가 발생한다. 자문자와 공급자로서의 이중적 역할 때문에, 임상적 효과 측면에서 환자에게 최선인 것과 재정적인 보상 측면에서 의사에게 최선인 것 사이에 이해관계의 상충이 발생할 가능성이 나타난다. 법적으로 의사들은 환자의 이익에 최선이 되도록 행동해야 한다. 그러나 처방이 불확실하고 최선의 치료방법이 분명하지 않기 때문에 환자에게 최선의 이익이 무엇인지 항상 명백하지는 않다.

정책적 쟁점
대리인과 공급자로서의 의사의 이중적 역할이 이해상충의 가능성을 낳는다. 이는 환자의 임상적 편익을 위해 대리인 역할을 해야 하는지, 아니면 의사 자신의 재정적 이익을 위해 공급자 역할을 해야 하는지를 선택하는 문제이다.

불완전한 대리인으로 행동하는 의사들은 불필요한 의료 행위를 추천하게 되는데, 특히 이런 행위들이 환자들에게 별로 위험을 가져다주지 않고 환자들이 완전한 보험에 가입되어 있을 때 그렇게 행동한다. 의사들은 가격이 하락하면 의사서비스에 대한 수요가 비탄력적이기 때문에 자신들의 소득이 하락하게 될 것을 알게 된다. 소득의 감소를 보상하기 위해 의사들은 자신들의 개인소득을 높이기 위해 자문자로서의 역할을 이용해서 유인수요(induced demand)를 일으키는 진료를 할 수 있다. Reinhardt(1999)는, 의사의 후생 또는 효용에 영향을 미치는 요인 중의 하나로 유인수요의 가능성을 포함한 의사 행동 모형을 제시하고

http://

30만 명 이상의 회원을 보유하고 있는 미국의사협회(American Medical Association)는 의료기술과 의학의 발전을 촉진하고 공중보건을 향상시키는 데 헌신해 왔다. 이 기관의 웹사이트는 의사의 평생교육 기회에 대한 링크와 이 기관에서 발행하는 많은 학술지의 링크를 제공하고 있다. 주소는 다음과 같다.

http://www.ama-assn.org

있다. 이 모형에서 의사의 효용은 소득, 근로시간, 유인수요의 범위 등 세 가지 요인에 의존한다. 소득과 여가시간은 의사의 효용을 증가시키지만 유인수요의 행동은 효용을 감소시키는데, 이는 아마도 직업인의 윤리규정으로 인한 죄의식 또는 이런 사실이 공개되는 경우 이런 행동과 관련된 오명 때문일 것이다. 의사들은 소득, 여가, 양심이 서로 부딪치는 문제(trade-off)에 직면하는데, 이런 상충관계는 환경에 따라 환자들에게 제공되는 의료서비스의 질적 수준에 영향을 미칠 수 있다.

의사 행동에 대한 통제

환자들은 의사가 질병의 원인과 결과에 대한 더 좋은 정보를 갖고 있기 때문에 임상적 결정을 의사에게 위임한다. 그러나 의사들의 동기는 관찰되지 않으며, 환자와 지불자의 동기와 완전하게 부합하지 않을 수 있다. 이와 관련된 문제로는 일반적으로 서로 반대방향으로 작용하는 두 가지의 인센티브가 작동하고 있다는 점이다. 하나는 도덕적 해이를 통제하기 위해 설계된 지불자와 공급자 사이의 재정적 장치(financial arrangement)이고, 다른 하나는 환자와 공급자 사이에 있어서 의학적으로 필요한 모든 의료서비스를 공급할 것을 보장하도록 되어있는 도덕적 의무이다. 지불자와 환자는 모두 공급자들이 그들 자신의 서로 다른 목적을 달성하는 데 기여하도록 행동해주기를 바란다.

의료보험회사들은 공급자의 행동에 영향을 주는 방법을 찾는 과정에서 의사들의 진료방식에 영향을 줄 수 있는 인센티브 제도를 도입하였다. 이런 제도들에는 인두제, 지급유보(withholding)와 보너스, 진단명기준 환자군, 임상규칙(clinical rule), 이용도 심사 등이 있다. 어떤 의료보험에서는 비용의식적인 진료행태를 장려하기 위해 인두제를 기준으로 1차 진료 의사에게 지불하고, 1차 진료 의사들이 전문의에게 환자들을 의뢰하는 책임을 갖도록 하고 있다. 인두제하에서 의사들은 일정한 예산 내에서 의료서비스를 관리할 책임을 지고 있다. 즉, 의사들이 임상적 결정을 할 때 어느 정도의 재정적 위험이 존재한다. 관리의료보험이 지급유보와 보너스를 이용해서 의사와 위험을 분담하면, 궁극적으로는 참여 의사들의 자율성이 훼손되는 결과가 나타난다. 의료보험 관리자는 비용에 초점을 맞추는 경향이 있으며, 거의 예외 없이 비용 통제와 의료서비스의 질적 수준을 개선하는 문제 사이에는 상충관계(trade-off)가 존재한다.

의사들은 인센티브에 반응하는가?

많은 의료보험회사들이 비용을 억제하기 위하여 의사에 대한 진료비 지불방식을 바꿨다. 가장 많이 채택된 방법으로는 보험이 적용되는 모든 의료 행위들에 대해 할인된 수준의 행위별 수가를 만드는 것이다. 의사들에게 이런 방식으로 지급하게 되면 많은 의사들은, 서비스를 세분화하여 별도로 진료비를 청구해 **개별화**한다든지(unbundling), 고가로 상환되는 코드로 변경한다든지(upcoding) 해서 청구방식을 변경하고, 더 많은 의료서비스를 공급하는 방법을 통해(Lee, Bumbach, & Jameson, 1990; Wedig, Mitchell, & Cromwell, 1989; Holahan, Dor, & Zuckerman, 1990) 청구하는 진료비 총액을 증가시킨다. 캐나다는 의사서비스에 대한 수가를 통제한다고 해서 의사에 대한 지출이 감소되는 것이 아니라는 교훈을 얻었다. 수가표는 재진방문 횟수를 증가시키는 것을 포함해서 의료서비스의 전달형태에 변화를 가져왔다(Lomas et al., 1989; Hughes, 1991).

개별화
진료비 상환을 목적으로 일련의 진료절차를 세분화하여 각각을 개별 서비스로 취급함.

재정적 인센티브가 아무리 작더라도 압력을 행사하게 되면 임상적 결정은 영향을 받게 마련이다(Hillman, 1990). 관리의료는 의사들의 임상적 판단과 그들의 금전적 이해가 충돌하도록 만들어 놓았다. 이론적으로는 경제 원리를 잘 배운 의사라면 임상적 결정을 할 때 사회적 비용을 고려할 것이다. 그러나 실제로는 많은 관리의료보험에서 사용하는 지불제도가 의사들의 임상적 결정이 사회적 비용에 대한 영향이 아니라 자신들의 소득에 미치는 영향을 고려하도록 만들고 있다. 어떤 의사들은 재정적 위험을 관리의료보험과 분담하고 있기 때문에, 중증의 환자들을 회피하려는 동일한 인센티브를 보험회사들과 함께 갖게 된다(Stone, 1997).

정책적 쟁점
의료비 지출을 억제하기 위해 의사들이 재정적 인센티브를 받도록 하는 위험분담 계약이 의료서비스의 질적 수준에 나쁜 영향을 미칠 수 있다.

강력한 재정적 인센티브는 기본적으로 의사들의 이해관계가, 보험계리적 위험(actuarial risk)을 적절하게 분산할 수 있는 환자기반을 갖고 있지 않은 보험회사의 이해관계와 일치하도록 만든다. 일정한 예산 아래 의사들이 유보하는 의료서비스는 그들이 버는 소득과 밀접한 연관관계를 갖고 있다. 의사들을 재정적 위험에 놓이게 하는 것은 확률 위험(probability risk)과 효율성 위험(efficiency risk)의 두 가지 위험을 혼합하는 것을 의미한다. 확률위험은 연령, 성별, 건강상태 등을 포함한 환자 풀(pool)의 특징을 근거로 해서 환자들이 의료서비스를 이용할 가능성을 나타낸다. 반면에 효율성 위험은 의사들이 얼마나 환자를 효과적으로 치료하는지를 나타낸다. 의사들은 자신의 효율성 위험은 통제할 수 있지만 확률위험을 통제하지는 못하므로 의사들에게 효율성 위험에 대해 책임을 갖도록 하는 것은 적절하지만, 확률 위험에 대해 책임지도록 하는 것은 적절치 않다.

만일 보상이 인구특성에 따라 조정되면, 적어도 일부의 확률위험은 보험자에게 이전된다. 비록 연령과 성별이 환자들이 내는 연간 의료비의 20% 이하만을 설명할 뿐이지만, 대부분의 보험들은 연령과 성별이라는 두 가지 변수에 대해서만 조정한다(Goldfield et al., 1996).

임상규칙
환자들을 특정 전문의 집단에게만 의뢰하는 정책 등과 같이 모든 참여 의사들에게 요구되는 특정한 진료 행위.

관리의료는 **임상규칙**(clinical rule) 또는 재정적 인센티브를 통해 의사들의 행동을 통제하려고 한다. 임상규칙은 의사들이 특정한 진료 행태를 채택하도록 장려하기 위해 안내지침을 설정한다. 임상규칙이 얼마나 효과적일지는 적절한 진료 행태에 대해 의사들을 교육시키는 관리의료보험의 능력, 규칙을 잘 지키도록 주변 동료들의 사회적 압력을 활용하는 능력, 의료제공에 참여하는 의사들을 선택하는 능력에 달려있다. 이와 대조적으로, 재정적 인센티브는 치료방법에 대한 선택을 의사들에게 맡긴다. 그러나 재정적 인센티브는 의사들의 환자에 대한 수탁의무나 자율적인 임상적 판단을 위태롭게 함으로써 이해상충을 일으킨다. 두 가지 접근법 모두 비용이 낮은 의료서비스를 조장하려는 목적을 갖고 있다.

그러나 비용이 낮은 의료가 반드시 질적 수준이 낮은 의료를 의미하는 것은 아니다. Hellinger(1998)는 관리의료가 사용하는 비용 삭감 조치들이 노인과 중환자들을 포함한 특정 취약계층의 건강에 바람직하지 않은 영향을 미칠 수 있으며, 관리의료 가입자들이 특정 전문서비스에 접근하지 못해 피해를 볼 수 있다는 증거를 언급하고 있다. 사실 고품질 의료서비스에 대한 가장 강력한 역유인(逆誘因)은 가장 아픈 사람들과 가장 비용이 많이 드는 환자들에게 적용된다. 중증 환자들에게 고품질서비스를 제공하는 의사들은 자신의 행동이 중증 환자들을 불러 모은다는 사실을 깨닫게 될 것이다. 대부분의 인두제 요율은 건강상태에 따라 조정되지 않고 단지 연령과 성별에 따라 조정되기 때문에, 고품질서비스를 제공하는 이런 행동은 공급자들의 소득상실을 가져온다. 이때의 대안 전략은 중증 환자들이 다른 의료제공자를 찾아가도록 하는 수준 정도의 의료서비스를 제공하는 것이다. 가끔 '환자 덤핑'이라고 불리는 이런 전략을 공공연하게 사용할 필요는 없다. 특정 시술에 대한 예약일정을 연기한다든지, 중증 환자들이 원하는 전문의 의뢰를 거부한다든지, 처방과 치료를 환자 기대에 못 미치게 한다든지 하는 교묘한 방법으로 할 수 있다.

또 다른 연구에서 Hellinger(1996)는 특히 인두제, 지급유보 및 보너스의 사용 등 재정적 인센티브가 의사의 행동에 미치는 영향을 조사하고, 재정적 인센티브가 관리의료보험 아래 낮은 지출과 낮은 의료 이용도를 설명하는 주요 요인이라는 결론을 내리고 있다. 관리의료 아래에서의 이용률과 행위별 수가제 아래에서의 이용률을 비교한 모든 연구들이 재정적 인센티브의 영향과 임상규칙의 영향을 구분하지 못하고 있다는 것을 깨닫는 것이 중요하다. 강한 재정적 인센티브를 가진 보험들이 또한 엄격한 임상규칙을 포함하고 있다는 점에서 두 개의 영향을 분리하는 것은 어려운 일이다. 그러나 강한 재정적 인센티브와 강한 임상규칙을 가진 보험들이 그렇지 않은 보험들에 비해 이용률이 낮다는 결론을 내리는 것은 가능하다.

재정적 인센티브의 영향에 대한 실증적 증거 재정적 인센티브가 의사들의 행동에 미치는 영향을 조사한 실증연구는 무작위 실험(randomized trials), 동일질병 연구(same-disease studies), 동일의사 연구(same-physician studies) 등 세 가지 유형으로 분류할 수 있다. 가장 규모가 크고 가장 널리 인용되는 무작위 실험으로는 RAND 의료보험 실험(Manning et al., 1984)이 있다. 이 연구는 전통적인 행위별 수가제 보험에 비해 집단개원형 HMO에 참여하는 의사들의 재원일수가 적었고, 의료비 지출이 낮았다는 결론을 내렸다. Martin과 동료들(1989)은, 위험분산 계약(risk-sharing contract)하에서 운영되는 **문지기**(gatekeeper)의 영향을 조사한 결과, 적자예산의 위험에 처한 의사들의 경우 전문의 의뢰비용이 낮아 한 명의 가입자당 지출이 낮았다는 결론을 내렸다.

문지기
의료제공의 방향을 정하고 환자가 전문적 진료를 받아야 하는지 여부를 결정하는 1차 진료의사.

몇 편의 동일질병 연구(same-disease studies)에서는 상이한 재정적 인센티브 제도를 갖고 있는 의사들의 치료결정에 대해 조사했다. 이 연구들은 심장병, 결장암, 분만, 급성심근경색 등을 포함한 여러 종류의 질환을 가진 환자들에게 제공되는 진료 및 처방 서비스를 조사했다. 이 연구들은 HMO 의사들에게 치료받은 환자들이 전통적인 손해보상보험에 의해 비용을 지급받는 의사들의 환자에 비해 시술, 처방을 위한 검사, 치료를 적게 받았다는 결론을 내렸다. Epstein, Begg와 McNeil(1986)은 행위별 수가제로 개원하는 10명, 선불제 집단개원을 하는 17명 등 모두 27명의 내과 전문의들의 진료행위를 연구했다. 이 연구자들은 행위별 수가제하에서 치료받은 환자들이 선불제 집단개원하에서 치료받은 환자들에 비해 심전도 검사를 50% 더 많이 받았다는 결론을 내렸다.

http://
미 보건복지부의 산하기관으로, 1989년 설립된 의료정책연구소(The Agency for Health Care Policy and Reserach, AHCPR)는 의료서비스의 질적 수준 개선, 의료비의 억제, 필수적 의료서비스의 이용확대를 주도하는 기관이다. 이 기관의 목적 중의 하나는 진료지침의 개발이라는 목적 아래 결과연구(outcomes research)를 지원하는 것이다. 다음 주소로 들어가서 확인하라.
http://www.ahcpr.gov

마지막으로 동일의사 연구(same-physician studies)는 다른 접근방법들에 내재되어 있는 문제인 편향(bias) 문제를 피하고 있다. 동일의사 연구는 의사들마다 진료 행태에 큰 차이를 가지고 있기 때문에, 행위별 수가제 환자의 의사들과 관리의료 환자의 의사들을 비교하는 방법을 통해 결과에 부정확한 영향을 미치는 많은 편차의 원인들을 통제하고 있다. Welch, Pauly와 Hillman(1990)과 Murray와 동료들(1992)은, 의사들이 선불제 의료보험에 가입한 환자보다 행위별 수가제 보험에 가입한 환자를 치료하는 데 더 많은 서비스를 사용했다는 결론을 내리고 있다.

모든 연구들이 재정적 인센티브가 체계적으로 의사의 행동에 영향을 미친다고 결론을 내리고 있지는 않다. Cangialose와 동료들(1997), 그리고 Conrad와 동료들(1998)은 가장 많이 인용되는 연구들인데, 서로 상반되는 결론을 내리고 있다. 그러나 이 연구들은 그 연구결과를 의심케 하는 방법론상의 문제들을 갖고 있다. Cangialose와 동료들(1997)의 연구는 관리의료산업 학술지에 실렸는데, 동료심사(peer-review) 과정의 객관성에 의문을 제기하고 있다. 반면에 Conrad와 동료들(1998)은, 가입자들의 96%가 진료의 재정적 위험을 분담하는 1차 진료 의사들에게 진료받고 있는 의료보험을 선택해 연구했다. 그들의 표현에 따르면 이런 선택은 "표본에서 의료보험의 지불방식에 기인한 영향을 제거했다"(p. 857).

인센티브에 대한 모든 연구들은 특정한 편향에 노출되어 있다. 환자들은 자기들이 선호하는 방식으로 진료하는 의사들을 스스로 선택할 수도 있다. 건강한 환자들이라면 선불제 형태로 몰릴지도 모른다. 그러나 실제로 가입자 유형, 의사, 보험의 차이 등 이용 가능한 정보에 대해 조정을 한 연구들은 모두 재정적 인센티브를 갖는 의사들이 그렇지 않은 의사들보다 더 적은 양의 서비스, 검사 및 시술을 제공했다고 결론을 내렸다. 이런 확고한 연구결과들이, 특히 인두제와 지불유보 및 보너스제의 사용 등 재정적 인센티브를 갖는 의사들은 더 적은 양의 서비스, 검사 및 시술을 제공하기 위해 진료 행태를 바꾼다는 것을 말해 준다. 이런 진료 행태는 건강한 환자들의 건강상태에는 영향을 주지 않을 수도 있지만, 중증이거나 만성질환으로 고통을 받는 취약계층 환자들은 저품질의 의료서비스를 받게 될 수도 있다.

대부분의 의사들은 관리의료와 행위별 수가제의 변형과 같은 여러 가지 형태의 보험이 동시에 공존하는 환경에서 개원을 하고 있다. 이론적으로 보면 관리의료 환자들이 행위별 수가제 환자들에 비해 강도(intensity)가 낮은 의료서비스를 받는다. 그러나 의사들은 환자들이 갖고 있는 보험의 종류에 따라 진료행태를 조정하는 것이 어려운 일이라는 점을 알게 될 것이다. Glied와 Zivin(2002)의 실증적 연구 결과들은 재정적 인센티브가 환자들의 지불방법에 따라 환자들에 대한 서비스 강도에 영향을 미친다고 지적하고 있다. 이와 더불어 더 중요한 것은 서비스 강도의 편차는 의사들이 담당하는 환자들 가운데 관리의료 환자와 행위별 수가제 환자들의 상대적 비율에 달려있다. HMO에 적용되는 비율이 더 높은 환자들을 가진 의사들은 일률적으로 진료 행태를 바꾸어서, 모든 환자들을 관리의료의 강도로 진료를 한다.

간호서비스 시장

간호서비스는 여러 상이한 직업군들로부터 제공받을 수 있다. 특정한 교육과 면허를 요구하는 두 종류는 면허를 보유한 RN(registered nurses)과 LPN(licensed practical nurses)이다. RN은 간호인력 중에서 가장 규모가 큰 구성요소이다. 기본적인 RN 면허자격을 얻기 위해서는 2년제 준학위(associate degree), 3년간의 병원 수료증, 4년간의 학사학위 등 세 가지 교육프로그램 중 하나를 마쳐야 한다. RN 면허를 위한 최소의 교육요건을 학사학위 수준으로 높이려는 시도는 성공하지 못했다. LPN은 일반적으로 12~14개월의 수련을 받으면 되고, RN 연평균소득

의료제공의 쟁점

우리는 정말 낮은 비용의 1차 진료를 원하는가?

비용의 절감에 중점을 두는 것과 더불어, 1차 진료를 담당할 의사의 부족, 관리의료에 대한 인기 상승 등이 환자 치료에 있어 간호사의 보다 큰 독자성을 옹호하는 사람들에게 힘을 실어 주었다. 미국에서 APN(advanced-practice nurse)이 현재 의사가 맡고 있는 통상적인 업무 중 일부를 인수한다면, 매년 수십억 달러의 의료비를 절약할 수 있을 것이다. APN은 임상간호사(nurse practitioners), 마취간호사(nurse anesthetists), 조산간호사(nurse midwives) 등으로 구성되는데, 이들은 4년제 학사학위를 갖고, 보통 2년간의 임상수련을 받는다. 그들은 임상경험 없이 전국의 수련병원에서 1차 진료의 상당 부분을 제공하고 있는 1년차 전공의보다 더 많은 수련을 받는다.

1930년대까지 거슬러 올라가는 법률이 두 가지 측면에서 간호사들을 제약하고 있다. 첫째, 임상간호사들은 많은 주(州)에서 처방권이 없는데, 이는 면허를 갖고 있는 의사들과 공동개업을 하지 않는 한 처방전을 쓸 수 없다는 것을 의미한다. 둘째, 많은 민영보험회사와 정부를 포함한 모든 지불자들이 임상간호사를 자격 있는 공급자로 인정하지 않아 그들이 제공하는 서비스에 대한 비용을 직접 상환해주지 않을 것이다.

아직 100,000명 이상의 APN들이 전국에서 건강검진, 접종, 예방적 검사와 함께 중이염, 인후염, 독감 등과 같은 사소한 질환의 치료를 제공하고 있다. 많은 사람들이 일반의와 비교해 30~70% 낮은 비용으로 의료서비스를 제공하는 간호사들을, 비용을 절약하고 의료취약 지역에서 1차 진료에 대한 접근성을 개선하는 수단으로 보고 있다. 그러나 비판자들은 간호사들에 대한 장벽을 낮추게 되면 일반의들에서, 더 많은 보수를 받는 전문의로 몰리기 때문에, 장기적으로 보면, 비용을 절약하고 접근성을 높이는 역할을 하지 못하게 될 것이라고 생각한다.

핵심개념 ❶
희소성과 선택

간호사에 대한 제약 중에서 의료서비스의 질적 수준을 염려해서 나온 것은 얼마나 되고, 단순히 여성인 간호사들이 남성인 의사들을 보조했던 시대의 문화적 유물에서 나온 것은 얼마나 될까? 한 가지만은 확실하다. 즉, 비용절약에 대한 관심이 커질수록 간호사들의 역할 확대를 막는 장벽들은 서서히 사라지게 될 것이다. 또 다시 경제학 원리가 희소한 자원을 보다 효과적으로 사용하도록 하는 것은 단지 시간문제일 뿐이다.

출처: Adrienne Perry, "Nurse Practitioner Fight Job Restrictions," *Wall Street Journal*, September 3, 1993, B1, B8.

인 36,000달러의 2/3 수준의 급여를 받는다.

표 8.4에 나와 있듯이 RN에게는 2005년 230만 개의 일자리가 있었는데, 이는 10년 동안 거의 12%가 증가했다. 이들 약 70%의 RN들의 직장은 병원이고, 약 1/4은 시간제 근무 일자리이다. 1995년에 RN 수련 프로그램이 전국적으로 1,516개가 있었다. 1년차의 등록자가 120,000명을 넘었지만 같은 해 97,000명이 졸업했다. 1995년 이후 연간 졸업자 수는 1/3 이상 줄었다.

의료서비스 비용의 증가를 억제하려는 노력이 간호서비스 시장에 중대한 영향을 미칠 가능성이 높다. 의료인들의 일터를 재설계해서 병원들은 보다 많은 낮은 기술의 일상적인 서비스를 공급하기 위해 더 많은 간호보조원들을 활용할 수

표 8.4 미국의 RN

연도	활동 RN (천 명)	인구 10만 명당 RN	간호학 프로그램	1년차 등록자 수	간호대 졸업생
1950	NA	NA	1,170	NA	25,790
1960	NA	NA	1,137	NA	30,113
1970	750	368	1,340	NA	43,103
1980	1,273	560	1,385	105,952	75,523
1985	1,538	641	1,473	118,224	82,075
1990	1,790	714	1,470	108,580	66,088
1995	2,116	798	1,516	127,184	97,052
2000	2,190	778	NA	NA	68,709*
2005	2,368	798	NA	NA	NA

출처: *Statistical Abstracts of the United States 1999*, Table No. 196; U.S. Department of Health and Human Services, *Health, United States, 2007 with Chartbook on Trends in the Health of Americans*, Table 109, 2007.

*1999년.

있을 것이다. 낮은 임금의 보조요원을 사용하게 될 때, 한 명의 RN을 보조원으로 대체할 경우, 25,000달러를 절감할 수 있다. 더욱이 공급자들을 도와 일상적인 1차 진료와 예방진료의 비용을 절약하기 위해 APN에 대한 수요가 증가할 것이다.

봉투의 이면

RN 시장에서의 수요독점력

간호사 시장은 때때로 장기적인 인력부족으로 어려움을 겪어왔다. 공공정책은 시장의 공급 측면에 초점을 맞춰, 전통적으로 간호대 졸업생의 수를 증가시키는 것을 제안했다. 경제학자들은 다른 시각에서 이 문제를 검토했다. 공급부족이 장기적이고 지속적이라는 것은 수요독점력을 나타내 주는 지표이다. 경쟁적인 시장에서의 부족(shortage)은 임금이 균형임금 수준 이하에서 결정될 때 나타나는 결과이다. 고용주들은 수요와 공급이 다시 균형에 이를 때까지 임금을 올려 근로자들을 유인해서 고용하려고 경쟁한다.

RN 시장은 이런 식으로 작동하지 않을 수 있다. 시장의 여러 측면들이 고용주의 수요독점력 확대에 기여한다. 병원산업은 간호서비스의 가장 큰 사용자이다. 미국 내 모든 간호사들의 70% 이상이 이런 형태로 고용되고 있다. 이런 제도적 특징이 지역의 간호서비스 노동시장에서 병원을 지배적인 구매자로 하는 단독 구매자 모형을 만들어 주고 있다. 이동할 수 있는 근로자들은 지역시장의 수요독점을 극복할 수 있다. 만일 충분한 간호사들이 임금이 더 높은 다른 지역으로 이동하려고 한다거나, 또는 간호사들이 지역 노동시장 내에서 다른 종류의 직업에 자신들의 기술과 경험을 이전했다면, 경쟁으로 인해 지역임금이 높아졌을 것이다.

역사적으로 보면 이런 수요독점력에 대한 전형적인 견제와 균형이 간호시장에서 상대적으로 제대로 작동하고 있지 않다. 간호기술은 이 직업에 한정되어 다른 직업으로 쉽사리 이전되지 않는다. 간호사들이 어떤 다른 산업에서의 일자리를 찾아 대규모로 직업을 이탈한다는 것이 고용주인 지역병원에는 별로 위협이 되지 않는다. 더욱이 간호사들은 지역적인 이동성 또한 낮다. 대부분의 간호사들은 기혼 여성들이고 때때로 그들의 배우자들보다 소득이 낮다. 가족 내에서 부차적인 소득자이기 때문에 전형적인 간호사는 높은 소득을 버는 배우자가 선택한 지역에 머무를 수밖에 없게 된다.

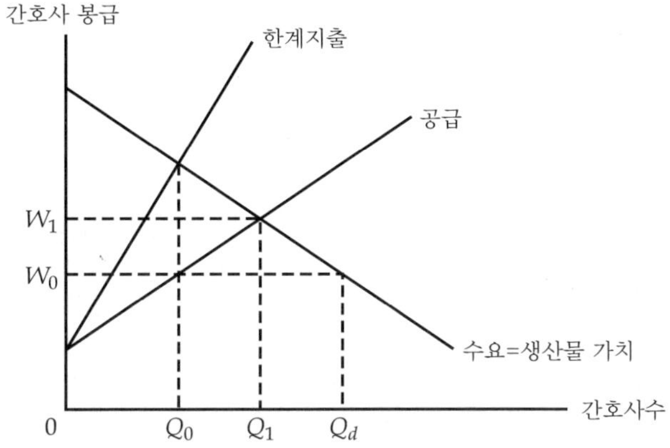

이런 요인들은 일반적으로 간호사들에게 무엇을 의미하는가? 우리는 그림에서 수요독점적 고용주가 생산에 있어서 근로자의 가치와 그 한계비용을 일치시키는 것을 볼 수 있고, 따라서 단지 Q_0만이 고용된다. 이만큼을 고용하기 위해 수요독점자는 수요와 공급이 일치할 때 결정되는 경쟁적인 임금 W_1보다 훨씬 낮은 W_0을 임금으로 지불한다. 임금이 경쟁적인 균형수준보다 낮으면 $Q_d - Q_0$의 부족이 존재한다. 일반적으로 경쟁의 압력은 임금을 W_1 수준으로 다시 올리지만, 이 경우에는 경쟁 압력이 없기 때문에, 임금은 W_0 수준에 머물게 되고 부족 문제가 지속된다. 간호사 노조 및 지난 10년 동안 전문직 여성들의 이동성 증가로 인해, 급여가 개선되고 간호사가 부족하다는 소리가 줄어들었다. 사실 노동조합은 경쟁적인 임금 W_1을 요구해 실제로 간호사에 대한 수요량을 Q_1로 증가시키게 된다.

핵심개념 ❻
공급과 수요

핵심개념 ❼
경쟁

출처: Lavonne A. Booten and Julia I. Lane, "Hospital Market Structure and the Return to Nursing Education," *Journal of Human Resources*, 20(2), 1985, 184–196; Julia Lane and Stephan Gohmann, "Shoratge or Surplus: Economic and Noneconomic Approaches to the Analysis of Nursing Labor Markets," *Southern Economic Journal*, 61(3), January 1995, 644–653.

http://

'간호세계(Nursing World)'는 미국 간호협회의 공식적인 웹사이트이다. 간호사에게 영향을 미치는 주제에 관한 법률 최신정보, 정기적인 소식지, 직장탐색 프로그램 외에도, 이 사이트는 켄트 주립대학(Kent State University)에서 발간하는 온라인 학술지인「간호이슈저널(Journal of Issues in Nursing)」에 접속할 수 있다.
http://www.nursingworld.org

치과서비스 시장

미국에서 개업을 하고 있는 168,000명의 치과 의사 중 대부분은 일반 치과 의사이다. 전문치과의 대부분을 차지하는 치열교정과 의사들은 치아를 교정한다. 그 다음으로 큰 집단은 입과 턱수술을 전문으로 하는 구강외과 의사들이다. 다른 전문분야들에는 소아치과, 치주과, 보철과, 치내요법, 치과보건, 구강병리 등이 포함된다.[5]

개인적으로 개원을 하는 치과 의사들의 90% 이상이 '1인 개업의'들이다. 이들은 자신의 사업을 운영하고 있고, 자신들의 일을 보완하기 위해 소수의 보조자들

5 이런 분야의 치과 의사들은 소아치과, 잇몸과 이를 지지하는 골격구조에 발생하는 병의 치료, 틀니와 의치 제작, 근관치료, 역학(疫學), 구강질환에 대한 연구 등을 전문으로 한다.

표 8.5 미국의 치과 의사수

	활동 치과 의사 (천 명)	인구 10만 명당 치과 의사	치과대학	1학년 등록자수	치과대학 졸업생
1970	96.0	47	53	—	3,749
1980	121.9	54	60	6,132	5,256
1985	133.5	57	60	5,047	5,353
1990	147.5	59	58	3,979	4,233
1995	153.3	61	54	4,121	3,908
2000	168.0	61	55	4,314	4,171
2003	—	—	56	4,448	4,443
2004	—	—	56	4,618	4,350
2005	—	—	56	4,612	—

출처: *Statistical Abstracts of the United States 1999*, U.S. Department of Health and Human Services, *Health, United States, 2006 with Chartbook on Trends in the Health of Americans*, 2006.

을 채용한다. 어떤 치과 의사는 다른 의사들과 파트너를 맺어 개원을 하고 있으며, 아주 낮은 비율의 치과 의사들은 대규모 집단개원에 동업자로 고용되어 있다.

표 8.5에 요약되어 있듯이, 4년제 프로그램에 매년 4,300명 이상의 신입생들이 55개의 치과대학에 등록을 하고 있다. 대부분의 치과대학들은 인증된 학부대학에서 최소 2년간의 치예과 교육을 받을 것을 요구한다. 그러나 대부분의 치과 대학생들은 최소 자연과학의 한 분야에서 4년짜리 학사학위를 갖고 있다. 치과대학의 교육과정은 의과대학과 유사하다. 처음 2년 동안은 강의실 강의와 실험실 수련을 하고, 나머지 2년은 면허를 가진 치과대학 교수의 지도하에서 환자를 치료하는 임상수련을 한다.

개인적으로 개원을 하는 치과 의사들의 순(純)중위소득은 1995년에 130,000달러였다. 전문분야 개업의들의 중위소득은 196,000달러였고, 일반의들의 중위소득은 125,000달러였다. 1980~1981학년도에 1학년 치과대학 등록자는 6,132명이었다. 2004년까지 1학년생들의 규모가 4,618명으로 하락했다. 치과의사직에 대한 전망은 상대적으로 좋다. 치과서비스에 대한 수요는 베이비 붐 세대가 나이가 들수록 커질 것이다. 평균적으로 이 세대는 전 세대에 비해 더 많은 치아를 갖고 있고 더 많은 가처분 소득을 갖고 있다. 따라서 예방치료에 대한 수요가 견고할 것이다.

http://

ADAONLINE은 미국치과의사협회(ADA)의 공식적인 웹사이트로서, 교육기회, 현재 진행되는 연구, 치과 의사와 관련된 흥미로운 임상적인 주제들을 제공한다. ADA 뉴스스텐드(Newstand)는 뉴스를 다루고 다른 웹사이트를 연결해주고 있다.

http://www.ada.org

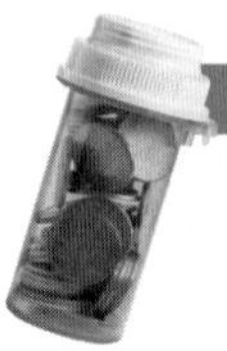

의료제공의 쟁점

치과서비스 수요

치과서비스, 병원서비스, 의사서비스, 투약서비스 등 이 모든 것이 의료서비스이기 때문에 이들은 모두 동일해야 한다. 맞는 말인가? 만일 이런 모든 의료서비스들이 동일하다면, 왜 그들은 대부분의 의료보험에서 다르게 취급받고 있는가? 1995년 총의료비지출에서 본인이 직접 부담하는 비율은 대략 평균 20%였다. 이 비율은 지출 종류별로 보면 매우 다른데, 병원 지출 3%, 의사서비스 18%, 치과서비스 48%, 투약서비스 60%이다. 왜 이 비율들이 이처럼 다른 것인가?

치과서비스에 대한 수요는 가격, 소득, 기호, 선호도, 건강상태 등 다른 종류의 의료서비스 수요에 영향을 미치는 동일한 변수들과 연관되어 있다. 치과서비스의 많은 부분이 본질적으로 예방적인 서비스이다. 어떤 서비스들은 선택적인 서비스로 간주될 수 있다. 치아는 내구재로 생각되기 때문에, 치과서비스의 정상적인 수요의 많은 부분이 유지와 보수에 대한 수요이다. 대략 시행되고 있는 치과서비스의 85%는 봉, 발치, 클리닝, 검사 등이고, 나머지 많은 부분의 서비스는 미용 상의 이유로 시행된다. 우리는 음식을 통증 없이 씹고, 동시에 예쁘게 보이기 위해 건강한 치아를 원한다.

치과서비스의 경우, 치료를 늦출 수 있고, 유지와 보수 및 순수한 성형상의 차이를 구분하는 것이 어렵기 때문에 치과서비스에 대한 보험 적용의 진전이 더디었다. 이런 특성들로 인해 부분적인 보험 적용만으로도 치과서비스에 대한 수요를 크게 증가시키는 결과를 가져온다. 보험에 가입된 사람들은 일반 사람들에 비해 치과서비스에 대략 1.8배 더 지출한다.

경제학 용어를 사용하자면, 치과서비스는 다른 형태의 의료서비스보다 더 가격탄력적이다. 백인 여성은 −0.5~−0.7의 수요의 가격탄력도를 갖는다고 추정된다. 일반적으로 백인 남성과 어린이들의 수요는 여성들보다 더 탄력적이다. 무료로 치과서비스를 받을 수 있는 성인은 보험 미가입자보다 2배 지출할 것이고, 완전히 보험 적용을 받는 어린이는 보험 미가입 어린이에 비해 3배를 지출하게 될 것이라는 것을 의미한다.

치과서비스의 보험 적용에 대한 모든 개선안은 치과 의사의 공급을 증가시키려는 정책과 신중하게 조율되어야만 한다. 보험 적용의 개선은 치과서비스에 대한 수요 증가를 의미하게 될 것이다. 치과의사 공급의 비탄력성과 더불어 수요의 증가는 가격 인상, 대기시간의 증가, 치과 의사들에 대한 더 높은 준지대(quasi-rents)를 의미하게 된다. 시장은 희소한 자원을 배급할 것이고, 배급의 결과는 치과 의사를 방문하는 데 소요되는 가격을 상승시키거나 대기시간을 길어지게 하는 형태로 나타날 것이다.

핵심개념 ❻
공급과 수요

출처: Willard G. Manning and Charles E. Phelps, "The Demand for Dental Care," *The Bell Journal of Economics* 10, Autumn 1979, 503–525.

요약 및 결론

이 장에서 우리는 의사서비스 시장에 초점을 맞춰 의료 전문직 시장을 살펴보았다. 정책입안자들은 미국의 전공의 프로그램이 일반의는 지나치게 적은 수를, 전문의는 지나치게 많은 수를 배출했다고 거의 일치된 주장을 하고 있다. 만일 실제로 이런 불균형이 존재한다면, 이 불균형은 의학교육 제도에 대해 더 많은 규제를 가하거나 또는 시장의 힘에 의존해서 교정할 수 있다. 규제에 의존하려는 사람들은 현행 제도가 시장 인센티브에 반응해서 일반의가 되려는 전공의의 비율을 변화시킬 것으로는 생각하지 않는다. 시장 접근 방법을 옹호하는 사람들은 규제자들이 의료제공체계의 필요를 정확하게 예측할 수 있는 정보를 갖고 있지 않으며, 비록 시도한다 하더라고 그것을 바로잡지 못할 것이라고 주장하고 있다. 시장 옹호자들은 적정한 전공과목의 구성과 지역적 배분은 시장의 인센티브를 통해 더 잘 결정될 수 있다고 주장한다. 여하튼 관리의료로 인해 1차 진료의사들의 급여가 오르고 있으며, 많은 사람들이 이를 조정과정의 시작이라고 믿고 있다.

이 장의 또 다른 주요 주제는 의사서비스 시장 내의

변화하는 인센티브 구조이다. 행위별 수가제 환경에서 개원의들에게 금전적 가치가 가장 큰 환자는 중증 환자들이다. 더 많은 의사 방문과 더 많은 서비스, 더 많은 시술들이 모두 직접적으로 의사들의 높은 소득으로 연결된다. 이와는 반대로 인두제 환경하에서 가장 금전적 가치가 있는 환자는 가장 건강한 환자들이다. 중증 환자들은 의사들의 소득 추가에 기여하지 않으면서 값비싼 의료자원을 소비한다. 건강한 환자들은 동일한 소득을 갖다 주면서도 값비싼 자원을 소비하지 않는다.

인물소개
Gary S. Becker

지지자들로부터는 창의적이고 독창적인 사상가로 간주되고, 폄하자들로부터는 지적인 제국주의자로 비난받는 Gary S. Becker는 어떤 다른 학자들보다 더 경제학의 탐구영역을 넓혀서 경제학자들의 연구분야를 다시 규정하는 등 경제사상에 혁명을 불러일으켰다. 1957년 「차별의 경제학(The Economics of Discrimination)」이라는 주제로 발표된 그의 학위논문으로 시작된, Becker의 이론적 연구는 다른 사회과학분야의 풍부한 연구영역들을 경제학자들에게 열어주었다. 그의 통찰력에 의해 자극받은 전 세대에 걸친 학자들은 정책 관련 연구들에 대한 기초로서 그의 이론을 이용했다.

Becker는 차별에 대한 초기 연구와 더불어 출산력과 인구통계학, 교육, 범죄와 처벌, 결혼과 이혼 등과 같이 한때 경제학의 범위 밖에 있는 것으로 생각되었던 인간행동의 모든 측면들에 대한 중요한 사회적 주제에 대해 이정표적인 연구를 주도했다. 그는 1962년 「The Journal of Political Economy」의 특별호에 게재된 "인간에 대한 투자(Investment in Human Beings)"는 심포지엄에 대한 기여로 가장 잘 알려져 있다. 1964년 『인적자본(Human Capital)』이라는 제목의 책으로 확장된 이 연구는 경제학자들에게는 고전적인 연구로 인식되고 있으며, 동일한 주제의 연구분야에서 이론적인 기초가 되고 있다. 사람들은 미래에 대한 생각을 갖고 자신들과 자녀들을 위해 지출하고 투자한다. 교육과 훈련, 직장탐색, 이민, 의료서비스 등은 모두 인적자본을 위한 투자로 간주된다. 지출에 대한 결정은 비용의 현재가치와 기대편익들의 현재가치를 비교하는 것에 기초한다.

그러나 Becker의 혁신적인 사고는 여기서 그치지 않았다. 범죄와 처벌, 그리고 가족의 경제학에 대한 그의 후기 연구는 똑같이 혁명적이었으며, 경제학뿐만 아니라 범죄학과 사회학에도 영향을 끼쳤다. 1992년 그는 "미시경제학 분석의 영역을 넓은 범위의 인간행동과 비(非)시장 행동을 포함한 상호작용"으로 확장한 공로로 시카고 대학의 경제학자로서는 세 번째로 노벨경제학상을 연속 수상했다.

펜실베이니아 주 포츠타운(Pottstown)에서 출생한 Becker는 1951년 프린스턴 대학을 졸업했다. 그는 1955년 시카고 대학에서 박사학위를 마쳤고, 그 대학에 교수로 남아달라고 요청받았다. 컬럼비아 대학과 전미경제연구소(National Bureau of Economic Research)에서의 12년을 제외한 나머지 기간 동안, 그는 시카고 대학에 계속 소속되었다. 아마도 그는 시카고 학파(Chicago School of Economic)의 지지자 그 누구보다도 그의 선임자들이 결코 생각하지 못했던 방법으로 고전학파 자유시장 경제학의 사상을 발전시켰고 응용했다.*

Becker는 신고전학파 경제학이 사방에서 공격받던 1960년대 학계에 등장했다. 밖으로부터는 자본주의에 대한 마르크스주의자들의 비판이 다시 등장해서 정통경제학에 도전했고, 안으로부터는 John K. Galbraith 연구의 사례와 같이 비교적 덜 철저한 분석방법을 향한 미묘한 움직임이 정통경제학에 도전했다. 그러나 Becker의 독보적인 상상력이 이런 환경으로부터 학문분야를 지켰다. 이 점에 대해 우리는 그에게 매우 깊이 감사한다.

출처: J. R. Shackleton, "Gary S. Becker: the Economist as Empire Builder," in J. R. Shackleton and G. Locksley, eds., *Twelve Contemporary Economists, Macmillan*, 1981; Jonathan Peterson, "Chicago's Lock on the Nobel: Economics Professor is University's Third Winner in Three Years," *Los Angeles Times*, Home Edition, October 14, 1992, D1; and Peter Passell, "New Nobel Laureate Takes Economics Far Afield," *The New York Times*, Late Edition, October 14, 1992, D1.

* 시카고 학파(Chicago School)는 단지 지리적인 개념 이상이다. 모든 경제학이 미시경제학 기초에 근거한다는 방법론에 근거한 사상의 학파이다. 이 학파는 이기적인 의사결정자, 시장균형, 자본개념의 보편적 적용과 경제문제의 정부주도적 해결책에 대한 건전한 회의론에 이론적 기초를 두고 있다.

질문과 문제

1. 의과 의사가 정말 수술 수요를 증가시킬 수 있는 능력을 갖고 있다면, 어떤 종류의 수술이 가장 영향을 받을 가능성이 있는가? 당신은 어떤 수술들이 불필요한 것인지 결정할 방법을 생각해낼 수 있는가? 당신이 읽은 것 중에서 또는 경험한 것 중에서 몇 가지 예를 들어 보라.

2. 만일 공급자 유인수요 이론이 성립한다면 공공정책에 주는 함의는 무엇인가?

3. 조언자로서, 그리고 공급자로서의 의사 역할의 이중적 성격이 어떻게 유인수요 가설을 지지하는가? 어떤 제도적 메커니즘이 유인수요의 가능성을 뒷받침하는가? 어떻게 의료보험으로 인해 이런 효과가 더 확대되는가? 이런 문제의 현실적인 한계들은 무엇인가?

4. 의사 공급이 왜 중요한 우려의 대상이 되는가? 당신은 의사 공급이 어떻게 의사 소득과 공급되는 의료서비스의 가격과 양에 영향을 미칠 것으로 생각하는가? 실제 증거는 무엇인가?

5. 미국의사협회(AMA)는 간호 및 다른 의료서비스업에 종사하는 사람들에 대한 규제를 만든 데 적극적으로 관여했다. 다른 의료서비스 종사자들에 대한 합법적인 활동의 범위를 결정하는 AMA에 대한 찬성과 반대의 주장들은 무엇인가?

6. '가장 능력 있는 학생들이 의료분야로 가도록 하려면 높은 급여는 필수적이다.' 이 주장에 대해 논평하라.

참고문헌

AAMC Data Book: Statistical Information Related to Medical Education, Washington, DC: Association of American Medical Colleges, January 1997.

Charles B. Cangialose, S. J. Cary, L. H. Hoffman, and D. J.Ballard, "Impact of Managed Care Arrangements on Quality of Care: Theory and Evidence," *American Journal of Managed Care* 3(8), August 1997, 1153–1170.

Douglas A. Conrad et al., "Primary Care Physician Compensation Method in Medical Groups: Does It Influence the Use and Cost of Health Services for Enrollees in Managed Care Organizations?" *Journal of the American Medical Association* 278, March 18, 1998, 853–858.

David M. Eddy, "Clinical Decision Making: From Theory to Practice," *Journal of the American Medical Association* 263(3), January 19, 1990, 441–443.

A. M. Epstein, C. B. Begg, and B. J. McNeil, "The Use of Ambulatory Testing in Prepaid and Fee-For-Service Group Practices: Relation to Perceived Profitability," *The New England Journal of Medicine* 314, April 24, 1986, 1089–1094.

Jose J. Escarce and Mark V. Pauly, "Physician Opportunity Costs in Physician Practice Cost Functions," *Journal of Health Economics* 17(2), April 1998, 129–151.

H. E. Frech and Paul Ginsburg, "Imposed Health Insurance in Monopolistic Markets: A Theoretical Analysis," *Economic Inquiry*, 1975, 55–70.

Sherry Glied and Joshua Graff Zivin, "How Do Doctors Behave When Some (But Not All) of Their Patients Are in Managed Care?" *Journal of Health Economics* 21(2), March 2002, 337–353.

Neil A. Godbey, "How Capitation Turned Red Ink to Black at Harris Methodist Health System," *Managed Care* 6(8), August 1997, 88–114.

N. Goldfield et al., "Methods of Compensating Managed Care Physicians and Hospitals," in N. Goldfield and P. Boland, eds., *Physician Profiling and Risk Adjustment*, Gaithersburg, MD: Aspen Publishers, 1996.

Fred J. Hellinger, "The Effect of Managed Care on Quality: A Review of Recent Evidence," *Archives of Internal Medicine* 158, April 27, 1998, 833–841.

———, "The Impact of Financial Incentives on Physician Behavior in Managed Care Plans: A Review of the Evidence," *Medical Care Research and Review* 53, September 1996, 294–314.

A. L. Hillman, "Health Maintenance Organizations, Financial Incentives, and Physicians' Judgements," *Annals of Internal Medicine* 112(12), June 15, 1990, 891–893.

J. Holahan, A. Dor, and S. Zuckerman, "Understanding the Recent Growth in Medicare Physician Expenditures," *Journal of the American Medical Association* 263(12), March 23–30, 1990, 1658–1661.

J. S. Hughes, "How Well Has Canada Contained the Costs of Doctoring?" *Journal of the American Medical Association* 265(18), May 8, 1991, 2347–2351.

Peter R. Kongstvedt and Jean Stanford, "Managed Care Maturity: A New Multidimensional Model," *Future Health: New Dimensions in Strategic Thought*, Washington, DC: Ernst & Young, March 1997.

P. Lee, K. Grumbach, and W. Jameson, "Physician Payment in the 1990s: Factors That Will Shape the Future," *Annual Review of Public Health* 11, 1990, 297–318.

Norman G. Levinsky, "Recruiting for Primary Care," *New England Journal of Medicine* 328(9), March 4, 1993, 656–660.

J. Lomas, C. Fooks, T. Rice, and R. Labelle, "Paying Physicians in Canada: Minding Our P's and Q's," *Health Affairs* 8(1), Spring 1989, 80–102.

W. F. Manning, A. Leibowitz, G. A. Goldberg, W. H. Rogers, and J. P. Rogers, "A Controlled Trial of the Effects of a Prepaid Group Practice on Use of Services," *New England Journal of Medicine* 310(23), June 7, 1984, 1505–1510.

D. P. Martin, P. Diehr, K. F. Price, and W. C. Richardson, "Effect of a Gatekeeper Plan on Health Services Use and Charges: A Randomized Trial," *American Journal of Public Health* 79(12), December 1989, 1628–1632.

Klim McPherson, John E. Wennberg, Ole B. Hovind, and Peter Gifford, "Small-Area Variations in the Use of Common Surgical Procedures: An International Comparison of New England, England, and Norway," *New England Journal of Medicine* 307(21), November 18, 1982, 1310–1313.

J. P. Murray, S. Greenfield, S. H. Kaplan, and E. M. Yano, "Ambulatory Testing for Capitation and Fee-For-Service Patients in the Same-Practice Setting:

Relationships to Outcomes," *Medical Care* 30(3), March 1992, 252–261.

Monica Noether, "The Growing Supply of Physicians: Has the Market Become More Competitive?" *Journal of Labor Economics* 4(4), October 1986, 503–537.

Charles E. Phelps, "Diffusion of Information in Medical Care," *Journal of Economic Perspectives* 6(3), Summer 1992, 23–42.

Robert M. Politzer, Sandra R. Gamliel, James M. Cultice, Carol M. Bazell, Marc L. Rivo, and Fitzhugh Mullan, "Matching Physician Supply and Requirements: Testing Policy Recommendations," *Inquiry* 33(2), Summer 1996, 181–194.

Howard K. Rabinowitz, "Recruitment, Retention, and Follow-Up of Graduates of a Program to Increase the Number of Family Physicians in Rural and Underserved Areas," *New England Journal of Medicine* 328(13), April 1, 1993, 934–939.

Frank P. Ramsey, "A Contribution to the Theory of Taxation," *Economic Journal* 37(145), 1927, 47–61.

Uwe E. Reinhardt, "A Production Function for Physician Services," *Review of Economics and Statistics* 54(—), February 1972, 55–66.

———, "The Economist's Model of Physician Behavior," *Journal of the American Medical Association* 281(5), February 3, 1999, 462–465.

D. K. Remler et al., "What Do Managed Care Plans Do to Affect Care? Results from a Survey of Physicians," *Inquiry* 34, 1997, 196–204.

Thomas Rice, *The Economics of Health Reconsidered*, Chicago, IL: Health Administration Press, 1998.

James F. Rodgers and Sara L. Thran, "Trends in the Physician Services Market," in Martin L. Gonzalez, ed., *Socioeconomic Characteristics of Medical Practice 1994*, Center for Health Policy Research, American Medical Association, 1994, 17–23.

Steven A. Schroeder and Lewis G. Sandy, "Specialty Distribution of U.S. Physicians—The Invisible Driver of Health Care Costs," *New England Journal of Medicine* 328(13), April 1, 1993, 961–963.

D. A. Stone, "The Doctor as Businessman: The Changing Politics of a Cultural Icon," *Journal of Health Politics, Policy and Law* 22(2), April 1997, 533–556.

G. Wedig, J. B. Mitchell, and J. Cromwell, "Can Price Controls Induce Optimal Physician Behavior?" *Journal of Health Politics, Policy and Law* 14(3), Fall 1989, 601–620.

William B. Weeks, Amy E. Wallace, Myron M. Wallace, and H. Gilbert Welch, "A Comparison of the Educational Costs and Incomes of Physicians and Other Professionals," *New England Journal of Medicine* 330(18), May 5, 1994, 1280–1286.

James N. Weinstein, Kristen K. Bronner, Tamara Shawver Morgan, and John E. Wennberg, "Trends and Geographic Variations in Major Surgery for Degenerative Diseases of the Hip, Knee, and Spine," *Health Affairs – Web Exclusive*, October 7, 2004, VAR-81–89.

W. P. Welch, Mark V. Pauly, and Alan L. Hillman, "Toward New Topologies for HMOs," *Milbank Quarterly* 68(2), 1990, 221–230.

John E. Wennberg, "Dealing with Medical Practice Variations: A Proposal for Action," *Health Affairs* 3(2), Summer 1984, 6–32.

제 9 장

병원서비스 시장

플렉스너 보고서
미국의 의대 교육에 대한 비판적 검토의 일환으로 1910년에 발간된 보고서. 이로 인해 의료계가 충격을 받아 의과대학의 신임절차에 큰 변화가 초래되었으며 의료의 질이 개선되었음.

1910년에 발표된 **플렉스너 보고서**(Flexner Report)는 의료제공체계의 전반적 개혁에 촉매 역할을 하였다. 그리고 병원서비스 산업은 다른 어느 분야보다도 그 영향을 크게 받았다. 한때 질병을 치료하는 곳이라기보다는 퍼뜨리는 곳으로 알려졌던 병원은 그 이래 의료제공체계의 초점으로 변신하였다.

이 장에서는 병원서비스 시장을 살펴보기로 한다. 먼저 앞부분의 2개 절에서는 병원의 역사를 간략하게 살펴보고 미국에서의 제도적 환경에 대해 알아본다. 그 다음으로는 이 산업의 주도적인 조직으로서 민간 비영리병원의 역할에 대해 논의한다. 또한 병원 행태에 관해 가장 널리 알려진 몇 개의 모형을 살펴보고, 마지막으로 병원산업의 최근 동향, 특히 복합병원체계(multihospital system)로의 이행추세에 대해 논의할 것이다.

미국 병원산업의 약사(略史)[1]

http://
미국병원협회(American Hospital Association, AHA)는 모든 형태의 병원, 의료기관 네트워크, 환자 및 지역사회를 대표하고 봉사하기 위한 전국적 조직이다. 아래의 웹사이트를 방문해 볼 것.
http://www.aha.org

병원이 근대적인 의료기관으로 전환되도록 기여한 주요 요인으로는 세 가지가 있는데, 질병세균설, 의료기술의 진보, 도시화의 진전이 그것이다. 그리고 이러한 변화와 함께 환자 기대의 극적인 변화가 뒤따랐다. 환자들은 더 이상 단지 돌봐주는 환경만을 원하지 않았으며 궁극적으로 치유를 기대하게 되었다.

1870년 루이 파스퇴르(Louis Pasteur)가 제안한 질병세균설은 환자 치료를 혁명적으로 변화시켰다. 질병은 단지 부조화나 도덕적 악행으로 생기는 것이 아니라 어떤 특정 원인에 의해 발생하는 것으로 간주되기 시작했다. 인과적 요인을 찾는 일은 보다 정교한 검사 및 진단 서비스를 필요로 하였다. 환자가 의료 행위를 수행하는 사람에게 찾아오는 일은 이제 불가피한 일이 되었다.

---

1 현대적 병원의 역사적 전개에 관한 보다 완전한 내용은 Stevens(1989)의 연구에서 찾을 수 있다.

병원에서 사용되는 새로운 의료기술, 특히 외과 및 진단영상 분야의 발전은 의사들에게 의료적 개입의 성격을 혁명적으로 바꿀 수 있는 도구를 제공해주었다. 외과 수술에서 마취제가 처음 사용된 것은 1846년의 일이었다. 그러나 수술 후 감염에 따른 높은 사망률이 떨어지기 시작한 것은 1867년부터 멸균소독법이 시작된 이후부터이다. 1800년대 말에 사용되기 시작한 X선 기술, 그리고 보다 최근의 CT와 MRI와 같은 영상 촬영기술의 발전은 상해와 질병의 진단능력을 현저히 개선하였다.

세 번째 요인으로서 도시화 또한 중앙집중식 의료시설의 출현에 커다란 역할을 하였다. 도시로의 인구 이동은 단독가구가 더 많아지고 대가족으로 구성된 가구는 줄어든다는 것을 의미한다. 사람들은 더 이상 자택에서 받는 치료에 의존할 수가 없게 되었다. 집은 아파트나 하숙집이었으므로 병의 회복을 위해서는 적합하지 않았다. 더욱이 근처에 가족이 없어서 환자들을 돌봐줄 사람도 없었다.

병원이 세금과 기부금으로 운영되었던 시절에는 환자들이 내는 진료비는 별로 중요하지 않았다. 그러나 중산층 사이에 병원서비스 이용이 늘어남에 따라 재정방식은 바뀔 수밖에 없었다. 1900년쯤이 되어서야 환자가 내는 진료비가 병원 수입의 1/3을 넘는 수준이 되었다.

현대적 병원으로 간주될 만한 의료기관이 나타나기 시작한 것은 20세기 들어와서 일어난 현상이다. 20세기 초에 권위 있는 플렉스너 보고서(Flexner Report, 1910)는 의학교육에 대해 신랄한 비판을 가했다. 그 결과 사이비 의과대학이 폐쇄되었고, 교육기준은 보다 엄격해졌다. 또한 '과학적 의료'라는 목표가 설정됨으로써 의대 부속병원이 생겨나게 되었고 궁극적으로는 수련병원(teaching hospital)이 등장하게 되었다.

무능한 의사를 의료분야에서 퇴출하려는 목적에서 개혁은 1920년대 내내 지속적으로 이루어졌다. 의사면허 제도가 더욱 체계화되었고, 환자를 병원에 입원시킬 수 있는 권한은 특정 의사협회의 회원들에게만 제한적으로 부여되었다. 또한 이 시기에는 간호사의 역할에 큰 변화가 있었다. 1928년에 간호학 교육이 개혁되기 전에는 제대로 수련을 받지 못한 자원자나 수련 중에 있는 간호사들이 대부분의 병원 내 간호업무를 담당하였다. 수련을 마친 간호사들은 병원과 직접 경쟁관계에 있는 지역사회 의료활동(community practices)에 종사하였다. 개혁 이후에는 간호사가 더 이상 병원과 경쟁관계에 있지 않게 되었다.

환자가 내는 진료비에만 의존하다보니 병원들은 대공황 기간 중에 심각한 재정문제를 겪게 되었다. 1930년대 민영의료보험의 도입은 향후 의료비 재원조달 방법을 변화시킨 계기가 되었다. 미국병원협회(American Hospital Association, AHA)는 텍사스 주의 댈러스 시에 소재한 베일러 대학병원(Baylor University

Hospital)이 댈러스 시내에서 근무하는 교사들을 위한 선불제 병원보험을 모델로 하여 개발한 청십자 의료보험(Blue Cross plan)을 최초로 도입하였는데, 이는 곧 병원보험 분야에서 사실상의 독점적 지위를 확보하게 되었다. 또한 이 시기에는 제약 산업의 혁명을 목도하였다. 가장 중요한 성과는 설파제와 페니실린의 개발이었다. 사상 최초로 의사들은 감염으로 인해 생긴 질환을 치료할 수 있는 역량을 갖추게 되었다.

1940년대에는 전쟁 때문에 의사와 간호사에 대한 수요가 증가하면서 그 규모가 급증하였다. 제2차 세계대전은 의료 인력의 숙련도를 향상시키는 동시에 새로운 치료기법을 개발할 수 있는 절호의 기회를 제공해주었다. 연방정부는 병원서비스의 제공 문제에 적극적으로 개입하기 시작했다. 1946년에 제정된 힐-버튼 법(Hill-Burton Act)은 정부가 대공황과 전쟁기간 중에 노후화된 병원의 하부구조를 교체하도록 하는 데 기여하였다. 농촌 및 빈곤지역에서의 병원건립에 우선순위를 두었던 힐-버튼 법은 병원부문 안에서 무상진료(uncompensated care)를 전반적인 의료비 재원조달 메커니즘에 있어서의 한 가지 기대요소로 만드는 분위기를 자아냈다.

엄격한 가격 통제 때문에 더 높은 임금을 지급할 수 없게 된 기업들은 근로자들을 유인하기 위한 경쟁에서 단체 의료보험을 포함하는, 더 좋은 급여 패키지를 제공하는 것에 의존할 수밖에 없었다. 1948년 전국 노동관계 이사회(National Labor Relations Board)의 결정에 따라 의료보험의 제공이 **단체협상**(collective bargaining)의 의제로 포함되면서 의료보험은 노사교섭에 있어서 항구적인 쟁점이 되게 되었다. 고용주에게는 세금공제 대상이 되고, 근로자에게는 면세 대상이 되는 단체의료보험은 현재 민간의료보험에 가입한 전체 근로자의 절반 이상을 차지한다.

단체협상
사용자와 근로자의 대표가 임금과 급여를 포함한 노동계약에 관해 합의를 이루기 위한 협상 과정.

1950년대에는 소아마비와 풍진에 대한 백신이 발견되었는데, 이는 첨단 의료기술의 진정한 출발점이 되었다. 이러한 발전은 항생제의 광범위한 사용과 더불어 의료에 대한 이미지를 바꾸는 데 기여하였다. 이제 의사는 단지 고통의 증상을 완화시키는, 제한된 지식만을 갖고 있는 개업의가 아니었으며 환자는 진료실을 떠나는 순간, 회복을 기대할 수 있게 되었다. 한 사람이 평생에 걸쳐 의사와 병원을 방문할 예상횟수는 엄청나게 증가하였고, 이와 함께 진료비 지불문제에 대한 우려도 함께 증가하게 되었다. 그리고 그 결과는 민영의료보험에 대한 수요의 증가였다.

1964년에 의회가 메디케어와 메디케이드를 도입하는 법안을 통과시키면서 연방정부는 의료서비스의 주요 구매자가 되었다. 이제 의료제공자는 과연 노인과 빈곤층이 진료비를 낼 수 있는지의 여부를 걱정할 필요가 없게 되었고, 그들의 수입은 급격히 증가하였다. 오늘날 의료제공자들이 올리는 소득의 절반 이상이 정부 부문에서 나오고 있다.

또한 1960년대는 투자자 소유 영리병원 시스템(investor-owned, for-profit hospital system)이 등장하였다. 1960년대 이전의 영리병원은 규모가 작은 데다가 찾아보기도 어려웠고, 특정 환자 그룹에게만 서비스를 제공하였다. 메디케어와 메디케이드가 도입될 때까지 노인들과 보험 미가입자가 대부분을 차지하는 일반인들은 기댈 만한 수입원이 되지 못했다. 따라서 메디케어와 메디케이드라는 안정적인 수입원 덕분에 영리병원 부문이 생겨날 수 있었다.

1970년대는 병원과 클리닉이 늘어나고, 의과대학 입학생 수, 개심술, 장기이식, 첨단기술의 사용이 모두 증가하였다. 총수술건수는 1972년 1,480만 건에서 1997년에는 2,460만 건으로 증가하였다. 이런 증가의 상당 부분은 필수불가결한 것들이었을 것이다. 그럼에도 불구하고 그 당시의 진료비 지불제도하에서 의사들에게 가장 많은 수입을 가져다주는 시술들이 가장 빠른 속도로, 급격히 증가했다는 점을 좋은 징조로 볼 수는 없었다.

의료적 개입의 강도 또한 엄청나게 증가하였다. 집중치료실(intensive care units, ICU)은 광범위하게 확산되었고, 대부분의 지역에서 외상 센터(trauma center)가 설립되었다. 외상 센터에서의 지출은 감수할 만한 가치가 있는 비용일 수도 있지만, 이와는 대조적으로 ICU는 고통스러운 딜레마를 낳는다. 원래는 쇼크나 수술 후에 잠시 동안 사용하기 위해 만들어진 것이지만, 그 기능은 회복의 가능성이 전혀 없는 환자들인 종말단계의 환자나 임종단계의 노인들에게까지 확대되었다.

1980년대의 모든 변화에는 한 가지의 공통점이 있었는데, 이는 모두가 고비용을 요한다는 것이었다. 1970년대 기간 중에 의료비는 연평균 13%로 증가하였으며 그 끝무렵에 메디케어 지출은 연간 20%가 넘는 비율로 증가하였다. 지출 증가에 따른 우려 때문에 주정부의 진료비 수준 책정(rate-setting)과 관련된 입법과 필요증명(CON)법의 적용이 보다 빈번하게 이루어졌다. CON법은 병상의 증설과 새로운 의료장비의 도입을 포함, 병원의 자본 확장에 대해 주정부의 승인을 받도록 하였다. 이러한 규제를 정당화한 것은 서비스의 중복이 낭비라는 점과 초과병상의 감축이었다. 그러나 실제로는 CON법 때문에 경쟁이 줄어들었고, 일부 시장에서는 HMO와 요양시설의 진입을 제한하기도 하였다(Mayo and McFarland, 1989).

1982년에 국민의료비는 최초로 GDP의 10%를 초과하였다. 연방지출의 증가율을 낮추기 위해 메디케어는, 제공된 서비스가 아니라 주진단명(principal diagnosis)에 기초한 새로운 병원진료비 상환제도를 도입하였다. 1983년에 시작된 진단명기준 환자군(DRG)에 기초한 진료비 지불제도는 병원산업에 심대한 영향을 미쳤으며, 상당한 비율의 재원조달이 사후적 가변진료비 지불제도에서 사전적 고정진료비 지불제도로 바뀌게 되었다.

관리의료는 1990년대의 의료제공에 가장 큰 영향을 미친 요인이었다. 병원은 과거와는 달리 더 이상 수입 발생원(revenue generator)이 되지 못하였고, 그 대신에 비용 발생원(cost center)이 되었다. 병원 간 합병과 통합으로 특징지어지는 **수평적 결합**(horizontal integration)으로 인해 한때 다수의 시설들이 독립적으로 존재함으로써 고도로 단편적이었던 산업이 복합병원체계(multihospital system)가 일반적인 산업으로 변형되었다. 시설의 불충분한 활용과 과도한 초과인력을 특징으로 하던 기존의 병원 시스템은 이제 통합체계(integrated system)로의 이동과 비영리병원의 영리병원 전환을 경험하고 있다. 병원 관리자들이 효율이라는 이름하에 조직을 축소하자 많은 이들이 의료서비스의 품질과 저소득층에 대한 서비스 제공 문제에 대해 우려하고 있다.

수평적 결합
동종의 재화나 서비스를 생산하는 2개 또는 그 이상의 기업 간 결합.

2000년대에 들어와서는 의회가 메디케어 수급자들에 대한 외래처방 약제급여를 법제화하고 주(州) 아동의료보험 제도를 통해 사실상 모든 보험 미가입 아동들에 대해 의료보장을 확대하면서 의료분야에 대한 정부 개입이 확대되고 있다. 의사들은 자신들의 소득을 늘리는 수단으로 전문병원과 통원수술 센터를 포함하여 의사가 소유하는 의료시설에 대한 더욱 적극적인 투자자가 되어가고 있다. 사실 이런 움직임에 의회가 매우 놀라는 바람에 현재 그 모든 모험적 사업에 대한 채무지불 유예(moratorium)가 일시적으로 중단된 상태이다. 2008년의 대통령 선거는 미국의 의료체계에 대한 중대한 개혁을 촉구하는 분수령이 될 것으로 보인다.

미국 의료체계의 제도적 환경

병원은 의료서비스의 제공에 있어서 가장 중요한 제도적 환경이다. 2006년에 병원에 대한 지출은 6,480억 달러였으며, 이는 국민 의료비의 약 1/3가량을 점하고, GDP 대비 5%에 육박하는 수준이다. 병원은 이렇듯 지출수준이 높을 뿐만 아니라 서비스 단위당 비용도 가장 높다.

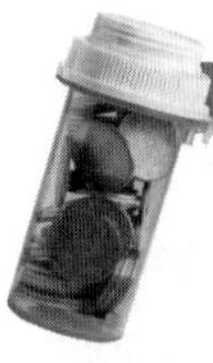

의료제공의 쟁점

연방정부의 보증제도와 잉여시설하에서의 병원 확장

병원들은 점점 더 외래진료 능력을 확대해야 하는 압력을 받고 있다. 입원서비스 시장은 전반적으로 하향 추세에 있어서 입원건수는 줄고, 평균 재원일수도 계속 감소하고 있다. 이와 동시에 외래서비스에 대한 수요와 이를 제공하는 공간에 대한 수요는 치솟고 있다. 1980년에는 6건 중 1건이 채 안 되는 외과적 시술이 외래에서 이루어졌다. 그러나 20년이 지난 오늘날에는 60% 이상이 외래환경에서 이루어지고 있고, 그 비중은 증가일로에 있다.

이러한 추세하에서, 병상이 전반적으로 초과상태임에도 불구하고 뉴욕 주의 병원들은 계속 시설을 확장하고 있다. 주에서 시행하는 병원진료비 구조가 그릇된 경제적 유인을 초래함으로써 병원들은 잉여시설의 존재에도 불구하고 시설을 확장하는 것이 이득이 되기 때문이다. 주의 가격통제 제도 때문에 병원들은 장기부채에 지불하는 이자와 물리적 시설의 감가상각에 기초하여 서비스의 가격을 정할 수 있게 되었다. 장기부채에 대한 상환금에는 일반적으로 이자와 약간의 원금상환(principal reduction)이 포함되므로 병원 입장에서는 차입을 통해 시설확장을 하는 것이 이득이 된다.

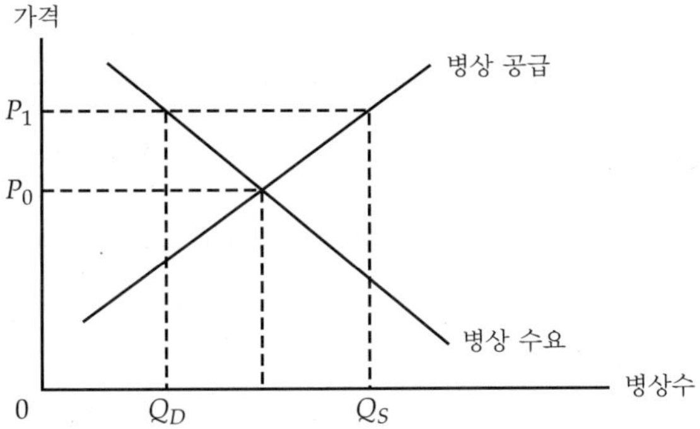

이런 상황이 어떻게 잉여를 낳는 것일까? 위의 그래프를 보면 시장의 균형 가격보다 높은 가격(P_1)이 책정될 경우, 공급량(Q_S)은 수요량(Q_D)을 초과하게 된다. 어떤 추계치에 따르면 뉴욕 주는 환자보다 40% 더 많은 병상을 보유하고 있다.

핵심개념 ❻
공급과 수요

대출금을 상환하는 첫 15년 동안에 감가상각비는 원금상환액을 초과하는 경향이 있기 때문에, 병원은 안정적인 현금흐름을 확보할 수 있게 된다. 병원의 물리적 시설이 노후화되면서 감가상각비가 줄어들므로 통제 가격 역시 떨어지게 되는 것이다. 이와 거의 동시에 대출에 대한 원금상환액은 증가하기 시작한다. 이 딜레마를 빠져나오는 유일한 방법은, 시장이 추가적인 시설을 요구하든 말든, 다시 시설을 확장하는 것이다.

정상적인 경우, 그리고 가능하다면, 신용시장은 자본비용을 높임으로써 이런 움직임을 규제한다. 전국적인 평균치와 비교했을 때 뉴욕 주의 병원들은 그리 많은 이윤 마진(profit margin)을 내지 못했기 때문에 많은 병원들이 현금 부족에 허덕일 수밖에 없었다. 1/5 이상의 병원이 신용도가 낮았기 때문에, 이들은 민간 자본시장에서 재원을 조달할 수 없었다.

이런 상황에서 뉴욕 주의 병원들은 병원저당 보험 프로그램(Hospital Mortgage Insurance Program)에서 구원자를 찾게 되었다. 1968년에 만들어진 이 프로그램은 원래 민간 자본시장에 발도 들여놓지 못하는 병원들에 대한 소규모 대출(500만 달러 한도)에 대해 연방보험을 제공하는 것이었다. 이 제도가 시작된 이래 40개 주의 300개 병원들이 보증제도를 사용하였다. 미지급된 대출금의 거의 대부분이 뉴욕 주 소재 221개 병원 중 64개소에 제공된 것이었다. 반면에 캘리포니아 주의 병원들 중에서 연방정부의 보증을 받은 병원은 두 개소에 불과했는데, 이는 뉴욕 주와 비교하면 극히 일부에 불과하고, 다른 32개 주의 병원들은 이 제도를 아예 활용하지 않았다.

핵심개념 ❼
경쟁

모든 좋은 것들은 다 끝이 있게 마련이어서 이 가격통제 제도는 1997년 1월 1일부로 폐지되었다. 어떤 면에서 보면 가혹하고 또 정치적 조작이 없는 상태에서, 시장이 주도하는 탈규제화된 시스템으로의 이행은 쉬운 일이 아니었다. 맨해튼의 세인트 루크-루즈벨트(St. Luke-Roosevelt) 병원은 거의 250만 달러에 달하는 순손실에 비틀거리다가 베스 이스라엘(Beth Israel) 병원과 합병되었다. 퀸즈의 플러싱(Flushing) 병원은 그 채권자들로부터 파산보호를 신청하는 소송을 제기하였다. 심지어 뉴욕 장로교(New York Presbyterian) 병원조차 영리병원인 컬럼비아 병원에 합병되었는데,

이는 한때 꿈도 꾸지 못할 일이었다.

그렇다고 모든 병원들이 손실을 본 것은 아니었다. 사실상, 1997년에는 주 병원 전체로 놓고 볼 때 7억 3,900만 달러의 잉여를 나타냈다. 그러나 만일 의사수련과 빈곤층 진료에 대한 13억 달러의 주정부 보조금이 아니었다면 그림이 그렇게 밝지만은 않았을 것이다. 탈규제 덕분에 병원의 운영예산은 엄청나게 삭감되었으며, 2001년부터는 보조금 없는 병원운영이 시작되었다. 뉴욕 주의 병원 시스템이 시장의 경쟁에 적응할지, 아니면 그 자신의 관료적 폐단의 무게에 짓눌려 버릴지는 머지않아 드러날 것이다.

출처: Lucette Lagnado, "Hospital's Building Sprees Subsidized by Government," *Wall Street Journal*, November 22, 1996, A1; Lucette Lagnado, "New York Study Could Stoke Hospital Debate," *Wall Street Journal*, January 25, 1999, B1, B4.

http://

AHA 소식(AHA news)은 미국병원협회가 매주 온라인상으로 발간하는 간행물이다. 그 주소는 다음과 같다.
http://www.ahanews.com/ahanews_app/index.jsp

병원의 분류

병원은 재원일, 제공되는 서비스의 종류, 소유형태에 따라 분류된다. 평균 재원일수가 30일 이하이면 단기병원(short-term hospital)으로 분류되며, 그 이상이면 장기병원(long-term hospital)으로 분류된다.

지역병원 지역병원(community hospital)은 제공되는 서비스의 종류에 따른 분류 중에서 가장 많은 병원이다. 1972년에 채택된 현재의 병원분류 방식하에서 **지역병원**은 일반적인 서비스뿐만 아니라 산부인과, 안과, 이비인후과, 재활의학과 및 정형외과를 포함한 전문 과목의 서비스를 제공하는 단기병원(short-stay hospital)으로 정의된다. 다른 병원들은 제공되는 전문적 서비스에 따라 분류된다. 이 병원들에는 정신병원과 결핵 및 기타 호흡기 질환을 다루는 병원들이 있다.

지역병원은 또한 통제권이나 소유권에 따라 분류될 수 있다. 가장 많은 소유형태는 민간 비영리병원들이며, 이들은 2005년도에 전체 병원의 59.9%를 차지하였다. 이 수는 이 조직형태의 중요성을 다소 과소평가한 것인데, 이들은 다른 소유형태의 병원보다 규모가 큰 경향이 있어서 전체 병상의 69.9%를 차지하고 있다. 영리병원은 전체 지역병원에서 17.6%를 차지하고 있고 병상 면에서는 14.1%를 차지한다. 나머지 22.5%의 지역병원과 15.9%의 병상은 주정부 소유이다. 지역병원 수치에는 51,000개 이상의 병상을 갖고 있는 243개 연방병원(federal hospitals)은 포함되지 않는다.

모든 비(非)연방병원의 88% 이상이 지역병원으로 분류된다. 지역병원의 몇 가지 주요 특징들이 표 9.1에 나와 있다. 지역병원이 가장 많았던 때는 1980년대 초였으며, 그 이래 연간 1%씩 감소하여 2005년에는 4,936개소가 존재하였다. 사라진 병원의 거의 대부분은 소규모 병원들과 농촌지역 병원들인데, 이들 중에는 정부소유 병원들이 많았다. 병상수도 비슷한 감소 추세를 겪었다. 사실상 1980년대 중반까지 병상수는 병원수보다 더 빠른 속도로 줄어들었다. 인구 1,000명당 병상

표 9.1 비(非)연방, 단기 지역병원의 특성, 일부 연도

측도	1970	1980	1990	1995	2000	2003	2004	2005
병원수	5,859	5,904	5,420	5,194	4,915	4,895	4,919	4,936
병상수(1,000개)	848.2	992.0	929.4	872.7	823.6	813.3	808.1	802.3
인구 1,000명당 병상수	4.17	4.38	3.73	3.32	2.93	2.80	2.75	2.71
입원(1,000건)	29,252	36,143	31,181	30,945	33,089	34,783	35,086	35,239
인구 1,000명당 입원건수	144.0	159.6	125.4	117.9	117.6	119.6	119.5	118.9
미국 인구	203.2	226.5	248.7	262.5	281.4	290.8	293.7	296.4
평균재원일수(일)	7.7	7.6	7.2	6.5	5.8	5.7	5.6	5.6
병상점유율	78.0	75.4	66.8	62.8	63.9	66.2	67.0	67.3
외래방문횟수 (백만 회)	133.5	202.3	301.3	414.3	521.4	563.2	571.6	584.4
입원건당 외래방문횟수	4.6	5.6	9.7	13.4	158	16.2	16.3	16.6
총수술 중 외래수술(%)	—	16.3	50.5	58.1	62.7	63.3	63.3	63.3
재원일당진료비($)	74	245	687	968	1,149	1,379	1,450	1,522
입원건당진료비($)	605	1,851	4,947	6,216	6,649	7,796	8,166	8,535

출처: *Statistical Abstracts of the United States*, various years; and National Center for Health Statistics, *Health, United States*, 2007: *With Chartbook on Trends in the Health of Americans*, 2007.

수는 1980년에 4.38개였다. 그 이래 병상은 지속적으로 감소하여 2005년의 경우 인구 1,000명당 병상수가 2.71개였다. 병원수와 병상수가 감소하고 입원환자도 감소했음에도 불구하고 평균 병상 점유율 또한 엄청나게 감소하였다. 1980년에는 평균적으로 모든 병상의 3/4이 점유되었지만, 이 비율은 1990년에 2/3로 떨어졌고, 2000년에는 63.9%로 더욱 떨어졌다. 2000년 이후 병상 점유율은 1990년 수준으로 다시 올라갔다.

이 표에 분명히 나타나는 다른 주요 추세는 의료비 억제라는 목표에 의해 촉발된 것이다. 1980년과 2005년 사이에 재원일당 비용은 245달러에서 1,522달러로 증가하였다. 이를 연간 증가율로 바꾸어보면 7.58%로서, 이는 소비자물가 상승률 3.51%의 두 배 이상이 되는 수준이다. 입원당 비용은 1,851달러에서 8,535달러로 증가했는데, 이는 연평균 6.30%씩 증가한 것이다. 의료비 증가에 대한 대응에 있어서 보통 가장 비싼 진료비가 부과되는 입원부문에 대한 통제가 초점이 되었다. 입원이 줄자 이번에는 외래방문이 1980년의 2억 230만 회에서 2005년의 5억 8,440만 회로 엄청나게 증가하였다. 모든 병원 중 거의 90%가 외래진료부를 두고 있으며 모든 외과수술의 63.3%가 외래에서 이루어지고 있다. 그 결과 평균 재원일수는 같은 기간 동안에 7.6일에서 5.6일로 감소하였다.

의사소유 전문병원 비록 병원수는 줄었을지라도 의사가 소유한 통원수술 센터(ambulatory surgery centers, ASC), 진단용 검사시설 및 전문병원(specialty hospital)은 엄청나게 증가하였다. 2000년에 의사들은 3,028개소의 ASC, 1,784개소의 검사시설과 56개소의 전문병원을 소유하고 있었다(Iglehart, 2005). 2003년이 되면서 ASC는 23%가 증가하여 2,403개소로, 검사시설은 35%가 증가하여 2,403개소로, 전문병원은 두 배가 증가하여 113개소로 늘어났고, 추가적으로 26개소의 전문병원이 건축 중에 있었다.

회계감사원(GAO)의 정의에 의하면, **전문병원**은 2/3 이상의 메디케어 환자가 두 가지 이하의 DRG 범주에 속하거나, 또는 외과분야의 DRG 중 하나에 포함되어야 한다. 전문병원으로는 심장, 정형외과, 일반외과, 여성, 기타 전문병원 등 다섯 가지가 있는데, 이는 놀랄 일도 아닌 것이 이 다섯 가지 과목은 병원에서 가장 수익성이 높은 분야이다.

의사의 병원 소유로 인해 병원산업에서는 경쟁이 증가하고 있는데, 이는 효율과 생산성의 향상을 가져올 것이며 잠재적으로는 모든 관련 주체의 비용을 낮출 수도 있을 것이다. 그러나 더 큰 쟁점은 이런 시설들의 증가로 인해 병원이 빈곤층과 비보험자에게 무상진료를 제공할 수 있는 능력이 어떻게 변할 것이냐 하는 점인데, 2001년에 무상진료는 230억 달러가 넘는 것으로 추정되었으며, 이는 병원 총수입의 약 6%에 달하는 규모였다(Hadley and Holahan, 2003). 의사소유 병원들은 대부분이 영리병원이며, 자선진료를 제공할 아무런 법적 의무를 갖고 있지 않다. 이들은 **크림스키밍**(cream skimming)이라고 부르는 행태로 의료보험을 완전하게 갖춘 환자들만을 골라 진료함으로써, 비영리병원들의 운영 기초를 약화시키고 있으며, 비용전가(cost shifting)를 더욱 어렵게 만들고 있다(크림스키밍은 우유에서 크림만을 걷어내듯, 가장 좋은 부분만 골라낸다는 의미이다. 이 경우에는 진료수입 증대에 기여할 수 있는 보험 환자들만을 가려 진료하는 행태를 말한다—역자 주).

정책적 쟁점

비영리병원과 비교할 때 영리 클리닉은 무상진료의 제공과 관련하여 별도의 규제를 받는다.

전문병원의 약 2/3는 애리조나, 캘리포니아, 캔자스, 루이지애나, 오클라호마, 사우스다코타, 텍사스 등 7개 주에 분포하고 있는데, 이들 주는 새로운 시설의 개원에 CON(certificate-of-need) 허가를 요구하지 않고 있다. 이들의 대부분은 도시지역에 입지하고 있으며, 영리병원으로 조직되어 있고, 응급실을 갖추고 있지 않으며, 메디케이드 환자나 보험 미가입자를 받지 않는다. 전문병원은 일반병원에 비해 더 높은 이윤을 얻는 경향이 있는데, 이는 주로 더 높은 효율성과 생산성 때문이다.

일반적으로 메디케어와 메디케이드 적용자의 경우, 연방법은 의사가 소유한 독립적인 시설로의 의뢰를 허용하지 않는다. 이러한 의뢰 금지에 대한 예외가 있는데, 이는 **전체병원 예외조항**(whole-hospital exception)이라고 불린다. 이 경우 의사는 모든 병원에 대한 소유권의 취득이 허용된다. 병원과 직접 경쟁하는 입장에 있는 독립시설들의 경우, 비교우위를 가질 수도 있지만, 두 의료기관 모두가 의사로부터의 의뢰에 의존하고 있다. 의사소유의 전문병원이 급격히 증가하는 것에 대한 우려에서 2003년에 의회는 메디케어 및 메디케이드 서비스센터(CMS)가 일반병원에 대한 전문병원의 영향에 관해 연구할 수 있도록 새로운 시설에 대한 18개월간의 채무지불유예(moratorium)에 관한 법률을 제정하였다. 2006년 8월에 모라토리엄 기간이 만료되면서 의사들은 이 새로운 투자기회로부터 더 많은 이득을 볼 가능성이 높아졌다.

미 보건복지부(HHS)는 의사의 투자, 진료비 상환 및 환자 의뢰 문제를 다루기 위해 전략적인 계획을 수립하였다. 이 계획은 무엇보다도 의사소유 시설의 폭발적인 증가를 조장해왔던 유인 구조를 변경하기 위해 심장 및 기타 외과 수술을 포함하여 일부 고수익성 서비스에 대한 진료비 상환규모를 바꾸도록 권고하고 있다. 또한 환자가 의사의 소유권에 관해 더욱 투명하게 알 수 있도록 하는 지침도 마련되었다.

수련병원 미국 내 모든 병원의 약 20%는 미국 내 125개 의과대학 중 한 곳 이상과 연계되어 있으며 적어도 한 개의 전공의(레지던트) 수련과정을 운영하고 있다. 400개 이상의 병원이 미국 의과대학협회의 수련병원협의회 회원으로 등록되어 있다. 이 협회의 회원 자격이 있으려면 최소한 네 개의 승인된 전공의 수련과정에 참여해야 한다. 전국적으로 이들 수련병원 중 80개가 대학 소유이고, 70개가 보훈부(Department of Veteran Affairs) 소속이다(AAMC, 1999).

> **정책적 쟁점**
> 미국의 수련병원들은 저소득층 및 보험 미가입자에게 제공되는 무상진료의 대부분을 담당한다.

대부분의 수련병원은 인구 100만 명이 넘는 주요 대도시 지역에 위치하고 있다. 평균적으로 이들 병원은 비(非)수련병원에 비해 병상수가 더 많으며, 재원일수가 더 길고, 병상 점유율이 더 높다. 그리고 그 결과는, 쉽게 예측할 수 있듯이 진료비 수준이 더 높다는 것이다. 교육 및 연구에는 많은 비용이 들어갈 뿐만 아니라, 이들 병원이 도심에 입지해 있다 보니 응급실과 외래진료부는 무상진료를 받고 싶어 하는 보험 미가입 환자로 꽉 찰 때가 있다.

교육 및 연구에 많은 비용이 들기 때문에 연방정부는 병원 수입을 보충해주기 위해 직간접적으로 보조금을 지급한다. 직접보조금에는 전공의 급여, 교육의사의 봉급, 연구비, 관리운영비 등이 포함된다. 간접보조금은 메디케어 환자의 진료비 상환수준을 높이는 형태로 지급된다. 그러나 메디케어 상환규모가 축소되면서 수련병원들도 더욱 경쟁적으로 바뀌는 시장상황에 대응해야 할 필요성을 절감하고 있다.

핵심개념 ❼
경쟁

병원서비스에 대한 지출

병원부문의 성장은 지역병원과 전체 병원 부문에 대한 지출(신규 건립 제외)의 변화를 살펴보면 금방 알 수 있다. 병원서비스에 대한 지출은 1960년 92억 달러에서 2006년 6,480억 달러로 증가했고, 연평균 증가율은 1980년대 대부분이 10%를 넘는 수준이었다. 그 이래 증가율은 다소 낮아졌는데, 1995년 이래 연평균 6%로 증가하였다.

지출 증가세가 완화된 것은 부분적으로는 1983년 사전적 고정진료비 지불제도의 도입에 기인한 것이었다. 1985년도에 병원서비스에 대한 지출은 총국민의료비의 거의 40%까지 증가하였고, 그 후 이 비율은 30.8%로 낮아졌다.

대부분의 병원서비스는 제3자가 부담하고 있다. 정부부문이 총병원진료비의 56.8%를 지불하고 있으며, 이 중의 3/4을 메디케어와 메디케이드가 지불하고 있다. 민영보험이 약 35%를 지불하며, 환자직접부담은 3.3%를 차지한다. 나머지는 여타의 민간부분 재원에서 부담하는데, 주로 자선단체 기부금과 각종 병원 수익금(선물가게, 주차장 및 식당 수입 등)이 차지한다. 병원 지출에서 환자 직접 부담이 차지하는 비중은 1960년에는 1달러당 거의 21센트에 달했는데, 지난 반세기 동안 1달러당 3센트로 하락하였다.

핵심개념 ❺
시장과 가격결정

전체 병원진료비에서 메디케어와 메디케이드가 차지하는 비중이 워낙 크기 때문에 정부의 진료비 상환방식은 병원부문의 재정적 안정 여부에 큰 역할을 하고 있다. 의료비 증가율을 낮추고자 하는 의회의 압력 때문에 의료비 재원 주체들 사이에 보조와 교차보조의 복잡한 관계가 형성되었다. Dobson, DaVanzo와 Sen(2006)은 2002년도에 병원에서 실제 발생한 비용에 대해 메디케어는 95%를, 메디케이드는 92%를 지불한 것으로 보고하고 있다. 이렇듯 모든 비용이 상환되지 않는 것에 더하여 병원들은 보험 미가입자에 제공하는 무상진료에 수십억 달러를 지출하고 있다. 이 부족분을 메우기 위해 병원들은 민영보험을 갖고 있는 환자들에게 그들을 진료하는 데 실제 발생한 비용의 122%를 진료비로 부과하고 있으며, 이러한 행위를 **비용전가**(cost shifting)라고 한다.

봉투의 이면

비용전가의 이론

병원은 보험 미가입자에게 어떻게 무상진료를 제공할 수 있을까? 그리고 어떻게 메디케이드 환자에게 민영보험 환자보다 훨씬 더 낮은 진료비를 부과할 수 있는 것일까? 증거를 살펴보면, 병원이 노인과 저소득층의 진료비용을 단지 민영보험 환자에게 전가하는 것이라는 주장이 옳은 것 같다(PPAC, 1995). 1990년대 초에 메디케어의 상환수준은 진료원가보다 11% 낮았던 반면에 민영보험 환자들은 원가보다 29% 더 많은 진료비를 지불하였다. 메디케어 환자들은 단지 진료비 할인을 받았던 것일까, 아니면 민영보험 환자들이 노인들을 위한 진료를 보조하기 위해 더 높은 가격을 지불했던 것일까?

병원 행태에 관한 단순한 모형을 사용하여 이들 쟁점에 대한 통찰을 얻을 수 있다. 그림에서 민영보험 환자만을 진료하는 병원은 D_P의 수요곡선과 MR_P의 한계수입곡선을 가질 것이다. 이윤(또는 잉여) 극대화를 가정하는 경우 병원은 MR_P와 MC가 일치하는 수준에서 Q_1을 공급할 것이고 이때의 가격은 P_1이다.

핵심개념 ❻
공급과 수요

메디케어 환자를 받는 병원은 제공하는 서비스에 대해 사전에 정해져 있는 메디케어 진료비를 수용해야 한다. 이는 수요곡선 D_M과 한계수입곡선 MR_M으로 표현되는 더 낮은 가격 P_M을 의미한다. 이때 병원은 점 a까지는 D_P이고 그 다음부터는 D_M으로 떨어지는 새로운 수요곡선에 직면하게 된다. 더욱 중요한 것은 새로운 한계수입곡선이 점 b까지는 MR_P이고, 그 다음부터는 MR_M이 된다는 점이다. 이윤은 $MR = MC$에서 극대화되고, Q_T만큼의 서비스가 제공된다. 병원은 Q_2만큼의 민영보험 환자를 보고 이들에게 더 높은 가격 $P_2(>P_1)$를 부과한다. $(Q_T - Q_2)$만큼의 메디케어 환자들은 P_M과 일치하는 가격으로 진료를 받게 될 것이다. 점 b는 병원이 민영보험 환자의 진료를 중단하는 점임을 주의하자. 이 점을 넘어서면 메디케어 환자들의 한계수입 MR_M은 민영보험 환자의 한계수입 MR_P보다 더 크다.

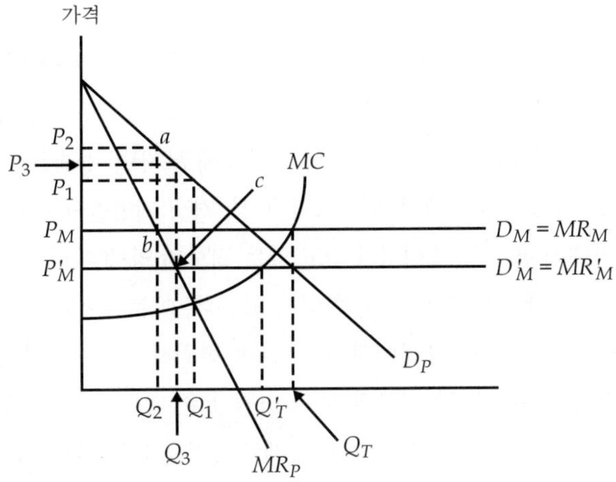

1997년의 균형예산법에서와 비슷하게 메디케어가 병원에 대한 상환수준을 낮춘다면 무슨 일이 일어날까? 위의 그림에서 메디케어 가격은 P'_M으로 떨어지게 되므로 이에 따라 메디케어의 수요 및 한계수입곡선은 모두 아래로 이동한다. 병원의 한계수입곡선은 점 c까지는 MR_P이며 그 다음부터는 MR_M이 된다. 이제 보다 많은 민영보험 환자(Q_3)를 보게 되고 이들이 지불하는 가격(P_3)은 낮아지지만, 그렇다 해도 여전히 P_1보다는 높은 수준이다. 마찬가지로 진료를 받는 메디케어 환자들은 $(Q'_T - Q_3)$로 줄어들게 된다.

핵심개념 ❸
한계분석

이 분석은 정부의 진료비지불 메커니즘이 병원서비스에 대한 민영보험 환자의 지불액에 엄청난 영향을 미친다는 점을 보여주고 있다. 일반적으로 민영보험 환자들에게 부과되는 의료서비스의 가격은 메디케어 덕분에 더 높은 수준이다. 그러나 병원이 노인을 진료한 데 대해 메디케어가 상환하는 진료비 수준을 낮추게 되면 다른 모든 환자들이 지불하는 가격에 대해서도 인하 압력이 생기게 될 것이다.

몇 가지를 더 추가하여 이 분석을 확장할 수도 있다. 병원이 일정한 한계비용과 상당한 정도의 여유시설(excess capacity)을 갖고 있다고 가정해보자. 이 경우 병원은 각 재원 조달자 그룹을 별

개의 시장으로 여길 것이며, 단지 고전적인 가격차별(price discrimination)만을 시도할 것이다. 이런 상황에서 메디케어의 지불구조 변화는 민영보험 환자들이 지불하는 가격에 아무런 영향도 미치지 못할 것이다. 이 모형을 사용해 분석할 수 있는 두 번째 쟁점은 메디케어 환자가 진료를 받을 수 있는 최소한의 가격까지 메디케어 가격이 낮아진다면 과연 그 수준은 얼마일까 하는 것이다. 만일 상환수준이 MR_P와 MC가 일치되는 수준의 아래에서 책정된다면, 병원은 메디케어 환자의 진료로부터 수익을 올리지 못한다는 것을 알게 될 것이고, 이들의 입원을 막기 위해 법적으로 가능한 모든 조치들을 강구하려 할 것이다.

출처: Prospective Payment Assessment Commission(PPAC), *Medicare and the American Health Care System*, Report to Congress, June 1995; and Michael A. Morrisey, *Cost Shifting in Health Care: Separating Evidence from Rhetoric*, Washington, DC : AEI Press, 1995.

병원시장의 구조

핵심개념 ❼
경쟁

http://
HCA는 미국 내 24개 주, 영국, 스위스에 200개 이상의 병원과 70개의 통원수술 센터를 소유 및 운영하고 있다. 영리조직으로서 HCA의 전략은 최대한 효율적으로 진료를 제공하기 위해 지역시장(local market)에 의료서비스를 제공하는 포괄적인 네트워크를 구축하고 다양한 서비스를 통합하는 것이다. 다음 주소를 확인해 보라.
http://www.hcahealthcare.com/CPM/index.html

핵심개념 ❾
시장 실패

경제학은 대부분의 시장에서 경쟁이 경제적 후생의 개선을 가져올 것으로 예측한다. 이러한 경제적 후생의 개선은 가격 하락, 효율 증진과 품질 향상이 가져오는 결과이다. 그러나 이러한 예측이 병원부문에서도 가능할까? 이 질문에 답하기에 앞서, 우리는 먼저 병원부문이 얼마나 경쟁적인지를 알아보아야 한다.

경쟁은 해당 시장이 완전경쟁 모형의 특성과 어느 정도로 부합되느냐의 관점에서 파악될 수 있다. 제2장에서의 논의를 적용해 보자면, 경쟁은 시장에 참여하는 기업의 수, 거래되는 재화나 서비스의 특성, 경쟁 기업들과 함께 시장에 진입하는 일의 상대적 용이성, 소비자가 갖고 있는 정보의 양에 의해 결정된다.

병원시장은 경쟁적 모형에 잘 부합되지 않는데, 이는 완전경쟁시장의 구조적 특성 중 다수가 위배되기 때문이다. 대부분의 병원서비스가 구매되는 지역시장(local market) 안에는 통상 제한된 수의 병원만 존재할 뿐이다.[2] 또한 서비스는 병원들 사이에 표준화되어 있지 않다. 실제로 병원들은 경쟁병원과의 차별화를 위해 상당한 양의 자원을 사용하고 있다. 한편, 이 시장에서 이루어지는 의사결정 과정의 특징은 상대적으로 적은 정보를 갖고 있는 소비자가 대부분의 의사결정을 의사에게 위임한다는 것이다. 제3지불자로서 보험이 대부분의 진료비를 지불해주므로 소비자들은 가격 차이에 민감하게 반응하지 않는다.

경쟁적인 환경을 유지하는 데 필요한 병원의 수에 관한 이론적 근거는 존재하지 않는다. 경쟁을 촉진하려면 얼마나 많은 의료제공자가 필요할까? 많은 대도시 지역에서는 수십만 명의 주민들이 짧은 시간 내에 도달할 수 있는 거리 내에서 다수의 병원들이 모든 범위의 의료서비스를 제공하고 있다. 예를 들자면, 1998

2 1차 및 2차 진료서비스 시장은 성격상 지역적인 경향이 있다. 이와 대조적으로 3차 진료서비스는 그 범위가 지역적(regional)이거나 심지어 전국적(national)일 수도 있다.

표 9.2 미국의 인구 분포, 1990년

메트로폴리탄 지역 규모	인구의 비율(%)
180,000 이하	29
180,000~360,000	8
360,000~120만	21
120만 이상	42

출처: Kronick et al. (1993).

년에 486만 명의 인구를 갖고 있던 댈러스-포트워스(Dallas-Fort Worth) 광역대도시권(metroplex)에는 70개의 병원이 있었으며, 대부분 적당한 시간 내에 이동할 수 있는 거리에 위치해 있었다. 실제로 미국 인구의 42% 이상이 120만 명 이상의 주민이 거주하는 대도시 지역에서 살고 있다. 전국적인 차원에서 인구 1,000명당 병원수에 기초하여 계산해보면, 이 정도 규모의 대도시 지역에는 대략 23개의 병원이 존재한다. 나머지 58%의 인구는 표 9.2에 제시되어 있는 자료처럼 분포되어 있다. 1990년에 인구의 70% 이상은 인근 지역사회에 모든 범위의 급성 병원서비스를 제공하는 데 필요한 최소한의 규모인 180,000명 이상의 주민이 거주하는 시장에서 살고 있었다. 이 정도 규모의 지역이라면 3~4개의 지역병원이 존재할 수 있을 것이다.

의료제공의 쟁점

병원 유지에 필요한 인구 규모

도시와 농촌 지역에서의 의료에 대한 접근성 격차는 교통수단의 발달, 외래서비스의 이용증대, 의료기술의 사용 증가를 포함한 의료제공체계 상의 최근 변화와 함께 엄청나게 커지고 있다. 지역사회에서의 의료에 대한 접근성은 주로 병원의 존재에 의해 결정된다. 실증적인 증거들을 보면 농촌지역은 도시지역에 비해 충분한 의료서비스를 제공받지 못하고 있는 것 같다. 의료서비스를 농촌지역으로 옮기는 것이 현명할까, 아니면 농촌지역 주민이 더 효과적으로 의료가 제공될 수 있는 도시 중심지역으로 찾아가는 것이 더 효율적일까?

텍사스 주의 병원 입지에 관한 1996년의 횡단면 자료를 사용하여 Henderson과 Taylor(2003)는 환자의 수요와 농촌지역의 고립성이 병원서비스의 가용성(availability)에 미치는 영향의 크기를 추정하였다. 이들은 「중심부이론(Central Place Theory)」이라고 불리는 광범위한 문헌들을 이용하여 일정한 수의 병원을 유지하는 데 필요한 최소시장규모, 또는 최저인구규모(population threshold)를 추정하였다. 이들에 의하면 어느 지역의 병원수는 통상 인구규모로 측정되는 해당 지역의 수요 패턴, 인구밀도, 1인당 소득, 교통비에 영향을 미치는 요인들에 의해 측정되는 농촌지역의 고립성 등에 따라 달라진다.

연구결과에 따르면, 가장 가까운 대도시 지역에서 47마일 떨어져 있고, 1인당 소득이 18,000

달러인, 텍사스 주의 전형적인 지역사회에서 1개의 지역병원을 유지하려면 35,675명의 인구가, 2개의 지역병원을 유지하려면 80,000명 이상의 인구가 있어야 하는 것으로 나타났다. 또한 연구결과는 1인당 소득과 인구 규모 사이의 명백한 상충관계(trade-off)를 보여주고 있다. 즉, 1인당 소득이 더 높은 지역사회의 경우 1개의 병원을 유지하는 데 필요한 주민수는 더 적었다. 1인당 소득이 30,000달러에 근접하게 되면 1개의 병원을 유지하는 데 필요한 주민수는 20,000명 이하로 감소하였다.

병원환경에서 제공받을 수 있는 많은 서비스들은 **고급진료**(higher-ordered services), 즉 고가이면서 전문적인 의료자원을 투입하기를 요구하는 그런 서비스들이다. 이론적으로 보자면 고급진료는 지리적으로 한 지역 내에 집중되므로 서비스를 제공하는 데 따르는 평균비용을 낮출 수가 있다. 그 결과, 지역사회가 보다 도시화될수록 소위 집적의 경제(agglomeration economies)에 의해 1개의 병원을 유지한 필요한 인구수가 실제로 줄어든다.

출처: James W. Henderson and Beck A. Taylor, "Rural Isolation and the Availability of Hospital Services," *Journal of Rural Studies*, 19, 2003, 363-372.

만일 수요의 유인이 광범위하게 이루어진다면 병원서비스에 관한 대부분의 중요 의사결정이 의사에 의해 이루어진다는 사실은 문제가 될 수 있다. 앞에서 언급한 것처럼, 대부분의 연구는 의사가 자신의 환자에 대해 책임 있는 대리인으로 행동하는 경향이 있다는 것을 보여주었다. 비록 환자가 입원 진료비의 낮은 비율만을 지불하고 가격에 대해 관심이 없다 할지라도 제3지불자는 그렇지 않으며, 비용절감을 위해 시간과 자원을 아끼지 않는다.

핵심개념 ❺
시장과 가격결정

과연 병원시장은 경쟁적인가? 이 문제를 실증적으로 검토한 몇 가지의 연구가 존재한다. Held와 Pauly(1983)는, 병원들 간에 가격경쟁에 관한 증거를 발견할 수 없었다. 물론 병원들 사이에 경쟁은 존재하지만, 이는 진료의 품질과 병원환경의 쾌적함 등에 기초해서 이루어질 뿐 가격 경쟁은 아니었다. Robinson 등(1988)은 입원의 비(非)가격 측면, 특히 더 많은 병원이 있는 지역에서는 장기재원에 대한 경쟁을 발견할 수 있었다. 이런 연구결과에 따라 연구자들은 병원분야의 경쟁이 증가할수록 비용이 증가하는 경향이 있다는 점을 지적하고 있다(Luft et al., 1986; Robinson and Luft, 1987).

Feldman과 Dowd(1986)는 이 문제를 다른 각도에서 접근하였다. 이들은 개별 병원에 대한 수요의 가격탄력도를 추정하면 문제에 대한 답이 나올 수 있다고 보았다. 가격탄력성이 무한대에 가깝다면, 또는 적어도 1보다는 훨씬 크다면 시장은 경쟁적이라는 증거가 된다. 이들이 1980년대 초의 자료를 사용하여 추정해 본 결과, 일부 환자군은, 특히 메디케어 환자들은 가격에 대해 전혀 민감한 반응을 보이지 않았다. 결국 병원시장은 경쟁적 시장이 아니었던 것이다.

비록 초기의 실증적 증거가 병원시장이 경쟁적이라는 가설을 지지하지는 않았지만, 이 연구들은 최근의 의료재정 및 제공체계로서 관리의료의 확대 이전에 이루어진 것들이다. 제7장에서 논의된 것처럼, 이러한 변화는 의료제공에 있어서 경쟁의 성격에 엄청난 영향을 미쳐왔다. 1980년대 중반 DRG의 사용은 병원에 대해, 그동안 만연되어 왔던 비가격경쟁 전략 사용을 억제하도록 하는 압력을 가하기 시작했다. 관리의료에 있어서 사전적 고정진료비 지불제도의 확대는 더 많은 가격경쟁을 초래하였다. 재원 부담자와 제공자 사이의 관계는 극적으로 변화하여 가격을 놓고 적극적인 협상이 이루어졌다. 일부 병원시장은 다른 병원시장보다 더 경쟁적이기는 했지만, 모든 병원시장이 경쟁의 증대를 경험하였다.

원래의 질문으로 돌아가서, 병원부문에 있어서 경쟁이 증가하면 경제적 후생이 개선될 수 있을까? 이 질문에 대한 대답은 정책적 함의가 풍부하며, 특히 합병, 통합 및 제공되는 서비스와 관련된 협조적 제휴 결정에 관해서 그러하다. 이 문제에 대해서는 두 가지의 견해가 존재한다. 첫 번째 견해는 경쟁의 증가가 '의료분야 군비경쟁(medical arms race)'과 의학적 필요성에 대해 의구심이 가는 서비스의 제공으로 연결된다고 본다. 이 경쟁에서 두 가지 요인이 중요한 역할을 한다. 첫째, 환자가 입원 진료비의 아주 낮은 비율만을 지불한다는 것. 둘째, 병원서비스의 절반 이상이 메디케어와 메디케이드에 의해 지불된다는 점에서 서비스에 대해 지불하는 가격은 상당한 정도로 규제의 대상이라는 것. 환자 수요는 비탄력적이기 때문에 병원들은 가격경쟁을 하지 않는다. 그 대신에 병원들은 정상적인 상황에서 환자가 원하는 것보다 더 많은, 그리고 더 품질이 높은 서비스를 제공하는 방식으로 환자를 놓고 경쟁한다. 과도한 품질은 비효율적이며 경제적 후생을 뚜렷하게 개선시키지도 않는다. 한편, 이에 대한 대안적 견해는 병원부문의 경쟁 증대가 경제적 후생의 개선에 다른 시장에서와 동일한 편익, 즉 가격하락, 효율제고 및 품질개선을 가져다준다고 본다.

> **정책적 쟁점**
> 병원부문에서의 경쟁 증가가 경제적 후생을 개선시킬까?

핵심개념 8
효율

Feldstein(1971) 및 Robinson과 Luft(1985)에 의한 초기의 실증적 연구는 병원부문에 있어서 군비경쟁의 존재를 지지하고 있다. Pauly(1987)와 Dranove 등(1992)에 의한 그 후의 연구는 병원부문의 경쟁이 가격과 비용을 낮춤으로써 경제적 후생을 실제로 개선시킨다는 대안적 견해를 지지하였다. 이러한 모호성은 보다 최근의 실증적 연구에 의해 어느 정도는 해소되었다. Dranove와 White(1994)는 1980년대 중반부터 시작된 하나의 경향, 즉 미국 병원부문에 있어서의 경쟁 증가가 가격과 비용을 모두 낮추었다는 사실을 발견하였다. 보다 최근에 Gaynor와 Haas-Wilson(1999) 및 Keeler, Melnick와 Zwanzinger(1999) 역시 동일한 결과를 확인하였다. 이 연구들은 영리부문과 비영리부문 모두에 있어서 가격을 낮추는 경쟁의 효과를 입증하였다. Kessler와 McClellan(2000)은 기존 연구의 실증적 결함을 교정한 후에 병원부문에 있어서의 경쟁증가가 1980년대에는 가격과 비용을 실제로 증가시켰다는 점을 확인함으로써 군비경쟁 설명을 지지하였다. 동시에, 이러한 품질경쟁이 일부 환자의 경우에 의료적 성과(medical outcomes)의 개선을 가져오기는 했지만, 경쟁이 과연 경제적 후생의 증대를 가져왔는지의 여부에 대해서는 답을 내놓지 못하였다. 그러나 이들은 1990년대의 경우 병원부문에서의 경쟁이 품질 개선을 가져왔을 뿐만 아니라 비용까지도 낮춤으로써 경제적 후생을 뚜렷이 개선하였다는 점을 알아내었다. 보다 효율적인 기업은 더 빠른 속도로 성장한다는 가설을 검증함으로써 Frech와 Mobley(2000)는 합병과 통합을 통합 병원산업의 집중도 상승이 이 산업의 효율성을 제고했다는 점을 확인하였다.

현재 시점에서 입수 가능한 최선의 증거를 놓고 볼 때 1980년대 병원부문의 경쟁은 일부환자에 대해 진료 품질을 개선시켰던 의료장비 경쟁을 불러왔지만 동시에 비용도 엄청나게 증가시켰다. 더욱이 1990년대 경쟁이 계속 고조되면서 의료의 질은 계속 개선되었으며 집중도의 심화에도 불구하고 비용은 낮아지기 시작했는데, 이는 전통적인 경제 분석의 예측을 지지하는 결과라 할 수 있다.

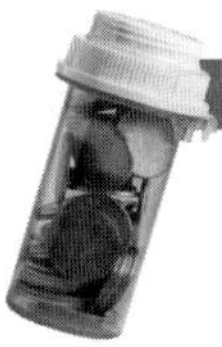

의료제공의 쟁점

비영리병원에서 영리병원으로의 전환문제

최근 비영리병원을 투자자 소유(investor-owned)의 영리병원으로 전환하는 데 대해 많은 이목이 집중되었다. 주(州) 법무국장에게는 이를 감독할 책무가 있는데, 이는 자선단체의 자산(charitable assets)을 매각하는 일과 관련이 있기 때문이다. 절반 이상의 주와 미 의회가 전환과정을 규제하기 위한 법률제정을 고려하고 있다. 이러한 영리조직으로의 전환에 대한 국민들의 불신은 1997년 3월에 수행된 카이저 가족재단(Kaiser Family Foundation)의 설문조사 결과에서도 드러나고 있다. 42%에서 20%까지의 차이로 미국인들은 그러한 전환이 의료분야에서는 바람직하지 않다고 응답하였다.

1994년과 1996년 사이에 100개가 넘는 비영리 지역병원들이 영리병원 체인에 의해 인수되었는데, 그중에서도 Columbia/HCA가 50개 이상의 병원을 합병함으로써 선두주자로 나서고 있다. 이러한 전환과 함께 미국 역사상 유례가 없는, 90억 달러가 넘는 자선적 자산의 전환이 이루어졌다. 덴버 주의 장로교/세인트 루크(Presbyterian/St. Luke's, P/SL) 병원의 매각은 이러한 전환의 규모에 관한 좋은 사례가 된다. 1995년에 P/SL이 매각되었을 때 3억1천만 달러의 자산을 갖는 콜로라도 신탁회사(Colorado Trust)가 설립되었는데, 이는 콜로라도 주에서 단일 신탁으로는 가장 큰 규모였다. 컬럼비아는 로즈 메디컬센터를 매입하면서 로즈 지역재단에 1억 7,500만 달러 이상을 기부하였다. 블루크로스와 블루실드의 영리조직 전환계획으로 3억 달러 이상이 자선기금에 기부될 것으로 보인다. 이들이 엄청난 규모이기는 하지만 32억 달러의 자산을 갖는 두 개의 신탁기금이 설립되었던 캘리포니아 블루크로스의 전환과는 비교가 안 된다.

비판자들은 이러한 전환에 대해 몇 가지 정당한 우려를 나타내고 있다.

- 자선단체의 자산은 제대로 평가되었는지, 아니면 너무 낮은 가격에 매각된 것은 아닌가?
- 거래에 대해 독립적인 심사절차를 밟을 것인가?

- 지역사회가 귀중한 의료서비스를 잃어버릴 위험에 처한 것은 아닌가?
- 새로운 조직은 무상진료를 계속 제공할 것인가?
- 자산의 매각수입은 자선적인 목적을 위해 적절히 쓰일 것인가? 연방세법에 따르면 비영리병원이 영리병원에 매각될 경우 그 수입은 자선 신탁(charitable trust)에 귀속되어야 하며 비영리 고유목적 사업에 쓰여야 한다.
- 비영리조직의 이사회 임원들이나 영리조직이 매각으로부터 부당한 이득을 얻지는 않을까?
- 신탁기금은 병원에 대해 독립적일 수 있을까?
- 병원의 이사진이 신설된 자선 신탁기금을 통제할 것인가?

찬성자들은 이러한 전환이 자기만족과 비효율을 특징으로 하는 시장에 경쟁의 요소를 도입하고 있다고 주장한다. 이러한 전환에 대해 개인적으로 어떻게 느끼든, 관리의료 시장에서의 경쟁이 뜨거워짐에 따라 점점 더 많은 비영리병원들이 그 생존을 보장받기 위해서는 더 크고, 통합된 체계의 한 부분이 되어야 한다는 점을 깨닫게 될 것으로 예상할 수 있다.

출처: John Leifer, "Inside the Predator: Former Columbia Executive Tells How to Avoid Becoming the Giant's Next Victim," *Modern Healthcare*, April 14, 1997, 46; Tamar Lewin and Martin Gottlieb, "Health Care Dividend–A Special Report; In Hospital Sales, and Overlooked Side Effect," *The New York Times*, April 27, 1997, Section 1, page 1; and Stuart Steers, "Roll On, Columbia; The Nation's Largest For-Profit Hospital Chain is Out to Flatten its Denver Competition," *Denver Westword*, April 24, 1997.

병원서비스의 가격책정

1950년대 블루크로스(Blue Cross)와 블루실드(Blue Shield)가 의료보험시장을 장악하고 있을 때 병원은 일당 진료비를 받고 있었는데, 그 금액은 1일 입원의 평균비용에 약간의 이익을 추가하여 결정되었다. 메디케어와 메디케이드는 1965년 도입 당시부터 비용가산 가격책정 방식(cost-plus pricing)을 채택하였고 이는 이후 20년간 병원서비스에 대한 표준적인 지불방법으로 확고하게 자리를 잡게 되었다. 그러나 1983년에 정부는 비용가산 방식을 포기하고, 입원시점의 주진단명에 의해 진료비가 결정되는 건당 정액제(fixed payment per case)를 도입하였다. 진료행위는 약 600개의 DRG로 포괄화되었고, 각각에는 자원사용량에 따라 결정되는 상대적 가중치가 부여되었다. 한 DRG의 가격은 상대적 가중치에 환산지수(monetary conversion factor)를 곱해서 정해진다. 환산지수는 전국적으로 하나의 수치가 정해진 다음, 매년 갱신되며, 지리적 입지와 의료서비스 생산비용에 영향을 미치는 요인에 따라 조정된다. 민영보험의 경우에는 전혀 다른 방향으로 나아갔는데, 일단 병원이 부과한 진료비를 할인하는 방식으로 정해지는 협상가격을 지불하였다. 병원진료비 상환을 위해 이 두 가지 방식이 동시에 사용되었으며, 부분적으로는 개별병원이 책정한 금액을 부과하는 방식도 사용되었다.

진료비 보상수준이 과도하게 높았던 초기 단계 이후에 메디케어의 보상수준과 비용 사이의 차액, 즉 마진은 메디케어가 보상수준을 낮춤에 따라 평균적으로 1985년의 13%에서 1991년에는 −2.4%로 하락하였다(Tompkins, Altman, and Eliat, 2006). 이러한 보상수준의 하락을 상쇄하기 위해 병원들은 민영보험 환자들이 지불해야 하는 가격을 비용의 증가속도보다 더 빨리 올리기 시작하였고, 이러한 행태는 **비용전가**(cost shifting)로 불리고 있다. 1990년대 초에 메디케어와 메디케이드는 병원비용의 약 90%를 상환한 데 반해, 민영보험은 비용의 130%에 달하는 진료비를 상환하였다.

관리의료시장과 관리의료의 협상력이 성장함에 따라 병원서비스의 가격은 병원이 일방적으로 책정하여 청구하는 가격(charged-based rates)에서 쌍방 간의 계약을 통해 정해지는 협상가격(negotiated rates)으로 변화하게 되었다. 이에 따라 병원이 직접 청구하는 가격(billed charges)을 지불하는 환자의 비중이 줄어들고, 병원이 청구하는 가격과 대부분의 재원부담자가 지불하는 가격 사이의 격차가 커지게 되는 결과가 나타나게 되었다. 병원이 청구하는 진료비를 직접 지불하는 환자 집단이 줄어들기는 해도 이들은 여전히 중요한 수입원이었기 때문에 병원은 계속 청구가격 수준을 인상하였다. 미국병원협회(2005)의 추정에 의하면 2004년의 경우 미국의 지역병원(community hospitals)들이 청구가격에 기초하여 벌어들인 총(gross)진료수입은 실제 수령액에 기초한 순(net)진료수입보다 260%나 더 많은 수준이었다.

병원들은 진료행위에 대해 자신들이 부과하는 가격을 **진료비 청구내역**(chargemaster)이라고 하는 파일 시스템을 통해 기록으로 남겨놓고 있다. 차지마스터의 형태와 내용은 병원마다 다르지만 성공적인 가격정책의 목적은 자원투입비용을 보전하고 향후 병원경영의 융통성을 보장해주는 이익 마진(positive margin)을 얻는 것이다. 그러나 서비스에 대한 청구가격이 실제로 지불된 가격과 공통점이 별로 없다면 가격은 더 이상 적정 자원배분을 위한 신호로서의 기능을 수행할 수 없게 된다. 차별가격 책정방식(differential pricing)은 가장 구매력이 높은 지불자에게 가장 낮은 가격을 부과하고 보험 미가입자를 포함해서 진료비를 직접 부담하는 지불자(self-payers)들에게는 차지마스터에 기록되어 있는 부풀려진 가격을 지불하도록 하고 있다.

2000년에 의회는 통원진료비 분류체계(ambulatory payment classification scheme, APC)의 사용을 의무화시켰는데, 이는 외래서비스를 임상적으로 유사한 의료행위들을 묶어 600개의 집단으로 범주화한 것이다. 따라서 외래서비스의 가격은 자원 사용량에 따라 결정되는 APC의 상대적 가중치에 화폐환산지수를 곱해서 정해진다.

원래의 구상에 따르면 병원의 가격책정 기전은 민영보험 환자들에게 제공되는 진료에 드는 비용 이상을 부과함으로써 저소득층에게 제공되는 의료서비스의 비용을 보조하도록 정교하게 고안된 것이었다. 이러한 비용전가는 민영보험 가입자들에 대한 사실상의 세금부과이다. 민간 지불자들이 이런 현상(status quo)에 강한 불만을 제기함에 따라 상당한 시장점유율을 갖고 있는 민영보험들은 그 영향력을 십분 발휘하여 사실상 병원들이 해당 보험 가입자들에 대해서는 고전적인 가격수용자(price takers)로서 행동하도록 만들었다(Tompkins, Altman, and Eilat, 2006). 시장에서 자신들을 지원해주는 강력한 지불자를 갖지 못한 환자들은 그들이 받은 의료서비스에 대해 현저하게 더 높은 가격을 지불해야만 했다. 만일 병원이 상당한 비중의 고객에 대해서 계속 무상진료를 제공해야만 한다면 병원은 가격차별을 할 수 있는 능력을 갖고 있어야 하며, 만일 그렇지 못하다면 우리가 지금까지 알아왔던 시스템은 변화하지 않을 수 없을 것이다.

병원산업에 있어서 비영리병원의 역할

비영리조직이 대부분을 차지하는 산업에 대해 이윤극대화를 추구하는 의사결정자를 상정하는 신고전학파 모형을 적용하는 것은 부적절한 것으로 보인다. 의사들은 비영리 의과대학에서 수련을 받는다. 대다수의 병원들은 비영리조직이고, 오랜 기간 동안 블루크로스와 블루실드와 같은 비영리보험자가 의료보험산업을 주도해 왔다.

20세기 초에는 대부분의 병원들이 비영리기관으로 조직되었다. 그 당시 병원의 주된 책무는 빈곤층에게 무상의료를 제공하는 것이었다. 그러나 병원들은 악명이 높았던 터라 조금이라도 자존심이 있는 사람이라면 어떻게든 회피해야 할 대상이었다. 제1, 2차 세계대전 사이의 기간 중 이루어진 의료개혁은 병원산업의 품질과 사회적 지위를 끌어올렸다. 유료 환자의 존재는 개인이 소유하는 영리병원의 성장에 대한 유인을 제공하였다. 대공황에 따른 재정적 압박과 비영리구조를 선호하는 정부의 정책이 어우러지면서 제2차 세계대전 이후에는 민간 비영리병원이 병원산업을 주도하게 되었다. 면세 대상으로서 비영리병원들은 소득공제가 되는 기부금을 받을 수 있었다. 동시에 힐-버튼 법(Hill-Burton Act)에 따라 연방정부로부터 설립 보조금을 받았다. 일부 주에서는 영리형태를 전면적으로 불법화하는 법률을 통과시키기도 하였다. 그 결과 2000년에는 모든 지역병원의 3/4이 정부소유이거나 아니면 비영리형태였다. 표 9.3에 제시된 자료는 영리병원의 비중이 12.5%였던 1980년부터 17.6%가 된 2005년까지 꾸준히 증가하는 양상을 보여주고 있다. 영리병원의 병상은 총병상수의 14.1% 수준으로 증가하였는데, 이는 정부소유 병원의 병상 비중이 하락한 것과 대조를 이룬다.

http://

장애아동을 위한 슈라이너스(shriners) 병원은 저소득층 청소년에게 진료비를 받지 않고 소아과 진료를 제공한다. 이 병원은 19개의 정형외과 유닛과 3개의 화상센터를 운영하고 있다. 또한 이들 중 3개 병원에서는 척추손상치료를 전문으로 하고 있다. 슈라이너스 병원에 대한 소개는 다음 주소에서 얻을 수 있다.
http://www.shrinershq.org/

비영리조직 형태

영리병원과 비영리병원이 직면하는 제도상의 제약에는 상당한 차이가 존재한다. 이론은 여하튼 간에 실제상의 차이는 자산을 이전할 수 있는 권리의 차이로 요약될 수 있다. 비영리병원에는 통상적인 의미에서의 주주(株主)가 없다. 따라서 자기자본(equity capital)은 주식매각을 통해 얻는 것이 아니라 기부금으로부터 나오게 된다. 주식 지분이 없다면 지불해야 할 배당금도 존재하지 않는다. 잉여자금의 용도는 제한되며, 관리자에게 **사후적인**(ex post) 유인을 제공하기 위해 사용되지도 않는다. 즉, 병원경영자는 회계연도 말에 배당금을 받지도 않고, 다른 잉여수입(residual earnings)을 분배받지도 않는다. 마지막으로 청산을 하거나 자산을 매각하는 경우 그 누구라도 그에 따른 수익을 가져갈 수 없다.

최근에 와서야 경제학자들은 비영리조직의 관리자가 직면하게 되는 유인구조에 대해 관심을 갖기 시작했다. 이 문제의 연구에 상당한 영향을 끼쳤던 Alchian과 Demsetz(1972)는 영리조직의 관리자와 비영리조직의 관리자가 직면하는 유인을 비교하였다. Pauly(1987)는 모든 성공적인 기업들이 잉여소득을 창출한다는 점에 착안하여 그들의 아이디어를 확장하였다. 이윤을 나누어 갖는 방식으로는

정책적 쟁점

비영리병원을 통한 서비스 제공이 영리병원을 통한 서비스 제공보다 바람직할까?

표 9.3 소유형태별 지역병원수와 병상수, 일부 연도

		영리		비정부 비영리		정부	
연도	병원수	개	%	개	%	개	%
1975	5,875	775	13.2	3,339	56.8	1,761	30.0
1980	5,830	730	12.5	3,322	57.0	1,778	30.5
1985	5,732	805	14.0	3,349	58.5	1,578	27.5
1990	5,384	749	13.9	3,191	59.3	1,444	26.8
1995	5,194	752	14.5	3,092	59.5	1,350	26.0
2000	4,915	749	15.2	3,003	61.1	1,163	23.7
2003	4,893	790	16.1	2,984	61.0	1,121	22.9
2004	4,919	835	17.0	2,967	60.3	1,117	22.7
2005	4,936	868	17.6	2,958	59.9	1,110	22.5

	병상수	영리		비정부 비영리		정부	
연도	천	개	%	개	%	개	%
1975	941.8	73.5	7.8	658.2	69.9	210.2	22.3
1980	988.4	87.0	8.8	692.5	70.0	208.9	21.2
1985	1,000.7	103.9	10.4	707.5	70.7	189.3	18.9
1990	927.4	101.4	11.0	656.8	70.8	169.2	18.2
1995	872.7	105.7	12.1	609.7	69.9	157.3	18.0
2000	823.6	109.9	13.3	583.0	70.8	130.7	15.9
2003	813.3	109.7	13.5	574.6	70.7	129.0	15.9
2004	808.1	112.7	13.9	567.9	70.3	127.6	15.8
2005	802.3	113.5	14.1	561.1	69.9	127.7	15.9

출처: *Health, United States, 2007: With Chartbook on the Health of Americans*, 2007.

잉여를 가져 갈 수 없는 비영리조직의 관리자는 어떤 비금전적인 형태로 가져가려고 할 것이다.

핵심개념 ❹
이기심

비영리부문에서 이루어지는 경쟁의 특성

미국 경제의 다른 부문에서는 영리조직 형태가 주도적임에도 불구하고 병원산업의 경우에는 비영리조직 형태가 널리 퍼져 있다는 점은 좀 이상하게 보일 수도 있다. Sloan(1988)은 비영리병원의 우세현상에 대해 일반적인 통념을 사용하여 설명하고 있다. 첫 번째 주장은 병원시장의 비대칭 정보에 토대를 두고 있다. 환자들은 의료서비스의 품질을 평가하는 데 어려움을 겪기 때문에 이윤동기를 갖지 않은 제공자로부터 의료서비스를 구매하고 싶어한다. 그러나 이것이 사실이라면 의사, 검안사, 약사, 치과 의사 등 다른 대부분의 제공자들이 왜 영리부문에 종사하는지를 설명하지 못한다.

핵심개념 ❼
경쟁

두 번째 주장은 이윤극대화를 추구하는 병원의 경우 한계수입이 한계비용에 미치지 못하는 그 어떤 활동도 하지 않을 것이라는 생각에 기초하고 있다. 생의학 연구, 의학교육과 공중보건 조치와 같은 활동은 적정수준에서 수행되지 못할 것이다. 더욱이, 무보험환자나 다른 진료비 지불수단을 갖지 못한 환자는 의료서비스를 받기가 힘들 것이다. 이런 사고방식은 교육병원이나 대규모 공공병원에는 적합하지만 왜 나머지 비영리부문이 의학연구도 하지 않고, 공중보건 조치를 취하지도 않으며, 영리병원보다 더 많은 무상진료를 제공하지도 않는지를 설명하지 못한다(Sloan et al., 1986).

핵심개념 ❹
이기심

Pauly와 Redisch(1973) 및 Shalit(1977)의 주장에 따르면, 병원이 비영리인 것은 이 형태의 조직이 의사에게 가장 유리하기 때문이다. 환자들은 병원서비스를 직접 구입하지 못한다. 그들의 의사-대리인이 자신들에게 병원서비스를 구입해주는 것이다. 병원은 환자를 놓고 경쟁하는 것이 아니라 실제로는 환자를 입원시키는 의사들을 놓고 경쟁하는 것이다.[3] 그 자신의 생산성을 극대화하는 데 관심이 있는 의사라면 병원의 이윤동기가 없어야 투입요소의 결합(input mix)과 관련된 의사결정에 있어서 보다 많은 통제력을 갖게 될 것이다.

병원산업 내에서 비영리조직의 우세에도 불구하고 이윤극대화 목적은 타당한 가정이라고 많은 사람들이 주장하고 있다. 영업 마진(= 영업 수입 − 운영비)은 대부분의 병원에서 흑자이며, 이는 심지어 비영리병원에서도 마찬가지이다. 이 영업

3 의사의 의뢰를 놓고 벌어지는 경쟁은 특히 병원의 합병(system consolidations)과 영리병원으로의 전환으로 인해 의료제공의 통합적 네트워크가 형성됨에 따라 병원의 생존을 위해 그 어느 때보다 중요해지고 있다.

잉여는 많은 용도를 갖는다. 봉직의사나 다른 의료 인력의 소득을 늘리는 데 사용될 수도 있고, 교육이나 연구 등 원하는 활동의 촉진에 쓰일 수도 있다. 병원이 금전적이건, 아니건 의사의 이익을 위해 운영되는 한 이윤극대화 모형은 타당한 것으로 보인다.

따라서 비영리병원의 의사결정은 영리병원의 의사결정과 비슷할 수 있다(Danzon, 1982). Newhouse(1970)는 자유로운 진입과 퇴장이 가능한 환경에서는 영리건, 비영리건 모든 병원들이 살아남기 위해서는 효율적으로 생산해야 한다는 점을 지적하였다. 그러나 이 문제에 대한 실증적 증거들은 서로 일치하지 않는다. Zelder(1999)는 병원 분야에서 영리와 비영리의 성과를 비교하는 24종의 연구들을 검토하였다. 절반의 연구가 운영행태 면에서 두 조직 형태 사이에 의미 있는 차이를 발견하지 못하였다. 나머지 12종의 연구들은 이 문제에 있어서 둘로 나뉘었는데, 7종의 연구가 영리병원에 유리한 결과를, 5종의 연구가 비영리병원에 유리한 결과를 내놓았다. Pauly(1987)는 이러한 연구결과들을 요약하면서 규모, 품질, 수련병원 여부 등을 통제한 후에 소유권 상태에 따른 병원서비스 제공의 차이는 존재하지 않는 것으로 결론짓고 있는데, 현재로서는 이것이 최선의 결론인 것 같다. 한 가지 예외는 공공부문 비영리병원의 운영성과이다. Zelder(1999)는 공공병원과 민간병원의 성과를 비교한 15종의 연구를 검토한 후 민간병원이 공공병원보다 더욱 효율적이라는 점에 대한 강력한 증거를 찾아내었다.

핵심개념 ⑧
효율

의료제공의 쟁점

미국의 상위 100대 병원의 성적

"멋져 보이는군! 나 어때 보여? 이 바지를 입으면 뚱뚱해 보일까? 이게 바로 내가 원하는 모습이야." 우리가 남에게 어떻게 보이는지, 내 행동이 어떠했는지, 병원의 경우라면 환자들을 얼마나 만족시키는지에 대해 세간의 인정을 받고 싶어 하는 것은 인지상정이다. 지난 몇 년 동안 두 개의 유명한 의료컨설팅 회사인 HCIA와 William M. Mercer는 미국의 상위 100대 병원에 대한 연례 리포트 카드(report card)를 만드는 일에 협력해 왔다. 리포트 카드에 명시된 목적은 "고품질 서비스를 제공하고, 효율적으로 운영되며, 우수한 재무적 성과를 낳은" 병원들을 발굴한다는 것이었다. 비록 리포트 카드가 병원을 선택하는 의사결정수단으로서 의도된 것은 아니었지만 미국의 100대 병원 중 하나로 인정받는 것은 홍보 면에서 노다지를 얻는 것과 마찬가지였다.

등급을 평가하는 것은 어떤 형태의 행태를 조장하는 경향이 있다. 100대 병원의 리포트 카드가 실제로 측정하는 것은 무엇일까? 언급된 측정지표에는 재무관리, 운영 및 임상적 성과가 포함되어 있다. Chen 등(1999)은, 상위 100대 병원의 등급평가가 서비스 품질과 환자의 건강수준변화(patient outcome)에 과연 어떠한 차이를 낳는지 알아보기 위해 병원등급평가(hospital ratings)를 사용하였다. 이들은 급성심근경색(acute myocardial infarction, AMI) 진단을 사용하여 상위 100대 병원을 임상적 결과, 의료의 질, 자원사용의 세 가지 분야에서 100대 병원에 포함되지 못한 병원들과 비교하였다.

비록 상위 100대 병원들이 그 밖의 병원들에 비해 더 많은 AMI 환자들을 진료했지만 위험보정 사망률이나 재입원률 면에서 아무런 차이도 발견할 수 없었다. 만일 의료의 질이 동일하다면 어디에서 차이가 날까? 100대 병원 안에 포함된 병원과 포함되지 않은 병원의 진정한 차이는 자원사용과 재무적 성과 분야에서 나타났다. 상위 100대 병원의 AMI 재원일수는 평균적으로 10~15%가 더 짧았으며 그 비용은 5~13% 더 낮았다. 그렇다면 리포트 카드가 실제로 측정하는 것은 무엇일까? 현재 작성되는 방식대로라면 리포트 카드는 임상적 우수성보다는 운영상의 효율성을 측정하는 것으로 보인다.

출처: *Top 100 Hospitals: Benchmarks for Success*, Baltimore, MD: HCIA, and New York: William M. Mercer, 1997; and Jersey Chen, Martha J. Radford, Yun Wang, Thomas A. Marciniak, and Harlan M. Krumholz, "Performance of the '100 Top Hospitals': What Does the Report Card Report?" *Health Affairs* 18(4), July/August 1999, 53–68.

병원 행태에 관한 여러 가지 모형

이윤극대화 모형의 대안 모형은 효용극대화라는 공통적인 접근방법을 사용하고 있다. 실제로 이윤극대화는 효용극대화의 특수한 경우일 뿐이다. 두 모형 사이의 유일한 실질적 차이는 잉여수입(residual earning)이 분배되는 방식에 있다. 효용은 관찰이 가능하지 않기에 연구자의 과제는 관찰 가능한 목적함수를 갖는 모형을 만드는 일이다.

핵심개념 ❹
이기심

효용극대화 모형

이 모형에 의하면 비영리 환경하의 의사결정자는 손익분기점에 위치한다는 제약하에 효용을 극대화한다. 의사결정자의 목적은 자신의 효용을 극대화하는 것이다. 이 경우 그들은 자신의 금전적 및 비금전적 편익을 극대화하도록 병원을 운영할 것이다. 금전적 편익에는 봉급과 부가급여(fringe benefits)가 포함되며, 비금전적 편익에는 지위와 함께 가는 명예와 권한이 포함된다. 실증적 연구들은 병원관리자의 효용함수에 들어갈 수 있는 여러 가지 요인들을 검토해보았다. 가장 널리 사용된 요인들은 산출량과 질, 또는 이 두 가지 요인의 어떤 조합이었다.

효용극대화 접근방법은 병원관리자의 목적이 가용자원의 제약하에서 가능한 한 규모가 크거나 최고 품질의 병원을 운영하는 것이라고 가정한다. Newhouse(1970), Sloan(1980), Danzon(1982)은 비영리병원 경영자의 행태를 모형화하면서 이러한 접근법을 사용하였다. 품질은 통상적으로 기술 수준, 시설과 서비스 유형, 의료진의 질, 전문의 수 등으로 측정된다. 이러한 질 척도에 있어서 상위권에 드는 병원을 운영한다는 것은 경영자에게 상당한 명성을 가져다 줄 것이다. 더 높은 수준으로 서비스 품질을 개선하기 위해 더 많은 기부금을 받을수록, 더 질 높은 의료진을 충원하는 것이 보다 쉬워질 것이다.

그림 9.1 질 개선이 평균비용과 수요에 미치는 영향

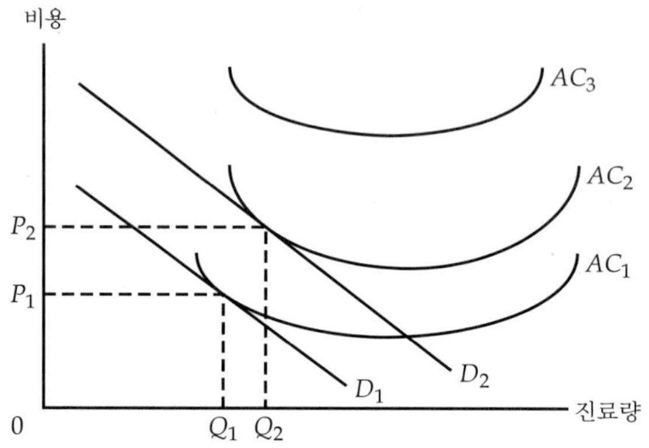

실제로 품질극대화 가정은 다른 목적의 달성을 위한 이윤극대화 및 비용최소화 행태의 변형에 불과하다. 단기적인 이윤극대화 행태는 이윤을 품질개선에 투자하기 위해 추구하는 것일 수 있다. 대부분의 경우에 있어서 품질 요인의 추가는 비용을 증가시키고 수요를 이동시킨다. 품질의 상승은 거저 일어나는 것이 아니며 소비자들은 품질에 대한 수요를 갖고 있다. 그림 9.1에는 이러한 품질상승, 평균비용 및 수요곡선 사이의 가상적인 관계가 예시되어 있다.

어느 비영리병원이 AC_1과 D_1으로 표시된 평균비용과 수요곡선을 갖고 있다고 가정하자. 비영리의 가정은 이 병원이 가격과 평균비용이 일치되는 수준에서 조업한다는 것을 의미하며, 이때 가격은 P_1이고 산출량은 Q_1일 것이다. 이 상황에서 품질의 상승은 평균비용을 AC_2로 이동시킨다. 만일 질의 향상이 수요를 증가시킨다면 수요곡선은 D_2로 이동할 것이고 가격과 산출량은 각각 P_2와 Q_2일 것이다. 그러나 어떤 수준 이상으로의 추가적인 질 향상은 수요의 변화를 가져오지 못한 채 비용만 AC_3로 증가시킬 것이다. 이 지점에서 소비자는 품질개선에 대해 지불할 의사가 없으며 병원이 청구하는 진료비는 평균비용에 미치지 못한다. 다시 말하면, 품질향상에 대한 과도한 투자로 인해 소비자가 구매할 의사가 있는 수준보다 더 높은 수준의 품질을 갖는 산출물을 생산하게 되는 것이다. 이 모형은 병원의 명성을 올리기 위한 기술투자와 같은 어떤 행태를 설명해주기는 하지만, 병원이라는 무대 위에서 의사가 수행하는 중요한 역할에 대해서는 아무런 통찰도 제공하지 못한다.

핵심개념 ❷
기회비용

의사통제 모형

만일 의사가 병원의 의사결정자 중 하나라면 그들은 투입요소의 조합에 대해 이해관계를 갖는다. 병원의 봉직의사라면 효율적인 병원경영에 대해 금전적인 이해관계를 갖게 될 것이다. 이와는 대조적으로 병원에 자신의 환자를 입원시킬 수 있는 권한을 갖고 있는 독립개원의 입장에서는 병원의 효율성보다는 자신의 생산성에 대해 더 많은 관심을 갖게 될 것이다. 병원의 과잉설비(excess capacity)는 의사들로 하여금 자신의 시간 사용을 극대화할 수 있도록 해준다.[4]

핵심개념 8
효용

의사의 통제는 생산에 있어서 기술적 비효율(technical inefficiency)을 초래한다. 의사가 다른 투입요소의 가격이 0이라는 사실을 알게 되면 의사는 자신의 투입요소(physician input) 대신에 다른 투입요소를 과도하게 많이 사용할 것이다. 이는 병원의 진료능력을 확장하기 위한 추가적인 서비스에 병원이 투자하는 것, 예를 들자면 의사가 비용을 청구할 수 있는 서비스를 제공하는 수련의와 전공의라든지, 추가적인 수술실과 산과(産科) 설비 및 자기 자신의 시간을 절약할 수 있는 다른 어떤 투자에 대해서 의사들이 이해관계가 있음을 의미한다.

의사들은 자신의 서비스에 대한 수요를 증가시키는 보완적인 서비스에 대해 병원 측이 일정한 가격을 부과해주기 바란다. 그들은 또한 병원이 외래서비스와 예방서비스를 제공해주기 바란다. 전자는 무상환자를 진료하는 위험을 줄일 수 있고, 후자는 의사들로서는 너무 많은 시간을 들여야 하기 때문에 피하고 싶다.

의사와 병원이 제공하는 어떤 서비스들은 어느 정도 상호 대체가 가능하다. 의사 수가 증가함에 따라 병원보다는 의사들의 오피스에서 더 많은 서비스가 제공될 것이다. 만일 의료서비스에 대한 지불이 총합계 가격(total price)에 기초한다면 병원에서 청구하는 진료비가 낮을수록 의사의 잉여수입은 더 늘어날 것이다.

진료비지불은 병원서비스와 의사서비스가 서로 분리되어 있는데, 이로 인해 의사들은 병원에 대해 재정적인 책임을 지지 않으며, 진료 중 병원이 담당하는 부분의 비용에 대해 환자에게 책임을 지지도 않는다. 따라서 의사의 협조가 없는 그 어떤 의료비 억제 시도도 성공할 가능성은 없어 보인다.

복합병원체계로의 경향

지난 20년간 병원시장에서 가장 중요한 추세 중의 하나는 복합병원체계(multi-hospital systems)의 증가이다(Ermann and Gabel, 1984; Morrisey and Alexander,

4 이러한 현상은 미국의 병원체계에서만 나타나는 것이다. 대부분의 국가에서는 병원의 봉직의사와 개원의사 사이에 꽤 분명한 구분이 존재한다. 두 지위 사이의 이동은 통제되고 있으며, 양쪽에서 동시에 진료행위를 할 기회는 거의 존재하지 않는다.

1987). 1975년에는 4개 병원 중 하나가 복합병원체계 소속이었다.[5] 그런데 1980년대 후반에 들어와 엄청나게 많은 수의 합병이 이루어졌고, 1989년부터 1993년 사이에 1,300건 이상의 병원합병이 이루어졌다(Danzon, 1994). 1993년에는 2개 중 한 개의 병원이 복합병원체계 소속이었다. 현재에는 450개 이상의 복합병원체계가 존재하며 이들은 전국 병원의 90% 이상을 차지한다(*Official National Hospital Blue Book*, 2000). 전국적으로 169개의 병원 체인과 20개 주 및 영국에 위치한 115개의 외래수술 센터를 거느리고 있는 미국병원연합(Hospital Corporation of America, HCA)과 같은 일부 대규모 복합병원체계를 제외하면 병원산업에서 이루어진 대부분의 합병은 지역 수준의 병원 사이에 성사되었다(Dranove et al., 1996).

합병의 이론

병원산업에서 발생한 합병, 인수와 기타 형태의 통합은 다른 산업에서와 동일한 이유로 일어났다. 수평적 결합(horizontal integration)을 통해 기업은 규모의 경제를 누릴 수 있으며, 관리비를 절감하고, 고객의 정보에 대한 접근성을 향상시킨다.[6]

기업의 조업규모가 확대되면서 장기평균비용이 하락할 때 이 기업은 규모의 경제를 경험한다고 말한다. 그림 9.2를 통해 이 개념을 보다 정확히 알 수 있다. 이 그림에는 AC_1부터 AC_5까지 서로 다른 다섯 가지 규모의 플랜트 아래에서 산출물을 생산하는 데 따르는 단기평균비용이 나타나 있다. 생산의 장기평균비용(LAC)은 어떤 수준까지의 규모, 즉 산출량이 증가함에 따라 감소한다. 이 경우 AC_3는 규모의 경제가 소진되고 평균비용이 최소화되는 가장 효율적인 플랜트 규모를 나타낸다. 이 수준을 넘어서면 평균비용은 증가하고, 기업은 규모의 불경제를 경험하게 된다.

핵심개념 8
효율

만일 규모의 경제가 효율성 제고를 초래하려면 규모의 증대로 인한 여러 가지의 기술적 이점이 실현되어야 한다. 이러한 이점으로서는 다량구매를 통한 할인을 보장받을 수 있는 능력, 노동의 분업, 특히 고도로 숙련된 인력의 분업과 전문화에 따른 이점을 누릴 수 있는 능력 등을 들 수 있다. 병원들마다 환자구성(case mix)이 매우 다르기 때문에 비용과 산출량 사이의 관계를 측정하는 것은 매우 어려운 일이다. 대형 병원일수록 보다 중증의 환자를 치료하는 경향이 있고, 이는 평균비용의 상승을 가져오는 것이다(Cowing, Holtman, and Powers, 1983;

5 복합병원체계는 단일 주체에 의해 소유되고 운영되거나 또는 임차된 2개 이상의 병원들로 정의된다.

6 수평적 결합은 동일한 산출물을 생산하거나 동일한 서비스를 제공하는 2개 이상의 기업 사이에 이루어진다.

그림 9.2 장기평균비용곡선

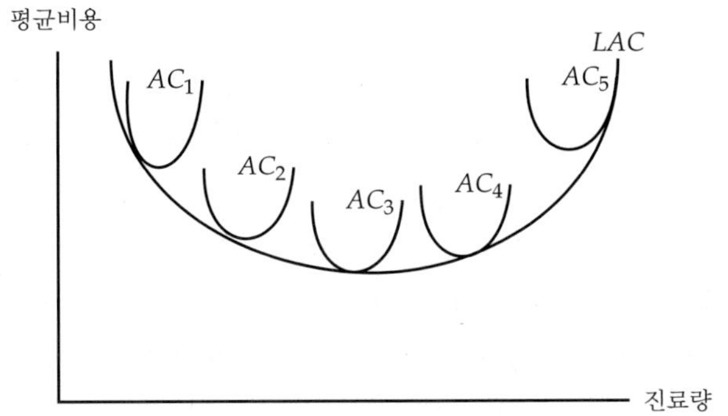

그림 9.3 제공되는 서비스에 기초한 장기평균비용의 차이

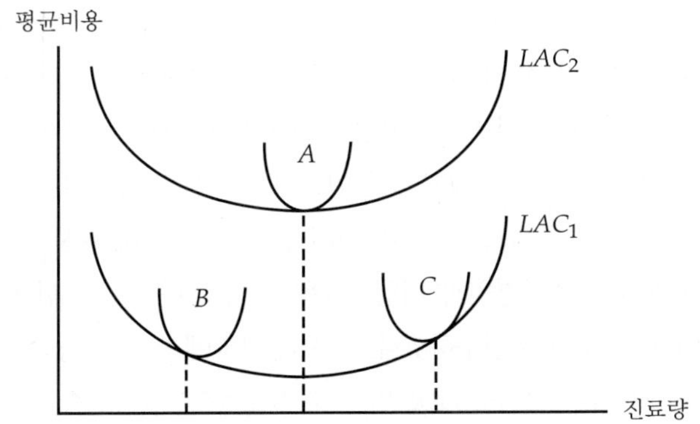

Vitaliano, 1987).

비용과 규모 사이의 관계는 그림 9.3에 나와 있는 평균비용곡선을 더 가깝게 닮아 있을 것 같다. 병원 A는 더욱 복잡한 서비스를 제공하고 더 위중한 환자를 치료하기 때문에 병원 B와 C보다 더 높은 장기평균비용곡선(LAC_2) 위에 위치하고 있다. 평균비용의 수준만 본다면 병원 C가 A보다 더 효율적인 것처럼 보이지만 이는 잘못된 것이다. 병원 B는 아직 규모의 경제를 완전히 누리지 못하고 있고, 병원 C는 규모의 불경제를 경험하고 있는 상황에서 병원 A가 다른 두 개 병원보다 서비스 구성(service mix) 면에서 상대적으로 더 효율적이다.

합병의 실증적 증거

복합병원체계의 성장과 효율성에 관한 대부분의 실증적 연구는 비용가산방식에 따른 상환이 표준적 관행이었던 시절의 자료에 기초하고 있다. 이런 조건하에서는 병원들이 비용을 낮출 유인이 거의 존재하지 않았다(Renn et al., 1985; Santerre and Bennett, 1992).

병원진료비 지불방식이 1980년대 중반부터 사후적 방식에서 사전적 방식으로 변화함에 따라 복합병원체계의 효율성은 보다 명확해졌다. Dranove, Shandley와 Simon(1992)의 연구는, 특히 소규모 시장에서 병원산업이 규모의 경제를 누릴 수 있는 기회를 제대로 활용하지 못하고 있다는 점을 시사하고 있다. 비록 반독점 정책이 효율성 주장을 거부하는 경향을 보여주었지만, 이러한 잠재적인 경제성은 미래의 병원 합병에 대한 정당성의 근거로 활용될 수 있을 것이다.

Dranove와 Shanley(1995)는 브랜드 네임을 알리기 위해 체인 병원들이 사용한 마케팅 전략에 초점을 맞추었다. 패스트푸드 산업의 국제적 프랜차이즈에서 사용했던 것과 유사한 이 전략의 목적은 잠재적 고객의 마음속에 표준화된 품질의 이미지를 심는 것이었다. Danzon(1994)은 소비자가 의사결정 과정에서 중시하는 산출물의 품질에 관한 정보를 제공하는 일에 있어서 체인 병원들이 비교우위를 갖는다고 주장한다. 병원시장의 불확실성하에서 환자들은 품질과 서비스에 관해 비용을 들이지 않고 얻을 수 있는 정보를 얻고 싶어 한다. 이미 명성을 쌓은 체인 병원과 하나가 될 경우 환자들이 얻고자 원하는 정보에 대한 접근성이 개선될 것이며, 이는 다시 수요를 증가시켜 비용을 초과하는 마진은 더 커질 것이다.

Mobley(1997)는 영리병원과 비영리병원 사이에 나타나는 합병활동(merger activities)의 차이에 대해 연구하였다. 그 연구결과에 의하면 영리와 비영리는 통합에 대해 서로 다른 동기를 갖고 있는 것으로 보인다. 영리병원들은 명백히 경쟁이 없으며 수익성이 좋은 틈새시장을 노린다. 반면에 비영리병원들의 합병은 관리의료가 더 많이 침투한 시장에 초점을 맞추는 경향이 있다. 관리의료의 비중이 높은 시장에서 병원들은 합병을 통해 관리의료 보험회사(managed care plans)들과의 협상에 있어서 보다 유리한 위치를 점하게 된다. 또한 병원들은 극대화된 효율 수준을 넘어설 만큼 병원시설을 확장하지 않고도 규모의 경제가 주는 이점을 누릴 수 있게 된다. 모든 범위의 서비스에 대한 관리의료 보험회사들의 수요를 충족시켜 줌으로써 비영리병원들은 이 시장에서 더 높은 경쟁력을 갖출 수 있다.

정책적 쟁점

병원산업에서의 합병이 환자나 제공자에게 편익을 갖다 줄까?

합병 움직임은 반독점 정책에 대한 흥미로운 도전을 나타낸다. 만일 통합을 통해 효율이 제고된다면 환자들은 더 높은 품질의 서비스를 더 낮은 비용에 받는 편익을 누리게 될 것이다. 지난 10년간 발생한 합병 활동의 규모를 놓고 볼 때 병원산업에 있어서 규모의 경제의 정도에 관해 일치된 의견이 존재하지 않는 것은 놀라운 일이 아닐 수 없다.

요약 및 결론

병원이 제공하는 서비스는 의료제공체계에서 가장 고비용이 드는 부분이다. 민간 비영리병원에 의해 주도되는 병원산업은 총의료비의 약 1/3 정도를 책임지고 있다. 정책적 관점에서 흥미로운 것은 최근 들어 병원 간 합병과 특히 세간의 관심대상으로 떠오른 비영리병원에서 영리병원으로의 전환이 늘어나고 있다는 점이다. 이 장에서 얻을 수 있는 교훈은 다음과 같다.

- 비용가산방식의 환경에서 효율은 보상받지 못한다. 그러므로 영리병원과 비영리병원 사이에 효율성의 차이가 없다는 것은 놀랄 만한 일도 아니고, 놀라서도 안 된다. 관리의료와 사전적 고정진료비 지불제도가 널리 받아들여지기 시작하면서, 최근에 와서야 병원들은 효율을 추구할 유인을 갖게 되었다.
- 경제모형의 예측에 의하면 지불 측면(payment side)에서의 경쟁은 궁극적으로 이 시장의 비효율을 제거할 것이다. 비효율적인 병원은 다병원 체인의 주요 합병대상이 될 것이다.
- 비효율이 제거됨에 따라 의학교육과 보험 미가입자에 대한 무상진료에 보조할 수 있는 능력 또한 줄어들 것이다. 병원이 무상환자에게 서비스를 제공하도록 하는 압력이 증가함에 따라 병원은 다시 임신부, 아동 및 일반적인 저소득 계층을 포함하는 취약계층에 대해 사회 안전망을 확충하도록 정책결정자들에게 압력을 가하게 될 것이다.
- 1980년대 병원산업의 경쟁 증가는 비용 효율성이 아니라 품질 상승을 조장하였고, 이는 결국 의료분야에서의 군비경쟁을 낳았다. 1990년대 들어와서는 병원산업이 더욱 경쟁적이 되면서 품질 상승과 함께 비용 효율성의 제고가 나타나게 되었다.

1980년대 시작된 변화는 병원들로 하여금 보다 경쟁적이고 이윤에 대해 관심을 갖도록 압박을 가하였다. 이러한 기업적 마인드는 광범위한 지역 마케팅, 채무를 통한 레버리지, 복합병원 체인, 기업 관리자와 맞먹는 병원경영자의 연봉 규모를 낳았다. 이러한 변화로 인해 병원산업은 보다 수익지향적이고 자기 잇속만 차리는 모습으로 바뀔 것인가, 아니면 기술적으로 혁신적이면서도 사회복지적인 문제에 관심을 갖는 모습으로 바뀔 것인가?

인물소개

Frank A. Sloan

오벌린 대학(Oberlin College)에서 학부를 마치고, 하버드 대학에서 박사학위를 받은 후 Frank Sloan은 RAND 연구소의 리서치 이코노미스트로서 자신의 경력에 있어서 최초의 3년을 보냈다. RAND에 있는 동안에 그는 의사 공급에 관한 자신의 박사논문이 갖는 함의와 모델의 확장에 관하여 연구하였다. 플로리다 대학에 자리가 나는 바람에 그는 다시 동부로 돌아오게 되었다. 플로리다에서 5년을 보낸 후, 테네시 주 내슈빌에 위치한 밴더빌트 대학으로 자리를 옮겼는데, 이곳에서 그는 경제학과 과장 및 Centennial Professor of Economics로 17년간을 보냈다. Sloan은 1993년에 그의 고향인 그린즈버러 근처에 있는 듀크 대학의 교수가 되기 위해 노스캐롤라이나로 돌아왔다. 그는 Alexander McMahon Professor of Health Policy and Management로 임명되었을 뿐만 아니라 인구학연구소(Center for Demographic Studies)에서 Professor of Economics and Senior research Fellow를 맡게 되었다.

「American Economic Review」, 「Journal of Health Economics」, 「Journal of the American Medical Association」, 「New England Journal of Medicine」 등을 포함하여 명성 높은 전문 학술지에 200편 이상의 논문을 게재한 Sloan의 연구 성과는 아직도 줄어들 조짐이 보이지 않는다. 그렇기는커녕 그의 연구 활동의 속도는 실제로 지난 몇 년간 더 빨라졌다. 그는 자신의 발간물 목록에 연간 다섯 편에서 여섯 편의 속도로 새로운 학술논문을 추가시키고 있고, 새로운 착상의 흐름 이내 곧 줄어들 조짐이 보이지 않는다. Sloan은 어느 한 시점에서 발표 준비 중인 논문을 보통 10편에서 15편을 갖고 있다.

Sloan의 초기 연구노력은 의사와 그들의 작업장, 즉 병원에 초점이 맞추어져 있었다. 「Journal of the American Medical Association」에 게재한 그의 1983년도 논문인 "의사 증가의 대가는?(More Doctors: What Will They Cost?)"은 의사의 공급 증가가 의료비를 낮출 것이라는 기존의 통념을 뒤엎는 것이었다. 이 역설은 놀라운 것으로, 비록 경제이론은 공급 증가가 비용을 낮춘다고 하지만, 의사서비스 시장은 다른 시장과 똑같은 방식을 따르는 것 같지 않다.

1980년대 중반에 이르러 Sloan의 연구 주제는 변화하기 시작했다. 1985년에 의료사고와 노인계층의 의료서비스에 관한 논문을 발표하면서 연구 주제가 점진적으로 변하기 시작했던 것이다. 현재 그의 연구는 불법행위 배상책임과 노인의료 쪽으로 기울어 있다.

Sloan의 연구는 또한 실제적인 측면도 갖고 있다. 지난 수년간에 걸쳐 그는 개별 병원, 병원협회, 제약협회, 의사협회, 연방정부 기관을 포함하여 수많은 공공 및 민간조직에 컨설턴트로서의 전문지식을 제공해줌으로써 경제학이 현실세계의 문제에 적합한 학문이라는 사실을 보여주었다. 또한 그는 경제적 피해규모의 추정치를 필요로 하는 소송에서 증언을 하는 법의학 경제학자(forensic economist)로서의 전문지식을 활용하여 전국의 법률사무소에 소송지원을 제공하였다.

지난 수년간에 걸쳐 Sloan은 연구비를 수여받은 40개가 넘는 연구에서 연구책임자였으며, 이를 통해 그가 소속한 기관에 수백만 달러의 수입을 갖다 주었다. 그는 국립과학원 산하 의학연구소(Institute of Medicine, National Academy of Science)의 회원이기도 하다. 교수, 집필자, 심사자, 컨설턴트로서의 많은 역할에 있어서 똑같이 생산적인 그의 영향력은 의료분야 내에서 그 경계를 알지 못한다. 현재 그는 독일의 장기요양서비스에 대해 연구하고 있으며, 세계은행과 함께 스리랑카의 의료체계에 관한 연구를 수행하고 있는 중이다.

출처 : Frank A. Sloan 이력서(curriculum vitae)와 듀크 대학교 웹사이트.

질문과 문제

1. 영리병원에 대한 주요 비판점은 무엇인가?

2. 이론적 차원에서 영리병원과 비영리병원의 특성상 차이점을 기술하라.

3. 영리병원 구조의 장점에 대한 논란에 있어서 핵심적인 문제는 이윤동기가 서비스 품질과 저소득층 및 보험 미가입자의 접근성에 부정적 영향을 미치는지의 여부이다. 영리병원과 비영리병원 사이에 있어서 품질 및 접근성 면에서 뚜렷한 차이가 있는가? 실증적 증거는 어떠한가?(민간 비영리병원과 공공병원을 분명히 구분할 것)

4. 병원의 비영리구조 아래에서 영리추구 행위가 사라졌는지 설명하라.

5. 비용가산 가격책정방식을 설명하라. 이 방식은 공급자 행태에 어떤 영향을 미치는가?

6. 수평적 결합과 수직적 결합을 설명하고, 현재의 병원시장에서 각각의 사례를 들어보라.

참고문헌

AAMC Council of Teaching Hospitals: Geographic Listing, Washington, DC: Association of American Medical Colleges, 1999.

American Hospital Association, *Hospital Statistics 2005*, Chicago: AHA, October 2005.

Armen A. Alchian and Harold Demzetz, "Production, Information Costs, and Economic Organization," *American Economic Review* 62(5), December 1972, 777–795.

Thomas G. Cowing, Alphonse G. Holtmann, and Susan Powers, "Hospital Cost Analysis: A Survey and Evaluation of Recent Studies," in Richard M. Scheffler and Louis R. Rossiter, eds., *Advances in Health Economics and Health Services Research*, Vol. 4, Greenwich, CT: JAI Press, 1983, 257–303.

Patricia Danzon, "Hospital 'Profits': The Effects of Reimbursement Policies," *Journal of Health Economics* 1(1), May 1982, 29–52.

———, "Merger Mania," *Health Systems Review* 27(6), 1994, 18–28.

Allen Dobson, Joan DaVanzo, and Namrata Sen, "The Cost-Shift Payment 'Hydraulic': Foundation, History, and Implications," *Health Affairs* 25(1), January/February 2006, 22–33.

David Dranove, Amy Durkac, and Mark Shanley, "Are Multihospital Systems More Efficient?" *Health Affairs* 15(1), Spring 1996, 100–104.

David Dranove and Mark Shanley, "Cost Reductions or Reputation Enhancement as Motives for Mergers: The Logic of Multihospital Systems," *Strategic Management Journal* 16(1), January 1995, 55–74.

David Dranove, Mark Shanley, and Carol Simon, "Is Hospital Competition Wasteful?" *RAND Journal of Economics* 23(2), Summer 1992, 247–262.

David Dranove and William D. White, "Recent Theory and Evidence on Competition in Hospital Markets," *Journal of Economics and Management Strategy* 3(1), Spring 1994, 169–209.

Dan Ermann and Jon Gabel, "Multihospital Systems: Issues and Empirical Findings," *Health Affairs* 3(1), Spring 1984, 50–64.

Roger Feldman and Bryan Dowd, "Is There a Competitive Market for Hospital Services?" *Journal of Health Economics* 5(3), September 1986, 277–292.

Martin S. Feldstein, "Hospital Price Inflation: A Study of Nonprofit Price Dynamics," *American Economic Review* 61(5), December 1971, 853–872.

Abraham Flexner, *Medical Education in the United States and Canada*, Bulletin No. 4, The Carnegie Foundation for the Advancement of Teaching, Boston: D. B. Updike, 1910.

H. W. Frech III and Lee R. Mobley, "Efficiency, Growth, and Concentration: An Empirical Analysis of Hospital Markets," *Economic Inquiry* 38(3), July 2000, 369–384.

Martin Gaynor and Deborah Haas-Wilson, "Change, Consolidation, and Competition in Health Care Markets," *Journal of Economic Perspectives* 13(1), Winter 1999, 141–164.

Jack Hadley and John Holahan, "How Much Medical Care Do the Uninsured Use, and Who Pays for It?" *Health Affairs* – Web Exclusive, February 12, 2003, W3–66–81.

Philip Held and Mark Pauly, "Competition and Efficiency in the End Stage Renal Disease Program,"

Journal of Health Economics 2(2), August 1983, 95–118.

John K. Iglehart, "The Emergence of Physician-Owned Specialty Hospitals," *New England Journal of Medicine* 352(1), January 6, 2005, 78–84.

Emmett B. Keeler, Glenn Melnick, and Jack Zwanziger, "The Changing Effects of Competition on Non-Profit and for- Profit Hospital Pricing Behavior," *Journal of Health Economics* 18(1), January 1999, 69–86.

Daniel P. Kessler and Mark B. McClellan, "Is Hospital Competition Socially Wasteful?" *Quarterly Journal of Economics* 115(2), May 2000, 577–615.

Richard Kronick, David C. Goodman, John Wennberg, and Edward Wagner, "The Marketplace in Health Care Reform: The Demographic Limitations of Managed Competition," *The New England Journal of Medicine* 328(2), January 14, 1993, 148–152.

Lucette Lagnado, "One Critical Appendectomy Later, Young Woman Has a $19,000 Debt," *Wall Street Journal*, March 17, 2003, A1.

Harold S. Luft, James C. Robinson, Deborah Garnick, Susan C. Maerki, and Stephen J. McPhee, "The Role of Specialized Clinical Services in Competition among Hospitals," *Inquiry* 23(1), Spring 1986, 83–94.

John W. Mayo and Deborah A. McFarland, "Regulation, Market Structure, and Hospital Costs," *Southern Economic Journal* 55(3), January 1989, 559–569.

Lee R. Mobley, "Multihospital Chain Acquisitions and Competition in Local Healthcare Markets," *Review of Industrial Organization* 12(2), April 1997, 185–202.

Michael A. Morrisey, *Cost Shifting in Health Care: Separating Evidence from Rhetoric* Washington, DC: AEI Press, 1995.

——— and Jeffrey A. Alexander, "Hospital Participation in Multihospital Systems," in Richard M. Scheffler and Louis R. Rossiter, eds., *Advances in Health Economics and Health Services Research*, Vol. 7, Greenwich, CT: JAI Press, 1987, 59–82.

Joseph Newhouse, "Toward a Theory of Nonprofit Institutions: An Economic Model of a Hospital," *American Economic Review* 60(1), March 1970, 66–74.

Official National Hospital Blue Book, Atlanta, Georgia: Billian Publishing, Inc./Trans World Publishing, 2000.

Mark V. Pauly, "Nonprofit Firms in Medical Markets," *American Economic Review Proceedings* 77(2), May 1987, 257–262.

——— and Michael Redisch, "The Not-for-Profit Hospital as a Physicians' Cooperative," *American Economic Review* 63(1), March 1973, 87–99.

Steven C. Renn, Carl J. Schramm, J. Michael Watt, and Robert A. Derzon, "The Effects of Ownership and System Affiliation on the Economic Performance of Hospitals," *Inquiry* 22(3), Fall 1985, 219–236.

James C. Robinson and Harold S. Luft, "Competition and the Cost of Hospital Care, 1972 to 1982," *Journal of the American Medical Association* 257(23), June 19, 1987, 3241–3245.

———, "The Impact of Hospital Market Structure on Patient Volume, Average Length of Stay, and the Cost of Care," *Journal of Health Economics* 4(4), December 1985, 333–356.

———, Stephen J. McPhee, and Sandra S. Hunt, "Hospital Competition and Surgical Length of Stay," *Journal of the American Medical Association* 259(5), February 5, 1988, 696–700.

Rexford E. Santerre and Dana C. Bennett, "Hospital Market Structure and Cost Performance: A Case Study," *Eastern Economic Journal* 18(2), Spring 1992, 209–219.

Sol S. Shalit, " A Doctor-Hospital Cartel Theory," *Journal of Business* 50(1), January 1977, 1–20.

Frank A. Sloan, "Property Rights in the Hospital Industry," in *Health Care in America: The Political Economy of Hospitals and Health Insurance*, H. E. Frech

III, ed., San Francisco: Pacific Research Institute for Public Policy, 1988, 103–141.

———, "The Internal Organization of Hospitals: A Descriptive Study," *Health Services Research* 15(3), Fall 1980, 203–230.

———, Joseph Valvona, and Ross Mullner, "Identifying the Issues: Statistical Profile," in Frank A. Sloan, James F. Blumstein, and James M. Perrin, eds., *Uncompensated Hospital Care: Rights and Responsibilities*, Baltimore, MD: Johns Hopkins University Press, 1986, 16–53.

Rosemary Stevens, *In Sickness and in Wealth: American Hospitals in the Twentieth Century*, New York: Basic Books, 1989.

Christopher P. Tompkins, Stuart H. Altman, and Efrat Eilat, "The Precarious Pricing System for Hospital Services," *Health Affairs* 25(1), January/February 2006, 45–56.

Donald F. Vitaliano, "On the Estimation of Hospital Cost Functions," *Journal of Health Economics* 6(4), December 1987, 305–318.

Marvin Zelder, "How Private Hospital Competition Can Improve Canadian Health Care," Online Public Policy Source Paper No. 35, Vancouver, B.C.: The Fraser Institute, 1999.

제 10 장

의약품 시장

경제학자들이 의약품 시장을 분석하기 시작한 것은 1959년 키포버(Kefauver) 위원회의 의회조사로부터 제기된 문제에 관심을 갖게 되면서부터이다. 위원회가 관심을 가졌던 주요 쟁점들은 가격책정, 수익성, 경쟁, 제품의 안전성, 연구개발 지출 등이었다. 키포버 조사로부터 40년이 지났지만, 이 쟁점들은 아직도 여전히 그대로 남아 있다. 노인들이 지불하는 많은 본인부담금과 메디케어 및 메디케이드를 통한 정부 지출의 증가로 인해 우려가 제기되면서 오늘날 많은 의료개혁론자들은 총의료비지출을 억제하기 위한 노력의 일환으로 보다 엄격한 의약품 가격규제를 통해 제약산업을 개혁의 대상으로 보고 있다.

의료개혁 논쟁에 있어서 제약산업에 쏟아진 엄청난 관심에도 불구하고, 이 산업의 규모는 2006년의 경우 총의료비의 10.3%만을 차지하고 있어서, 실제로는 비교적 적은 편이다. 미국인들은 처방 의약품에 지출하는 돈의 두 배를 컴퓨터에 쓰고 있으며, 그 세 배를 자동차에 쓰고 있다. 이 수치는 스웨덴과 노르웨이를 제외하고는 모든 유럽 국가보다 작으며 미국에 비해 1인당 40%나 더 많은 돈을 의약품에 쓰고 있는 일본보다 훨씬 더 작다. 미국의 의약품 지출이 낮은 비율을 차지한다는 점은 현실을 오도하는 측면이 있는데, 이는 입원율이 낮은 근로연령 성인인구의 경우, 전체 의료비의 20%에서 25%를 의약품에 지출하고 있기 때문이다. 메디케어 및 메디케이드 서비스센터(CMS)는 2015년까지 총의료비에서 차지하는 약제비 비율이 11% 수준을 유지할 것으로 예측하고 있다. 설사 앞으로 의약품 지출의 증가가 완만해진다 해도, 이는 의료체계 내에서 가장 빠르게 증가하는 주요 부문으로 남아 있게 될 것이다. 메디케어 외래처방 의약품 프로그램의 확대가 가져올 효과는 차후의 10년간에 걸쳐 주요 블록버스터 의약품이 특허보호를 잃어버리게 됨에 따라 제네릭 의약품의 경쟁이 심해지면서 상쇄될 것이다.

이 장에서는 의약품 시장을 살펴보고자 한다. 연구개발(연구개발)과정, 특허의 역할, 세계시장에 있어서의 가격책정과 관련된 쟁점을 논의하면서, 이 산업의 구조에 대해 알아보기로 한다.

산업의 구조

전통적으로 미국은 전체 경제 안에서 이루어지는 연구개발의 방향에 대해 영향을 미치기 위해 민간부문이 주도하는 시장기구에 의존해 왔다. 제약산업은 신제품의 개발과정에 정부, 민간 자선기관 및 학계가 모두 긴밀하게 관여하는 흥미로운 사례연구의 기회를 제공한다. 대부분의 경우에 미국 정부는 통상적으로 제품의 상용화를 목적으로 하는 **응용연구**(applied research)를 거의 후원하지 않는다. 국립보건원(NIH)과 같은 정부소유의 연구소 네트워크 및 대학에 지급하는 보조금을 통해 정부와 민간 자선기관들은 기초지식의 획득을 목적으로 하는 **기초연구**(basic research)의 재원조달자로서 직접적인 역할을 수행해 왔다.

응용연구
제품의 상업화를 목적으로 하는 연구.

기초연구
기초지식의 창출을 목적으로 하는 연구.

기초연구는 매우 중요하다. Denison(1985)은 기초연구가 경제성장의 상당 부분을 차지하는 혁신적 기술의 근원이라고 주장한다. 제약산업에 있어서 미국의 선도적 지위는 최소한 부분적으로라도 기초연구에 전념해 왔기 때문이지만 제약산업의 궁극적 성공은 신약을 발견하고 개발해서 출시하는 능력에 달려 있다.

http://
국립보건원(National Institute of Health)은 세계 최고의 생의학 연구센터이며 미국 내 생의학 연구의 중심이다.
http://www.nih.gov/

기술시대에 있어서 연구의 역할

제약산업은 생명을 구하고 삶의 질을 개선하는 신화학물질(new chemical entities, NCE)을 발견하기 위해 거의 전적으로 연구개발에 매달리고 있다. 정부의 가격규제로 인해 많은 시장에서 가격이 하락하는 환경하에서 혁신적 연구와 새로운 화합물의 발견은 점점 더 중요해지고 있다. 2006년에 연구개발 지출은 552억 달러였다. 제약산업에서 전 세계의 총연구개발 지출 중 약 80%는, 기업들이 혁신하지 못하면 도태될 수밖에 없는 미국에 집중되어 있다.

http://
미국제약연구 및 제조업자협회(Pharmaceutical Research and Manufacturers of America, PhRMA)는 제약분야 연구와 개발 중인 의약품에 관한 사실과 그림들을 제공한다.
http://www.phrma.org

신약 개발에 있어 미국의 우위는 명백하다. Weidenbaum(1993b)이 보고한 미국 제약업회의 자료를 보면 1940년과 1990년 사이에 미국 시장에 출시된 1,265종의 신약 중에서 60% 이상이 미국 기업에 의해 개발되었다. 89종의 신약을 출시한 스위스가 2위를 차지하였고 그 뒤를 영국, 독일과 프랑스가 따르고 있다. 더욱이, 1975년과 1994년 사이에 전 세계적으로 도입된 152개 의약품 중 45%가 미국에서 개발되었다. 영국이 14%를 차지하였고, 스위스가 9%, 일본과 독일이 각각 7%를 차지하였다(PhRMA, 2000). 이런 경향은 앞으로도 계속될 것 같다. 2005년도에 미국에서 개발된 화합물은 2,700종이 넘었는데, 이 규모는 EU 전체의 2배이고 일본의 5배에 달하는 것이다. 한때 번창했던 유럽의 제약산업은 미국으로 이동하고 있다. 1995년 이래 파마시아(스웨덴), 노바티스(스위스), 아벤티스(프랑스/독일) 및 글락소 스미스클라인(영국) 등이 회사의 일부를 미국으로 이전시켰다.

판매수익률
판매를 통해 세후 이윤을 얻는 기업의 능력을 측정하는 재무지표로서, 세후 이윤을 총판매액으로 나누어 계산함.

제약산업의 수익성을 결정하는 주요인은 신약의 출시이다(Baily, 1972). 시장에 출시된 기간이 길면 길수록 **판매수익률**(return on sales)은 낮아진다. 제약회사는 기존 의약품으로부터는 정상이윤을, 신약으로부터는 그 이상의 초과이윤을 얻고 있다. 신화학물질을 발견하는 것이 매우 중요하기 때문에 제약회사들은 판매액 중에서 상당한 비율을 연구개발에 지출하고 있다. 유명 브랜드의 제약회사들은 연구개발에 평균적으로 13%를 지출하고 있지만 바이오테크 기업들은 평균 25%를 지출하고 있는데, 이 수치는 다른 기술기반산업에 비해 월등히 높은 것이다. 비교해보면, 항공 및 국방산업의 경우에는 3.9%를, 원격통신산업의 경우에는 6.4%를 지출한다. 의약품을 제외한 미국산업의 평균은 겨우 4.1%에 불과하다. 1997년에 연구개발 지출 상위 20개 기업 중 9개 기업이 제약회사였다.

미 식품의약품청(FDA)은 2006년도에 **신물질신약**(new molecular entities, NME)이라고 부르는 신약 18종, 11종의 신생물 의약품(new biologics), 79종의 추가신약(additional new medicine)을 포함하여 108종의 신약을 승인하였다. 이들 29개의 NME와 생물의약품은 전 세계적으로 수백만 명이 앓고 있는 15종의 다른 질환을 타깃으로 한다. 이들 중에는 당뇨병 치료제, 노령으로 인한 시력상실, 만성협심증, HIV, B형 간염, 위궤양, 독감, HPV가 포함되어 있다. FDA는 1980년 이래 미국에서 사용될 500개 이상의 신약을 승인하였다. 이 중에서 오직 20개만이 안전성을 이유로 승인이 취소되었다.[1]

1970년대 중반 이전에는 제약연구가 주로 시행착오를 통해 이루어졌다. 천연물질이 흙 샘플(dirt sample)이나 식물로부터 추출된 다음 어떤 일이 일어나는지 보기 위해 동물에게 주입되었다. 연간 판매액이 1억 달러에 달하는 약품 1종을 개발하기 위해 60,000종이나 되는 후보물질이 조사되었다. 1970년대 후반이 되어서야 과학자들은 체내에서 생화학적 반응을 차단하거나 일으키는 수용체(receptor)의 역할에 대해 이해하기 시작했다. 이렇게 되자 수용체에 맞는 분자를 만드는 일이 가능해졌다. 이런 방식으로 개발된 최초의 화합물 중 하나가 스미스클라인사가 개발한 타가메트(Tagamet)였다. 이 궤양 치료제는 산을 분비하는 장내 히스타민 수용체를 차단하는 방식으로 작동하였다. 이 약은 통상적인 제산제보다 월등히 효과적인 것으로 나타나면서, 위궤양 수술의 필요성이 사실상 사라져 버렸다.

1986년에 타가메트는 출시한 지 10년도 안 되어 전 세계적으로 연간 10억 달러

---

1 이 중에서 머크(Merck)사의 블록버스터 바이옥스(Vioxx)는 가장 최근의 취소 사례인데, 약의 사용에 따른 합병증이 문제가 되었다. FDA에 의하면, Vioxx는 1999년과 2003년 사이에 미국 내 27,000건 이상의 사망원인인 것으로 추정된다. 2005년까지 미국과 영국에서 머크사에 대해 4,000건 이상의 소송이 제기되었다.

이상이 팔려나간 최초의 약이 되었다. 1992년까지 4종의 약이 이 블록버스터 지위에 올랐다. 1998년에는 29종이, 2000년에는 55종의 약이 블록버스터였다. 2005년에 전 세계적으로 가장 많이 팔린 두 약은 모두 콜레스테롤 수치를 낮추어주는 약이었는데, 파이저사(Pfizer)의 리피토(Lipitor)가 84억 달러어치 팔렸고, 머크사의 조코(Zocor)가 44억 달러어치 팔려 나갔다. 또한 아스트라제네카사가 생산한 가슴앓이 약인 넥시엄(Nexium)이 44억 달러의 판매고를 올렸다. 심장병 치료제인 플라빅스(Plavix)는 브리스톨 마이어스 스퀴브(Bristol-Myers Squibb)사와 사노피 아벤티스(Sanofi-Aventis)사가 공동으로 생산했는데, 35억 달러의 판매고를 올렸다. 실제로 전 세계 판매 순위에서 상위 20개 약들은 모두 20억 달러 이상의 판매 수입을 올렸다.

의료제공의 쟁점

희귀의약품

신약개발 비용이 엄청나기 때문에 제약회사들은 **특허**(patent)법을 통해 지적 재산권을 보호하고 있다. 특허권은 일정한 기간, 통상 20년간 제품 생산의 배타적 권리를 부여한다. 전형적인 신약의 개발기간이 12년에서 15년 정도로 매우 길다는 사실은 특허권을 통해 시장으로부터 얻는 편익이 보통 5년에서 8년 정도에 불과하다는 것을 의미한다.

특허
일정 기간, 보통 20년간 어떤 재화를 공급하는 배타적 권리로서 특허기간 중 사실상의 모든 경쟁을 제거함으로써 진입장벽으로 기능함.

이러한 원칙의 중요한 예외는 희귀한 질병(FDA의 기준으로 환자수가 200,000명 이하인 질병으로 정의됨)을 치료하는 데 쓰이는 '희귀의약품(orphan drug)'의 지위를 얻는 경우이다. 1983년에 의회는 상업적 가치가 제한되어 있는 약의 개발을 촉진하기 위해 희귀의약품법(Orphan Drug Act)을 통과시켰다. 이 지위를 얻게 되면 이 약의 마케팅을 독점적으로 할 수 있는 권리가 부여된다. 1984년에 법이 개정되면서 제약회사들은 시장성이 있는 희귀의약품 지위를 얻는 것이 더 쉬워졌다. 예를 들어, 태평양의 주목나무 껍질에서 만들어지는 탁솔(Taxol)은 1992년에 난소암 치료제로 승인되었다. 이 암을 가진 여성이 30,000명에 불과했으므로 이 약이 희귀의약품의 지위를 얻은 것은 문제가 없어 보인다. 그러나 탁솔이 희귀의약품 지위를 얻기 이전부터 이 약의 시장 잠재력은 난소암 치료제를 훨씬 뛰어넘는 것이었다. 미국 암협회는 탁솔의 상업적 잠재력이 악성 흑색종, 유방암, 폐암 등 다른 암으로도 확장될 수 있으며 그 잠재적인 환자수는 300,000명을 넘을 것으로 추측하였다. 현재 탁솔의 연간 판매수입은 10억 달러를 상회하고 있다.

희귀의약품으로서의 지위 없이 개발되었을 화합물이 이러한 지위를 얻게 되면 제약회사는 생산을 보장하기 위해 필요한 최소한의 비용을 초과하는 경제적 지대를 엄청나게 얻을 수 있는 입장에 있다. 분명히 어떤 약은 이러한 지위에 관한 규정이 없다면 결코 개발되지 않을 것이다. 그러나 가장 잘 팔리는 두 가지 바이오테크 약인 에포젠(Epogen)과 트로프로핀(Tropropin)은 희귀의약품이다. 에포젠의 판매액은 2005년에 약 30억 달러에 달함으로써 시장에서 가장 성공적인 바이오테크 약이 되었다.

출처: Suzanne Tregarthen, "Pharmaceutical Firms Seek Monopoly Protection from the U.S. Government," *The Margin*, Fall 1992, 50–51; *CMS Health Care Industry Market Update: Pharmaceuticals*, January 10, 2003, available at http://www.cms.hhs.gov/marketupdate.

의료제공의 쟁점

생명공학: 공정한 가격은 얼마인가?

우리가 유전자접합(gene splicing)에 대해 갖고 있는 인상은 대부분 할리우드 영화로부터 얻은 것이다. 선사시대의 모기 DNA 파편에서 공룡을 복제하는 일은 재미있는 공상과학의 허구이지만 생명공학 연구의 현재 상태를 보다 현실적으로 평가해보면 매우 중요한 상업적 적용의 잠재력이 드러난다.

생명공학은 인간신체와 질병의 기초적 기능을 이해하기 위한 시도이다. 산업으로서 생명공학은 비교적 최근에 등장하였다. 1970년대 초에 과학자들은 유전자를 식별해내어 신체가 질병으로부터 그 자신을 보호하는 특정 단백질을 만드는 데 이용하는 기술을 개발하였다. 1980년의 대법원 판결은 생명공학이 하나의 산업이 되기 위한 길을 열어 놓았다. 대법원 판결에 의하면 과학자들은 유전자접합을 통해 새로운 유기체나 세포가 될 때 개발되는 새로운 생명 형태에 대해 특허를 취득할 수 있었다.

오늘날 1,300개가 넘는 바이오테크 기업에서 전국적으로 100,000명 이상을 고용하고 있다. 이 산업이 아직은 흑자로 돌아서지 못하고 있지만 투자자들은 매년 암, AIDS, 심장병 등의 질환에 대한 치료방법을 찾는 데 수십억 달러의 자본을 쏟아붓고 있다. 성공의 대가는 아주 높다. 암젠(Amgen)은 빈혈에 대항하는 단백질인 EPO(EPO(erythropoietin)는 적혈구 생성인자로 적혈구의 생산을 촉진하는 호르몬이다—역자 주)의 연간 공급에 대해 4,000달러에서 6,000달러를 받는다. 제넨테크(Genentech)사가 판매하는 인간 성장 호르몬의 가격은 연간 18,000달러에 달한다.

젠자임 주식회사(Genzyme Corporation)가 생산하는 고셔병(Gaucher's disease) 치료제 세레다제(Ceredase)만큼 약의 가격책정과 관련된 딜레마를 잘 보여주는 사례도 없다. 고셔병은 세포 내에 축적되어 있는 지방을 분해하는 데 필수적인 효소를 신체가 생산해내지 못하는 희귀한 유전 질환이다. 치료하지 않은 채 내버려 둔다면, 신체의 기능이 쇠퇴하고, 주요 장기가 비대해지며, 관절이 악화된다. 세레다제는 효소를 공급함으로써 손상을 막아주지만, 이를 위해서는 평균적으로 연간 150,000달러의 비용을 부담해야 하며, 치료의 초기에는 연간 300,000달러나 든다. 세레다제는 그 생산비용이 엄청나다. 이 약은 인간의 태반에서 추출되는데, 환자 1명이 연간 사용하는 양을 생산하기 위해서는 20,000개 또는 27톤의 태반이 필요하다. 현재 이 질환을 갖고 있는 환자 1,100명이 치료를 받고 있으며, 이를 위해서는 연간 30,000톤의 태반이 필요하다.

생산비용이 워낙 많이 들기 때문에, 젠자임사는 1994년에서야 그 개발비용을 모두 회수하고 손익분기점에 도달하였다. 특허가 만료되는 2002년에 이 회사는 그 투자에 대하여 25%의 세후수익률을 올렸다. 이 25% 수익률은 너무 높은 것일까, 아니면 투자자를 유인하기 위해서 이 정도는 필요한 것일까? 비판자들은 연방정부의 국립보건원(NIH)이 과학적 연구의 상당 부분을 수행했으며, 젠자임사가 한 일이라고는 '땅 짚고 헤엄친 것'뿐이라고 주장한다. 1994년에 젠자임사는 이 약의 유전공학 버전인 세레자임(Cerezyme)을 개발하였는데, 이 약은 질병과정 그 자체를 표적으로 한다. 세레다제와 세레자임 모두 희귀의약품으로 개발되었으며 따라서 상당히 고가이다.

핵심개념 5
시장과 가격결정

산업으로서의 생명공학은 겨우 20년밖에 되지 않았다. 새로운 유전학적 발견이 이루어질 때 그 경제적 의미가 언제나 분명하지는 않다. 기초연구를 통한 발견과 그 상업적 적용은 별개이며 대부분 대단히 복잡한 문제이다. 정당한 가격은 얼마일까? 주요 장기와 관절의 손상을 복구하기 위한 고가의 수술을 안 받아도 되는 고셔병 환자에게 물어볼 일이다.

출처: Elyse Tanouye, "What's fair?" *Wall Street Journal*, May 20, 1994, R11; Michael Waldholz, "An Industry in Adolescence," *Wall Street Journal*, May 20, 1994, R4; and Genzyme's Web site at http://www.genzyme.com/.

http://

미 식품의약품청(Food and Drug Administration)의 활동은 다음의 웹사이트에서 찾아볼 수 있다.
http://www.fda.gov

연구개발 과정 성공적인 신약의 잠재적 이윤은 대단하다. 이는, 적어도 부분적으로는, 신화학물질(NCE)을 발견한 기업에게 독점적 권리를 부여하는 특허 보호 때문이다. 이러한 고수익의 잠재력은 화학적 화합물이 약국의 선반 위에 자리를 잡을 확률이 대단히 낮다는 점에 의해 상쇄된다. 신약이 식품의약품청(FDA)의 승인을 얻을 가능성은 엄청나게 낮다. 평가의 대상이 되는 5,000종의 화합물 중에서 250종만이 전임상시험 단계(preclinical testing phase)까지 가며 되며, 이 중 5종이 인간에게 시험을 거치게 되고, 시판을 위해 승인되는 것은 하나뿐이다. 승인된 약으로부터 이윤을 얻을 가능성은 더욱 낮아서 오직 30%만이 평균적인 연구개발 지출을 충당할 만큼의 판매실적을 올릴 뿐이다.

신약 승인을 위한 전형적인 연구개발 과정은 대략 12년에서 15년이 걸리는데, 이는 1964년에 걸렸던 6.5년의 약 두 배이다. 시험은 순차적으로 진행되며, 과정을 계속 진행시킬 것인지의 여부를 결정하기 위해 약의 상태는 정기적으로 검토된다. 표 10.1에는 의약품의 연구개발 과정에 있어서 각 단계가 요약되어 있다.

연구개발 과정의 전임상시험 단계에는 질병치료의 신개념을 개발하기 위해 수행되는 상당한 규모의 발견 연구(discovery research)가 포함된다. 이 단계는 새로운 화학적 화합물이 생물학적 시스템에 원하는 변화를 가져올 수 있는지의 여부를 파악하기 위한 합성 및 추출 단계가 포함된다. 새로운 화합물이 합성되면 실험실에서 약리활성도(pharmacological activity)와 독성 여부를 검사하며, 합성된 5,000종의 화합물 중에서 약 5%에 해당하는 250종만 나중에 동물시험이 행해진다(Weidenbaum, 1993b). 만일 유망한 화합물이 나타나면 제약회사는 FDA에 신약(Investigational New Drug, IND)을 신청한다. 30일 후에 제약회사는 인간에 대해 3단계의 임상시험을 시작할 수 있도록 허용된다.

표 10.1 의약품 연구개발 과정의 단계

시험단계	평균 기간(년)	2005년도 지출(10억)
발견-전임상시험	6.5	$10.3
임상시험		
1단계	1.5	2.3
2단계	2.0	4.7
3단계	3.5	10.2
FDA 검토	1.5	2.8
판매 후 시험-4단계*	—	5.3
기타	—	4.4
합계	15.0	39.9

출처: Pharmaceutical Research and Manufacturers of America, *New Drug Approvals in 2006*, March 2007.

* FDA에 의해 요구받은 추가적 시험.

FDA는 동물시험을 마친 250종의 화합물 중에서 약 5종, 즉 2%만을 3단계의 인간시험을 할 수 있도록 승인한다. 임상 1단계 시험(Phase I testing)은 약의 안전성 프로화일, 즉 인간에 대한 독성, 흡수 및 분포, 안전한 용량, 대사 효과, 화합물에 대한 인간의 내성을 확립하기 위해 필요한 기타 정보 등을 정하기 위해 보통 20명에서 100명에 이르는 소수의 건강한 자원자를 대상으로 이루어진다. 임상 2단계 시험은 약이 도움을 줄 수 있는 100명에서 500명 사이의 소수의 자원 환자를 대상으로 시행되는 두 번에 걸친 통제 임상시험(controlled clinical trial)의 첫 번째이다. 이 단계에서 검토되는 1차적 쟁점은 효능과 안전성이다. 마지막 개발단계는 병원과 외래 환경에서의 대규모 시험이며, 보통 1,000명에서 5,000명 사이의 환자가 참여한다. 대규모의 환자를 활용하는 임상 3단계 시험에서는 FDA가 시판을 승인했을 때의 실제 용법을 유사하게 재현함으로써 필수적인 효과성과 안전성 정보를 얻게 된다.

모든 임상시험 기간에 걸쳐 동물에 대한 장기적 독성 실험이 추가적으로 수행된다. 이 실험의 목적은 화합물이 기형아를 낳게 하거나 발암 효과가 있지 않는지를 확인하는 것이다. 이와 동시에 약에 대한 잠재적인 수요를 충족시킬 만큼 충분한 양의 화합물이 제조될 수 있는지를 알아보기 위해 제형화 작업과 과정 개발이 이루어진다. 만일 제약회사가 임상 연구를 통해 축적된 정보가 만족스럽다면, FDA에 신약허가 신청서(New Drug Application, NDA)를 제출하게 된다. NDA는 보통 100,000페이지가 넘으며 임상시험을 통해 얻은 모든 과학적 정보가 담겨 있다. 법에는 FDA가 한 가지의 NDA를 6개월 이내에 검토하도록 명시되어 있지만, 실제로 이 과정은 1년 반 정도 걸린다. FDA가 인간이 사용하기 위해 최종적으로 승인하는 화합물은 임상시험 단계에 도달한 5종 가운데 하나에 불과하다.

일단 승인되면 이제 신약은 사용이 가능해진다. 마케팅이 시작될 때조차도 제약회사는 시험과정을 계속하는데, 이는 사망을 포함하여 건강상 위해를 추적함으로써 그 결과를 FDA에 보고하기 위함이다. 어떤 경우에는 FDA가 약의 장기적인 효과를 파악하기 위한 추가적인 시험을 요구하기도 하는데, 이를 임상 4단계 시험이라고 한다.

신약개발의 전 과정에는 오랜 시간과 많은 자금이 투입된다. DiMasi와 동료들(2003)은, 1983년부터 1994년 동안 최초로 인간에게 시험적으로 사용된 538개의 신약을 연구했는데, 이 중에서 15%만이 시판을 승인받았다. 이들은 승인된 신약의 평균 직접비용이 4억 300만 달러였으며, 완전자본화 비용(fully capitalized cost)은 2000년에 8억 200만 달러라고 추정하였다. 비용은 연평균 7.4%의 증가율로 변화하므로, 2001년에 시작된 신약 개발에는 9억 7천만 달러의 직접비용이 들어가며 FDA 승인까지 평균 12년의 기간 동안에 19억 달러의 완전자본화비용이 들어간다

(자본화비용은 추후 회사에 양의 현금흐름을 불러일으킬 수 있는 가능성이 높은 지출을 손익계산서에서 비용으로 처리하지 않고 대차대조표에서 무형자산으로 처리하는 것으로 이 자본화비용을 통해 미래의 어느 시점에서 매출이 실현되면 그때 비로소 비용으로 처리한다—역자 주).

혁신에 대한 정책 정부는 오랫동안 혁신(innovation)의 촉진에 대해 관심을 가져왔다. 17세기 영국으로 거슬러 올라가는 법령은 발명가에게 특별한 독점적 권리를 부여함으로써 혁신을 보상하였다. 미국의 특허제도는 신세계의 개척자들이 개인적인 신제품 개발자(innovator)에게 보상하는 것이 사회 전체에 이득이 된다는 점을 인식하기 시작하면서 만들어졌다. 그리고 특허정책은 결국 미국 헌법에 성문화되었다. 헌법 제1조 8항은 의회에 "일정한 기간 동안 저술가와 발명가에게 자신들의 저술과 발명에 대한 배타적 권리를 부여함으로써 과학과 유용한 기술의 진보를 촉진할" 권한을 부여하고 있다. 때로는 정책적 변화가 그 시행보다 먼저 일어나기도 하는데, 발명가가 제출한 발명이 특허보호에 적합한지를 결정할 수 있는 권한이 실제로 미국 특허청(U. S. Patent Office)에 부여된 것은 1836년의 일이었다.

의약품에 대한 규제가 FDA의 업무가 된 것은 20세기 초의 일이다. 처음에는 약의 안전성이 관심대상이었다. 그러다가 1962년에 키포버-해리스(Kefauver-Harris) 의약품 수정조항이 통과되면서 규제의 범위가 안전성뿐만 아니라 효과성으로까지 확대되었다. 유럽에서 12,000명 이상의 기형아 문제를 낳았던 탈리도마이드 신경안정제(thalidomide tranquilizer)가 가져 온 충격의 여파 속에서 채택된 키포버(Kefauver) 수정조항은 특정 질병이나 의학적 증상의 치료에 있어서 의약품의 효과성을 제약회사가 증명하도록 요구하였다. 더욱이 인간에 대한 임상 2단계 시험 및 3단계 시험에 있어서 신약 연구에 대한 엄격한 통제권한을 FDA에 부여하였다. DiMasi 와 동료들(2003)은, 이 두 단계의 인간에 대한 실험이 신약 승인에 들어가는 자본화 임상비용(capitalized clinical cost) 4억 6,700만 달러의 약 3/4을 차지하는 것으로 추정하였다. 의약품 규제의 이 한 가지 측면이 신약물질 개발비용의 절반 정도를 차지하고 있는 것이다.

1984년 약가경쟁과 특허기간 복원법(Drug Price Competition and Patent Term Restoration Act)의 통과는 특허법상 가장 심대한 변화를 가져왔으며, 동시에 제약산업에도 엄청난 충격을 가져 왔다. 해치-왁스만 법(Hatch-Waxman Act)은 의약품 특허의 유효기간을 5년까지 연장하였으며 동시에 제네릭 의약품의 시장 진입을 더욱 용이하게 하였다. 특허기간을 연장한 것은 규제 과정이 늘어나는 데 따라 특허기간이 줄어드는 것을 부분적으로 되돌리기 위한 것으로서, 이는 신약 허가신청에 대한 FDA의 검토기간과 임상시험에 소모되는 시간의 절반을 합한 것이 된다. 해치-왁스만 법 이전에는 제네릭 의약품을 생산하는 제약회사는 그들의 신약 허가신청을 뒷받침하는 안전성 및 효과성 증거를 별도로 제출하도록 요구받았다. 새로운 법이 통과된 결과, 제네릭 회사가 기존의 오리지널 의약품에 대한 생물학적 동등성을 보일 수만 있다면 오리지널 회사가 제출한 원래의 안전성 및 효과성 증거를 사용할 수 있게 되었다. 이러한 약식 신약 허가신청(Abbreviated New Drug Application, ANDA)은 신청절차를 최소한 2년 단축시키고 수백만 달러를 절감함으로써 기존의 요구에 비하면 저비용 대안이었다(Grabowski and Vernon, 1986). 이 법이 통과된 이래 단위용적(unit volume)의 제네릭 비중은 19%에서 50% 이상으로 급증하였다. 최근에는 특허 만료 몇 달 전이 되면 오리지널 의약품의 시장 점유율이 현저하게 떨어지는 현상이 나타난다.

1993년 GATT하의 우루과이 라운드로 인해 국제적 재산권은 더욱 강화되었다. 개발도상국의 특허 침해는 무역협상에 있어서 중요한 쟁점으로 다루어졌다. 우루과이 라운드는 지적 재산의 무역 관련 측면(Trade-Related Aspects of Intellectual Property, TRIP)에 관한 협정을 체결했는데, 이는 다른 국가들의 특허정책에 있어 큰 변화를 가져왔다. 미국 국내 정책에 있어서 가장 중요한 변화는 특허 기간을 변경한 것인데, 기존에는 특허가 부여된 시점으로부터 17년간이었지만 이제는 신청 시점으로부터 20년간으로 바뀌었다. 다른 주요 변화로는 특허 보유자에게 특허를 침해한 제품의 수입을 금지하는 권리를 부여한 것과 일부 필수의약품에 대한 재산권을 특허 보유자가 포기하도록 하는 강제적인 인가정책(licensing policy)의 사용을 제한한 것 등이다(Jaffe, 2000; Barton, 2004).

특허 특허제도의 목적은 특허제품 및 관련 정보의 보급과 부합되는 연구개발에 대해 적절한 보상을 보장하는 것이다. 특허의 경제적인 근거는 연구개발의 1차적 산물인 과학적 지식이 공공재의 속성을 갖고 있다는 점에 기초하고 있다(Levin, 1986). 특허가 독점가격의 왜곡을 가져오기는 하지만, 이러한 단점은 발명가나 저술가가 그 자신의 발명품 등을 판매함으로써 얻는 수입을 통해 그 보상을 스스로 창출하며 나라의 조세수입에 의존하지 않아도 된다는 이점에 의해 상쇄된다고 초기 미국인들은 생각했다.

Spence(1984)는 연구 및 개발에 대한 대규모 투자와 관련된 시장실패를 낳는 세 가지 쟁점을 식별하였다. 첫째, 연구 및 개발의 가치는 연구개발의 산물에 대해 구매자가 얼마나 지불할 의사가 있는지에 의해 결정되며, 총수입은 총량 면에서나 한계적으로나 모두 사회적 편익을 과소평가한다. 그러므로 어떠한 외부적 도움도 없이 자력으로 나타난 시장 결과(market outcome)가 어떤 의미에서든 적정하리라고 간주할 **선험적**(a priori) 이유가 없다. 둘째, 연구개발에는, 특히 의약품의 개발에는 보통 상당한 규모의 고정비용이 발생하므로, 불완전경쟁 및 그에 따른 결과가 해당 산업의 특성이 될 것이다. 셋째, 연구개발에 대한 대규모 투자에는 흔히 무단사용 가능성(appropriability) 문제가 발생하는데, 이로 인해 기업이 연구개발을 수행할 유인이 줄어들게 된다.[2] 이미 많은 사람들이 지적했지만, 독점문제를 일으킴으로써 연구개발의 유인문제를 해결하는 것은 한 가지의 비효율을 다른 비효율로 바꿔치기하는 것에 불과하다.

오늘날의 경제학은 특허의 단점을 더 잘 파악하고 있다.

- 특허는 그 보유자에게 발명이 창출하는 사회적 잉여를 이전해 주지 않는다. 소비자 잉여가 완전히 실현되지 못한다는 것은 발명에 대한 유인이 비효율적으로 낮다는 것을 의미한다.
- 발명을 즉각 절취당했던, 또는 효과적으로 빼앗겼던 것으로 유명한 루이 다게르(Louis Daguerre; Daguerreotype)와 일라이 휘트니(Eli Whitney; cotton gin)의 경험은 다른 사람에 의해 절취될 수 있는 발명의 경우에는 특허가 아무런 방어수단이 되지 못한다는 것을 보여주고 있다(Kremer, 1998). 일단 제품이 생산되고 나면 의약품 지식은 손쉽게 역으로 재현될 수 있다.
- 특허제도는 특허로 인해 야기되는 긍정적인 외부효과를 고려하지 못한다. 다게르의 촬영과정은 사진의 광범위한 발전을 촉진하는 데 엄청난 영향을 미쳤지만, 이런 긍정적 외부효과는 발명가가 전혀 획득하지 못하였다. 신약의 경우, 도용 가능성이 불완전함으로 인해 발생하는 지식 파급(knowledge spillover)은 연구개발에 대한 유인을 감소시킨다. 의약품 생산에 요구되는 지식의 한계비용은, 과학적 지식의 전파에 필요한 비용만으로 구성되기 때문에 거의 0에 가까운 경우가 많다.
- 마지막으로, 그 속성상 특허는 독점적 지대(地代)를 창출해낸다. 이는 연구 유인을 왜곡하며 다른 기업들로 하여금 독점적 지대를 얻기 위해 특허 보유자보다 싼 값에 팔 수 있는 모방 제품을 만들어내려는 비효율적인 노력을 조장한다.

특허가 어느 정도 도용 가능성 문제에 대해 대응을 하기는 하지만, 그 보호의 정도가 완전하지는 않다는 점을 다시 한 번 강조하고 싶다. 진입장벽으로서의 능력에 있어서 특허는 완전 대체재를 공급하는 비용을 증가시키기는 하지만, 동일한 의학적 증상을 치료하는 유사 약품의 개발을 완전히 배제하지는 못한다(Waterson, 2000). 2000년에 위궤양 치료제 특허 항목 아래에 6종의 프로톤 펌프 억제제(proton pump inhibitors)와 6종의 히스타민 H2 수용체 길항제가 있었다.

http://

브리스톨 마이어스 스퀴브(Bristol-Myers Squibb)사는 최근 『Southern Living』에 여러 페이지에 걸친 광고를 실었는데, 이 광고는 최초의 심장발작을 예방하는 데 도움이 되는 콜레스테롤 억제제인 프라바콜(Pravachol)에 관한 것이다. 다음의 웹사이트에서 확인하라.
http://www.pravachol.com

2 많은 발명이 쉽게 역순으로 재현되기 때문에 복제하기가 쉬우며, 이로 인해 경쟁자는 정상적으로는 원래 발명가의 소유로 간주되는 재정적 수익을 횡령하거나 또는 절취하는 것이 가능하다.

콜레스테롤 치료를 위한 특허 의약품은 7종이, 특허를 받은 항우울제는 5종이 있었으며, 고혈압 치료제로서 특허 의약품은 27종이나 되었다(MedAdNews, 2000). 동종 의약품 안에서의 경쟁 가능성을 생각해보면, 최초로 시장에 진입한 약의 이득은 두 번째 약이 승인될 때까지만 가능한 임시적인 것이다. 대부분의 의약품 종류에 있어서 경쟁자는 단기간 내에 복제품이나 아주 가까운 대체재를 개발해 낼 수 있다. 특허를 신청하고 부여받는 과정은 시장에서 얻을 지대에 대한 전망과 결합될 때, 추가적인 혁신을 촉진하는 데 충분한 과학적 지식을 때때로 노출시킨다. 심지어 시장이 독점적 경쟁(monopolistic competition)의 구조라고 해도 특허는 자원 배분 문제를 일으키고, 신약 개발자에게 시장 지배력을 부여하며, 가격의 왜곡을 초래한다.

이런 딜레마에 대한 당연한 대응은, 한계비용 가격책정(MC pricing)의 단기 효율성과 혁신에 대한 장기적 유인 사이의 최적 균형을 가져다 줄 시스템을 만들기 위해, 특허의 원칙을 조정하면 과연 사회적 후생이 증진될 수 있는지의 여부를 알아보는 것이다. 안타까운 일이지만, 사회적 후생의 증가를 위해 전통적인 관점에서의 특허 제도에 대한 미세조정이 가능할 것 같지는 않다(Scotchmer, 1991). 정책 당국이 사용할 수 있는 수단들의 수가 바람직한 목적을 달성하기 위한 특허법의 범위를 제한하고 있기 때문이다. 특허기간의 연한(의약품의 경우 20년)과 함께 보호의 범위(breadth of protection)도 정책을 제약하고 있는데, 이는 제2세대 기술이 특허를 침해할 가능성과 연관이 있다. 미국과 캐나다의 우선권 규정(priority rule)처럼 특허가 과연 최초로 발명한 사람에게 보상할 것인지, 아니면 나머지 국가들의 경우처럼 최초로 적용한 사람에게 보상할 것인지의 여부는 제한된 수단(restricted instrument)으로 남아 있다.

약품가격에 미치는 특허의 효과

특허제도를 통해서 지적 재산에 대해 특별한 대우를 해주는 것은 약품 가격을 왜곡하고, 지불수단을 갖지 못한 환자들에 대한 치료법의 선택 대안을 제한하며, 미국의 소비자들이 처방약에 지나치게 많은 돈을 지불하도록 만들고 있다. 캐나다에서 구입할 수 있는 일부 오리지널 의약품의 가격이 미국보다 낮다는 사실로 인해 많은 사람들이 미국의 높은 가격을 타깃으로 삼는 공공정책적 대응을 주장하고 있다.

특허를 부여한다는 것은 신제품 개발자에게 독점력, 즉 제품의 가용성을 제한하고 가격을 한계비용 이상으로 책정할 수 있는 능력을 제공한다는 것을 의미한다. 처방 약품에 대한 우하향하는 수요곡선 D_1에 직면한 약품의 특허 보유자는 Q_1에서 산출량을 정하고, P_1의 가격을 책정할 것이다. 한계비용 C_1(MC가 일정하

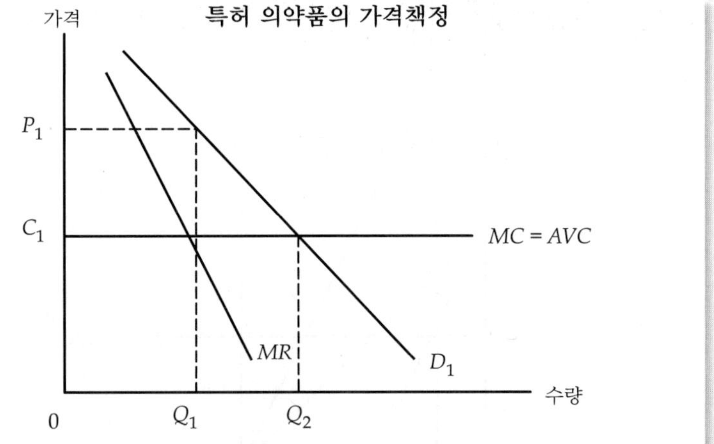

다면 평균가변 비용 *AVC*와 동일한 수준)에서 약의 가격이 결정되는 경쟁적 시장에서는 후생이 증진되는데, 이때 산출량은 Q_2로 증가하고 생산자는 정상이윤만을 벌 수 있다.

약가에 대한 보험의 효과 본인부담 조항이 있는 처방약제 보험이 도입되면 독점공급자는 본인부담에 역비례해서 약가를 인상하는 반응을 보일 것이다. 예를 들어, 본인부담률이 50%라면 독점공급자는 최초의 두 배 수준으로 가격을 올릴 것이다. 독점공급자는 오로지 이윤이 증가할 때만 최초의 생산량 수준에서 이동하여 수요곡선 상의 가격-수량 점을 조정하려 할 것이다(Grinols and Henderson, 2007). 다음의 그림에서 보험이 없을 경우의 소비자 수요는 P_1과 Q_1의 균형점이 나타나는 D_1이다. 50%의 본인부담률이 있어서 비용의 절반을 보험에서 부담하는 경우, 수요는 D_2로 증가하고 가격은 P_2로 거의 두 배나 오르게 된다.[3]

이러한 독점공급자의 반응은 중요한데, 이는 미국의 소비자들이 직접 부담하는 처방약제비 지출의 비율이 1990년의 60%에서 현재는 30%로 줄어들었기 때문이다. 시장에서 다른 변화가 없음을 가정한다면, 이 사실로 미루어 약품 가격이 대략 100% 올라갈 것임을 예측할 수 있다. 1990년부터 2005년까지 의료분야 소비자물가지수의 의약품 품목은 실제로 92%가 올랐다. 소비자 운동가들은 약품가격, 특히 노인층이 소비하는 약품가격이 2001년 중반에 메디케어 약제비 프로그램이 처음 도입된 이래 급격히 인상된 점에 대해 우려를 나타내고 있다(Martinez,

---

3 이윤을 극대화하기 위해서 약간의 수량 조정이 나타날 것이며, 최종적인 균형가격은 P_2보다 다소 낮아질 것이다.

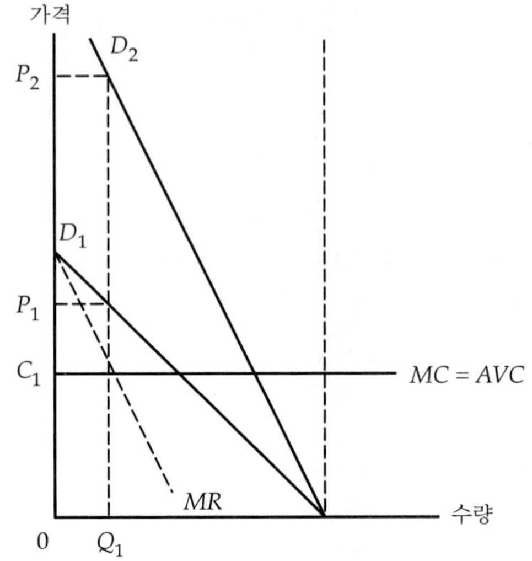

2004). 그러나 제약산업의 움직임에 대해 놀랄 필요는 없다. 그것은 연구개발을 촉진함에 있어서 비효율적이고 구태의연한 수단을 사용한 데 대한 당연한 귀결이기 때문이다.

신약 발견에 있어서의 거액의 매몰비용, 높은 고정비용과 낮은 가변비용, 시장의 분리 가능성 및 강력한 특허 보호는 제약산업의 특징이다. 시장지배력으로 인해 경쟁이 제한되고 있으며, 특허 보유자는 신약 출시 이후 약 8년 내지 10년 정도의 특허 유효기간 중 독점적 지위를 보장받고 있다. 제약회사들은 지속적인 혁신을 뒷받침하고 신제품의 흐름이 끊기지 않으려면 높은 가격을 책정할 수 있도록 허용되어야 한다고 주장한다. 신약개발에 워낙 많은 비용이 들기 때문에 특허권으로 보호를 받는다 해도 경제적 성공이 보장되지는 않는다는 것이다. 시판된 의약품의 연구개발 비용을 회수할 수 있는 가능성은 시판제품 3종 중 하나가 채 되지 않는 것으로 보고되고 있다(Grabowski, Vernon, and DiMasi, 2002).

현재의 특허제도가 혁신에 대한 보상과 관련된 문제를 해결해 줄 수 있다고 믿는다면 이는 오류이다. 특허는 독점을 낳으며, 독점공급자는 사회적 최적 수준보다 산출량을 줄이고 높은 가격을 책정함으로써 효과적으로 시장지배력을 행사한다. 특허는 성공적인 혁신의 이득을 가능한 한 신속하게, 그리고 널리 전파하는 동시에 그에 대해 충분히 보상을 해주는 최선의 수단이 아닐지도 모른다. 독점공급자가 얻는 이윤은 적정한 미래의 연구개발 노력을 보장하는 적정한 보상 수준을 정확하게 반영하지 못할 수도 있다.

예를 들어, 보상의 규모를 계산하는 문제를 생각해보자. 원칙적으로 보자면 가능한 미래의 발명에 대한 최적의 노력을 보장하기 위해서는 새로운 발명으로부터 얻는 이득 중에서 가능한 한 많은 부분이 발명자에게 돌아가야 할 것이다.[4] 정태적(靜態的)인 차원에서 이는 무엇보다도 발명에 따른 소비자 잉여의 크기를 알아내는 문제와 관련이 있다. 만일 특허권이 부여된다면 판매자의 독점이윤으로부터 소비자 잉여에 관한 정보를 얻을 수는 없으며, 만일 특허권이 부여되지 않는다면 관찰된 다른 가격과 양에 관한 자료로부터 그 정보를 얻을 수 없다.

의약품의 가격책정 문제

오늘날 의약품 생산비용은 높은 연구개발비 때문에 상당히 높다(DiMasi, Hansen, Grabowski, 2003). 그러므로 높은 비용에도 불구하고 약을 구입할 가치가 있는가라는 질문을 던져볼 수 있을 것이다. 만일 약물요법이 수술, 입원, 장기요양서비스처럼 더 비싼 치료법의 필요성을 줄여준다면 약에 대해 높은 가격을 지불할 가치가 있을 것이다. 표 10.2에 나와 있는 추정치는 위궤양, 심장질환, 담석의 세 가지 경우에 있어서 투약을 통한 치료비용이 수술비용의 1% 이하에서 8.3%에 이른다는 것을 보여주고 있다. Lichtenberg(2002)에 의한 보다 최근의 추정치에 의하면, 보다 최근에 등장한 약에 대한 추가적인 지출 1달러는 모든 다른 종류의 비(非)투약요법에 대한 지출을 거의 7달러나 감소시키고 있는데, 그중 62%는 입원비용의 감소로 인한 것으로 나타났다.

핵심개념 ❷
기회비용

최근에 Zhang과 Soumerai(2007)는, Lichtenberg의 추정치가 과대평가된 것일 수 있다고 주장하고 있다. 다른 가정을 사용하게 되면 신약에 대한 추가적인 1달러 지출마다 총의료비지출이 겨우 1.31달러 감소하는 것으로 나온다는 것이다.[5]

만성퇴행성 질환을 치료하거나 아니면 그 진행을 상당한 정도로 변화시켜주

표 10.2 투약요법과 수술의 비용 비교
3개 질병군

질병군	수술비용	투약비용	수술비용 대비 투약비용(%)
위궤양	$28,900	$ 900	3.1
심장질환	43,370	300	0.7
췌장결석	12,000	1,000	8.3

출처: Murray Weidenbaum, "Are Drug Prices Too High?" *The Public Interest* 112, Summer 1993.

---

4 이런 일이 일어나려면 발명의 모든 사회적 미래가치가 발명가에게 돌아가야 한다는 주장이 가끔 제기되지만 만일 모든 발명 노력이 이 정도에 미치지 못한다면 이는 사실이 아니다. 폴 매카트니(Paul McCartney)는 그 자신의 노력에 대해 충분히 보상받지 못하는데도 여전히 그의 모든 노력을 새로운 노래를 만드는 데 바칠 수 있을까?

5 의약품 가격 책정만을 수정하는 경우, Zhang과 Soumerai(2007)는 신약에 대한 추가적인 지출 1달러마다 2.54달러의 총의료비가 감소하는 것으로 추정하고 있다.

는 의약품의 발견은 제약산업의 수익성 증가를 위한 유일하고도 가장 좋은 처방이다. 경쟁이 증가하고 정부의 감독이 강화되면서 혁신이 생존의 열쇠가 되는 환경이 조성되었다. 암, 알츠하이머 치매, 관절염, AIDS와 같은 질병을 효과적으로 치료하는 약물을 발견하게 되면 의료비를 절감할 수 있을 뿐만 아니라 성공적인 신약개발 기업에 건전한 이윤 마진을 보장할 수 있을 것이다.

특허제도를 통해 지적 재산을 보호하는 것은 독점공급자가 가격을 생산의 한계비용보다 훨씬 높은 수준에서 유지할 수 있게끔 하는 메커니즘을 만들어주는 것이다. 제약회사 입장에서 연구개발을 위한 고정비용을 보전하려면 특허 기간 동안에 높은 가격을 유지해야 한다. 특허가 만료되고 나면 제네릭 의약품의 경쟁자들이 나타나서 화학적으로 동일한 의약품을 훨씬 낮은 가격에 공급하게 될 것이다. 대부분의 소비자에게 정말로 문제가 되는 가격은 약국에서 실제로 지불하는 가격이다. 메디케어와 메디케이드를 포함하여 의료보험회사들은 약국에 지불하는 상환금액을 결정하기 위해서 평균 도매가격(average wholesale prices, AWP)에 기초한 표준가격(benchmark prices)을 사용하고 있다. 많은 의료보험이 약제급여 관리자(pharmacy benefit managers, PBM)를 두고 있고, PBM은 약국에 얼마를 상환해야 하는지를 결정하기 위해 약의 AWP를 사용하고 있는데, 이때 20%까지 이윤폭(mark-up)을 조정하여 지불한다.

의약품 도매상들이 보다 효율적인 경영을 하게 되면서, 이들은 2%나 3%의 낮은 이윤폭에도 약국에 약을 공급하고 있다. 그러나 도매업자가 약을 구입하는 비용으로 20%의 이윤폭이 여전히 널리 사용되고 있다. 2002년에 이윤폭을 25%로 올린 것은 전반적인 약가체계에 대한 공격을 불러 왔다(Martinez, 2006). 2006년에 끝난 소송을 통해 밝혀진 바에 따르면, 미국에서 판매되는 모든 의약품의 AWP를 정하는 데 사용된 조사 자료는 단 한 개의 전국적인 도매상이 제공한 정보에 기초한 것이었을 뿐 실제로 수집된 가격자료가 아니었다. 소송의 결과로 가격인하가 이루어졌고, 나아가 2008년에는 AWP의 출판을 중단하기로 하였다. 그때까지 PBM과 여타의 재원조달 주체들은 약국에 대한 처방약의 상환액수를 정하는 다른 방법을 고안해내야만 했다.

http://

Nymox사는 1996년 12월 17일자 「월스트리트 저널」의 반 페이지에 걸쳐 광고를 내고 알츠하이머 질환의 진단방법을 소개하였다. AlzheimAlert™에 관한 정보는 Nymox사의 웹사이트에서 구할 수 있다.
http://www.nymox.com/products/alzheimalert/about.html

정책적 쟁점

제약회사는 너무 많은 돈을 버는가? 정부가 약가를 통제해야만 할까?

http://

매사추세츠 주 케임브리지에 위치한 Whitehead Institute For Biomedical Research의 게놈연구센터(Center for Genome Research) 웹사이트에서는 게놈 프로젝트에 관한 정보를 얻을 수 있다.
http://www.broad.mit.edu/

의료제공의 쟁점

유전자에 기초한 연구

현재까지 발견된 거의 대부분의 신화학물질(new chemical entities)은 살아있는 세포 안에서 활동을 하는 단백질에 작용하는 것이었다. 그러나 기초연구의 발전으로 제약회사들은 유전자가 만들어 내는 화학물질이 아니라 인간 유전자 그 자체에 직접 작용하는 약을 개발하는 것으로 초점을 바꾸었다.

인간 게놈 프로젝트(Human Genome Project)라고 불리는 30억 달러짜리 국제적 연구는 인간의 구조를 구성하는 100,000개의 유전자를 해독하기 위해 수행되었다. 과학자들이 새로운 유전자를 발견함에 따라 일부 유전적 질환의 분자적 원인을 식별할 수 있게 되었으며, 유전자가 어떻게 흔한 질환을 일으키는지 알아낼 수 있게 되었다. 1980년에는 단지 40개의 유전자만 알려져 있었지만 2000년에 이르자 이 프로젝트를 통해 모든 유전자를 알아냈다고 발표되었다. 최근에는 폐암, 골다공증, 알츠하이머 치매와 관련된 유전자를 발견하기도 했다.

유전자 연구 밑에 깔려 있는 기본 개념은, 결함이 있는 유전자, 즉 단백질을 생산해내야 할 때 생산하지 못한다든지, 생산해서는 안 될 때 단백질을 생산하는 유전자가 질병의 원인이라는 것이다. 유전자 코드를 제대로 이해할 수 있다면, 과학자들은 치료하는 능력이 있는 단백질을 생산하는 유전자를 활성화(switch on)시키고(유전자 치료, gene therapy), 해로운 단백질을 만드는 유전자를 비활성화(switch off)시킬 수 있기를(유전자 차단, gene blocking) 바라고 있다.

1,500개가 넘는 질병 관련 유전자가 분리되었음에도 불구하고 유전자 치료가 효과가 있다는 결론을 내릴 수 있는 과학적 증거는 아직 없다. 그럼에도 불구하고 제약산업은 미래에 커다란 수익을 낼 수 있으리라는 확신을 갖고 엄청난 돈을 쏟아 붓고 있다. 비용 절감의 잠재력은 엄청나지만, 기술개발이 완료되려면 상당한 시간이 필요할 것이다. 현재 시점에서 가까운 장래의 시장 잠재력은 대단히 불확실하다. 산업 분석가들은 향후 20년 이내에 판매액이 수백억 달러 이상이 될 것으로 추산하고 있다. 각 유전자는 자신의 고유한 단백질을 생산하는데, 새로운 단백질마다 잠재적인 신약이 될 수 있는 것이다.

출처: Clive Cookson, "Poised for the Big Switch–Off," *Financial Times*, April 22, 1993; and Laura Johannes, "Detailed Map of Genome is Now Ready," *Wall Street Journal*, December 22, 1995, B1, B11.

광고와 판매촉진

제약회사들이 마케팅의 위력을 깨닫는 데는 많은 시간이 들지 않았다. 2005년도에 이 산업이 마케팅에 쓴 돈은 무료 샘플 비용 184억 달러를 포함해서 299억 달러에 이르렀다(Donahue, Cevasco, and Rosenthal, 2007). 연구개발에 엄청난 돈을 쏟아 붓고 있기는 하지만 많은 제약회사들은, 그중에서도 특히 제네릭 약의 생산을 전문으로 하는 회사들은 관리 및 마케팅에 대해 연구개발에 쓰는 돈의 두 배나 되는 돈을 쓰고 있다. 신약의 경우, 생산비보다 세 배 내지 여섯 배 더 높은 도매가격에 팔리는 것이 드문 일이 아니다. 이렇듯 엄청나게 높은 이윤폭 덕분에 제약회사들은 거액의 돈을 광고 및 판촉에 사용하고 있다. 대부분의 판매활동은 의료제공자를 대상으로 하며, 약의 효능을 이들에게 알리기 위해 제약회사 직원의 의사 면담, 무료 샘플 제공, 세미나 후원, 연구비 지급 등의 방법이 동원된다.

대부분의 의약품 광고가 의사를 대상으로 이루어지지만 현재 가장 빠른 성장세를 보이는 부분은 최종 소비자를 대상으로 하는 광고이다. 소위 '소비자에 대한 직접 광고(direct to consumer, DTC)'는 1996년에 9억 8,500만 달러였는데 2005년에는 46억 5,000만 달러로 증가하였다. 이는 이 산업의 판촉 및 광고비 총액의 약 14%에 달하는 수준이다. 1996년 이전에는 사실상 불법이었던 이러한 활

정책적 쟁점
처방 의약품의 소비자에 대한 직접 광고를 허용하는 것이 바람직한 정책일까?

동은, 일반적으로 인쇄광고물에는 반드시 적시해야 하는 부작용이나 경고 문구를 나열하지 않으면서 특정 오리지널 의약품의 효능 및 효과에 관한 정보를 제공하는 TV 광고를 FDA가 허용하면서 촉발되었다. 처방전 없이 구매가 가능한 OTC(Over-the-counter drug) 의약품 광고에서 사용되는 정보공개(disclosures)와 같은 수준의 약물 부작용 위험에 대한 소위 '중요한 설명(major statement)' 문구에 대해서는 아직도 검토 중에 있다. TV 광고에는 시청자가 주의사항 및 부작용과 관련된 완전한 정보를 얻기 위해 사용할 수 있는 무료 전화번호나 웹 주소를 반드시 명시해야만 한다. 인쇄광고물의 경우에는 새로운 정책의 영향을 받지 않는다.

이 정책에 대해서 엄청난 논란이 일어났다. 제약회사들은 언제나 의약품에 대한 정보공개 문구를 상세하게 이해할 수 있는 독자들이 주로 구독하는 의학 전문지에 광고를 게재해 왔다. 일부 비판자들은 소비자를 대상으로 하는 새로운 광고가 소비자에 대한 교육 기능은 없이 구매의사만 촉발할 가능성을 우려하고 있다. 광고는 소비자로 하여금 작은 활자로 인쇄된 정보공개 문구를 읽어보거나, 무료 전화를 걸거나, 웹 사이트를 방문하거나, 의사와 상담하도록 촉구할 수 있다. 거의 절반 정도의 의사가 특정 의약품 요구가 증가했음을 보고하고 있지만, 실제로는 환자의 10% 이하만이 특정 의약품을 요구하고 있다. DTC는 매우 중요한 정보를 제공해주고 있다. 대부분의 의사들은 DTC 광고가 환자들에 대한 정보제공 및 교육기능이 있다고 믿고 있으며, 환자들의 상당수가 광고 덕분에 새로운 약을 알게 되고 건강문제와 관련해 의사와의 의사소통이 원활해졌다고 말하고 있다 (Moser, 2002).

DTC 전략은 대단히 효과적인 것으로 입증되었다. IMS Health(Jenkins, 2000)에 따르면, 1999년도에 DTC 광고에 쓰인 18억 달러는 90억 달러의 추가적인 판매수입을 올려주었다. 광고는, 만일 이 광고가 아니었더라면 진단과 치료를 받지 않은 채 지냈을 환자들의 미충족 수요를 표적으로 하였다. 따라서 광고가 아니었다면 이 정도의 판매수입은 올리지 못했을 것이다. 한계생산 비용은 판매가격의 극히 일부에 지나지 않으므로 그 차이는 모두 이윤이 된다. 한계적 환자(marginal patient)를 끌어들이는 것은 경제적으로 보아 매우 합리적이다. 판매 신장은 연구개발에 들어가는 고정비용을 보다 많은 환자에게 분산시킴으로써 제약회사가 더 낮은 가격에 판매할 수 있도록 해준다.

핵심개념 ❸
한계분석

만일 이 책의 독자가 TV를 시청하다가 이런 광고가 등장한다면 리모컨을 찾는 대신에 계속 보면서 혹시 배울 것이 있는지 확인해보기 바란다. 광고되는 제품을 주의 깊게 보면 제약회사가 비아그라(Viagra)나 로게인(Rogain)과 같은 소위 삶의 질 개선제(lifestyle drug)만 광고하는 게 아니라 알레르기, 관절염, 우울증, 고콜레스테롤, 천식, 불면증, 가슴앓이 및 대부분 치료하지 않는 채 넘어가는 병증들에 대한 여러 가지 약들을 광고하고 있다. 2005년에 가장 많이 광고된 의약품 6종은 루네스타(Lunesta, 2억 2,790만 달러), 넥시엄(Nexium, 2억 590만 달러), 비토린(Vytorin, 1억 6,320만 달러), 크레스토(Crestor, 1억 5,980만 달러) 및 플라빅스(Plavix, 1억 5,250만 달러)였다.[6]

봉투의 이면

의약품 광고: 정보의 제공인가, 단지 판촉활동에 불과한가?

의약품 광고의 목적은 무엇인가? 제품에 대한 판매촉진 이외에 다른 어떤 유용한 목적에 이바지하는 게 있을까? 한 가지 주장은 광고가 환자나 그 대리인인 의사에게 제품의 유용성에 대한 정보를 제공한다는 것이다. 광고의 기능이 정보를 제공하는 것이든, 아니면 단지 소비품의 판매촉진이든, 그 경제적 효과는 동일하다. 두 가지 모두 제품에 대한 고객의 인식을 바꾸고 수요를 이동시키는 것이다. 아래의 그림에서는 광고비 지출이 수요곡선을 D_0에서 D_1 으로 이동시키는 것을 보여주고 있다. 그 결과 수요량은 Q_0에서 Q_1로 늘어나고 있다.

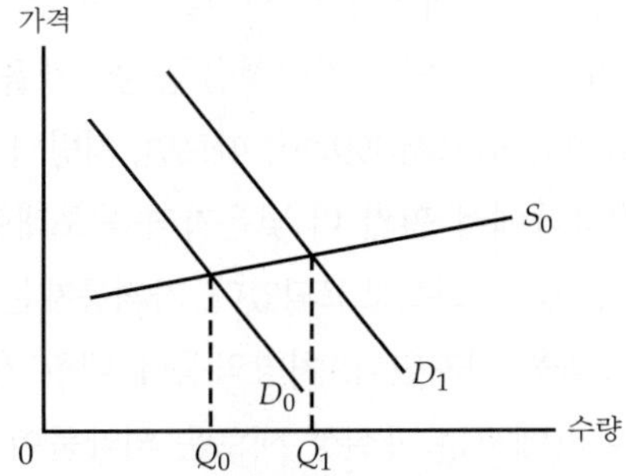

광고가 정보를 제공하든, 아니면 제품에 대한 판매 촉진 활동에 불과하든, 의도한 결과는 판매 증대와 가격상승이다.

핵심개념 ❻
공급과 수요

출처: Mark A. Hurwitz and Richard E. Caves, "Persuasion or information? Promotion and Shares of Brand Name and Generic Pharmaceuticals," *Journal of Law and Economics* 31(2), October 1988, 299–320.

정부의 역할

정책적 쟁점
FDA의 의약품 승인과정이 너무 길고 비용이 많이 들어가는가?

FDA는 규제과정에서 지나치게 신중하여 신약 승인에 있어서 상당한 지연을 초래한다는 비난을 받아왔다. Grabowski와 Vernon(1983)은, 통계적 관점에서 상충 관계를 검토하였다. 그들은 FDA의 행태를 **제1종 오류**(Type I error), 즉 약물의

제1종 오류
실제로는 참인 가설을 기각함.

6 이 약들은 각각 불면증, 가슴앓이, 고콜레스테롤(2), 혈액응고 치료제이다.

시험이 완전히 종료되어 안전한 것으로 결정되기 전에 해로운 약물을 잘못 시판할 오류를 최소화하기 위한 것으로 설명한다. 제1종 오류에 대한 가장 좋은 사례는 1960년대에 미국 시장에서 탈리노마이드를 사라지게 만들었던 일이다.[7] 시장은 **제2종 오류**(Type II error)를 최소화하는 방향으로 작동하는데, 이는 그 안전성과 효능이 완전히 이해될 때까지 유익한 약물의 시판이 지연되는 오류이다. 잠재적으로 유익한 약물의 시판 지연에 따르는 비용의 추정은 더욱 어렵다. DiMasi와 동료들(1991)은, 임상 1단계 시험을 1년 단축하는 경우 1,350만 달러의 연구개발 지출이 절감될 것으로 추정하였다. 그러나 이 비용에는 FDA의 승인 지연으로 말미암아 조기에 사망하는 엄청난 수의 환자들이 전혀 고려되어 있지 않다. Kazman(1990)은, FDA가 심장마비의 위험을 줄이는 베타 차단제(beta blockers)의 승인을 지연하는 바람에 1967년부터 1976년 동안 10,000명의 미국인이 조기 사망한 것으로 추정하였다.

제2종 오류
실제로는 오류인 가설을 채택함.

제약산업의 미래 방향

제약산업은 잘 팔리는 제품의 경우, 높은 이윤폭과 가격 때문에 많은 비난을 받아 왔다. 소비자 운동가들과 의회의 일부 의원들은 산업의 가격인상 능력을 통제함으로써 수익성을 제한할 수 있는 적극적인 공공정책을 오랫동안 요구해 왔다.[8] 미 회계감사원(GAO)의 보고서(1992)에 따르면, 처방약품에 대한 가격통제는 미국에서보다는 캐나다에서 훨씬 더 낮은가격을 초래했다. 평균적인 격차는 도매가격의 25% 수준인 것으로 보고되었다. 가격통제는 캐나다의 제약분야 연구를 질식시키는 효과를 가져왔다. 처방약품에 대한 가격통제가 1969년에 시작되었으므로 이 나라에서는 사실상 새로운 의약품이 개발되지 못하였다. 일반적으로 의약품에 대해 가장 엄격한 통제를 하는 나라들, 예컨대 프랑스나 오스트리아에서도 역시 연구가 아주 적었다. 또 다른 GAO 연구(1994)에서는, 미국과 외국의 선도적인 77개 상품명 의약품의 가격비교가 이루어졌는데, 영국이나 다른 유럽 국가들에 비해 미국에서의 가격이 훨씬 더 높은 것으로 결론지었다.

---

7 임신부의 구역질 증상을 없애기 위해 유럽에서 광범위하게 사용되었던 이 신경안정제는 팔다리가 없이 태어났던 수천 건의 심각한 기형 출산의 원인이었다.

8 제약산업에 대한 투자는 고위험으로 특징지을 수 있다. 성공에 대한 보상은 위험수준과 부합해야 하며 만일 그렇지 않다면 지분 보유자들은 그들의 유동자산을 다른 곳으로 옮기게 될 것이다. 제약산업의 영업 마진(operating margins)이 21% 정도였던 2005년에 가판신문의 평균 마진은 19.2%였는데, 이는 석유 및 가스산업 평균 마진의 두 배 이상인 수준이다.

봉투의 이면

제네릭 의약품의 경쟁과 오리지널 의약품의 가격결정

제네릭 대체약품의 경쟁은 상품명 약품의 가격결정에 어떤 영향을 미칠까? 많은 제네릭 의약품은 오리지널 의약품과 동일한 화학적 화합물이기 때문에 근접 대체재로 간주될 수 있다. 이론적으로 가격결정에 미치는 영향은 다음과 같이 분석될 수 있다. 오리지널 의약품은 아래의 왼쪽 그림에서처럼 높은 가격 P_M에 팔린다. 한편, 개발비용이 낮은 제네릭 의약품은 P_G에서 훨씬 낮은 가격으로 팔린다.

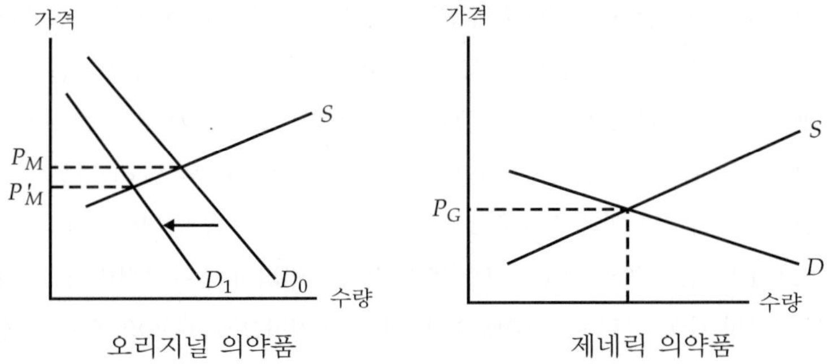

이론적으로 우리는 저가의 대체재가 도입되면 오리지널 의약품의 수요가 하락할 것으로 예측할 수 있으며, 이는 오리지널 의약품 수요곡선의 좌측이동과 그에 따른 가격 하락(P'_M)으로 나타난다. Grabowski와 Vernon(1992)의 실증적 연구는 이러한 예측을 뒷받침해주고 있는데, 대체재가 많을수록 오리지널 의약품의 가격은 낮은 것으로 나타났다.

출처: Henry Grabowski and John Vernon, "Brand Royalty, Entry, and Price Competition in Pharmaceuticals after the 1984 Drug Act," *Journal of Law and Economics* 35(2), October 1992, 331–350.

가격통제는 나라마다 다른 형태를 취하고 있다. 영국에서는 제약회사의 이윤 상한선을 설정해놓고 있고, 독일에서는 참조가격제(reference pricing, 한 치료제 범주 안의 약품들 모두에 대해 그 범주 내에서 가장 낮은 가격을 적용하는 방법)를 사용하고 있으며, 캐나다에서는 협상을 통해 가격상한을 정한다. 그런데 과연 가격이 시장가격 이하로 떨어지는지를 확인하는 것은 대단히 어려운 일이다. Danzon과 Furukawa(2003)은, 미국 가격과 서유럽 가격의 격차는 대략 1인당 GDP의 차이와 부합되며, 동시에 램지(Ramsey, 1927)의 가격책정 방식이 예측하는 바와 부합된다.

Danzon(1994)은 명백히 드러나는 가격 격차의 타당성 여부를, 해당 연구가 사용한 방법론을 검토함으로써 면밀히 조사해 보았다. 그녀는 GAO의 연구결과에 미국 시장에서 더 높은 가격이 나타나는 방향으로 편의가 존재한다고 결론지었다. 첫째, GAO의 연구가 사용했던 표본은 미국의 의약품시장을 대표하는 것이 아니었다. 가격을 조사하면서 가능한 여러 가지의 복용형태, 농도, 포장용량 중에서 단 한 가지만을 포함시켰던 것이다. 둘째, 제네릭 의약품이 무시되었는데, 이는 조제된 처방 약제 중에서 차지하는 비중이 1984년 말 18.6%에서 2001년에는 47%나 되었다(CMS, 2003). 미국 시장에서 제네릭 의약품의 경쟁은 지난 10년 동안 급격히 증가하였다. 오늘날 제네릭 경쟁 의약품들은 시판된 지 두 달도 채 안 되어 신규 처방의 거의 절반을 차지해 버린다. 두 가지의 위궤양 약이 특허 보호를 상실했을 때 제네릭 의약품들이 즉각 시장에 진입하였다. 타가메트(Tagamet)의 특허는 1994년에 만료되었고, 35억 달러의 판매고를 올려 1993년에 세계에서 가장 많이 팔렸던 잔탁(Zantac)은 특허 만료 때문에 1996년부터 제네릭 의약품들과 경쟁을 하기 시작했다.[9] 세계적인 베스트셀러 5개 중 4개가 이미 특허의 보호를 상실하였다. 2001년도에 모두 합하여 300억 달러 이상의 판매고를 올렸던 오리지널 의약품들은 2004년도에 특허 보호를 잃어버렸다. 이들 중에는 머크사의 바소텍(Vasotec)과 펩시드(Pepcid), 릴리사의 프로작(Prozac)과 같은 제약산업의 자이언트들이 포함되어 있었다. 마지막으로, GAO의 연구는 할인과 리베이트 관행을 무시했는데, 이들 관행은 관리의료, 메디케이드 및 기타 정부 프로그램에 특히 만연되어 있다.

http://

일라이 릴리(Eli Lilly)사는 항우울증 약인 프로작의 판매 촉진을 위해 대형 광고 캠페인을 준비 중이다. 미국의 20개 주요 잡지에 게재될 예정인 이 광고는 소비자들에게 이 약의 편익을 깨우쳐 줄 것이다. 릴리사의 웹사이트는 더 많은 관련 정보를 제공하고 있다.
http://www.lilly.com

이런 문제점들을 고려한 Danzon의 9개국의 약가에 관한 1996년도 연구는 전혀 다른 결론에 도달하였다. 단위가격(도즈당 가격)을 비교했을 때, 캐나다, 독일, 스위스, 스웨덴에서는 모두 미국보다 가격이 더 높았으며(GAO 연구가 보고했던 60%가 아니라) 프랑스에서는 더욱 낮았다.

핵심개념 5
시장과 가격결정

지출상한
일정 기간 중 가능한 총지출의 한도.

정책적 논의에서 흔히 **지출상한**(spending caps)이라고 불리는 가격통제를 반대하는 사람들은 시장의 왜곡, 부족, 품질 저하, 암시장 등을 낳음으로써 파괴적인 결과를 초래한다고 이구동성으로 주장한다. 제약산업의 경우에는 가격통제가 혁신을 제한하고, 품질과 가용성을 낮추며, 사회구성원들의 후생 감소를 초래한다고 주장한다. 찬성자들은 독점적 지대와 큰 가격인상에 초점을 맞추고 있으며, 실제 이들의 주장을 정당화하는 사례들이 존재한다. 누가 옳고, 누가 틀렸을까? 중요한 점은 증거를 축적하고, 그 의미를 이해하며, 풍부한 정보에 기초하여 판단을 내리는 일일 것이다.

핵심개념 6
공급과 수요

---

9 스미스클라인 비첨(Smith-Kline Beecham)사는 특허 만료일 이전에 위궤양 치료제인 타가메트의 OTC판을 발매함으로써 제네릭 의약품에 대하여 과감한 역공을 시작했다.

봉투의 이면

의약품 가격규제의 경제학

신약은 보통 20년간 특허의 보호를 받는다. 특허는 해당 기업을 경쟁의 압력으로부터 격리시키고 가격책정 영역에서 독점력을 부여함으로써 효과적인 진입장벽으로 작용한다. 하지만 이로 인해 제약회사가 원하는 대로 가격을 책정할 수 있는 것은 아니며, 가격 변화는 여전히 수요에 의해 제약을 받는다. 이윤극대화를 위한 가격 전략은, 실제 생산비용의 몇 배나 더 많은 가격(가격은 한계비용보다 더 높다)에 판매하고, 특허 유효기간 동안 독점이윤을 얻으면서, 다른 시장에서는 다른 가격에 판매하는 것(전형적인 가격 차별)을 포함할 수 있다.

약가결정의 경제학을 이해하는 데 도움이 되는 두 가지의 특징이 더 있다. 연구개발의 고정비용이 극도로 높다는 점과 특허 보호기간의 상당 부분까지 걸치는, 엄청나게 긴 제품개발 단계가 그것이다. 그 결과는 아래의 그래프에 나타나 있다. 특허에 의해 보호되는 약의 수요는 비교적 비탄력적인 수요곡선(D)에 의해 반영될 수 있다. 한계수입(*MR*), 한계비용(*MC*), 평균가변비용(*AVC*), 평균총비용(ATC)은 통상적인 방법으로 정의된다.

독점자는 우선 $MR = MC$인 점 *E*에서 이윤을 극대화하는 산출량 수준을 결정한다. 이 경우 이윤극대화 생산량은 Q_M이다. 이 산출량 수준에서 제약회사는 잠재적 고객이 지불할 의사가 있는 최대 금액(이 경우, P_M)에서 가격을 정한다. 기업은 독점이윤을 얻게 되는데, 이때 이윤은 판매수입에서 투하된 자본의 기회비용까지 포함하는 완전배분비용(fully allocated costs)을 뺀 나머지이며, 그림에서는 사각형 면적 P_MABC_0로 나타나고 있다.

사회적 관점에서 보자면, 이런 가격책정 전략은 삼각형 *ACE*로 나타나는 사중손실을 초래한다. 이러한 손실은 이윤극대화 가격 P_M을 확보하기 위해 공급자가 자발적으로 생산량을 통제했기 때문에 초래된 것이다.

이런 상황에 대한 정부의 대응은 때로 가격규제의 형태를 띤다. 경쟁시장의 가격(P_C) 수준에서 가격을 고정시키면, 효율기준($P=MC$)은 만족시키지만 가격이 평균총비용에 미치지 못하기 때문에 기업은 손실을 겪게 된다. 이러한 딜레마를 해소하는 방법은 두 가지가 있다. 첫째는 가격을 P_C에 고정시키고, 기업에 손실액수만큼 보조금을 지급하는 것이다. 둘째는 $P = ATC$이고 기업이 정상이윤을 얻는 P^*에서 가격을 책정하는 대신에 얼마간의 효율을 희생하는 것이다.

핵심개념 ❺
시장과 가격결정

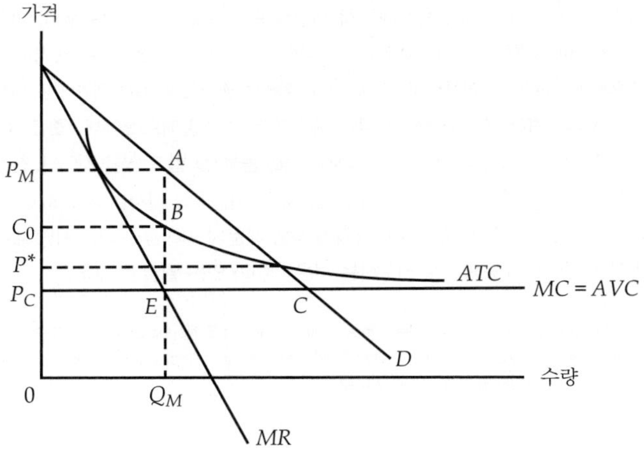

비록 이런 규제 전략이 이론적으로는 단순하지만 실제로는 대단히 복잡하다. 규제 당국 입장에서는 수요곡선과 비용곡선을 확실하게 알지 못하기 때문에 '공정한' 가격책정을 위해 회계자료에 의존할 수밖에 없을 것이다. 규제를 고려하는 과정에서 두 가지 쟁점이 존재한다. 공정한 수익률을 정의하는 문제와 생산의 평균비용에 어떤 항목을 포함시킬지를 결정하는 문제이다. 이 문제들은 복잡하고, 큰 이해관계가 걸려 있다. 가격규제의 미끄러운 경사면을 너무 멀리 내려가기 전에 이러한 정책적 변화의 의미를 충분히 이해하는 일이 중요할 것이다.

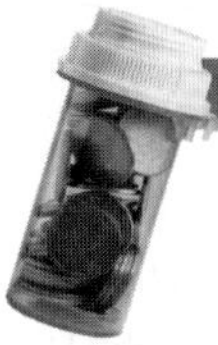

의료제공의 쟁점

천연물 치료제(Herbal Cures): 대안의료인가, 엉터리 치료제인가?

"이제 더 이상의 노화는 없다.", "기적은 당신의 심장을 치료한다.", "자연요법".

소위 '대안 의료(alternative medicine)'가 지지자들의 주장대로 효력이 있는지, 아니면 그 결과가 단지 위약 효과에 불과한지, 어떻게 확신할 수 있을까? 한 가지 확실한 것은, 많은 미국인들이 천연물 치료제(herbal remedies)를 사용하고 있다는 것이다. 성인 인구의 1/3 또는 약 6,000만 명이 천연물 치료제를 자주 이용한다고 말하고 있다. Eisenberg와 그 동료들(1997)은, 미국인들이 1990년도에 천연물 의약품(herbal medicine)을 포함하여 비전통적인 치료에 약 137억 달러를 지출한 것으로 추산하였다.

미국에서 대안요법은 주류 의학으로 편입되지는 못하였다. 제약회사들은 특허를 따낸 '마법의 탄환(magic bullets)'을 광고하는 데 엄청난 돈을 쏟아 붓고 있으며 소비자들이 그들이 만드는 약 대신에 천연물질(natural substance)을 사용하도록 하는 데는 아무런 관심이 없다. 대안 치료에 관한 대부분의 연구는 유럽에서 이루어졌으며, 영어를 사용하는 전문학술지인 「랜싯(Lancet)」이나 「브리티시 메디컬 저널(British Medical Journal)」에 발표되었다. 사실상, 미국에서 사용되는 대부분의 자연 치료제(natural remedies)는 외국, 특히 일본과 독일에서 생산된 것이며 미국 판매용은 별도로 포장된다.

건강식품 점포에서 미국인들이 구입하는 천연물 치료제는 외국에서 우울증, 불안증, 편두통, 전립선비대증, 치매와 같은 흔한 건강문제를 해결하기 위해 광범위하게 사용되는 것들이다. 허브 치료제의 사용자들은 이런 병증의 치료제로서 세인트 존스 워트(St. John's wart)(허브의 일종으로 우울증 치료제로 쓰이며, 불면증, 스트레스 해소 등을 목적으로 허브차로 음용함—역자 주), 발레리안(valerian)(허브의 일종으로 중추신경계를 진정시키는 작용을 하며 불면증, 불안증의 치료효과가 있음—역자 주), 피버퓨(feverfew)(네덜란드 국화라고도 하며 편두통 치료제임—역자 주), 소팔메토(톱야자 추출물로서 전립선 비대증에 도움이 되는 것으로 알려져 있음—역자 주), 은행(ginkgo) 등을 잘 알고 있을 것이다. 천연물 치료제는 독일에서 팔리는 OTC 의약품 중에서 거의 1/3을 차지하며, 독일 의사들의 80% 이상이 허브를 처방하고 있다. 매년 수천 명의 미국인들이 약의 부작용 때문에 피해를 보거나 사망하고 있는 현실에서, 이러한 자연 치료제의 효과성을 연구하는 것은 의미가 있는 일일 것이다.

출처: David M. Eisenberg, Ronald C. Kessler, Cindy Foster, Frances E. Norlock, David R. Calkins, and Thomas L. Delbanco, "Unconventional Medicine in the United States: Prevalence, Costs, and Patterns of Use," *New England Journal of Medicine*, 328(4), January 28, 1997, 247–252.

국제적 쟁점

의약품 연구개발을 지원하는 것은 일개 국가의 국경을 넘어서는 유인을 요구한다. 세계적 차원의 도전적 과제를 해결하는 데는 세계적 차원의 전략이 필요하다. 의약품 연구개발 지출이 전 세계의 소비자들에게 이득을 주는 국제적 공동비용(global joint cost)이라는 사실은 비용의 분배문제(cost-allocation problem)를 낳는다. 연구개발 비용은, 얼마나 많은 소비자가, 또는 얼마나 많은 나라가 약에 접근할 수 있는지와는 무관한 준(準)고정비용(quasi-fixed cost)의 성격을 갖고 있다. 대부분의 국가에서 약제비 지출은 규제된 가격 수준에서 정부가 운영하는 프로그램을 통해 상환되고 있다. 규제 당국은 가격을 정함에 있어서 한 국가 안에서의 비용(country-specific costs)만을 고려하는 경향이 있다. 그러나 비용 구조는 연구개발 지출 중에서 얼마만큼이 한 특정 국가에 귀속되는지를 정하는 데 별 도움이 되지 않는다. 문제는 특허 의약품의 사용과 관련하여 각국이 신약개발자에게 얼마씩을 기여해야 하는지를 정하는 일이다.

국제적 공동비용을 보전하는 가장 직접적인 방법은 특허 보유자에게 다른 나라에서는 다른 가격을 책정할 수 있도록 허용하는 것이다. 각국 간 공정한 비용분배가 이루어지려면 각국의 국민들에게 약이 갖는 가치를 추정하는 것을 목적으로 해야 할 것이다. 그런 다음에는 각국이 지불해야 할 적절한 가격은 수요의 가격탄력성에 기초하여 정해지는 램지의 가격책정 방식을 적용하여 결정하면 될 것이다(Ramsey, 1927). 약가가 생산의 한계비용은 반영하면서 연구개발 지출의 적절한 비중이 빠져 있다면 무임승차자의 문제를 초래할 것이다.

문제는 세계적인 차원에서 의약품 연구개발을 공정하게 뒷받침해주는 일이다. 역수입(reimportation)을 통해 의약품을 확보하려는 나라들은 자국의 국민들에게 이득을 제공하는 혁신적 의약품의 개발비용을 나누어야 하는 의무를 회피하려고 노력하는 것에 불과하다.

핵심개념 ❸
한계분석

요약 및 결론

연구자들은 높은 의료비 지출의 주요 원인 중 하나가 제3자 지불제도라는 것에 동의하고 있다. 환자건, 의사건 개인들의 입장에서는 의료자원을 절감한다고 해서 돌아올 직접적인 이득이 없기 때문에, 그러한 행태를 보이지 않고 있다. 공보험이건, 사보험이건 보험이 존재한다는 사실과 스스로 의료를 구입할 능력이 없는 사람들에 대해서는 무상의료를 제공해야 한다는 사회적 요구로 인해 의료자원의 한계편익이 거의 존재하지 않는 수준까지 환자는 수요하고, 의사는 공급하는 결과가 초래된다.

지난 50년간 보다 더 많은 인구 계층에게 보험 적용이 확대되면서 점점 다양해지는 의료서비스를 이용하는 데 따른 편익이 제공되었다. 또한 의료보험에 대한 접근도가 확대되면서 의료산업에는 현대사회의 질병을 다루는 새로운, 그리고 보다 고가의 의료기술을 개발할 강력한 유인이 생기게 되었다.

그동안 의학 연구는 수없는 기적을 만들어냈으며, 이 책을 읽고 있는 대부분의 학생들이 살아 온 기간 동안에는 더욱 그랬다. 제약분야에 있어서 가장 중요한 혁신에는 심장질환 치료제(고혈압을 관리하는 ACE 억제제, 혈액응고를 막는 혈액응고억제제, 고콜레스테롤 혈증을 치료하는 스타틴 등) 분야와 천식 치료제인 흡입용 스테로이드 등이 포함된다(Fuchs and Sox, 2001).

이러한 기술 변화는 그 비용을 부담할 가치가 있을까? Cutler와 McClellan(2001)은 심장발작, 저체중 영아, 우울증, 백내장, 유방암의 다섯 가지 질환을 검토하여, 이 질문에 대한 답을 찾아보았다. 유방암을 제외한 나머지는 모두 합리적인 비용을 들여 상당한 정도로 건강수준이 향상되었기 때문에 새로운 치료제의 순편익은 유의하게 양(+)인 것으로 나타났다.

새로운 의료기술의 가용성과 이에 대해 비용을 지불할 수 있는 능력 사이에 밀접한 인과관계가 존재한다는 사실을 이해하는 것은 중요한 일이다. 우리가 의료비를 억제하고 싶어 하지만, 이와 동시에 가장 기초적인 수준에서의 과학적 연구를 조장하고 촉진할 수 있는 재정적 유인을 유지하는 것 또한 매우 중요한 일이다. 그리고 수백만 명이 사용하는 의료서비스의 품질을 향상시키는 제품을 만들어내는 응용연구에 대해 적절히 보상해야 함은 두말할 필요가 없다.

과거의 경험에 기초하여 의료분야에서의 급속한 기술 변화가 의료비 증가를 가져올 것이라고 단언할 수도 있다. 그러나 만일 생명공학이 효과적으로 유전질환을 치료할 수 있다면 우리는 비용상승적(cost-increasing)인 기술에서 비용절감적(cost-saving)인 기술로의 변화를 목격하게 될 것이다. 향후 수십 년 이내에 세포생물학 분야의 진보로 인해 어떤 특정 종류의 암이나 심장병이 치료될 수 있으리라는 기대가 단지 희망사항에 그치지는 않는다. 이와 더불어 이러한 신기술로부터 혜택을 볼 수 있는 사람들이 가격기구 때문에 제품을 구입하지 못하는 일이 없도록 하는 것도 똑같이 중요한 일이다.

인물소개
Patricia M. Danzon

만일 박사논문 심사위원들의 면면이 장래의 성공에 대한 지표로 사용될 수 있다면 Patricia Danzon이 이 분야의 최정상 연구자로 등극한 것은 결코 놀랄 일이 아니다. 지도교수로서 노벨경제학상 수상자인 George Stigler 말고도 심사위원에는 미래의 노벨상 수상자인 Ronald Coase와 Gary Becker가 포함되어 있었다.

태어나자마자 그녀의 아버지는 가족들을 데리고 영국을 떠나 남아공의 프리토리아(Pretoria)로 이주했는데, Danzon은 이곳에서 10대가 될 때까지 살았다. 영국으로 돌아온 후 Danzon은 정치학, 철학, 경제학의 학사학위를 받고 옥스퍼드 대학교를 졸업하였다. 그녀는 미국에서 대학원을 다니기로 마음먹고, 경제학에서 가장 우수한 대학원 과정을 운영하고 있는 6개 대학에 지원하였다. 오직 시카고 대학에서만 그녀에게 입학 허가서를 보내주었는데, 이 대학은 그녀에게 학업을 마치는 데 필요한 전액 장학금까지 제공하였다.

Danzon은 1973년에 박사학위를 받았으며 졸업 후 랜드 연구소(RAND Corporation)에 자리를 잡았다. 정부의 수용권(eminent domain)에 관한 그녀의 박사학위 논문은 권위 있는 경제학 전문지인 「Journal of Political Economy」에 게재되었다. RAND에서 처음에 그녀가 수행한 연구는 주로 군대의 인력에 관한 문제들이었다. 베트남 전쟁이 막바지에 이르고 미국이 전면적인 모병제를 도입하면서, 그녀의 연구 주제는 더욱 중요해졌지만 Danzon은 곧 다른 과제를 준비하게 되었다. 이즈음에 최초의 의료사고보험(malpractice insurance) 위기가 의료계의 관심을 끌고 있었다. 그 당시 RAND의 의료경제학 연구를 이끌고 있던 Joseph Newhouse가 그녀에게 누구인가는 이 문제를 경제학적 관점에서 분석해야 할 필요성에 대해 역설하였다. Danzon은 이를 의료경제학, 보험, 법학, 경제학의 네 가지 연구 분야를 통합해 볼 수 있는 기회로 여겼다. 그녀는 자신의 전공이 법학과 경제학이므로 나머지 두 분야에 대해서는 아는 것이 별로 없다는 약점을 극복해야 했다. 이러한 한계에 굴하지 않고 그녀는 의료경제학과 보험을 독학하였다.

Danzon은 불법행위법 개혁(Tort Reform)에 관한 캘리포니아 위원회에서 전문직의 책임배상(professional liability)에 대한 연구 책임자로 지명되었다. 여기에서 그녀는 Dennis Smallwood와 함께 쓴 재산 및 재해 분야에 관한 실증분석 논문을 1980년도 「Bell Journal of Economics」에 발표하였는데, 이는 보험과 의료사고 책임배상(medical liability)에 관해 그녀가 쓴 40종 이상의 저서, 논문, 장(章) 가운데 최초의 출판물이었다. 이후 그녀가 쓴 논문은 「American Economics Review」, 「Journal of Health Economics」, 「Health Affairs」 등 경제학과 의료분야의 정상급 학술지에 게재되었다. 아마도 그녀를 가장 유명하게 만든 책은 1985년에 하버드 대학교 출판부에서 출간한 『의료사고: 이론, 증거, 공공정책(Medical Malpractice: Theory, Evidence, and Public Policy)』(Harvard University Press, 1985)일 것이다.

Danzon은 1980년에 랜드 연구소를 그만두었다. 스탠퍼드의 후버 연구소와 듀크 대학에 잠시 머문 뒤 그녀는 1985년에 펜실베이니아 대학교의 와튼 스쿨(Wharton School)로 옮겼으며, 이곳에서 그녀는 Celia Z. Moh Professor로서 의료체계 및 보험과 위험관리 교수(Professor of Health Care Systems and Insurance and Risk Management)로 재직하였다.

지난 20년 동안 Danzon은 의료사고 문제에 대한 세계적 전문가로 우뚝 섰지만, 한 가지 주제에만 매달리다보니, 학문적 연구 분야에 약간의 변화를 원하게 되었다. 그래서 Danzon은 1991년에 대학연구협의회(University Research Council)로부터 연구비를 지급받아 제약산업이라는 새로운 주제를 연구하게 되었다. 그녀는 의료서비스와 의약품의 가격책정 연구에서 관심을 돌려 유럽과 뉴질랜드의 약가책정 방법을 조사하면서 세계은행, 아시아개발은행, 미국 국제개발처(United States Agency for International Development)에 자문을 제공하였다.

Danzon은 자신의 학문적 연구에 있어서 실용적 측면에 대한 초점을 계속 유지하였다. 경제이론을 실증적 증거로 검증하는 것은 Stigler의 지도하에 학위논문을 작성하는 동안 배운 것으로, 그녀는 그 이후로도 자신의 연구방법론을 내내 갈고 닦았다. 의료서비스, 보험, 법적 책임배상(legal liability)에 관해 관심이 있는 사람이라면 누구라도 그녀가 바친 연구 노력의 결과에서 많은 것을 배울 수 있을 것이다.

출처 : 이력서 및 개인적 교신.

질문과 문제

1. 미국에서 약제비 지출은 국민의료비의 8%에 채 미치지 못한다. 그런데도 제약산업이 격렬한 비난의 대상인 이유는 무엇이라고 생각하는가?

2. 제약산업의 가용성(availability)과 가격책정을 이해하는 데 도움을 주는 주요 경제적 쟁점은 무엇인가?

3. 어떤 사람이 유전자 검사를 통해 어떤 질병, 예컨대 알츠하이머 치매에 걸릴 소인이 있다는 사실을 알게 되었다. 누가 이런 유전자 검사 결과에 관한 정보에 대해 접근권을 가질 수 있을까? 의료인? 의료보험회사? 검사 당사자? 당신은 알고 싶은가? 그 이유는?

참고 문헌

Martin N. Baily, "Research and Development Costs and Returns: The U.S. Pharmaceutical Industry," *Journal of Political Economy* 80(1), January/February 1972, 70–85.

John H. Barton, "TRIPS and the Global Pharmaceutical Market," *Health Affairs* 23(3), 2004, 146–154.

Centers for Medicare and Medicaid Services (CMS), Health Care Industry Market Update: Pharmaceuticals, January 10, 2003. Available at: http://www.cms.hhs.gov/marketupdate.

David M. Cutler and Mark McClellan, "Is Technological Change in Medicine Worth It?" *Health Affairs* 20(5), September/October 2001, 11–29.

Patricia M. Danzon, "Drug Price Controls, Wrong Prescription," *Wall Street Journal*, February 4, 1994, A10.

————, "International Drug Price Comparisons: Uses and Abuses," in Richard B. Helms, ed., *Competition Strategies in the Pharmaceutical Industry*, Washington, DC: The AEI Press, 1996.

———— and Michael F. Fukukawa, "Prices and the Availability of Pharmaceuticals: Evidence from Nine Countries," *Health Affairs* web exclusive, October 29, 2003, w3 521–536.

Joseph A. DiMasi, Ronald W. Hansen, and Henry G. Grabowski, "The Price of Innovation: New Estimates of Drug Development Costs," *Journal of Health Economics* 22, 2003, 151–185.

————, and Louis Lasagna, "Cost of Innovation in the Pharmaceutical Industry," *Journal of Health Economics* 10(2), July 1991, 107–142.

Julie M. Donohue, Marisa Cevasco, and Meredith B. Rosenthal, "A Decade of Direct-to-Consumer Advertising of Prescription Drugs," *New England Journal of Medicine* 357(7), August 16, 2007, 673–681.

Roger W. Evans, "Health Care Technology and the Inevitability of Resource Allocation and Rationing Decisions, Part I," *Journal of the American Medical Association* 249(15), April 15, 1983, 2047–2053.

Victor R. Fuchs and Harold C. Sox, Jr., "Physicians' Views of the Relative Importance of Thirty Medical Innovations," *Health Affairs* 20(5), September/October 2001, 30–42.

Henry G. Grabowski and John Vernon, "A New Look at the Returns and Risks to Pharmaceutical R&D," *Management Science* 36(7), July 1990, 804–821.

————, "Brand Loyalty, Entry, and Price Competition in Pharmaceuticals after the 1984 Drug Act," *Journal of Law and Economics* 35(2), October 1992, 331–350.

———, "Longer Patents for Lower Imitation Barriers: The 1984 Drug Act," *The American Economic Review Papers and Proceedings* 76(2), 1986, 195–198.

———, *The Regulation of Pharmaceuticals: Balancing the Benefits and Risks*, Washington, DC: American Enterprise Institute, 1983.

Earl L. Grinols and James W. Henderson, "Replace Pharmaceutical Patents Now," *Pharmacoeconomics* 25(5), 2007, 355–363.

Mark A. Hurwitz and Richard E. Caves, "Persuasion or Information? Promotion and the Shares of Brand Name and Generic Pharmaceuticals," *Journal of Law and Economics* 31(2), October 1988, 299–320.

Adam B. Jaffe, "The U.S. Patent System in Transition: Policy Innovation and the Innovation Process," *Research Policy* (29), 2000, 531–557.

Holman W. Jenkins, Jr., "Lazy Insurers Hitch a Ride on the Drug Wars," *Wall Street Journal*, August 9, 2000, A23.

Kenneth Kaitin, N. Mattison, F. K. Northington, and Louis Lasagna, "The Drug Lag: An Update of New Drug Introductions in the United States and in the United Kingdom, 1977 through 1987," *Clinical Pharmacology and Therapeutics*, August 1989, 121–138.

Sam Kazman, "Deadly Overcaution: FDA's Drug Approval Process," *Journal of Regulation and Social Costs*, September 1990.

Michael Kremer, "Patent Buyouts: A Mechanism for Encouraging Innovation," *Quarterly Journal of Economics* 113(4), November 1998, 1137–1167.

Keith B. Leffler, "Persuasion or Information? The Economics of Prescription Drug Advertising," *Journal of Law and Economics* 24(1), April 1981, 45–74.

Richard C. Levin, "A New Look at the Patent System," *American Economic Review Papers and Proceedings* 76(2), 1986, 199–202.

Frank R. Lichtenberg, "Benefits and Costs of Newer Drugs: An Update," *NBER Working Paper No. 8996*, Cambridge, MA: National Bureau of Economic Research, 2002.

Barbara Martinez, "Drug-Price Surge May Erode Savings from Medicard Card," *Wall Street Journal*, March 24, 2004, B1.

Joe Moser, "Direct-to-Consumer Advertising: Helpful of Costly? A Fact Sheet," Galen Institute, September 12, 2002. Available at http://www.galen.org/news/091202.html.

Joseph P. Newhouse, "Medical Care Costs: How Much Welfare Loss?" *Journal of Economic Perspectives* 6(3), Summer 1992, 3–21.

Pharmaceutical Research and Manufacturers of America, *Pharmaceutical Industry Profile 2007* Washington, DC: PhRMA, March 2007.

Frank Ramsey, "A Contribution to the Theory of Taxation," *Economic Journal* 37, 1927, 47–61.

Anne A. Scitovsky, "Changes in the Costs of Treatment of Selected Illnesses, 1971–1981," *Medical Care* 23(12), December 1985, 1345–1357.

Suzanne Scotchmer, "Standing on the Shoulders of Giants: Cumulative Research and the Patent Law," *Journal of Economic Perspectives* 5(1), 1991, 29–41.

Michael Spence, "Cost Reduction, Competition, and Industry Performance." Econometrica, 52(1), 1984, 101–121.

"The Top 500 Drugs by Class of Drugs," *MedAdNews* 19(5), 2000, 77–82.

U.S. Government Accountability Office (GAO), *Prescription Drugs: Companies Typically Charge More in the United States Than in Canada*, Washington, DC: USGAO, 1992.

———, *Prescription Drugs: Improvements Needed in FDA's Oversight of Direct-to-Consumer Advertising*," GAO-07–54, Washington, DC: USGAO, November 2006.

———, *Prescription Drugs: Spending Controls in Four European Countries*, Washington, DC: USGAO,

1994.

Michael Waterson, "The Economics of Product Patents," *American Economic Review* 80(4), 1990, 860–869.

Lewis Thomas, *The Lives of a Cell*, New York: Bantam Books, 1975.

Murray Weidenbaum, "Are Drug Prices Too High?" *The Public Interest* 112, Summer 1993a, 84–89.

————, *Restraining Medicine Prices: Controls vs. Competition*, St. Louis, MO: Washington University Center for the Study of American Business, Policy Study No. 116, April 1993b.

Burton A. Weisbrod, "The Health Care Quadrilemma: An Essay on Technological Change, Insurance, Quality of Care, and Cost Containment," *Journal of Economic Literature* 29(2), June 1991, 523–552.

L. John Wilkerson and Robert Easton, ". . . But Don't Kill the Golden Goose," *The New York Times*, March 7, 1993, F13.

Yuting Zhang and Stephen B. Soumerai, "Do Newer Prescription Drugs Pay for Themselves? A Reassessment of the Evidence," *Health Affairs* 26(3), May/June 2007, 880–886.

제 11 장

복합적 요인

미국인들은 총지출액으로 보든, 1인당 지출로 보든, 아니면 국민소득 대비 비율로 보든 세계 그 어느 나라 국민들보다 의료에 많은 돈을 쓰고 있다. 그럼에도 불구하고 다른 나라 국민들보다 더 건강한지는 분명치 않다. 실제로 미국 의료체계의 비판자들은 의료제공체계에 심각한 하자가 있기 때문에 지금 당장 철저한 개혁이 필요하다는 주장을 뒷받침하기 위해, 각종 건강 통계, 특히 평균수명과 영아사망률에 관한 통계를 끊임없이 언급하고 있다. 과연 미국 의료분야가 건강수준의 향상을 위해 꼭 필요한 의료서비스를 제공하는 책무에 소홀한 것일까, 아니면 고비용과 기대수준에 미치지 못하는 건강수준을 설명해주는 다른 요인들이 있는 것일까? 우리가 목도하고 있는, 상대적으로 낮은 미국인들의 건강수준에 대해 미국의 의료체계를 비난하는 것이 온당한 일일까?

이 장에서는 생활습관, 인구 고령화, 의료사고의 고비용과 의료기술의 광범위한 사용 등 미국의 높은 의료비지출 수준을 설명해주는 몇 가지 복합적 요인에 대해 살펴보고자 한다. 이 장의 목적은 이러한 요인들이 어떻게 우리가 현재 목도하고 있는 의료비용과 건강수준을 초래했는지에 관한 이해 수준을 높이는 것이다. 이런 문제가 미국에만 있는 것은 아니지만 미국 의료가 직면하고 있는 도전적 과제를 이해하려면, 이러한 요인들과 이 요인들이 의료제공에 있어서 수행하는 복합적인 역할을 먼저 이해해야만 할 것이다.

http://

질병통제센터(Centers for Disease Control)는 건강정보와 함께 질병예방 및 통제에 관한 간행물과 통계자료 웹사이트로의 링크를 제공하고 있다. 또한 「사망률 및 이환율 주보(Mortality and Morbidity Weekly Report)」와 「최신 감염성 질환(Emerging Infectious Disease)」 저널에 관한 링크도 제공된다.
http://www.cdc.com

생활습관

미국인들의 생활습관(lifestyle)과 관련된 건강 문제는 미국 의료 분야에 심각한 과제를 던져주고 있다. 그 사회적 비용은, 심장질환, 뇌졸중, 암, 기타 만성질환과 같은 명백한 건강문제의 관점에서 측정될 수도 있지만, 장애나 조기사망으로 인해 상실된 생산성의 관점에서 측정될 수도 있다. 의료제공체계의 상대적인 성과에 관한 논의는 건강수준의 측정에 초점을 맞추는 경향이 있지만, 사실상 건강수준은 의료서비스보다는 생활습관을 포함한 다른 요인에 의해 더 많은 영향을 받을 수 있다. 이 절에서는 HIV/AIDS, 10대 임신, 음주와 흡연, 식료품 소비, 비만과 당뇨병의 만연과 같은 여러 가지 사회문제 및 생활습관 문제를 다루기로 한다.

미국의 AIDS

현재 전 세계적으로 4,200만 명 이상의 사람들이 후천성 면역결핍증(AIDS)을 일으키는 인체면역결핍 바이러스(HIV)에 감염된 채 살아가고 있다. 이미 1,600만 명 이상이 이 질병의 합병증으로 사망하였다. 이 질병으로 인해 발생하는 결과는 사회적 요소와 경제적 요소를 모두 포함하고 있다. AIDS에 양부모를 모두 잃은 고아들은 1,100만 명이나 된다. 세계의 여러 지역에서 가장 높은 생산성으로 한창 시기에 일하는 근로자들을 잃어버리는 바람에 노동력에 손실이 생기고 있다. 개발도상국의 경우, AIDS에 걸린 이후의 평균수명은 이들을 치료하는 데 투입될 재원의 부족으로 말미암아 비교적 짧은 편이다. 하버드 보건대학원의 Daniel Tarantola에 의하면, 아프리카의 AIDS 환자가 1년 동안 치료비로 받는 돈은 400달러 정도라고 한다. 반면에 미국의 AIDS 환자는 AIDS 관련 치료를 위해 매년 20,000달러 정도를 받고 있다. 모든 AIDS 환자의 95% 이상이 개발도상국에서 살았거나 살고 있지만, 이 질병을 치료하는 데 쓰이는 돈 중에서 고작 6%만이 이들 국가에서 쓰이고 있다(Chase, 1992).[1]

HIV에 의해 인체의 면역체계가 약해지면 신체가 더 이상 심각한 감염에 대항하지 못하면서 AIDS가 나타나게 된다. 임상 연구에서 AIDS가 처음 발견되었던 1981년부터 2005년까지 미국에서 보고된 발병건수는 대략 988,376건이다. 감염자의 치사율은 대단히 높아서 성인과 아동을 모두 합해 55%가 넘는다. 미국에서는 연간 약 45,000건의 새로운 케이스가 AIDS 진단을 받는다.[2] 2005년 말에는 437,982명의 미국인들이 AIDS와 함께, 또 다른 250,000명이 HIV와 함께 살아가고 있는 것으로 추정되었다(CDC, 2006b). 다행스럽게도 이 질병은 전통적인 위험군

---

1 문제의 하나는 약물요법에 드는 비용이 높다는 것이다. 이 문제에 대응하기 위해 미국 정부는 2003년부터 2008년 동안 일부 세계 최빈국에서의 AIDS 치료 비용을 세 배로 늘려 150억 달러를 지출하기로 약속하였다.

2 이 수치의 의미를 이해하기 위해 다른 질병과 비교해 보자. 미국 암협회(American Cancer Society; http://www.cancer.org/docroot/home/index.asp)에 의하면, 2007년에 예상되는 유방암 진단건수는 180,500건이고 유방암 사망건수는 40,000건이 넘는다. 전립선암의 경우에는 218,890건의 새로운 케이스와 27,050건의 사망이 예상되었다. 2003년에는 840,000명 이상의 미국인들이 심혈관 질환(뇌졸중 포함)으로 사망하였으며 556,900명이 암(유방암 및 전립선암 포함)으로 사망하였다.

으로서, 동성애자 및 양성애자, 마약 사용자, 이들과 성관계를 가진 사람들 외에는 그렇게 널리 퍼지지 않고 있다. 이들 위험군은 전체 감염자의 80% 이상을 차지하고 있다. 이성애자 사이의 AIDS 감염은 처음에 예상했던 것처럼 빨리 퍼져나가지는 않고 있다. 이성 간의 성적 접촉으로 인해 감염된 경우는 약 165,000건으로 전체 진단건수의 17.2% 정도로 추측되며, 이들의 대부분은 고위험군을 성적 파트너로 갖고 있다.

질병통제센터(CDC)는 새로운 HIV 감염의 절반 이상이 마약을 주입하는 인구계층에서 발생하는 것으로 보고 있다. 마약 사용자들의 행태를 변화시키는 일은 이 질병의 확산을 막기 위한 전쟁에서 가장 힘든 도전적 과제가 되고 있다. 주삿바늘의 공동 사용과, 동성 간, 이성 간, 양성 간의 문란한 성관계가 감염의 주요인이 되고 있다.

전 인구에 대한 위험 비록 미국에서의 AIDS 규모가 저개발국에서 나타나는 규모와는 많은 차이가 있지만, 미국의 경험을 다른 선진국의 경험과 비교할 때는 사정이 전혀 다르다. 표 11.1에 나와 있는 것처럼 인구 10만 명당 누적 AIDS 건수는 미국이 일본에 비해 140배, 영국에 비해 거의 10배, 프랑스에 비해 3배나 더 많다. 미국의 누적 비율은 6개 비교 국가군 평균 비율의 5.5배이다. 미국에서 연간 45,000건의 새로운 환자 발생은 인구 10만 명당 거의 15명에 해당하는 수치로서, 이는 다른 여섯 국가 중 그 어떤 나라보다도 높은 것이며, 평균치의 7배나 된다. 비록 AIDS로 인한 사망률 면에서 미국이 상대적으로 높기는 하지만, 사망비(mortality ratio) 면에서는 독일, 스위스, 영국보다 낮고, 캐나다와 프랑스에 비해서는 훨씬 더 낮다.

의료적 쟁점 Bozzette와 동료들(2001)은, HIV 감염환자의 연간 치료비용을 1998년의 경우에 18,300달러로 추정하였는데, 이는 1996년의 20,300달러에서 줄어든 것이다. Freedberg와 동료들(2001)은, 고강도 항레트로바이러스 치료(highly active antiretroviral treatment, HAART)의 비용 효과성을 연구하였는데, 현재 세 가지 약을 조합하는 약물요법의 평생비용이 77,300달러인 것으로 추정하였다.[3] 이러한 추정치는 언제 치료를 시작하느냐에 따라 크게 좌우된다. CD4 세포수

---

[3] 표준적인 치료방법에서는 '프로테아제 억제제(protease inhibitor)'라고 불리는 종류의 약들을 사용하는데, 이들은 AIDS 바이러스가 그 복제에 필요로 하는 필수효소를 차단해 버리는 역할을 한다. 이것을 AZT와 3TC와 같은 기존의 약물과 혼합을 하는 경우, 이 세 가지 약물의 칵테일은 AIDS 바이러스를 억제하게 된다. 현재의 과학적 지혜는 이 약물요법을 초기에, 심지어는 AIDS 증상이 나타나기도 전에 시작하도록 권고하고 있다.

표 11.1 후천성 면역결핍증

	누적환례수/10만 건 (2001년 현재)	신환건수/10만 건 (2000년)	사망률/10만 명당 (2002년)	사망비 (사망률/신환건수)%
캐나다	61.7	2.1	1.0	47.6
프랑스	90.8	3.1	1.4	45.2
독일	24.9	1.8	0.5	27.8
일본	2.0	0.3	0.0	—
스위스	99.7	3.6	1.1	30.6
영국	31.1	1.3	0.3	23.1
미국	282.7	14.9	4.2	28.2

출처: UNAIDS/WHO Global HIV/AIDS Online Database.

(cell count)의 초기치가 높아질수록 기대여명이 높아지므로 평생 치료비용은 올라가게 된다(CD4는 HIV가 공격하는 림프구의 한 종류이다—역자 주). CD4 세포수가 50/mm^2 이하인 상태에서 치료를 시작하는 환자는 2.84년을 더 살 것으로 기대할 수 있다. 세포수가 500/mm^2 이상인 상태에서 치료를 시작하는 환자라면 9.13년의 기대여명을 갖게 된다. 그러므로 치료를 더 일찍 시작하는 경우의 평생 치료비는 100,000달러 가까이 되며, 이는 Hellinger(1993)가 먼저 추계했던 102,000달러와 부합되는 결과이다.

모든 AIDS 환자의 대부분이 공공재원으로 치료받고 있고, 그 2/3가 메디케어와 메디케이드에서 나오지만 경제에 미치는 전반적인 효과는 상대적으로 미미하다. AIDS 치료를 위한 정부의 총지출액은 2002년에 1,470억 달러에 달했는데, 이는 1995년 지출액의 두 배 이상이 되는 수준이었다(Summers et al., 2003). AIDS 치료에 들어가는 돈은 총의료비의 1%가 채 안되지만 그 치료부담은 거의 대부분이 공공병원, 특히 도시지역의 대형 교육병원이 지고 있다.

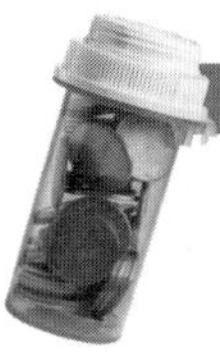

의료제공의 쟁점

중독은 합리적인가?

습관이 중독으로 바뀌는 것은 언제일까? 만일 누군가가 무엇인가로부터 즐거움을 얻고, 이 일을 정기적으로 한다면, 과연 그는 이 일에 중독된 것일까? 사람들은 담배, 술, 마약, 일, 음식, 섹스, 음악 비디오, 컴퓨터 게임 등 많은 것들에 중독된다. 인간의 행태에 관한 다른 많은 흥미로운 질문들과 마찬가지로 경제학자들은 합리적 선택이론이 중독 행위에 관해서, 그리고 이 문제에 대응하는 최적의 공공정책에 관해서 엄청나게 많은 것을 가르쳐준다는 사실을 알게 되었다.

Becker와 Murphy(1988)의 한 논문은, 중독에 관한 초기의 경제학 문헌에 지대한 영향을 미쳤다. 그들은 중독성이 있는 재화의 소비자들은 시간의 흐름에 따라 일관되게 효용극대화를 달성한

http://

미국 보건협회(American Public Health Association)는 개인 및 환경보건 분야 쟁점에 관심을 갖고 있는 전문가의 의견교환, 연구 및 활동을 위한 학제적 환경을 제공한다.
http://www.apha.org/

다는 점에서, 그리고 만일 과거의 소비가 현재의 소비를 증가시킨다면 중독의 가능성은 증가한다는 점에서 합리적이라는 사실을 보여주었다. 또한 그들의 모형은 소비를 뚝 끊었다가 다시 무절제한 소비를 일삼는 행태로 관찰되는 소비의 불안정성을 설명해줄 수 있다. 그들은 또한 미래보다는 현재를 더 중시하는 사람들이 중독자가 될 가능성이 높다는 점도 보여주고 있다.

이 모형이 의존하고 있는 전제는 사람들이 자신들의 중독 행태에 따른 총비용을, 중독성을 갖는 재화의 현재 가격과 미래의 비용이라는 측면에서 인식하고 있다는 것이다. 이런 이론적 틀 안에서 미래지향적 행태(forward-looking behavior)는 한 가지 문제를 갖게 되는데, 그것은 사람들의 행태가 시간이 흘러도 일관적이어야 함을 요구한다는 점이다. 다시 말하면 미래의 행태는 미래의 행태에 관한 현재의 욕구와 부합되어야 한다는 것이다. Gruber와 Koszegi(2001)는 흡연의 사례를 이용하여 미래지향적인 행태가 시간의 흐름에 따라 일관성이 없음을 입증하였다. 이들은 미래지향적인 행태 모형에 시간불일치(time inconsistency)를 포함시키는 경우, 최적의 정부 정책은 타인에 대한 외부효과(externalities)뿐만 아니라 중독자에 대한 '내부효과(internalities)'까지도 고려해야 한다는 점을 보여주었다.

중독행태를 규제하는 문제에 대한 관심이 증대되면서 우리는 담배에 붙는 세금의 증가, 공공장소에서의 흡연에 대한 규제 확대, 담배산업에 대한 소송 증가 등을 목도해왔다. Gruber와 Koszegi는 평균 연령과 기대여명에 대한 표준적인 수치를 사용해서 근로자의 말년에 1년이 추가된다면 그 1년의 가치는 거의 100,000달러에 달하는 것으로 추정하였다. 흡연자는 평균적으로 6.1년 더 일찍 사망하므로 상실연수(life-years lost)의 측면에서 담배 한 갑을 피우는 비용은 30.45달러가 된다. 따라서 내부비용은 외부비용의 10배가 넘는 규모이다. 이 연구에 기초한 정책적 함의는 기존의 모형에 기초한 것과는 현격한 차이를 보인다. 비록 정부가 조세 정책을 수립하면서 내부비용의 극히 일부만을 고려한다고 해도 현재 갑당 65센트인 물품세를 크게 올리는 데 대한 강력한 근거가 될 수 있는 것이다. 외부비용에는 간접흡연과 임산부 흡연 등이 있는데, 간접흡연은 갑당 19센트에서 70센트로, 임산부의 흡연으로 인한 저체중의 장기적 비용은 갑당 42센트에서 70센트로 추정된다. 설사 이러한 외부비용이 고려된다고 해도 여전히 내부비용은 계산과정에서 압도적이다. 이런 종류의 연구는 다른 형태의 중독행태, 특히 불법마약과 같은 경우에 대해 중요한 함의를 갖는다.

출처: Gary S. Becker and Kevin Murphy, "A Theory of Rational Addiction," *Journal of Political Economy* 96(4), August 1988, 675–700; and Jonathan Gruber and Botond Koszegi, "Is Addiction 'Rational'? Theory and Evidence," *Quarterly Journal of Economics* 116(4), November 2001, 1261–1303.

흡 연

CDC의 추정에 의하면, 1997년과 2001년 동안 흡연에 따른 건강 관련 비용은, 직접 의료비가 연간 750억 달러이고, 생산성 상실 비용이 900억 달러가 넘는 것으로 나타났다. 메디케이드 총지출의 14% 정도가 흡연과 관련이 있다(CDC, 2005). 비록 경제적 비용이 엄청난 것으로 보고되고 있지만, 그 어떤 화폐적 비용도 인간이 겪는 고통이라는 형태의 손실과는 비교가 안 된다. 흡연과 관련된 사망은 연간 440,000건인 것으로 추정되고 있다. 과다음주로 인한 100,000건의 사망건수를 합하면 이 두 가지 문제만으로도 연간 500,000명 이상이 사망하는 것이다. Peto와 동료들(1992)은, 선진국 인구의 1/5인 2억5천만 명이 담배 관련 질환으로 조기 사망할 것으로 예측하였다. 표 11.2에 나와 있는 모든 국가마다 매일 흡연하

표 11.2 생활양식

	흡연 (남성, 상습흡연자, 해당 연령군 중 %)[1]	흡연 (여성, 상습흡연자, 해당 연령군 중 %)[1]	음주 (1인당 리터)[2] 2003년	1일 지방 소비량 (1인당 그램)[2] 2003년	1일 칼로리 소비량 (1인당)[2] 2003년	비만 (BMI>30인 인구%)[1,4] 2005년	당뇨 (전체 인구 중 진단 환자 %)[1]
캐나다	19.4[3, 13]	16.2[3, 13]	7.9	148.4	3,605	23.5	4.9[3, 13]
프랑스	28.2[3, 14]	21.7[3, 14]	14.0	168.3	3,623	7.2	1.4[8, 9]
독일	29.8[4, 14]	19.1[4, 14]	10.2	141.9	3,484	20.7	3.9[6, 13]
일본	45.9[7, 11]	9.9[7, 11]	7.6	86.2	2,768	1.6	2.2[8, 10]
스위스	26.5[4, 12]	23.1[4, 12]	10.8	157.8	3,545	15.6	3.8[4, 12]
영국	27.0[5, 12]	25.0[5, 12]	11.2	134.7	3,450	22.9	3.9[5, 13]
미국	25.7[6, 13]	20.8[6, 13]	8.4	155.3	3,754	39.2	6.8[7, 13]

출처:

[1] WHO Global InfoBase Online at http://www.who.int/ncd_surveillance/infobase/web/InfoBaseCommon
[2] *OECD Health Data 2006.*
[3] 12세 이상.
[4] 15세 이상.
[5] 16세 이상.
[6] 18세 이상.
[7] 20세 이상.
[8] 30세 이상.
[9] 1989년.
[10] 2000년.
[11] 2001년.
[12] 2002년.
[13] 2003년.
[14] 2005년.

는 남성의 비율은 여성의 비율을 능가하고 있다. 일본의 경우 그 차이가 엄청나게 큰데, 매일 흡연하는 20세 이상의 남성이 46%인 데 반해 여성의 비율은 10%에 불과하다.

의료제공의 쟁점

담배와 주류 소비는 가격상승에 민감할까?

우리는 흔히 흡연자와 음주자은 그 어떤 가격에서도 담배를 피우고 술을 마실 것이라고 생각한다. 이런 상식을 다시 생각해보게끔 만드는 경제학 연구가 그 증거를 제시하고 있다(Becker, Grossman, and Murphy, 1993; Chaloupka, 1991; Chaloupka et al., 1993). 중독성을 갖는 물질들이 점점 더 강한 자극을 원하게끔 만드는 힘, 즉 과거의 소비가 현재 소비의 한계편익을 증가시키는 힘을 생각해보면, 이러한 연구는 합리적 중독의 증거를 제시한다고 할 수 있다. 바꿔 말하자면 중독성 물질의 소비자는 중독성 물질을 얼마나 소비할 것인지를 결정하면서 그런 행동의 장기적인 해악 효과를 고려한다는 것이다.

중독성이 있든 없든 모든 재화는 장기 가격탄력성이 단기 탄력성보다 크다. 충분한 시간만 주어진다면 소비자들은 대체재로 소비를 변화시킴으로써 가격의 변화에 적응하는 능력을 가지고 있다. 이들 연구로부터 우리가 배울 수 있는 교훈은 장기적으로는 중독성이 있는 물질의 소비 행태도 가격에 민감하게 반응한다는 것이다. 즉, 담배와 술의 가격을 올리면 시간의 흐름에 따라 그 소비가 줄어들 것이다.

핵심개념 ❻
공급과 수요

출처: Gary S. Becker, Michael Grossman, and K. M. Murphy, "An Empirical Analysis of Cigarette Addiction," *NBER Working Paper No. 3322*, April, 1990, revised March 1993; Frank J. Chaloupka, "Rational Addictive Behavior and Cigarette Smoking," *Journal of Political Economy*, 99(4), August 1991, 722–742l; and Frank Chaloupka, Michael Grossman, Gary S. Becker, K. M. Murphy, "Alcohol Addiction: An Econometric Analysis," paper presented at the annual meeting of the American Economic Association, January 1993.

대부분의 사회에서 여성이 남성보다 오래 사는 이유 중의 하나는 여성은 남성만큼 규칙적으로 담배를 피우지는 않는다는 것이다. 그러나 남성과 여성 간의 흡연율 격차는 지난 40년간 엄청나게 좁혀졌다. 그 결과 매년 전 세계적으로 500,000명 이상의 여성이 흡연과 관련된 질환으로 사망하고 있다. 현재의 젊은 여성 인구가 중년이 될 때쯤에는 선진국에서만도 100,000명 이상의 여성이 사망하게 될 것이다.

봉투의 이면

술 소비와 교통사고 사망: 소비세 인상의 경우

자동차 사고는 35세 이하 인구의 주요 사인 중 하나이다. 음주운전은 치명적인 충돌의 절반 이상을 차지하고 있다. 정책결정자의 주된 딜레마는 음주 관련 교통사고 사망자의 수를 어떻게 하면 줄일 수 있느냐 하는 것이다. 1984년에 의회는 합법적인 음주연령을 21세로 올리는 연방균일 음주연령법(Federal Uniform Drinking Age Act)을 통과시켰다. 주정부가 이 법을 따르지 않으면 연방 고속도로 자금(federal highway funding)을 받지 못할 수도 있었다.

음주 관련 교통사고 사상자를 줄이기 위해 제안된 또 다른 전략은 소비세(excise tax)를 통해 술의 가격을 인상하는 것이었다. 알코올음료의 가격 상승 및 술에 대한 주(州) 소비세율의 인상과, 청년층의 술 소비 감소 및 그에 따른 교통사고로 인한 사망자 감소 간의 관계에 대한 상당한 정도의 증거가 축적되어 있다(Chaloupka, Saffer, and Laizuthai; 1993). 그러나 술 소비를 줄이기 위해 소비세를 인상하는 것은 오랫동안 사용되지 않은 전략이다. 1991년에 맥주와 포도주에 대한 연방정부 소비세가 1951년 이후 처음 인상되었으며 증류주에 대한 연방 소비세는 이 40년 기간 중 단 두 차례만 인상되었다. 소비세 인상이 어떻게 술 소비에 영향을 미치는 것일까?

아래 그림에서 술 의존자의 수요곡선은 어쩌다가 마시는 사람의 수요곡선보다 그 기울기가 훨씬 급한데, 이는 수요가 비탄력적임을 의미한다. 소비세의 상승은 공급곡선을 왼쪽으로 이동시킬 것이다. S_1과 S_2의 수직거리가 소비세 증가액을 의미함을 상기하자. 두 경우 모두 소비세 인상에 따른 가격상승은 수요량의 감소를 초래한다. 그러나 어쩌다가 술을 마시는 사람의 경우, 술에 의존하는 사람보다 수요량을 훨씬 더 많이 줄인다.

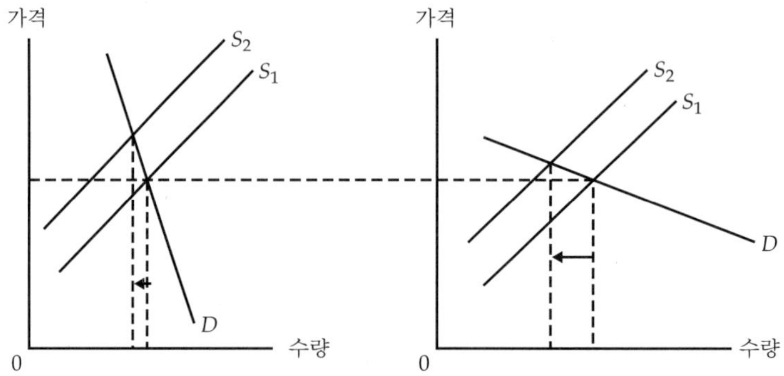

알코올에 의존적인 사람　　　　가끔 음주하는 사람

부분적으로는 연방소비세의 인상이 지연됨에 따라, 알코올음료의 실질가격은 최근 감소하였다. 1975년부터 1990년 사이에 맥주의 실질가격은 20%가 떨어졌으며, 포도주는 28%, 증류주는 32%가 떨어졌다. 만일 주류의 실질가격이 변화하지 않았더라면, 청년층의 알코올 소비는 감소했을 것이고 교통사고 사망자도 줄었을 것이다. Chaloupka, Grossman과 Saffer(1993)는, 만일 맥주에 대한 연방 소비세가 1951년 이래 물가상승률에 연동되어 있었다면, 교통사고 사망자가 연간 5,000명 정도 줄어들었을 것으로 추정하였다. 더욱이, 1984년 연방균일 음주연령법 이전에도 음주가 가능한 최소연령을 21세로 균일하게 정해 놓았더라면 650명 이상의 생명을 구할 수도 있었을 것으로 추정하였다. 이 연구와 또 다른 연구(Manning et al., 1989)는 알코올음료에 대한 소비세 부과가 최적 수준에 미치지 못한다는 점을 시사하고 있다.

출처: F. J. Chaloupka, H. Saffer, and A. Laizuthai, "Alcohol Price Policy and Youths: A Summary of Economic Research," *Journal of Research on Adolescence*, forthcoming; F. J. Chaloupka, Michael Grossman, and H. Saffer, "Alcohol Control Policies and Motor Vehicle Fatalities," *Journal of Legal Studies*, forthcoming; and Willard G. Manning, Emmett B. Keeler, Joseph P. Newhouse, Elizabeth M. Sloss, and Jeffrey Wasserman, " The Taxes of Sin: Do Smokers and Drinkers Pay Their Way?" *Journal of the American Medical Association 261*, March 17, 1989, 1604–1609.

음 주

12세 이상 미국인들의 거의 절반이 현재 음주를 하고 있다. 그렇다고 해도 다른 선진국의 술 소비량과 비교할 때 미국인들이 소비하는 연간 1인당 8.4리터의 술은 상대적으로 그렇게 많은 양이 아니다. 그러나 음주인구는 초기 성인연령(21세부터 25세까지)에 도달할 때까지 연령의 증가에 따라 급격히 증가하며, 그 이후 점진적으로 감소한다. 미국의 알코올 남용 비용은 충분한 자료가 있는 가장 최근 시점인 1995년에 약 2,760억 달러로 추계되었다(NIH, 1998). 비용의 2/3 이상이 알코올 관련 질환과 조기사망으로 인해 상실된 생산성으로부터 발생하였다. 최근의 음주운전 사고는 200만 건이 넘고, 거의 17,000명이 사망했으며, 500,000명 이상이 부상을 입었다(NHTSA, 2005). 더욱이 알코올은 폭행, 강간, 살인, 자살, 가정 내 폭력, 아동학대와 같은 모든 폭력 범죄에서 상당한 비율을 점하면서 중요한 역할을 한다.

알코올의 사용은 양날의 검이다. 어떤 사람은 약간의 음주만으로도 중대한 건강상의 위험을 초래한다. 그러나 적당한 음주가 실제로는 건강에 좋다는, 이른바 '프랑스 인의 모순(French Paradox)'[4]에 관한 상당한 정도의 의학적 증거가 존재한다. 의학적 증거에 따르면 여성은 한 잔, 남성은 두 잔 정도의 적은 양을 매일 마시는 경우, 심장질환과 뇌졸중의 예방에 도움이 된다고 한다(Abramson et al., 2001, and Reynolds et al., 2003). 보다 구체적으로 적당량의 음주는 HDL(좋은 콜레스테롤)을 높여주고, 혈압을 낮추어주며, 혈전의 형성을 막아주고, LDL(나쁜 콜레스테롤)에 의한 동맥 손상을 막아준다.

봉투의 이면

마약 합법화의 문제

마약의 합법화를 주장하는 많은 사람들은 그 근거를 경제학에서 찾고 있다. 그들은 금지된 약물들은 그저 금지된 것일 뿐 아무런 차이가 없는 것처럼 보이는 게 문제라고 주장한다. 금지된 마약 사이에 아무런 구분이 없으므로 젊은이들은 PCP(phencyclidine pill), 크랙 코카인, 헤로인, 마리화나 모두가 똑같을 뿐 어느 것이 더 나쁜지에 대해서는 관심이 없다는 것이다. 소비자들은 그들이 구입하는 마약의 품질에 관해 아무런 보증을 받지 못하며 정부는 금지약물의 판매와 구입으로부터 아무런 조세 수입을 올리지 못한다. 반면에 공적 비용은 엄청나게 높은데, 마약과의 전쟁과 직간접적으로 연관된 경찰, 법원, 교도소 비용이 많은 비중을 차지하기 때문이다. 마약거래를 근절하기 위한 그 많은 지출에도 불구하고 이 나라로 들어오는 모든 마약 중 겨우 10%에서 15%만이 붙잡히고 있다. 마약 합법화의 찬성자들은 마약 판매를 통제하고, 그 이윤에 세금을 부과하며, 생산을 감독하는 동시에 그 사용을 억제하도록 하자고 제안한다.

핵심개념 ⑤
시장과 가격결정

4 '프랑스 인의 모순'은 프랑스 인들이 고지방 식사를 함에도 불구하고 미국인보다 심장질환이 적은 것을 말한다. 적포도주와 올리브유가 최소한 부분적인 이유일 것으로 생각되고 있다.

마약의 금지에 더 많은 비용을 지출한다 해도 시장에 도달하는 마약의 양에 거의 영향이 없다는 사실을 인용하면서 합법화의 찬성자들은 마약에 대한 수요가 비탄력적일 가능성이 높다고 주장한다. 그래프에 나와 있는 것처럼 수요가 비교적 비탄력적일 경우에는 공급자의 비용을 높여서 공급곡선을 왼쪽으로 이동시킨다 해도 Q_0에서 Q_1로 감소하는 균형 거래량에는 거의 영향을 미치지 못한다. 금지 전략이 달성하는 것은 오로지 마약의 가격과 공급자의 유인을 높여줄 뿐이다. 더욱이 마약의 사용자들은 자신들의 고비용 습관을 유지하기 위해서 범죄의 수렁에 빠지게 된다.

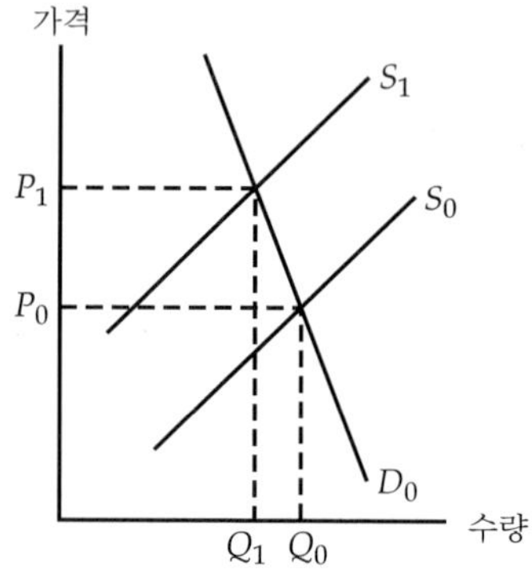

합법화의 반대자들은 금지가 어떤 행동을 범죄로 규정함으로써 범죄를 양산해내기는 하지만 이는 희생자가 없는 범죄가 아니라고 주장한다. 마약의 영향 아래 놓여 있는 사람들은 다른 사람들을 해칠 가능성이 높고, 마약 사용에 따른 합병증은 모든 사람들에게 간접비용을 발생시킨다. 어쨌든 습관적 마약 사용자들은 마약을 사용하기 훨씬 전부터 범죄에 발을 들여놓았을 것이다. 그 수요가 가격에 대해 비탄력적인 것은 바로 이들 습관적 사용자들이다. 마약을 사용하지 않는 수백만 명의 경우, 수요는 대단히 탄력적이다. 기준을 조금만 완화해도 이들의 마약 사용은 급격히 증가할 것이다. 법적 제재와 사회적 낙인은 마약에 호기심을 가진 사람들의 욕구를 억누르는 데 충분한 효과를 보인다. 따라서 이들 잠재적인 사용자들의 수요곡선은 위에 그려진 그래프보다 훨씬 더 평평할 것이다. 합법화는 이 그룹의 수요량을 증가시킬 뿐만 아니라 수요곡선 자체를 오른쪽으로 이동시켜 마약 소비는 더욱 증가할 것이다.

핵심개념 ❻
공급과 수요

NORML(National Organization to Reform Marijuana Laws)과 같은 조직은 마리화나를 합법화하는 것은 사리에 맞는 일이라고 주장한다. 마리화나는 중독성이 없으며, 광범위하게 사용되고 있고, 술보다 더 나쁠 게 없다는 것이다. 그리고 이미 캘리포니아 주에서는 이것이 가장 큰 수입원이라는 것이다. 한편, 반대자들은 묻는다. 우리는 이미 담배와 술 때문에 사회 병리적인 고통을 겪고 있는데, 이들 사회적 문제에 한 가지를 더 추가할 필요가 있을까? 만일 마리화나를 합법화한다면 어디에서 선을 그어야 하는가? 마리화나에서 끝내야 하는가, 아니면 PCP, 크랙, LSD도 합법화 마약 목록에 올려야 하는가? 머지않아 아나볼릭 스테로이드(근육증강 효과가 있는 합성 호르몬제—역자 주)의 사용을 금지하는 체육 당국에도 금지 철회를 요구할 것인가? 우리는 과연 사회의 도덕적 행동을 법제화해야 할까, 아니면 자유주의적 원리에 따라서 그러한 행동을 용인해야 할까? 만약 당신이 나가는 모임에서 다음에 이런 주제가 논의된다면, 의견의 일치를 기대할 수는 없을 것이다.

출처: James W. Henderson, "Economic Impact of Cocaine and Crack Abuse: Private and Social Issues," in Glen E. Lich, ed., *Doing Drugs and Dropping Out: Assessing the Costs to Society of Substance Abuse and Dropping Out of School.* A Report prepared for the Subcommittee on Economic Growth, Trade, and Taxes of the Joint Economic Committee, Congress of the United States, Washington, D.C.: U.S. Government Printing Office, August 1991.

비만과 그 결과

지난 25년 동안 미국의 비만인구는 엄청나게 증가하였다. 정부의 조사 자료에 의하면 1970년대 말에 성인인구의 15%가 비만이었고, 1994년에 비만인구 비율은 23%로 증가하였다. 세계보건기구의 최근 증거는 미국의 비만인구 비율이 39%로 세계에서 가장 높은 수준임을 보여주고 있다. 비만은 체질량지수(body mass index, BMS)가 30이 넘는 경우로 정의된다.[5] 비록 비만이 선진국 전체의 문제이기는 하지만 이 문제가 미국만큼 심한 나라는 없다. 2005년에 영국인 중에서는 23%가, 프랑스 인은 7%가, 일본인은 겨우 2%가 비만이었다.

미국에서는 매년 300,000명이 비만 및 좌식 생활습관 관련 질병으로 사망하는 것으로 추측된다(Mokdad et al., 2001). 이 경우의 사망요인은 관상동맥 질환, 뇌졸중, 고혈압, 암, 당뇨병 등이다. 30세 이상의 미국인 중 거의 7%가 당뇨병 진단을 받는데, 이는 다른 어떤 선진국보다도 높은 수준이다. Wolf와 Colditz(1988)는 1995년에 비만의 직접비용이 992억 달러, 미국 총의료비의 약 10% 수준에 이르는 것으로 추정하였다.

http://

자신의 체질량 지수를 계산해보라. 이에 대해 더 알고 싶다면 아래의 질병통제센터 웹사이트를 방문하라.
http://www.cdc.gov/nccdphp/dnpa/bmi/

Cutler, Glaeser와 Shapiro(2003)는, 이런 결과가 과도한 칼로리 섭취 때문이라고 설명한다. 오늘날 여성은 20년 전에 비해서 9%, 남성은 13% 더 많은 칼로리를 섭취하고 있다. 칼로리 섭취가 증가한 원인은 식료품을 구입하기 위해서 돈을 버는 데 필요한 시간의 측면에서뿐만 아니라 요리하는 데 걸리는 시간의 측면에서도 음식 섭취의 비용이 낮아졌기 때문이다. 수요곡선은 우하향하므로, 어떤 재화의 가격이 낮아지면 소비자의 수요량은 증가한다는 사실을 상기하자. 미국인들이 하루에 섭취하는 열량은 평균 3,754칼로리로서 비교군에 들어 있는 어떤 나라보다도 많다.

핵심개념 ❻

공급과 수요

핵심개념 ❷

기회비용

칼로리 소비가 늘어났을 뿐만 아니라 우리가 구입하는 식료품의 거의 대부분은 레스토랑에서건 식료품 상점에서건 이미 가공되어 있는 것들이다. 여성의 경제활동이 늘어나면서 식사 준비에 들이는 시간은 줄어들고 있다. 시계열 조사에 의하면 경제활동을 하는 기혼여성이 식사 준비에 들이는 시간이 30년 전에는 평균 85분이었지만 1995년에는 41분이었다. 경제활동을 하지 않는 여성들의 경우에는 1965년에 138분이었는 데 비해 1995년에는 69분이었다. 독신자들의 경우에도 경향은 똑같다(Wessel, 2003). 소비자들은 일반적으로 가격의 하락을 좋은 일로 받아들인다. 그러나 식료품의 경우, 사람들은 건강을 유지하는 수준으로까지 그 소비를 제한하는 자기통제가 부족한 것으로 보인다.

---

5 BMI = 체중(kg)/신장$(m)^2$. 적정 BMI는 20~25 사이이며, BMI가 25~30 사이라면 과체중으로 간주된다.

표 11.3 영아의 건강

	영아사망률[1] (2004년)	주산기 사망률[2] (2001년)	저체중 출생아[3] (2004년)
캐나다	5.3[4]	6.3	5.8[4]
프랑스	3.9	6.9	6.8
독일	4.1	5.9	6.9
일본	2.8	3.6	9.4
스위스	4.2	8.0	6.3
영국	5.1	6.7	7.6[4]
미국	6.9[4]	6.9	8.1

출처: *OECD Health Data 2006*.

[1] 출생아 1,000명당.
[2] 출생아 1,000명과 출산 후기 사산아당.
[3] 출생아 중 퍼센트.
[4] 2003년.

영아의 건강

정책적 쟁점

산전 관리에 대한 접근성의 개선은 출산 결과의 개선을 가져올 것이다. 무료진찰이 답이 될 수 있을까?

미국 의료에 대한 비판자들은 현재의 의료제공체계가 작동하지 않는 증거로 높은 영아사망률을 제시한다. 빈곤과 의료에 대한 열악한 접근도가 높은 영아사망률을 초래한다는 주장은 상당한 설득력이 있다. 2004년에 미국은 표 11.3에 나와 있는 7개 선진국 가운데 영아사망률이 가장 높았다. 미국의 생존 영아 1,000명당 6.9명의 사망률은 일본의 두 배에 이른다. 총영아사망률에 초점을 맞추면 흑인과 백인 간의 사망률 차이가 드러나지 않게 된다. 백인의 영아사망률은 5.7인 데 비해서 흑인은 13.5명에 달한다.

높은 영아사망률에 대한 연구의 대부분은 사망 위험을 출산 시 저체중과 연관 짓고 있다. 자료에 의하면 1,500그램 미만인 최저 체중아의 영아사망률은 252.8명인데, 이는 2,500그램 이상 체중아의 영아사망률 2.7명의 90배가 넘는 수준이다. 최저 체중아는 전체 출산의 1.4%에 불과하지만 모든 영아사망의 50% 이상을 차지한다(MacDorman and Atkinson, 1999). 미국은 정상체중으로 간주되는 2,500그램 미만인 영아가 8.1%를 차지하는데, 이는 두 번째로 높은 비율이다. 오직 일본만 미국보다 높은 수준이다.[6]

흔히 저체중아 출산의 이유로 거론되는 빈곤에 따른 산전 진찰의 낮은 접근성은 영아사망의 주요 이유가 되지 못하는 것 같다. Murray와 Bernfield(1988)는, 캘리포니아의 카이저 퍼머넌트 병원(Kaiser-Permanente Hospital)에서 이루어진 31,000건 이상의 출산 자료를 연구했는데, 이 병원에서의 산전 진찰과 출산은 그

---

6 미국에서 저체중아의 출산은 계속 증가하고 있다. 2000년에 2,500그램 미만인 영아는 전체 출산의 7.5%를 차지했는데, 인종별로 보자면 백인 6.6%, 히스패닉 6.4%, 흑인 영아가 13%였다.

비용이 사전에 지불되었기 때문에 서비스를 받을 때는 무료이다. 산모의 연령, 교육수준 및 여타의 위험 관련 요인을 모두 통제한 후에도 흑인 산모는 산전 진찰을 전혀 받지 않을 가능성이 높았으며, 받는다 해도 백인 산모보다 늦게 받기 시작했고, 산전 진찰을 위해 의사를 만나는 횟수가 적었다. 이 연구에서 흑인 산모의 저체중아 출산 비율은 백인 산모의 두 배였다.

출산 시 저체중은 재원일수를 늘림으로써 신생아 진료에 투입되는 비용을 증가시킨다. 2,500그램 이상의 정상체중 영아들은 재원일수가 3일 정도이다. 1,500그램에서 2,500그램 사이의 저체중아들의 경우 평균재원일수는 24일이다. 1,500그램 이하인 영아의 경우에는 57일, 1,000그램 이하인 영아의 경우에는 89일에 이른다(McCormick, 1985). 출산 시 저체중은 비용도 많이 들고 대단히 위험하다.

높은 영아사망률 통계가 미국의 의료체계를 정확하게 반영한다고 볼 수 있을까? 주산기(周産期, perinatal) 사망률 통계를 비교하는 것은 출생아(live birth)의 정의상 차이를 피할 수 있기 때문에 영아사망률의 차이를 보다 정확하게 비교할 수 있다. 2001년의 주산기 사망률을 사용하면 약간 다른 결과가 나온다. 미국은 더 이상 가장 높은 경우가 아니며, 더욱 중요한 것은 비교 국가들 사이의 차이가 크게 줄어든다는 점이다.

실제로 기존의 연구는 체중별 주산기 사망률에 있어서 미국보다 일본이 더 높다는 점을 지적한다(Eberstadt, 1991; Hoffman, Bergsjol, and Denman, 1990). Kramer와 동료들(2005)은, 캐나다와 미국의 체중별 영아사망률의 차이를 검토한 후 미국의 총영아사망률이 더 높음에도 불구하고 출산 시 2,500그램 이하의 영아들의 경우, 그 생존 가능성은 미국이 더 높다고 결론짓고 있다. 이러한 연구결과는 미국의 열악한 영아사망률 순위가 다분히 최저체중아의 비율이 높은 데 기인한다는 것을 시사하고 있다. 이러한 사실은 미국의 영아들에 대한 의료서비스가 영아사망률이 의미하는 것보다는 상대적으로 우수하다는 것을 의미한다.

출산 시 체중에서 나타나는 이러한 차이는 부분적으로는 생물학적 요인과 미국 인구의 이질성에 기인한다고 볼 수 있다. 출산 시 체중의 중앙값에 있어서 백인 영아는 흑인 영아보다 더 높다. 산모의 연령, 교육수준, 저체중아 비율 등을 통제한 후에도 백인의 체중은 흑인의 두 배였는데, 이는 흑백 간에 나타나는 체중 격차의 적어도 일부분은 인종 간의 생리적, 행태적 차이에 기인한다는 것을 의미한다. 더욱이 체중의 차이는 산전 진찰의 모든 가용성과 사용 수준에 있어서 아무런 변화도 보이지 않았다(Henderson, 1994).

저체중아가 많이 발생하는 현상에 대한 또 다른 설명은 미국에서의 10대 임신 비율이 높기 때문인데, 이는 저체중 및 영아사망과 강한 상관관계를 보이는 사회학적 요인이다. 실제로 10대 임신과 사생아는 임신에 대한 여성의 행태 및 태도에 관한 대리변수로 사용될 수도 있다.[7] 10대 산모는 시의적절한 산전 진찰을 받을 가능성이 낮은 반면에 흡연 가능성은 높기 때문에 태아의 체중이 정상치에 미달하며 조산 가능성이 높아진다(Ventura et al., 2000). 영아사망률과 사생아 사이의 관계는 매우 놀랍다. Eberstadt(1991)는 미혼 대졸자의 경우, 흑인이건 백인이건 교육 수준과 무관하게 결혼한 경우보다 영아사망률이 더 높았다.

표 11.4에는 7개 선진국의 2004년도 10대 임신율이 비교되고 있다. 미국은 다른 어느 나라보다도 더 높은 임신율을 보여주고 있다. 미국은 여성 1,000명당 41.2명 및 모든 출생아의 10.3%를 차지함으로써 영국보다 약 50%가 더 높고, 일본에 비해서는 7배나 더 높은 비율을 보이고 있다. 2004년에 미국에서 이루어진 모든 출산의 35.8%가 미혼모였으며, 이를 인종별로 보면 백인은 25.4%, 히스패닉은 46.4%, 흑인은 69.4%를 차지하였다(CDC, 2006a). 이와는 대조적으로 일본에서는 혼외 출산에 대한 사회적 낙인 때문에 10대 산모와 미혼모는 1%가 채 되지 않았다. 흥미롭게도 일본계 미국 여성들 사이에서도 동일한 사회적 관습과 낮은 영아사망률이 발견된다(Wegman, 1993).

미국의 10대 산모와 미혼모와 관련하여 고무적인 점은 거의 모든 인종에서 그 비율이 감소하고 있다는 것이다. 흑인과 히스패닉은 10대 여성 1,000명당 각각 63.1명, 82.6명으로 떨어졌는데, 이는 백인 비율 26.7명에 비해 여전히 두 배 내지 세 배가 더 높은 수준이다. 10대의 출산율은 1994년의 정점으로부터 24% 하락하였고, 미혼모의 출산율이 전반적으로 증가한 것은 전적으로 20세 이상 여성의

표 11.4 10대 임신

2004	10~19세 산모 출생아 (총출산건수의 %)	15~19세 산모 출생아 (인구 1,000명당)
캐나다	4.5*	14.4*
프랑스	2.0	8.0*
독일	3.6	10.9
일본	1.7	5.6
스위스	1.5	5.1
영국	7.1	26.7
미국	10.3	41.2

출처: *United Nations Demographic Yearbook 2004*. Accessed at http://unstats.un.org/unsd/demographic/products/dyb/DYB2004/Table10.pdf

* 2003년.

7 연구에 의하면 '부적절한 시기의, 또는 원치 않는' 자녀는 계획된 또는 '원하는' 자녀에 비해 저체중아로 태어날 가능성이 더 높다(Pamuk and Mosher, 1988).

표 11.5 사망의 외적 요인(인구 10만 명당 사망건수)

2002년	자살	추락	자동차 사고	살인	기타 외부요인
캐나다	10.6	4.1	9.3	1.5	37.7
프랑스	15.1	5.4	12.0	0.8	52.8
독일	10.8	5.0	8.6	0.7	32.9
일본	18.7	3.0	7.7	0.5	43.2
스위스	16.3	8.0	6.7	0.9	39.5
영국	6.3	3.4	5.7	0.9	27.1
미국	10.2	4.1	15.9	6.2	51.8

출처: *OECD Health Data 2006.*

출산율 증가에 기인한다.

사망의 외적 요인

살인, 자살, 모든 종류의 사고사 등 사망의 외적 요인은 20세부터 44세까지 인구의 가장 중요한 사인이다. 대부분의 선진국에서 높기는 하지만 외적 요인에 기인한 사망률에는 여전히 상당한 격차가 존재한다. 인구 10만 명당 사망률로 보자면, 미국은 교통사고와 살인을 포함하는 비(非)질병 관련 요인으로 인한 사망률이 가장 높다. 모든 외적 요인에 의한 미국의 사망률은 인구 100,000명당 51.8명으로 7개국 평균보다 35%나 더 높은 수준이다.

이렇듯 모든 외적 요인에 의한 과도한 사망률은 미국인의 평균수명에 상당한 영향을 미친다. Lemaire(2005)는, 미국인의 2000년 평균수명 76.9세는 만일 외적 요인에 의한 사망이 없었을 경우 1.2세가 더 높았을 것으로 추정하였다. 그해에 33개 선진국의 인구가중 평균수명은 79.2세였다. 따라서 미국과 다른 선진국 사이에 존재하는 평균수명 격차의 절반 이상이 사망의 외적 요인, 특히 교통사고와 살인으로 인한 것이다.

인구 고령화

경제이론은 재화와 서비스에 대한 수요의 주요 결정요인으로서 인구 구성의 변화를 꼽는다. 개인, 가족, 또는 규모가 커지고 성숙해짐에 따라 수요가 변화한다는 생각은 대부분의 경제학도들에게 익숙한 것이다. 실제로 부분적으로는 저축, 투자와 소비의 생애주기 변화에 관한 개척자적 연구로 인해 Franco Modigliani는 1985년에 노벨 경제학상을 수상하였다. 의료비 증가의 이유로 인구 고령화는 누구나 상위 10위 안에 꼽는 요인이다.

이 절에서는 인구 구성의 변화를 검토하고 총의료비에 미치는 영향을 살펴보기로 한다. 미국인들이 더욱 장수하게 됨에 따라 연령 및 성별 인구 구성의 변화는 향후 의료수요에 심대한 영향을 미치게 될 것이다. 노인 의료는 비용통제에 관한 논의에서 자주 초점으로 떠오르지만 과연 얼마나 큰 요인일까?

고령화하는 인구

정책적 쟁점

65세 이상 노인인구의 비율이 계속 늘어나는 상황에서 연방정부의 자격 프로그램들이 지급능력을 유지할 수 있을까?

http://

미국은퇴자협회(American Association of Retired Persons, AARP)는 노인의 관심사에 관련된 논문, 보도용 기사, 기타 정보 등을 생산해서 발표하고 있다.
http://www.aarp.org/

1950년 이래 미국의 인구 중에서 65세 이상 인구의 비율은 8.1%에서 12.4%로 증가하였다. 주로 출산력의 하락으로 말미암아 인구 중 5세 이하 인구 비율은 10.8%에서 8% 이하로 떨어졌다. 1946년부터 1964년 사이에 태어난 베이비 붐 세대는 재화와 서비스에 대한 그들의 수요로 인해 많은 관심의 대상이 되어 왔지만 현재까지 의료서비스에 대한 수요에는 미미한 영향만을 미쳤을 뿐이다. 2010년부터 이 코호트(같은 시기에 출생한 사람들의 집단—역자 주)의 은퇴가 시작되면서 65세 이상 인구의 비율은 그들의 의료비용과 함께 엄청나게 증가할 것이다. 65세 이상 인구의 비율은 2010년의 13%에서 2030년에는 20% 이상으로 증가할 것이다. 이때쯤이면 미국의 65세 이상 인구는 거의 7,000만 명에 육박할 것이다. 정책당국의 주요 관심사는 노동인구의 증가가 급속히 증가하는 이 노인인구를 따라가지 못하기 때문에 연방정부가 운영하는 모든 자격 프로그램, 특히 사회보장연금과 메디케어의 지불능력을 위협하게 될 것이라는 점이다.

현재까지는 인구의 연령 및 성별 구성이 미국의 의료비 증가에 거의 기여한 적이 없다. 의료비의 지출증가 요인에 관한 연구들은 인구의 연령 및 성별 구성이 기여한 정도를 10% 미만으로 보고 있다. 서비스 강도 및 의료부문의 인플레이션이 훨씬 더 중요한 요인이었던 것이다(Aaron, 1991; Gordon, 1992).

현재까지 인구 고령화는 북아메리카 지역보다는 유럽에서 훨씬 더 중요한 쟁점으로 다루어져 왔다. 대부분의 유럽 국가들에 있어서 65세 이상 인구 비

표 11.6 인구 고령화

	65세 이상 인구비율 (2004년)	남성의 평균수명 (2003년)	여성의 평균수명 (2003년)	남성의 65세 기대여명 (2003년)	여성의 65세 기대여명 (2003년)
캐나다	13.0	77.4	82.4	17.4	20.8
프랑스	16.3	75.9	82.9	17.1*	21.4*
독일	19.3	75.7	81.4	16.1	19.6
일본	19.5	78.4	85.3	18.0	23.0
스위스	16.4	78.0	83.1	17.5	21.0
영국	16.0	76.2	80.7	16.1*	19.1*
미국	12.4	74.8	80.1	16.8	19.8

출처: *OECD Health Data* 2006.

* 2002년.

율은 평균수명의 증가와 출산력의 하락 덕분에 16%에서 19%를 차지한다. 미국과 캐나다는 유럽과 일본에 비해서 인구 고령화의 충격을 느끼는 데 20년 정도가 늦다.

평균수명

시장지향적인 의료체계에 비해서 정부가 관장하는 의료체계의 우수성에 관한 증거로 자주 인용되는 통계인 평균수명은 가장 널리 사용되는 건강수준의 측정지표이다. 모든 선진국에서 평균수명은 지난 세기 동안 엄청나게 증가하였다. 1900년에 평균적인 미국 여성의 평균수명은 48.3세였고, 남성은 46.3세였다. 지난 세기의 대부분에 걸쳐 평균수명은 지속적으로 증가해 왔는데, 2003년에 남성은 74.8세, 여성은 80.1세에 도달하였다. 다른 선진국에서의 평균수명 증가는 더욱 극적이어서 유럽과 일본은 남성의 경우 2.1세, 여성의 경우 2.4세가 더 높다. 조기사망, 특히 영아사망, 모성사망, 급성질환에 의한 사망 등의 감소가 이런 수명 증가의 가장 중요한 요인이다. 정수(淨水), 위생 및 기타 공중보건 등을 포함한 생활수준의 향상 또한 수명 증가에 상당한 공헌을 하였다.

> **http://**
> 인구고령청(The Administration on Aging)은 프로필, 추계 및 추세 등을 포함하여 노인에 관한 통계자료를 제공한다. 이 웹사이트는 고령화 화제에 관해 대단히 유용한 자료원이다.
> http://www.aoa.dhhs.gov

노인사망률은 다른 어떤 연령계층보다 빨리 감소하였다. 이 현상의 이유에 대해 합의된 바는 없다. 일부 의료인은 노인들이 식이습관의 개선, 흡연 감소, 운동량 증가 등 더 건강한 생활습관을 가졌기 때문에 더 오래 사는 것으로 생각하는 경향이 있다. 기술 측면을 강조하는 사람들은 고혈압의 통제와 같은 의료서비스의 향상과 관상동맥 집중치료실(special coronary care unit)과 개심수술(open-heart surgery) 등을 수명 증가의 이유로 들고 있다. 실제로 가장 설득력 있는 설명은 이러한 관점이 갖고 있는 요소들을 모두 포함한 것일 것이다.

의료비 지출 증가와 관련하여 보다 적합한 개념은 일정 연령에 도달한 이후에 더 살 수 있을 것으로 예상되는 기대여명이다. 2003년에 65세에 도달한 미국 남성은 16.8년, 여성은 19.8년을 더 살 수 있을 것으로 기대되었다. 기대여명 통계를 사용하는 경우, 미국의 건강수준 순위는 약간 올라간다. 80세에 도달한 노인의 기대여명은 프랑스, 독일, 이탈리아, 스웨덴, 스위스, 영국 등 다른 선진국보다 더 길다. 2003년 자료를 통해 살펴보면, 80세 미국 남성의 기대여명은 8년, 여성은 9.6년이었다(OECD, 2006). 다른 선진국에서 80세 남성의 기대여명은 프랑스 7.8년, 독일 7.2년, 이탈리아 7.6년, 스웨덴 7.2년, 스위스 7.5년, 영국 7.1년 등이다. 80세 여성의 기대여명은 독일 8.5년, 스웨덴 9.1년, 스위스 9.3년, 영국 8.6년 등이다.

> **http://**
> 미 인구조사국(The U.S. Census Bureau)은 미국 경제와 인구에 관한 인구통계학적 자료의 공식적 수집기관이다. 이 사이트는 주로 'Subjects A–Z'라는 링크를 통해 공식적인 통계에 접근할 수 있도록 해놓았다.
> http://www.census.gov

60대와 70대의 많은 사람들이 허약하고 손상을 경험하기는 하지만 대부분은 건강하고 활동적이며 상대적으로 잘 지내고 있다. 의료비 지출 증가를 우려하는 정책결정자에게 도전적 과제를 안겨주는 것은 85세 이상 인구가 급증하고 있다는 것이다. 90대 및 100세 이상 노인들은 알츠하이머병 및 다른 종류의 치매, 파킨슨병, 고혈압, 당뇨병, 골(骨) 관절염, 골반 골절, 말초혈관 질환 등 장애와 장기요양서비스를 필요로 하는 만성질환에 더 잘 걸린다. 현재 72,000명으로 추정되는 100세 이상 미국인은 전체 인구 중에서 가장 빠르게 증가하는 연령 코호트이다. 100세 이상 노인이 2010년에는 129,000명이 될 것이며, 2050년에는 백만 명으로 늘어날 것으로 예상된다(U. S. Census, 1987).

후기 노인의 급증은 생명윤리의 문제를 제기한다. 이미 후기 노인에 대한 의료서비스의 배급제에 관한 논의가 존재한다(Callahan, 1987). 타인의 도움에 의한 자살, 안락사, 연명치료의 거부 등이 모두 최신의 윤리적 쟁점들이다. 이런 문제들은 미국에만 국한된 것이 아니다. 인간의 전 역사를 통해 모든 문화와 모든 사회가 희소한 자원의 배분 문제를 다루어왔다. 자원이 부족해질 때마다 노인들에게 돌아가는 몫이 제일 먼저 제한되었다. 늙은 에스키모는 자신의 운명을 받아들이고 스스로 빙원 아래로 뛰어내려 다시는 나타나지 않았던 것이다.

노인 의료비

노인인구는 전 인구의 12%밖에 안 되지만 모든 의료자원의 1/3 이상을 소비하고 있다. 평생 동안 쓰는 의료비의 절반 이상이 65세 이후에 발생한다. 표 11.7을 보면 1999년에 노인 1인당 의료비 지출은 11,089달러였는데, 이는 비(非)노인인구의 평균치인 2,793달러의 네 배 정도이고, 19세 이하 청년의 평균치인 1,646달러의 일곱 배나 되는 규모이다. 이와 같은 연령계층별 상대적인 의료비 지출 패턴은 1970년대 말 이래 거의 변화하지 않고 있다(Waldo et al., 1989). 노인인구 중에서도 후기 노인인구는 전기 노인인구보다 훨씬 더 많은 의료비를 지출한다. 1999년에 85세 이상 노인인

정책적 쟁점

고령화 관련 의료비 지출이 늘어나는 것은 임종 비용보다는 만성질환 때문이다.

표 11.7 연령 및 서비스 종류별 개인 의료비 지출, 1999년

연령군	개인 의료 서비스	입원 진료	의사서비스	처방약	요양원서비스	기타
모든 연령	$ 3,834	$ 1,416	$ 975	$ 376	$ 323	$ 744
65세 이하	2,793	1,027	815	301	69	581
19세 미만	1,646	601	551	112	13	367
19~44세	2,706	1,023	780	264	70	568
45~54세	3,713	1,213	1,051	509	111	829
55~64세	5,590	2,177	1,482	771	191	970
65세 이상	11,089	4,132	2,092	900	2,087	1,879
65~74세	8,167	3,298	2,006	895	611	1,358
75~84세	12,244	4,786	2,263	922	2,221	2,052
85세 이상	20,001	5,791	1,977	858	7,819	3,556

출처: Sean P. Keehan, Helen C. Lazenby, Mark A. Zezza, and Aaron C. Catlin, "Age Estimates in the National Health Accounts," *Health Care Financing Review*/Web Exclusive 1(1), December 2, 2004.

표 11.8 연령별 연간 의료자원 이용도, 2004년

연령군	인구 100명당 응급실 내원건수	인구 100명당 외래 방문건수	인구 100명당 병원 재원일수	인구 100명당 의사 방문건수
모든 연령	37	30	19.3	235
18세 미만	42	25	33.5	219
18~44세	32	29	49.1	327
45~54세	29	36	73.5	446
55~64세	34	39	140.5	623
65~74세	58	36	271.5	734
75세 이상	38	30	56.9	316

출처: National Center for Health Statistics, *Health, United States, 2006*.

구의 총의료비는 65세부터 74세까지의 노인인구가 쓴 비용보다 약 2.5배 더 많았다.

총의료비의 지출 양상은 항목별 의료비 지출 양상으로 그대로 이어진다. 병원 지출과 의사서비스에 대한 지출은 총지출과 동일한 패턴을 따른다. 1인당 요양원 지출은 후기 노인인구가 훨씬 더 높다. 85세 이상 인구는 요양원서비스에 1인당 7,819달러를 지출하는데, 이는 65세부터 74세까지의 노인인구보다 13배가량 더 많은 규모이다.

모든 종류의 의료서비스에 있어서 그 이용도는 연령과 함께 증가한다. 표 11.8은 2000년도 연령계층별 의료 이용도가 자세하게 나와 있다. 노령계층으로 갈수록 더 많은 비율이 병원에 입원하고 있다. 나이가 많은 노인일수록 병원에서의 치료일수 및 재원일수는 늘어난다. 나이가 들수록 응급실 내원횟수, 병원 외래진료 건수가 늘어나며, 더 많은 시간을 병원에서 보내고, 의사를 더 자주 방문하게 된다.

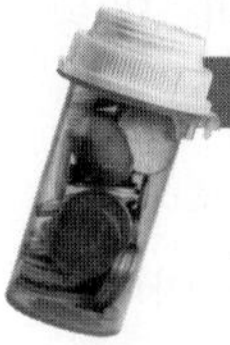

의료제공의 쟁점

우리는 신화에 나오는 청춘의 샘을 찾았을까?

영원한 생명에 대한 추구는 미지의 세계에 대한 우리의 내재적인 공포에 의해서 촉발된다. Ponce de Leon이 이끈 신세계의 초기 탐험가들은 청춘의 샘(Fountain of Youth)을 찾아 헤매었다. 심지어는 가공의 고고학자이자 탐험가인 인디아나 존스(Indiana Jones)조차도 최후의 만찬을 기념하기 위해 예수가 사용했던 성배(Holy Grail)를 마신 사람들의 생명이 부활하는 것을 보기 위해 그의 마지막 성전(聖戰)에서 살아남는다. 보다 과학적인 토대를 갖고 있는 오늘날의 탐험은 노화과정을 관장하는 유전자에 대한 의학 연구와 이로 인해 촉발된 격렬한 논쟁의 형태를 취하고 있다.

사망 연구에 대한 현재의 의학적 접근은 질병 모형에 기초를 두고 있다. 이런 관점에서 보면 사망은 질병으로 인해 발생하는 것이다. 외상(外傷)과 폭력을 제외하고, 질병이 없다면 사망도 일어나지 않는다. 사회보장청(Social Security Administration)의 보험 통계자료는 평균수명이 다음 세기에도 계속 증가할 것으로 예측한다. 이 추정치에 의하면 2080년에 태어나는 백인 여성은 90년 이상을 살 것으로 기대할 수 있다.

Fries(1980)의 관점은 조금 다르다. 그의 관점에 의하면 인간 수명은 유전적으로 결정되는 것이다. 30세에 질병에 걸린 후 건강의 회복을 위해 충분한 여력을 갖고 있던 장기(臟器)들은 나이가 들게 되면 아주 제한된 능력밖에는 갖지 못한다. 따라서 노인이 사망하는 것은 질병 때문이 아니라 신체가 질병에 걸린 후 건강을 회복하는 능력을 갖고 있지 못하기 때문이다. Fries의 관점은 최대의 평균수명이 85세 정도라는 점을 시사한다.

평균수명이 앞으로도 계속 증가할 것이라는 이론을 찬성하는 사람들은 더 오래 사는 것이 반드시 더 잘 사는 것은 아니라는 전망에 직면해야만 한다. 나이를 먹는다는 것은 그에 따른 결과가 있음을 의미하며 오늘날 그 결과는 우리 인생의 더 많은 기간을 만성질환에 시달려야 한다는 것이다. 우리가 만성질환을 치료하거나 아니면 그 고통을 최소화할 수 있는 방법을 찾아내지 못하는 한, 더욱 오랜 기간 동안 부분적으로 또는 전적으로 타인의 도움에 의지해서 살아가야 하는 병약한 노인들의 수가 늘어나는 것을 우리는 바라보아야만 한다.

평균수명의 한계를 지지하는 사람들은 현실을 다른 각도에서 바라본다. 평균수명이 그 상한선에 다가가면서 만성질환 때문에 활동이 위축되는 기간은 고비용의 의료서비스에 대한 필요와 함께 줄어들게 된다. 어떤 관점에 맞느냐에 따라 미래에 의료 자원을 요구하는 정도에 대한 함의는 크게 달라질 것이다.

출처: James F. Fries, "Aging, Natural Death, and the Compression of Morbidity," *New England Journal of Medicine* 303(3), July 17, 1980, 130–135; Edward L. Schneider and Jacob A. Brody, "Aging, Natural Death, and the Compression of Morbidity: Another View," *New England Journal of Medicine* 309(14), October 6, 1983, 854–856.

만성질환 관리의 난제

세간의 통념에 따르면 의료비 급증의 상당부분이 노인을 치료하는 데 따르는 높은 비용, 특히 인생의 마지막 시기에 쓰는 많은 비용에 기인한다. 사망은 엄청난 비용이 드는 과정이며, 미국에서는 삶의 마지막 6개월 동안의 치료비로 연간 1,000억 달러 정도가 지출된다. 핵심적인 문제는 사망의 비용이 아니라 노화과정에서 발생하는 다양한 질환들이며, 이 질환들을 치료하는 데 사용되는 의료서비스의 증가이다. 만성적인 건강문제는 나이가 들면서 높은 빈도와 중증도로 찾아온다.

의료의 발전은 수명의 증가를 가져왔고 의학 연구의 대상에 변화를 초래하였다. 보다 낮은 연령계층이 걸리는 급성질환은 이제 더 이상 관심대상이 아니다. 유행성 독감, 천연두, 디프테리아, 한때 공포의 대상이었던 소아마비 등은 이제 더 이상 주요 관심사가 되지 못한다. 의료의 발전으로 주요 건강문제는 급성질환에서 만성질환으로 바뀌었다. 한때 인생의 초기 단계에서 급성질환에 시달렸던 사람들은 살아남아 이제 인생의 후기 단계에서 만성질환을 겪고 있다. 저비용의 조기사망이 줄어든 대신에 고비용의 후기사망이 늘어나게 된 것이다.

미국인의 평균수명이 증가함에 따라 관심의 초점은, 급성질환에 대한 대응으로부터 고혈압, 당뇨병, 심장질환, 우울증, 관절염과 같은 만성질환의 치료로 이동하였다. 실제로 이 다섯 개의 만성질환은 1997년에 가장 많은 치료비용이 들어간 15개 질병에 포함된 것들이다(Cohen and Krauss, 2003). 이 5개 질환의 치료에 든

총비용은 1,414억 달러, 총의료비의 12.9%였다.

Hwang과 동료들(2001)은, 1억 2,500만 명 이상의 미국인들이 1개 이상의 만성 질환, 장애, 기능제약으로 고통받고 있는 것으로 추정하였다. 이들 중 1,070만 명 정도는 1개 이상의 만성질환 또는 장애와 기능제약을 함께 갖고 있었으며, 일부 일상생활 수행능력(activities of daily living, ADL)을 하기 위해서는 타인의 조력을 필요로 하였다.[8] 이들을 치료하는 데 쓰인 비용은 총의료비의 75% 정도를 차지한다. 일반적으로 의료보험은 만성질환에 대한 지속적인 치료보다는 급성질환의 치료에 대해 더 많은 급여를 제공한다. 그 결과 만성질환의 진행을 늦추기 위한 서비스는 급여대상이 아니거나 아니면 아주 한정된 급여만을 제공할 뿐이다. 그리고 대부분의 의료보험에서는 ADL의 수행에 타인의 조력을 필요로 하는 사람들이 원하는 서비스에 대해서는 급여를 제공하지 않는다.

장기요양서비스의 비용

장기요양서비스와 관련된 쟁점은 현대의 산업사회에서 점점 더 많은 관심의 대상이 되고 있다. 사회가 발전하고 성숙해가면서 노인은 많아지는 동시에 이들을 부양해야 할 자녀는 줄어들고 있다. 많은 가정에서 선택할 수 있는 유일한 대안은 노령의 부모를 요양원으로 보내 시설서비스를 받게 하는 것뿐이다.

오늘날 85세에 도달한 사람들은 여명이 더 길어졌지만 그들의 여생은 점점 더 만성적인 건강문제로 시달리게 된다. 노화에 따라 질병은 더 자주 발생하고 중증도는 더 심해지므로 의료서비스를 더 오랫동안 받아야 할 필요성이 늘어나게 된다. 이 연령 계층이 직면하는 두 가지의 주요 문제는 알츠하이머병을 포함한 치매와 골반골절이다. 치매의 발생은 65세 이후에 매 5년마다 배가된다. 65세부터 74세 인구의 경우, 유병률은 2.8%이지만, 74부터 84세 인구는 9%로 증가하며, 85세 이상은 28%이다(Schneider and Guralnik, 1990).

많은 사람들이 장기요양서비스를 의료분야의 시한폭탄으로 여기고 있으며, 특히 2020년을 기점으로 베이비붐 세대가 후기 노인인구로 접어들기 시작하면서 더욱 그렇다. 2000년에 1,000억 달러 이상이 노인의 요양원서비스 비용으로 지출되었으며, 이는 총의료비 중에서 거의 7%에 육박하는 수준이다. 2040년까지는 실질 기준으로 그 세 배에서 다섯 배가량을 지출할 것으로 예측되고 있다. 연방정부와 주정부는 장기요양서비스에 대한 최대의 재원 조달자로서 주로 메디케이드를 통해 총비용의 50% 이상을 부담하고 있다.

1999년에 미국 전역의 요양원에서 147만 명 이상의 노인이 거주하였으며 그중

---

8 ADL은 식사, 세수, 배변 등 기초적인 신변정리(self-care) 능력으로 정의된다.

의 50%가 85세 이상인 노인들이었다. 요양원에서 거주할 확률은 나이가 들수록 증가한다. 65세부터 74세 사이의 인구 중에서 요양원에서 지내는 사람은 1%이다. 75세부터 84세 사이의 인구는 그 수치가 4.7%로 늘어나고, 85세 이상 인구의 경우에는 18.3%로 증가한다. 2040년쯤에는 요양원 거주인구는 590만 명으로 늘어날 것이며 이 중에서 적어도 200만 명이 85세 이상 인구일 것이다. 향후 50년 동안 요양원에 거주하는 85세 이상 인구는 현재 시점에서 요양원에 거주하는 전체 노인인구의 거의 두 배가 될 것으로 예상된다(Fried et al., 2003).

http://

정치 및 사회분야 연구를 위한 대학 내 컨소시엄(The Intrauniversity Consortium for Political and Social Research, ICPSR)은 세계에서 가장 규모가 큰 사회과학 자료의 아카이브를 제공하고 있다. 고령화 자료 전국 아카이브(The National Archive of Computerized Data on Aging, NACDA)는 미국에서 고령화에 관한 전자적 자료 수집에 관해 가장 큰 라이브러리를 운영하고 있다.

http://www.icpsr.umich.edu

고령화에 대한 논평

부분적으로 사망에 대한 우리의 태도 때문에 우리는 말기 환자에 대해 과도한 의료자원을 투입하고, 이는 많은 논쟁을 유발한다. 로버트 우드 존슨 재단의 조사결과에 따르면, 미국인들은 다른 나라의 국민들에 비해 더욱 삶의 이런 측면을 받아들이려 하지 않는다. 만일 자신의 의사에게서 치료가 불가능한 치명적 질병에 걸렸다는 통보를 받을 경우, 어떻게 하겠느냐는 질문에 대해, 65세 이상 미국인 중 90%가 다른 의사의 의견을 들어보겠다고 응답하였다. 영국인의 경우 1/3이, 호주인의 경우 1/2이 비슷한 답변을 내놓았다("영원한 생명을 누리는 미국인(The Immortal American)", 1995).

따라서 미국인들은 일본인, 독일인, 영국인보다 네 배나 더 많은 우회수술(bypass operations)을 받는다. 미국인은 모든 종류의 최첨단 치료법과 화학요법, 신장투석, 고해상도 영상을 포함한 진단서비스에 있어서 더 높은 이용률을 보이고 있다. 더 높은 이용률은 부분적으로는 영국의 **환자우선 순위분류**(triage) 체계나 캐나다의 지역화된 의료(regionalized services)와는 달리 공급에 대한 제약이 거의 존재하지 않기 때문에 나타나는 현상이다.

환자우선 순위분류

복잡한 응급실 등에서 환자의 진료 순서를 정하기 위해 사용되는 군대에서의 환자분류기법. 야전병원에서는 치료를 안 받고도 살아날 환자, 치료를 받으면 살아날 환자, 치료와 무관하게 살아나지 못할 환자라는 세 가지 범주로 구분함.

이제 중년에 이른 대부분의 베이비붐 세대에게 있어서 더 오랫동안 더 건강하게 사는 삶에 대한 전망은 매력적인 것이다. 우회수술이 내 생명을 연장해 주지는 않겠지만, 은퇴기간 중에도 테니스를 즐길 수 있게 해준다면 누구인들 그것이 무가치하다고 말하겠는가? 정책적 쟁점은 명백하며, 그 중요성은 앞으로도 계속 증가할 것이다. 더 길고, 더 행복한 삶에 대한 우리의 욕구를 만족시키기 위한 비용은 과연 누가 부담할 것인가?

클리블랜드 연방준비은행(Cleveland Federal Reserve Bank)의 연구자들은, 재화와 서비스에 대한 정부 지출의 부담이 현재와 미래 세대 사이에 어떻게 배분되는지에 관해 독특한 전망을 제시하였다(Auerbach, Gokhale, and Kotlikoff, 1995). 1993년도의 급여와 조세구조를 사용하여 계산해 본 결과, 전형적인 65세 미국 남성은 사회보장연금, 메디케어, 메디케이드로부터 받는 급여에서 이미 납부한 세금을 제외하면 그의 여생에 걸쳐 받을 수 있는 순이전수입(net transfer)은 100,000달러가 넘었다. 같은 해에 65세 여성의 경우에는 그 금액이 거의 140,000달러에 달하였다. 실제로, 55세 이상인 남성과 50세 이상인 여성들은 그들의 여생에 걸쳐 양(+)의 순이전수입을 기대할 수 있다. 이와는 반대로 젊은 미국인들은 양(+)의 순조세납부(net tax payment)가 기대된다. 예를 들어, 25세의 남성은 그의 예상수명 동안에 200,000달러의 순조세부담(세금–이전수입)이 예상되었다. 이러한 세대 간 불균형 문제를 다룰 때만큼 공정성이 쟁점이 되는 경우도 없다.

사망 시점에 가까워질수록 의료비 지출이 늘어나는 현상은 아주 명백하게 나타나는데, 이는 주로 연령과 사망률 사이의 관계에 기인하는 것이다. 인생의 종말 시기에 받는 의료서비스의 비용은 대단히 높은 수준이다. 우리의 수명이 길어질수록 이런 일이 65세 이후에 일어날 가능성은 점점 커진다. 사람들이 일단 어떤 특정 연령에 도달했을 때 특정 서비스, 예컨대 65세 이후에 신장투석, 장기이식, 또는 관절치환술 등의 서비스를 받는 것이 과연 비용–효과적일까? 미국이 연령에 기초하여 의료서비스를 할당하는 공식적인 제도를 만들 가능성은 현재로서는 아주 희박하다. 만일 비용-효과적인 서비스가 의료체계에 대한 접근성의 유일한 기준이라면 은퇴하는 시점에서 안락사가 이루어지는 것이 일반적인 일이 되어버리는 사회가 될 것이다. 1960년대의 영화 〈로건의 탈출(Logan's Run)〉에 나오는 것처럼 우리가 어느 날 인생 최후의 종말 서비스를 받기 시작할 가능성은 얼마나 될까? 이 영화에 묘사된 미래의 사회에서 사람들은 30세가 되면 최후의 연쇄사망(death spiral)을 위해 회전목마에 태워진다(영화 속에서 2116년의 미래 사회는, 모든 사람들의 수명을 엄격하게 법으로 30세로 정해 놓았으며 수명이 다한 사람은 스스로 당국에 신고하고 처형당한다. 이를 거부하는 사람들은 성소(聖所)로 탈출하여 그 이상의 생을 누릴 수 있는데, 로건은 이 도주자들을 찾아 처형하는 사람이다. 그러나 결국 그도 자신의 수명이 다하자 스스로 도주자가 되어 성소를 찾아간다는 줄거리이다—역자 주). 과연 Kevorkian 박사의 행동은 그런 미래를 향한 첫걸음일까?

정책적 쟁점

비용–효과적인 진료가 의료제공 체계에 대한 접근성의 유일한 기준이 되어야 할까?

http://

보건 분야의 국립연구소 중 하나인 국립고령화연구소(The National Institute on Aging, NIA)는 생의학적, 사회적, 행태적 연구와 교육활동을 직접 수행하거나 지원함으로써 건강한 고령화(healthy aging)를 추구하고 있다.
http://www.nih.gov/nia

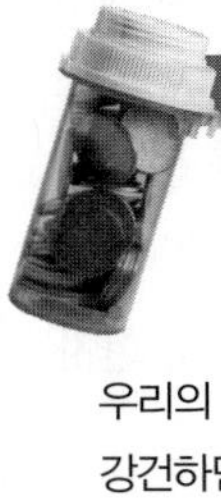

의료제공의 쟁점

인생은 짧으니 우리의 날을 계수(計數)하라

우리의 연수(年數)가 칠십이요,
강건하면 팔십이라도,
그 연수의 자랑은 수고와 슬픔뿐이요,
신속히 가니 우리가 날아가나이다.

— 시편 90:10

의료사고

현대의료는 본질적으로 위험한 사업이다. 의료체계가 중증의 환자에 대해서 더 광범위하게 개입하는 책임을 지려한다면 그만큼 **의원병**(醫原病, iatrogenic disease)(의사나 의료기관이 원인이 되는 병—역자 주)이나 손상이 늘어날 것이고, 이는 다시 불법행위(tort)(신체·재산·명예 등이 손상된 피해자에게 배상청구권이 생기게 되는 행위—역자 주) 사례를 증가시키게 될 것이다. 의학은 끊임없이 새로운 의술과 보다 복잡한 의료기술을 개발하고 있고, 이를 불완전한 인간의 손 위에 올려놓고 있다. 환자에게 피해를 가져다주는 실수가 발생한다는 것은 놀랄 일도 아니다. 이 절에서는 의료사고(medical malpractice)가 어떻게 미국의 의료비에 영향을 미치는지 살펴본다.

불법행위법의 목적과 기능

의료사고법의 목적은 의사로 하여금 환자를 위해 책임 있는 대리인 역할을 하도록 하고, 완전한 정보를 갖추고 있는 환자가 수용할 뜻이 있는 정도의 위험에만 환자가 노출되도록 하기 위함이다. 이런 맥락에서 의료사고법은 보상(compensation), 제지(deterrence), 처벌(retribution)의 세 가지 기능을 수행한다.

불법행위법(tort law)은 타인의 부주의한 행위로 인해 손상을 입은 사람에게 보상해주기 위한 수단으로 제정되었다. 승소한 원고에게는 경제적인 것이든 비경제적인 것이든 실제 손실에 대한 피해보상이 이루어진다. 경제적 손실에는 상실된 소득과 모든 치료비용 및 재활비용을 포함하는 유형(有形)의 지출이 포함된다. 비경제적 손실 또는 일반적 피해에는 통증과 고통, 신체형태의 손상(disfigurement), 충격, 사회적 교제관계의 상실 등이 포함된다.

불법행위에 대한 배상책임하에서는 민간 제3자 책임보험(third-party liability insurance)(피보험자가 손해배상을 해주어야 할 경우를 대비한 보험—역자 주)을 통해 상해를 입은 당사자에게 배상한다. 이는 보험료의 지불을 통해 보험 가입자 중에서 발생되는 손실의 위험을 분산시키는 메커니즘이다. 의료의 경우에 있어서 손실은 사실상 의료서비스에 대해 더 높은 가격을 지불하는 환자들을 통해 분산된다. 따라서 위험을 회피하기 위한 비용은 주로 환자 부담으로 돌아가는데, 이는 의료제공자가 의료사고 보험의 비용을 더 높은 진료비라는 형태로 그들의 환자에게 전가시키기 때문이다.

불법행위법의 또 다른 주요 기능은 손상을 가져오는 특정 행위를 제지하는 것이다. 실제로 이 법체계를 경제적 효율 기준에 따라 평가한다면 그 정당성은 오로지 유해한 행위를 제지하는 능력에서 찾을 수 있다. 보상과 위험분산은 환자 자신이 의료보험과 장애보험을 구입하는 당사자 책임(first-party liability) 메커니즘을 통해 더 낮은 비용으로, 더 공정하게 달성될 수 있다.

손상에는 큰 비용이 발생한다. 마찬가지로 손상을 회피하기 위해 어떤 조치를 취하는 경우에도 비용이 따른다. 목표는 모든 사고를 막자는 것이 아니라 최적 수준의 사고만 일어나게 하자는 것이다. 예를 들어, 20,000달러의 비용이 드는 손상을 막기 위해 쓸 수 있는 방법이 두 가지가 있는데, 하나는 의료제공자가 1,000달러를 써야 하고, 또 다른 하나는 환자가 10,000달러를 써야 한다고 가정해 보자. 이 경우 사회적 관점에서 보자면 사고예방을 위해 의료제공자가 책임을 지는 것이 가장 좋다. 마찬가지로 만약 사고예방비용이 의료제공자에게든, 환자에게든 20,000달러가 넘는다면 사고를 막기 위한 조치를 취하지 않는다고 해서 이를 과실행위(negligent behavior)라고 볼 수는 없을 것이다.[9]

핵심개념 ❽
효율

핵심개념 ❸
한계분석

불법행위법은 해로운 행위의 피해자에 대한 배상책임이 전적으로 최소비용으로 손실을 예방할 수 있었던 사람에게 있다면 과실행위의 발생을 제지할 것이다. 이렇듯 최소비용으로 예방이 가능한 사람에게 손상비용의 배상책임을 지우는 것은 미래에 그러한 사고를 예방하기 위한 효율적 조치가 취해질 것이라는 점을 보장하는 것이라고 볼 수 있다.

불법행위법의 세 번째 기능은 과실행위에 대해 유죄인 사람에 대해 처벌하는 것이다. 많은 법학자들은 다른 사람의 손상에 대해 책임이 있는 사람은 자신의 행동에 대해 처벌을 받아야 한다고 주장할 것이다. 그 행동이 의도적인 한 행위자에게 책임을 지우는 것이 인과응보이다.

징벌적 손해배상(punitive damages)의 논거는 처벌 기능에 토대를 두고 있다. 징벌적 손해배상은 누군가의 어리석은 행위나 유해한 행위가 유죄인 경우 내려지는 징역형이나 벌금형 같은 형사상 및 민사상 처벌과 동일한 목적에 기여하는 것이다. 피해보상 규모가 클 경우에 징벌적 손해배상은 피해자에 대한 총배상액 중에서 상당히 큰 비중을 차지한다.[10]

---

9 과실(negligence)에 관한 법적 기준은, Judge Learned Hand, 159 Federal Reporter 2d 169(1947)에 규정되어 있는데, 이에 의하면 과실은 예방조치를 취하는 비용이 회피된 손상(damages averted)의 예상비용보다 적음에도, 또는 경제학적으로 표현한다면 예방조치의 한계비용이 한계편익보다 적음에도 예방조치(손상을 피하기 위한 조치)를 취하지 않는 경우로 정의된다. 이 원리대로 하자면 과실은 $C>pD$(C는 예방조치를 취하는 비용이며, p는 적절한 개입이 없을 때 손상이 발생할 확률, D는 피해액)인 상황에서 적절한 예방조치를 취하지 않는 것으로 정의된다.

10 물론 피고가 급여 범위에 징벌적 손해배상의 지급이 포함되는 보험에 가입해 있다면, 이 기능은 효율적으로 작동하지 않을 것이다.

국제적 차이

의료사고 소송을 다루는 미국의 법체계는 다른 선진국과 상당한 차이가 있다. 이러한 차이는 최소한 부분적으로라도 의료인에게 부과되는 책임배상 비용(liability cost)의 차이를 설명해준다. 국내총생산에서 차지하는 비율 면에서 미국은 불법행위 소송을 해결하는 비용으로 다른 선진국에 비해 두 배 내지 세 배를 더 지출하고 있다.[11] 비록 외국의 법문화가 일반적으로 고소인에게 덜 호의적이지만 소송의 빈도와 심각도가 상향 추세인 것만은 세계적인 현상인 것 같다.

다른 나라의 의료사고 소송 자료는 미국의 자료보다 덜 완전하다. 표 11.9의 자료는 의료사고 소송의 수와 심각도 면에서 미국이 캐나다나 영국에 비해 훨씬 많고 중대하다는 사실을 보여주고 있다. 미국의 의사 1인당 소송건수는 캐나다보다 8배나 더 많다. 인구 규모를 조정했을 때, 영국의 소송건수는 미국의 21%에서 70% 사이에서 지역마다 다르다. 소송의 규모와 건수에 차이를 가져오는 몇 가지 중요한 요인이 있으며, 여기에는 법 규범, 사회적 가치, 소송비용 등이 포함된다. 이러한 차이를 실증적으로 측정하는 것은 어려운 일이지만 유인구조에 대한 이들의 영향력에 따라 소송제기에 따르는 비용과 편익이 달라진다.

정책적 쟁점

왜 다른 선진국에 비해 미국의 청구건수가 훨신 더 많고, 심각도가 훨씬 더 높을까?

이론적으로 보자면 과실행위의 책임배상 규범은 나라마다 큰 차이가 없다. 어떤 나라에서든 원고가 의료제공자의 과실행위로 인해 의료사고가 발생했다는 점을 입증해야 한다. 보다 구체적으로는, 주의 의무(duty of care)가 존재했고, 피고가 어떤 행동을 함으로 해서, 또는 하지 않음으로 해서, 요구되는 진료 기준을 준수하지 않았다는 것, 그리고 원고가 지속적인 피해를 입었고, 의료제공자의 의무 위반이 의료사고의 직접적인 요인이 된다는 점을 입증해야 한다.

어떤 증거에 의하면, 외과 수술률의 차이는 의료사고 소송의 빈도와 어떤 관련

표 11.9 의료사고 판정의 국제 비교, 연간 청구건수 및 심각도, 2001년

	미국	오스트레일리아	캐나다	영국
의사 100명당 청구건수	7.67	4.72	1.90	6.00
인구 10만 명당 청구건수	18	12	4	12
평균 판정건수 (PPP U.S. dollars)	\$265,103	\$97,014	\$249,750[a]	\$411,171

출처: Anderson, Hussey, Frogner, and Waters, 2005.

[a] 단일 대형 집단소송은 제외하였음. 만일 포함한다면 그 수치는 309,417달러가 됨.

[11] Tillinghast-Towers Perrin(2006)은 전 세계적인 차원에서 불법행위 비용을 추적했는데, 2003년도의 경우 미국은 선진국 평균의 250%에 달한다는 사실을 알아냈다. 불법행위 비용은 영국이 GDP의 0.69%, 프랑스 0.74%, 스위스 0.75%, 일본 0.80%, 독일 1.14%였으며, 미국은 2.22%였다.

이 있다. 그러나 소송률의 차이가 외과적 수술의 결과가 좋지 않은 정도를 통해서는 완전히 설명되지 않는다. 배상의 원칙에 있어서의 주요한 차이가 소송으로부터의 예상 이득을 결정한다. 징벌적 손해배상의 차이, 통증과 고통에 대한 지불상한, 변호사에 대한 성공보수, 소송 관련 비용에 대한 미국의 기준 등이 소송에 대한 더 큰 유인으로 작용하고 있다.

미국에서 대규모 배상액의 경우, 흔히 상당 부분을 차지하는 징벌적 손해배상은 다른 나라에서는 드물다. 통증과 고통에 대한 배상금액 판결은 일반적으로 상한선이 존재한다. 캐나다의 상한선은 1978년에 십만 캐나다 달러로 정해졌는데, 물가상승률에 연동되어 있기 때문에 이십만 달러 가까이까지 도달하였다. 미국에서 광범위하게 사용되는 성공보수제가 캐나다에서는 자주 사용되지 않으며, 영국에서는 불법이다. 패소한 측이 물게 되는 법정비용과 변호사에 대한 모든 수임료가 정해지는 비용 기준의 경우, 영국의 기준이 어느 나라에서나 표준적인 기준이 되고 있지만 미국만은 예외이다. 이러한 여러 특성들이 함께 영향을 미침으로써 승소했을 경우의 예상 수익을 낮추고 원고의 예상 소송비용을 높이는 작용을 하는데, 이는 궁극적으로 성공 가능성이 낮은 소송의 제기를 제지하는 역할을 한다.

핵심개념 ❸
한계분석

대부분의 국가에서는 전국적으로 불법행위에 대한 소송에 적용되는 통일된 원칙을 갖고 있다. 반면에 미국의 법체계는 50개 주마다 다양한 법적 기준을 개발하도록 조장해왔다. 캐나다에서는 배심원의 도움 없이 판사가 단독으로 모든 의료사고 소송에 대해 판결을 내린다. 캐나다의 판사는 비슷한 상황에서 미국의 배심원보다 더 적은 배상금을 판결하는 경향이 있다.

미국의 법체계가 불법행위법의 세 가지 기능, 즉 보상, 제지, 처벌을 달성하고 있기는 하지만 관리비용이 너무 높아서 총배상 금액의 50~60%까지 육박한다. 의료사고 문제가 받는 그 화려한 관심에도 불구하고, 전국적인 차원에서 보자면 의료비를 증가시키는 주요 동인으로 보기는 어렵다. 총의료비지출에서 차지하는 의료사고 보험의 보험료는 지난 수십 년 동안 거의 비슷한 수준으로 유지되고 있다.

높은 비용에도 불구하고 불법행위 법체계가 해로운 행위에 대한 제지력을 발휘한다면 그 존재가치가 있을 테지만, 이는 처벌을 통해서만 가능한 일이다. 각 주의 의학위원회는 전통적으로 부적절한 행동의 징계에 소극적이지만, 면허의 유예, 정지, 취소를 포함하는 제재의 사용을 확대함으로써 이 문제의 해결에 선도적인 역할을 해야 한다. 의료계가 이 문제를 진정으로 심각하게 받아들인다고 일반 대중들이 확신할 때까지 우리는 계속 태만 행위의 문제를 다룸에 있어서 배심원제가 비효율적인 수단으로 사용되는 것을 목도하게 될 것이다. 이 논쟁의 결과에 대해서 궁극적으로 진료비를 지불해야 하는 환자보다 더 큰 이해관계를 갖고 있는 주체는 없다. 의미 있는 개혁이 일어나려면 단지 특수이익 집단의 이익이 아니라 공공의 이익에 이바지하도록 하기 위한 우리의 진정한 노력이 필요하다.

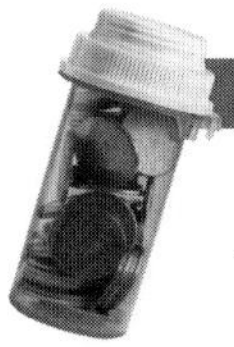

의료제공의 쟁점

실리콘 이식 소송: 지대추구 행위의 한 사례

경제적 지대는 자원 사용에 대해 진정한 기회비용 이상으로 지불되는 금액이다. Ann O. Krueger(1974)는 독점이윤을 확보하기 위해 희소한 자원을 사용하는 행태를 설명하는 수단으로 이 개념을 도입하였다. 이 개념은 아래 그림을 통해 쉽게 이해될 수 있다.

경쟁적 시장에서 *PP*로 표시된 가격은 생산의 평균비용을 반영한다. 수요곡선이 *DD*일 때 거래량은 *Q*가 될 것이다. 이제 이 시장에 어떤 왜곡이 발생하면 가격은 *P′P′*로 올라가고 거래량은 *Q′*로 줄어든다. 검은색으로 표시된 삼각형은 상실된 소비자 잉여의 크기로 측정되는 왜곡의 사회적 비용을 나타내 주고 있다. 회색의 사각형은 소비자로부터 생산자로 이전되는 잉여, 즉 경제적 지대를 나타낸다.

유방에 실리콘을 이식한 경우는 지대추구 행위(rent-seeking behavior)의 전형적인 사례가 된다. 1962년부터 1992년까지 미국과 캐나다에서 100만 명에서 220만 명 사이의 여성들이 유방이식술을 받았다. 이 중 상당한 비율이 유방 절제 후 유방을 재건하기 위해 시술을 받은 경우이지만, 대부분은 유방을 확대하기 위한 목적으로 받은 것이었다.

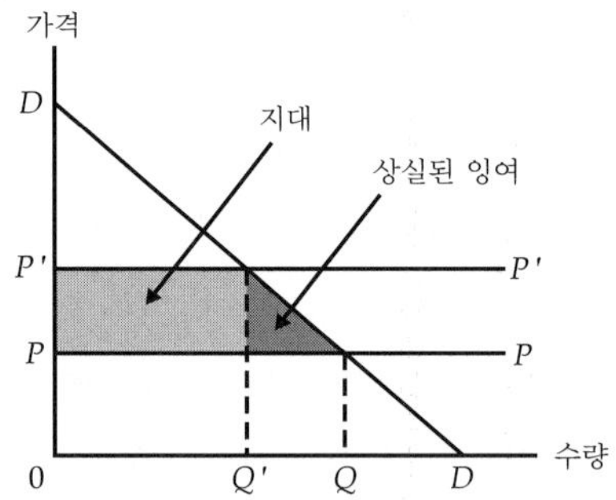

1990년대 초에 실리콘 이식과 낭창, 피부경화증, 관절팽창, 만성피로 등 다양한 질환을 연결짓는 보고서가 많이 등장하였다. 1990년 12월 10일 CBS가 '실리콘 가슴 이식의 위험'이라는 텔레비전 쇼를 방영하면서 이 문제에 대한 일반 대중의 경각심이 높아졌다. 이 쇼는 실리콘 이식이 실리콘 중독을 일으킨 원인이라고 주장하는 많은 사례를 보여주었다. 이식한 실리콘이 아직 새지 않았거나 파열되지 않았다면 이는 여성들이 '째깍거리는 시한폭탄'을 소지하고 있는 것과 마찬가지라는 것이다.

이 사례에서 지대는 어디에 있는 것일까? 쉽게 추측할 수 있는 일이지만, 이 프로그램의 방영은 소송이라는 기름에 불을 붙인 셈이 되었다. 전국적으로 45건의 집단소송에 더하여 19,000건 이상의 개별적인 제조물 손해배상 소송이 제기되었는데, 대부분은 불특정한 경제적 손해에 대해 배상을 청구한 것이었다. 손해 규모가 명시된 경우의 소송에 있어서는 그 액수가 100,000달러에서 1억

4,000만 달러에 이르렀다. 상당수의 소송이 개별적으로 해결되었지만, 전국적인 집단소송의 경우에는 45억 달러의 손해배상금을 주고 해결되었으며 개인별 배상액은 상해의 정도와 연령에 따라 105,000달러에서 140만 달러에 달하였다.

이 경우에 있어서 지대는 실리콘 제조업자의 고객으로부터 재판에서 승소한 원고, 그들의 변호사, 그리고 소송지원서비스를 제공한 모든 전문가 증인에게로 이전된 잉여이다. 이들 '전문가' 증인들로는 시간당 500달러까지 받았던 독성학자, 병리학자, 경제학자들이 있으며, 많은 전문가들이 증언을 해준 대가로 250,000달러 이상을 받았다. 변호사들은 손해배상 금액의 40%까지를 성공보수로 받아 갔다. 「포브스(Forbes)」지에 따르면, 휴스턴의 한 법률사무소는 2,000명 이상의 실리콘 이식 시술자를 확보하고 있었으며, 이 사무소의 한 변호사는 1994년 한 해에만 이식 소송으로 4,000만 달러 이상을 번 것으로 보도되었다(Alster, 1999).

불법행위의 역사에 있어서 이 에피소드의 흥미로운 점은 무엇보다도 도대체 어떻게 인간에게 실리콘 이식이 사용되도록 허가되었느냐는 것이다. 이 제품은 인간을 대상으로 시험해본 적이 없다. 1975년에 의료용구법(Medical Devices Act)이 통과되면서 FDA가 관할권을 물려받았을 때, 이미 이 제품은 10년 이상이나 사용되어 오고 있었다. 심지어 이 제품은 제조사가 안전성 자료의 제출을 준비하는 동안(실제로는 제출되지 않았지만) 1992년까지 계속 사용되었다. 이 제품의 안전성에 관한 증거사례가 쌓이면서 사용금지 압력이 거세지자 1992년 4월에야 FDA는 실리콘의 추가사용을 금지하였다.

과학의 관점에서 보자면, 증거사례는 이론을 만드는 데는 유용하지만 가설을 검증하는 데는 부족하다. 영어 문헌에 실린 300개가 넘는 의학적 사례 연구는, 감정적으로는 납득이 가지만, 단지 사실을 기술하고 있을 뿐 그 무엇도 증명하지는 못하였다. 과학적 쟁점은 인과관계이며, 인과관계를 입증할 수 있는 유일한 방법은 실리콘 이식이 문제가 되었던 질병의 이유가 된다는 과학적 증거를 축적하는 것뿐이다. 그리고 이는 법원에서 아직까지도 회피해 온 쟁점이다.

몇 가지 기초적인 연구에서는 실리콘 젤이 어떻게 면역체계에 영향을 미치는지를 보여주었다. 실리콘 이식이 면역체계에 미치는 영향을 연구한 세 가지 주목할 만한 시도가 있었다. 간호사 건강연구(Sanchez-Guerrero et al., 1994)와 여성 건강연구(Hennekens et al., 1996)는 이 관계를 확인하기 위해 자기응답 자료를 사용했다. 현재까지 이 문제에 관한 유일한 대규모 역학적 연구는 메이요 클리닉(Mayo Clinic)에서 수행한 것이다(Gabriel et al., 1994). 이 연구들에 근거하여 살펴보면, '유방 실리콘 이식과 결합조직 질환(connective-tissue disease) 사이의 연관관계'에 대한 증거는 거의 없거나 아예 없다는 점과 '유방 실리콘 이식 시술에 따른 결합조직 질환의 고위험성'에 관한 증거는 전혀 없다는 점이 분명해진다.

이들 연구에 대한 비판도 있고, 당연히 이들 연구가 결정적인 것이라고 생각할 수도 없는 노릇이다. 실리콘 이식이 자기면역 질환(autoimmune disease)을 초래한다는 원래의 주장은 이제 이식이 '예외적인' 질환(atypical disease)을 초래한다는 주장으로 변하였다. 그런데 이런 주장은 과학적인 관점에서 보자면 문제를 일으키는데, 이는 예외적인 질환을 정의할 수 없기 때문이다. 정의할 수 없다면 체계적인 과학적 연구는 불가능하다. 그리고 이는 법정의 피고에게 더 큰 문제가 되는데, 이로 인해 실리콘 이식과 예외적인 질환 사이의 연관관계가 반증될 수 없기 때문이다. 혼란을 정리하기 위해 연방판사는, 증거를 검토하고 실리콘 이식과 자기면역 질환 사이에 연관관계가 존재하는지에 관한 의견을 제시해주도록 독립적인 전문가 패널을 임명했다. 이 패널의 권고에 기초하여 국립과학원(National Academy of Sciences)의 의학연구소는 1999년에 이 이식이 질환을 일으키지 않는다는 입장을 발표했다. 그럼에도 불구하고 이식의 안전성과 그 부작용에 관한 우려는 여전히 광범위하게 남아 있다. 최근의 연구는 대부분의 여성들이 11년에서 15년 이내에 최소한 한 번의 파열을 경험하는 것으로 보고하고 있다. 이런 경고에도 불구하고 1999년 이래 적어도 130,000명의 여성이 매년 이식 시술을 받고 있다.

이야기는 여기서 끝나지 않는다. 2003년에 FDA의 한 위원회는 원하는 여성들에게는 실리콘 이식 시술을 해주도록 권고하였다. 지대가 이토록 크다면 참여자들은 자신들이 차지해야 할 공정한 몫을 기필코 확보하기 위해 증거를 조작할 것이다. 이러한 지대추구 행위가 유방 재건 수술을 원하는 여성들이 선택할 수 있는 옵션을 늘릴 것인지 아니면 줄일 것인지는 분명하지 않다.

출처: Ann O. Krueger, "The Political Economy of the Rent-Seeking Society," *American Economic Review* 64(3), June 1974, 291–303; Jorge Sanchez-Guerrero, Graham A. Colditz, Elizabeth W. Karlson et al., "Silicon Breast Implants and the Risk of Connective-Tissue Disease and Symptoms," *The New England Journal of Medicine* 332(25), June 22, 1995, 1666–1670; Charles H. Hennekens, Nancy R. Cook, Patricia R. Hebert et al., "Self-Reported Breast Implants and Connective-Tissue Disease in Female Health Professionals: A Retrospective Cohort Study," *Journal of the American Medical Association* 275(8), February 28, 1996, 616–621; and Sherine E. Gabriel, W. Michael O'Fallon, Leonard T. Kurland et al., "Risk of Connective-Tissue Diseases and Other Disorders After Breast Implantation," *The New England Journal of Medicine* 330(24), June 16, 1994, 1697–1702. Those interested in reading further on this topic may look at Marcia Angell, *Science on Trial: The Clash of Medical Evidence and the Law in the Breast Implant Case*, Norton, 1996; Norm Alster, "Getting the Middleman's Share," *Forbes* 154, July 4, 1999, 108–109.

의료기술

대다수의 연구가 지난 수십 년간에 걸친 의료비 증가의 상당부분을 설명하는 요인이 의료기술이라고 결론짓고 있다(Baker et al., 2003; Fuchs, 1996; Newhouse, 1992; Weisbrod, 1991). 만일 의료비의 상당 부분이 정말로 의료기술의 가용성과 사용에 의해 결정된다면 그 차이가 각국 간 의료비 지출 수준의 결정요인이 될 수 있을 것이다. 그리고 고가의 의료기술과 진료행위에 대한 접근성의 제한이 의료비지출을 억제하는 한 가지 전략이 된다.

표 11.10에 제시된 대부분의 범주마다 미국은 최상위이거나 그 근처에 위치한다. 일본을 제외한 그 어떤 나라보다도 CT 촬영장치가 많은 미국은 인구 100만 명당 보유대수가 유럽연합(EU) 내 모든 국가들 평균의 거의 2배이며, 캐나다의 3배, 영국의 4배이다. MRI 장비의 가용성을 분석해 보아도 사정은 같다. 미국의 인구 100만 명당 MRI 보유대수는 EU의 3배, 캐나다와 영국의 5배, 프랑스의 8배에 달하고 있다.[12] 미국은 방사선요법 장비의 가용성 측면에서 유럽에 뒤지고 있지만, 유럽의 평균치보다 50% 더 많은 신장결석 파쇄기를 보유하고 있다. 모든 종류의 장기이식률과 말기신부전증으로 치료를 받는 환자들의 수적인 면에서도 마찬가지의 양상이 나타난다.[13] 미국의 의사들은 인구 100만 명당 18.5건의 간 이식수

12 미국의 보유율은 지나치게 낮게 추정된 것인데, 이는 OECD가 총보유대수를 조사한 것이 아니라 적어도 한 대 이상의 MRI를 보유한 병원의 수를 세었기 때문이다(Steinbrook, 2006).

13 예를 들면, 2006년에 미국에서는 모든 종류의 장기이식수술이 28,931건, 또는 인구 100만 명당 96.8건이 이루어졌다. 같은 해에 영국에서는 2,999건, 또는 인구 100만 명당 49.5건이 이루어졌다.

표 11.10 의료기술[1]

	CT (2004년)	MRI (2004년)	방사선요법 (2002년)	결석파쇄기 (2004년)	간이식 (2002년)	연 1회 유방암 검사를 받은 50~69세 여성의 비율 (2003년)	연 1회 자궁경부암 검사를 받은 20~69세 여성의 비율 (2003년)
캐나다	10.8	4.9	7.0[2]	0.5	10.0	70.6	74.9
프랑스	7.5	3.2	6.0	0.6	4.6	72.8	74.9
독일	15.4	6.6	4.6	3.5	—	—	55.9[3]
일본	92.6[3]	35.3[3]	6.6	6.4[3]	—	2.6	23.7
스위스	17.9	14.3	10.6	4.7	—	27.0[3]	—
영국	7.0	5.0	3.9	—	4.6	75.3	69.7[4]
미국	32.2	26.6	4.0[3]	3.2[3]	18.5	60.8	82.6
EU 평균	17.5	8.0	5.4	2.1	—	75.1	62.9

출처: *OECD Health Data 2006*. (U.S. data for radiation therapy and lithotripters from *OECD Health Data* 2005.) Gottlieb (2008).

[1] 인구 100만 명당.
[2] 2000년.
[3] 2002년.
[4] 2005년.

술을 했는데, 이 비율은 프랑스와 영국의 4배, 캐나다의 2배에 이르는 수준이다(Gottlieb, 2008).

50세부터 69세 사이의 미국 여성 중 60%만이 1년에 한 번 유방암 검사를 받는데, 이는 75% 정도의 EU 평균치보다는 낮지만, 일본이나 스위스보다는 높은 수준이다. 반면에 82%의 여성들이 자궁경부암 검사를 받는데, 이는 다른 어떤 선진국보다도 높은 수준이다.[14]

표 11.11에는 선진국의 병원 통계가 비교되고 있다. 미국은 급성 병상 이용률 측면에서 대부분의 선진국보다 낮은 수준이지만, 그 차이의 대부분은 병원 입원률과 평균 재원일수의 차이로 설명될 수 있다. 평균 재원일수의 차이와 입원 이용률을 고려하면 미국은 다른 나라보다 훨씬 더 많은 병상 가동능력을 보유하고 있다.

의료기술의 진보는 의료적 성과(medical outcome)의 향상을 가져 왔지만 보다 중요한 질문은 이 성과의 향상을 위해 과연 의료비 지출을 그만큼 늘릴 가치가 있느냐 하는 것이다. 이 질문에 대해 대답하려면, 기대수명의 증가 측면에서든 삶의 질의 향상 측면에서든 향상된 성과에 대해 가치를 평가해야만 한다. Cutler와 McClellan(2001)은, 심장마비, 신생아의 저체중, 우울증, 백내장, 유방암 등 다섯 가지 흔한 질환을 치료함에 있어서 기술의 변화를 연구하였다. 그들의 연구결과는 앞의 네 가지 질환에 있어서는 성과의 향상을 위해 치료비용을 늘릴 가치가 충분히 있다는 점을 명백하게 보여주고 있다.

표 11.11 병원통계

2004년	인구 1,000명당 급성기 병상수	평균 재원일수 (일)	병상 이용률 (%)	인구 1,000명당 과잉병상수[1]
캐나다	2.9	7.3	90.0	0.29
프랑스	3.8	5.5	74.9	0.95
독일	6.4	8.7	75.5	1.57
일본	8.4	20.2	79.3	1.74
스위스	3.8	8.8	86.3	0.52
영국	3.2	6.6	83.8	0.52
미국	2.8	5.6	66.9	0.93

출처: *OECD Health Data 2007.*

[1] 인구 1,000명당 과잉병상수 = [1−(병상 이용률)]×[인구 1,000명당 급성기 병상수]

14 O'Neill과 O'Neill(2007)은, 54.2%의 미국 남성이 평생 동안에 적어도 한 번의 PSA 검사를 받는 반면에, 캐나다 남성의 경우, 이 수치는 16.4%밖에 되지 않는다고 보고하였다. 40세부터 69세 사이의 미국 남성 중 29.0%는 적어도 한 번의 결장 내시경술을 받는 반면에 캐나다 남성들은 4.6%만 받는다. 미국 여성과 캐나다 여성을 비교해 보아도 마찬가지 양상이다.

요약 및 결론

이 장에서는 인구의 전반적인 건강수준에 영향을 미치는 몇 가지 복합적 요인에 대해 논의하였다. 알코올, 담배, 마약 사용과 관련된 건강문제는 의료 수요를 증가시키고 총의료비에서 상당한 비율을 차지하고 있다. 미국은 이러한 요인들의 발생 빈도가 매우 높다. 예컨대, 미국에서의 AIDS 발생률은 캐나다의 3배이고, 독일의 6배에 이른다. 더욱이 캐나다의 경우, 마약에 노출된 영아의 문제는 사실상 존재하지 않는다. 10대 임신, 혼외임신, 가정 폭력, 권총의 소지와 사용, 성병, 비만 등의 문제는 다른 어떤 선진국보다 미국에서 더 많이 발생하고 있다. 의료사고 소송의 높은 빈도와 의료기술의 가용성 및 사용도 증가 또한 늘어나는 의료비에 있어서 큰 역할을 담당한다.

공공정책은 이런 문제에 어떻게 영향을 미칠 수 있을까? 정부의 역할은 법률의 제정에만 한정되지는 않는다. 보조금과 조세라는 선택 수단 또한 건강한 행태를 조장하고 건강하지 않은 행태를 제지하는 데 기여할 수 있다. 도전적 과제는 엄청나고, 이는 이 민감한 영역에서의 공공정책 입안과 관련하여 경제학이 나름대로의 역할을 수행할 수 있다는 것을 시사한다.

인물소개
Jonathan Gruber

만일 연구결과의 발표건수가 학자의 영향력을 측정하는 지표가 된다면 Jonathan Gruber는 지난 10년간 가장 영향력 있는 의료경제학자일 것이다. 1992년에 박사 학위를 받은 이래 Gruber는 전문 학술지에 70편의 논문을 게재했으며, 33권의 저서 속에 각 장(章)들을 집필하였고, 5권의 저서와 편집서(edited volume)를 갖고 있으며, 다수의 에세이를 저술하였다. 여기에 더해서 그는 전미경제연구소(NBER)의 논문 시리즈로 발간된 8편의 논문을 갖고 있다. 평생 동안 이 정도 규모의 연구물을 발표한다는 것은 결코 작은 업적이 아니며, 더군다나 그토록 젊은 나이에 이런 성과를 냈다는 것은 더욱 놀라운 일이다.

뉴저지에서 태어난 Gruber는, 1987년 MIT에서 경제학사를 취득한 후 하버드 대학으로 옮겼다. 이른 나이에 정책적 학문으로서 경제학의 영향력에 눈을 뜬 Gruber는 워싱턴의 브루킹스 연구소에서 2년을 보냈다. 브루킹스에서 그는 정책결정자들에게 일반적인 미국인들에게 중요한 쟁점에 관한 정책적 권고를 제공하는 데 경제학을 적용하기 시작했다.

하버드 대학을 졸업한 후 Gruber는, 학부 모교인 MIT에 자리를 잡게 되었는데, 이는 어떤 이들에게는 그의 학문적 경력을 위해, 특히 학자로서의 첫 직장으로는 바람직하지 않은 것으로 여겨졌다. 잠재적인 함정이 무엇이었건 간에 그의 고속 승진은 놀라운 것이어서 부임 3년 만에 부교수, 다시 2년 만에 정교수가 되었다. MIT에서의 교수직 말고도 그는 NBER의 연구위원(research associate)으로서 아동에 관한 연구 프로그램의 책임자로 있다. 그는 현재 「Journal of Public Economics」의 공동 편집위원장을 맡고 있으며, 「Journal of Health Economics」의 부(副)편집위원장을 맡고 있다. 그는 또한 클린턴 행정부의 재무부에서 경제정책에 관한 차관보를 역임하였으며, 현재는 의회예산국의 장기모형자문단 자문위원으로 있다.

재정학과 노동경제학을 전공했던 Gruber의 초기 연구는 고용주의 의료보험 제공의무가 노동시장에 미치는 영향에 관한 것으로서, 이 두 가지 전공의 관점이 반영된 것이었다. 그 후 그의 연구는 보다 표준적인 의료경제학 주제로 옮겨 갔다. 경제학의 가장 영향력 있는 학술지에 실린 그의 논문을 보면, 그는 공공정책의 지침으로서 기존의 성과에만 의존하지 않는다. 앞으로 그의 연구는 의료정책의 가장 중요한 쟁점에 초점을 맞출 것이며, 여기에는 건강수준에 대한 공적 보험(메디케이드와 SCHIP)의 영향, 요양원서비스의 품질에 보상수준이 미치는 영향, 종교와 신앙심이 복지에 미치는 영향 등이 포함된다.

Gruber는 언제나 이미 충분히 논의된 문제를 전혀 다른 관점에 바라보는 지적 습관을 갖고 있다. 실업보험에 관한 그의 연구 이전에 관련문헌의 초점은, 이 프로그램이 노동시장을 왜곡시키는 문제에 맞추어져 있었다. 그러나 Gruber는 이 문제를 근로자의 관점에서 바라보면서 이 프로그램이 가구의 소비, 저축 및 노동 공급 의사결정에 미치는 영향을 분석하였다. 흡연과 다른 중독 행태에 관한 연구에서 그는 인간의 행태에 관한 보다 현실성 있는 가정을 모형에 도입하였다. (이 장의 앞부분에 있는 의료제공의 쟁점 중에서 '중독은 합리적인가?'를 참조하라.) 이러한 개선 덕분에 정부의 정책적 대안에 관한 규범적 함의는 그 이전의 연구와 크게 달라졌다.

학자로서의 성공에도 불구하고 Gruber의 본업은 그의 가족을 돌보는 일이다. 해변에서 시간을 보내는 것이든, 아니면 그의 자녀들과 놀이방에서 레슬링을 하는 것이든, 그의 목표는 전문가로서의 성공적인 경력과 가장으로서의 임무 완수 사이에서 균형을 잡는 일이다. Jonathan Gruber는 자신이 하는 일이 별로 중요치 않은 일이라고 생각해서 낙담해 있는 경제학자들에게 언제나 영감을 줄 것이다.

출처: 이력서 및 개인적 교신.

질문과 문제

1. 의료비 위기를 초래한 요인으로서 사회제도의 악화는 얼마나 중요할까?

2. 알코올 중독과 마약 사용과 같은 사회문제를 행태 장애라기보다는 질병으로 보아야 할까? 다른 사회문제를 질병으로 간주하는 경우, 그 함의는 무엇일까? 식욕부진, 비만, 가정폭력은 어떨까? 이런 새로운 '질환'의 창궐이 의료체계에 미치는 함의는 무엇인가?

3. 코카인 사용, 음주, 흡연으로 인해 발생하는 사회적 비용은 무엇인가? 이 중에서 가장 큰 문제를 야기하는 것은 무엇인지 설명하라.

4. '마약의 사용은 희생자가 없는 범죄의 전형적인 경우이다. 그러므로 이것이 금지되어서는 안 된다'는 주장에 대해 논평하라.

5. 사람이 늙어감에 따라 의료수요는 어떻게 변화하는가? 고령화는 의료서비스의 제공에 어떤 영향을 미치는가?

6. 인구고령화는 21세기의 의료정책 입안자에게 어떤 영향을 미칠까?

7. 1993년에 인구조사국은 배우자가 있는 남성 노인들의 비율이 여성 노인의 거의 두 배에 이르는 것으로 추정하였다(75% vs 41%). 이 현상의 경제적, 의료적 함의는 무엇일까?

8. 1965년에 메디케어가 도입된 이래 총노인의료비, 1

인당 지출, 본인부담금은 어떻게 변화했는가? 이를 비(非)노인인구의 의료비 지출과 비교해 보라.

9. 일부 정책결정자들에 의하면 사망에 임박했을 때의 높은 의료비 지출 수준이 노인 의료비 증가의 주된 요인이라고 한다. 그 증거는 무엇인가?

10. 오늘날 미국에서 의료사고의 문제는 얼마나 심각한가?

11. 의료사고의 의도된 목적은 무엇인가? 소송 위협은 이런 목적을 달성할 수 있을까?

12. '생명에 대해 가치를 매기는 일은 불가능하다. 다시 말하자면 생명의 가치는 무한하다(priceless)'는 견해는 사회적 의사결정과 효과적인 자원 배분 사이에 어떤 딜레마를 가져오는가?

13. 환경주의자들과 경제학자들이 서로 충돌하는 모습을 보는 일은 어렵지 않다. 낭만주의자와 합리주의자 사이의 갈등은 1990년 대기정화법(Clean Air Act)에 규정된 대기의 질 기준에 관한 논쟁에서 다시금 표면화되었다. 이 법에 따라 환경보호국(EPA)은 공중의 건강을 증진시키는 기준을 확립하도록 되어 있다. EPA는 비용-편익분석에서 구조된 생명마다 480만 달러의 가치를 부여하였다. 480만 달러는 생명의 가치로서 합리적일까? 생명의 가치를 정함에 있어서 경제학자들이 검토하는 문제는 무엇인가? 경제학자들의 제기하는 문제에 대해 환경주의자들은 어떻게 반응할까?

14. **의원성 유행의술**(iatroepidemic)이라는 용어는 그 효능을 인정할 수 있는 과학적 증거가 아직 없는 상태에서 도입된 의료 행위를 의미한다. 이러한 의료 행위는 많은 환자들에게 피해를 준다. 15세기와 16세기의 사혈(瀉血), 1950년대의 편도선 절제술, 정신질환자 뇌수술(psychosurgery)의 시술은 많은 환자들에게 피해를 입힐 뿐, 치료적 가치는 거의 없는 것으로 판명된 사례들이다. 독자는 의원성 유행의술의 다른 사례를 알고 있는가? 체계적인 의료적 과오가 사람들에게 비용을 부과할 때 우리는 누구를 원망해야 할까? 이런 상황이 벌어지면 개별 의사들이 손해배상을 해야 할까?

참고문헌

Henry J. Aaron, *Serious and Unstable Condition: Financing America's Health Care*, Washington, DC: The Brookings Institute, 1991.

Jerome L. Abramson et al., "Moderate Alcohol Consumption and the Risk of Heart Failure Among Older Persons," *Journal of the American Medical Association* 285(15), April 18, 2001, 1971–1977.

Gerald F. Anderson, Peter S. Hussey, Bianca K. Frogner, and Hugh R. Waters, "Health Spending in the United States and the Rest of the Industrialized World," *Health Affairs* 24(4), July/August 2005, 903–714.

Alan J. Auerbach, Jagadeesh Gokhale, and Laurence J. Kotlikoff, "Restoring Generational Balance in U.S. Fiscal Policy: What Will It Take?" *Economic Review* 31(1), Quarter 1 1995, 2–12.

Laurence Baker, Howard Birnbaum, Jeffrey Geppert, David Mishol, and Erik Moyneur, "The Relationship between Technology Availability and Health Care Spending," *Health Affairs—Web Exclusive*, November 5, 2003, W3–537–551.

Daniel Callahan, *Setting Limits: Medical Goals in an Aging Society*, New York: Simon and Schuster, 1987.

Centers for Disease Control and Prevention (CDC), "Births: Final Data for 2004," *National Vital Statistics Reports* 55(1), September 29, 2006a.

_______, *HIV/AIDS Surveillance Report: HIV Infection and AIDS in the United States and Dependent Areas, 2005*, Volume 17, 2006b. Accessed at http://www.cdc.gov/hiv/topics/surveillance/resources/reports.

_______, "Preventing Tobacco Use," *Preventing Chronic Diseases: Investing Wisely in Health*, August 2005. Accessed at http://www.cdc.gov/nccdphp/publications/factsheets/ Prevention/pdf/tobacco.pdf.

Marilyn Chase, "Researcher Sees U.S. Cost of Treating AIDS Virus Rising Sharply by 1995," *Wall Street Journal*, July 23, 1992, B8.

Joel W. Cohen and Nancy A. Krauss, "Spending and Service Use Among People with the Fifteen Most Costly Medical Conditions, 1997," *Health Affairs* 22(2), March/April 2003, 129–138.

David M. Cutler, Edward L. Glaeser, and Jesse M. Shapiro, "Why Have Americans Become More Obese?" *NBER Working Paper No. 9446*, Cambridge, MA: National Bureau of Economic Research, January 2003.

Nicholas Eberstadt, "America's Infant-Mortality Puzzle," *The Public Interest* 105, Fall 1991, 30–47.

Victor Fuchs, "Economics, Values, and Health Care Reform," *American Economic Review* 86(1), 1996, 1–24.

John Steele Gordon, "How America's Health Care Fell Ill," *American Heritage*, May/June 1992, 49–65.

Scott Gottlieb, "Edwards and Organ Transplants," *Wall Street Journal*, January 11, 2008, A11.

Fred J. Hellinger, "The Lifetime Costs of Treating a Person with HIV," *Journal of the American Medical Association* 270(4), July 28, 1993, 474–478.

James W. Henderson, "The Cost Effectiveness of Prenatal Care," *Health Care Financing Review* 15(4), Summer 1994, 21–32.

H. J. Hoffman, P. Bergsjol, and D. W. Denman, "Trends in Birth-Weight Specific Perinatal Mortality Rates: 1970–1983," *Proceedings of the International Collaborative Effort on Perinatal and Infant Mortality* 2, Hyattsville, MD: National Center for Health Statistics, March 1990.

Wenke Hwang et al., "Out-of-Pocket Medical Spending for Care of Chronic Conditions," *Health Affairs* 20(6), November/ December 2001, 267–278.

Michael Kramer, Fernando Barros, Kitaw Demissie et al., "Does Reducing Infant Mortality Depend on Preventing Low Birth Weight? An Analysis of Temporal Trends in the Americas," *Pediatric and Perinatal Epidemiology* 19(6), November 2005, 445–451.

Jean Lemaire, "The Cost of Firearm Deaths in the United States: Reduced Life Expectancies and Increased Insurance Costs," *Journal of Risk and Insurance* 72(3), 2005, 359–374.

Marian F. MacDorman and Jonnae O. Atkinson, "Infant Mortality Statistics from the 1997 Period Linked Birth/ Infant Death Data Set," *National Vital Statistics Reports* 47(23), Hyattsville, MD: National Center for Health Statistics, 1999.

Marie C. McCormick, "The Contribution of Low Birth Weight to Infant Mortality and Childhood Morbidity," *New England Journal of Medicine* 312(2), January 1985, 82–90.

Ali H. Mokdad et al., "The Continuing Epidemics of Obesity and Diabetes in the United States," *Journal of the American Medical Association* 286(10), September 12, 2001, 1195–1200.

Jann L. Murray and Merton Bernfield, "The Differential Effect of Prenatal Care on the Incidence of Low Birth Weight Among Blacks and Whites in a Prepaid Health Care Plan," *New England Journal of*

Medicine 319(21), November 24, 1988, 1385–1390.

National Highway Transportation and Safety Administration, *Traffic Safety Facts: 2005 Data*, National Center for Statistics and Analysis, DOT HS 810 616, accessed at http://www.nhtsa.gov.

Joseph P. Newhouse, "Medical Care Costs: How Much Welfare Loss?" *Journal of Economic Perspectives* 6(3), 1992, 3–21.

June E. O'Neill and Dave M. O'Neill, "Health Status, Health Care, and Inequality: Canada vs. the U.S." *NBER Working Paper No. 13429*, Cambridge, MA: National Bureau of Economic Research, September 2007.

E. R. Pamuk and W. D. Mosher, *Health Aspects of Pregnancy and Childbirth, United States, 1982*, Hyattsville, MD: National Center for Health Statistics, Series 23, No. 16, 1988, 52–53.

Richard Peto, Alan Lopez, Jillian Boreham, Michael Thun, and Clark Heath, Jr., "Mortality from Tobacco in Developed Countries: Indirect Estimation from National Vital Statistics," *The Lancet* 339(8804), May 1992, 1268–1278.

Kristi Reynolds, L. Brian Lewis, John David L. Nolen et al., "Alcohol Consumption and Risk of Stroke: A Meta-Analysis," Journal of the American Medical Association 289(5), February 5, 2003, 579–588.

Marc A. Rodwin, Hak J. Chang, and Jeffrey Clausen, "Malpractice Premiums and Physicians' Income: Perceptions of a Crisis Conflict with Empirical Evidence," *Health Affairs* 25(3), May/June 2006, 750–758.

Edward L. Schneider and Jack M. Guralnik, "The Aging of America: Impact on Health Care Costs," *Journal of the American Medical Association* 263(17), May 2, 1990, 2335–2340.

Todd Summers, Priya Alagiri, and Jennifer Cates, *Federal HIV/ AIDS Spending: A Budget Chartbook, Fiscal Year 2002*, Fifth Edition, The Henry J. Kaiser Family Foundation, September 2003.

"The Immortal American," *Wall Street Journal*, May 31, 1995, A14.

Robert Steinbrook, "Private Health Care in Canada," *New England Journal of Medicine* 354(16), April 20, 2006, 1661–1664.

Tillinghast-Towers Perrin, "U.S. Tort Costs and Cross-Border Perspectives: 2005 Update," available at http://www.towersperrin.com/tillinghast, 2006.

U.S. Census Bureau, *National Population Projections: Summary Files*, available at http://www.census.gov/population/www/projections/natsum-T3.html, 2002.

Stephanie J. Ventura, Sally C. Curtin, and T. J. Mathews, "Variations in Teenage Birth Rates, 1991–98: National and State Trends," *National Vital Statistics Reports* 48(6), Hyattsville, MD: National Center for Health Statistics, 2000.

Daniel R. Waldo, Sally T. Sonnefeld, David R. McKusick, and Ross H. Arnett, III, "Health Expenditures by Age Group, 1977 and 1987," *Health Care Financing Review* 10(4), Summer 1989, 111–120.

Myron E. Wegman, "Annual Summary of Vital Statistics, 1992," *Pediatrics* 92(8), December 1993, 743–754.

Burton Weisbrod, "The Health Care Quadrilemma: An Essay of Technological Change, Insurance, Quality of Care, and Cost Containment," *Journal of Economic Literature* 29(2), 1991, 523–552.

David Wessel, "Americans are Getting Fatter, and Technology is to Blame," *Wall Street Journal*, February 13, 2003, A2.

Anne Wolf and Graham Colditz, "Current Estimates of the Economics of Obesity in the United States," *Obesity Research* 6(2), March 1998, 97–106.

제12장 접근도 제고정책

의료비 재원조달과 관련된 미연방정부의 역할은 계속 새롭게 정의되는 동시에 계속 수정되어 왔다. 지금까지 연방정부의 주된 책임은 빈곤층, 노령인구, 재향군인, 장애인 및 일부 만성질환자 등 취약 인구계층에 초점이 맞추어졌다. 2006년에 정부가 지출한 의료비는 연방정부, 주정부, 지방정부 지출을 모두 합해서 메디케어와 메디케이드에 지출된 7,250억 달러를 포함, 약 9,700억 달러에 달하였다. 공중보건, 연구, 자본투자 및 행정관리 비용까지 포함하면 총의료비지출에서 정부가 차지하는 몫은 거의 50%에 육박한다.

미국에서 의료개혁의 방향과 형태에 관한 논쟁이 계속되면서 우리가 어느 정도까지 의료에 대한 보편적 권리를 인정해야 하는가가 결정적인 쟁점으로 떠오르고 있다. 보편성의 원리 자체는 노령층, 현금 급여가 제공되는 복지수당 수급권자, 18세 이하 아동, 군복무 중 부상을 당한 재향군인 등 취약 인구계층에 대한 의료서비스 제공을 보장하는 법률의 형태로 이미 자리 잡고 있다. 취약 인구에 대해서 의료서비스를 제공하는 정부역할이 어떻게 발전해 왔는지를 이해하는 것은 의료개혁과 관련된 공공정책을 검토할 때 매우 유익하다. 정부는 메디케어, 메디케이드, 재향군인보험의 세 가지 주요 제도를 통해서 8,000만 명 이상에게 의료서비스를 제공하는 수단이 되고 있다. 현재의 의료제공체계에 대해 어떤 변화를 추구한다 해도 이들 주요 제도들이 어떤 영향을 받을 것인지 면밀하게 검토되어야 할 것이다.

메디케어 : 노인 의료보험

65세 이상 성인 인구로 정의되는 고령인구는 미국 인구구조에서 가장 빠르게 증가하는 집단이다. 2004년도에 노인인구는 전체 인구의 12.4%를 차지했지만 총의료비에서는 1/3 이상을 차지하였다. 정치적으로 활동적인 고령층은 3,500만 명이

표 12.1 메디케어 지출, 1966~2007년(실제) 및 2008~2017년(추계)

연도	총수급자수 (백만 명)	총지출 (10억, 경상 달러)	연 증가율[1] (%)
1966	19.1	$ 1.6	—
1970	20.4	7.5	45.6
1975	24.9	16.3	16.9
1980	28.4	36.8	17.7
1985	31.1	72.3	14.5
1990	34.3	111.0	9.0
1995	37.6	184.2	10.7
2000	39.7	221.8	3.8
2005	42.6	336.4	8.7
2006	43.4	408.4	21.4[2]
2007	44.1	431.5	5.7
추계			
2008	44.9	468.1	8.4
2009	45.8	501.4	7.1
2010	46.7	533.0	6.3
2015	53.7	753.5	7.2
2016	55.3	811.6	7.7
2017	56.9	883.3	8.8

출처: 2007 Annual Reports of the Board of Trustees of the HI and SMI Trust Funds, Tables III.A.1 and III.A.3.

[1] 앞 수치를 기준으로 한 연평균 증가율.
[2] 파트 D가 추가되었기 때문에 정상치보다 큰 증가율을 보이고 있음.

넘는 유권자들로 구성되어 있는데, 이들은 정책결정자들에게 자신들의 후생에 영향을 미치는 쟁점들에 대해 자신들이 어떻게 생각하는지를 알리는 데 있어 전혀 주저함이 없다.

메디케어는 미국의 노인들이 그들의 재정적 상황과는 무관하게 고품질의 의료에 대한 접근을 보장하기 위해 1965년에 도입되었다. 사회보장연금과 합할 경우, 이 제도는 미국의 노인계층에게 경제적 안전을 보장하는 가장 중요한 원천이 되고 있다. 1966년에 메디케어 수급자는 1,910만 명이었는데, 2006년에는 4,320만 명에 달하여 총인구의 14%를 넘고 있다(표 12.1 참조). 이 수치에는 3,630만 명의 65세 이상 노인인구와 30만 명 이상의 말기 신부전증 환자를 포함한 약 700만 명의 장애인이 포함되어 있다. 메디케어 수급자의 75%가 65세부터 84세 사이의 노인이기는 하지만 장애인과 85세 이상 노인인구가 가장 빠른 속도로 증가하고 있는 인구집단이다. 1966년 이 제도를 1년 동안 시행하면서 메디케어가 지출한 금액은 총 16억 달러였다. 2007년에는 메디케어 총지출이 4,315억 달러로 증가하였으며, 2017년까지 8,833억 달러로 증가할 것으로 예측되고 있다(2008 Medicare Trustees Report).

http://

미 보건복지부 산하 의료재정청(Health Care Financing Administration)은 메디케어와 메디케이드의 관리운영을 위해 1977년에 설립되었다. 이 사이트는 메디케어와 메디케이드 홈페이지에 모두 링크되어 있다.

http://www.hcfa.gov:80

제도적 특징

메디케어 및 메디케이드 서비스센터(CMS)가 관리운영을 맡고 있는 메디케어는 파트 A, 파트 B, 파트 D의 세 가지 프로그램을 통해 급여를 제공하고 있다. 파트 A는 입원 보험이며, 파트 B는 보충적 의료보험이고, 파트 D는 외래 처방약제 보험이다. 사회보장세를 10년간 납부한 사람과 그 배우자는 65세에 도달하면 자동적으로 파트 A에 가입하게 되며, 파트 B와 파트 D의 가입은 모두 임의이다. 파트 B에는 수급권자의 95% 이상이 가입하고 있다. 약 90% 이상의 노인이 파트 D를 통해서든 아니면 다른 보험을 통해서든 처방약제 보험에 가입해 있다.

파트 A의 진료비 지불제도 밑에 깔려 있는 논리는 단순하다. 환자는 병원에서의 첫째 날 비용에 해당하는 공제액을 지불하고 2일째부터 60일까지는 본인부담 없이 메디케어가 진료비를 지불한다. 61일부터 90일까지도 메디케어에서 부담하지만 공제금액의 25%에 해당하는 만큼을 환자가 부담해야 한다. 91일부터 150일까지는 평생예비 요양일(lifetime reserve days)이 남아 있는 경우, 메디케어에서 부담하지만 공제금액의 50%에 해당하는 금액을 환자가 부담해야 한다. 150일 이후부터 메디케어는 급여를 전혀 제공하지 않는다. 이 급여제한이 현행 제도의 가장 심각한 단점이 되고 있는데, 이는 메디케어가 고액진료비 손실에 대해 가입자를 보호해주지 못하기 때문이다.

수치상 2007년의 경우를 살펴보면 다음과 같다. 매 수급기간 동안 최초 60일간의 병원 입원에 대해 환자는 992달러의 공제금액에 해당하는 액수만큼을 자비로 부담한다.[1] 그 다음의 30일 동안에는 일당 248달러의 본인부담금을 지불해야 한다. 매 수급기간 동안 90일 이후부터는 준비일수가 남아 있지 않다면 환자가 모든 비용을 부담해야 한다.[2]

추가급여에는 매 수급기간 중 전문요양시설에서 100일간의 재원이 포함된다. 이 급여는 병원서비스의 보충으로 제공되는 것이며, 최소 3일간 입원한 이후에 받을 수 있다. 최초 20일간은 환자부담이 없으며, 21일부터 100일까지는 일당 124달러의 본인부담이 있다(입원 공제금액의 1/8). 100일이 초과되면 모든 비용을 환자가 전적으로 부담해야 한다. 정신과 입원치료는 평생 190일까지 가능하다. 재택서비스 급여는 상한선 없이, 그리고 질병당 3주 동안만 주당 4일까지

---

1 수급기간은 환자가 병원에 입원한 첫째 날부터 시작되는 기간으로 정의되며 퇴원 후 30일까지 연장된다.

2 모든 가입자는 496달러의 일당 본인부담으로 60일의 평생예비 요양일이 부여된다. 이는 매 수급기간 중 90일의 급여일수를 초과하는 경우, 병원 진료비를 지불하기 위해 사용된다.

가능하다. 여명이 6개월 미만인 사람들은 210일간 호스피스서비스를 받을 수 있다.

정책적 쟁점

메디케어 급여에서의 갭은 고액 진료비가 부분적으로만 보장된다는 점, 장기요양서비스에 대한 급여가 미진하다는 점 등이다.

파트 B의 참여는 임의이며, 의사서비스와 응급실서비스, 진단용 검사, 실험실 서비스, 외래 물리치료, 언어병리서비스(speech-pathology service), 의료장비 사용을 포함한 병원외래서비스에 대해 급여를 제공한다. 모든 가입자가 관심을 갖는 것은 메디케어의 비급여 대상인데, 정기적 신체검사, 대부분의 예방서비스, 요양시설의 보호서비스 등은 기본급여 범위에서 제외되어 있다.[3]

환자가 연간 공제금액 131달러를 지불한 후에는 메디케어에 의해 설정된 수가의 80%를 파트 B에서 부담한다. 메디케어의 **진료비 할당제**(assignment)를 수용하는 대부분의 의사들은 메디케어의 진료비 상환금액을 급여대상서비스에 대해 진료비 전액을 받은 것으로 받아들이고 있다. 모든 개업의사의 약 절반이 진료비 할당제를 받아들이고 있으며, 이들 **참여의사**(participating physicians)들의 청구금액이 파트 B 급여대상에 대한 청구액의 90% 이상을 차지하고 있다(Gills, Lee, and Willke, 1992).

진료비 할당제
의사에게 허용된 수가의 80% 지급을 보장하는 메디케어 정책. 이를 수용함으로써 의사는 허용된 수가를 전액 지급받은 것으로 인정하며 차액을 청구하지 않음.

참여의사
메디케어 진료비할당제의 수용에 동의한 의사.

봉투의 이면

메디케어 진료비 할당제가 진료행태에 미치는 효과

메디케어 환자에게 서비스를 제공하는 의사는 메디케어 승인수가(allowable fee)를 총상환금액으로 받아들일 것인지 아닌지를 결정해야 한다. 즉, 의사들은 메디케어 환자에 대한 '진료비 할당(assignment)'을 수용할 것이지 여부를 정해야 하는 것이다. 진료비 할당을 수용하는 의사들은 메디케어에 진료비를 청구한 후, 승인수가의 80%를 연방정부로부터 직접 지불받는다. 할당을 수용하지 않는 의사들은 환자들에게 직접 진료비를 청구하지만, 그 총액은 승인수가의 15%를 넘을 수 없다. 메디케어는 환자에게 승인수가의 80%를 환자에게 지급하는데, 환자는 이 금액과 나머지 금액을 합하여 의사에게 진료비를 지불하도록 되어 있다. 승인수가 이상을 초과하여 청구하는 경우 이를 **차액청구**(balance billing)라고 한다. 할당을 수용하는 의사들은 승인수가의 80%에 해당하는 진료비를 확실하게 보장받을 수 있지만, 할당을 수용하지 않는다면 그런 보장은 없다.

차액청구
의사가 청구하는 관행수가와 환자의 의료보험이 허용하는 최대수가 사이의 차액을 환자에게 부과하는 행위.

의사의 관점에서 보자면, 문제의 핵심은 서비스 제공 후 청구하는 통상적인 관행수가와 이보다 훨씬 낮은 메디케어 승인수가 사이의 관계이다. 아래의 그림은 의사서비스 시장에서 할당의 효과를 다룬다.

할당을 수용하는 의사들에게 있어서 의사서비스 시장은 일반 환자와 메디케어 환자의 두 구획으로 나누어진다. 일반 환자의 수요는 D_P로 나타나있는 우하향하는 수요곡선에 의해 반영된다. 이윤극대화를 달성하기 위해 의사들은 $MR_P = MC$에서 결정되는 Q_0를 P_0의 가격에 공급할 것이다.

---

3 이는 수급자가 HMO에 등록하지 않았을 경우이며, HMO에 등록하는 경우, 이들 서비스는 급여대상일 수도 있다.

이때 얻게 되는 이윤은 그래프에서 음영 처리된 면적 P_0ABC_0로 나타난다.

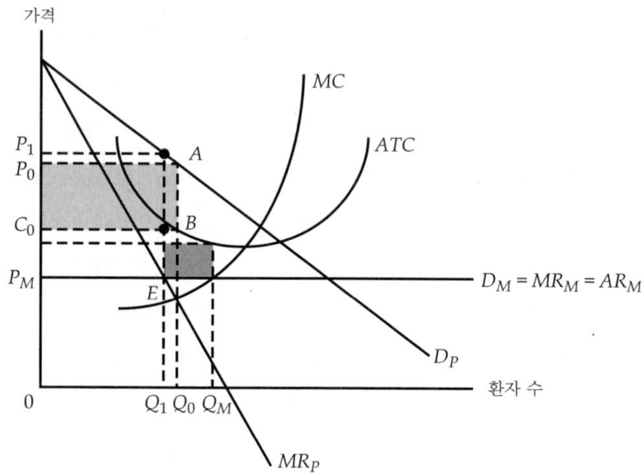

메디케어 할당을 수용하는 의사들은, 메디케어 환자에 대해서 고정가격(P_M)을 부과하는 것을 받아들인다. 가격수용자로서 시장의 이 구획에 대한 수요곡선은 $D_M = MR_M = AR_M$이 된다. 이제 의사는 꽤 복잡한 의사결정을 해야 한다. 새로운 한계수입곡선은 P_M에 설정된 하한선을 갖는다. 이제 통합된 한계수입곡선은 MR_P와 MR_M이 교차하는 점 E까지는 MR_P이고, 그 다음부터는 MR_M이 된다. 의사는 총 Q_M의 환자(일반 환자 Q_1과 메디케어 환자 Q_M-Q_1)를 보게 될 것이다. 이제 일반 환자는 의사서비스에 대해 더 높은 가격, P_1을 지불해야 하는데, 이는 **비용전가**(cost shifting)로 불리기도 한다.

핵심개념 ❸
한계분석

의사들은 메디케어 승인수가가 의료서비스를 제공하는 데 드는 평균비용에 미치지 못한다는 점에서 불만을 갖고 있다. 위 그림에서 *ATC*와 *PM* 사이의 음영 처리된 면적이 이 손실을 나타내고 있다. 이 시장의 메디케어 환자 구획에서 서비스를 제공하는 경우, 투입된 모든 자원의 비용을 보전하지는 못한다고 해도, 이 거래의 하나하나에서는 의사의 기회비용을 보전하는 수준에서 상환을 받고 있다. 모든 관련 비용은 *MC*에 의해 측정되기 때문이다. 이윤의 변화에 의해서 의사가 유리해질지, 아니면 불리해질지는 일반 환자 진료에서 얻는 추가이윤이 메디케어 환자 진료에서 발생하는 손실을 상쇄하는지의 여부에 달려 있다.

핵심개념 ❺
시장과 가격결정

핵심개념 ❻
공급과 수요

메디케어 적용자들은 전통적인 행위별 수가제 옵션을 통해서나 또는 그 관리운영을 민영보험회사가 맡고 있는 메디케어 우대보험(Medicare Advantage plan, MA)에 가입함으로써 요양급여를 받는다. 많은 MA 보험은 표준 급여에 더하여 시력교정, 치과 및 여러 가지 예방서비스를 포함한 추가적인 서비스를 보장한다. 더욱이 많은 의료보험에서 고액진료비를 보장해주기도 한다. 2007년에 약 830만 명의 노인이 MA 보험에 가입하였는데, 이는 메디케어 가입 자격을 갖고 있는 노인인구의 약 20%에 달하는 수치이다.

외래 처방약제 급여가 파트 D라는 이름으로 2006년에 도입되었다. 이해의 중반까지 전국적으로 4,000개의 의료보험을 통해 2,250만 명의 노인이 가입하였고, 이 중 72%가 10개의 대형 보험사 중 하나를 선택하였다. 1,580만 명의 다른 사람들은 고용주가 제공하는 의료보험이나 재향군인회 보험과 같은 다른 보험을 통해 약제급여를 받았다.

가입자들이 내는 보험료는 자신이 선택한 보험회사에 따라 차이가 난다. 기본상품의 경우, 2006년에 매월 27.35달러의 보험료와 265달러의 연간공제액 및 25%의 본인부담률을 내면 기본 등재의약품 목록(formulary)에 포함되어 있는 의약품에 대한 급여가 보장된다. 이 본인부담률은 2,400달러의 급여상한에서, 유명한 도넛 구멍(donut hole)에 도달할 때까지 적용된다. 그 다음에 가입자는 3,850달러의 고액 상한선까지 본인이 100%를 부담해야 한다. 이 지점에서 5%로 떨어지는 본인부담률, 또는 제네릭 의약품에 대해 2달러와, 본인이 선호하는 오리지널 의약품에 대해 5달러 중에서 더 낮은 쪽을 선택할 수 있다. 시행 첫 해 동안의 비용은 320억 달러로 나타났는데, 2015년까지의 누적비용은 7,970억 달러로 추계되었다.

재원 조달

메디케어 재원은 급여세, 소득세, 신탁기금 이자, 보험료의 네 가지이다. 전체 재원의 거의 90%를 65세 이하의 인구가 직간접적으로 부담하고 있다. 나머지는 65세 이상 인구가 내는 보험료이다. 모든 근로자들은 총소득의 2.9%를 급여세로 내고 있으며, 이는 사회보장세와 함께 징수된다. 사회보장세는 고용주와 근로자가 절반씩 부담한다. 세법은 1994년까지 메디케어 세금의 부과대상 소득에 상한선을 두고 있었는데, 1990년에는 51,300달러, 1993년에는 135,000달러가 상한이었다. 1993년에는 소득상한을 철폐하는 법률안이 통과되었고, 모든 근로소득은 2.9%의 메디케어 세금 부과대상이 되었다.

미국의 모든 근로자들에게 부과되는 이 2.9%의 급여세 수입은 전액이 파트 A 급여를 제공하기 위한 신탁기금으로 들어간다. 급여세 수입은, 2006년도의 경우, 1,810억 달러 이상이었다. 근년에 들어와 수입이 지출을 초과함으로써 메디케어 신탁기금은 2006년에 3,054억 달러에 달하는 누적흑자를 나타내었다.[4] 1997년에는 중대한 문제가 다시 표면으로 떠올랐는데, 이해에는 지출이 수입을 가입자당

---

4 많은 사람들은 '신탁기금'이 이자를 받는 미 재무부 채권(U. S. Treasury Securities)에 투자하고 있기 때문에 진정한 의미에서의 신탁기금이 아니라고 주장하고 있다. 연방정부가 기금을 사용하려면 채권을 재발행하든지, 추가적인 조세수입을 늘리든지, 아니면 화폐를 찍어냄으로써 채권을 유동화시켜야 한다.

약 250달러씩 초과하였다. 이에 의회는 균형예산법으로 대응하였고, 그 결과 병원서비스에 대한 지출은 크게 감소하였다. 여기에 경제성장률이 예상보다 높을 것으로 예측되면서 메디케어 신탁기금의 적자는 2011년까지 흑자를 유지할 것으로 예상되고 있다. 2007년도 수탁자 보고서에 따르면, 신탁기금은 2019년까지는 지불 능력에 문제가 없을 것으로 보인다.[5]

2007년에 파트 B의 가입자들은 93.50달러의 월 보험료를 냈는데, 이는 통상적으로 사회보장 연금에서 매월 공제된다. 보험료 수입은 파트 B 총비용의 25% 정도를 충당하고 있다. 일반 조세수입과 메디케어 신탁기금의 자산에 대한 이자수입이 나머지를 충당한다.

수급자

메디케어의 지출 패턴은 대규모 집단에 대한 의료비 부담을 인수하는 통상적인 경험과 아주 유사하다. 보험업계에서는 이 양식을 흔히 '80:20 룰'이라고 부른다. 즉 지출의 80%가 대상인구의 20%에 대한 급여라는 것이다. 표 12.2에 나타나 있듯이 2001년의 경우 전체 대상인구의 77%에 해당하는 3,100만 명의 가입자가 실제로 급여를 수령하였다. 메디케어의 총지출 1,975억 달러 중 약 86%가 19.9%의 가입자에게 쓰였는데, 이들의 평균지출액은 5,000달러가 넘었다. 고비용군의 1인당 지출은 21,332달러였다. 이어 56.7%의 가입자가 총지출의 14.1%인 278억 8,000만 달러, 1인당 1,227달러를 지출하였다. 나머지 23.4%는 전혀 급여를 받지 않았다. 전체 가입자당 평균 지출액은 4,933달러였으며, 급여를 받은 78.6%의 가입자의 경우에는 평균지출액이 6,437달러였다.

메디케어는 개별 가입자의 입장에서 보자면 좋은 투자대상임이 밝혀졌다. 1994년에 퇴직한 한 부부는 1966년부터 메디케어 세금을 내어왔는데 사용자 부담분을 포함하여 급여세로 20,000달러를 납부하였다. 평생 동안 수령한 급여는 1994년 가격으로 117,200달러에 달하여 세금과 보험료로 낸 금액에 비해 6배나 더 많은 혜택을 받았다. 파트 B의 보험료 수입은 요양급여 지출의 25%에 불과하므로, 파트 B 지출을 100% 충당하기 위한 **보험계리적 공정보험료**(actuarially fair premium)는 현재 보험료 월 93.50달러보다 네 배가 더 많은 374달러여야 할 것이다.[6]

보험계리적 공정보험료
한 사건이 발생할 보험계리적 확률에 기초하여 책정된 보험료.

---

5 현재로서는 메디케어의 적자를 보전하기 위해 일반 조세수입을 사용할 수 있는 규정이 없다.

6 65~74세 사이의 노인이 파트 A 및 B와 유사한 급여 범위를 갖는 민영의료보험에 가입하는 경우, 그 비용은 연간 6,400~8,500달러, 월 500~700달러이다.

경제적 성과

메디케어의 지출 패턴은 메디케어 급여범위의 근본적인 약점으로서 발생확률은 낮지만 고액의 진료비 손실을 가져오는 질병에 대해서는 거의 보호수단이 되지 못한다는 점을 잘 보여주고 있다. 단기입원에 대해서 메디케어는 공제금액 이상의 진료비를 사실상 거의 전액 부담해주고 있다. 150일을 초과하는 장기입원의 경우에는 환자가 진료비의 상당 비율을 부담해야 한다. 이처럼 아주 장기이면서 발생빈도가 높지 않은 입원 진료비를 보장해주지 않는 것은 원래는 가입자에게 유리할 것으로 생각되었던 '질병기간(spell of illness)' 개념 때문이다. 이 개념하에서 만일 환자가 퇴원하고 난 후 30일 이내에 재입원하는 경우, 이 재입원은 동일한 질병의 일부분으로 간주되었다. 동일한 질병의 일부분으로서 환자는 공제액을 또 낼 필요가 없었다. 원래의 의도는 환자가 공제액을 반복적으로 지불해야 하는 재정적 부담으로부터 벗어나서 언제라도 필요하면 노인들이 의료를 이용할 수 있도록 보장하는 것이었다. 이 규정의 의도하지 않은 결과는 장기간의 병원입원으로 인해 환자가 고액진료비의 재정적 위험에 노출된다는 점인데, 이 경우 환자는 60일간의 평생예비 요양일(lifetime reserve days)이 소진된 후에는 환자가 진료비 전액을 부담해야 한다.

정책적 쟁점
메디케어는 재난적 질환(catastrophic illness)에 대한 급여를 거의 제공하지 않는다.

전반적으로 메디케어는 87%의 병원진료비와 67%의 의사진료비를 부담하지만 장기요양서비스는 단지 0.5%만을 부담할 뿐이다. 이러한 비급여 부분 때문에 보충적인 보험시장이 크게 성장하였다. 1999년에 약 2,220만 명의 메디케이드, 민영보험회사, 또는 전 사용자로부터 보충적 급여를 받고 있었다.[7] 소위 메디갭(Medigap) 의료보험 역시 메디케어와 마찬가지로 전도된 구조(upside-down structure)의 문제점을 갖고 있다. 즉, 공제액과 본인부담금 등의 비용과 외래처방약제와 같은 일부 비급여를 보장하지만 고액진료비는 보장해주지 않는다. 더욱이 메디갭 보험은 매우 고가여서 연간 보험료는 720달러에서 5,000달러에 이르기도 한다.

핵심개념 ⑨
시장 실패

핵심개념 ⑧
효율

이 성장일로의 보험시장을 규제하기 위한 연방법이 1980년대에 통과되었지만 이런 단점을 완전히 해결하지는 못하였다. 의회는 모든 **메디갭 보험**에 대해 최소한의 급여기준을 규정했지만, 진정한 의미에서 아주 희귀한 장기입원에 대한 보장을 제공하도록 하는 대신에, 정부는 민영보험시장으로 하여금 진료비 전액보장(first-dollar coverage)을 제공하는 메디갭 보험을 판매하도록 강제하였다. 이

메디갭 보험
메디케어가 보장하지 않는 공제금액과 본인부담금을 지불해주는 보충보험으로서, 이 상품은 연방정부가 정한 열 가지의 표준급여 중 한 가지를 반드시 준수해야 함.

[7] 이는 1991년 2,380만 명에서 감소한 것이다. 이러한 보충보험 가입자의 감소는 보충보험에 대한 필요성을 거의 사라지게 만든 메디케어 관리의료보험(managed care plans)에 가입한 노인들의 증가로 상쇄되었다.

표 12.2 **메디케어 지출 분배, 2001년**

지불액 범위	수급자수 (백만)	합계의 퍼센트	지출 (10억)	합계의 퍼센트	가입자당 평균금액
$25,000 이상	2.12	5.3	$101.31	51.3	$47,732
$20,000~$24,999	0.66	1.7	14.82	7.5	22,365
$10,000~$19,999	2.33	5.8	33.35	16.9	14,313
$5,000~$9,999	2.84	7.1	20.11	10.2	7,084
$2,000~$4,999	5.01	12.5	16.06	8.1	3,205
$1,000~$1,999	4.65	11.6	6.67	3.4	1,437
$500~$999	4.54	11.3	3.30	1.7	728
$500 이하	8.53	21.3	1.85	0.9	217
0	9.36	23.4	0	0.0	0
합계	40.04	100.0	$197.50	100.0	$4,933

출처: *Health Care Financing Review: Medicare and Medicaid Statistical Supplement, 2003*, Table 16.

러한 조치는 비효율적일 뿐만 아니라 환자로 하여금 과도한 양의 의료자원을 사용하도록 부추김으로써 진정한 고액진료비 보험급여를 제공하지도 않으면서 보험료만 올려놓았다. 그 결과 노인들은 평균적으로 전체 진료비의 약 31%를 본인이 직접 부담하거나 또는 민영보험을 통해 지불하였다(Vladeck and King, 1995; Dallek, 1996). 더욱이 메디케어는 장기요양서비스나 정신과서비스는 거의 보장하지 않으며, 질병의 장기화에 따른 재난적인 고액진료비 역시 부담하지 않고 있는데, 이것이 점증하는 정치적 압력을 낳음으로써 정책결정자들을 움직이게 만들었다.

봉투의 이면

의료분야 인플레이션과 메디케어

많은 사람들이 정부가 메디케어와 메디케이드를 도입함으로써 의료시장에 개입하기 시작했던 1960년대 중반까지 의료비용과 지출의 거시경제적 영향은 거의 없었다고 주장한다. 이러한 주장의 이론적 근거는 아주 단순하다. 일반적으로 의료보험은 의료수요를 증가시키고 노인이라고 해서 다르지 않다는 것이다.

핵심개념 ❺
시장과 가격결정

아래의 그림에서 D_0와 D_1은 메디케어 도입 이전과 이후에 있어 노인의 의료수요를 나타내고 있다. 이 수요곡선의 오른쪽으로의 이동은 바람직한 이용량 증가(Q_0에서 Q_1)와 바람직하지 않은 가격의 상승(P_0에서 P_1)을 가져온다. 비노인 환자를 진료하고 나서 동일한 진료비를 부과하는 의사들은 노인이 더 높은 가격을 지불한다는 점에서 그들의 기회비용이 증가함을 깨닫게 될 것이다. 기회비용의 증가는 그림 왼쪽에 있는 의사공급곡선의 왼쪽으로 나타나며, 이로 인해 비노인 환자가 지불하는 가격이 올라가게 된다. 의료비 지출의 증가에는 분명히 다른 요인들의 영향이 있지만 그림이 보여주듯 메디케어의 영향은 무시될 수 없다.

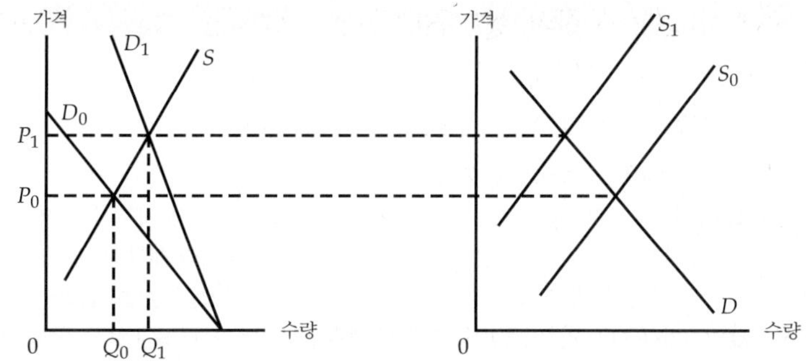

메디케이드 : 저소득층 의료보장제도

메디케이드는 연방정부의 메디케어 제도와 동일한 일괄법안의 일부로서 1965년에 통과되었다. 이 제도는 1967년에 약 1,000만 명의 저소득층에게 혜택을 주었고, 2001년에 그 수는 4,580만 명으로 늘어났다. 1966년에 16조 6천억 달러였던 메디케이드 지출은 2006년에는 3,039조 달러로 증가하였다(표 12.3 참조).

표 12.3 메디케이드 지출, 일부 연도, 1966~2006년

연도	연말 총가입자수 (100만 명)	총지출[1] (10억, 경상 달러)	연지출 증가율[2] (%)
1966	10.0	$ 1.7	—
1970	—	4.9	30.3
1975	22.0	12.1	20.8
1980	21.6	24.0	13.8
1985	21.8	39.4	10.4
1990	25.3	69.8	11.8
1995	36.3	151.7	17.2
2000	34.5	195.5	5.2
2001	37.9	216.2	10.6
2002	41.1	246.6	13.9
2003	43.6	262.6	6.6
2004	44.6	281.8	7.3
2005	45.7	300.7	6.7
2006	45.2	303.9	1.1

출처: Medicaid Financial Management Reports available at http://www.cms.hhs.gov/MedicaidBudget ExpendSystem/Downloads/2004to1997.pdf.

[1] 불균등 비율 병원에 대한 지불금액 제외; 관리운영비 제외.
[2] 앞 수치를 기준으로 한 연평균 증가율.

의료제공의 쟁점

메디케어의 정치학

메디케어를 창설했던 1965년의 법안에는 그 당시 많은 호응을 얻었던 세 가지 주요 제안의 주요 측면들이 모두 포함되어 있었다. 민주당은 당연가입과 일반조세로부터의 재원조달을 포함하는 병원 신탁기금안을 선호하였는데, 이것이 결국 메디케어 파트 A가 되었다. 한편, 공화당은 가입자가 내는 보험료와 일반조세 수입으로부터의 지원을 재원으로 하는 전통적인 보장보험(indemnity insurance)에 대한 임의가입을 선호하였고, 이는 메디케어 파트 B가 되었다. 마지막으로 미국 의사협회가 주도하는 의료계는 일반조세 수입으로 운영되는 저소득층 의료보험을 원했는데, 이것이 메디케이드가 되었다.

제도의 도입 이래 수많은 변화를 통해 급여범위가 확대되었고 진료비 지불제도가 바뀌었다. 1975년에 장애인에 대한 급여가 추가되었으며, 1980년에는 신부전말기 환자를 위한 프로그램이 도입되었다. 1983년에는 병원에 대한 사전적 고정진료비 지불제가, 1994년에는 의사에 대한 상대가치 점수제가 시작되었다.

급여 확대와 지출억제에 더하여 의회는 1988년에 제도의 가장 큰 취약점, 즉 고액진료비를 보장하지 못하는 문제를 해결하기 위해 메디케어 고액진료비 보장법(Medicare Catastrophic Coverage Act)을 통과시켰다. 그러나 그 업적이 빛나기는커녕 이 법안은 미 의회 역사상 가장 낭패스러운 순간을 대표하게 되었다.

그 입법취지는 장기간에 걸쳐 환자를 쇠약하게 하는 질병의 고비용으로부터 수급자를 보호하자는 것이었다. 이 의료보장 프로그램의 특징은 모든 비용을 적용대상 인구가 부담해야 한다는 것이었다. 그 효과를 검토해본 후에 노인인구의 대다수는, 또는 적어도 그들 중 목소리를 내는 소수는 이 프로그램의 추가적 편익이 추가적 비용에 미치지 못한다고 결론지었다. 대부분의 메디케어 수급자는 그들이 보기에 새로운 법안이 제공하는 급여보다 더 나은 보충보험을 이미 갖고 있었다. 법안이 추가적인 급여, 특히 장기요양 급여를 제공하지 못한 것 때문에 이 법은 결국 사라지고 말았다. 이 법안은 노인들의 항의와 미국 은퇴자협회 등 찬성했던 노인들의 입장 변화로 인해 1989년 11월에 폐기되었던 것이다.

보다 최근의 입법은 병원 신탁기금의 향후 예상되는 적자문제를 해결하고자 하였다. 1996년의 수탁자 보고서에 따르면 아무런 조치가 취해지지 않을 경우 신탁기금은 2001년에 그 바닥을 드러낼 것이 예상되었다. 이 보고서에 따라서 1998년도 연방예산에 메디케어 개혁을 포함시켰다. 원래 제안된 개혁안은 의료제공자에게 지급하는 진료비를 줄이는 한편, 환자들이 부담하는 보험료와 본인부담은 올리고, 수급개시 연령을 67세로 연장함으로써 메디케어 지출을 2,700억 달러 이상 줄이는 것으로 설계되었다. 그러나 즉각 반대 의견이 동원되면서 이 제안은 무산되고 말았고, 그 때문에 메디케어는 정치적으로 손댈 수 없다는 기존인식이 더욱 공고해졌다.

의회는 1998년부터 2002년 기간 중 의료제공자에게 지급하는 진료비를 1,150억 달러 삭감함으로써 단기적인 지급불능 문제를 해결하였고, 이를 통해 신탁기금의 지불능력을 2029년까지 연장하였다. 더욱이 법안은 메디케어 수급자의 관리의료 등록을 장려하였고, 의료저축계좌(medical savings account)의 설정 옵션을 허용하였다. 그러나 이러한 변화는 2010년부터 베이비붐 세대가 은퇴를 시작하면 분명하게 드러날 시스템의 장기적인 구조적 결함을 시정하기에는 충분치 않았다. 이 문제를 연구하기 위해 1998년에 초당파적인 의회 위원회가 구성되어 의회가 고려할 대안적인 해법을 제시하였다. 민주당의 John Breaux 의원이 위원장을 맡았던 이 위원회는 모든 공무원들이 처방약제 급여를 포함하여 의료보험을 원하는 대로 선택할 수 있도록 한 연방공무원 의료보험

(Federal Employee Health Benefit Plan)과 동일한 입장에서 설계된 개혁안을 지지하였다. 클린턴 대통령이 거부권을 행사할 것이라는 예상 때문에 이 위원회가 만든 법안은 폐기되고 말았다.

그 이래로 조지 W. 부시 대통령은 이 법안에 대한 찬성을 표명해왔고, 2006년에는 외래 처방약 제급여를 도입하겠다는 약속을 이행하였다. 모든 사람들이 대대적인 개혁을 얘기하지만, 이는 거의 대부분 실현되기 어려운 것들이다. 새로운 대통령 또한 틀림없이 그의 임기 중에 광범위한 의료개혁 일괄방안안에 메디케어의 변화를 포함시키려 할 것이다.

출처 : Thomas Rice, Katherine Desmond, and John Gabel, "The Medicare Catastrophic Coverage Act: A Postmortem," *Health Affairs*, June 9(3), Fall 1990, 75–87.

제도적 특징

메디케이드는 자산조사를 통해 수급권을 얻는 제도로서 각 주가 관리운영을 담당하며 재원은 연방정부와 공동으로 조달하고 있다. 메디케이드의 재원 중 연방정부가 부담하는 몫은 미국 전체의 1인당 국민소득에 대한 각 주의 1인당 소득의 비율에 기초해서 정해진다. 2006년도에 연방정부의 몫은 평균적으로 57%였으며, 적은 주는 50%에서 많은 주는 76.8%를 차지하였다.[8] 각 주는 연방정부가 제시하는 몇 가지 지침을 준수하는 이상, 프로그램의 설계에 있어서 어느 정도의 자율성을 갖는다. 이 지침은 특정 인구계층, 특히 전통적으로 복지급여를 받아 온 저소득층에게 기본적인 의료급여 패키지를 제공하도록 의무화하고 있다. 각 주는 또한 의료제공자에 대한 진료비 지불수준을 정하는 데 있어서도 어느 정도의 자율성을 갖고 있다. 이러한 몇 가지의 조건이 충족된다면 주정부는 급여범위나 적용범위의 확대 문제에 있어서 선택권을 갖는다. 그 결과 각 주마다 자격요건과 급여수준에 상당한 정도로 차이가 존재하게 되어 전국적으로 불평등 문제가 발생하고 있다. 어떤 사람이 한 주에서 수급권을 가질 수 있다고 해도, 다른 주로 가면 동일한 자격이라 해도 수급권을 갖지 못하는 문제가 있는 것이다.

각 주가 의무적으로 제공해야 하는 급여 범위는 병원에서의 입원 및 외래진료, 개원의사의 진료, 인공중절을 제외한 가족계획서비스, 통원진료, 진단용 검사, 장기요양서비스, 재택진료, 임상간호사(nurse practitioner)서비스 등을 모두 포함하고 있다. 많은 주에서는 외래처방 의약품, 시력 측정 및 치과 진료, 인공기구(prosthetic devices), 물리치료 및 지적장애자에 대한 중간시설서비스 등의 선택적 급여 패키지를 포함하기도 한다.

---

8 연방정부의 재원부담 비율 또는 연방정부 의료부조 비율(federal medical assistance percentage, FMAP)은 다음과 같은 공식에 의해 정해진다. FMAP = 1 − [(주의 1인당 소득)^2/(미국 전체의 1인당 소득)^2]×0.45

수급자격 최초의 법안에는 적용대상을 주로 편부모 가족과 노인, 맹인, 장애인 등 공공부조 수급자로 하였다. 최초의 입법 이래 스무 번에 걸친 법 개정을 통해 적용인구 및 급여범위가 확대되어 왔다(Gruber, 2000b). 이러한 조치로 말미암아 지출규모는 최초의 예측치를 초과하여 엄청나게 증가하였다. 1980년대 약간 완화된 이후, 1990년대 초에는 지출이 연평균 25% 이상씩 증가했으며, 최근에 들어와서야 한 자릿수의 연간 증가율로 안정화되었다.

1980년대 중반 이래 메디케이드는 끊임없이 대상 인구를 확대하였다. 1984년부터 1987년 기간 중의 입법을 통해 복지수당 수급자격과 메디케이드 수급자격 사이의 연결고리는 약해졌다. 수급자격 기준의 이러한 변화는 연결고리를 거의 없애버린 나중의 변화를 예고하였다. 최초의 주요 변화는 각 주로 하여금 소득기준은 충족하지만 양 부모가 있는 아동에 대한 적용확대를 허용한 것이었다. 1992년에 연방정부는 빈곤선의 133% 이하(2007년 3인 가족의 경우 22,836달러)의 가구소득을 갖는 임신부 및 6세 이하 아동에게 출산 관련 급여를 제공하도록 각 주에 요구하였다.[9] 만일 가구소득이 빈곤선의 100% 이하(2007년 3인 가족의 경우 17,170달러)인 경우 6세부터 18세까지의 청소년에게도 급여가 의무적으로 제공되었다.

두 번째의 주요 변화는 각 주가 설정한 기준에 따라 '의료빈민(medically needy)'에게도 메디케이드의 적용을 확대한 것이다. 만일 가구소득이 일정한 수준 이하이거나 또는 고액진료비를 부담해야 하는 경우 빈곤과 관련된 적용인구가 아니라 하더라도 이러한 가구는 '의료빈민'으로 분류될 수 있다. 이들의 중요성은 임신부와 아동들에게 적용이 확대되면서 덜 중요해졌지만 노인과 장애인들의 경우에는 여전히 중요한 급여자격이 되고 있다.

1987년 이래 이 제도가 겪은 대부분의 변화는 자격요건으로서 소득상한선을 높여 왔다는 점이다. 연방법은 소득이 빈곤선의 75% 이하인 가구의 모든 영아에게 메디케이드를 적용하도록 요구하고 있다. 일부 주에서는 연령기준을 7세나 8세로 상향조정하였으며, 다른 주에서는 빈곤선의 185%까지 소득상한선을 올려놓기도 하였다.

부양자녀가구 보조
1935년에 도입된 AFDC는 미국 복지 시스템에 있어서 빈곤층과 취약계층을 위한 대표적인 현금지급 프로그램이었는데, 1996년에 정액교부금(block-grant) 프로그램으로 대체되었음.

1996년 여름에 의회는 메디케이드의 변화도 포함되는 포괄적인 복지개혁법안을 제정하였다. 이 법안의 주요 특징은 기존의 **부양자녀가구 보조**(Aid for Families with Dependent Children, AFDC) 프로그램을 **취약가구 임시보조**(Temporary Aid to Needy Families, TANF) 프로그램이라는 새로운 제도로 대체한 것이다. TANF

취약가구 임시보조
1996년에 기존의 AFDC 프로그램을 대체한 제도로서, 저소득층에 대한 주된 현금보조제도임.

---

9 각 주는 빈곤선의 185% 이하의 소득을 갖는 가계까지 적용 범위를 확대하는 자격기준을 설정할 수 있다.

하에서 각 주는 자신의 복지 프로그램을 설계할 수 있도록 일정금액을 일시불로 수령하는 정액교부금(block grant)을 받는다. 더욱 중요한 것은 주정부가 설정한 자격요건을 충족한다고 해서 모든 사람에게 현금급여가 보장되지 않는다는 점이다.

메디케이드 프로그램은 이 법안을 통해 거의 변화된 것이 없지만 새로운 법률안의 몇 가지 특징이 메디케이드 자격요건에 영향을 미쳤다. 메디케이드 수급자격을 얻는 주요 경로 중의 하나가 AFDC였는데, 이제 AFDC가 TANF로 대체되면서 TANF 수급자격이 메디케이드 수급자격을 보장하지는 않게 되었다. 다시 말하자면, 복지급여와 메디케이드 자격요건 사이의 연결고리가 끊어졌던 것이다. 아마도 이 법률의 가장 가혹한 측면은 합법적인 이민자에 대한 대우와 관련된 것이다. 새로운 법 아래에서 1996년 8월 22일 이후에 도착한 합법적 이민자들은 미국 거주기간이 5년이 경과해야 메디케이드 급여를 받을 수 있다. TANF의 통과에도 불구하고 주정부는 복지급여 수급자격을 정하는 데 사용했던 소득상한선에 기초하여 수급자격을 결정하고 있다.

아동의료보험

1997년 균형예산법이 통과되면서 **주 아동의료보험**(State Children's Health Insurance Program, SCHIP)이 만들어졌으며 보험이 없는 저소득층 아동들에게 의료보험을 제공하도록 각 주에 거의 400억 달러에 달하는 대응자금이 제공되었다.[10] 사회보장법 수정안 제21조는 주정부에게 별도의 아동의료보험을 도입하는 방안, 메디케이드를 확대하여 아동을 포함시키는 방안 및 이 두 가지의 조합에 대해 선택권을 주고 있다. 2007년 현재, 18개 주에서 별도의 프로그램을 도입하였고, 11개 주가 메디케이드를 확대하였으며, 21개 주가 두 가지를 조합한 프로그램을 운영하고 있다. 2005년에는, 6백만 명이 넘는 저소득층 아동들이 SCHIP의 적용을 받았으며, 이들에 대해 70억 달러가 넘는 비용이 지출되었다. SCHIP 프로그램은 수급자에게 메디케이드와 동일한 급여를 제공하도록 되어 있다. 환자의 본인부담은 허용되지만 가구 소득의 5% 범위 내로 제한되어 있다.

주 아동의료보험
의료보험에 가입하지 못하는 저소득층 가구의 청소년들에게 의료보험을 제공할 목적에서 주정부가 운영하는 프로그램.

41개의 주에서 연방정부가 정한 빈곤선의 200% 이하 소득을 갖는 가구의 아동들에게 의료보장을 제공하고 있다. SCHIP는 자격 프로그램(entitlement program)으로 만들어진 것이 아니다. 적용 대상 아동이 급여를 받기 위해서는 월 보험료를 납부해야 한다. 인구조사 자료를 통해 추정해보면, 약 900만 명 이상

10 소득수준이 메디케어의 소득상한선을 넘지만 연방 빈곤선의 200% 이하인 가구의 자녀는 적용대상이 된다.

의 아동들이 대부분 메디케이드나 SCHIP의 적용대상이 되지만 등록을 하지 않아 미보험 상태로 남아 있다.

보험료 지원 프로그램이나 적용 포기 제도(coverage waiver) 또한 여러 주에서 통과되었다. 주정부는 적용 포기 제도를 이용하여 적용 아동의 부모, 무자녀 성인, 임산부 등을 포함하여 다른 미적용자들에 대한 적용을 확대해 왔다. 이러한 프로그램 아래에서 적용 대상자에 대해 의료보험을 구입해주거나, 일부의 경우에 있어서 만일 비용-효과적이라는 점이 입증되면 가족보장 의료보험(family coverage)을 구입해주는 고용주에게 주정부가 보조금을 지급하는 것이 허용된다.

경제적 결과

카이저 재단(Kaiser Foundation, 1995)의 연구결과에 의하면, 1988년 이래 메디케이드의 지출 증가는 거의 대부분 세 가지 요인에 기인하고 있다. 첫째, 프로그램 등록자의 급격한 증가를 가져 온 연방정부 주도의 적용인구 확대, 둘째, 의료비용의 전반적 증가, 셋째, 병원 등 의료제공자에 대한 상환율의 인상이 그것이다.

핵심개념 ❻
공급과 수요

의회는 1984년의 적자감축법(Deficit Reduction Act)의 일환으로 메디케이드 적용 인구의 확대를 추진하였다. 이 법은 영아사망률을 낮추고 아동의 의료서비스에 대한 접근성을 높이기 위한 시도로서 모든 임신부와 19세 이하의 아동에게 수급자격을 확대한 일곱 번의 입법 과정에 있어서 제일 먼저 이루어진 것이다.

이와 동시에 의회는 의무적으로 제공해야 하는 급여 패키지에 새로운 서비스를 추가하도록 주정부에게 요구하였다. 주정부는 임상간호사의 서비스, 지역 보건소서비스, 그리고 설사 해당 시술이 선택급여(optional benefit)라 할지라도 진단검사 중에 발견된 증상을 치료하는 데 필요한 모든 서비스를 제공해야 한다.

여기에 더하여 의회는 의료제공자에 대한 상환수준을 높이기 위한 조치를 취하였다. 1980년의 보렌 수정안(Boren amendment)은 주정부가 병원과 요양원에 대한 메디케어의 진료비 상환 방식으로부터 벗어나는 것을 허용하고 있지만, 동시에 상환금액은 의료기관의 효율적이고도 경제적인 운영이 가능하도록 충분한 수준이어야 한다고 요구하고 있다. 10년이 지난 후에 병원과 요양원들은 주정부의 진료비 상환체계를 연방정부가 검토해 줄 것을 요구하는 보렌 소송을 제기하기 시작하였으며, 1년 이내에 29개 주에서 소송이 진행되었다.

불균등비율 추가지불
메디케어와 메디케이드가 빈곤층 환자를 많이 보는 병원에 대해서 진료비를 조정하여 상환함.

의사의 참여를 증가시키고, 아동과 임신부에 대한 의료제공의 확대라는 목표를 진척시키기 위해 소아과 및 산과에 대한 진료비 상환 수준을 높이는 법안이 통과되었다. 메디케이드 환자가 **불균등비율**(disproportionate share)을 점하는 병원의 경우에는 불균등비율 병원 프로그램(Disproportionate Share Hospital

Program)의 일환으로 추가진료비(supplemental payment)를 수령하게 되는데, 이는 부분적으로는 최초의 낮은 상환수준을 보상하기 위한 것이다. 카이저 재단의 연구에 의하면, 이 추가진료비는 1987년부터 1992년까지의 메디케이드 지출 증가에 있어서 16% 이상을 차지하였다.

전국적으로 빈곤선 이하에서 생활하는 65세 이하 미국인의 약 60%가 메디케이드를 통해 도움을 받고 있다. 주정부가 자격요건으로서 소득 임계값을 나름대로 정하고 있기 때문에 그 비율은 주마다 상당한 차이가 난다. 2002년의 경우, 적용대상 3인 가구의 평균소득은 6,158달러였으며, 그 범위는 가장 낮은 앨라배마의 3,048달러에서 가장 높은 미네소타의 40,224달러에 이르고 있다. 연방법은 자녀가 있는 임신부의 평균적인 소득 임계값을 3인 가구에 대해 최솟값은 빈곤선의 133% 또는 26,267달러(2007년)로, 최댓값은 빈곤선의 185% 또는 36,537달러로 정해놓았다. 취약계층에 대한 의료 접근도 문제에 연방정부가 개입한 이래 그 지출은 가장 많은 인구를 가진 주에 집중되어 왔다. 불균등비율 병원에 대한 추가진료비 지불을 제외한 지출이 2,577억 달러에 달했던 2004 회계연도에 전체의 절반 정도가 인구 1,000만 명 이상을 갖고 있는 7개 주에 집중되었다(표 12.4 참조). 전국적으로 보자면 수급자당 평균 급여액이 4,685달러였는 데 비해 인구가 가장 많은 7개 주는 4,550달러, 나머지 43개 주의 경우에는 4,816달러였다.

자격요건과 수급자당 평균 지출이 주마다 다르다는 사실이 전국적인 차원에서 나타나는 급여 범위의 격차를 모두 설명해 주지는 않는다. 어떤 미국인은 어떤 상황에서라도 메디케이드의 적용을 받을 수가 없다. 적용기준을 넘는 소득을 가진 사람들과 어떤 일정한 범주, 즉 시각장애인, 장애인, 임신부, 부양자녀가 딸린 편부모 등에 포함되지 않는 사람들은 물론 적용대상이 될 수 없다. 이러한 요

표 12.4 메디케이드 지출, 2004 회계연도
가장 인구가 많은 7개 주

주	총지불액(10억)	수급자당 지불액	수급자(백만 명)
캘리포니아	$ 27.4	$2,741	10.01
플로리다	12.8	4,350	2.95
일리노이	10.8	5,318	2.03
뉴욕	37.3	7,914	4.71
오하이오	11.4	5,999	1.90
펜실베이니아	10.1	5,495	1.83
텍사스	13.2	3,671	3.60
7개 주 합계	123.0	4,550	27.03
나머지 주	134.7	4,816	27.97
미국 합계	257.7	4,685	55.00

출처: *Medicaid Statistical Information System, MSIS Tables, FY 2004.*

구조건으로 인해 시각장애인이나 장애인이 아닌 남성들, 자녀와 같이 거주하지 않는 남성들의 경우에는 자격요건을 갖추기가 대단히 어려운 실정이다.

메디케이드 프로그램은 원래 주(州)의 복지 프로그램을 통해 현금보조를 받던 사람들에게 병원과 의사서비스를 포함한 기본적인 의료급여를 제공하기 위한 목적에서 도입되었다. 복지급여 수급자의 의료비를 지불해 주는 것은 여전히 메디케이드의 가장 중요한 기능으로 남아 있지만, 대부분 메디케어 적용 인구에 대해, 요양서비스나 재택진료서비스를 제공하기 위한 지출이 총지출의 70%를 넘고 있다. 표 12.5에는 적용인구 종류별 지출 규모가 나타나 있다. 2001 회계연도에 총지출의 약 70% 이상이 노인과 장애인에게 쓰였다. 이 두 계층의 1인당 지출액은 각각 12,691달러 및 11,310달러였다. 아동 및 성인에게는 약 27%가 쓰였으며 이 두 계층의 1인당 지출액은 각각 1,454달러 및 2,067달러였다.

빈곤층 인구의 거의 절반 정도가 어떤 종류의 메디케이드 혜택도 받지 못하고 있으며, 적용대상 인구 중 많은 사람들이 자신들을 치료해 줄 의사를 찾는 데 어려움을 겪고 있다. 주정부 차원에서 메디케이드를 확대하는 것은 불가능해 보이는데, 이는 메디케이드가 주정부 예산에서 통제 불가능한 유일한 항목이기 때문이다. 메디케이드 적용인구를 의무적으로 확대한 결과, 1989년부터 1992년 사이에 지출은 두 배로 증가하였다. 수급자 수가 늘어났을 뿐만 아니라 사회경제적 하층민들과 관련되는 질병들, 특히 흡연, 마약, 비만과 AIDS와 관련된 건강문제가 급증하였다. 실제로 메디케이드는 AIDS 환자의 주요 의료보험이 되고 있어서 AIDS와 관련된 총의료비의 40% 이상을 부담하고 있는 실정이다.

증가하는 비용에 대응해서 주정부가 할 수 있는 일에는 한계가 있다. 프로그램을 축소하자니 연방정부 보조금을 못 받게 되고, 세금을 인상하자니 정치적 생명이 위태로워지는 것이다. 현재까지 오리건 주에서만 유일하게 서비스의 우선순위를 매기고 비용-효과적이지 않은 서비스에 대한 접근을 제한하는 식으로 의료를 할당하는 방향으로 나갔을 뿐이다(오리건 주의 경험에 대해서는 제15장에서

표 12.5 자격범주별 메디케이드 지출, 2001 회계연도

범주	1인당 지불액	수급자(백만 명)	총수급자의 %	총지출(10억)	총지출의 %
노인	$12,691	3.8	8.3	$48.4	25.9
장애인	11,310	7.1	15.5	80.4	43.0
청소년	1,454	21.1	46.0	30.6	16.4
성인	2,067	9.8	21.3	20.2	10.8
기타	1,825	4.0	8.8	7.3	3.9
합계	$4,084	45.8	100.0	$186.9	100.0

출처: *Health Care Financing Review: Medicare and Medicaid Statistical Supplement, 2003*, Table 94.

자세히 다룰 것이다). 대부분의 주들은 메디케이드 비용을 줄이기 위해 관리의료에 의존하고 있다. 실제로 2002년에는 메디케이드 적용 인구의 거의 60%에 달하는 2,300만 명이 관리의료조직에 등록함으로써 메디케어와 메디케이드의 관리운영 기구인 메디케어 및 메디케이드 서비스센터(CMS)는 미국 내 최대의 관리의료 구입자가 되었다.

기타 경제적 쟁점

다른 자격 프로그램과 마찬가지로 연구자들은 수급자들의 행태와 복지에 미친 영향에 관심을 갖고 있다. 연구자들은 메디케이드가 건강수준의 변화, 민영보험 가입, 노동공급, 가족구조, 저축에 미치는 경제적 영향에 대해서 연구해왔다.

정책적 쟁점
의료에 대한 접근성이 개선되면 어느 정도로 건강이 개선될까?

건강수준의 변화 메디케이드의 명시적인 목적 중 하나는 적용인구의 건강수준을 향상시키는 것이다. 비록 정책결정자가 건강의 향상을 법제화할 수는 없지만, 의료제공자에 대한 접근도의 향상이 건강수준의 향상을 가져올 것이라는 바람 아래에 접근성을 제고시킬 수는 있다. 1980년대 중반 이래의 적용인구 확대는 임산부와 아동을 가입시키는 데 초점이 맞추어져 있었다. 따라서 이 두 집단의 메디케이드 적용과 건강수준 변화 사이의 관계에 대해 많은 연구가 행해졌다. Currie와 Gruber(1996a)는, 임산부에 대한 메디케이드의 적용 확대로 인해 산전진찰이 늘어났고, 그 결과 저체중아 출산율의 감소와 산모 및 신생아 건강수준의 향상을 가져왔다는 증거를 찾았다. 이들은 메디케이드 적용인구가 10% 증가하면 해당 인구의 영아사망률이 2.8% 감소하는 것으로 추정하였다. 또한 Currie와 Gruber(1996b)는, 아동에 대한 적용 확대로 인해 입원이 증가했지만, 피할 수 있는 입원은 감소시킨 사실을 확인하였다. 아동 적용 인구가 10% 증가하면 1차 진료 및 예방서비스에 대한 접근도의 제고로 아동사망률이 3.4% 감소되는 효과를 가져왔다.

Dubay와 동료들(2000)은, 메디케이드 확대가 임산부의 의료이용을 증가시킨 사실을 알아내었다. 그러나 이들의 연구는 저체중아 출산에 대해서는 의미 있는 영향력을 확인하지 못하였다. 그들은 이런 결과가 나온 이유에 대해서 1990년대 초의 적용 확대가 주로 가구소득이 높은 임산부들이 포함되어 있었던 사실을 들고 있다. 건강수준의 향상은 우선 무엇보다도 높은 가구소득과 연관이 있다. 이 사실로부터 얻을 수 있는 교훈은 고소득 계층 여성들에 대해 계속 적용범위를 확대할 경우, 출산 시 건강수준에 대해서는 아마도 더욱 작은 한계적 효과만을 얻을 수 있을 뿐이라는 점이다.

많은 정책결정자들은 진료비 상환수준이 낮기 때문에 메디케이드 적용 인구에 대해 의료를 제공하려는 의사들이 부족하다는 점을 잘 알고 있다. 많은 연구에 따르면, 메디케이드에 참여하는 의사들의 진료비를 높이는 경우, 의사들의 참여가 늘어나며(Sloan, Mitchell, and Cromwell, 1978; Hadley, 1979; Mitchell, 1991), 특히 이런 경향은 산부인과 의사들에게 뚜렷이 나타난다(Mitchell and Schurman, 1984; Adams, 1994). 그러나 이런 연구들은 의사 참여율의 제고와 건강 변화 사이의 관계에 대해서는 다루지 않고 있다.

정책적 쟁점

메디케어 수가는 수급자들에게 의료서비스를 제공할 충분한 수의 의사를 유인할 만큼 충분히 높은 수준일까?

민영보험 가입 무료로 혜택을 받는 공적 의료보장제도의 가치에 대한 인식이 확대되면서, 고가의 민영보험 가입자들이 민영보험을 해지하고 메디케이드에 가입할 가능성이 높아진다. Cutler와 Gruber(1996)는 이러한 구축효과(crowding out)를 연구한 후 메디케이드가 적용범위를 확대하면서 수십만 명의 여성들이 민영보험을 탈퇴한 것으로 결론지었다. 민영보험의 탈퇴 결정은 고용주들이 조장하기도 했는데, 이는 보험료의 고용주 부담분을 더 이상 부담하지 않아도 되기 때문이며, 이는 근로자들이 '자발적으로' 민영보험을 탈퇴할 유인으로 작용하였다.

노동공급 공공부조의 수혜자에게 있어서 메디케이드의 자격을 얻는 것은 커다란 혜택이다. 많은 사람들이 무료인 이 공공의료보험을 잃어버릴까봐 새로운 직장 기회를 받아들이는 것에 대해 주저하고 있다. Yelowitz(1995)와 Winkler(1991)는, 이른바 '복지고착(welfare lock)'으로 불리는 이 현상을 연구했는데, 어린 자녀를 동반한 여성들의 경우에 특히 현저하게 나타났다. 이 분야의 문헌은 Gruber(2000a)가 정리해 놓았다.

가족구조 메디케이드 수급자격과 관련하여 중요한 또 다른 측면은 가조구조, 즉 결혼 및 출산 결정에 미치는 영향이다. Yelowitz(1998)는 기존 구조의 메디케이드 프로그램이 편부모 가구를 선호하는 편견을 만들어내는 사실을 보여주고 있다. 어린 자녀가 있는 여성들은 메디케이드의 수급자격을 유지하기 위해 독신 상태로 남아 있는데, 이는 잠재적인 배우자가 가족들에게 의료보험을 제공하지 못했기 때문일 것으로 추측된다. 1987년과 1992년 사이에 메디케이드 적용 자격을 갖고 있는 가임기 여성의 비율은 두 배로 늘어났으며, 아동의 비율은 50%가 늘어났다(Cutler and Gruber, 1996). 메디케이드가 임신 및 출산 관련 서비스에 대해 급여를 제공했기 때문에 수급자들의 임신비용이 낮아졌고, 아동에 대해 적용범위를 확대했기 때문에 자녀양육 비용의 현재 할인가치가 낮아졌다. 이 두 가지 요인은 메디케이드 적용 여성의 출산력을 크게 높이는 결과를 가져왔다(Joyce,

Kaestner, and Kwan, 1998). 실제로 메디케이드의 확대는 이 여성들의 출산율을 10%까지 상승시킨 것으로 추정되었다(Bitler and Zavodny, 2000).

저축 마지막으로, Gruber와 Yelowitz(1999)는, 메디케이드 확대가 사람들의 저축의사결정에 영향을 미치는 경로에 대해 연구하였다. 질병과 관련된 재정적 위험이 낮아짐으로써 예비적 동기에서의 저축에 대한 필요성은 감소하였을 것이다. Kotlikoff(1988)에 의한 연구는 이런 주장을 뒷받침하는 경험적 증거를 제공하고 있다. 대부분의 공공부조 프로그램은 가구 재산이 수급 기준이기 때문에 자산조사(asset test)를 하게 된다. Hubbard, Skinner와 Zeldes(1995)는, 메디케이드의 자산조사가 실제로 중요하다는 사실을 보여주고 있다. 메디케이드 적용 가구의 자산보유 규모는 자산 조사 덕분에 16.3%나 낮아졌다. 정책 당국의 또 다른 주요 관심사는 메디케이드의 장기요양서비스를 받기 위해 노인들이 자녀들에게 재산을 양도할 가능성이다. 증거가 불확실하기는 하지만 적어도 일부 노인들이 이런 행동을 한다는 점은 경험적으로 뒷받침되고 있다(Norton, 2000; Cutler and Sheiner, 1994).[11]

정책적 쟁점
메디케이드 수급자격 기준의 완화는 몇 가지의 의도하지 않은 결과와 그와 관련된 부정적 효과를 가져 온다.

메디케이드의 비판자들은 이 제도의 자격기준이 심각한 사회경제적 분열을 초래할 유인과 역유인을 만들어낸다고 주장한다. 자격기준이 혼인 상태에 기초하고 있기 때문에 가족 붕괴가 조장되고, 소득에 연계되기 때문에 근로에 대한 역유인으로 작용한다는 것이다. 또한 장애가 범주적 자격요건(categorical eligibility)의 기준으로 사용되므로 의존성이 조장된다. 자격기준을 임신과 한 부모 여성의 미성년 자녀 유무에 연계시켜 놓고 있기 때문에 불법적인 출산이 조장되기도 한다. 아마도 수급 자격요건으로서 가장 중요한 분열 요인은 최저 재산 수준일 것이다. 이로 인해 많은 여성 노인들이 장기요양서비스의 수급 자격을 얻기 위해 빈곤층으로 내몰리고 있는 실정이다.

핵심개념 ❹
이기심

이 제도를 옹호하는 측은 메디케이드가 없었더라면 의료보험을 갖지 못했을 수백만 명의 미국인들에게 의료보장을 제공하고 있음을 지적하고 있다. 메디케이드 적용 인구는 미국 사회에서 가장 취약한 인구계층인데, 이들 중에는 2,110만 명의 아동, 800만 명의 미혼모, 거의 400만 명에 육박하는 노인 계층, 시각장애를 포함한 장애인 710만 명 등이 포함되어 있다.

11 독일의 경우에는 정부가 제공하는 요양시설서비스를 받을 수 있는 재산규모를 산정할 때 고령부모의 자녀 소득이 포함된다.

정부의 기타 프로그램

메디케어와 메디케이드 말고도 연방정부는 몇 가지 주요 의료보장제도를 운영하고 있는데, 이들 프로그램은 약 3,000만 명의 미국인을 대상으로 하여 700억 달러 이상을 지출하고 있다. 민영의료보험을 갖고 있는 2,300만 명의 퇴역군인들 역시 재향군인 보훈국(Veterans' Administration)이 관리하는 프로그램을 통해 수급자격이 주어진다.

국방부

http://

보훈부(Department of Veterans Affairs) 사이트는 퇴역군인들을 위한 의료제공과 관련된 통계 및 정보를 제공하는 유용한 링크를 운영하고 있다.

http://www.VA.gov

미 국방부(DOD)는 군 인력과 그 가족들을 위한 군대 의료체계를 확립하였다. 전사자의 유족을 포함해서 현역과 퇴역군인 모두에게 의료서비스가 제공된다. 이 체계는 직접 진료(direct care)와 기존에 CHAMPUS(Civilian Health and Medical Program of the Uniformed Services)로 불렸던 Civilian Health and TriCare Standard의 두 구성요소로 나뉜다. 군인가족 의료보험(Uniformed Services Family Health Plan)은 전국 7개 지역의 군인과 그 가족을 위한 추가 옵션이다.

미군은 전 세계적으로 70개소의 병원과 400개소의 클리닉을 운영 중이며, 15만 명의 의료 인력이 배속되어 연간 450억 달러 이상을 지출하고 있다. 이 의료시설들은 제한된 서비스를 제공하는 작은 클리닉에서부터 대형 교육병원에 이르기까지 그 범위가 넓으며, 대부분은 전 세계에 흩어져 있는 군 기지에 위치해 있다. 미국인이라면 대부분 의회 의원들과 대통령의 의료서비스와 관련하여 워싱턴 DC에 위치한 월터 리드 육군병원(Walter Reed Army Hospital)과 베데스다 해군병원(Bethesda Naval Hospital)에 대해 들어본 적이 있을 것이다. 2007년에 직접진료 군 의료체계는 거의 100만 명에 이르는 현역군인과 그 부양가족, 퇴역군인 및 그 부양가족, 전사자 유족을 포함하여 900만 명 이상의 사람들에게 의료서비스를 제공하였다.

DOD는 또한 연방공무원 의료보험(Federal Employees Health Benefit Plan, FEHBP)하에서 연방정부의 민간 공무원들이 받는 급여와 비슷한 혜택을 제공하는 의료보험으로, 원래 CHAMPUS라는 이름으로 1966년에 창설된 TriCare를 운영하고 있다. TriCare하에서의 급여는 공제제 및 본인부담제를 갖는 표준적인 민영의료보험과 유사하다. 병원서비스는 가능한 경우, 군대 병원에서만 제공받을 수 있다. 그렇지 않다면 이 보험제도는 다른 민영의료보험과 똑같으며 수급자는 민간의료기관에서 의료서비스를 받을 수 있다.

http://

The Century Foundation은 공공정책 문제에 관해 연구하고 보고서를 발간하는 비정파적인 연구기관이다. 중요한 입법안의 정책적 함의를 이해하기 위해서는 다음의 이 기관 웹사이트를 방문해 보라.

http://www.tcf.org

의료제공의 쟁점

VA의 공무 중 부상 정의

보훈부(Veterans' Affairs) 장관의 1993년 결정은 '공무 중 부상(service-connected disabilities)'에 관한 정의의 범위를 크게 확대하였다. 베트남 전쟁 기간 중에 미군은 고엽제(枯葉劑)인 오렌지제(Agent Orange)를 광범위하게 사용하였다. 수십 년이 지난 지금 많은 퇴역군인들이 이 물질에 노출되었던 탓에 여러 가지 건강 문제가 생겼다고 주장하고 있다. 이 결정에 따라 호흡기 질환을 겪는 베트남 참전 군인들은 장애연금과 무상의료를 받을 수 있게 되었다.

1990년과 1991년에 페르시아 만에서 작전을 수행했던 약 100,000명의 군인들을 괴롭히는 이해하기 어려운 병인 걸프 전 증후군과 관련하여 비슷한 시나리오가 나타나고 있다. 이들이 가장 많이 호소하는 고통은 만성피로, 두통, 피부 발진, 근육 및 관절통, 기억상실, 수면장애, 만성설사, 우울증 등이다. 의회의 요청에 따라 의학연구소(Institute of Medicine)가 소집한 18명의 위원으로 구성된 위원회가 이 문제에 대한 관련 연구결과를 모두 검토하고, 1996년 말에 최종 보고서를 발표하였다(Presidential Advisory Committee, 1996). 신경제(nerve agents)에 대한 우발적인 노출을 은폐했다는 비난에도 불구하고, 위원회는 걸프 전 참전 군인들이 호소하는 증상 및 질병과 걸프 지역에 파병되어 있는 동안의 화학제 또는 생물학제에 대한 노출 사이의 인과관계를 뒷받침하는 과학적 증거를 찾지 못하였다(Brown, 1996). 해군연구소(2000)의 과학자들이 1,500명의 퇴역군인들을 면접조사해서 그들의 증상과 질병의 목록을 작성하였다. 그들은 증상을 보이는 퇴역군인들과 병에 시달리는 퇴역군인들을 만나서 거의 500종에 달하는 진단을 내릴 수 있는 40종 이상의 병증을 확인했지만 걸프 전과 관련된 질병이라는 증거는 찾을 수 없었다.

증거 부족에도 불구하고 많은 사람들은 여전히 걸프 전 증상이 심각한 만성적 문제라고 보고 있다. 텍사스 대학교 사우스웨스턴 메디컬센터의 연구자들은 이 증상에 시달리는 퇴역군인들이 파킨슨병을 포함한 신경질환에 걸릴 가능성이 있다는 증거를 발견하였다. 혹시라도 있을 수 있는 연결고리를 우려해서 의회는 33종의 특정 화학제와 걸프 전 참전 군인들의 건강문제 사이에 존재할 수도 있는 연관관계를 다루는 연구를 수행하도록 지시하였다(MIT, 2000). 2003년 4월에 DOD는 이 문제에 관한 최종 보고서를 내고 어떤 살충제에 대한 과도한 노출이 걸프 전에 참전했던 일부 군인들이 호소하는 설명하기 어려운 질병을 야기했을지도 모른다고 결론지었다.

출처 : David Brown, "Scientists Say Evidence Lacking to Tie 'Syndrome' to 1991 Gulf War," *The Washington Post*, October 10, 1996, A06; *Presidential Advisory Committee on the Gulf War Veteran's Illnesses: Final Report*, Washington, DC: U.S. Government Printing Office, December 1996; Naval Research Center, "Factor Analysis of Self-Reported Symptoms: Does It Identify a Gulf War Syndrome?" *American Journal of Epidemiology*, August 2000; and Medical Industry Today, "Study Finds Link Between Gulf War Syndrome, Parkinson's," MDI Online, http://www.medicaldata.com, September 21, 2000. Those interested in further information on the Gulf War Syndrome should visit GulfLINK at http://www.gulflink.osd.mil.

보훈 의료보장 프로그램 보훈부(Department of Veterans' Affairs, VA)는 일정한 현역근무 요건을 충족하는 퇴역군인에게 의료서비스를 제공한다.[12] 또한 공무 중 부상을 입었거나 저소득 또는 다른 특별한 자격, 즉 전쟁포로나 제1차 세

12 현역근무 요건은 입대 시기에 따라 달라진다.

계대전 참전용사 등의 퇴역군인들도 동일한 급여를 받는다. 2007년 현재 소득이 28,429달러 미만인 독신 퇴역군인으로서 부양가족이 없는 경우 의무급여(mandatory benefits)를 받을 수 있다. 혼인을 했거나 부양가족이 한 명 있는 독신이라면 소득상한선은 34,117달러로 올라가며 부양가족 한 명당 1,909달러씩 증가한다. 이 자산조사는, 적게는 미시시피 주 일부 지역의 경우 21,750달러부터, 많게는 캘리포니아 주 북부의 63,350달러에 달하는 넓은 범위를 갖고 있다. 상한선 이상의 소득과 공무 중 부상이 아닌 장애를 갖고 있는 퇴역군인은 '임의재량 급여(discretionary care)' 범주에 포함되는데, 이들에게는 병실과 자원의 여유가 있는 경우에만 서비스가 제공된다.

VA는 세계에서 가장 규모가 큰 의료제공체계를 운영하고 있다. 200,000명 이상의 직원들이 500만 명이 넘는 퇴역군인 및 그 가족에게 의료서비스를 제공한다. 2003 회계연도의 경우 VA는 의료비로 259억 달러를 지출했다. VA의 의료기관들은 본토 48개 주, 컬럼비아 특별자치구(DC), 푸에르토리코, 괌, 기타 미국 영토에 위치하고 있다. 2007년에 VA는 157개 병원, 860개의 지역사회 클리닉, 137개의 요양원, 43개의 상이군인 요양시설, 73개의 포괄적 재택진료 프로그램을 운영하였다. 장기요양서비스 또한 전국 수천 개의 요양원에서 계약방식으로 제공되고 있고, 주정부가 운영하는 70여 개의 요양원에서 일당 진료비 방식으로 제공되고 있다.

정책적 쟁점

퇴역군인들에게 의료제공을 함에 있어서 연방 정부의 책임은 어디까지일까?

일반적으로 의료서비스는 무상으로 제공되지만 임의재량 급여 범주에 속하는 퇴역군인들은 본인부담이 있다. 퇴역군인들은 네 가지의 기본 수가를 적용받는다. 재원일수가 90일 미만인 입원에 대해서는 진료비로 메디케어의 입원공제액에 일당 10달러를 추가로 내야 한다. 90일이 넘는 입원에 대해서는 메디케어의 입원공제액에 일당 10달러를 더한 금액의 50%를 추가적으로 본인이 부담해야 한다. 외래 1차 진료에 대해서는 방문당 15달러가, 전문의 진료에 대해서는 50달러의 진료비가 부과된다. 외래 처방의약품에 대해서는 7달러의 본인부담이 있으며, 장기요양서비스의 경우에는 서비스 종류와 지불능력에 따라서 수가가 달라진다.

VA 소속인 15,000명의 의사에 더하여 연간 100,000명 이상의 민간부문 의사들이 행위별 수가제 아래 퇴역군인들을 진료하고 있다. 많은 면에서 이러한 사실은 VA가 미국 의료제공체계에서 차지하는 위상을 과소평가하는 것이다. VA와 민간의료와의 연결고리는 의학교육 측면에서 분명하게 드러난다. VA의 의료기관들은 107개 의과대학 및 55개 치과대학과 연계되어 연간 81,000명의 의료 인력을 수련시키고 있다. 이러한 연결고리 덕분에 매년 전체 레지던트의 절반 정도가 VA 의료기관에서 순환근무를 하고 있다.

이런 VA의 의료제공체계에 대해 비판이 없는 것은 아니다. 미 회계감사원(U.S. Government Accounting Office)의 한 연구(1993)에 의하면, 가장 우수한 VA 메디컬센터에서조차, 제공되는 의료서비스의 품질을 낮추는 환자 적체 현상이 광범위하게 나타나는 것으로 밝혀졌다. 일반적인 건강문제를 갖고 내원한 환자의 절반 이상이 VA의 응급 및 검진 클리닉에서 의사를 보기 위해 적어도 한 시간을 기다려야 했던 것이다. 응급 상황인 환자의 경우, 8명 중 1명꼴로 적어도 한 시간에서 많으면 세 시간까지 기다려야만 했다. 전문 클리닉에서의 진료를 원하는 퇴역군인들은 예약을 잡는 것만도 많은 시간을 들였다. 평균 예약 대기기간은 62일이었으며, 60% 이상이 30일 이상 대기하였다. 120일 이상의 대기도 보기 드물지 않았는데, 10명 중 1명꼴로 이렇듯 긴 대기기간을 경험하였다.

VA 의료제공체계는 그 65년의 역사를 통해 상당한 의미를 갖는 성과를 다수 올렸다. 세계에서 가장 우수한 척추손상 센터 중 하나를 갖고 있고, 심장박동 조절장치와 CT 영상의 개발에 기여하기도 하였다. 이 체계 내의 연구자들은 노화, 여성 건강, AIDS, 외상 후 스트레스로 인한 장애, 기타 정신건강 관련 문제들의 연구에 활발하게 참여하고 있다. 2001년도에 받은 연구기금은 약 3억 5,100만 달러 정도에 이르렀다. 여기에 국립보건원(NIH)로부터의 연구비와 제약회사로부터의 지원금 5억 달러가 추가되어, 10,000개 이상의 연구가 수행되었다. VA 의료제공체계는 예산이 고정된 의료체계의 여러 가지 문제점을 겪고 있다. 정부가 의료제공을 미시적으로 관리하고 대상자들에게 '무상'의료를 제공하고자 할 때, 긴 대기기간이 보여주듯이 부족 문제(shortage)가 나타나게 되며, 전문 진료의 품질은 낮아질 수밖에 없다.

핵심개념 ❸
한계분석

핵심개념 ❼
경쟁

요약과 결론

미국 의료의 역사는 의료제공에 있어서 정부 역할의 증대를 주의 깊게 고려하지 않고는 이해하기 어렵다. 메디케어와 메디케이드는 가장 취약한 두 인구계층인 노인과 빈곤층의 의료서비스에 대한 접근도를 높이기 위해 1965년에 도입되었다. 이 두 프로그램은 긍정적 측면과 부정적 측면을 모두 갖고 있다. 두 제도 모두 이 나라의 빈곤층, 노인 및 장애자 등 8,000만 명이 넘는 사람들에게 의료를 제공한다는 제도의 본래 목적을 성공적으로 달성하였다. 그러나 이 성공은 의료에 대한 9,700억 달러의 정부 지출이라는 엄청난 비용으로 얻은 것이기도 하다.[13]

메디케어와 메디케이드의 개혁은 앞으로 의회의 회기 기간 중 엄청난 관심의 대상이 될 것이다. 유권자들은 여전히 연방정부가 균형예산을 유지하도록 상당한 압력을 가하고 있으며, 그러기 위해서는 이 두 프로그램의 지출이 억제되어야 한다고 생각하고 있다.

---

13 메디케어와 메디케이드 지출만을 고려하는 경우, 모든 미국인은 빈곤층과 노인계층의 의료를 위해 평균적으로 2,450달러의 세금을 납부하고 있다.

병원에 대해 DRG에 기초한 사전적 고정진료비 지불제도를 도입한 것과 상대가치의 적용을 통해 의사진료비 지불제도를 개혁한 것은 지출 측면에 있어서의 주요 변화를 보여준다.[14] 지렛대의 비용 측면에서 남은 것은 노인들에게 급여 패키지의 축소를 받아들이도록 요구하는 일이다. 이는 정치적으로 인기가 없는 일이라 정책결정자들로선 가장 원치 않는 일이기도 하다. 아니면 노인들이 건강유지조직(HMO)에 등록하도록 조장하는 일인데, 이번에는 대부분의 노인들이 이를 원치 않는다. 수입 측면에서의 대안 역시 마찬가지로 문제가 적지 않다. 일반 국민들이 더 많은 세금을 내거나, 아니면 노인들이 더 많은 보험료와 본인부담을 내도록 해야 하는 것이다.

경제의 호경기와 함께 1997년의 균형예산법 덕분에 메디케어의 예상 파산시점은 2026년으로 미루어졌다. 의회가 가한 지출 제약으로 단기 재정 전망이 좋아지면서 정치적 논란의 대상은 상당부분 바뀌었다. 단기적인 차원에서 보자면 외래처방 약제급여를 추가해야 한다는 압력이 2006년에 파트 D의 통과와 함께 최고조에 이르렀다.[15] 처방 약제급여가 추가되고 병원에 대한 상환수준의 축소가 재개되면서 메디케어의 지급불능 시점이 바뀌었고, 이에 따라 메디케어가 부딪히고 있는 또 다른 문제로 관심의 초점이 바뀌었다. 정책 당국은 메디케어가 직면하고 있는 장기적인 차원의 인구학적 문제, 즉 베이비붐 세대의 노령화와, 메디케어가 여타 의료분야에 있어서는 자원낭비를 삼가도록 영향력을 행사하는 시장의 힘으로부터 여전히 절연되어 있는 채 남아있다는 문제를 아직 다루지 못하고 있다. 여타의 의료분야와 마찬가지로 메디케어 또한 수혜자의 비용절감 유인을 약화시키는 제3자 지불제도의 구조적인 문제점에 똑같이 시달리고 있다. 만일 메디케어가 건전한 재정적 기초 위에 놓이려면 그 구조적 결함이 반드시 해결되어야 할 것이다(Gokhale, 1997).

인물소개

John K. Iglehart

의료정책 분야의 지성적 사고에 심대한 영향을 미친 사람들을 들라고 하면 모든 사람들이 John K. Iglehart의 이름을 열 손가락 안에 꼽을 것이다. 밀워키에서 태어난 Iglehart는 1961년 위스콘신 대학에서 저널리즘 학위를 수여받았다. 「밀워키 센티넬」에서 4년을 보낸 후 시카고의 AP 통신에서 근무한 지 6년 만에 night city editor로 승진하였다. 1969년에 그는 워싱턴 DC의 「내셔널 저널」에서 자리를 잡았으며 그는 지금도 편집위원 중 한 명이다.

보건 및 의료분야 전문 학술지에 많은 논문을 쓴 것 말고도 Iglehart는 하버드 보건대학원의 학내기자(journalist in residence)이며 「New England Journal of Medicine」의 전국통신원(national correspondent)이기도 하다. 1981년에 Project HOPE(Health Opportunities for People Everywhere)를 시작한 William B. Walsh는 새로운 의료정책 전문지인 「Health Affairs」를 창간하는 일에 Iglehart를 영입하였다. 그의 지휘 아래 이 전문지의 발행부수는 10,000부를 넘었는데, 이는 의료분야 전문지로서는 가장 큰 규모이다. Project HOPE의 목표에 충실함으로써 「Health Affairs」는 학자, 정책결정자, 신문기자들 사이에서 높은 평가를 받는 전문지가 되었다. 전국의 대학 교수들

14 의료비를 줄이기 위한 이 두 가지 조치에 대해서는 다음 장에서 논의될 것이다.

15 2000년에 노인인구의 거의 2/3가 이미 보충보험이나 HMO를 통해서 처방 약제급여를 받고 있었다.

은 의료경제학 및 정책 과목의 교재로서 이 전문지를 사용하고 있다. 정책결정자들은 이 전문지를 의료제공과 재정문제의 복잡성에 관한 배경지식을 얻는 원천으로 사용해오고 있다. 신문기자들은 의료정책 연구의 뉴스원으로 항상 이 전문지를 인용하고 있기도 하다.

Iglehart는 캐나다, 독일, 일본의 의료제공체계에 관한 연구로 이름이 널리 알려져 있다. 그가 「New England Journal of Medicine」에 기고하고 있는 '미국의 의료체계'에 관한 새 연재물은 그 부제가'민영의료보험'에서부터 '메디케어', '관리의료'에 이르기까지 다양한데, 미국 의료제공체계가 현재 직면하고 있는 문제들에 대한 다양한 관점, 제안, 입장 들에 대한 훌륭한 길잡이가 되고 있다.

출처 : Project HOPE 웹사이트(http://www.projhope.org/HA/aboutha.htm)과 미국 인명록(Who's Who in America).

질문과 문제

1. 다음의 진술에 대해 논평하라. '보험료, 공제액, 본인부담액의 인상을 통해 메디케어 환자의 비용분담을 증가시키면 빈곤층 노인들이 필요한 의료이용을 못하게 될 것이다.'

2. 당신은 최근에 보건복지부 장관의 연구조교로 채용이 되었다. 의료정책 당국이 계속 의료분야 쟁점에 관한 정보를 유지할 수 있도록 메디케어를 변화시키는 정책대안에 관한 연구를 수행하도록 지시받았다. 현재의 우려는 만일 메디케어가 개방형 자격프로그램(open ended entitlement program)으로 남는다면 연방정부 예산에서 차지하는 비중은 앞으로도 계속 증가하리라는 걱정에서 비롯된 것이다. 아래의 제안 몇 가지를 경제학적 추론을 통해 검토한 후 장관에게 보낼 간략한 메모를 준비해보라.
   a. 의사의 진료수가 동결 및 의무적 할당제의 요구.
   b. 메디케어 적용자를 전원 관리의료 네트워크에 등록하고, 등록자 1인당 현재의 1인당 메디케어 지출액과 동일한 금액을 정액으로 지불함.
   c. 모든 메디케어 수급자들로 하여금 공제액 수준이 높은 의료보험의 구입을 허용하고 보험료 절감분을 의료저축계좌를 설립하는 데 사용함.

3. 모든 복지제도가 갖는 문제점 중의 하나는 개인과 사회적 책임 사이에 긴장이 존재한다는 점이며, 이는 메디케어도 다르지 않다. 자녀가 성인이라면 부모의 의료비를 책임져야 할까? 개인과 가족의 책임은 어디에서 끝나고, 사회의 책임은 어디에서 시작될까?

4. 메디갭(Medigap) 의료보험은 무엇인가? 메디갭의 존재는 고령층에게 의료서비스를 제공하는 비용에 어떤 영향을 미치는가? 어떤 보험의 제공은 차선(suboptimal)에 불과할 수도 있다는 Mark Pauly의, 관찰은 옳았는가?(다음의 논문을 참조할 것. "The Economics of Moral Hazard: Comment," *American Economic Review* 58(2), June 1968, 531–538.)

5. 아래의 용어를 정의하고 고령층의 의료제공에 대한 각각의 효과를 설명하라.
   a. 강제할당(mandatory assignment).
   b. 차액청구(balance billing).
   c. 인두제(capitation).
   d. 제공자의 자유선택(free choice of provider).

참고문헌

E. Kathleen Adams, "The Effect of Increased Medicaid Fees on Physician Participation and Enrollee Service Utilization in Tennessee," *Inquiry* 31(2), Summer 1994, 173–189.

Marianne Bitler and Madeline Zavodny, "The Effect of Medicaid Eligibility Expansions on Births," Federal Reserve Bank of Atlanta, *Working Paper 2000–4*, March 2000.

Janet Currie and Jonathan Gruber, "Saving Babies: The Efficacy and Cost of Recent Changes in the Medicaid Eligibility of Pregnant Women," *Journal of Political Economy* 104(6), December 1996a, 1263–1296.

———, "Health Insurance Eligibility, Utilization of Medical Care, and Child Health," *Quarterly Journal of Economics* 111(2), May 1996b, 431–466.

David M. Cutler and Jonathan Gruber, "Does Public Insurance Crowd Out Private Insurance?" *Quarterly Journal of Economics* 111(2), May 1996, 391–430.

David M. Cutler and Louise Sheiner, "Policy Options for Long Term Care," in David Wise, ed., *Studies in the Economics of Aging*, Chicago: University of Chicago Press, 1994, 395–434.

Geraldine Dallek, "The Crushing Costs of Medicare Supplemental Policies," Washington: Families USA, No. 96–103, October 1996.

Lisa Dubay, Theodore Joyce, Robert Kaestner, and Genevieve Kenney, "Changes in Prenatal Care Timing and Low Birth Weight by Race and Socioeconomic Status: Implications for the Medicaid Expansions for Pregnant Women," *Health Services Research*, 2000.

Kurt D. Gillis, David W. Lee, and Richard J. Willke, "Physician-Based Measures of Medical Access," *Inquiry* 29(3), Fall 1992, 321–331.

Jagadeesh Gokhale, "Medicare: Usual and Customary Remedies Will No Longer Work," *Economic Commentary*, Federal Reserve Bank of Cleveland, April 1, 1997.

Jonathan Gruber, "Health Insurance and the Labor Market," in Joseph P. Newhouse and Anthony J. Culyer, eds., *Handbook of Health Economics*, Amsterdam: North Holland, 2000a.

———, "Medicaid," *National Bureau of Economic Research Working Paper 7829*, August 2000b.

——— and Aaron Yelowitz, "Public Health Insurance and Private Savings," *Journal of Political Economy* 107(6 Part 1), December 1999, 1249–1274.

Jack Hadley, "Physician Participation in Medicaid: Evidence from California," *Health Services Research* 14, 1979, 266–280.

Health Care Financing Administration, "National Health Expenditures Projections: 1998–2008," based on the 1999 Medicare Trustees' Reports, 1999.

Geoffrey R. Hileman et al., "Medicare+Choice Individual and Group Enrollment: 2001 and 2002," *Health Care Financing Review* 24(1), Fall 2002, 145–153.

Earl Dirk Hoffman, Barbara S. Klees, and Catherine A. Curtis, "Overview of the Medicare and Medicaid Programs," *Health Care Financing Review*, Medicare and Medicaid Supplement, 2003, 1–357.

R. Glenn Hubbard, Jonathan Skinner, and Stephen P. Zeldes, "Precautionary Saving and Social Insurance," *Journal of Political Economy* 103(2), April 1995, 360–399.

Theodore Joyce, Robert Kaestner, and Florence Kwan, "Is Medicaid Pronatalist: The Effect of Eligibility Expansion on Abortions and Births," *Family Planning Perspectives* 30(3), 1998, 108–113.

Kaiser Commission on the Future of Medicaid, *Medicaid and Federal, State, and Local Budgets*, Washington, DC: Kaiser Commission on the Future of Medicaid, May, 1995.

Laurence J. Kotlikoff, "Health Expenditures and

Precautionary Saving," in Laurence J. Kotlikoff, ed., *What Determines Saving?* Cambridge: MIT Press, 1988, 141–162.

Janet B. Mitchell, "Physician Participation in Medicaid Revisited," *Medical Care* 29, 1991, 645–653.

——— and Rachel Schurman, "Access to Private Obstetrics/Gynecological Services Under Medicaid," *Medical Care* 22, 1984, 1026–1037.

Edward C. Norton, "Long Term Care," in Anthony Culyer and Joseph Newhouse, eds., *Handbook of Health Economics*, Amsterdam: North Holland, 2000.

Karen Pallarito, "Study Raises Concerns about Future of Medicare HMO Program," Reuters Medical News, June 27, 2000.

Frank Sloan, Janet Mitchell, and Jerry Cromwell, "Physician Participation in State Medicaid Programs," *Journal of Human Resources* 13(Supplement) 1978, 211–245.

U.S. General Accounting Office, "VA Health Care: Restructuring Ambulatory Care System Would Improve Services to Veterans," Report to the Chairman, Subcommittee on Oversight and Investigations, Committee on Veterans' Affairs, House of Representatives, October 1993.

Bruce C. Vladeck and Kathleen M. King, "Medicare at 30: Preparing for the Future," *Journal of the American Medical Association* 274(3), July 19, 1995, 259–262.

Anne E. Winkler, "The Incentive Effects of Medicaid on Women's Labor Supply," *Journal of Human Resources* 26(2), Spring 1991, 308–337.

Aaron Yelowitz, "The Medicaid Notch, Labor Supply, and Welfare Participation: Evidence from Eligibility Expansions," *Quarterly Journal of Economics* 110(4), November 1995, 909–939.

———, "Will Extending Medicaid to Two-Parent Families Encourage Marriage?" *Journal of Human Resources* 33(4), Fall 1998, 833–865.

부록 12A

추계방법에 관한 노트

세상에 대해 알고 싶은 것이 많은 사람들을 궁금하게 만드는 흥미로운 질문 중의 하나는 '도대체 이런 숫자들을 어떻게 알아내는 것일까?'라는 것이다. 예측하는 일이 직업인 사람들이라면 변화가 오늘날의 질서라는 것을 잘 안다. 변하지 않는 채 그대로 남아 있는 것은 거의 없다. 경제 환경이 변하고, 제도의 성격 또한 변화한다. 변하지 않은 채 그대로 남아 있는 게 있다면 그것은 인간의 본성뿐이며, 이는 모든 수수께끼 중에서 가장 예측하기 힘든 조각이기도 하다.

예측은 본질적으로 외삽(extrapolation)의 요소를 갖고 있다. 추세를 검토해서 이를 미래로 연장하는 것은, 모든 종류의 경제 변수를 예측하는 데 사용하는 공통적인 방법이다. 현재 400만 명의 미국인들이 알츠하이머 치매에 걸려있는 것으로 추정되고 있다. 65세 노인들의 경우 1%가, 85세 노인들의 경우 25%가 치매 진단을 받는데, 고령층 인구, 특히 85세 이상의 노인들이 증가하면서 알츠하이머병에 걸리는 사람들의 수는 급증하게 된다. 만일 효과적인 예방방법이나 치료방법을 찾지 못한다면, 2050년쯤에는 1,500만 명이 이 장애를 겪을 것으로 예상된다. 이런 종류의 예측에 있어서 외삽은 핵심적인 역할을 수행한다. 우리가 '만일 효과적인 예방방법이나 치료방법을 찾지 못한다면'이라고 한정하는 진술을 이해하기만 한다면, 이런 예측을 하는 데는 본질적으로 아무런 하자가 없다.

2030년쯤이면 의료비 지출이 GDP의 25%에서 40%를 차지하게 될 것이라는 예측은 정책입안 분야에서 정치적인 먹이가 되었다(Waldo et al., 1991). 이러한 결과를 가져오는 데 필요한 의료비 지출 시나리오를 자세히 검토해보면, 이렇다 할 직관적 의미는 거의 없다. 메디케어 및 메디케이드 서비스센터(CMS)는 추세 분석을 사용한 보험 통계적 모형(actuarial model)에 기초하여 표 12A.1에 나와 있는 수치들을 예측한다. CMS 추계에 의하면, 개인적 의료비 지출(personal health care spending)은 2016년까지 약 4조 달러로 증가할 것

표 12A.1 국민의료비, 2005년(나머지 연도는 추계치)

항목	2005년	2010년	2015년	2016년
개인의료비(10억)	$1,661.4	$2,312.9	$3,227.9	$3,449.4
국민의료비(10억)	$1,987.7	$2,776.4	$3,874.6	$4,136.9
1인당 개인의료비	$5,598	$7,485	$10,049	$10,658
1인당 국민의료비	$6,697	$8,985	$12,062	$12,782
GDP 대비 국민의료비	16.0	17.2	19.2	19.6

출처: Centers for Medicare and Medicaid Services, National Health Expenditure Data available at http://www.cms.hhs.gov/NationalHealthExpendData/

으로 보이는데, 이는 GDP의 19.6%를 차지하며, 국민 1인당 12,782달러를 지출하는 셈이 된다. 보험 통계적 추계는 만일 아무것도 변하지 않는다면 어떻게 될 것인지를 보여준다. 기준추계(baseline projections)는 현재의 정책 및 추세가 계속된다는 가정 아래 이루어진다. 즉, 현재의 각종 제도, 규제, 행동 패턴이 변화하지 않은 채 그대로 남아 있는 것이다. 또한 경제 전체에 가해지는 충격들, 모든 기술진보와 의료제공 및 재정 체계의 어떤 변화도 배제된다.

'공정한' 수치로 유명한 미 의회예산국(Congressional Budget Office, CBO)은 1992년에 2000년의 의료비지출이 GDP의 18%에 이를 것으로 예측하였다(Lemieux and Williams, 1992). 현재 시점에서는 2010년의 의료비 지출 규모를 GDP의 16% 수준으로 예측하고 있으니, 1992년의 CBO 추계는 크게 빗나간 것이 아닐 수 없다(Burner and Waldo, 1995).

이런 추계에 기초한 정책은 즉각적인 행동을 요구할 테지만 의료비지출이 GDP의 25%에 도달하려면 GDP의 연간 증가분 중에서 25%가 훨씬 넘는 부분이 의료 분야에서 쓰여야 한다. 경기침체 기간을 제외하면 GDP의 변화에 대한 의료비의 변화는 0.15 정도에 불과하기 때문에 GDP 대비 의료비의 상한선은 15%가 되는 것이다. 실제로 1984년부터 1990년까지 의료비 지출의 변화분은 GDP 변화분의 15.5%였으며 17%를 넘어본 적이 없다.

이러한 시나리오의 핵심적 문구는 '경기침체 기간을 제외하면'이다. 지난 35년에 걸쳐 의료비 지출의 변화분이 GDP 변화분의 17%를 넘은 적은 두 번이 있다. 1981~1982년 기간의 경기침체와 1990~1991년 기간의 경기침체 때, 이 수치는 30%를 훌쩍 넘었었다.

직업적으로 예측하는 사람들을 비난하기는 쉬운 일이다. 기상학자들은 내일 아침의 일기를 예보하는 일에 어려움을 겪는다. 경제학자들은 왜 자신들의 금리 예측이 부정확한지에 관해 언제라도 설명할 수 있는 것 같다. Jean Dixon이나 심지어 Amazing Kreskin이 마지막으로 제대로 맞추었던 적이 언제였던가? 모든 추계는, 미래 어떤 시기의 세상에 관한 일정한 가정에 기초하여 추세를 분석함으로써, 외삽의 어떤 변형에 기초하여 이루어지고 있다. 그 시기가 멀면 멀수록, 이런 추계결과에 과도하게 의존하는 것은 더더욱 주의를 기울여야만 할 필요가 있다. '이 세상에서 확실한 두 가지는 오직 죽음과 세금뿐이다'라는 속담을 기억하자.

참고문헌

Sally T. Burner and Daniel R. Waldo, "National Health Expenditure Projections, 1994–2005," *Health Care Financing Review* 16(4), Summer 1995, 221–242.

Jeffrey A. Lemieux and Christopher Williams, *Projections of National Health Expenditures*, Congress of the United States, Congessional Budget Office, October, 1992.

Daniel R. Waldo, Sally T. Sonnefeld, Jeffrey A. Lemieux, and David R. McKusick, "Health Spending Through 2000: Three Scenarios," *Health Affairs* 10(4), Winter 1991, 231–242.

제13장

의료비 억제정책

의료비가 증가함에 따라, 전 세계의 정책결정자들은 의료의 질, 접근도와 의료비 지출에 관해 어려운 의사결정을 해야 하는 문제와 마주치고 있다. 의료제공은 빈곤층과 보험 미가입 인구를 비롯한 수백만 명의 삶의 질에 영향을 미치는 문제이다. 이들 인구계층에 대한 우려는, 전 세계 거의 대부분의 선진국들로 하여금 보편적 의료보장 제도를 갖추게 했지만, 이 점에 있어서 미국은 예외이다. 의료에 대한 접근이 보장되면서 의료비 지출 문제는 공공정책과 관련된 논쟁에 있어서 가장 중요한 쟁점이 되었다.

총액예산
일정 기간 중 의료체계 내에서 사용할 수 있는 예산의 상한으로서, 의료공급자에게 할당된 고정예산 범위 내에서 모든 환자에게 의학적으로 필요한 모든 의료서비스가 제공되어야 함.

이 장에서는 증가하는 비용과 지출 증가를 억제함에 있어서 정책결정자들에게 사용할 수 있는 선택대안을 검토해 보고자 한다. 의료수가체계(fee schedules), **총액예산**, 자원의 할당 문제가 제1절에서 다루어질 토픽이다. 그 다음으로는 메디케어 진료비 지불제도를 논의하면서 이들 선택 대안과 관련된 미국의 경험을 살펴본다. 병원에 대한 사전적 고정진료비 지불제도로서 진단명기준 환자군(diagnosis related groups, DRG)에 기초한 지불제도와 상대가치 점수(relative value scale)를 사용하는 의사 진료비 지불제도를 여기에서 다룰 것이다. 그리고 관리의료와 시장에서의 여러 대안을 살펴보면서 의료비 억제정책에 대한 논의를 마칠 것이다.

정책대안

정책적 쟁점
제3자 의료보험에 의존하는 의료체계는 의료비 지출을 어떻게 억제할 수 있을까?

핵심개념 5
시장과 가격결정

의료에 대해 자유로운 접근을 보장하는 의료체계는 궁극적으로 의료비 증가 문제에 봉착할 수밖에 없다. 제3자 지불방식에 의존하면서 의료제공체계가 조직되는 현재의 방식에는 비용과 의료비 지출을 통제하는 자동 메커니즘이 존재하지 않는다. 따라서 그 임무는 결국 정책결정자에게 맡겨지게 되는데, 이들은 지출 증가를 억제하기 위해 강제적용 수가(mandated fee schedules), 총액예산, 자원할당이라는 세 가지 수단을 조합하는 방식으로 문제에 대응해 왔다. 보다 일반적 차원에서 이 세 가지는 모두 가격통제로 분류할 수 있으며 시장기능에 대한 간섭이라는 공통점을 갖는다.

정책결정자들은 수가를 통제하는 것 그 자체로는 의료비 지출을 통제하지 못한다는 사실을 깨닫고 있다. 지출 항등식에서 두 개의 독립변수는 가격과 양이다.[1] 지출을 억제하려면 가격과 양을 모두 통제해야만 한다. 서비스 양을 직접 통제하는 것을 흔히 **할당**(rationing)이라고 하지만 사실상 공포의 'R'은 모든 정책결정자들이 피하고자 하는 것이다. 따라서 세 가지 의료비 통제수단은 다 같이 한 방향으로 움직인다. 일단 수가가 강제 적용되면 총액예산제가 따르게 된다. 수가의 강제적용과 총액예산제 사용에 따르는 의도하지 않은, 그러나 필연적인 결과는 자원할당이다. 격언처럼 표현해 보자면, 할당으로 향하는 도로는 선의로 포장되어 있다.

봉투의 이면

가격상한제가 의료비 지출을 낮추지 못하는 이유

왜 단순한 관찰자들이 가격통제가 의료비 지출의 증가를 낮출 것이라고 예상하는지를 이해하는 것은 어려운 일이 아니다. 아래의 그림에서 의료서비스에 대한 수요는 D_0로 표기된 우하향하는 수요곡선에 나타나 있다. 이 논의의 목적을 위해 의료제공자는 환자들이 원하는 바를 들어주고, 현재의 가격수준에서 원하는 모든 의료서비스를 공급한다고 가정하자. 만일 균형이 점 A에서 나타난다면 가격 P_0에서 Q_0의 양이 수요될 것이다. 이때 총의료비는 $P_0 \times Q_0$가 될 것이며, 이는 면적 $0P_0AQ_0$로 나타나고 있다. 만일 상한가격이 P_1에서 설정된다면, 새로운 균형은 점 B일 것이며, 거래량은 Q_1이 될 것이다. 의료서비스는 가격에 대해 비교적 비탄력적이므로 새로운 의료비 지출수준 $0P_1BQ_1$은 전보다 더 작다. 만일 수요가 비교적 탄력적이라면 새로운 지출수준은 더 클 것이다.

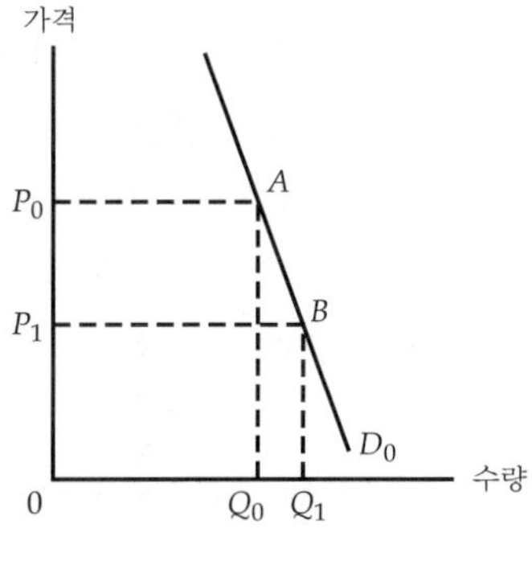

[1] 다시 말하면, $TE = P \times Q$이며 TE는 총지출, P는 가격, Q는 양이다.

만일 이 사안이 이렇게만 된다면 정책결정자들에게는 더 바랄 나위가 없을 것이다. 의료비 지출 증가를 통제하는 일은 단순한 문제로서, 비탄력적인 수요를 갖는 시장에서 가격을 낮추기만 하면 지출수준은 하락하게 된다. 이러한 접근방법에는 몇 가지 문제가 존재한다. 의료제공자는 환자의 바람을 어느 일정한 선까지만 들어줄 것이다. 만일 가격을 비용 이하로까지 인하한다면 공급량은 감소할 것이다.(이 문제는 다음 번 '봉투의 이면' 주제인 '가격통제의 경제학'에서 다룰 것이다.) 환자의 바람을 모두 들어주는 의료제공자라 할지라도 지출은 증가할 가능성이 높다. 아래의 그림이 왜 그런지를 보여주고 있다.

핵심개념 ❻
공급과 수요

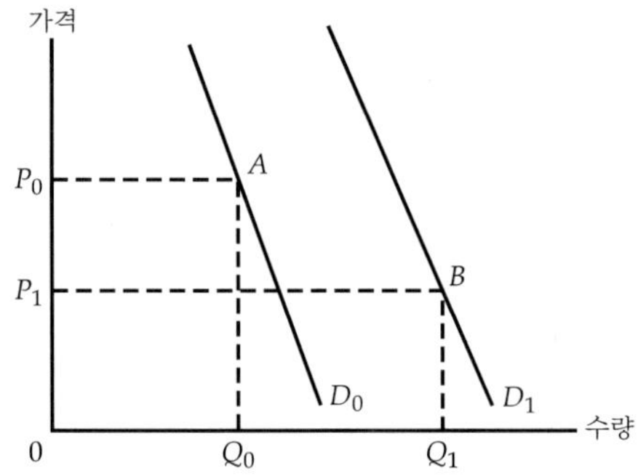

위에서와 동일한 수요곡선 D_0, 가격 P_0, 수용량 Q_0, 지출수준 $0P_0AQ_0$에서 시작해 보자. P_1에서의 상한가격은 의료제공자로 하여금 서비스 강도를 높일 유인을 주게 되고, 심지어는 수요조차 늘리려 할 것이다. 공급자 유인수요의 개념을 상기하자. 의료보장 수급 인구의 증가와, 의료시장 안에서 통제 영역보다 서너 배나 더 커서 통제되지 않는 영역에 나타나는 기술 진보가 함께 수요를 증가시키므로, 수요곡선을 오른쪽으로 이동하여 D_1이 된다. 그래서 나타나게 되는 지출 규모 $0P_1BQ_1$은 실제로 가격 하락 이전보다 더 높은 수준이다.

의료수가의 강제적용

정책적 쟁점
가격상한제와 지출상한제가 급증하는 의료비 문제를 해결하는 수단이 될 수 있을까?

사실상 거의 대부분의 정부가 운영하는 체계에서는 지출을 억제하기 위해 이런 저런 형태의 가격통제를 실시하고 있다. **가격동결**이라고 부르든, **가격상한**이라고 부르든 수가수준은 보통 정부와 의료계의 대표 사이에 이루어지는 협상을 통해 결정된다. 수가는 잠정적인 것일 수도 있고, 자발적일 수도 있으며, 의무적으로 지켜야 하는 것일 수도 있다. 때로는 어떤 상대적인 척도에 따라 서비스에 일정한 수치를 부여하는 상대가치 방식을 통해 가격이 결정되기도 한다. 대개는 이 척도가 여러 전문 과목 사이의 정치적 영향력을 반영하는 것이지 상대적인 자원사용의 정도를 측정하는 것은 아니다.

핵심개념 ❼
경쟁

의료공급자 입장에서는 진료 원가를 낮춤으로써 여전히 이윤폭을 유지할 수 있다. 만일 의료체계 안에 낭비적 요소가 있다면 가격통제는 보다 효율적인 자원 사용에 대한 자극이 될 수 있다. 따라서 가격통제는 의료비 급증을 잠깐 동안 저지하는 단기적 효과가 있기는 하지만, 시간이 경과함에 따라 이 효과는 사라지게

핵심개념 ❽
효율

마련이다. 의료공급자는 더 많은 환자를 보고, 진료의 강도를 더욱 높임으로써 가격통제와 그에 따른 소득의 감소를 회피할 수 있다는 것을 알고 있다. 따라서 의사유인수요는 실제로 의료서비스에 대한 수요곡선을 오른쪽으로 옮김으로써 의료비 지출수준의 상승과 의사 소득의 증가를 가져온다. 이는 결국 각 환자에게 투입되는 진료시간의 단축을 의미하므로 이제 의사는 더 많은 환자를 보고, 더 많은 재진 예약을 받을 수 있게 된다.

가격통제를 피하기 위해 흔히 사용되는 또 다른 방법은 서비스를 개별화(unbundling)시키는 것이다. **개별화**란 하나의 서비스를 여러 가지 구성부분으로 나누는 행위를 말한다. 서비스 전체에 대해서 진료비를 청구하는 대신에 의료제공자는 진료절차를 구성하는 부분에 대해 각각 별도로 진료비를 청구하는 것이다. 이런 행위는 논리가 맞지 않는데, 이는 부분의 합이 전체보다 더 크기 때문이다. 골절을 치료하는 표준적인 절차를 그 구성부분으로 분해한 다음, 각각에 대해 진료비를 청구하면 골절 치료 전체에 대한 진료비보다 더 많이 나온다. 한 번의 방문, 두 장의 X-선 사진, 재진에 대해 청구된 금액이 깁스와 그 제거를 포함한 전체 패키지에 청구된 금액보다 더 큰 경우는 자주 있는 일이다. 바퀴, 손잡이, 쿠션 등 휠체어의 각 구성요소에 대해 비용이 청구되는 환자는 휠체어 전체의 비용보다 더 많은 돈을 낸다. 동네 약국에서 12달러에 살 수 있는 포도당 측정 키트는 개별화할 경우, 자그마치 250달러나 주어야 살 수 있다.

가격통제를 통해 의료비 지출을 원하는 수준으로 묶어 놓는 경우는 거의 존재하지 않는다. 가격통제가 시도되는 거의 대부분의 경우, 수가는 어떤 자동적인 메커니즘을 통해서든 또는 정부 당국에 의해 일방적으로든 궁극적으로는 하향 조정될 수밖에 없다. 협상을 통한 수가결정체계는 궁극적으로 의사들의 수용을 보장하기 위해 정부의 정교한 메커니즘을 사용하는 규제된 수가체계가 될 수밖에 없다.

총액예산제

수가로 지출을 통제할 수 없고, 그렇다고 할당 방식으로 바로 뛰어들고 싶지도 않은 상태에서 다음 단계로 나타난 것이 총액예산(global budget)을 설정하는 것이다. 총액예산제는 지출상한제(spending cap)나 마찬가지이다.[2] 이 상한은 목표예산(targeted budgets)이나 의무예산(mandatory budgets)을 통해서 정해진다. 정치 분야에 있어서 목표예산은 단지 '후방 방어벽(backstop)'에 불과하다. 즉, 강제적으로 할당할 정도로 구속력이 있지는 않다. 그러나 현실적으로 목표

2 미국의 의료개혁 용어로는 총액예산제를 '사전예산제(prospective budgets)'라고 한다.

예산은 곧 의무예산이 되어버리고, 전혀 의도하지 않은 것이 통제장치의 한 요소가 된다.

총액예산은 다양하게 사용될 수 있다. 캐나다와 독일에서는 병원에 대해 총액예산을 설정하고 있는데, 각 의료기관은 내원하는 모든 환자에게 의료서비스를 제공하는 데 사용될 일정액의 예산을 지급받는다. 만일 실제 지출이 예산을 초과하게 되면 병원 관리자는 딜레마에 봉착하게 된다. 이 경우 관리자는 상황을 단순하게 처리할 수밖에 없다. 미룰 수 있는 것은 모두 미루어야 한다. 병동은 폐쇄하고, 수술실은 더 이상 사용하지 않으며, 직원들은 무급 휴가를 보내는 것이다. 모든 선택적 수술은 다음 예산 회기 때까지 대기할 수밖에 없다. 남아 있는 자원은 오로지 생명이 위태로운 위급 상황에서만 사용된다.

정책적 쟁점

병원에 총액예산제를 적용할 경우 이 분야에서의 지출이 줄어들까?

봉투의 이면

가격통제의 경제학

핵심개념 ❻

공급과 수요

정부가 부과하는 가격통제의 효과는 해당 시장의 경쟁적 성격에 따라 달라진다. 경쟁적 시장의 경우 법적인 가격이 균형 가격보다 낮은 유효 상한가격은 부족문제(shortage)를 일으킨다.

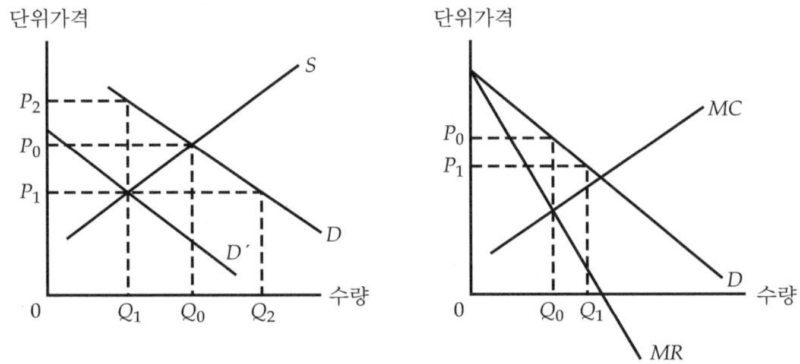

그림의 오른쪽은 경쟁적 시장에서 판매되는 제품에 대한 수요(*D*)와 공급(*S*)을 나타내고 있다. 시장 개입이 없을 때 균형은 수요곡선과 공급곡선이 교차하는 곳에서 형성되며 시장을 청산하는 가격 P_0와 거래량 Q_0가 나타난다. 만일 정부가 유효상한가격(P_1)을 설정한다면 생산자는 더 적은 양(Q_1)을 생산할 것이다. 그러나 더 낮아진 가격에서 소비자는 더 많은 양(Q_2)을 원할 것이다. 그 결과로 나타나는 수요량과 공급량의 차이 Q_2-Q_1이 부족분이 된다.

역설적이게도 제품의 가격을 낮추려는 이 조치의 의도하지 않은 결과는, 실제로는 소비자가 부담해야 할 유효가격이 올라갔다는 것이다. 왜 그럴까? 낮아진 가격에서 원하는 양을 확보하기 위해 소비자들은 다른 방식으로 경쟁할 것이다. 만일 가격이 재화를 할당하지 않는다면 다른 메커니즘이 나타난다. 소비자들은 일찍 일어나야 하고, 밤늦게까지 잠을 자지 않고 있을 것이며, 생산자와 친구가 되고, 뇌물을 쓸 것이며, 제품의 구입이 가능하다면 다량으로 구매해 놓을 터인데, 이 모든 것들이 재화의 비화폐적 비용을 증가시키게 된다. 여기에 더해 과연 원하는 만큼 구입할 수 있을지 알 수 없는 불확실성의 증가로 인한 걱정이 생겨날 것이다.

그림으로 돌아가서 비화폐적 비용은, 이들을 모두 합한 효과가 소비자의 수요곡선을 D'으로 이동시킬 때까지 증가할 것이다. 새로운 균형에서 소비자는 화폐(P_1)는 덜 내지만 화폐비용과 비화폐비용을 합한 비용(P_2)은 더 많이 부담하게 된다.

독점시장에서는 가격통제가 유효할 수 있다. 오른쪽 그림은 유일한 판매자로서 독점기업을 나타내고 있는데, 우하향하는 수요곡선에 직면한 독점기업은 한계수입(MR)과 한계비용(MC)이 일치하는 수준에서 생산을 하고 있다. 이때 균형가격과 양은 각각 P_0, Q_0이다. 이 경우, 정부는 P_0 이하로 가격을 설정함으로써 실제로 생산량을 증가시킬 수 있다. P_1에서 설정된 상한가격은 수요곡선과 한계수입곡선의 유효한 형태를 바꾸게 된다. 두 가지가 모두 상한가격에서 수평선이 되는 것이다. 따라서 한계수입(이제는 P_1)이 한계비용과 같아지는 생산량은 Q_1이다.

가격통제는 과연 부족문제, 암시장과 품질 하락을 가져올까? 이는 시장의 성격, 즉 완전경쟁이냐, 독점이냐에 따라 달라진다. 그렇다면 의료시장은 어떨까? 이 역시 관심의 대상이 의료시장 중에서도 어느 부분이냐에 따라 달라진다. 특히 약 시장은 의료시장의 다른 어느 분야보다도 고전적인 독점이론에 들어맞는 시장이다. 규제 당국이 올바른 가격을 정확히 선정할 능력이 있기만 하다면 적절히 선정된 가격은 이 시장의 효율을 높일 수 있다. 그러나 적정 가격을 선정하는 데 실패한다면 연구개발의 감소, 새로운 발견의 감소, '생명의 상실'이라는 형태의 소비자 후생 감소 등을 초래할 것이다. 의사와 병원서비스 시장은 완전경쟁에 훨씬 더 가까우며 따라서 가격통제는 바람직하지 않은 결과를 초래하고 말 가능성이 높다.

적어도 정부에서 정책분석가로 있었던 한 사람은 가격통제가 기술발전 속도를 늦추고 궁극적으로는 의료서비스를 할당하도록 할 것이라는 점에 동의하는 것 같다(Wagner, 1993). 의회예산국(CBO)의 책임자인 Robert Reischauer는, 하원 세입위원회(House Ways and Means) 의료 소위원회에서 의료분야에 있어서 가격통제의 효과에 대해 증언하였다. 의회를 위해 재정분석을 수행하는 CBO의 한 연구는, 의료분야에서의 가격통제가 의료서비스의 질과 양을 현저히 제한하리라고 결론짓고 있다. 이어 Reischauer는, 의료비를 억제할 수 있는 유일한 방법은 전국적인 차원에서 의료에 대한 총액예산을 부과하는 것이라고 주장하였다. 따라서 Reischauer는 가격통제를 반대하는 동시에 찬성하는 정부 정책결정자의 아이러니를 보여주고 있다.

출처 : Lynn Wagner, "CBO Head Warns Price Controls Could Severly Limit Quality, Quantity of Medical Care in the U.S.," *Modern Healthcare* 23(3), March 8, 1993, 22.

자원할당

고정예산 제도(fixed-budget system) 아래에서의 수가통제조차 의료비 지출을 억제하지 못하면 정책결정자에게는 자원할당(resource rationing)이라는 단 하나의 대안만 남는다.[3] 정책결정자들은 할당이라는 말을 잘 사용하지 않는다. 그러나 할당을 무엇이라고 부르든 그 결과는 고비용이 드는 병원 진료와 전문의 진료에 대한 접근성을 억제하는 것으로 동일하다.

자원할당의 제1단계는 보다 많은 의사들이 1차 진료와 가정의학과를 선택하

---

3 미국 관리의료의 상당 부분이 그렇듯, 진료비 상환이 인두제(capitation)에 기초하고 있다면 이는 고정예산 체계가 된다.

도록 조장함으로써, 또는 심지어 강제함으로써 1차 진료 및 예방서비스에 대한 접근성을 높이는 것으로부터 시작한다.[4] 여기서 더 나가면 1차 진료의사는 문지기 역할을 맡게 된다. 환자들은 병원이나 전문의를 만나기 전에 1차 진료의사에게 먼저 들러야 한다.

의료비 억제를 달성하려면 고비용 의료기술에 대한 접근은 제한되어야 한다. 이는 특정 의료기관을 의료기술 센터로 지정함으로써 달성된다. 할당은 특히 농촌지역의 환자들에게는 멀리 떨어져 있는 의료기관에 가는 교통비의 상승이나 대기자 명부 등의 형태를 띠기도 한다.

요약하면, 의료분야에서의 가격통제는 적어도 단기적으로는 의료제공자의 희생을 통해 환자가 이득을 얻는 것으로 보인다. 이것이 처음에는 정책결정자들에게 바람직한 것으로 보일 것이다. 긍정적 효과는 즉각 나타나겠지만 유해한 부작용이 나타나는 데는 상당한 시간이 걸리기도 하려니와 알아내기도 쉽지 않다. 그럼에도 불구하고 교훈은 명백하다. 최초의 비용 효율성이 실현된 다음에 수가통제로 인한 낮은 가격은 고정예산으로 이어지고, 궁극적으로는 서비스에 대한 제한으로 귀결되는 것이다. 목표는 어느덧 강제가 되고, 조만간에 비(非)가격할당(nonprice rationing)이 일반화되면서 환자들 사이에 의료서비스가 비효율적으로 분배되는 결과가 초래된다. 의료의 질은 규제로써 향상되지 않으며 실제로는 악화될 뿐이다. 결국에 가서 통제는 실제로는 비용을 증가시키는데, 이는 통제가 초래하는 왜곡이 비용을 낮추는 혁신적 활동을 억누르기 때문이다. 그러므로 의료비 증가의 근본적인 원인으로서 의료소비자와 공급자의 비용의식적 행태가 조장되지 못하는 문제는 전혀 다루지 못하고 있다.

정책적 쟁점

수가통제와 총액예산제가 실패할 경우 자원할당이 의료비 억제를 위한 실질적 대안이 될 수 있을까?

미국에서의 비용억제 전략

지금까지 미국의 의료기관들은 이렇듯 널리 사용되는 할당방식에 대해서는 경험이 많지 않다.[5] 의료자원의 배분은 여전히 인위적인 규제가 아니라 시장 기구에 의존하고 있다. 의료서비스의 가격이 계속 상승함에 따라 정책결정자들은 새로운 방법을 찾아내야 하는 압력을 점점 더 많이 받고 있다. 이들은 시장을 통한

http://

의회예산국(Congressional Budget Office) 웹사이트는 지난해 CBO가 발간한 보고서들과 기타 연방정부 자료들에 링크되어 있다.
http://www.cbo.gov/

---

4 레지던트 과정의 인원에 쿼터를 정하거나 모든 의사들에게 똑같은 수가를 지급하게 되면 의사들이 1차 진료를 전공할 유인이 만들어질 것이다.

5 예외가 있다면 그것은 필요증명서(certificate of need, CON)를 요구하는 주법(州法)이다. CON 법은 병원산업의 자본 확장을 제한하기 위한 목적에서 제정되었다. 대부분의 연구자들은 이 법이 전국에 걸쳐 의도한 결과와 부작용을 함께 야기한 것으로 결론짓고 있다.

해결을 조장하는 정책을 개발하기보다는 가격통제를 포함한 정부의 개입을 통한 해결을 추구하는 경향이 강하다.

미국 정부는 이 나라에서 제공되는 의료서비스 중 거의 절반의 진료비를 부담하고 있다. 그러므로 정부의 해결책은 연방정부 지출, 특히 메디케어와 메디케이드의 지출을 통제하는 데 초점을 맞추고 있다. 정책결정자들이 직면하는 유혹은 의료비 지출을 제한하기 위해 가격통제라는 단순한 방법을 사용하는 것인데, 이는 섭씨 36.5도 이상의 체온을 금지하는 법안을 통과시켜서 독감의 전파를 막겠다는 발상과 별로 다르지 않다. 법제정을 통해서 병을 물리칠 수는 없는 것처럼 법제정을 통해서 가격상승을 막을 수는 없다. 가격통제는 가격상승 그 자체보다 다루기가 훨씬 더 어려운, 의도하지 않았던 결과를 초래한다. 지난 수십 년 동안 이루어진 병원과 의사들에 대한 메디케어 상환방식의 변화는 의료비 억제 문제에 있어서 가격통제의 한계를 보여주는 좋은 사례이다.

진단명기준 환자군

1983년까지 메디케어는 모든 입원진료에 대해서 비용에 일정한 이윤을 가산하는 방식(cost-plus basis)으로 진료비를 지불하였다. 병원이 메디케어 수급자에게 서비스를 제공하고 나서 그 비용을 메디케어에 청구했던 것이다. 따라서 진료비 지불은 사후적으로 이루어졌고, 이는 병원이 제공한 서비스에 대해 청구한 바에 따라 결정되는 단위당 가격 또는 서비스당 가격에 기초하였다. 이러한 상환방식은, 민간부문의 제3자 지불제도와 결합하여, 병원부문에서 나타난 서비스 양과 강도의 증가 및 의료장비에 대한 과잉투자에서 엿볼 수 있는 병원산업의 비효율성 증가에 커다란 영향을 미쳤다.

핵심개념 8
효율

증가하는 의료비 지출과 비효율성에 대응하기 위해 연방정부는 의료비 억제 노력의 초점을 병원부문에 대한 사전적 고정진료비 지불제도(prospective payment mechanism)를 고안하는 문제에 맞추었다. 1983년에 도입된 사전적 고정진료비 지불제도는 환자의 주 진단명과 몇 가지의 조정요인에 기초하여 병원에 정액을 상환하는 형태를 취하였다.[6] 원리상으로 보자면 사전적 고정진료비 지불제도는 희소한 의료자원을 절약할 경제적 유인을 제공할 것이고 이는 다시 의료비 증가를 억제할 것이다.

진단명기준 환자군(DRG)은 사실상 메디케어가 지불할 진료비 규모를 정하는

6 사전적 고정진료비 지불제도의 입법 역사는 조세형평과 재정부담법(the Tax Equity and Financial Responsibility Act)이 통과된 1982년 가을로 거슬러 올라간다. 이 법은 1982년 말까지 보건복지부(Department of Health and Human Services) 장관이 의회에 사전적 고정진료비 지불제도에 대해 보고할 것을 요구하고 있다. DRG 체계는 사회보장법(Social Security Act)의 수정안으로 만들어졌고, 이는 1983년 4월 20일에 통과되었다.

데 사용되는 지불 단위를 다시 정의한 것이다. 서비스 가격은 더 이상 행위당 또는 서비스에 기초하여 정해지지 않으며 사전적으로 환례(케이스)에 기초하여 정해진다. 진료비 지불은 점수제(point system)에 기초하며 각 환례마다 부여된 가중치로 정해지는 상환율에 의해 결정된다. 이러한 상대적 가중치는 전국 단위로 정해지며, 도시/농촌 입지, 교육병원의 경우 병상당 레지던트와 인턴의 수, 병원이 진료한 저소득층 환자의 수 등에 따라 조정이 이루어진다. 2000년의 경우, 대도시 지역의 병원에 대한 미조정(unadjusted) 상환율은 가중치당 3,951.03달러였다. 교육병원은 이 금액에 수련의 1명당 일정한 비율의 추가금액을 더 받는다. 모든 병원은 자본비용에 대한 조정금액(capital adjustment)을 수령하며, 저소득층에 대해 상당한 정도로 무상진료를 행하는 병원에 대해서는 추가로 조정금액을 더 받는다.

표 13.1에는 메디케어 환자의 2005년도 퇴원 자료에 기초하여 얻은 가장 많이 사용된 25가지 DRG의 순위가 나와 있다. 수급자들에게 제공된 병원서비스 목록 중에서 심장, 폐, 위와 관련된 환례들이 대부분을 차지하고 있다. 2005년도에 퇴

표 13.1 메디케어 퇴원 환자 중 25개 최빈도 DRG, 2005년

순위	코드	설 명
1	127	심부전 및 쇼크
2	089	단순 폐렴 및 늑막염(연령>17, CC[1])
3	209	하지의 주요 관절과 다리의 재부착술
4	088	만성폐쇄성 폐질환
5	430	정신이상
6	182	식도염, 위염 및 기타 소화기 장애(연령>17, CC)
7	416	패혈증, 연령>17
8	462	재활
9	014	일시적 허혈발작을 제외한 특이적 뇌혈관 질환
10	174	위장출혈, CC
11	296	영양 및 기타 대사 장애(연령>17, CC)
12	527	급성심근경색이 없는 환자에 대한 관상동맥 스텐트의 경피 심혈관 시술
13	143	흉부통증
14	320	신장 및 요로감염(연령>17, CC)
15	138	심장 부정맥과 심전도 이상, CC
16	316	신부전
17	079	호흡기 감염 및 염증(연령>17, CC)
18	121	생존해서 퇴원한, 심근경색 및 심혈관계 합병증을 동반한 순환장애
19	148	주요 소장 및 대장 시술, CC
20	210	주요 관절을 제외한 엉덩이 및 대퇴골 시술(연령>17, CC)
21	141	실신, CC
22	475	인공호흡기를 사용하는 호흡기계 진단
23	124	심장 카테터 삽입과 복합적 진단을 시행하는, 급성 심근경색을 제외한 순환계 질환
24	277	연조직염(연령>17, CC)
25	395	적혈구 질환(연령>17)

출처: CMS, Medicare Rankings for all Short-Stay Hospitals, 2005.

[1] 합병증(Complicating conditions).

그림 13.1 진통 및 분만의 진단명기준 환자군

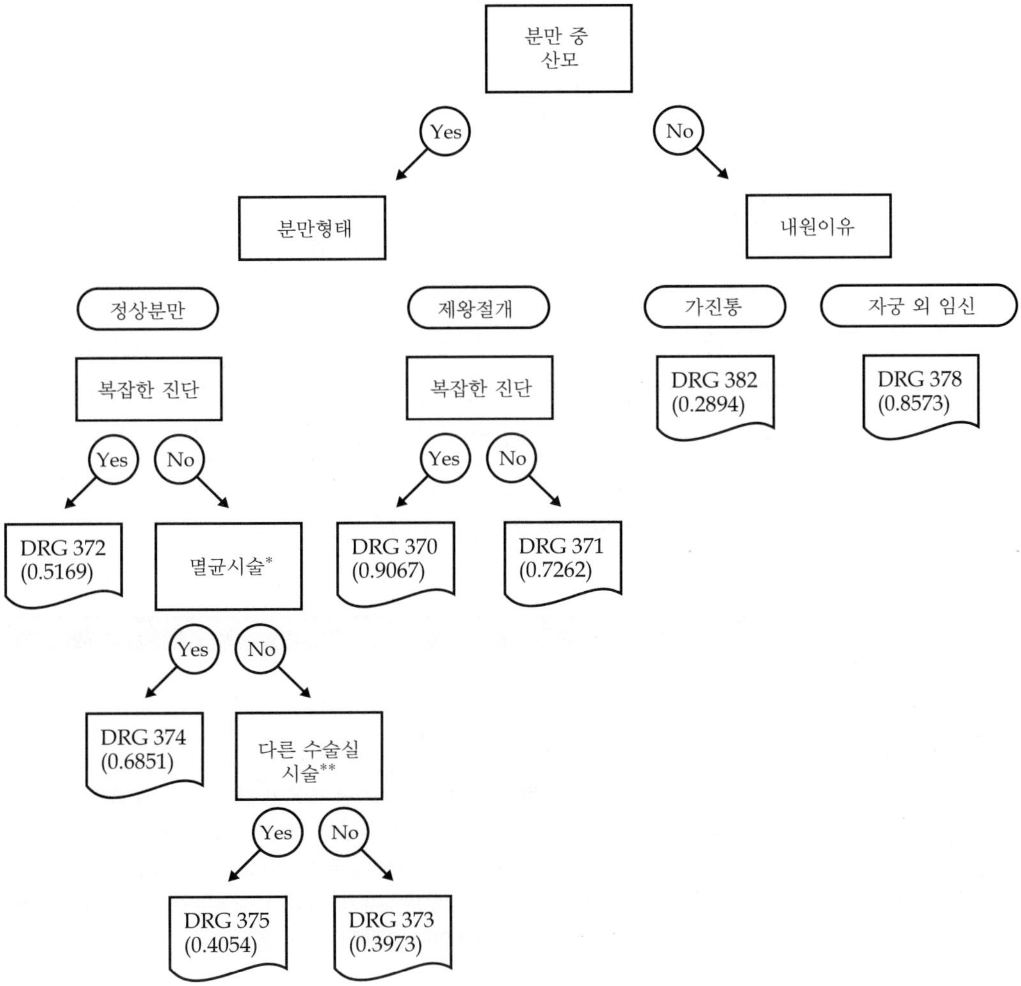

* 및/또는 자궁경관 확장과 내막 소파
** 수술실(Operating Room, OR)

원한 모든 메디케어 환자 중에서 50% 이상이 이들 25개 상위권 DRG가 적용된 환자들이었다.

DRG의 성격 DRG 분류체계의 구조를 검토해 보는 것이 도움이 될 것이다. 처음에 메디케어는 주 진단명, 환자의 연령, 중복이환(comorbidity conditions) 여부, 수술 여부, 퇴원상태 등에 기초하여 DRG 범주를 467개로 분류하였다. 현재는 500개 이상의 DRG가 있으며 각각의 DRG에는 진단 범주 내에서 평균적인 환례의 자원 사용량을 나타내는 상대적인 가중치가 부여되어 있다.

그림 13.1은 병원의 진통 및 분만실을 찾은 임산부의 분류체계와 상대적인 자원 사용량이 자세하게 나와 있다. 이 상황에서 임산부는 진통을 느낄 수도 있고 그렇지 않을 수도 있는 두 가지의 가능성이 있다. 진통중이라면 합병증이 있을 수도 있고 없을 수도 있으며, 정상적인 방법, 즉 질식 분만으로 출산을 하는 것으로 종료될 수 있을 것이다. 합병증이 없는 정상분만은 DRG 373으로서, 이 경우 자원사용 가중치는 0.3562이다. 합병증이 있는 제왕절개는 DRG 370이며 0.8956의 자원사용 가중치를 갖고 있는데, 이는 DRG 373 분만에 비해 2.5배가 약간 넘는 정도의 자원을 사용한다는 것을 의미한다.

환산지수
수가 수준을 정하기 위해 상대가치 점수를 금액으로 환산하는 지수.

이들 8개의 연관된 DRG는 가성 진통(false labor)의 0.2071에서 합병증이 있는 제왕절개의 0.8956에 이르는 자원사용 가중치를 갖고 있다. **환산지수**(monetary conversion factor)는 가중치 1점당 3,950달러이므로 병원은 가성 진통을 겪는 환자에게 제공한 서비스에 대해 818달러를 상환받으며, 합병증이 있는 제왕절개 분만에 대해서는 3,538달러를 상환받게 된다.[7]

봉투의 이면

외래 방문 급증에 대한 분석

1995년부터 2004년까지 병원 입원건수는 13%가 증가한 3500만 건이었지만, 외래방문은 38%가 증가한 5억 7,100만 건이었다. 이제 외래수술은 모든 수술의 거의 2/3를 차지하고 있다. 시장의 한 부분이 줄어들면, 다른 부분이 전례 없는 증가를 보인다. 무슨 일이 일어난 것일까? 이와 같은 변화는 적어도 부분적으로는 병원시장의 입원 부문은 규제가 되지만 외래 부문은 그렇지 않다는 사실을 인식함으로써 이해될 수 있다. 그 효과가 아래 그림에 나타나 있다.

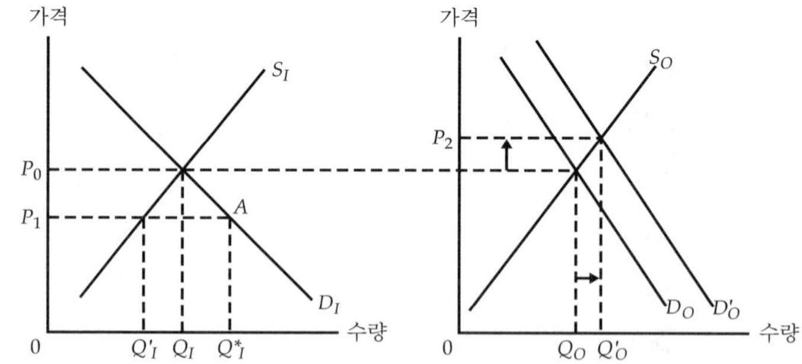

규제되는 입원부문 규제되지 않는 입원부문

---

7 교육병원, 농촌병원, 저소득층 진료를 많이 하는 병원의 경우에는 추가로 조정된다.

두 부문 모두에서 공급곡선과 수요곡선이 교차하는 가격 P_0에서 균형이 나타나고 있다. 규제되는 입원부문에서의 가격 상한제로 인해 수요곡선은 D_I로부터 P_1AD로 바뀌었으며 균형공급량은 Q_I에서 Q'_I로 감소하였다. 보다 많은 환자들이 입원서비스 Q^*_I를 원하지만 공급되는 양은 Q'_I로 더 감소하였으므로 환자들은 이제 외래부문으로 향하게 되고, 수요증가에 맞추기 위해 보다 많은 자원이 이전될 것이다. 결과는 예측하기 어렵지 않다. 진료량이 증가하고 가격이 상승하면서 외래서비스에 대한 지출은 증가할 것이다.

정책적 쟁점

사전적 고정진료비 지불제로의 변경은 병원부문의 의료제공에 어떤 영향을 미칠까?

병원행태에 대한 DRG의 경제적 효과 병원에 대해 사전적 고정진료비 지불제도를 도입한 목표는 메디케어의 병원 진료비 증가를 억제하고 병원서비스의 제공에 있어서 비용 효율을 제고하자는 것이었다. 증거에 따르면 사전적 고정진료비 지불제도는 메디케어의 병원진료비 지출을 줄이는 데 성공하였다(Russel and Manning, 1989). 1990년의 경우 사전적 고정진료비 지불제도로 인해 절감된 금액은 기존의 동년도 지출 예상치를 기준으로 했을 때 약 180억 달러에 달했다. 절감액의 상당 부분은 입원건수 및 평균 재원일수의 감소에 기인했다. 1982년부터 1985년 사이에 메디케어 환자의 평균 재원일수는 15%가 하락하였다. 실제로 입원건수와 재원일수는 상환방식이 변화하면서 일률적으로 하락하였으며, 이는 의료체계가 비효율적이었음을 의미한다.

핵심개념 ❺

시장과 가격결정

일반적으로 메디케어의 병원진료비 상환은 진단 시점에서 결정된다.[8] 만일 진료비용이 DRG 상환금액보다 낮으면 병원은 잉여(surplus)를 얻게 된다.[9] 만일 비용이 상환금액을 초과하게 되면 병원은 손실을 입는다. 이론적으로 여러 가지 진단 범주의 많은 메디케어 환자를 진료하는 병원은 총상환금액으로 비용을 보전할 수 있어야 한다. 이 제도가 도입된 후 처음 몇 년 동안 병원들은 메디케어 환자에 대해 8~15%에 이르는 이익률을 보였다(Sheingold, 1989). 이러한 이익은 과감한 비용절감과 DRG 체계에 대한 현명한 대처 때문에 발생하였다.[10] 이에 대한 대응으로 의회는 법 개정을 통해 상환금액을 변화시켰고, 1980년대 말에는 메디케어 환자에 대한 이윤율이 음(−)으로 떨어졌다(Folland and Kleiman, 1990).

---

8 비정상적인 상황의 발생으로 진료비용이 예상수준을 초과하는 경우, 병원은 추가상환을 신청할 수 있다.

9 이 개념은 비영리병원의 경우 잉여(surplus)가 맞는 용어이고, 영리병원의 경우에는 이윤(profit)이라고 한다.

10 1990년대 말에 Columbia/HCA 병원은 환자분류 및 메디케어 청구에 있어서 사기를 저지른 탓에 조사를 받았다. 2000년 12월에 이 병원은 유죄 인정과 관련하여 형사 및 민사상 벌금으로 미국 정부에 8억 5천만 달러를 물었다.

정책적 쟁점

사전 고정진료비 지불제로의 변경은 미국 병원의 재무 상태에 어떤 영향을 미쳤을까?

또 다른 증거에 의하면 입원 감소는 외래서비스의 증가에 의해 부분적으로 상쇄되었다(Feinglass and Holloway, 1991). 따라서 메디케어 사전적 고정진료비 지불제도가 과연 총의료비지출을 감소시켰는지의 여부는 다소 불분명하다. 현실적으로 시장의 한 부분에 대해 가격통제가 실시될 때마다 자원을 규제되지 않는 부분으로 이전시킬 유인이 존재한다.

1997년에 연방정부는 그 당시로서는 어마어마한 예산적자에 직면하였다. 그 해의 재정추계에 의하면 조치가 취해지지 않을 경우, 메디케어 병원보험 신탁기금(Medicare Hospital Insurance Trust Fund)은 2002년에 파산하는 것으로 되어 있었다. 의회는 1997년의 균형예산법(Balancecd Budget Act, BBA)으로 대응했는데, 이 법은 1998년부터 2002년까지 메디케어의 지출 증가를 1,160억 달러 감소시키도록 하였다. 이 금액의 절반 정도는 병원에 대한 진료비 지불을 감소시킴으로써 달성하도록 되어 있었다. 그 이후의 재정추계는 5년간에 걸쳐 원래 의도했던 결과의 두 배에 달하는 2,000억 달러 이상의 비용절감을 예상하였다. Lewin Group(1999)은 BBA 감축으로 인해 메디케어에 대한 미국 병원산업의 이익이, 2002년의 경우 평균적으로 −4.4%에 달할 것으로 예상하였다. 모든 병원의 70%가 마이너스 이익으로 운영되는 것은 의회의 의도가 아니었으므로, 1999년에 균형예산 개선법이 통과되었으며, 그 결과 감축 금액은 원래 수준에서 160억 달러 줄어들었다. 추가 구제가 없다면 2004년 말 전체 병원의 60%가 메디케어 환자의 진료로부터 여전히 손실을 볼 것으로 Lewin(1999)은 예측하고 있다.

의료제공의 쟁점

로체스터 모형

1992년 대통령 후보 빌 클린턴이 뉴욕 주 로체스터 시를 방문한 일을 계기로 로체스터의 의료제공체계는 전국적인 관심의 대상이 되었다. 이 방문에 근거해서 많은 사람들은 클린턴이 대통령이 되면 로체스터를 전국적인 의료개혁 모형으로 사용할 것 같은 느낌을 받았다. 로체스터 모형을 검토해보면, 의료제공 문제에 있어서 지역적인 해법을 고안하는 일의 중요성에 관한 통찰을 얻게 된다. 전국적으로 미국 인구의 85%만이 의료보험을 갖고 있을 때 로체스터 플랜은 6개 카운티 지역의 주민 중 93% 이상에게 의료보험을 제공하였다.

의료제공에 대한 로체스터의 접근방법은 지난 40년 동안 의료제공자, 지역의 고용주 및 근로자, 의료보험회사들의 단합된 노력을 통해 등장한 것이었다. 로체스터의 성공에 있어서 핵심적인 요인은 7개의 지역병원들이 소위 '의료 분야에서의 군비경쟁'에 참여하기를 거부한 것이다. 최신의 의료기술에 투자함으로써 환자를 유치하는 대신에 각 병원은 다른 분야에 특화하였다. 한 병원은 신생아 집중치료를 제공하였고, 다른 병원은 심장병을, 또 다른 병원은 암 치료를 전문으로 함으로써 낭비적인 서비스의 중복을 피하였다. 의사들은 다른 지역에서 청구되는 진료비의 약 2/3에 불과한 협상수가체계(negotiated fee schedule)를 수용함으로써 그들의 자율권을 일부 포기하였다. 대기업들은 지역의 보험 풀(pool)에 참여하고, 유행하고 있던 자가보험(self-insurance)의 경향을 거부함으로써 중요한 역할을 담당하였다.

1992년도에 로체스터의 고용주들이 부담한 의료보험 비용은 근로자당 2,730달러였는데, 이는 전국 평균인 3,968달러의 약 70% 수준에 불과하다. 이러한 차이의 요인에 대해 엄청난 논쟁이 일어났다. 로체스터 모형의 지지자는 의료분야의 인플레이션을 억누른 지역 내 협력에 대해 초점을 맞추었다. 로체스터 지역 블루크로스의 한 간부는 전자청구 사용의 확대, 보험산업 근로자들의 높은 생산성, 상대적으로 적은 광고비 지출 등을 요인으로 꼽았다.

모델의 비판자들은 비용절감의 이유가 1,100만 명의 주민 중 55%가 넘는 많은 사람들이 관리의료조직에 가입했기 때문이라고 주장한다. 더욱이 그들은 로체스터의 의료비 지출수준은 낮지만 그 증가율은 미국의 다른 지역과 차이가 없다는 점을 지적하였다. 또한 로체스터의 병원들이 시설을 확장하거나 서비스를 추가하고 할 때는 그 지역 병원연합회(Hospital Corporation)의 사전승인을 받아야만 한다는 점을 지적하였다. 그 결과 1960년대 이래 이 지역에서 병원 병상의 신규증설은 없었다는 것이다. 평균 병상 점유율은 전국치가 겨우 60%인 데 반해 이 지역은 거의 90%에 달하였으며, 이는 가용 병상 부족으로 인한 환자 적체, 수술 취소, 응급실의 주기적 폐쇄를 가져왔다. 로체스터 모형으로부터 얻어야 할 교훈은 단순하다. 전국 단위에서 무엇이 결정되든 이는 지역 내 문제를 풀기 위해 지역사회가 만든 제도를 위협해서는 안 된다는 점이다.

출처 : Sherry Jacobson, "Rochester's 'Model' Health Plan Suffers a Backlash from Clinton," *The Dallas Morning News*, June 12, 1994, 1A, 26A; and Milt Freudenheim, "Rochester: An American Success Story," in Erik Eckholm, *Solving America's Health Care Crisis*(New York: Times Books, 1993), 206–211.

의사서비스 수가결정 : 자원기준 상대가치

1975년과 1987년 사이에 의사서비스에 대한 메디케어 1인당 지출은 연간 15%의 증가율로 늘어났는데, 이는 1인당 GDP 증가율의 거의 두 배에 달한다. 이러한 증가의 절반 정도는 가격의 상승에 기인한 것이며, 나머지 절반은 양의 증가에 기인한 것이다. 적자 가능성을 경계해야 하는 시기에 있어서 예산 제약은 두 가지 우려를 낳았다. 첫째, 의료비 지출이 반드시 비용–효과적이지는 않다는 것, 둘째, 기존의 수가체계는 서비스(수술과 침습적 검사 등)와 사정(査定) 및 관리 서비스(evaluation and management(E/M) services, 의사 방문과 진찰) 사이에 상환금액의 불공정성이 존재한다는 것이다.

불공정한 수가구조는 어떤 서비스는 지나치게 많이 수행되고 어떤 서비스는 지나치게 적게 수행될 수 있는 유인을 제공하였다. 또한 왜곡된 수가구조는 의과대학 졸업생들 또한 그들의 전공과목 선택과 개업지역 선정에 영향을 미칠 수도 있다.

핵심개념 ❹
이기심

메디케어에서의 행위별 수가제 메디케어 아래에서 의사에 대한 지불구조는 관행적이고, 일반적이며, 합리적인 가격(customary, prevailing, and reasonable charges)의 원리에 기초한다. 특정 지역 내에서 의료행위를 하는 특정 의사에 대한 메디케어의 지불은 관행수가, 일반수가, 합리적 수가 중에서 최소금액으로 제한되었다. 관행수가(customary charge)는 전년도의 의사수가 중에서 중앙값(백분위수 중 50번째)으로 정의된다. 일반수가(prevailing charge)는 해당 지역 내 전년도 의사수가 중에서 백분위수 중 75번째 값이다. 시술에 대해서 의사가 정상적으로 부과한 가격 또한 이 과정에서 계산에 포함된다. 만일 실제로 청구된 수가가 관행수가, 일반수가, 합리적 수가보다 낮다면 그 금액이 메디케어가 승인하는 가격이 되었다.

기존의 행위별 수가제 아래에서는 의사에 대한 진료비 지불제도 안에 가격상승 유인이 내재되어 있었다. 의사들은 가격을 놓고 경쟁할 유인을 갖고 있지 않았다. 만일 의사가 실제 청구하는 수가가 그 지역의 관행수가보다 낮다면 의사는 자신이 청구한 금액을 받았기 때문에 의사는 실제 청구하는 진료비를 관행수가 수준으로 끌어올릴 유인이 존재했다. 청구금액이 상승함에 따라 의사와 환자의 행동은 왜곡되었다. 의사들은 이런 제도가 복잡하고 예측 불가능하다고 비판하였고, 다른 사람들은 비합리적이고, 불공정하며, 남용의 가능성에 노출되어 있다고 주장하였다.

핵심개념 ❺

시장과 가격결정

자원기준 상대가치 점수제

의사서비스의 분류체계로서, 의사가 수행하는 다양한 진료행위에 대한 상대가치를 반영하는 가중치 부여 방법을 사용함. 일단의 하버드 대학 연구자들이 메디케어를 위해 개발한 RBRVS는 각 서비스에 투입되는 시간, 숙련도 및 고정비용(overhead cost)을 고려함. 서비스별 상대가치 점수의 합계에 화폐 환산지수를 곱하여 상환되는 진료비 수준을 결정함.

상대가치의 확립 1986년에 의회는 의사 진료비 지불제도로서 **자원기준 상대가치 점수**(resource based relative value scale, RBRVS)의 개발 가능성을 타진하는 연구를 의뢰하였다. Hsiao와 동료들(1988)은, 2년간에 걸쳐 의사 보상에 관한 연구를 수행하여 18개 전문 과목의 의사서비스에 대한 자원기준 상대가치제를 개발하였다.

상대가치는 의사가 서비스 제공 및 시술 등 의료 행위를 할 때 사용하는 자원량의 상대적인 수준을 나타내는 지수이다. 상대가치 자체는 비화폐적인 단위로 측정이 되지만 논리적으로 이를 확장하면 상대적인 자원사용은 수가체계로 변환되게 된다. RBRVS에 입각한 수가체계를 확립하기 위해 상대적 점수는 환산지수(단위당 금액)를 곱함으로써 서비스당 또는 의료시술당 비용으로 바뀐다.

상대가치 점수는 의료행위가 점점 복잡해지고, 다양한 의료서비스를 제공하고 나서 청구할 진료비 금액을 결정하는 수단을 개발할 필요성이 생기면서 이에 대한 대응책으로서 미국 각 주의 의사협회가 처음 개발하였다. 일본 같은 나라의 경우, 수가체계의 기술적 기초를 확립하기 위해 상대가치 점수가 다양한 형태로 사용되고 있다. 상대가치 점수는 의료행위를 수행하는 데 걸리는 시간과 그 복잡성을 반영하는 가중치를 만드는 데 있어서 지침이 된다. 이론적으로 가중치는 변화하는 의료기술을 반영해야 한다. 다양한 질병을 다루는 방법이 변화하면 가중치 역시 변화해야 한다.

오늘날 메디케어의 의사 진료비 지불제도에서 지불금액의 차이는 의료행위의 수행에 투입되는 노력의 차이를 반영해야 한다는 원칙에 기초하고 있다. 의사들이 환자 진료를 위한 서비스를 생산하는 과정에서 1) 의사의 시간, 에너지 및 숙련도 수준에 의해 측정되는 업무노력(work effort), 2) 고정비용(overhead cost), 3) 의료사고보험 보험료 등 세 가지 종류의 비용이 발생한다. 메디케어의 수가체계는 이들 비용에 기초한 서비스의 총상대가치 점수를 계산한다.

상대가치 점수로부터 수가체계의 결정 상대가치 점수로부터 수가체계가 자동적으로 결정되지는 않지만 이는 환산지수를 점수에 적용하면 되는 간단한 일이다. 이론적으로 환산지수가 일단 정해지면 수가수준은 상대가치 점수에 환산지수를 적용함으로써 결정된다. 기존의 메디케어 지불제도하에서는 일반적인 내과 서비스보다 침습적인 외과 시술을 수행하는 경우, 의사들은 더 많은 진료비를 보상받았다. RBRVS는 이러한 모순을 바로잡으려 했다. 그 결과 가정의학과, 내과, 알레르기, 면역학 분야를 포함한 일부 전문 과목에서는 상당한 수입의 증가를 경험하였다. 흉부 및 심장혈관 외과, 안과, 병리학과, 방사선과, 피부과 및 일반외과 등의 다른 전문 과목에서는 수입이 감소하였다.

상대가치 점수에 기초한 진료비 지불제도는 각 의료 행위 사이의 불균형을 줄이도록 설계되었다. 이 제도는 의료시술이나 서비스를 제공하는 데 드는 시간과 노력에 초점을 맞추고 있으며, 그에 따라서 의사들에 대한 지불이 이루어지고 있다. 이 제도하에서 침습적인 의료시술(invasive procedures)에 대해 허용되는 서비스 가격은 하락한 반면에, 일반적 서비스(general service)의 가격은 상승하였다. 주로 전자 그룹의 의료 행위를 수행하는 전문의들이 이 새로운 제도에 대해 격렬히 반대한 것은 놀랄 일이 아니다. 반면에 주로 후자 그룹의 의료 행위를 수행하는 일반의들은 변화를 강력하게 찬성하였다.

메디케어 수가체계가 1992년에 처음 시행되었을 때 상대가치 점수당 환산지수는 31달러였다. 상대적인 가중치 5점을 갖고 있는 의료서비스의 경우, 155달러(=31달러×5점)를 상환받게 된다. 의회는 환산지수를 매년 올리거나 내리며, 2007년 현재 환산지수는 35.99달러이다.

의료제공의 쟁점

의사들은 가격경쟁을 할 수 있을까?

경쟁적 시장이 재화와 서비스를 효율적으로 배분하는 임무를 수행하려면 정보가 자유롭게 유통되어야 한다. 의료서비스의 가용성, 품질, 또는 가격에 관한 정보의 부족은 의료시장에서 시장 실패가 일어나는 주요 요인으로 간주되어 왔다. 환자들은 의사서비스의 가격에 관한 유용한 정보를 얻는 데 흔히 어려움을 겪는다. 대부분은 어떤 서비스나 시술을 요구할 것인지에 관해 아무런 지식이 없으며, 설사 그런 지식이 있는 환자라고 해도 여러 종류의 의사들을 제대로 비교한 정보를 얻기는 쉽지 않다.

미 의사협회(American Medical Association, AMA)는 개별적인 의사들을 비교하는 일이 보다 쉽고 의미 있는 새로운 방법, 즉 서비스 가격을 사전 고지(告知)하는 것을 제안하였다. 이 방법이 작동하는 방식은 이렇다. 메디케어 진료비 지불제도(자원기준 상대가치)는 모든 진료행위의 가치를 점수로 나타내고 있다. 만일 의사마다 하나의 수치, 즉 승수(乘數, multiplier) 또는 '비용환산지수(cost conversion factor)'를 게시한다면 환자는 이 수치를 비교함으로써 신속하게 수가수준을 비교할 수 있다. 예를 들자면, 만성질환자의 개원의 방문이 0.78의 점수를 가질 경우, 승수가 40달러인 의사는 환자의 내원에 대해 31.20달러를 청구할 것이며, 승수가 55달러인 의사는 동일한 내원에 대해 42.90달러를 청구할 것이다. 환자들은 단지 각 의사의 승수를 알기만 하면 신속하게 가격을 비교할 수 있는 방법을 갖게 되는 것이다.

핵심개념 ❼
경쟁

행위별 수가제는 관리의료로부터 공격을 받고 있다. 중산층에 대하여 장기적으로 행위별 수가제를 유지할 수 있는 유일한 방법은 환자들에게 더욱 많은 정보를 제공함으로써 그들의 의료비 지출에 관한 의사결정이 보다 많은 정보에 기초하고 그럼으로써 더욱 바람직할 수 있도록 하는 것이다. AMA는 자원기준 상대가치 제도에 대해 불평하는 대신에 의사들이 이 제도를 활용할 수 있는 방법을 찾아냈다. 이제 남은 것은 과연 의사들이 자신들이 청구하는 가격으로써 경쟁해야 하는 환경에 진입할 수 있는지 보는 일이다.

출처 : George Anders, "AMA to Urge Doctors to Disclose Rates in Defending of Fee-for-Service Medicine," *Wall Street Journal*, May 5, 1994, B12.

의사서비스에 대한 수가체계의 경제적 효과 이론적으로 보자면 자원기준 상대가치 제도는 완전경쟁시장이 균형을 이룰 때 나타나는 상대적 수가수준에 근접해 있다. 따라서 RBRVS는 의사들이 제공하는 서비스를 보상하는 문제에 있어서 공정하고 형평에 맞는 접근법을 제공해 줄 수 있다. 현재의 수가 구조에 내재되어 있는 왜곡을 제거함으로써 RBRVS는 의사들이 임상적 의사결정을 할 때 중립적인 유인 구조를 제공하게 될 것이다. 의사들의 진료행태를 변화시킴으로써 수술률, 침습적 진단검사, 병원이용이 현저하게 감소될 수 있을 것이다. 이러한 결과는 의료의 비용-효과성을 제고시키고 궁극적으로는 총의료비의 감소로 귀결될 것이다.

핵심개념 ❽
효율

장기적으로 RBRVS에 기초한 수가체계는 전문과목별 의사공급 또한 변화시킬 것이다. 전문과목별 상대적인 보상수준의 변화는 의과대학 졸업생들의 전공과목 선택을 변화시킬 것이다. 이 제도는 또한 의사의 지리적 분포조차 변화시킬 것이며, 그 결과 현재 의료 취약지역에서의 접근성, 비용, 품질 등에 영향을 미칠 것이다.

핵심개념 ❺
시장과 가격결정

의사의 반응은 예측이 어렵지 않다. 메디케어 수급자 이외에서 두터운 환자 기반을 보유하고 있는 의사라면 새 메디케어 환자를 받으려 하지 않을 것이다. 노인들은 1차 진료의사의 서비스를 받는 일이 점점 더 어려운 일이 되어 갈 것이다. 2001년도에 미국 의사들 중에서 거의 30%가 메디케어 신환을 받지 않았다(Trude and Ginsburg, 2002). 상당수의 노인인구에게는 병원 응급실이 가장 좋은 치료처가 될 것이다. 노인을 위한 의료서비스가 부족해지는 현상은 자원이 규제되지 않는 민간부분으로 이전됨에 따라 나타나게 될 것이다. 의사들은 HMO나 PPO에 가입한 민간 환자들과 동일한 힘에 직면하게 될 것이다. 어떤 경우이든 교훈은 명백하다. 가격이 자원배분 기구의 역할을 수행하지 못한다면 그 자리는 대기 행렬이 차지하게 될 것이다.

정책적 쟁점

의료수가를 정부가 결정하는 경우, 의사는 어떻게 반응하는가?

관리의료 전략

미국에서든 아니면 다른 나라에서든 의료서비스는 전통적으로 행위별 수가제하에서 제공되어 왔다. 급증하는 의료비 지출로 인해 행위별 수가제를 통해 진료비를 상환하는 의료보험들은 1980년대 기간 중 의료비 억제대책을 사용하기 시작했다. 이들 중에는 기존의 관리의료체계에서 사용된 방법들, 예컨대 문지기(gatekeeper) 기능의 사용, 수술 시 다른 의사 의견의 의무화, 병원 입원 전 사전 허가제, 이용도 심사(utilization review), 입원 전 검사 등이 포함되어 있다. 이러한 비용억제 수단은 문제를 다른 관점에서 바라보고 있다. 그러나 이들 모두의 공통적인 목적은 적절한 수준과 비용으로 적절한 의료기관에서 의학적으로 필요한 서비스가 제공되도록 보장하는 것이다.

http://

의료정책 및 연구소(The Agency for Health Care Policy and Research)는 의료의 품질 개선, 의료비 절감 및 접근성 제고를 목적으로 하는 연구를 지원하기 위해 1989년에 설립되었다.
http://www.ahcpr.gov

이러한 전략이 낳은 결과는, 어떤 종류, 즉 병원 및 전문적 서비스와 같은 서비스에 대한 접근이 제한되었다는 것, 의료서비스가 외래 및 통원 진료와 같이 좀 더 비용이 낮은 환경에서 제공되도록 조정되었다는 것, 의료용 재화, 진료용품, 서비스(처방약제 및 보장구 등) 등의 사용을 모니터한다는 것 등이다. 행위별 수가제를 사용하는 전통적인 보험 부문이 관리의료의 비용억제 수단을 상당수 채택했을 뿐만 아니라 관리의료 또한 이들과 보다 잘 경쟁하기 위해 신축적으로 변했다. 가입자들이 네트워크 안의 의료기관만 찾도록 하는 대신에 많은 관리의료 조직들이 가입자가 더 높은 본인부담을 감수하고 네트워크 밖의 의료기관 내원을 허용하였던 것이다. 따라서 관리의료조직과 전통적 보험들은 변화하는 의료환경하에서 경쟁하기 위하여 비용억제와 신축성 사이의 올바른 조합을 찾기 위해 노력하고 있다.

시장의 대안

공공의료체계를 반대하는 사람들은 정부개입이 불필요하고 역효과가 난다면서

정책적 쟁점

시장 지향적인 의료체계가 의료비용과 의료비 지출을 더 잘 억제할 수 있을까?

시장을 통한 여러 가지 대안이 존재한다고 주장한다. 이들이 흔히 제안하는 대안은 세 가지인데, 1) 인두제, 2) 환자진료체계와 의료기술 측면에서 비용감소적인 전략의 장려, 3) 의료제공에 있어 경쟁의 증가가 그것이다. 의료체계 내 조직들은 시장의 힘에 대해 실험을 시작하고 있으며, 상당한 정도로 비용이 감소할 수 있다는 점을 발견하고 있다.

관리의료가 성장하면서 의료체계 전반에 인두제 사용이 증가하고 있다. 인두제하에서 의료제공자는 일정한 환자집단에 대해 의료서비스를 제공하기 위해 사전에 정액을 지급받는다. 이러한 제도는 일부 재정적 리스크를 제공자에게 전가함으로써 제공체계 내에 비용감소적인 전략의 도입을 촉진한다. 그러나 시장은 마법의 약(magic pill)이 아니며 언제나 상충관계를 고려해야 한다. 제공자가 품질저하를 가져오는 비용삭감을 시도할 위험이 존재하는 것이다. 공짜 점심 같은 그런 것은 존재하지 않는다는 점을 기억해야 한다.

경쟁입찰(competitive bidding) 또한 시장에서 비용절감을 가져오는 핵심적 요인이 되어 왔다. 기업들은 의료제공자, 특히 HMO와 협상을 할 때는 자신들의 구매력을 늘리기 위해 자원을 집중시킨다. HMO는 다시 병원과 다양한 전문영역에서의 과잉진료 능력 때문에 의료제공자와의 협상에서 구매력을 높일 수 있었다. 이 초과공급 능력은 구매자 시장을 초래하였고 의료제공자와의 계약협상에 있어서 HMO는 더 많은 힘을 갖게 되었다. 이러한 절감으로 인해 단체의료보험의 보험료는 더 낮아질 수 있다.

이러한 경쟁적 힘은 의료제공자가 비용을 낮추고 품질을 올리기 위한 모든 종류의 혁신적 노력에 대한 촉매제 역할을 한다. 그 한 예로서 산업에서의 총체적 품질관리(total quality management, TQM)를 들 수 있다. 일본에서 처음 시작된 TQM 기법은 서비스 전달 과정의 모든 단계를 분석하는 것이 목적이다. 의료제공에 적용할 경우, TQM은 어떤 단계에서 환자의 건강은 증진되지 않은 채 비용만 증가되는지 식별해냄으로써 의료제공자로 하여금 효과적이지 못한 단계들을 제거할 수 있도록 해준다.

봉투의 이면

의료비용 억제의 요인들

의료비 지출의 억제는 의료비용을 통제하는 것에서 시작된다. 비용억제 여부는 비용을 구성하는 주요소인 자원의 가격과 그 생산성, 서비스 이용량의 통제할 수 있는 능력에 따라 달라진다. 비용억제 항등식(cost-control identity)는 다음과 같이 유도된다. 표준적인 2요소 생산함수에 있어서 산출량(Q)은 생산요소 A와 B의 함수이다.

$$Q = Q(A, B) \tag{1}$$

가장 효율적인 A와 B의 결합비율을 사용하여 Q를 생산할 때 그 총비용(C)은 다음과 같이 표현된다.

$$C = P_A A + P_B B \tag{2}$$

이때 P_A는 요소 A의 가격이며, P_B는 요소 B의 가격이다. 평균비용(AC)은 총비용을 산출량으로 나눈 것으로 정의된다. 또는,

$$AC = C/Q. \tag{3}$$

식 (2)를 (3)에 대입하면 다음을 얻는다.

$$AC = \frac{P_A A}{Q} + \frac{P_B B}{Q}$$

$$AC = P_A\left(\frac{A}{Q}\right) + P_B\left(\frac{B}{Q}\right) \tag{4}$$

식 (3)은 $C = AC \times Q$를 의미하므로 이를 이용하여 식 (4)를 다시 표현하고, 이를 n개의 생산요소로 일반화하면 다음을 얻는다.

$$C = \left[P_A\left(\frac{A}{Q}\right) + P_B\left(\frac{B}{Q}\right) + \ \ldots \ + P_N\left(\frac{N}{Q}\right)\right]Q \tag{5}$$

식 (5)를 보면 비용억제 항등식의 첫 번째 요소는 P_A부터 P_N까지의 생산요소가격이다. 의료비를 줄이고 싶다면 생산요소의 가격을 통제해야만 할 것이다. 두 번째 요소는 A/Q부터 N/Q까지 생산요소의 기술적 효율의 역수로 나타나 있는 생산요소의 생산성이다. 생산성이 향상될수록 효율이 증진되면서 비용은 낮아질 것이다. 마지막 요소는 산출량 Q이다. Q의 규모를 줄이고, 이용량을 제한하면 비용이 줄어들 수 있다.

비용 항등식의 정적인 세계(static world)는 실제로 의료비 억제에 기여할 수 있는 요인들에 대한 자극을 주지 않을지도 모른다. Fuchs(1988)는, 생산요소의 가격을 낮추고, 효율을 증진시키며, 이용량을 감소시키는 우리의 능력에 너무 많은 희망을 걸지 말라고 경고한다. 비용을 억제시킬 수 있는 우리의 능력은 식 (1), 즉 의료서비스 생산함수 그 자체로 돌아가서 생각해보아야 한다는 것이다. 비용절감적인 기술진보와 가격이 높은 생산요소를 줄이고 낮은 생산요소를 늘림으로써 생산요소의 결합비율을 변화시키는 것이 지속적인 의료비 억제에 대한 희망을 가져다 줄 수 있다고 그는 주장한다.

출처: Victor R. Fuchs,"The Competition Revolution in Health Care," *Health Affairs* 7(3), Summer 1988, 5–24.

요약과 결론

세계의 의료체계는 비용 상승과 지출 증가의 문제와 씨름을 하고 있다. 정부 정책이 주로 공급 측면에 초점이 맞추어져서는 지속적인 지출 증가가 멈출 것 같지 않다. 각국의 의료정책 당국이 주로 사용하는 기본적인 전략은, 사람들로 하여금 의료서비스를 덜 이용하게끔 유인을 제공하든지 아니면 접근성과 의료비 지출을 통제하기 위해 규제를 늘리는 것이다. 최근까지 각국 정부는 주로 수가체계, 총액예산, 자원할당 등에 의존하면서 규제방식을 선호해 왔다. 미국의 경험은 주로 각 주(州)에서의 CON법과 병원에 대한 DRG 및 의사에 대한 RBRVS를 포함하여 메디케어의 가격통제에 제한되어 있다. 의료비 지출의 증가를 늦추는 일에 있어서의 성공은 적어도 부분적으로는 규제적인 감독의 엄청난 증가에 의해 상쇄되어 왔다. 보다 최근에는 지출 증가의 억제에 있어서 관리의료의 성공으로 인해 메디케어와 메디케이드 수급자들의 HMO, PPO 가입이 증가하였다.

관리의료의 성장은 고정예산제도의 성장에 따른 문제점들, 즉 강제적인 수가체계, 총액예산제, 자원할당과 관련된 우려를 낳았다. 사실상 의료제공자와 이루어진 대부분의 관리의료 계약은 그들의 진료비 상환 전략 내에 이미 메디케어 수가체계가 포함되어 있었다. 그 결과 메디케어에서 사용되는 병원의 DRG 지불제도와 의사의 상대가치 제도는 민간의료부문에 있어서 사실상 모든 의료제공자에 대한 진료비 지불의 기초로 자리매김하게 되었다. 관리의료의 위험성은 의료산업의 성격을 의료의 제공이라는 전통적인 임무로부터 비용과 수익이라는 기업적인 관심사로 바꿀 수 있는 잠재력에 있다. 싫든 좋든, 이윤 동기는 비영리부문에 침투해 왔다. 비용억제와 관련하여 일어난 긍정적 변화는 건강상태를 결정하는 생활습관 요인의 중요성, 1차 진료 및 예방서비스에 대한 관심, 일부 의료행위의 적절성, 효과성 및 효율성 등을 강조하게 되었다는 점이다.

공급 측면의 대책은 그다지 성공하지 못했으므로 전 세계의 정책결정자들은 의료비 지출의 억제에 있어서 소비자의 역할을 고려하기 시작하고 있다. 보다 소비자 지향적인 접근방법이 스위스와 미국을 포함한 많은 나라들에서 시도되고 있다. 소비자들이 자신이 받는 의료에 대해 보다 많은 책임을 지게 됨에 따라 의사결정을 하면서 재정적 고려를 하면서도 어떻게 해야 접근성을 유지할 수 있는지가 도전적인 과제가 되고 있다. 비용억제라는 도전에 있어서 단일한 해법은 존재하지 않는 것이다.

인물소개

Mark B. McClellan

공화당의 조지 W. 부시 대통령은 의회의 민주당 의원들이 수용할 식품의약품청(FDA)의 청장을 물색하는 데 거의 2년의 세월을 보냈다. 2002년 11월 미 상원에서 Mark B. McClellan이 만장일치로 승인되고 나서야 오랜 기다림은 끝이 났다. FDA 청장으로서 잠깐 재직한 후 McClellan은 현재 엥겔버그 의료개혁 센터(Engelberg Center for Health Care Reform)의 소장이자 선임 연구위원으로 있으며, 브루킹스 연구소의 의료정책 연구 분야에서 레너드 쉐퍼 교수직(Leonard D. Schaeffer Chair)을 맡고 있다.

McClellan은 경제학 박사이면서 전문의 자격이 있는 독특한 경력을 갖고 있다. 그는 오스틴 소재 텍사스 주립대학교(Texas University at Austin)를 졸업한 후, 하버드 대학교와 매사추세츠 공과대학교(MIT)의 대학원 과정에서 행정학, 의학, 경제학 학위를 취득하였다. 또한 그는 보스턴의 브리검 여성병원(Brigham and Women's Hospital)에서 임상수련을 받았으며 내과 전문의 자격을 갖고 있다.

레지던트 과정을 끝마치면서 McClellan은 스탠퍼드 의료원(Stanford Health Services)에서 개방형 의사로 근무했으며, 이어 곧 스탠퍼드 의료정책 연구소에서 의료적 개입의 성과연구(Health Outcomes Research) 프로그램의 책임자가 되었다. 미 재무부에서 경제정책 분야의 차관보로 잠깐 근무한 뒤 그는 스탠퍼드 대학 경제학과 및 의학과 부교수로 승진되었다. 그는 「Journal of Health Economics」의 부편집장이며 미국기업 연구소(American Enterprise Institute)의 객원연구원으로 있다.

그동안 그는 경제학 및 의료정책 분야에서 유명한 전문지인 「American Economic Review」, 「Journal of Health Economics」, 「Health Affairs」, 「RAND Journal of Economics」 및 「Journal of Economic Perspectives」 등에 40편이 넘는 논문을 발표하였고, 그 밖에도 저서, 저서 내 장(章)을 다수 집필하였다. 1995년에는 그의 탁월한 경제학 박사학위 논문으로 Review of Economic Studies Award를 수상했으며, 1997년에는 국제의료 경제학회(International Health Economics Association)로부터 케네스 애로우 의료경제학 최우수 논문상(Kenneth Arrow Award for Best Paper in Health Economics)을 수상하였다. 또한 그는 1999년에 「Quarterly Journal of Economics」와 「Journal of Political Economy」가 공동으로 수여하는 그릴릭스 최우수 실증논문상(Griliches Award for Best Empirical Paper)을 수상하기도 하였다. 그가 현재 연구 중인 분야는 의료의 질, 의료적 개입의 성과, 의료분야 생산성, 관리의료 리포트 카드, 말기치료(end-of-life care) 등이다.

FDA 수장으로 임명되기 전에 그는 대통령 경제자문위원회(President's Council of Economic Advisors) 위원으로 활동하였으며 동시에 백악관의 의료 및 의료관련 경제적 쟁점 분야의 선임 정책분석가이기도 했다. McClellan은 정치와 무관한 사람이 아니다. 그의 어머니 Carole Keeton Strayhorn은 텍사스 주의 공공회계 감사관이었고, 그의 동생 Scott은 조지 W. 부시 대통령의 전임 백악관 공보비서이다.

텍사스 법대 학장이었던 McClellan의 할아버지는 언젠가 그에게 말하기를, "네가 만일 누군가를 미치게 만들지 않았다면 너는 아무 일도 하지 않은 셈이다."라고 했다고 한다. 만일 그의 할아버지 말이 맞다면, 지금 이 시간 이 나라의 어딘가에는 미친 사람들이 꽤나 있을 것이다.

출처 : 이력서 및 http://www.hhs.gov/about/bios/fda.html에서 찾아볼 수 있는 보건복지부의 인물소개.

질문과 문제

1. 행위별 수가제와 비교했을 때 DRG에 기초한 지불제도의 장단점은 무엇인가?

2. 메디케어가 의사서비스에 대한 지불제도를 변경한 동기는 무엇인가? 자원기준 상대가치제가 전면적으로 시행될 경우, 이것이 의사의 행태에 대하여 갖는 함의는 무엇인가?

3. 하원 세입위원회 의료 소위원회에서 행한 증언에서 Robert Reischauer는 의회예산국(Congressional Budget Office)의 연구가 가격통제는 의료서비스의 질과 양을 심각하게 제한할 것으로 결론지었다고

말했다. 또한 그는 의료비를 통제할 수 있는 유일한 방법은 전국적 단위에서 의료비의 총액예산제를 실시하는 것이라고 주장하였다. 어떤 이유에서 가격통제는 바람직하지 않고, 총액예산제는 바람직한지 설명해 보라.

4. 시장원리의 지지자들은 다음과 같이 주장한다. '정부의 보이는 손에만 맡기는 경우, 의료비는 결코 통제될 수 없다. 보이지 않는 손으로서 시장의 가격기구가 빠져 있는 것이다. 자신의 돈을 직접 쓰는 환자들은 의료비를 억제할 유인을 갖고 있다.' 이 주장에 대해 논평해 보라.

5. 1994년에 565명의 경제학자들이 빌 클린턴 대통령에게 서한을 보내 그의 의료개혁안에서 대단히 중요한 역할을 하는 가격통제의 경제적 결과에 대해 경고하고 나섰다. 가격통제에는 행위별 수가제하에서의 강제적인 수가체계(fee schedule), 지역의료연합(regional health alliances)의 사전예산제, 의료보험료의 생계비 연계, 처방 의약품의 가격상한제 등이 포함되어 있었다. 가격통제의 경제학에 대해 논의해 보라. 어떤 상황에서 의도된 목적이 달성될 수 있을까? 그리고 언제 실패할까?

참고문헌

David M. Cutler, "Equality, Efficiency, and Market Fundamentals:The Dynamics of International Medical-Care Reform," *Journal of Economic Literature* 40(3), September 2002, 881–906.

Joe Feinglass and James J. Holloway, "The Initial Impact of the Medicare Prospective Payment System on U.S. Health Care: A Review of the Literature," *Medical Care Review* 48(1), Spring 1991, 91–115.

Sherman T. Folland and Robert Kleiman, "The Effects of Prospective Payment under DRGs on the Market Value of Hospitals," *Quarterly Review of Economics and Business* 30(2), Summer 1990, 50–68.

William C. Hsiao, et al., A National Study of Resource-Based Relative Value Scales for Physician Services: Final Report to the Health Care Financing Administration, publication 17-C-98795/1–03, Boston: Harvard University School of Public Health, 1988.

The Lewin Group, "The Balanced Budget Act and Hospitals: The Dollars and Cents of Medicare Payment Cuts," American Hospital Association, May 1999.

Louise B. Russell and Carrie Lynn Manning, "The Effect of Prospective Payment on Medicare Expenditures," *New England Journal of Medicine* 320(7), February 16, 1989, 439–444.

Steven H. Sheingold, "The First Three Years of PPS: Impact on Medicare Costs," *Health Affairs* 8(3), Fall 1989, 191–204.

Sally Trude and Paul B. Ginsburg, "Growing Physician Access Problems Complicate Medicare Payment Debate," Issue Brief No. 55, Washington, DC: Center for Studying Health System Change, September 2002.

Lynn Wagner, "CBO Head Warns Price Controls Could Severely Limit Quality, Quantity of Medical Care in the U.S.," *Modern Healthcare* 23(3), March 8, 1993, 22.

제14장

세계의 의료체계

미국의 의료개혁에 관한 논쟁에 관여해 본 사람이라면 누구든지 결국에는 미국에서 사용되는 민영보험 모형과 대부분의 선진국에서 사용되고 있는 사회보험 모형을 비교하게 된다. 의료체계를 비교할 때는 상당한 주의가 필요하다. 제11장에서 본 것처럼 여러 가지 인구학적 변수, 1인당 국민소득, 질병구조 및 제도적 특성의 차이 때문에 직접 비교는 해석상의 어려움을 낳기 때문이다.

아래에서는 미국의 의료체계와 자주 비교되는 캐나다, 프랑스, 독일, 일본, 스위스 및 영국 등 6개 주요 국가의 의료제공체계에 대해서 살펴보고자 한다. 이 과정에서 어떤 특정 의료제공체계를 미화하거나 평가절하할 의도는 전혀 없다. 의료제공체계가 어떻게 조직되고 어떤 방식으로 재원조달이 이루어지든 상관없이 미국을 포함해서 모든 나라가 의료비 억제라는 공통의 문제를 해결하기 위해 노력하고 있다. 이 장에서는 이 나라들에서 의료제공이 이루어지는 메커니즘에 대해 순위를 매기기 위해서가 아니라, 미국의 개혁은 오로지 미국적인, 즉 미국의 제도적 맥락 안에서 작동될 수 있는 구조를 취해야 한다는 사실을 보여주기 위해서 각 의료체계가 갖고 있는 문제점을 살펴볼 것이다.

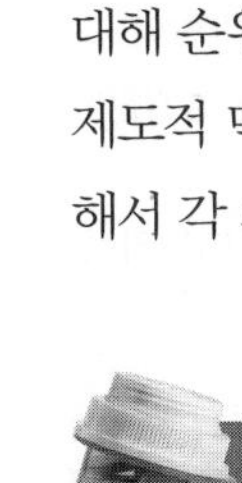

의료제공의 쟁점

어느 나라의 의료시스템이 최상인가?

2000년에 세계보건기구(WHO)는 전 세계 191개국 의료체계의 순위를 매긴 보고서를 발간하였다. 이 분야에서는 첫 시도였기 때문에 언론들은 이 보고서에 지대한 관심을 보였고, 많은 의료 전문가들은 그 결과에 대해 놀라움을 금치 못하였다. WHO는 1) 인구의 전반적인 건강수준, 2) 인구 내 건강 불평등, 3) 의료체계의 반응성(responsiveness), 4) 반응성의 분포 5) 사회경제적 계층 간 재정부담의 공정성 등 다섯 가지의 복합지표(composite indicators)에 기초하여 순위를 결정하였다.

인구의 건강수준은 장애조정 평균수명(disability-adjusted life expectancy)과 이 지표의 계층 간 차이로 측정되었다. 의료체계의 반응성은 환자들이 얼마나 잘 보살핌을 받는지와 상이한 계층 간 서비스 차이의 정도로 측정되었다. 이 복합지표에 관한 자료는 선정된 35개국의 공중보건 전문가 1,791명에 대한 조사를 통해 수집되었다. 재정적 부담의 공정성은 최소한의 생활을 유지하는 데 필요한 소득 이외의 가구 소득 중에서 의료비가 차지하는 비율을 측정한 조사 자료에 기초하여 지수화되었다. 전반적 성과(overall performance) 지표를 작성하기 위해 가중치가 사용되었는데, 1, 2, 5번의 세 항목에는 25%의 가중치가, 3, 4번 항목에는 12.5%의 가중치가 각각 부여되었다.

세계보건기구의 의료체계 성과 지표, 1997년

			의료체계의 반응성				
	수준	분포	수준	분포	재정적 공정성	목표 성취도	전반적 성과
캐나다	12	18	T7	T3	T17	7	30
프랑스	3	12	T16	T3	T26	6	1
독일	22	20	5	T3	T6	14	25
일본	1	3	6	T3	T8	1	10
영국	14	2	T26	T3	T8	9	18
미국	24	32	1	T3	T54	15	37

주: *T n* indicates a tie for *n* th place.

전반적 성과 면에서 1위를 차지한 의료체계는 프랑스이다. 이 장에서 다루고 있는 국가 중에서 유일하게 상위 10개국 안에 든 것은 일본으로 10위를 차지하였다. 이 평가에서 상위를 차지한 국가들은 세계에서 가장 우수한 의료체계를 생각할 때 보통은 잘 떠오르지 않는 나라들로 이탈리아, 스페인, 오만, 오스트리아였다. 주요 선진국 중 영국이 18위, 독일이 25위, 캐나다가 30위를 차지하였고, 미국은 37위를 차지하였다.

이런 결과에 대해서는 두말할 것도 없이 엄청난 비판이 쏟아졌는데, 그 대부분은 결과가 기대수준에 미치지 못하는 나라들로부터 쏟아진 것이었다. Blendon, Kim과 Benson(2001)은, WHO가 취한 접근방법이 갖는 문제를 지적하고 있는데, 그것은 전반적 성과의 순위와 이 나라들에서 조사된 환자 만족도 결과 사이에 상관관계가 없다는 점이었다. 이탈리아, 포르투갈, 그리스는 WHO 조사에서 각각 2위, 12위, 14위를 차지했지만, 환자 만족도 조사에서는 일관되게 낮은 점수를 받았다. 그리고 네덜란드, 핀란드, 덴마크는 각각 17위, 31위, 34위를 차지했지만 환자 만족도에서는 상위권을 차지하였다.

그 문제점과 비판에도 불구하고, WHO 보고서는 의료체계의 비교를 위한 방법론 개발이라는, 생색은 나지 않으면서도 반드시 필요한 일을 해 보려는 시도로 해석할 수 있다.

출처: Robert J. Blendon, Minah Kim, and John M. Benson, "The Public Versus the World Health Organization on Helath System Performance," *Health Affairs* 20(3), May/June 2001, 10–20; World Health Organization, "Health Systems : Improving Performance," The World Health Report 2000, Geneva : WHO, 2000.

국제비교

표 14.1에 미국과 이 장에서 다루어질 6개국, 즉 캐나다, 프랑스, 독일, 일본, 스위스, 영국의 인구, 경제 및 건강 관련 주요 지표가 나타나 있다. 2005년도의 인구는 스위스의 740만 명에서 미국의 2억 9,640만 명 사이에 분포한다. 미국의 인구

는 스위스의 약 40배에 달하고, 프랑스와 영국의 5배이며, 독일의 3배, 일본의 2배이다. 국내총생산(GDP)으로 측정된 경제규모는 미국이 가장 크며, 세계 2위인 일본의 2배에 달하고 있다. 상대적인 생활수준을 비교하는 지표로서 가장 널리 쓰이는 구매력평가지수(PPP)로 조정된 1인당 국민소득은 미국이 스위스보다 16.3% 더 높고, 캐나다보다는 22.8%가 더 높으며, 프랑스, 독일, 일본에 비해서는 거의 40%가 더 높은 수준이다.

달러로 표시된 1인당 지출이든, GDP 대비 비율이든 의료비 지출은 미국이 그 어떤 나라보다 훨씬 더 높다. 두 가지 지표 면에서 스위스, 캐나다, 프랑스는 각각 2, 3, 4위를 차지하고 있다. 1인당 지출 면에서 일본은 미국의 1/3밖에 안 된다. 인구 1,000명당 의사수는 일본이 2.0명으로 가장 적고, 스위스가 3.8명으로 가장 많다. 미국은 인구 1,000명당 급성병상이 2.7개에 불과해 가장 낮은 수준이고, 평균재원일수는 5.6일이다. 일본은 인구 1,000명당 8.2개의 병상 및 평균재원일수 19.8일로 두 가지 지표 모두에서 가장 높은 수치를 보이고 있다.[1]

핵심개념 ❷

기회비용

http://

경제협력개발기구(Organization for Economic Cooperation and Development)는 모든 가입국의 경제적 쟁점, 경제활동 및 행사에 관한 정보를 제공한다.
http://www.oecd.org

OECD 국가의 의료비 지출

1인당 지출이든, GDP 대비 지출이든 미국의 의료비 지출수준은 세계에서 가장 높다. GDP 대비 의료비 지출이 가장 널리 쓰이는 의료부문의 성과지표이기는 하지만 이 비율에는 실제로 두 가지 요소가 있다는 점을 잊어서는 안 된다. 어떤 한 시점에서의 국제비교는 비율 자체에만 초점을 맞추는 경향이 있다. 그러나 시계열 자료를 비교하는 경우, 의료비 지출의 변화와 GDP의 변화를 분리해서 검토해야 한다. 즉 이 비율의 분자와 분모가 모두 중요한 것이다.

표 14.2에는 1980년대와 1990년대 그리고 2000~2005년까지 지난 25년간에 걸친 의료부문 지표들의 증가율을 비교한 결과가 나와 있다. 의료비 지출의 연간 증가율은 1980년대가 1990년대보다 훨씬 더 높다. 명목의료비 지출의 연평균 증가율은 7.73%로서, 낮게는 독일의 4.19%에서 높게는 미국의 9.78%에 이르고 있다. 명목지출 증가율은 1990년대 들어와 평균 5.16%로 둔화되었으며, 그 범위는 프랑스의 3.82%에서 영국의 6.80%에 이르고 있다. 2000년 이후에는 7개국 중 캐나다, 프랑스, 영국과 미국의 4개국에서 증가세로 돌아서 증가율이 평균 7.44%에

http://

세계은행(The World Bank)은 전 세계적인 차원에서의 건강과 보건의료 분야 쟁점에 관한 보고서를 정기적으로 발간하고 있다. 연간 세계개발 보고서(annual world development report)를 포함한 이 기구의 발간물은 경제, 인구, 하부구조에 관한 자료를 제공한다. 이 자료는 저개발국가의 연구에 특히 유용하다.
http://worldbank.org

---

1 일본의 평균재원일수가 이렇게 긴 것은 몇 가지 문화적 이유로 설명할 수 있다. 환자들은 다른 나라에서보다 더 많은 병수발을 받고, 더욱 많은 증상이 질병으로 간주되고 있으며, 일본인들은 대부분의 질병을 치료하는 수단으로 와상요양(bed rest)을 강조한다. 예를 들면, 출산 후 이틀만 병원에 있도록 법제화된 미국의 상황과는 정반대로, 일본에서의 출산 후 재원일수는 2주에 근접한다. 더욱이 노인에 대한 장기요양서비스는 주로 병원에서 제공되므로 재원일수가 늘어날 수밖에 없다.

표 14.1 주요 통계

2005년	캐나다	프랑스	독일	일본	스위스	영국	미국
인구(백만)	32.3	60.9	82.5	127.8	7.4	60.2	296.4
GDP(1인당)[1]	34,057	30,350	30,776	30,777	35,956	32,896	41,827
국민 의료비							
의료비 지출(1인당)	3,326	3,374	3,287	2,358[4]	4,177	2,724	6,401
의료비 지출(국민소득 대비)	9.8	11.1	10.7	8.0[4]	11.6	8.3	15.3
의료서비스							
의사수(1,000명당)	2.2	3.4	3.4	2.0[4]	3.8	2.4	2.4
급성기 병상(1,000명당)	2.9[4]	3.7	6.4	8.2	3.6	3.1	2.7
급성질환 평균재원일수(일)	7.3[4]	5.4	8.6	19.8	8.5	6.1	5.6
의료기술[2]							
CT	11.2	9.8	15.4	92.6[5]	18.2	7.5	32.2[4]
MRI[3]	5.5	4.7	7.1	40.1	14.4	5.4	26.6[4]
신장결석 파쇄기	0.5	0.8	3.7	7.1	4.7	—	3.2[5]
투석시술 환자수	6.1	—	7.7	20.2	—	3.5[3]	11.4[4]

출처: *OECD Health Data 2007*, OECD, Paris, 2007.

[1] 구매력환산지수(purchasing power parity, PPP)로 환산한 미 달러 수치로서, PPP는 각국 화폐로 동일한 상품묶음을 구입할 수 있게끔 만든 환율임.
[2] 인구 100만 명당.
[3] MRI 대수가 아니라 MRI를 보유한 병원의 수임.
[4] 2004년.
[5] 2002년.

표 14.2 의료부문 연간증가율, 1980~2005년, %

1980년대의 10년간	캐나다	프랑스	독일	일본	스위스	영국	미국
명목의료비 지출	9.64	9.64	4.19	4.73	7.17	8.91	9.78
1인당 명목의료비 지출	8.47	9.06	4.11	4.19	6.59	8.78	8.90
실질의료비 지출[1]	4.68	3.59	1.63	2.94	2.99	3.13	5.69
1인당 실질의료비 지출[1]	3.57	2.72	1.54	2.42	2.47	2.97	4.84
1990년대의 10년간							
명목의료비 지출	3.89	3.82	6.87	3.83	5.13	6.80	5.13
1인당 명목의료비 지출	2.89	3.48	4.12	3.57	1.38	6.58	1.38
실질의료비 지출[1]	2.55	2.31	4.95	3.52	3.07	3.82	3.07
1인당 실질의료비 지출[1]	1.57	1.97	2.24	3.26	2.43	3.61	2.43
2000~2005년							
명목의료비 지출	7.12	6.67	2.42	0.89[2]	4.07	7.95	4.07
1인당 명목의료비 지출	6.05	5.96	2.34	0.74[2]	3.35	7.46	3.35
실질의료비 지출[1]	4.67	4.67	1.38	2.28[2]	3.27	5.18	3.27
1인당 실질의료비 지출[1]	3.62	3.98	1.31	2.12[2]	2.56	4.70	2.56

출처: *OECD Health Data 2007*, Paris: OECD.

[1] GDP 디플레이터로 조정한 금액임.
[2] 2000~2004년.

주: 각국의 화폐단위로 계산한 변화율임.

이르렀다. 이 세 기간에 걸쳐 1인당 의료비 지출 증가율이 약간 둔화되었다는 점에서 의료비 증가의 일부는 인구 증가에 기인한 것이다.

GDP 디플레이터를 사용하여 명목의료비를 실질의료비로 환산할 수 있는데, 이는 의료분야에서 사용된 자원의 기회비용을 나타내는 지표이다. 모든 기간에 걸쳐 미국과 영국은 지속적으로 수위를 차지하고 있는데, 이는 이 두 나라 국민들이 의료분야에 자원을 공급하기 위해 의료분야 이외의 지출을 그만큼 더 많이 포기했다는 것을 의미한다.[2]

정책적 쟁점

세계의 주요 선진국 중에서 의료비 억제에 있어서 가장 성공적인 나라는 어느 나라인가?

핵심개념 ❷

기회비용

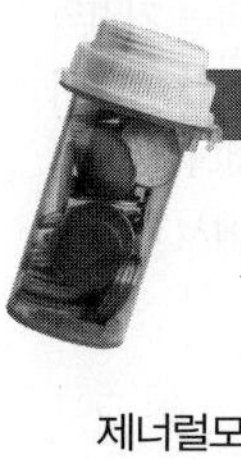

의료제공의 쟁점

의료비 지출과 국제 경쟁력

제너럴모터스(GM)는 근로자의 의료보험 구입에 48억 달러를 지출했는데, 이는 자동차 1대당 1,200달러씩 들어간 셈이고, 남아프리카 공화국 국민 4,000만 명에게 지출할 공공 및 민간 의료예산과 맞먹는 규모이다. 과연 의료비 지출 때문에 세계시장에서 미국의 경쟁력이 떨어지고 있을까? 널리 퍼져 있는 이러한 생각은 상당한 직관적 호소력을 갖고 있고, 특히 재계 인사가 이런 주장을

---

2 2000~2004년 동안 일본의 실질의료비는 명목의료비보다 더 컸다. 이런 현상이 나타났던 것은 이 기간 중 일본 경제가 전반적인 물가수준이 하락하는 디플레이션을 겪었기 때문이다.

할 때는 더욱 그렇다.

이런 주장의 미시경제적 근거는 개별 기업의 관점에서 제시된다. 이 입장에서 보자면 노동의 가격으로서 적합한 것은 근로자에게 현금으로 지급되는 임금이고, 부가급여(fringe benefits)는 추가적인 비용(add-on cost)일 뿐이다. 이런 관점에서 보자면 부가급여 비용의 증가에 대한 기업의 대응방법에는 두 가지가 있다. 즉, 제품의 가격을 인상시킴으로써 비용을 기업의 고객들에게 전방 전가하거나, 기업의 이윤을 줄임으로써 기업의 소유자들에게 후방 전가할 수가 있는 것이다. 첫 번째 방법은 시장에서 해당 기업의 제품 경쟁력을 약화시키고, 두 번째 방법은 주식시장에서 해당기업의 주식에 대한 매력을 감소시킨다.

핵심개념 ❽
효율

거시경제적 주장은 이 문제를 경제 전체의 관점에서 바라본다. 의료비 지출의 대부분은 순수한 소비이다. 국내총생산 중의 상당 부분이 의료에 쓰이면서 그만큼 저축이나 자본형성에 투입될 몫은 줄어들게 된다. 더욱이 의료비 지출이 줄어들면 경제적 효율과 국제경쟁력을 높이는 생산적 분야로 자원을 이동시키는 일이 가능해진다.

정책적 쟁점
높은 수준의 의료보험 비용 때문에 미국의 기업들은 세계 시장에서 불리한 위치에 놓여 있는가?

그러나 주의 깊게 들여다보면 높은 의료비 지출수준이 경쟁력을 떨어뜨린다는 주장은 전반적으로 성립되지 않는다. 특히, 미시경제적 주장은 부가급여 비용이 증가하는 기업이 선택할 수 있는 세 번째 대안으로서 부가급여를 받는 근로자에게 그 비용을 전가하는 방법을 간과하고 있다. 이는 단지 현금으로 지급하는 근로자의 임금을 줄이기만 하면 된다. 이런 관점을 제대로 이해하려면 노동시장을 청산시키는 임금으로서 적합한 것이 단지 화폐적 임금뿐만이 아니라 여기에 더해 의료급여, 퇴직급여, 기업의 사회보장세 분담분 및 기타 급여세를 모두 포함한 총급여 패키지의 가치라는 사실을 깨달아야 한다. 이 총급여 패키지 중에서 어느 한 가지 구성요소만을 끄집어내어 세계시장에서의 경쟁력 약화 요인으로 비난하는 것은 올바르지 않다. 그보다는 줄어든 부가급여를 받는 근로자들의 경우 그만큼 더 많은 화폐임금을 요구할 것이라는 점을 이해하는 것이 더 중요하다.

한편, 거시경제적 주장은 다른 분야에 대한 소비지출이 의료분야에 대한 소비지출보다 '더 생산적'이라는 가정을 기초로 하고 있다. 의료분야에서 일반적으로 사용되고 있는 제3자 지불제도 때문에 의료비의 상당 부분이 낭비일 수 있다. 환자에게 제공되는 의료행위의 진정한 증분비용(incremental costs)을 부담하지 않는 환자는 편익이 거의 없는 의료서비스라도 이용하는 것이다. 그러나 한 분야에서의 소비가 다른 분야에서의 소비보다 생산적이라는 주장에는 생각해 볼 만한 중요한 문제가 있다. 어떤 종류의 소비 지출이 더 생산적인지 도대체 누가 결정한다는 말인가? 만일 변호사들 중 절반이 법조계를 떠나 다른 분야에서 '더 생산적인' 일을 한다면 과연 더 바람직할까? 왜 연구만 하고 있는 대학교수들의 절반으로 하여금 '더 생산적인', 예컨대 학부 강의와 같은 활동에 시간을 사용하도록 조치하지 않는가? 재계에서 의료비 지출을 억제해야 한다는 주장이 나오는 동기는 세계 시장에서의 경쟁력 문제를 넘어선다. 의료에 1달러를 쓴다면 이 1달러는 기업의 이해 당사자 중 누군가에게 영향을 미치게 마련이다. 소비자가 지불하는 제품가격은 올라갈 것이고, 근로자의 임금은 낮아질 것이며, 기업 소유주에게 지불되는 이윤은 줄어들게 될 것이다. 자원을 현명하게 사용하는 일이 중요한 것은 의료분야에서뿐만이 아니고 경제의 모든 분야에서 마찬가지이다.

핵심개념 ❺
시장과 가격결정

핵심개념 ❷
기회비용

출처: Uwe E. Reinhardt, "Health Care Spending and American Competitiveness," *Health Affairs* 8(4), Winter 1989, 5–21.

의료분야 성과의 국제 비교

미국의 의료비 지출수준이 아무리 높다고 해도 만일 그 결과로 건강수준이 그만큼 향상된다면 이는 용인될 수도 있는 문제라고 많은 사람들이 주장하고 있다.

표 14.3에는 평균수명과 영아사망률에 관한 자료가 나와 있다. 이 두 가지 지표를 통해서 건강 면에서의 성과를 측정한다면 미국은 선진국 중에서 하위를 차지한다. 1,000명당 6.9명에 이르는 미국의 영아사망률은 일본의 두 배 이상이고, 다른 비교 대상 국가에 비해 20%에서 50%가 더 높다. 영아사망률의 비교를 어렵게 만드는 몇 가지 요인에 대해서는 제11장에서 이미 살펴보았는데, 그중에서도 가장 중요한 것은 미국의 경우 저체중 신생아의 비율이 매우 높다는 점이다.[3]

평균수명을 비교하는 대신에 80세에서의 기대여명을 사용하는 경우, 순위는 크게 변한다. 남성과 여성의 기대여명 순위가 모두 올라가서 미국은 각각 3위와 4위를 차지한다. 연령이 올라갈수록 건강수준이 향상되는 데는 몇 가지의 설명이 필요할 수 있다. 평균수명의 차이는 마약 남용, 살인, 에이즈 및 교통사고와 같이 대부분 의료와는 무관한 젊은 연령층의 사망요인에 기인한다. 연령이 올라갈수록 이런 요인들의 발생은 줄어들며, 기대여명의 차이는 의료제공의 효과성 차이를 보다 정확하게 반영한다. 영아사망률 지표보다 주산기 사망률 지표가 사용되는 경우도 마찬가지이다.

정책적 쟁점

미국의 건강수준은 의료비 지출 수준과 부합되는가?

의료체계를 비교하는 세 번째 방법은 여러 가지 질병을 치료하는 효과성(effectiveness)의 차이를 검토해 보는 것이다. 세계보건기구(WHO)는 세계의 암 발생률, 사망률, 이환율에 관한 통계집을 발간한 바 있다(Ferlay at al., 2001). 표 14.4는 우리가 다루고 있는 국가들에서의 암 치료에 관한 흥미로운 통찰을 제공

표 14.3 건강수준 지표

	평균수명[1]		80세 기대여명[1]			
국가	남성 (2003)	여성 (2003)	남성 (2003)	여성 (2003)	영아사망률[2] (2004)	주산기사망률 (2001)
캐나다	77.4	82.4	8.0	9.9	5.3[3]	6.3
프랑스	75.9	82.9	7.8[4]	9.7[4]	3.9	6.9
독일	75.7	81.4	7.2	8.5	4.1	5.9
일본	78.4	85.3	8.3	11.0	2.8	3.6
스위스	78.0	83.1	7.5	9.3	4.2	8.0
영국	76.2	80.7	7.1[4]	8.6[4]	5.1	6.7
미국	74.8	80.1	8.0	9.6	6.9[3]	6.9

출처: *OECD Health Data 2007*, Paris: Organization for Economic Cooperation and Development, 2007.

1 연.
2 출생아 1,000명당 주산기 사망.
3 2003년.
4 2002년.

3 전체 출생아 중에서 차지하는 저체중아의 비율은 캐나다의 5.8%에서 일본의 8.1%의 범위에 들어 있다. 미국의 경우, 이 비율은 7.6%이다.

http://

세계보건기구(The World Health Organization, WHO)는 전 세계적인 차원에서 건강증진 활동을 수행하고 있다. 이 국제기구의 웹사이트는 공중보건 쟁점에 관심이 있는 사람들에게 중요한 링크를 제공하고 있다.
http://www.who.int

해주고 있다. 표에 나와 있는 사망 비(mortality ratio) 자료는 신규 암 진단건수 대비, 암으로 인한 사망건수를 측정한 것이다. 사망 비는 한 특정 국가에서 암으로 인해 사망할 환자의 비율을 추정하는 데 유용한 지표이다. 이 지표는 결국 암 발생건수에 대한 사망건수의 비이다.

이 지표를 검토해 보는 것은 암의 발생을 찾아내고 치료함에 있어서 그 효력을 비교하고자 할 때 훨씬 더 좋은 방법이다. 낮은 사망 비는 질환을 가진 사람들의 생존 가능성이 그만큼 높다는 것을 뜻한다. 사망률이 높은 경우, 이는 단지 발생건수가 높기 때문일 수도 있기 때문에, 이것이 의료제공체계를 비난할 이유가 되지는 않는다. 사망률만을 사용하는 경우, 이러한 중요한 차이는 가려서 안 보이게 된다.

표를 자세히 검토해 보면 미국은 결장·직장암, 유방암, 전립선암에 있어서 가장 낮은 사망비율을 보이고 있고, 모든 경우에 있어서 선진국 평균치 이하 수준을 나타내고 있다. 피부암을 제외한 모든 부위에서의 암 발생에 관한 요약지표의 경우, 미국은 다른 선진국보다 월등한 결과를 보여주고 있다. 미국은 오직 자궁경부암에서만 다른 선진국보다 떨어지는 성과를 보일 뿐이다. 이때 제기되어야 할 중요한 의문은 각국 사망 자료의 차이가 질병의 발생에 보다 관련이 있는 것인지, 아니면 의료의 질 차이에 보다 관련이 있는 것인지의 여부이다. 이런 의문에 사망 비가 결정적인 해답을 제시해주지는 않는 것 같다. 사망률이나 발생률 자료 또한 여러 가지 질환을 치료함에 있어서 의료체계가 효과적인지 측정함에 있어 그다지 좋은 지표는 아니다.

표 14.4 일부 국가의 암 사망률

	암의 종류				
국가	결장암/직장암*	유방암	자궁경부암	전립선암	피부를 제외한 모든 위치*
캐나다	38.2	25.0	32.5	21.2	47.8
프랑스	44.6	23.4	31.6	30.7	56.1
독일	43.7	27.1	35.2	26.1	50.9
일본	35.1	25.4	23.3	45.2	59.0
스위스	35.8	24.2	20.5	27.9	45.5
영국	44.6	27.9	37.3	34.3	56.7
미국	34.1	18.8	29.9	12.7	37.5
모든 선진국들	44.3	26.7	38.8	24.0	54.0

출처: J. Ferlay et al., *GLOBOCAN 2002: Cancer Incidence, Mortality, and Prevalence Worldwide*, Version 1.0, IARC Cancer Base No. 5, Lyon: IARC Press, 2001.

* 남성만 포함.

캐나다의 국민의료보험: 메디케어

캐나다는 10개의 주(province)와 2개의 준주(準州, territory)로 나뉘어져 있다. 총 인구는 3,200만 명 약간 넘는 수준이고 이들 대부분은 미국 국경 100마일 이내의 지역에서 살고 있다. 이러한 인구분포로 인해 낮은 인구밀도, 긴 이동거리, 의료기관 부족 현상이 일반적으로 나타나는 나머지 지역에서의 의료제공은 대단히 어려운 문제이다. 단지 2개의 주에서만 인구가 100만 명이 넘고, 4개의 대도시 지역에서만 통합제공체계(integrated delivery systems)를 유지할 만큼의 충분한 인구를 보유하고 있다. 캐나다의 정책결정자들은 이러한 여러 가지 어려움에 **국민의료보험**(national health insurance)을 도입함으로써 대응했는데, 이 제도는 미국 1인당 의료비의 절반이 약간 넘는 의료비로 전 국민에게 고품질 의료를 제공하는 능력을 보여주었다.

국민의료보험
전 국민에게 일정한 의료서비스의 급여 패키지를 보장하는 정부 주도의 의료보험체계.

현재의 캐나다 의료체계는 1984년 캐나다 건강법(Canada Health Act)에 기초하고 있다. 이 법은 각각의 주정부가 의료보험을 운영하되 이 의료보험은 지역주민 누구에게나 적용이 되고, 다른 주로 이주를 해도 적용이 되도록 규정하고 있으며, 또한 모든 주는 필요한 모든 의료서비스를 전액 무상(first-dollar coverage)으로 제공하도록 규정하고 있다. 약간의 사소한 예외가 있지만 전 주민은 본인부담 없이 포괄적인 의료서비스를 제공받을 수 있다. 대부분의 의사들은 행위별 수가제로 상환받으며, 진료의 자율성을 상당한 정도로 누리고 있다.[4]

http://

캐나다 건강 네트워크(The Canadian Health Network)는 캐나다 의료에 관한 정보를 제공하는 30개 이상의 사이트에 대한 링크를 제공하고 있다.
http://www.hc-sc.gc.ca/notice-avis

캐나다의 의료체계는 제2차 세계대전 직후 서스캐처원(Saskatchewan) 주가 입원 의료보험을 도입하면서 현재의 형태를 갖추게 되었다. 1944년에 이 주의 유권자들은 사회주의 성향의 정당이었던 Cooperative Commonwealth Federation(CCF, 현재의 New Democratic Party)을 선택했다. 주민들은 대부분이 농촌지역에 사는 저소득계층의 경우에 예상할 수 있는 문제, 즉 병상과 의료인력의 부족이라는 문제에 시달리고 있었다. 정권을 잡은 지 2년 후인 1947년에 CCF는 사회주의적 의료체계를 제공하겠다는 정치적 약속을 내어놓았고, 서스캐처원 입원의료보험(Saskatchewan Hospital Services Plan)을 도입했다. 이 의료보험의 주된 특징은 병원체계를 지역화한 것이었다. 즉, 1차 진료는 지역병원(local hospitals)에서, 보다 복잡한 경우는 지구병원(district hospitals)에서, 그리고 가장 어려운 환자들은 거점병원(base hospitals)에서 진료를 받도록 한 것이다.

서스캐처원 주의 서쪽에 위치한 브리티시컬럼비아 주는 1949년에 입원의료보

---

4 모든 1차 진료의 90% 정도를 행위별 수가제가 적용되는 일반의(GP)가 제공한다. 나머지는 지역 보건소에서 근무하면서 봉급을 받는 일반의가 제공한다.

험을 도입했는데, 이는 전 국민 입원의료보험을 도입하는 계기가 되었다. 연방의회는 1956년에 병원 및 진단서비스 법(Hospital and Diagnostic Services Act)을 제정함으로써 전국 차원에서 시행되는 병원의료보험 체계의 기초를 마련하였다. 1961년에는 10개의 주 및 2개의 준주가 모두 별도의 병원의료보험을 갖추게 되었는데, 그 비용의 절반은 연방정부에서 부담하였다.

다시 1년 후에는 서스캐처원 주가 의사서비스에 대한 의료보험을 도입하였다. 1962년에 서스캐처원 의료보험법(Saskatchewan Medical Care Insurance Act)이 통과되었는데, 가장 중요한 조항은 의무적으로 지켜야 하는 의사서비스에 대한 수가체계였다. 그 결과 이 주의 의사들은 고정 수가체계(fixed fee-schedule)에 항의하기 위해 북미 최초의 의사파업을 조직하였다. 논란을 종식시키기 위해 주정부는 '추가 청구(extra billing)' 관행을 인정했는데, 이는 의사들이 정해진 수준 이상으로 진료비를 청구할 수 있도록 허용하는 것이었다. 서스캐처원 주의 의사 소득 평균은 모든 주 가운데 최하위에서 2년 만에 최상위로 올라갔는데, 이것이 개혁의 엔진에 불을 지폈다.

핵심개념 ❹
이기심

다른 주들도 서스캐처원 주를 따랐으며, 전국 차원에서의 법률 제정은 9년이 아니라 4년 만에 이루어짐으로써 그 시간이 절반도 걸리지 않았다. 캐나다는 1971년에 병원과 의사서비스를 모두 제공하는 국민의료보험을 갖추게 되었다. 연방정부로부터 대응자금을 받기 위해서 각 주의 의료보험제도는 일정한 기준을 충족시켜야만 했다. 이 기준은 모든 주민들에 대한 보편적 적용, 병원의 입원 및 외래서비스, 의사서비스 등 모든 필요한 서비스가 포함되는 급여 범위, 공공부문 관리, 이동성(portability), 서비스 이용에 아무런 경제적 장애가 없어야 한다는 것, 즉 병원서비스든 의사서비스든 환자의 본인부담이 전혀 없어야 한다는 것 등이었다.

봉투의 이면

수가협상 : 캐나다의 쌍방독점

실제적인 측면에서 캐나다는 주마다 각각 별개의 의료체계를 운영하고 있는 것으로 볼 수 있다. 연방정부가 소득세를 통해 이들의 재원조달을 도와주고 있지만 대부분의 의료비 재원은 주정부의 일반조세, 급여세, 사회보험료 수입으로 조달하고 있다. 각 주의 보건부는 총액예산제를 통해 병원비용을 엄격하게 통제하고 있다. 병원들은 각 회계연도 초에 정액으로 운영예산을 지급받는다. 의사서비스에 대한 지출은 지역마다 여러 가지 다른 방식으로 통제되는데, 가장 기본적인 수단은 환자를 대표하는 주 보건부와 의사를 대표하는 주의 의사협회 사이에 벌어지는 수가협상이다. 이는 쌍방독점(bilateral monopoly)의 전형적인 경우에 해당된다. 이제 쌍방독점이 어떻게 작용하는지 살펴보자.

핵심개념 ❸
한계분석

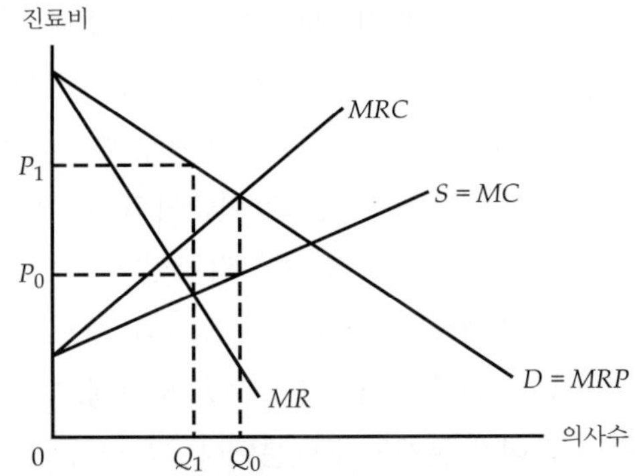

그림에서 의사서비스에 대한 수요곡선은 한계수입생산물(Marginal Revenue Product, *MRP*) 곡선이다. 이는 주의 모든 의사들을 대표하는 의사협회가 직면하고 있는 수요곡선이다. 의사협회는 노동조합과 거의 유사한 기능을 수행하며, 노동서비스의 독점공급자처럼 행동한다. 한계수입곡선(*MR*)은 수요곡선으로부터 유도된다. 공급곡선 *S*는 추가적인 의사 한 명이 더 시장에서 진료행위를 하게끔 하기 위한 기회비용 또는 한계비용(*MC*)을 나타낸다. 만일 의사협회가 이윤(또는 경제적 지대) 극대화를 추구하는 경제 주체로서 행동한다면, $MR = MC$가 되도록 의사 규모를 결정할 것이며, 그 결과 P_1의 수가 수준에서 Q_1명의 의사가 공급될 것이다.

수요독점자로서 행동하는 보건부는 $MRP = MRC$에서 이윤을 극대화한다. 보건부의 관점에서 보자면 최적 균형점은 P_0의 수가 수준에서 Q_0명의 의사를 수요하는 것이다. 최종적인 균형은 P_0와 P_1 사이에서 결정되는 수가 수준 및 Q_0와 Q_1 사이에서 결정되는 의사수가 될 것이다.

이 상황에서 협상은 의사협회가 Q_1명의 의사수를 제안하고, 보건부가 P_0 이상의 수가를 거부하면서부터 시작될 것이다. 만일 보건부가 Q_1명보다 더 많은 의사수를 원한다면 P_0보다 더 높은 수가를 지불해야만 한다. 쌍방 간에 주거니 받거니 하면서 줄다리기가 있을 것이고, 궁극적으로는 협상이 타결될 것이다. 캐나다의 경우, 의사협회가 약자 입장에 놓일 가능성이 존재한다. 위 그림에서의 수요곡선이 보다 비탄력적이고 공급곡선이 보다 탄력적이라면 Q_0는 Q_1보다 낮은 수준에 위치할 것이다. 보건부는 의사협회가 제공할 의사가 있는 의사수보다 실제로는 더 적은 수를 원할 것이고 이제 더 이상의 협상은 불가능해진다. 이 경우, 주 보건부는 총의료비지출을 통제하기 위해 의료를 이용하는 목표량을 설정하게 된다. 어느 특정 연도에 이 목표량이 초과되는 경우, 그 다음 연도의 수가수준이 자동적으로 낮아지게 되며, 그렇지 않으면 예산을 맞출 수 있을 때까지, 또는 개별 의사들의 소득상한이 달성될 때까지 의사들은 인하된 수가로 진료해야 한다. 후자는 퀘벡 주에서 선택한 방식이다. 일단 의사들의 청구액수가가 분기별 상한까지 도달하게 되면 해당 분기의 나머지 기간 중 수가는 75%가 인하된다. 분기마다 규칙적으로 그 한계에 도달하는 많은 의사들은 각 분기 말까지 진료를 못하며, 자신의 진료실을 동료의사에게 임대해주고 수입의 일정 비율을 받는다(Wolfe and Moran, 1993).

1977년에 연방정부는 연방정부와 주정부가 각각 50%씩 재원을 분담하는 제도를 없애고 그 대신 각 주에 1인당 교부금을 지급하는 제도로 바꾸었다. 그 결과 연방정부의 부담비중은 점점 줄어들게 되었다. 연방정부 비중은 1980년의 30%에서 1996년에는 21.5%로 감소하였다(Naylor, 1999). 캐나다의 연방정부 및 주정부

재정적자는 1인당으로 비교했을 때 미국보다 훨씬 더 높은데, 주정부가 더 많은 재정적 부담을 떠안게 되면서 주정부는 의료비를 줄이고 지출부담의 일부를 민간부문으로 전가시킬 강한 동기를 갖게 되었다. 1986년에 공공부문 재원은 총의료비지출의 75%를 차지하였고, 1996년에는 그 비중이 70%로 하락하였다. 민간부문은 병원비용의 12.3%와 약제비의 64.8%를 부담하였다.

단일재원방식
캐나다 등에서 사용되는 의료비 재원조달 방식으로서, 단 한 가지의 재원(보통은 정부)을 통해 의료비를 조달함. 이 경우 단일재원 주체는 의료재정과 제공의 모든 면에서 큰 영향력을 행사하게 됨.

http://
캐나다 각 주의 보건부는 별도의 웹사이트를 운영하고 있다. 브리티시컬럼비아 주 보건부의 웹사이트는 다음과 같다.
http://www.gov.bc.ca/hlth

http://
온타리오 주의 보건부가 운영하는 웹사이트 주소는 다음과 같다.
http://www.health.gov.on.ca/

캐나다의 의료체계를 **단일재원방식**(single-payer system)이라고 부르는 것에 대해 많은 사람들이 적합한 표현이 아니라고 느끼고 있는데, 이는 각 주의 의료보험제도 사이에 상당한 차이가 존재하기 때문이다. 그 차이에도 불구하고 각 주의 의료보험제도가 공공부문 수요독점이라고 보는 것은 온당한데, 이는 각 주 안에서는 공공부문이 의료서비스의 유일한 구매자로 기능하고 있으며 의료서비스의 가격을 시장가격 이하 수준에서 묶어 놓고 있기 때문이다.

원칙적으로 의사서비스의 수가는 각 주의 보건부와 의사협회 사이에 양자 간 협상을 통해 결정되도록 되어 있다. 그러나 실제적으로 일부 주에서는 주정부가 '의무적으로 준수해야 하는' 수가수준을 일방적으로 인하하였다. 캐나다 인구의 80%를 차지하는 다섯 개 주에서는 개별 의사들의 분기별 총청구금액에 상한선을 설정해 놓음으로써 진료량을 통제하는 제도를 운영하고 있다. 상한선 이상으로 청구하게 되면 정해진 수가표의 1/4 수준에서 진료비 상환이 이루어진다(Evans et al., 1989).[5] 몇 개의 주에서는 도시지역에서 개업하는 신규 개원의에 대해 적용하는 수가를 일률적으로 25% 인하하였는데, 이는 의사들의 도시지역 집중 및 농촌지역 부족 문제를 완화하기 위한 목적을 갖고 있다. 수가 문제에 정면으로 대응하기 위해 브리티시컬럼비아의 보건부는 수가수준을 일방적으로 결정하기 시작하였다. 미국의 기준에서 보자면, 의사들의 소득은 평균적으로 낮은 수준이다. 2002년의 경우, 1차 진료의의 소득은 81,017달러에서 117,191달러 사이였고, 병원 봉직의의 경우, 117,197달러에서 154,315달러 사이였다(NERA, 2004). 의사들의 평균소득은 캐나다 근로자들의 여섯 배이지만 평균적인 미국 의사가 버는 소득의 2/3 수준에 미치지 못한다.

만일 의료비 억제가 국민소득에서 차지하는 의료비 비중으로 정의될 수 있다면 이 문제에 있어서 캐나다는 미국보다 훨씬 나은 성과를 보여 주고 있다. 1970년에 GDP 대비 의료비는 미국이 7.4%였는 데 비해 캐나다는 7.2%였다. 그 이후 20년 동안 GDP 대비 의료비 비율의 증가는 미국보다 캐나다가 훨씬 더 낮은 수준이었다. 1987년에 의료부문은 캐나다의 경우 GDP의 8.6%를 차지했고, 미국은 11.2%를 차지했다. 캐나다 의료체계의 비판자들은 이런 결과가 보다 효과적인 의

5 퀘벡 주가 가장 엄격한 상한선을 설정했는데, 청구액 상한은 미 달러로 180,000달러이다.

료비 억제에 기인한 것이 아니라 급속한 경제성장에 기인한 통계적 착시현상이라고 주장한다. 1967년과 1987년 사이에 미국의 실질국민소득이 38%밖에 증가하지 못한 데 반해 캐나다의 실질국민소득은 74%가 증가하였다.

만일 의료비 억제를 1인당 실질의료비의 증가로 측정하게 되면 양상은 다소 달라진다. 1967년부터 1987년 사이에 1인당 실질의료비 지출은 미국보다 캐나다가 더 빨리 증가하였다. 이 기간 중에 1인당 실질의료비 지출의 연평균 증가율은 미국이 4.38%였던 데 비해 4.58%였다. 1981년부터 2000년 기간 중 의료부문 물가지수로 환가(換價)된 1인당 실질의료비 지출은 미국이 연평균 1.78%로 증가했던 데 비해 캐나다는 2.12%로 증가하였다.

총의료비를 통제하기 위해 캐나다가 사용한 전략의 핵심은 첨단 의료서비스의 지역화(regionalization)이다. 자원 배분에 관한 의사결정은 공공부문에 의해 이루어지는데, 이러한 통제는 병원의 자본투자, 의사의 전공 선택, 신규 의대 졸업자의 입지선정, 첨단 진단장비 및 수술 장비의 도입에 이르기까지 확대되었다. 2005년에 캐나다 전역에는 178대의 MRI가 있었는데, 이는 인구 182,000명당 1대 꼴이다. 이에 비해 미국에는 7,800대가 넘는 MRI가 있었으며, 이는 37,500명당 1대 꼴이다. 2005년에 미국에는 950대의 신장결석 파쇄기(lithotripter)가 있었지만, 캐나다에는 16대가 있었다. 같은 해에 캐나다에는 360대의 CT가 있었는데, 이는 89,000명당 1대꼴이다. 반면에 미국은 9,500대 이상을 보유하고 있었고, 이는 31,000명당 1대꼴이다. Harriman, McArthur와 Zellder(1999)는 브리티시컬럼비아의 지역병원 내 의료기술 가용성을 워싱턴 및 오리건 주와 비교하는 연구를 하였다. 그리고 이들은 혈관성형술(angioplasty), 심장도관삽입(cardiac catheterization), 집중치료(intensive care) 등의 일부 분야에서 캐나다가 뒤진다는 사실을 밝혀내었다.

이들 기술 분야에서 미국은 과잉능력을 갖추고 있는 반면, 캐나다는 부족한 상태라고 주장할 수 있다. 캐나다에서 외과적 치료 및 진단장비의 사용을 위한 환자 대기는 흔한 일이다. 2007년에 외과적 치료의 대기자수는 827,429명이었는데, 이는 2006년에 비해 7.4%가 증가한 것이다. 진료당 1명을 가정한다면 이 수치는 전체 인구의 2.54%가 대기자 명부에 올라 있다는 것을 의미한다. 전국적으로 일반의에 의해 의뢰된 이후 치료받을 때까지 대기하는 기간의 중앙값은 18.3주였는데, 이는 2006년의 17.8주에서 증가한 것이다. 이 대기기간의 중앙값은 브리티시컬럼비아의 15.0주에서 서스캐처원의 27.2주에 이르는 범위를 갖는다. 이 대기기간은 정형 수술(38.1주), 성형 수술(34.8주), 신경외과(27.2주) 분야에서 가장 길고, 일반외과 수술, 심장혈관 수술, 암환자서비스가 가장 짧아서 4.3주에서 9.5주에 이르고 있다. 10개의 모든 주와 13개의 진료과목에서 합리적인 대기기간과

핵심개념 ❻
공급과 수요

실제 대기기간의 비교가 이루어진 바가 있다. 대기기간의 중앙값은 비교대상의 76% 이상에서 캐나다 의사들이 생각하는 합리적인 수준을 상회하는 것으로 나타났다(Esmail and Walker, 2007).[6]

문제는 이것뿐만이 아니다. 진단용 영상자료가 요구되는 경우, 대기기간은 훨씬 더 길다. 2007년에 환자들은 CT를 찍기 위해 4.8주를, MRI를 찍기 위해 10.1주를, 초음파를 위해서는 3.9주를 기다려야 했다. 진료 지연은 취약인구 계층에 문제를 일으키고 있는데, 특히 노인들은 고관절 및 슬관절 치환(대기기간 중앙값 25.4주), 백내장 수술(11.2주), 비(非)응급 심장우회 수술(5.4주) 등 필요한 의료서비스에 합리적인 시간 내에 접근하지 못하고 있다. 따라서 캐나다 인들은 1차 진료를 무료로 받는 대신에 현대적인 의료기술에 대한 접근을 희생하고 있다고 볼 수 있다.

또 다른 의료비 억제수단은 총액예산제이다. 병원들은 연간 예산을 할당받아 운영비용을 충당하고 있으며, 이 예산의 범위 내에서 모든 환자들을 진료하도록 되어 있다. 전국 어디에서나 자원배분 결정은 전적으로 병원 관리자에게 맡겨져 있으며, 이들은 주어진 재원의 범위 내에서 어떤 서비스를 얼마나 제공해야 할지를 결정해야 한다.

캐나다 의료체계의 경험으로부터 몇 가지 교훈을 얻을 수 있다. 정부가 어떤 재화를 소비자에게 '무료'로 제공한다면 필연적으로 수요는 확대될 것이고 지출은 증가할 것이다. 가격이 0인 수준에서 제공된다면 마치 그 자원비용이 0인 것처럼 취급될 것이다. 시간이 흐르면서 자원배분 결정은 점점 비효율적으로 되어갈 것이고, 결국 정부는 더 많은 조세수입을 올리든지 아니면 서비스 제공을 제한할 수밖에 없게 된다. 여러 주에서 의료보험제도는 '의학적으로 필요한' 급여범위 내에서 여러 가지 서비스를 제외시키는 방식으로 의료비를 억제하는 방향으로 나아가고 있다. 이들 중 몇 가지만 예를 들자면, 불임치료, 신생아 포경수술, 문신제거 등이다. 많은 주에서 아동치과 보험의 수급자격 조건을 중단하거나 변경한 바 있다(Leatt and Williams, 1997).

두 번째 교훈은 비용이 존재하지 않는 것은 없다는 점이다. 진료를 위해 주요 진단서비스나 외과적 시술이 필요한 경우, '무상' 의료체계는 희소한 자원을 배분하는 어떤 다른 기구를 찾아내어야만 할 것이다. 캐나다의 의료체계는 이 권한을 정부에 위임하고 있다. 따라서 자원배분은 가격기구를 통해 이루어지는 것이 아니라 의료기술에 대한 투자에 제한을 가하는 방식으로 이루어지고 있다. 이런

핵심개념 ❷
기회비용

6 캐나다 의사들이 생각하는 임상적으로 합리적인 대기기간은 미국 의사들이 생각하는 것보다 1/3 내지 1/2 더 길다.

방식의 지지자는 의료를 배분하는 수단으로서 대기자 명부의 사용이 합리적이고 공정한 것이라고 주장할 것이다. 한편, 반대자라면 대기자 명부가 용납하기 어렵고, 의료분야에서 개인의 의사결정 권한을 침해하는 바람직하지 않은 것으로 볼 것이다.

핵심개념 ❶
희소성과 선택

단일재원방식의 지지자라면 캐나다 인들이 일부 의료서비스, 특히 첨단기술이 사용되는 의료서비스의 경우 대기기간의 문제에 직면해야 한다는 사실에 대하여 대응수단을 강구해야 할 것이다. 진료 지연을 피하고자 많은 캐나다 인들은 더 우수한 진료를 받기 위해 남쪽으로 여행을 하고 있다. 온타리오 주 보건부의 의료보험 책임자는 미국 의료서비스의 이용 가능성이 캐나다 인들에게는 안전밸브로 작용하고 있다고 보고 있다(Berss, 1993). Blendon과 동료들(1993)은, 캐나다 전체 의사의 거의 1/3이 지난 5년간 환자를 국외의 의료기관으로 의뢰했던 것으로 보고하고 있다. 독일 의사들의 경우, 이 수치는 19%이고, 미국 의사들은 7%에 불과하다.

정책적 쟁점
미국의 의료체계를 캐나다와 같은 형태의 단일재원형으로 바꿀 경우 그 경제적, 정치적 결과는 무엇일까?

이렇듯 국경을 넘는 의료 이용은 1990년대 초에 기록적인 수준에 도달하였다. 1991년까지 캐나다 인들은 해외에서 받은 모든 응급의료서비스에 대해 그 비용의 100%를 상환받았으며, 선택적 수술비용에 대해서는 75%를 상환받았다. 이렇듯 관대한 급여혜택은 응급서비스의 경우, 일당 캐나다 달러로 400달러, 선택적 수술에 대해서는 캐나다 달러로 200달러의 정액으로 줄어들었다. 이러한 변화 이후 미국에서 의료를 이용하는 캐나다 인들은 그 수가 크게 줄어들었다. 주요 정형수술, 실험적인 암 치료, 턱관절 치료분야에서는 다시 증가하는 양상이 나타나고 있다. 이들 서비스의 대부분이 캐나다 인구의 10% 이상이 구입한 해외여행자 의료보험의 급여범위에 포함되어 있기 때문이다(Katz et al., 1998).

캐나다의 의료체계는 두 가지 주요 과제에 직면하고 있다. 첫 번째는 엄청난 규모의 약제급여를 위해 어떻게 재원을 조달할 것인가의 문제이다. 원래는 처방약제 급여가 의료보험 급여범위에 포함되어 있지 않았기 때문에 대부분의 사람들은 주로 고용주가 제공하는 보충적인 민영의료보험의 구입을 통해 해결하였다. 그리고 최근까지 공적 보험이 제공하는 서비스에 대한 민영의료보험의 급여제공은 허용되지 않았다. 두 번째 과제는 이 조항에 대한 캐나다 대법원의 위헌결정에 대해 어떻게 대응하느냐 하는 것이다. 이 결정은 2006년 6월부터 효력이 발생했으며, 주에서 운영하는 공적 보험이 과도한 대기기간 없이 환자의 필요를 충족시키지 못하는 한, 주정부는 더 이상 민영보험의 급여제공을 금지할 수 없다고 언명하고 있다(Steinbrook, 2006). 이 결정이 기술적으로는 오직 퀘벡 주에 대해서만 적용될 뿐이지만 온타리오에서도 유사한 소송이 현재 진행 중이다. 결국 이러한 환자 측 반발이 모든 주에 영향을 미침으로써 민영보험 시장의 성장을 가져오고, 이는 다시 짧은 대기시간, 의료수요 증대 및 의료비 지출 증가를 초래해, 결과적으로 캐나다 의료체계가 이중구조(two-tiered system)를 갖게 되는 것은 단지 시간문제일 뿐인 것으로 보인다.

봉투의 이면

안전밸브의 경제학

안전밸브의 역할은 압력을 낮추는 것이다. 안전밸브의 개념이 의료시장의 분석에 도움이 될 수 있을까? 서로 분리된 두 개의 의료시장, 1차 시장과 안전밸브 시장을 생각해보자. 공급 측면은 수술실 개수, 영상장비 및 첨단의료기술을 요하는 여타의 시술에 대해 상한선을 설정하는 방식으로 제약이 가해지고 있다. 가격과 의료비 지출을 낮은 수준에서 유지하기 위해 정책 당국은 아래의 왼쪽 그래프처럼 1차 시장에 가격상한(price ceiling)을 설정하였다.

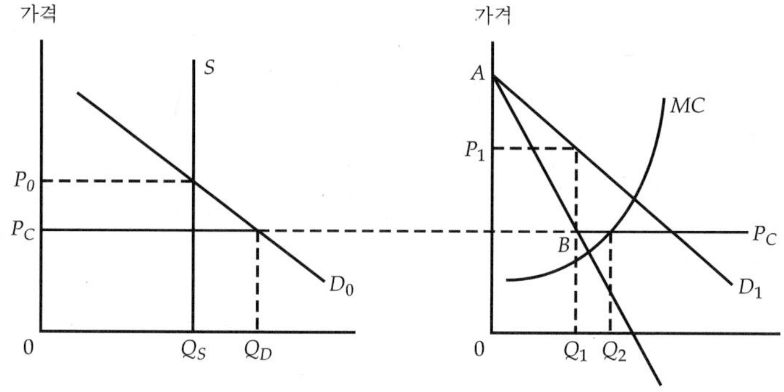

공급곡선 S가 수직이므로 공급량은 Q_S 수준에서 고정되어 있다. 정부가 시장가격 P_0를 허용하지 않고 P_C에서 가격상한을 설정하였으므로 Q_D—Q_S만큼의 부족분(shortage)이 생긴한다. 이 초과수요 때문에 환자들의 대기시간이 늘어나고 불만도 함께 늘어난다. 이제 1차 시장의 환자들은 지리적으로 이동이 가능한 범위 내에서 가격통제가 없는 안전밸브 시장으로 가서 의료서비스를 받을 수 있다.

1차 시장의 재원 당국이 안전밸브 시장에서 받는 서비스에 대해 통제가격 P_C만큼을 상환해주기로 했다고 가정해 보자. 가격통제가 없는 시장의 의료공급자들이 직면하는 한계수입곡선은 AB처럼 우하향하는 부분과 BP_0처럼 수평선인 두 부분으로 나뉘게 된다. 한계비용곡선은 합성된 한계수입곡선과 진료량 Q_2에서 교차한다. 만일 통제되지 않는 시장에서 의료공급자들의 서비스 생산능력이 Q_1 이하 수준이라면 공급자들은 모든 가용능력을 이 시장의 소비자들을 위해 사용하게 될 것이다. 왜냐하면 이 소비자들은 P_1의 가격을 지불할 의사가 있기 때문이다. 반면에 만일 Q_1 이상의 생산능력을 갖추고 있다면 1차 시장에서 서비스를 받지 못한 소비자들은 안전밸브 시장에서 P_C의 가격으로 서비스를 받을 수 있게 된다. 통제되지 않는 시장의 의료공급자들은 해당 시장의 소비자들에게는 P_1의 가격을, 1차 시장에서 흘러들어온 소비자들에게는 P_C의 가격을 부과함으로써 가격차별(price discrimination)을 행하는 셈이 된다.

프랑스 : 평등, 자유, 박애[7]

비록 프랑스가 유럽 민주주의의 발상지로 여겨지고 있지만, 이 나라는 나폴레옹 보나파르트의 치세 중에 고도로 중앙 집중화된 정부조직을 채택하였다. 그 이래 프랑스 인들은 개인의 자유와 집단행동 사이의 미묘한 균형을 유지하기 위해 노력해 왔다. 경제정책과 사회정책은 프랑스 인들이 소중하게 고수해온 평등주의의 국민정신, 개인적 자유의 존중, 최소한의 국가개입이라는 세 가지 원칙에 기초하고 있다. 환언하자면, 프랑스 인들은 연대감, 선택 및 경쟁 사이의 균형을 추구한다.

이런 원칙들 사이의 잠재적인 갈등을 인식하는 것은 어려운 일이 아니며, 이런 갈등이 의료제공체계라고 하는 복잡한 부문보다 더 극명하게 드러나는 분야도 없을 것이다. 평등주의의 국민정신은 "국가는 모든 국민의 건강을 보장한다."라는 프랑스 헌법의 전문에 명백히 나타나 있다. 사회보장체계는 모든 국민들에게 의료보험을 제공할 뿐만 아니라 소득을 재분배하고 사회연대감을 제공하는 기제로서 기능하고 있기도 하다. 개인적 자유에 대한 존중은 환자의 선택권과 의사의 자율성에 관한 조항에서 분명히 드러나 있다. 환자는 마음대로 자신의 의사를 선택할 수 있으며 의뢰 없이도 전문의 진료를 받을 수 있다.

경제이론이 시사하듯이 이 두 가지 원칙이 아무런 제한 없이 추구되면서 의료비는 급격히 증가하였다. 이미 앞서 언급된 것처럼 0의 가격에 의료서비스를 제공받는 환자는 마치 자원비용이 0인 것처럼 의료를 이용할 것이다. 또한 비용효과성에 대한 고려 없이 서비스를 제공하는 의료공급자는 과잉 진료를 하는 경향이 있기 마련이다. 이에 1960년 정부가 규제개혁을 통해 개입하게 되는데, 이때 자유와 연대성의 원칙은 유지되었지만, **자유방임**(laissez faire)의 원칙은 포기되었다. 그 자리에는 의료비 지출을 줄이기 위한 노력의 일환으로 의료수가와 예산에 대한 정부의 통제가 대신하게 되었다.

다른 많은 유럽 국가들과 마찬가지로 프랑스의 국민의료보험은 상호공제조합, 또는 **질병금고**(sickness funds)를 통해 일부 산업 근로자들과 광부들에 의료보험을 제공했던 19세기의 제도에서 확대 및 발전되어 온 것이다. 1928년에는 저임금 직종에 대해 강제가입을 규정한 법률안이 통과되었지만, 여전히 전 국민에 대한 보편적 적용과는 거리가 멀었다. 전 인구가 의료보험에 적용된 것은 경제사회의 하부구조가 재건되었던 제2차 세계대전 이후의 일이다. 국민의료보험제도의 관리운영은 16개의 지방금고(regional fund)와 133개의 지역금고(local fund)가 담당

http://

파스퇴르 연구소의 학술회의나 간행물에는 상당 부분 영어가 사용되는데 다음의 웹사이트에서 찾아볼 수 있다.
http://www.pasteur.fr/english.html

자유방임
'자유롭게 하도록 허용함'을 의미하는 프랑스 어 'laissez faire'에서 나온 말. 소비자와 기업이 정부의 제약 없이 자신들의 사익을 추구하도록 허용하는 상황을 나타냄.

핵심개념 9
시장 실패

질병금고
프랑스와 독일의 국민의료보험체계에서 보험료를 징수하고 제공자에게 진료비를 상환하는 보험자 역할을 하는 준공적 기구.

---

7 이 절의 내용은 Henderson(1993)에 기초하고 있다.

하며, 각 금고는 자율적인 운영위원회를 두고 있다. 17개의 또 다른 금고는 농민, 공무원, 독립적인 전문직, 전업 학생 등 특정 직업의 인구를 적용대상으로 한다. 질병금고의 적자는 일상적인 문제이고, 국민의료보험이 시작된 1950년대 이래 재정은 지속적인 적자상태를 보여 왔다. 예를 들어, 전 인구의 80%가 가입되어 있는 일반 의료보험 금고(general health insurance fund)는 2005년도에 80억 유로(약 90억 달러)에 이르는 적자를 보임으로써 환자와 의료공급자들 사이에 심각한 불만을 초래하였다.[8]

의료 당국은 보편적 접근과 의료비 억제라는 두 가지 목표를 동시에 달성하기는 어렵다는 점을 깨닫고 있다. 재원조달은 주로 사회보험을 통해 이루어지지만 보충적인 민영보험이 상당한 정도로 존재한다. 원래 공적 보험의 재원은 거의 모두 급여세를 통해 충당되었다. 1994년 초에 급여세율이 18.95%로 인상되었는데, 이 중 2/3를 고용주가 직접 부담하였다.[9] 2001년 현재 급여세는 공적 재원의 60%만을 차지하고 있고, 나머지는 특별소득세로 충당되었다. 현재 고용주는 피고용인 급여의 12.8%를, 피고용인은 0.75%를 의료보험 금고에 납부하고 있다. 여기에 더해서 소득과 자본에 대한 세금이 소득세를 납부하는 납세자들의 소득 중에서 평균적으로 대략 7.5%를 차지한다. 이렇듯 급여세에 대한 의존이 줄어들면서 고용주들의 부담 압력이 낮아지기는 했지만 전반적인 보험 지출이 줄어든 것은 아니어서 급여세 부담은 평균적인 근로자 소득의 21%를 상회하고 있다.

모든 근로자들은 프랑스 사회보장법의 적용을 받으며 사회보장제도에 기여금을 납부해야 한다. 사회보장제도는 생명 및 의료보험, 산업재해보험, 노령연금, 육아 및 간호 휴가(family leave)(출산, 육아 및 가족의 병간호를 위한 무급휴가제도—역자 주) 등의 네 가지 분야로 나누어진다.

보험료 외에도 환자들은 입원과 외래진료 모두에 대해 상당한 본인부담금을 지불해야 한다. 우선 개원의를 찾은 환자의 경우, 의료서비스를 받은 후 진료비 전액을 의사에게 지불한다. 그러고 나서 환자는 금고에 총진료비의 75~80%까지

---

8 조만간 치과, 안과, 의약품, 보청기 등을 포함하여 일부 서비스의 급여를 민영 보충보험으로 이관하는 상당한 수준의 재정개혁이 예상되고 있다. 그 대안으로서 일부에서는, 국민의료보험은 엄격한 지침에 따라 상환이 이루어지는 기본적인 수준의 급여만을 제공하고, 그 이상의 추가적인 서비스는 개인들의 선호와 지불의사에 따라 결정하도록 민영 보충보험에 맡기자고 주장하기도 한다(LePen, 2003).

9 유럽의 기준에서 보아도 이는 다소 높은 편이다. 독일의 고용주들은 근로자들이 부담하는 의료보험료의 절반을 부담하는데, 이는 총급여의 10%에서 16%를 차지하며 평균치는 14.3%이다. 미국의 고용주들은 2005년도에 의료보험료로 급여의 5.3%만큼을 부담하였다. 의료보험을 제공하는 56%의 기업에서 보험료는 급여의 10.3%를 차지한다.

진료비 상환을 청구한다. 단, 소득이 연간 6,600유로 이하인 저소득층은 예외여서 이들은 진료비를 먼저 지불하지 않는다. 병원 입원환자의 경우, 진료비의 20%에 추가하여 30일을 상한으로 하여 10유로(약 15달러)의 일당 병실료를 본인이 부담하며, 나머지 금액은 병원이 국민의료보험 금고에 청구하여 상환받는다. 검사와 치과진료의 경우 환자는 비용의 30%를 부담하고 있다. 또한 급여대상인 처방약제에 대해 환자는 35~65%까지 부담하며, 비급여 약제인 경우 100%를 부담한다.[10] 추가청구(extra billing)되는 부분은 환자가 전적으로 부담한다. 서비스를 받는 시점에서의 본인부담과 차액청구(balance billing)를 피하기 위해 프랑스 인들은 보충적인 의료보험의 구입을 선호하고 있다. 보충적인 민영의료보험의 역할은 지난 40년간 확대되어 왔는데, 이를 통해 프랑스 인들은 의료배급제(health care rationing)가 초래하는 부정적 결과의 대부분을 회피할 수 있었다. 민영보험은 공제조합, 비영리보험회사, 영리보험회사로부터 구입할 수 있다. 2001년에 전체 인구의 약 87%가 보충적인 민영의료보험을 구입하였는데, 이는 1960년의 31%에서 크게 증가한 것이다. 민영보험의 보험료는 가입자의 고용상태에 따라 달라지지만 평균적으로는 소득의 2.5%이다(Pomey and Poullier, 1997).

2006년 현재 전국적으로 대략 207,000명의 의사가 활동 중이며, 이는 인구 100,000명당 340명꼴이다.[11] 전체 의사 중 약 1/3이 개업의이며, 1/3은 봉직의이다. 나머지는 대형 공공병원이나 도시의 보건소에서 봉직하면서 동시에 파트타임으로 개인진료를 행하고 있다. 대략 절반 정도의 의사가 일반의(GP)이고, 나머지는 전문의인데, 전문의의 대부분은 봉직과 개인진료를 겸하고 있다.

대략 75%의 의사들(GP의 83%와 모든 전문의의 62%)이 제1계급(first-tier)으로 여겨지고 있다. 제1계급 의사들은 공적 보험자와 계약을 맺으며, 전국적인 차원에서 협상을 통해 결정되는 수가에 따라 행위별 수가제를 적용받는다. 행위별 수가는 다양한 서비스와 진료행위에 대해 점수를 부여하고 여기에 환산지수를 적용하여 금액으로 나타내는 상대가치점수제를 채택하고 있다.[12]

---

10 중증환자 등의 생명유지에 절대적으로 필요한 일부 의약품의 경우에는 그 비용이 100% 상환된다.

11 의사들에 대한 공식적인 센서스 자료가 없기 때문에 실제 수치는 다소 추측에 의한 것이다.

12 프랑스의 상대가치점수제는 미국의 메디케어 RBRVS와 마찬가지로 각각의 서비스와 진료행위마다 점수를 부여하고 있지만, 진료행위에 대한 상대적인 가중치는 기술적인 측면이 결여되어 있다. 즉, 이 점수들은 미국에서처럼 진료시간, 강도, 복잡성, 수련조건 등에 기초하고 있지 않다. 그보다는 임상 각과의 정치적 영향력과 소비자 선호에 의해 점수가 결정되는 측면이 더 강하다. 이처럼 RVS가 조야해서 수가표에는 비효율적인 진료 행위를 부추기는 가격 왜곡이 일어나고 있다 (Rodwin, 1981).

1980년 이전에는 동료들의 위원회에서 우수한 의사로 인정을 받는 의사들은 법적인 상한선을 초과하는 진료비를 청구할 수 있도록 허용되었다. 1980년에 의사단체는 정부에 압력을 가하여 어떤 의사든지 제2계급(second-tier) 자격을 신청할 수 있도록 하였는데, 이 자격을 얻게 되면 승인된 수가수준의 50%까지 추가로 청구할 수 있었다. 1990년에 정부는 의사서비스에 대한 지나치게 높은 환자본인부담금에 대한 우려에서 제2계급에 대한 추가 진입을 보류하였으며 그럼으로써 사실상 자원배분 수단을 포기하였다.[13]

비록 일부 의사들의 경우 진료비 청구에 있어서 융통성을 발휘할 수 있기는 했지만 수가표는 의사들의 소득수준에 결정적인 영향을 미쳤다. 2002년도에 의사소득은 1차 진료의의 57,300달러에서 병원 봉직의의 116,000달러에 이르는 범위를 보였다(Barham and Bremley-Harker, 2004). 프랑스 의사들은 같은 해에 평균적인 미국 의사가 번 소득의 1/3 내지 절반이 채 안 되는 평균소득을 벌었다. 프랑스 의사들의 소득수준은 미국의 기준에서만 낮은 것이 아니라 프랑스 내에서의 상대적인 위치도 지난 20년에 걸쳐 점점 낮아져 왔다. 1970년에 의사들의 평균 봉급은 평균적인 프랑스 근로자의 세 배였지만, 1997년에는 가까스로 두 배에 이르는 수준으로 낮아졌다.

핵심개념 ❷
기회비용

대부분의 의학도들은 주로 지방의 주도(州都)에 위치한 29개의 대학부속병원에서 수련을 받는다. 41개 의과대학의 1학년은 모든 지원자에게 개방되어 있지만 2년차는 연간 4,000명(1972년의 8,588명에서 감소한)이 채 안 되는 쿼터(quota)에 의해 통제되고 있다. 인구 100,000명당 의사수 250명이라는 정부의 목표는 다소 초과되었지만 의사의 지역분포는 북부지방과 농촌지역이 의사부족 현상을 보이면서 균등하지 못하다. 의사의 자율성을 제한하기 위한 정책적 시도는 아직까지 없었다.[14]

병원서비스는 공공병원, 민간 비영리병원 및 민간 영리 클리닉의 세 가지 종류의 의료기관에서 받을 수 있다. 1998년에 공공부문은 총병상의 72%를 차지하였고, 민간 비영리병원이 6%, 민간 영리 클리닉이 22%를 차지하였다(Green and Irvine, 2001). 교육, 기초연구, 진단, 수술 분야에서의 첨단의료는 공공의료기관이 담당하는 기능이다. 공공병원들은 병원비용의 75%를 차지하지만, 단기 재원일수

---

13 전체 의사 중 약 25%가 차액청구(balance billing)를 하도록 허용되었는데, 2001년도의 경우 의사서비스에 대한 민간부문 지출, 즉 보충적 민영보험 지출과 환자 직접 지출의 합계는 23.5%였다.

14 정책 당국은 의료비 지출을 통제하기 위한 새로운 수단을 계속 찾고 있다. 보건부 관료들은 의사서비스에 대한 지출을 통제하기 위한 수단으로 이용량 통제와 개별 의사들에 대한 사전 예산제(prospective budgeting)의 확대를 고려하고 있다(U.S. Government Accounting Office, November 1991).

에서 차지하는 비중은 60%가 채 되지 않는다.

1983년의 개혁으로 병원 진료비 상환방식의 성격에 변화가 생겼다. 공공병원과 다수의 민간 비영리병원은 의사들의 봉급제와 함께 사전 총액예산제(prospective global budgeting)의 적용을 받게 되었다. 그리고 환자들이 공공병원 의사의 진료를 받으려면 먼저 그 의사가 파트타임으로 개인진료를 할 때 먼저 진료를 받아야 했다. 민간 영리 클리닉은 전국적으로 적용되는 일당 진료비가 적용되었으며, 이 클리닉에서 환자를 진료하는 의사는 표준수가를 받았다. 사적인 진료만 하는 개원의들은 공공병원에서 환자를 진료할 수 없었다.[15]

공공병원들은 법적으로 병상 점유율을 95% 이하에서 유지하도록 되어 있다. 더욱이 공공병원은 매일 24시간 가동되어야 하며, 완전하게 장비를 갖춘 응급실을 보유하고 있어야 한다.[16] 민영 클리닉은 통상적으로 보다 수익성이 높은 선택적 수술이나 산과(産科)서비스 제공에 초점을 맞추고 있으며 고비용 진료는 피하고 있다. 그러므로 공공병원의 평균비용은 민영 클리닉보다 당연히 더 높은 경향을 보인다. 지난 수년간에 걸쳐 클리닉은 그들이 제공하는 서비스를 개별화(unbundle)함으로써 수익성을 유지해 왔으며, 이를 통해 표준적인 일당 진료비를 적용받는 일부 서비스를 없앨 수 있었다.

첨단 의료기술의 도입은 정책결정자들의 의료비 지출을 억제하는 데 문제를 일으켜 왔다. 현대의 의료장비는 추가적인 투자뿐만 아니라 그 장비를 운영하는 요원들의 보다 높은 기술적 전문지식을 필요로 한다. 따라서 의사, 간호사, 기사들을 고도로 훈련시켜야 하고 이렇게 습득한 전문지식에 대해서는 더 많은 보수를 지급해야만 한다.

1980년부터 1990년까지 프랑스는 진료량과 서비스 강도가 이 장에서 다루고 있는 나라들 중에서 가장 많이 증가하였다. 따라서 1인당 의료비 지출의 증가를 억제해야 할 압력이 커졌다. 최근에 환자의 본인부담이 늘어나는 것은 소비자의 수요를 줄여서 의료비 지출 증가율을 낮추기 위한 시도이다.

핵심개념 ❾
시장 실패

경제이론은 예산을 엄격하게 통제하면 고가의 기술에 대한 투자는 줄어들 것으로 예측한다. 예산통제는 결국 의료장비에 대한 투자를 규제할 필요성을 낳는다. 규제가 심하면 심할수록 병원은 그 시설을 적절한 수준에서 유지하고 서비스 품질을 높여주는 의료장비에 대한 투자가 더욱 어려워질 것이다. 이론적으로

정책적 쟁점
의료예산을 엄격하게 통제하면서도 의료기술의 부족 문제를 야기하지 않을 수 있을까?

---

15 제한적인 수 내에서 외래 환자는 받을 수 있다.

16 모든 병원에 걸쳐서 같은 수준의 서비스 품질을 유지하기 위해 실내 냉방은 허용되지 않고 있는데, 이 규제는 2003년 여름 중부유럽을 강타한 기록적인 더위로 인해 15,000명이라는 엄청난 사망자가 발생하는 데 하나의 원인으로 작용하였다.

는 의사의 의견을 충족시키는 방향에서 장비표준이 설정되지만, 실제로 의료장비에 대한 투자는 보건부의 승인 아래 재정적인 차원에서 그 결정이 이루어진다. 1984년 총액예산제의 도입은 혁신에 부정적인 영향을 미치고, 서비스 품질을 악화시켰다는 증거들이 있다. NHA(National Health Authority)는 의료서비스 제공도(medical service rendered, MSR)의 개념을 이용하여 진료절차와 서비스의 효과성을 판단하는 방법을 고안하였다. 만일 MSR이 불충분한 것으로 판명이 나면 해당 서비스에 대해서는 더 이상 상환이 이루어지지 않으므로 사실상 이 서비스는 더 이상은 사용되지 않게 되는 효과가 나타난다.

신기술의 도입과 확산은, 특히 고가의 장비인 경우, 미국보다 프랑스에서 훨씬 더 많은 시간이 걸린다. 표 14.1을 보면 네 가지 고가의 진단 및 시술방법의 채택 정도가 요약되어 있다. 프랑스는 백만 명당 1대의 신장결석 파쇄기를 보유하고 있지만 미국은 312,500명당 1대를 갖고 있다. 프랑스는 212,700명당 1대의 MRI를 갖고 있지만, 미국은 37,600명당 1대이다. 또한 프랑스는 102,000명당 1대의 CT를 갖고 있지만, 미국은 31,000명당 1대이다.

단일한 공적 의료보험을 운영한다고 해서 동일한 건강수준이 보장되는 것은 아니다. 보편적 접근성에도 불구하고 평균수명의 직업별, 지역별 차이는 엄연히 존재한다. 35세 남성의 기대여명은 전문직과 일반 근로자 사이에 7년이나 차이가 난다. 프랑스 남부의 미디피레네(Midi-Pyrenees) 지방은 출생 시 기대여명이 북부의 노르파드칼레(Nord-Pas-de-Calais) 지방보다 4년 이상 더 높다. 의료자원에 대한 접근도 역시 지역마다 다르다. 피카르디(Picardie) 지역의 의사수는 100,000명당 249명이지만 일드프랑스(Ile-de-France) 지역은 423명에 이르고 있다(Petkantchin, 2007).

프랑스의 국민의료보험은 사실상 전 인구의 100%를 적용대상으로 한다. 그러나 프랑스는 사회 연대성과 평등성을 추구하는 과정에서 많은 것을 잃어버려야 했다. 의료공급자들은 다른 직종에 비해 소득이 줄어드는 고통을 감내해 왔다. 공공병원에는 총액예산제를 적용하고 있고, 의료기술의 가용성을 제한하고 있으며, 의료비 억제라는 이름으로 환자는 높은 수준의 본인부담금을 내고 있다. 의사의 자율성은, 적어도 민간부문에서는 그대로 유지되고 있다. 적어도 부분적으로는 캐나다와 영국이 겪고 있는 대기기간의 문제를 피하기 위해 공공부문의 지원규모는 상당히 높은 수준이다. 현재 프랑스의 의료보장체계는 갈림길에 와 있다. 만성적인 재정적자 문제 때문에 근본적인 변화가 필요하지만 진정 필요한 변화는 바로 철학의 변화이며, 이는 아직 프랑스 인들이 받아들일 준비가 안 되어 있는 것이다(LePen, 2003).

독일 : 질병금고[17]

제2차 세계대전 이후 독일은 연합국에 의해 두 개의 정치체제로 분단되었다. 독일민주공화국(동독)은 구소련의 영향 아래 사회주의를 채택하였다, 독일연방공화국(서독)은 서구세계와의 관계를 계속 유지하였으며, 의료제공체계를 포함하여 전전(戰前)의 경제체제를 계속 유지하였다. 동서독은 1990년의 조약에 의해 통일되었고, 그 이래로 동독은 의료보험제도 관련법을 포함하여 서독 법체계의 적용을 받게 되었다. 동서독 합쳐서 8,240만 명의 인구를 갖고 있는 독일은 16개의 주, 즉 랜더(Laender)로 구성되어 있고, 각 주는 보건 및 교육과 관련된 문제들의 결정에 있어서 상당한 독립성을 갖고 있다.

조직에서 재정에 이르기까지 전반적인 의료보험의 제공은 주에서 책임을 지고 있다. 의료보험의 관리운영 주체는 2004년 현재 대략 282개의 질병금고이며, 그 재원은 연방법에 의해 확립된 사회보험체계를 통해 조달하고 있다(Tamm, Tauchmann, Wasem, and Gress, 2006).[18]

독일의 의료보험제도는 19세기 초에 결성된 공제조합을 그 기원으로 한다. 독일의 사회보장 급여체계는 사회연대성(social solidarity), 보완성(subsidiarity), 조합주의(corporatism)라는 세 가지의 지도원칙이 구현된 사회보험 개념에 기초하고 있다. 사회연대성 원칙은 정부가 모든 국민에게 의료, 노령연금, 실업보험, 장애수당, 출산수당 및 다른 모든 형태의 사회보장 급여를 제공하는 한편, 각자는 지불능력에 따라 기여금을 납부해야 하는 것을 의미한다. 보완성은 정책이 최소한의 행정 단위 수준에서 집행되는 분권화된 체계를 의미한다(정부 기능 중 중앙정부가 수행하기에 적합하지 않은 기능은 지방정부가 수행한다는 원칙이다—역자 주). 조합주의는 기업, 의료공급자, 보험자 등 관련 당사자들이 질병금고의 운영위원회에 참여하고 있는 것에 잘 나타나 있다.

1871년 오토 폰 비스마르크(Otto von Bismarck)가 독일 최초의 수상이 되었을 때 수백 개의 질병금고가 이미 운영 중에 있었다. 프러시아 귀족사회의 일원이었던 비스마르크는 사회주의적 정당이 이끄는 노동운동을 위험한 것으로 보았다. 이러한 우려로 인해 그는 기존의 질병금고를 확대하여 저임금 직종의 모든 근로

---

17 이 절에 대해서 통찰력 있는 조언을 해준 Klaus Geldsetzer에게 사의를 표한다. 오류와 누락이 있다면, 이는 물론 저자의 책임이다.

18 1993년과 1997년에 통과된 법률안은 질병금고 간의 경쟁을 촉진하고 있으며, 그 결과 1993년에 1,300개가 넘었던 질병금고의 수는 감소하였다. 질병금고끼리 인수합병함에 따라 그 수는 더욱 줄어들 것으로 예상된다.

자에게 적용시킬 생각을 갖게 되었다. 1883년에 질병보험법(Sickness Insurance Act)이 통과되었고, 이는 전국적인 차원에서 조직된 최초의 사회보험 프로그램이었다.

지난 130년 동안 이 제도는 점진적으로 확대되어 현재는 인구의 거의 대부분에게 의료에 대한 경제적 접근성을 제공하고 있으며, 모든 국민들은 의료보험을 갖도록 법적으로 규정되어 있다. 47,250유로(2006년 현재 약 56,000달러) 이하의 소득을 버는 사람들은 의료서비스 급여를 받기 위해 반드시 질병금고 중 하나에 가입해야 한다. 그 이상의 소득을 버는 사람들은 민영의료보험을 선택할 수 있다.[19] 이에 따라 전체의 약 74%가 반드시 질병금고에 가입해야 하는 인구이고, 또 다른 14%의 인구는 소득이 기준소득 수준을 넘지만 자발적으로 질병금고에 가입하고 있다. 약 800만 명에 해당하는 나머지 10%는 포괄적인 민영보험을 선택하였다.

2001년도의 경우, 질병금고에 가입한 독일인 10명 중 1명이 본인부담금과 해외진료, 진료 시 사생활 유지, 고급병실 등 보다 고급 품질의 서비스를 적용받기 위해 보충적인 민영의료보험에 동시 가입하였다. 민영보험은 개별 환자의 필요에 따라 맞춤형으로 구입할 수 있어서 기초공제나 본인 일부 부담이 없는 완전보장형 상품을 선택할 수도 있고, 완전보장이 안 되는 상품을 선택할 수도 있다(Green and Irvine, 2001).

질병금고에 가입한 근로자들의 개인 보험료는 소득에 따라 산출되며 연령이나 피부양자 수와는 무관하다. 근로자가 받는 총급여의 10.2%에서 15.7%에 이르는 보험료는 급여가 지급될 때 원천징수된다.[20] 2003년도의 평균보험료율은 14.3%였다. 1996년 이래 장기요양보험(long-term care insurance)의 보험료로 소득의 1.7%(무자녀 부부의 경우 1.95%)를 추가로 납부하는데, 의료보험과 장기요양보험을 합한 평균보험료율은 급여의 16% 이상에 달하고 있다.[21] 지난 40년 동안 급여세가 급격히 증가하였는데, 1950년의 6%에서 1960년에는 8.4%로 올랐고, 1980년에는 11.4%, 1995년에는 13.2%로 올랐다. 그리고 급여세는 고용주와 근로자가 절

---

19 급여수준과 무관하게 공무원과 자영업자는 민영보험을 선택할 수 있다.

20 일정한 소득기준에 따라 보험료의 상한선이 설정되어 있다. 질병금고에 가입되어 있고 연간 수입이 47,250유로 이상인 근로자들은 소득상한선인 47,250유로의 14%, 즉 6,615유로까지 보험료를 낸다. 이 보험료는 일하지 않는 부양가족까지 적용대상으로 포함한다.

21 장기요양보험의 기금은 1999년 이래 지속적인 적자를 보이고 있다. 급여가 축소되든지, 아니면 보험료율이 인상되지 않는 한 이 프로그램은 지속할 수 없다. 젊은 계층은 이미 소득의 0.7%를 추가로 납부하고 있지만, 이 프로그램이 지급능력을 갖추려면 추가적으로 급여의 3.2%에서 5.9%를 더 징수해야 할 것으로 추계되었다(Arntz et al., 2006).

반씩 부담하고 있다. 연방노동청(Federal Labor Administration)이나 지역 복지사무소는 실업자의 보험료를 대신 납부해준다.[22] 은퇴자들의 경우에는 근로자의 평균보험료율과 같은 보험료율을 연금에 적용하여 징수한다. 민영보험의 보험료는 선택한 상품의 종류에 따라 달라지며, 평균 급여세보다 평균적으로 20% 정도 더 낮은 수준이다. 민영보험의 급여가 공적 보험보다 더 낫고, 1인당 관리운영비는 공적 보험의 절반 수준이다(Prewo, 1993).

질병금고에 가입하게 되면 포괄적인 요양급여와 치과 급여를 받을 수 있다. 독일인들은 입원 진료, 통원 진료, 처방의약품, 치과 진료, 장애소득급여, 그리고 심지어 온천욕(health spa)에 이르기까지 고품질 서비스를 받을 수 있다. 그러나 독일의 의료체계에는 몇 가지 약점이 있는데, 특히 공중보건서비스와 정신과서비스는 최소한에 그치고 있다.

독일 의료체계는 1960년대와 1970년대 기간 중 다른 선진국과 마찬가지로 의료비 급증이라는 같은 문제를 경험하였다. 1970년대 중반의 경기침체 때문에 정부는 의료비 증가문제에 대응하지 않을 수 없었다. 1977년에는 증가일로에 있는 의료비 지출을 억제하고 의료보장체계의 재정파탄을 막기 위해 40개가 넘는 의료관련 법안 중 최초의 법안이 통과되었다. 이 법안의 목적은 의료체계에 대한 접근성은 그대로 유지하면서 의료비 증가율을 임금 및 봉급 증가율과 일치시키는 것이었다.

의료비가 GDP보다 빠른 속도로 증가했기 때문에, 정부는 그 증가율을 낮추기 위한 시도로서 1990년대 기간 중 다섯 번의 주요 개혁을 실시하였다. 2004년도의 의료개혁으로 의사를 방문할 때 본인부담이 도입되었고, 처방 의약품에 대해서는 본인부담이 늘어나게 되었다.

미국의 기준으로 보자면 본인부담금은 여전히 낮은 수준이다. 한 분기 기간 중 최초로 개원의를 방문할 때 환자는 10유로(약 15달러) 정도의 본인부담금을 내어야하며, 본인부담금의 연간 한도는 소득의 2%이다. 건강검진, 치아검진, 암검사를 위한 예방적 진료의 경우에는 본인부담이 존재하지 않는다. 처방의약품의 경우에는 약가의 10%를 본인이 부담하는데, 이는 포장규모에 따라 9유로에서 13유로 정도가 된다. 병원 진료비에 대한 본인부담은 처음 28일간 일당 10유로이며 입원환자에 대한 예방 및 재활서비스 역시 10유로이다. 치과서비스에 대한 본인부담은 또 다른 문제인데, 많은 경우에 있어서 비용의 50% 내지 100%를 환자가 부담하게 된다. 아동과 저소득층은 대부분의 경우 본인부담이 면제되며, 만성

---

22 저소득층 역시 보험료를 면제받는다. 무료 진료의 대략적인 소득기준은 동독지역이 월 500유로이고, 서독지역은 월 600유로이다.

질환자의 경우 소득의 1%를 넘지 않도록 되어 있다.

이러한 조치들은 상당한 효과를 가져왔다. 1970년대에는 1인당 명목의료비 지출의 증가율이 연평균 12.2%에 달하였다. 의료비 억제대책 시행 이후에는 1980년부터 1998년까지 의료비의 연평균 증가율이 4.5%로 하락하였다. 이와 같은 기록은 경제협력개발기구(OECD)의 주요국 중 일본에 이어 두 번째이다.

의료비 억제에 있어서 독일의 성공은 의료체계 자체의 제도적 틀에서 그 원인을 찾을 수 있다. 의사는 통원진료를 하는 개원의사와 병원의사 등 두 부류로 나뉜다. 개원의에 대한 진료비 지불제도는 행위별 수가제이며, 대부분의 경우에 있어서 환자를 병원에 데리고 와서 진료를 할 수 없다. 병원의사들에게는 봉급제가 적용되며 이들은 외래환자를 진료할 수 없다. 의사들이 청구하는 진료수가는 질병금고와 지역의사회의 협상을 통해 정해진다. 병원의 경우 이중의 재원조달체계를 갖고 있어서, 질병금고로부터 받는 진료수입은 운영비로 쓰이는 한편, 자본투자비용은 국가로부터 수령한다. 병원부문에는 진단명기준 환자군(DRG)이 도입되어 있다. 2,000개 이상의 병원이 그 수효가 점점 증가하고 있는 DRG의 적용을 받고 있으며, 이를 통해 의료 당국은 현재 유럽에서 가장 긴 평균재원일수를 30% 정도 낮출 수 있을 것으로 기대하고 있다.[23]

국가에서 운영하는 29개의 의과대학에 100,000명 이상의 의대생들이 등록을 하고 있다. 6년간의 교육과정을 이수한 뒤에는 우선 병원에서 6년 동안 근무해야 개업이 허용된다. 매년 대략 9,500명의 의대 졸업생이 병원 근무를 시작한다.

의료비 지출을 질병금고 가입자의 소득수준에 연계시켰기 때문에 의료비 억제정책의 성공은 임금과 봉급의 지속적인 증가 여부, 질병금고와 의사 단체 사이에 이루어지는 협상의 성공여부에 달려 있다. 의료비 억제정책으로 인해 1차 진료의사의 상대적인 소득수준은 엄청나게 낮아졌는데, 1975년에는 일반 근로자의 5.1배에 달하는 수준이었지만, 1990년에는 2.7배로 하락하였다. 미국의 기준에서 보자면 의사의 소득은 상대적으로 낮은 수준이다. 2003년에 평균적인 1차 진료의사는 71,443달러를 벌었고, 병원 봉직의는 35,465달러에서 56,455달러를 벌어들였다(Barham and Bramley-Harker, 2004).

핵심개념 ❷
기회비용

2002년에 2,000개 이상의 종합병원에서 600,000개 병상이 가동되었다(공공병원 54%, 민간 비영리병원 38%, 민간 영리병원 8%). 여기에 더해 1,400개의 예방진료 및 재활시설에 190,000개 병상이 갖추어져 있다. 독일 병원들은 미국 내 도시지역의 전형적인 병원에 비해 첨단 의료장비의 보유수준이 낮은 편이다. 독일은 인구 백만 명당 MRI 보유대수가 미국에 비해 1/4이 더 적고, 인구 백만 명당

23 2004년의 새로운 강제적용 제도는 600개가 넘는 DRG를 포함하고 있다.

CT 보유대수는 절반밖에 안 된다. 독일이 미국보다 더 많이 보유하고 있는 장비는 신장결석 파쇄기로서 미국은 인구 백만 명당 3.2대이지만 독일은 3.7대를 보유하고 있다.

비록 수가협상으로 의료서비스의 단위가격은 통제되지만 진료량은 전혀 영향을 받지 않는다. 개별 의사들은 더 많은 환자들을 진료함으로써 소득을 늘릴 수 있지만, 만일 모든 의사들이 동일한 행동을 하는 경우, 총액계약제에 따른 예산의 한계 때문에 단위가격은 그만큼 낮아지게 된다. 따라서 질병금고 환자를 진료하는 의사의 입장에서는 진료를 제공한 데 대한 상환금액이 정확히 얼마인지 미리 알 수 없다. 민영보험에 가입한 환자를 진료하는 경우, 의사는 질병금고 환자에 적용하는 수가의 3.5배까지 청구가 가능하다. 그 결과 민영보험 환자의 서비스 품질은 더 높은 경향이 있다.

독일의 의료체계는 장기적인 관점에서 의료비 억제 능력에 의구심을 품게 하는 몇 가지의 문제점을 갖고 있다. 1990년과 1996년 사이에 실질의료비는 거의 50%가 증가하였다. 아마도 가장 큰 문제는 이 장에서 다루고 있는 다른 의료체계와 마찬가지로 제3자 지불제도로서, 이로 인해 의료소비자의 비용의식적 행태는 사실상 사라지게 된다. 제3자가 진료비를 지불해주는 한 환자 입장에서 수요를 제한할 아무런 동기가 없으며, 공급자 입장에서 공급을 제한할 아무런 동기가 없다. 유일한 경쟁은 공급자들 사이에서 벌어지는 환자유치 경쟁뿐이다. 독일의 의료체계가 의료비를 억제할 수 있는 능력은 주로 질병금고와 의료공급자 사이의 상대적인 협상능력에 달려 있다. 의료비 지출규모가 이 두 집단의 협상에 의해 결정되기 때문에 최근의 성공적인 의료비 억제는 상대적인 협상능력을 질병금고 쪽으로 이동시킨 법률안의 통과 덕분이다. 앞으로도 계속 의료비 억제가 성공할지는 의사단체가 과연 궁극적으로 상대적인 소득의 하락으로 연결되는 의료비 억제의 책임부담을 받아들일 의향이 있는지에 달려 있다.

핵심개념 ❼
경쟁

최근의 개혁은 경고체계를 도입했는데, 이는 의사의 독립성을 직접적으로 침해할 수 있는 예산상한제(budget-capping system)이다. 환자 1인당 진료비가 평균수준을 넘는 의사들은 진료행위 심사(medical practice review)의 대상이 된다. 평균진료비의 5%에서 15%까지 초과하는 의사는 해명서를 제출해야 한다. 주어진 예산의 15%에서 25%까지 초과하는 의사들은 동료의사와 질병금고 대표자로 구성되는 위원회에서 진료비가 의학적 요인에 의해 정당하다는 점을 납득시켜야 한다. 예산의 25% 이상을 넘는 경우에는 진료비 삭감이라는 형태로 불이익을 받게끔 되어 있다. 매년 약 7%의 독일 의사들이 초과지출에 대한 경고를 받고 있으며, 그중 절반 정도가 진료비 삭감을 경험하고 있다. 삭감 금액은 주어진 예산의 1.25배를 초과하는 금액 100%이다.

이러한 예산상한제에 의해 초래되는 유인구조는 의사의 환자 진료방식을 바꿔 놓고 있다. 즉 경증의 환자인 경우, 비용을 낮추기 위해 열심히 진료하지 않는다든지, 예산범위에 포함되는 저렴한 요법이나 시술방법이 있음에도 불구하고 예산에 포함되지 않는 보다 고가의 방법을 사용한다는 정황 증거가 있다. 또한 최근의 연구에 의하면, 민영보험 환자들이 최신의 고가 의약품을 사용하는 경향은 질병금고 환자의 네 배에 달하고 있다(Green and Irvine, 2001).

독일 의료체계의 또 다른 문제는 의료자원을 비효율적으로 사용하는 경향이 있다는 점이다. 유인구조 때문에 침습적인 급성진료 시술이 너무 많이 제공되는 한편, 개인적 서비스(personal service)의 제공은 억제되고 있다. 가장 최근의 OECD 자료에 의하면 독일인들은 OECD 주요 선진국 국민보다 의사방문 횟수가 더 많고, 처방약을 더 많이 받으며, 입원율이 더 높고, 재원일수가 더 길다. 2005년도의 경우, 독일의 평균재원일수는 미국보다 50% 더 길었다(5.6일에 대해서 8.6일). 독일은 인구에 비해서 병원의 초과병상(excess capacity)이 지나치게 많은데, 미국이 인구 1,000명당 2.7병상인 데 비해 독일은 6.4에 달하고 있다. 처방의약품에 대해 엄격한 비용억제 대책이 시행되고 있음에도 불구하고 의약품의 평균 가격은 독일이 유럽공동체의 그 어느 나라에서보다 더 비싸다.

핵심개념 ❺
시장과 가격결정

정책적 쟁점
정부주도의 의료체계에 대한 국민들의 지지를 유지함에 있어서 민영보험이라는 안전밸브는 과연 얼마나 중요한 것일까?

독일의 의료제공체계로부터 얻을 수 있는 교훈은 무엇일까? 무엇보다도 분명한 것은 전 국민에게 의료보장을 제공하면서 관대한 급여를 보장하려면 많은 비용이 들 수밖에 없다는 점이다. 독일인들은 2003년도에 총소득의 15.9%를 보험료로 납부하였고, 환자 본인부담은 총의료비의 11% 이상을 차지하였다. 둘째로는 공공부문이 운영하는 의료보장제도의 비용 통제는 총액예산제 및 의사서비스에 대한 지출상한을 통해서 달성된다는 점이다. 독일은 진료량과 가격 사이의 명시적인 교환(trade-off) 메커니즘을 만들고 이를 통해서 의료비 지출을 목표 수준범위 이내로 유지하고자 애쓰고 있다. 즉, 이용량이 예상을 초과하는 경우, 가격이 그만큼 내려가게끔 되어 있다. 셋째, 1985년도에 임시적인 비용억제 대책으로 시작된 지출상한제(spending caps)가 이제는 상설제도가 되었다. 1993년과 1997년 두 번에 걸쳐 질병금고 사이의 경쟁을 유발시키기 위해 채택된 제도는 의약품 가격과 의사의 진료수가를 낮추었고, 본인부담금을 증가시켰으며 병원의 진료비 청구에 대해 보다 많은 규제를 가하였는데, 이 모든 조치들은 물론 의료비 지출규모를 목표수준에 맞추기 위한 것이다. 이 모든 변화에도 불구하고, 국민들의 의료체계에 대한 만족도는 높은 편인데, 이는 부분적으로 부유한 독일인들이 민영보험이라는 안전밸브를 통해 보다 많은 진료시간과 고품질의 서비스를 구입할 능력을 갖추고 있기 때문이다.

일본 : 회사인간

전후 일본의 발전과정에서 가장 주목할 만한 성과 중 하나는 예외적으로 높은 건강수준과 평균수명이다. 출생 시 기대여명은 남성과 여성 모두 선진국에서 수위를 차지하고 있다(2003년 남성 78.4세, 여성 85.3세). 마찬가지로 영아사망률은 OECD 국가 중에서 최저이다(2004년 2.8%). 이러한 기록적인 결과에 의심의 여지없이 의료체계가 기여한 부분이 있겠지만 그 크기가 얼마나 되는지를 측정하기는 어려운 일이다.[24]

일본 사회는 범죄, 환경오염, 이혼, 10대 임신, 비만, 마약, HIV와 같은 여타의 사회적 문제들로부터 상대적으로 자유로운 환경 아래 있다. 미국과 비교하자면, 일본의 알코올 소비량, AIDS, 마약 사용, 10대 임신, 교통사고 등은 훨씬 낮은 수준이다.[25] 일본 음식은 지방이 상대적으로 적다. 물론 그것이 부분적인 이유이기는 하겠지만, 결과적으로 심장질환 발생률이 예외적으로 낮은 수준이다(Murdo, 1993). 일본의 일부 의료전문가들은 일본의 의료제공체계가 캘리포니아 주의 중산층에게 제공되는 것과 같은 수준이라고 말한다(Sterngold, 1992).

일본은 네 개의 큰 섬과 3,900여 개의 작은 섬에 1억2,780만 명의 인구가 살고 있는 나라이다. 캘리포니아 면적과 비슷한 대부분의 국토는 산지(山地)이며, 대부분의 인구가 도시지역에 집중적으로 몰려 있다. 인구밀도는 미국의 12배가 넘으며, 방글라데시, 한국에 이어 세계에서 세 번째로 인구가 조밀한 나라이다. 일본의 행정구역은 미국과 비슷하며, 47개의 현(縣, prefecture)으로 나뉘어져 있다.

의료제공의 쟁점

완벽한 배꼽을 찾아서

신체에 자연적으로 생긴 작은 흠—못생긴 배꼽—을 고치기 위해 점점 더 많은 일본 여성들이 행동에 나서고 있다. 일본인들은 배꼽에 신경을 많이 쓰는 문화를 가지고 있다. 일본의 엄마들은 자녀들의 탯줄을 나무상자에 넣어 보관하는데, 이는 미국의 엄마들이 신생아의 배냇머리 한 줌을 보관하는 것과 비슷한 행동이다. 일본에서 배꼽 모양이 이상한 것은 미국에서 코의 모양이 이상한 것과 똑같은 의미를 갖는다. 일본에서는 어린이들이 다른 아이를 놀릴 때 "네 엄마 배꼽은 참외배

---

24 만일 한 인구의 건강수준이 질병 발생으로 측정된다면 일본인들이 그토록 건강한지는 분명치 않다. 일본인들을 대상으로 한 조사에서 스스로 평가하는 건강수준 항목에 대해 건강하다고 응답한 사람들은 전체 응답자의 절반이 채 되지 않는데, 이는 OECD 국가 중에서 가장 낮은 그룹에 속하는 결과이다. 미국인들의 경우, 이 수치는 90%가 넘었다(OECD Health Data, 2003).

25 한 가지 중요한 예외는 성인 남성의 흡연율이 매우 높다는 점이다.

꼽!(Your mother has an outie)"이라고 말한다.

몸통의 중간 부분이 드러나는 여성 수영복과 몸에 붙이는 장신구 덕분에 패션에 민감한 일본의 20대 여성들은 예쁜 배꼽을 갖고 싶어 하게 되었다. 원래부터 그런 배꼽을 갖고 있지 못하다면 성형수술로 해결하면 될 터였다. 전국의 성형외과 의사들은 보기 흉하게 불거진 배꼽을 완전히 대칭적인 모양으로 잡아주는 시술에 최대 2,000달러까지 청구하였다. 그런데 이런 성형시술은 의료서비스로 간주되지 않으므로 국민의료보험의 급여대상이 아니다.

출처: Norihiko Shirouzu, "Reconstruction Boom in Tokyo: Perfecting Imperfect Bellybuttons," *Wall Street Journal*, October 5, 1995, B1.

일본의 의료제공체계는 1868년부터 시작된 메이지 유신 이래의 근대화 노력으로부터 발전되어 왔다. 봉건시대의 유치한 구조 대신에 선진국의 의료제도와 진료방법이 채택되었는데, 그 당시에는 독일의 의료체계가 가장 선진화된 것으로 여겨졌기 때문에 독일체계가 모델로 사용되었다. 1900년대 초에 만들어진 '공제협회'가 의료체계의 기초가 되었다. 독일과 마찬가지로, 일본 근로자들 사이에 공제협회가 결성된 것은 사회복지의 증진을 위해서 파괴적인 사회주의 운동을 통제한 것과 많은 연관성이 있다. 공중보건의 향상과 발전은 헌법에 따른 국가의 책무였다. 그러나 의료보험의 전 국민 확대는 1961년에서야 비로소 실현되었다.

일본의 국민의료보험은 후생성에 의해 규제되고 있는데, 모든 국민은 관리운영 측면에서 독립적인 소규모의 의료보험 조합으로 조직되어 있으며, 이 조합은 구성원들에게 중재자로서의 역할을 수행한다. 개인과 그 부양가족은 직업과 직장에 따라 많은 조합 중 하나에 가입되어 있다.

제2차 세계대전 이전에 현재 체계의 기초가 된 2개의 국민의료보험법이 제정되었다. 1922년에 통과된 최초의 법을 통해 현재 64%의 인구를 가입자로 갖고 있는 피고용인 의료보험제도(Employee Health Insurance System, EHI)가 창설되었다. 5인에서 300인 이하 사업장은 정부 관리하의 의료보험이, 300인 이상 사업장에 대해서는 조합 관리하의 의료보험이 적용되고 있고, 그 밖에도 선원보험, 공제조합(국가공무원 공제조합, 지방공무원 공제조합, 사립학교 교직원 공제조합) 등 5,000개 이상의 의료보험조합을 통해 급여가 제공되고 있다.

1938년에 통과된 두 번째의 의료보험법에 기초하여 국민의료보험(Citizen's Health Insurance System, CHI)이 창설되었다. 전체 인구의 36%를 차지하는 자영자와 연금생활자들이 이 제도의 적용대상이다. 1947년 이후, 일본 의료체계의 원칙과 정책을 더욱 가다듬기 위해 60개 이상의 법안이 통과되었다. 모든 의료보험조합이 각각 별개로 발전해 왔으므로 비용과 비용분담 제도 면에서 통일성이 결여되어 있다.

보험료는 건강상태나 연령과는 무관하게 소득에 기초하여 결정된다. 고용주들은 법적으로 월 보험료의 절반을 직접 부담해야 하는데, 이는 월 보수의 6.0%에서 9.6%까지 다양하며 가구당 월 430달러의 상한선이 있다.[26] 거의 예외가 없이 각 보험조합은 보험료를 나름대로 정하고 있는데, 그 결과 보험료는 조합마다 200%까지 차이가 나기도 한다. 1997년에 모든 조합이 환자의 본인부담률을 10%에서 20%로 조정하였다. 일부 서비스의 경우, 피부양자의 본인부담률은 이보다 더 높다. CHI의 본인부담률은 은퇴자는 20%이지만, 나머지는 모두 동일하게 30%이다.

모든 보험제도가 본인부담금에 대해 상한선을 두고 있다. EHI의 상한선은 거의 대부분의 가입자에 대해 월 63,000엔(약 530달러)이며, 일부 저임금 근로자의 경우에는 월 30,000엔(약 260달러)이다. 1983년에는 노인보건제도(Health and Medical Services System for the Elderly)가 도입되었다. 이 제도가 표명하고 있는 목적 중의 하나는 적절한 본인부담제도를 통해 도덕적 해이를 줄이는 것이었다. 70세 이상의 노인과 65세 이상 노인 중 와상상태에 있는 노인들은 입원의 경우, 재원일당 700엔(약 6달러)을 부담해야 하며, 외래의 경우 월간 1,000엔(약 9달러)을 부담해야 한다. 총의료비에서 환자 본인부담이 차지하는 비중은 12%이다.

GDP의 8%를 의료에 지출함으로써 일본 내의 사실상 모든 합법적인 거주자는 포괄적인 의료서비스 급여를 받고 있다. 질병의 발생과 무관한 의료행위는 의료보험의 기본급여에 포함되지 않는다. 사실상의 모든 예방급여, 건강검진, 정상임신과 관련된 진료행위는 의료보험의 급여대상이 아니다. 사실상, 이들 서비스에 대한 지출은 국민의료비로 집계조차 되지 않고 있다.[27]

의사는 개업의와 병원 봉직의로 나뉜다. 개업의는 85,850개소 이상의 개인소유 의료기관을 운영한다. 이 중 22,000개소 이상의 의원들이 사실상 20대 병상 미만의 단기병원이다. 이 경우 환자는 48시간 이내에 큰 병원으로 옮겨야 한다는 법적 규제는 대부분 무시된다.

진료비 지불제도는 고정가격을 사용하는 '점수제(point fee system)'에 기초한 행위별 수가제이다. 협상을 통해 정해지는 이 제도 아래 의사의 전문과목이나 의료기관 종류와 상관없이 동일한 가격이 적용되므로 서비스 품질 개선의 재정적 유인이 존재하지 않는다. 개업의들은 진료비를 직접 받으며 병원 봉직의는 봉급을 받는데, 병원은 해당 병원이 제공한 서비스에 대해 진료비를 받는다.

---

26 고용주 부담은 50%에서 80%에 이르며 평균은 56%이다. 평균 보험료율은 소득의 8.5%이다.

27 일본의 국민의료비 자료는 건강검진, 예방접종, 처방 안경, 보철기기, 침구사와 같은 대체의료 인력이 제공하는 서비스에 대한 지출은 포함하지 않는다. 공중보건과 의학연구에 대한 지출 항목 등도 의료비로 분류되지 않는다.

개업의 수는 지난 30년간 계속 줄어들었으며, 따라서 그들의 정치적 영향력도 약해지고 있다. 1960년에는 전체 의사 중에서 개업의가 차지하는 비율이 45%였는데, 1988년에는 이 비율이 30%까지 하락하였다. 이렇듯 개업의 비율이 하락한 데는 몇 가지 이유가 있다. 우선 도시지역의 지가(地價)가 개업을 하려는 신규의사가 감당할 수 없을 정도로 높다. 또한 첨단 진단장비에 대한 수요는 대형 병원들이 대부분 충족시켜서 이들이 대부분의 시장점유율을 차지하고 있다. 이와 함께 개업의의 평균 연령이 점점 높아지고 있다는 점과 의원보다는 병원 외래진료 환자들이 점점 늘어나는 것도 요인이 되고 있다.

1994년도에 의사들의 수입은 평균 53,000달러(구매력 평가지수로 환산)로서 평균적인 임금 및 봉급 근로자의 대략 2배 정도였고, 미국 의사 수입의 1/3에 불과하였다(Nakahara, 1997). 개업의는 평균적으로 병원 봉직의보다 두 배가량 수입이 더 많다. 일본 내 9,286개의 병원에서 근무하는 의사들은 전문과목과 상관없이 모두 동일한 보수를 받는다. 그럼에도 병원이 적절한 의사수를 유지할 수 있는 것은 병원근무가 명예로운 일이라는 점과 전문의 진료를 보장받기 위해 환자들이 건네는 '촌지' 때문이다. 유명한 전문의로부터 진료를 받기 위해 환자들이 1,000달러에서 3,000달러에 이르는 촌지를 제공하는 일은 아주 흔한 관행이다. 뇌물이라 부를 수도 있는 이러한 보이지 않는 진료비의 규모에 대해서는 연구된 적이 없으며 과세의 대상이 되지도 않는다.[28]

정책적 쟁점

한 나라 의료제공체계의 형성에 있어서 문화의 역할은 무엇인가?

전형적인 일본인은 침습적 시술에 극도의 거부반응을 보이며 수술보다는 투약과 와상요양(bed rest)을 선호한다. 따라서 수술률은 미국의 1/3 수준에 불과하여 세계에서 가장 낮은 수준이고, 처방의약품 사용은 세계에서 가장 높아서 1997년의 경우 총의료비의 1/4 이상을 약제비가 차지했다. 사실상 개업의의 진료행위 중에서 가장 수지맞는 부분이 처방약 판매이다. 수술률이 낮을 뿐만 아니라 장기이식 사례는 거의 존재하지 않는다. 일본인들은 뇌파활동의 중단을 사망으로 보지 않기 때문에 적당한 장기 공여자를 구하기가 극도로 어려우며, 이는 사실상 이식을 금지하는 것과 마찬가지의 결과를 낳고 있다.

핵심개념 ❷

기회비용

점수제는 1차 진료를 선호하는 방향으로 의료제공체계를 왜곡시키고 있다. 모든 의사들은 전문 과목을 불문하고 일반의와 같은 진료행태를 보이는데, 기술적이고 전문적인 진료를 행하는 대신에 진단과 투약에 집중하는 것이다. 따라서 전문의에 대한 공식적인 의뢰제도는 여태껏 존재해 본 적이 없다. 재정적인 동기로

---

28 흥미로운 사실은 의사 소득의 절반 이상이 면세 대상이라는 점이다. 최근까지 의사 소득의 72%가 소득세가 부과되지 않았다. 이러한 세제 면에서의 유리함은 세법이 바뀌면서 줄어들어 52%에서 72%까지 세금이 부과되지 않는다.

인해 의사들은 환자 확보에 매달리게 되고, 고비용의 진료행위는 무시되는 경향이 있다. 암 치료, 신생아 소아과, 응급, 외상(trauma) 진료는 고품질서비스를 제공할 유인이 없는 공공대형병원에서만 제공된다.

앞에서 언급한 이유에서, 일본과 미국의 의료비를 직접 비교하기는 어렵다. 미국의 의료비에는 출산비용, 의학교육 및 연구비 지출, 공공병원에 대한 보조금, 공중보건 등이 포함되지만 일본 의료비에는 포함되지 않는다. 이 지출 항목만 포함시켜도 일본의 국민의료비는 GDP의 1.5%가 늘어날 것이다. 더욱이 환자들은 특실료 명목으로 일당 약 100달러를 병원에 추가적으로 내는데, 일본의 평균재원일수는 20일이나 된다.[29]

일본 의사들은 환자를 과도하게 많이 보고, 지나치게 투약하는 경향이 있다. 개업의가 시간당 30~35명의 환자를 보는 것은 드문 일이 아니다. 전문의는 환자에게 좀 더 많은 시간을 할애하기도 하지만, 미국의 기준에서 보자면 환자진료시간은 여전히 짧은 편이다. 안과는 시간당 15명, 산부인과는 시간당 15명에서 20명의 환자를 본다. 예약제도는 거의 존재하지 않으며, 환자들은 선착순으로 진료를 받는다. 의료기관에서 장시간의 대기는 흔한 일이다. 외래의 경우, 대기 환자의 줄이 길게 이어지고, 입원의 경우, 입원 대기자 명부에 이름을 올려놓고 오랫동안 기다려야 한다.

병원의 자본 투자를 위한 재원은 진료수입으로 충당된다. 1985년에 개정된 의료법은 병원 병상의 과도한 증가를 억제하기 위해 사립병원 설립을 제한하고 있다. 이 법은 지역당 병상수의 상한선을 정해놓고 있으며 도시지역에서의 병원 설립은 사실상 불가능하게 만들었다(Yoshikawa, Shirouzu, and Holt, 1991). 도쿄를 포함한 도시지역의 유명 병원들조차 하부구조가 열악하고, 병실은 좁으며, 지원인력이 충분치 않다.

봉투의 이면

평등의 증진

공공부문이 의료서비스를 제공하는 이유는 쉽게 설명될 수 있다. 시장 실패로 인해 의료 이용량은 최적수준에 미달될 수 있다. 그동안 희소한 의료자원을 보다 공정하게 분배하기 위한 방법으로 보조금 지급과 할당이라는 두 가지가 사용되어 왔는데, 목표의 실현 정도는 경우마다 다르다. 저소득층에 대한 보조금 지급은 서비스 이용량을 증가시키며 할당은 다른 계층에게 제공되는 서비스의

---

[29] 이 수치에는 만성과 급성 입원을 모두 포함한 것이다. 그리고 이 수치에는 결핵병원(평균 207일)이나 정신병원(평균 536일)은 포함되어 있지 않다.

양을 줄인다. 두 정책이 모두 의료서비스의 소비에 있어서 보다 공정한 분배를 증진시킨다. 고소득층 소비자들은 왜 공정성의 제고라는 이름하에 의료에 대한 자신들의 접근도가 제한되는 것을 용인하는 것일까? Lindsay(1969)는 의료소비에 있어서 평등성을 제고하기 위해 할당과 보조금을 동시에 사용하는 정책의 이론적 근거를 제시하였다.

그림에서 D_1과 D_2는 각각 다른 인구계층의 수요곡선을 나타내고 있다. 그룹 1은 소득이 더 적고, 수요 수준도 더 낮다. 완전탄력적인 공급곡선 S를 가정하면, 이들은 Q_1 단위의 의료서비스를 소비할 것이다. 더 높은 소득과 수요 D_2를 갖는 그룹은 Q_2 단위의 의료서비스를 소비할 것이다. 영국과 캐나다 같은 나라들은 $Q_2 - Q_1$만큼의 불평등을 조세 및 보조금을 통해 보편적 의료보장을 제공하고 일부 의료서비스의 가용성을 제한함으로써 해결하고 있다.

이러한 정책들의 비용은 오른쪽 그래프에 나타나 있다. 할당을 통해서 평등성을 확보하는 비용은 더 높은 소득계층의 소비자 잉여가 사라지는 것이다. D_2와 S 사이의 수직거리가 사라진 소비자 잉여이다. 그러므로 할당을 통해서 증진되는 평등의 한계비용 MC_R은 수요곡선 D_2의 기울기 절댓값과 동일한 크기의 기울기를 갖는다. 그룹 2가 포기한 의료서비스 매 단위마다 그룹 2의 사라진 소비자 잉여와 동일한 한계비용으로 한 단위의 평등을 만들어낸다.

빈곤계층이 Q_1보다 더 많은 의료서비스를 이용하게 하려면 보조금을 지급하면 된다. 이 보조금은 의료서비스 비용 P_1을 넘을 수는 없지만, 수요곡선 D_1에 의해 반영되는 빈곤계층이 느끼는 의료서비스의 가치와 의료서비스의 가격 P_1 사이의 차이와는 최소한 같아야 한다. MC_S의 기울기는 MC_R의 기울기보다 작아야 하는데, 이는 D_1이 D_2보다 더 탄력적이기 때문이다. 보조금을 통해 평등을 제고하는 한계비용은 점 A까지 올라가며 그 다음부터는 P_1 수준에서 수평이 된다.

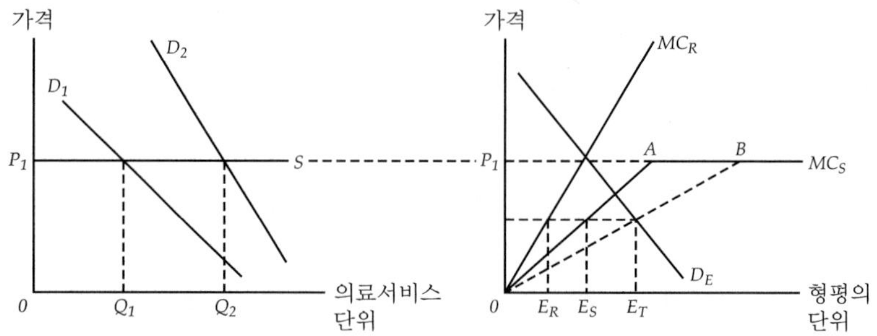

할당과 보조금을 함께 사용함으로써 더 낮은 비용으로 더 많은 평등을 달성할 수 있다. 합성된 한계비용곡선 $0B$는 MC_R과 $0A$를 수평으로 합한 것이다. D_E를 평등에 대한 수요곡선이라고 가정하면, E_T 수준의 평등은 할당 E_R과 보조금 E_S를 조합한 전략을 사용하여 실현할 수 있다. 할당이나 보조금 하나만을 사용하여 E_T 수준의 평등을 실현하려면 훨씬 더 많은 비용을 들여야 한다. 평등에 대한 수요가 잘 파악되어 있는 나라들이라면 저소득층에 대한 보조금 지급과 일부 의료서비스의 가용성을 제한하는 할당 정책의 조합을 사용함으로써 원하는 평등 수준을 더 낮은 비용으로 달성할 수 있다.

출처: Cotton M. Lindsay, "Medical Care and the Economics of Sharing," *Economica*, November 1969, 351–362.

일본의 의료제공체계는 '회사인간(會社人間)'이라고 하는, 기업이 근로자를 대하는 기본적인 접근방식을 반영한다. 즉, 의료보장의 적용은 강제이고, 가입은 의무인 것이다. 일본 의료체계의 성공여부는 비용을 억제하면서도 보편적 접근성

을 달성할 수 있는 능력에 달려 있다. 예상할 수 있는 일이지만, 서비스 품질이라는 쟁점에 비판이 집중되고 있다. 또한 고정된 의료수가는 진료 행태의 왜곡을 낳고 있다. 이런 점에서는 일본도 예외가 아니지만, 일본의 의료체계는 평등과 집단을 강조하면서 국민 건강에 크게 이바지하고 있다.

스위스: 연방주의 틀 내에서의 개인적 책임[30]

스위스는 **캔턴**(州, canton)과 **데미캔턴**(準州, demi-canton)으로 불리는 26개의 행정구역으로 나뉘어져 있으며, 헌법이 명시적으로 연방정부에 부여하지 않은 모든 문제는 주정부가 독립적으로 처리한다. 7,300만 명의 스위스 인들은 대부분 북쪽으로는 쥐라(Jura)와 남쪽으로는 알프스(Alps)의 두 산맥 사이에 위치한 좁은 지역인 스위스 고원지대에서 거주하고 있다. 스위스의 의료보험 모델은 1911년 시작할 때부터 의식적으로 보험적용을 고용상태와 연결시키지 않았으며 그 대신 개인의 책임의식에 의존해 왔다.

스위스는 의료서비스에 많은 비용을 지출하고 있다. 2005년에 GDP 대비 국민의료비는 11.6%이고 1인당 지출은 4,177달러로 미국에 이어 세계에서 두 번째를 차지하고 있다. 의료자원의 풍부한 공급으로 의료서비스에 대한 접근성은 전례 없이 높은 수준을 구가하고 있다. 인구 1,000명당 의사수로 보든, 급성 병상수로 보든, 의료기술에 대한 접근도로 보든 의료자원 공급은 유럽에서 수위를 차지한다.

스위스 의료체계의 특성 스위스 국민들은 강제 의료보험을 개인적으로 구입하도록 의무화되어 있다. 만일 이를 거부하는 경우에는 지정된 의료보험에 강제적으로 가입시키도록 되어 있다. 강제보험의 급여범위는 관대한 편이어서 병원의 입원 및 외래진료, 무제한의 병원 입원과 대체의료(complementary and alternative medicine)까지 포함된다. 이렇듯 기본급여가 관대함에도 불구하고, 25~40%의 스위스 인들은 위험요율(risk rating)에 기초한 보험료를 내고 보충보험을 구입하고 있다. 가장 인기가 많은 보충보험에 가입하면 의사를 마음대로 선택할 수 있으며, 사립병원의 고급병실을 이용할 수 있다. 다른 의료보험들은 강제보험에서는 제공하지 않는 급여로서 해외에서의 원정 진료, 치과서비스, 처방약 등에 대해 급여를 제공한다. 그러나 강제보험의 기본급여 범위가 확대되면서 보충보험에 대한 인기는 줄어들고 있다.

---

30 이 절의 내용은 Grinols과 Henderson(2008)에 크게 의존하고 있다.

강제보험은 비영리로 운영되는 93개의 질병금고로 제공되고 있다. 이 의료보험 금고들은 **기초 18**(Foundation 18)이라고 불리는 위험보정장치(risk adjustment mechanism)를 만들었는데, 이를 통해 역선택에 시달리는 질병금고에 보조금을 지급하고 있다. 보조금은 해당 금고가 30개로 구분된 연령/성별 범주의 평균비용으로부터 벗어나는 정도에 따라 지급된다.

스위스의 의료비 재원에 있어서 공공/민간 구성은 유럽 국가들 가운데 독특한 측면이 있다. 민간부문 재원 비중이 42.1%나 되는데, 이는 다른 유럽 국가들의 두 배 내지 세 배에 이르는 규모로서, 이 지역 국가들 중에서 가장 높은 수치이다. 지출 항목별 비중을 보면 미국과 비슷한데, 다만 의사서비스와 장기요양서비스에 대한 지출 면에서 차이가 난다.

의사서비스에 대한 진료비 지불제도는 전국적으로 동일하게 적용되는 상대가치점수제(RVS)이다. RVS에 적용되는 화폐 환산지수는 의사단체와 각 주 내 의료보험협회 사이의 협상을 통해 결정된다. 의사들은 행위별 수가제로 진료비를 받으며 협상을 통해 정해진 수가 수준 이상으로 청구할 수 없다. 절반 이상의 주에서 의사들에게 약 처방이 허용되고 있으며 조제가 가능한 의사들은, 이를 통해 소득의 약 1/3 정도를 더 올리고 있다.

각 주는 모든 병원 투자의 약 80%와 운영비의 절반 정도를 세금으로 충당하고 있다. 유럽의 기준에서 보자면 스위스의 병원체계는 충실한 하부구조를 갖고 있다.

재원조달 가입자들은 집단요율(community rating)에 기초하여 정해지는 보험료를 납부한다. 보험료가 총소득의 8~10%를 초과하는 약 1/3 정도의 가입자들은 자산조사를 거친 후 보조금을 수령할 수 있다. 2001년도에 총보험료 수입의 20% 정도가 이러한 정부 보조금을 통해 충당되었다.

보험 상품에는 공제금액이 서로 다른 여러 가지가 있는데, 가장 낮은 표준상품인 **기본보험**(franchise ordinare, FO)의 300스위스프랑(240달러)에서 가장 높은 경우인 1,500스위스프랑(1,205달러)까지 여섯 가지 종류가 있다. 또한 이 보험은 공제금액에 더하여 10%의 본인부담이 있으며 본인부담금의 연간 상한선은 700스위스프랑(562달러)이다. 공제금액이 올라갈수록 가입자들은 표준인 FO 의료보험에서부터 보험료 할인을 받는다. 보험료 할인율은 공제금액이 400스위스프랑(322달러)인 경우의 8%부터 1,500스위스프랑(1,205달러)인 경우의 40%까지이다. 2003년의 경우, 표준 FO 의료보험의 평균 보험료는 2,388달러였다. 18세 이하의 아동과 25세 이하의 학생들이 부담하는 보험료는 더 낮다. 보험료는 주마다 50%까지 차이가 나기도 한다. 표준 FO 의료보험이 가장 많은 가입자를 보유하고 있기는 하지만 인구 중 다수는 더 높은 공제액을 갖는 의료보험이나 관리의료보험(managed care plan) 중 하나를 선택하고 있다(Herzlinger and Parsa-Parsi, 2004).

스위스 소비자들은 두 가지 종류의 관리의료보험에 가입할 수 있다. 하나는 건강유지조직(HMO)의 스태프 모델(staff-model)과 비슷하고, 다른 하나는 일반의 네트워크(GP network)에 기초한 것이다. 두 번째 형태는 의사와 보험자 사이의 위험분담 제도(risk-sharing arrangement)로서 일반의 문지기(GP-gatekeeper) 모형을 사용하고 있다. 잉여와 적자는 양자 간에 동일하게 나누지만 의사가 부담하는 연간 손실에는 10,000스위스프랑(8,040달러)의 상한선이 존재한다.

시장의 역할 스위스 의료체계에는 3개의 시장이 존재한다. 의사들은 환자를 놓고 경쟁하고, 보험자는 가입자를 놓고 경쟁하며, 선택계약제(selective contracting)로 말미암아 보험자는 1차 진료의사를 놓고 경쟁한다. 개정 의료보험법이 경쟁원리를 천명하고 있음에도 불구하고 실제의 경쟁은 약속한 것에 미치지 못하고 있다. 의사들은 청구하는 수가에 있어서나 제공하는 의료서비스의 종류에 있어서 사실상 아무런 선택의 여지가 없고, 보험자들 사이의 경쟁이라는 것도 거의 존재하지 않는다. 강제보험의 급여범위가 매우 넓기 때문에, 이를 통한 경쟁이 일어날 가능성도 없다. 실제로 기본급여 범위가 확대되면서 보충 의료보험의 매력은 점점 줄어들고 있는 실정이다.

보험자들 사이의 경쟁은 급여가 아니라 보험료 수준에 기초하여 일어난다. 여기에 한 가지 예외가 있다면 특정 의료공급자에 대한 접근을 제한하는 관리의료보험을 제공하는 능력이다. 모든 의료보험 상품들은 개인적으로 구입되기 때문에 가입자는 자신이 선택한 의료보험의 모든 비용을 잘 알고 있다.

실증적 증거에 의하면, 고액의 공제금액을 갖는 의료보험에 가입한 사람들은 상당수가 건강한 사람들이었다. 1999년에 높은 공제금액을 갖는 의료보험은 가입자당 평균 510달러를 낮은 공제금액을 갖는 의료보험으로 이전하였고, 이러한 재정조정은 이 의료보험 가입자당 평균 174달러를 받은 것이 된다.

스위스의 교훈

다른 나라의 의료제공 및 의료재정 체계로부터 교훈을 찾는 일에는 언제나 위험이 뒤따른다. 다른 나라로부터 의료체계의 모든 구성요소들을 수입할 수 있다는 사고방식은 위험한 것이다. 그럼에도 불구하고 스위스로부터 얻을 수 있는 교훈이 존재한다. 만일 보편적 적용이 목적이라면 가입은 강제적이어야 한다.

- 고품질 의료서비스에 대한 접근은 단일재원체계나 순수한 공공부문 접근방

식에 의존하지 않고도 가능하다.

- 어느 정도의 소비자 선택과 개인적 책임이 의료체계 안에 존재하는 이상, 가격을 의식하는 행태가 조장될 수 있다.
- 의료보험 적용과 고용상태 사이의 연계는 개인적 책임의식을 약화시킨다. 만일 이 연계가 무너진다면 가격의 투명성이 소비자의 책임의식이 나타나는 데 필요한 유인을 제공할 것이다.
- 스스로 의료보험을 구입할 능력이 없는 사람들이라도 보험료에 대한 보조금을 지급해주면 필수적인 의료서비스에 대한 접근도의 확보가 가능하다. 세금을 재원으로 하여 자산조사 결과에 따라 지급되는 이 보조금은 의료서비스 제공의 효율성을 제고한다.
- 건강수준과 의료비 지출은 소득, 교육수준 및 인종과 긴밀히 연결되어 있다.
- 고액의 공제액을 갖는 의료보험 가입자들은 훨씬 더 적은 의료서비스를 이용한다. 1999년에 1,500스위스프랑의 공제액을 갖는 의료보험의 지출은 표준 FO 의료보험보다, 위험을 조정하고 나서도 가입자 1인당 60%나 더 낮았다.
- 급여의 범위와 보험료 수준에 대한 규제는 경쟁에 대한 유인을 약화시킨다.

스위스 의료보험제도는 대부분의 유럽 국가들이 운영하고 있는 정부 주도의 공적 의료보험에 대한 바람직한 대안이 될 수 있다. 이는 주로 피보험자들과 그들의 민영보험자들이 지불하는 의료비 재원으로 충당되는 광범위한 급여 패키지를 사실상 모든 국민들에게 제공하고 있다. 추가적인 급여를 원하는 사람들은 자신의 돈으로 보충적인 의료보험을 구입할 수 있게 허용되고 있다. 빈곤층을 제외한 모든 스위스 인들은 자신의 소득 중에서 8~10%를 지불하여 의료보험을 구입해야 하며, 의료보험을 구입할 능력이 없는 사람들은 보조금을 받아 구입하도록 되어 있다. 민간 재원에 크게 의존하고 있다는 점에서 스위스의 의료보험제도는 미국 의료보험 개혁의 본보기로서 진지하게 숙고해 볼 가치가 있다.

영국 : 국영의료서비스[31]

영국의 국영의료서비스(National Health Service, NHS)는 사회적 평등과 집단적 동정심(collective compassion)의 표상으로 우뚝 서 있다. 1995년의 보건기구법(Health Authorities Act)으로 110개의 지역보건기구(District Health Authority)와

31 달리 명시하지 않는 한, 영국 의료체계의 제도적 사실과 통계수치는 1995년 3월에 NHS Executive가 발간한 "A Guide of the National Health Service"에서 인용한 것이다.

90개의 가정보건서비스조직(Family Health Service Organization)이 통합되어 약 100개 정도의 단위 보건기구(Unitary Health Authority)로 대체되었다. 1개의 단위 보건기구는 약 500,000명의 의료요구를 관리하고 있다. 2000년에 약 500억 파운드의 총예산을 쓰고, 거의 100만 명에 육박하는 인력을 유지하는 영국의 NHS는 유럽에서 최대 규모의 단일 사용자이다.

영국 의료체계의 기원은 19세기 초로 거슬러 올라갈 수 있다. 유럽 대부분의 다른 지역과 마찬가지로 영국에서도 노동조합과 기타 우애조합에서 그 조합원들에게 의료보험을 제공했다. 고용주들은 자선적인 의료에 대한 공공의 요구를 줄이기 위해 근로자들이 이들 공제조합에 가입하는 것을 적극 권장하였다.

1911년에 로이드 조지(Lloyd George) 수상의 영도 아래 영국 의회는 최초의 국민의료보험법(National Health Insurance Act)을 통과시켰으며 이를 통해 임의 의료보험 프로그램을 강화하는 동시에 빈곤층에게 의료서비스를 제공하기 위한 재원 조달수단을 마련하게 되었다. 비록 공제조합 가입이 강제는 아니지만 대부분의 근로자들이 가입하였으며, 급여는 처방약제와 일반의(GP)의 서비스가 포함되어 있었다. 법적으로 전문의 진료와 입원은 급여범위에서 제외되어 있었지만 지방정부의 지원과 자선서비스(charity care)를 통해 제공되었다.

제2차 세계대전으로 말미암아 영국에서는 의료에 대한 정치적, 사회적 태도에 근본적인 변화가 생기게 되었다. 종전 전에 윈스턴 처칠은 의료제공 문제에 대해 연구한 후 변화를 위한 개혁안을 제시하는 일의 책임자로 윌리엄 베버리지(W. Beveridge) 경을 임명하였다. 1942년의 베버리지 보고서는 소득수준과 상관없이 모든 국민에게 적용범위를 확대하는 포괄적인 국민의료보험안의 개요를 제시하였다. 국영의료서비스법(National Health Service Act)은 1948년에 시행되었다. 이 법의 통과는 모든 국민이 일반조세 수입을 재원으로 하여 환자들에게 포괄적인 의료서비스를 무료로 제공하는 단일한 의료보장제도의 혜택을 받게 되었음을 의미하였다.

단일재원방식과 의료공급자에 대한 감독의 필요성이 적었던 덕분에 의료체계의 관리운영비가 낮게 유지되기는 했지만 애초부터 NHS는 예산부족에 시달렸고, 그 운영은 의료공급자에 의해 주도되었다. 특히 경제의 저성장 기간 중의 예산제약으로 인해 의료체계는 정치적인 문제로 비화되었고, 정부의 정책결정자들과 의료인들 사이의 관계는 3년마다 한 번꼴로 위기가 발생하였다.

NHS는 런던과 런던 주변의 4개 대도시 지역에 집중된 의료자원의 지역적 분포를 그대로 물려받았다. NHS가 신설되면서 표방된 목적 중 하나는 현존하는 불평등을 없애는 것이었다. 이를 위해 의료자원이 부족한 지역에서는 의료시설의 가용성을 증가시키고, 과잉인 지역에서는 시설의 확대를 제한하려는 목표가

http://

영국 보건부 웹사이트에는 NHS 홈페이지로 갈 수 있는 링크가 있다.
http://www.dh.gov.uk

세워졌다. 이 목표를 달성하기 위해서는 영국의 일부 지역, 특히 런던 지역에서 '현상유지 예산(standstill budget)'을 시행할 필요가 있었다. 그러므로 형평성 목표를 실현하기 위해서 정책결정자들은 특정 지역의 경우, 의료서비스 제공을 줄여야 했다. 1980년에 발표된 블랙 리포트(Black Report)는 의료자원의 가용성 변화에 대한 증거를 발견하지 못했다. 심지어 현재 시점에서조차 지역 보건기구 간에는 1인당 병원비 지출에 있어 40%나 차이가 나기도 한다. 템스 동북지역의 사립병원 병상 규모는 북부 지역에 비해 8배가 더 많다. 런던의 신장투석율과 장기이식 시술 건수는 요크셔보다 30%가 더 높고, 웨스턴 미들랜드에 비해서는 75%가 더 높다.

정책적 쟁점

미국인들은 보편적 의료보장의 대가로 전문과목 진료와 일부 수술에 있어서 대기자 명부(waiting lists)를 수용할 수 있을 것인가?

모든 주민들은 GP에게 등록하고 GP에게 모든 1차 및 예방진료를 받는다. 전국적으로 9,000개의 진료소에 35,000명의 GP가 있으며 이들이 모든 환자의 90% 이상을 진료한다. GP는 환자의 가정의 역할을 하며 전문의 또는 '자문의(consultant)'와 병원 시스템의 문지기 역할을 한다. 여러 가지 검사와 전문적 진료를 요하는 환자는 전문의에게 의뢰되거나 병원에 직접 입원할 수 있다. 응급환자는 1달 이내에 진료하게 되어 있지만 비응급환자로 분류되면 1년까지도 기다려야 한다.[32] 1992년 내부시장 개혁이 시작된 이래 NHS 병원에 입원하기 위해 18개월 이상 대기하는 환자들의 수는 거의 0으로 줄어들었다.

주로 '선택적' 수술의 대기자 명부 때문에 지불능력이 있는 사람들은 보충적인 민영의료보험을 구입해 왔다. 지난 10년간 민영보험의 보험료가 올랐기 때문에 민영보험에 가입된 인구의 비율은 11.5%로 감소하였다. 민영의료보험에 가입되어 있는 사람들은 주로 전문직과 관리직, 고소득자와 런던 및 남서부 지역에 거주하는 사람들이다. 그리고 이들 중 2/3 이상이 경험요율에 기초하여 보험료가 정해지는데, 고용주가 제공하는 단체보험을 통해 민영의료보험에 가입되어 있다. 보험료는 세전소득에서 납부되어야 하며, 민영보험의 모든 급여는 소득세와 5%의 보험료세(premium tax)가 적용된다. 민영보험에 가입되어 있는 환자라도 여전히 많은 사람들이 응급서비스와 만성질환 진료의 경우에는 NHS를 이용하고 있으며, 민영보험은 탈장복원, 담낭질환, 고관절 치환 등 삶의 질이 문제가 되는 경우 이용한다. 모든 비응급 수술의 약 20%가 민영보험으로 처리되고 있다. 그러므로 민영보험 시스템은 대기자 명부 위에 올라 있는 환자에게 안전밸브의 역할을 하고 있는데, 이는 대기자 명부 위에 올라 있는 캐나다 환자에게 미국 의료체계가

32 Enthoven(1991, p. 64)에 의하면, 대기열의 환자는 다음과 같은 말을 듣는다고 한다. "의사는 당신이 수술을 받아야 한다는 데 동의했습니다. 그러니 집에 가 계십시오. 1년이나 2년 이내에 수술이 가능해지면 병원에 오기 1주일 전에 전화를 드리겠습니다."

안전밸브의 역할을 하고 있는 것과 마찬가지이다. 민영의료보험에 대한 비판자들은 두 가지 문제점을 들고 있다. 첫째는 공공의료체계에 가해지는 압력을 제거함으로써 공공부문의 개선이 지연된다는 점이며, 둘째는 의료체계가 이중구조화함으로써 평등성을 훼손한다는 점이다.

NHS가 개혁되면서 일반의는 독립적인 계약자가 되었다. 이들은 절반 이상의 수입을 인두제로 얻으며 나머지는 다양한 인센티브와 수당으로부터 얻는다. 예를 들어, GP는 의료 취약지역에 입지함으로써 추가적인 수당을 받을 수 있으며, 검진사업이나 예방접종 등의 목표치를 완수하면 보너스를 지급받는다. 1992년에 영국 의사들의 순수입은 평균 120,000달러였는데, 고참 변호사의 수입과 비교해 보면, 이들은 의사들보다 2.5배를 더 벌었다. 1996년에 병원 봉직의들이 받는 급여는 15,000달러부터 시작하는 20%의 보너스는 별도로 63,500달러와 81,900달러 사이였다(Hatcher, 1997).

NHS는 그 초기에 거의 3,000개의 병원을 물려받았다. 현재는 이들 중 절반 이하만이 NHS 내에 존재하고 있다. 병상수 역시 현저하게 감소하였는데, 1948년에는 480,000개 병상이던 것이 1999년에는 136,000개 병상이 채 되지 않았다. 가장 최근의 OECD 통계자료에 의하면 급성병상까지 포함하여 모든 병원의 병상점유율은 80%가 넘는다(OECD, 2000). 2000년 초에 입원 대기환자가 100만 4천 명에 이르러 전 인구의 약 2%를 차지한다는 발표가 나왔다. 1999년에 입원환자의 수가 600만 명 정도였으므로 입원환자 6명당 1명이 입원대기자인 셈이다. 의료보험이 없는 4,000만 명의 존재가 미국 의료체계의 문제를 상징하듯이, 백만 명이 넘는 대기자 명부는 영국 의료체계의 문제를 상징적으로 보여주고 있다.

영국에서는 '선택적' 시술이 필요한 그 누구라도 대기자 명부에 일단 올려놓는 것이 관례이다. 백내장 수술이나 고관절 치환술, 관상동맥 우회수술, 유방 절제술 후 유방의 재건수술 등이 선택적 시술의 범주 안에 포함된다. 즉 지금 당장 생명이 위협받지 않는다면 기다릴 수 있다는 것이다. 영국의 대기자 명부와 관련된 현실을 잘 나타내주는 것이 환자 헌장(Patient's Charter)에 나와 있는 전국표준(national standard)이다. 1991년에 최초로 발표된 이 헌장은 의뢰 후 18개월 이내의 병원 입원 진료를 보장하고 있고, 관상동맥 우회수술의 경우 표준 대기기간을 12개월로 잡고 있으며, 일반의로부터 의뢰된 이후 병원의 전문의에게 진료를 받을 때까지 26주의 표준 대기기간을 명시해 놓고 있다. 현재 환자들은 NHS의 웹사이트에 들어가 자신이 선택한 병원에서 진료를 받을 때까지 얼마를 대기해야 하는지 알아볼 수 있다.

NHS의 간섭주의적인(paternalistic) 전통은 자원 배분방법에 있어서 명백히 드러난다. 이 방식은 거의 눈에 띄지 않으며 다분히 영국적이다. 영국의 환자들은 선진국에서 가장 의료이용 관련 정보에 취약할 뿐만 아니라, 모든 임상적 결정은 담당 의사가 내리며 그 권위에는 좀처럼 토를 달지 못하는 문화를 갖고 있다. 의사는 환자에게 필요한 것을 결정하는 유일한 권위자로 간주되며 환자의 요구에 반응해야만 하는 압력이 사실상 없기 때문에 서비스 할당(rationing)이 임상적 결정으로 둔갑될 수도 있다.

대기에 관한 영국인들의 태도는 제2차 세계대전이 끝난 이후부터 변화하였다. 생산적인 사업기회가 늘어나면서 할당방식을 수용하는 태도는 줄어들었다. 그런데 대기자 명부가 길어지자 문제가 증폭되면서 비난이 비등하였다. NHS의 의사결정은 점점 정치적인 문제가 되었고, 과도한 집중화는 관리상의 비효율을 야기하였다. 더욱이 경제적 유인의 결핍은 혁신을 완전히 억압하였다. 이런 문제에 대응하기 위해 대처(Thatcher) 정부는 1991년에 실행에 옮겨진 의료개혁안을 제시하였다. 1989년에 나온 NHS의 개혁에 관한 정부의 입장을 담은 백서였던 「환자를 위한 진료(Working for Patients)」는, '환자의 요구에 보다 잘 반응하는' NHS를 만들자는 희망에서 NHS에 경쟁과 시장유인을 도입하려는 시도였다.

개혁 조치 이전에는 각 지역(district)마다 성과에 대한 아무런 유인이 없이 일정 예산을 배정받았다. 어느 지역이 효율성이 높고 대기시간이 짧다면, 이는 추가적인 환자진료에 필요한 자원의 이전은 없는 상태에서 다른 지역에서 의뢰되어 유입되는 환자들이 늘어나는 것을 의미할 뿐이었다. 생산성의 증가는 업무량만 늘릴 뿐 수입의 증가를 가져오지 않았던 것이다. 개혁 이후에는 환자가 가는 곳에 자원도 쫓아갔다. 이론적으로 각 지역의 보건기구는 관할 지역사회를 위해 의료서비스를 구입할 책무가 있었다. 비록 보건기구가 전국적으로 어떤 의료기관과도 계약을 맺을 수 있었지만, 실제로는 대부분 해당 지역 내의 의료기관을 대상으로 하여 계약을 맺었다.

1993년의 대처(Thatcher) 개혁으로 내부시장(internal market)과 기금보유 일반의(GP fundholder) 제도가 도입되어 선택과 경쟁의 무풍지대였던 NHS에 선택과 경쟁원리가 주입되었다. 그러나 경쟁이 원하던 결과를 가져오지는 않았다. 그 유인이 약했기 때문에, 특히 병원부문에서 돈이 환자를 쫓아가는 일이 제대로 일어나지 않았다. 수지상의 잉여를 보유할 능력도 없는 채로 병원 관리자들은 더 많은 예산만을 추구하였다. 부도난 병원을 폐쇄하는 것은 정치적으로 불가능한 일이었기 때문에 의료서비스를 효율적으로 제공할 유인은 거의 존재하지 않았다.

의료서비스의 공급자가 되려면 의료기관들은 환자 유치를 위해 경쟁하는 독립적인 조직으로서 NHS 트러스트(Trust) 병원이 되었다. 이와 동시에 많은 일반의들이 자신의 예산 외에 추가적인 기금을 보유하는 기금보유의가 되었다. 1995년에는 모든 의료서비스가 NHS 트러스트를 통해 제공되었는데, 이는 영국인에

게조차 커다란 문화적 변화였다. 기금보유의가 되지 못한 일반의들은 NHS가 직접 통제하는 예산을 받았다. 기금보유의로부터 진료를 받은 환자들은 흔히 더 나은 진료를 받았는데, 이것이 다른 환자들 사이에 불만을 가져오는 요인이 되었다. 이중구조가 빠르게 형성되고 있었던 것이다.

새 정부는 내부시장을 철폐하겠다는 공약으로 정권을 잡았다. 그 결과 NHS는 1997년에 25년 동안의 다섯 번째 개혁을 겪게 되었다. NHS 운영에 있어서 '제3의 길'에 기초한 블레어(Blair) 개혁은 30,000명의 일반의를 500개의 1차 진료 트러스트(primary care trusts, PCT)에 배치함으로써 GP의 기금보유 제도를 변화시켰다. 각 PCT는 인구 50,000명에서 250,000명에 이르는 지역에 대해 1차 진료, 지역보건서비스 및 사실상 여타의 모든 의료서비스를 제공할 책임을 지며, 전적으로 인두제에 기초한 기금보유의이다. 개혁은 선택과 경쟁에 기초한 시장모형에서 조정과 협력에 기초한 공공부문 운영체제로 그 강조점이 바뀌었다. 2차 진료는 약 200개의 NHS 트러스트와, 400개의 규모가 작은 지역병원 및 전문화된 3차 진료병원에서 제공된다. 더욱이 PCT는 약 230개의 사립병원과 계약을 맺을 수 있는데, 이들 병원은 대부분 다섯 개의 영리병원 체인 중 하나에 속해 있다.

새로운 NHS에서 중요한 측면은 병원 증설 및 의사 증원, 시설의 청결도 제고, 진료표준의 개선, 대기기간의 감소를 목표로 하는 10개년 계획이다. NHS가 직면해왔던 가장 큰 문제가 예산부족이었다는 점을 인식하여, NHS의 예산은 2000년 3월부터 2005년 말까지 명목금액으로 절반이, 실질금액으로는 1/3 이상이 증가하도록 계획되었다. 이는 NHS의 지출이 연평균 6.3%씩 증가해야 달성할 수 있는 목표였다. 이런 목표가 달성되려면 외래환자의 최대 대기기간은 3개월로, 입원환자의 최대 대기기간은 6개월로 감소해야만 했다.

영국이 주는 교훈은 명백하다. 의료를 무료로 이용할 수 있다면 사람들은 마치 의료를 제공하는 데 드는 자원비용이 전혀 들지 않는 것처럼 행동할 것이다. 만일 희소한 의료자원이 상대가격에 기초하여 배분되지 않는다면 다른 배분방법이 사용될 수밖에 없다. 그리고 그 다른 방법은 흔히 의료기술의 가용성을 제한하는 것과 대기자 명부가 되곤 한다.

정책적 쟁점

특정 진료행위의 가용성(availability) 여부를 결정함에 있어서 비용-효과분석의 역할은 무엇인가?

가장 최근의 개혁을 통해 국립적정의료연구소(National Institute for Health and Clinical Excellence, NICE)가 설립되었는데, 이는 보건부 장관 직속의 특별한 정부기구이다. NICE는 비용-효과분석에 기초한 진료행위, 기술, 서비스의 제공여부(availability)를 결정하기 위한 목적에서 설립되었다. NICE가 만든 지침에 따라 일부 진료행위는 특정한 지표를 갖는 환자들에게는 제공될 수 있지만 다른 환자들에게는 제공되지 않는다. 예를 들어, 알츠하이머 치매 환자에 대한 고가의 투약요법은 인지검사에서 일정한 점수 이상을 받은 환자에게는 제공되지만 그 이하의 환자들에게는 제공되지 않는 식이다.

영국 의료체계의 성격에도 불구하고 건강상의 불평등은 여전히 남아 있다. 전문직과 관리직 근로자의 평균수명은 미숙련 근로자보다 더 높다. 오래 끄는 질환에 의한 제약 또한 전자의 집단에서 현저히 낮게 나타난다. 심장질환에 의한 사망률은 맨체스터의 육체 노동자가 옥스퍼드셔의 사무직 노동자보다 세 배가 더 높다(*Independent Inquiry*, 1998).

영국의 의료체계를 강력하게 지지하는 사람들은 여전히 많다. 이들은 지불능력과 무관하게 모든 사람들이 강력한 1차 진료체계를 이용할 수 있다는 점을 지적한다. 고비용 시술이 일부 사람에게만 할당된다는 사실이 다수의 인구가 저렴한 비용으로 기본적인 의료서비스를 받을 수 있게끔 보장하는 것이라고 볼 수 있다.

의료제공의 쟁점

국영의료체계에서의 의사공급

시장의 힘에 의해 임금이 결정되는 노동시장에서 고용량은 단기적으로 시장청산임금(market-clearing wage)에 의해 결정되고, 장기적으로는 평생기대소득(expected lifetime earnings)에 의해서 결정된다. 이런 상황은 현재 미국의 의료산업에서 나타나고 있고, 의료산업이 국유화된 1948년 이전의 영국에서도 존재했다.

NHS 이전에 영국의 의사들은 개업을 하고 있었으며 육체 노동자의 네 배에 이르는 소득을 벌었다. 오늘날 그들은 정부가 고용한 공무원 신분이며 소득은 간신히 육체 노동자의 두 배 정도를 벌고 있다. 이러한 결과가 의사 공급에 미친 효과는 대단한 것이었다. 의사의 시장공급곡선은 우상향하는 표준적인 경제모형에 딱 들어맞는다. 실질임금이 하락하면서 영국 의사들의 순유출(純流出)이 증가하기 시작하여 1960년대에는 연간 500명에 달하였다. 이런 경향은 그 이후로도 계속되어 1970년대 초에는 NHS 병원 전 스태프의 1/3이 외국에서, 특히 영연방 국가에서 교육받은 사람들이었다. 이렇듯 외국에서 수련을 받은 의사들의 유입이 없었다면 NHS의 의사 부족 문제는 대단히 심각했을 것이다.

핵심개념 ❷
기회비용

이로부터의 교훈은 명확하다. 의사들이 청구하는 의료수가는 단기적으로 시장청산 가격의 역할을 한다. 장기적으로는 의사 공급이, 예상되는 생애 잠재소득 수준에 적응하게 될 것이다. 정부가 비교적 낮은 수준에서 수가를 통제하는 경우, 의사들은 다른 나라에서 보다 나은 기회를 찾고자 할 것이다. 의사들의 유출로 인한 갭을 메우기 위해 해외 의사의 유입이 이루어질 것이다. 외국에서 교육받은 의사가 유입되는 이유는 통제되는 환경 아래에서나마 본국보다 고용기회가 훨씬 더 낫기 때문이다.

1991년 이후 영국 이외의 의과대학을 졸업한 NHS 의사는 거의 1/4에 달했고, 2002년에는 신규의사의 절반 이상이 EU 이외의 국가에서 의학교육을 받은 사람들이었다. 2003년에는 이 비율이 2/3 이상이 되었다.

출처: Cotton M. Lindsay, *National Health Issues: The British Experience*, Nutley, NJ: Roche Laboratories, 1980.

의료제공의 쟁점

생과 사의 문제

베이비붐 세대와 그들의 부모들은 세 명의 여성이 나와 방청객들에게 자신의 신세를 하소연하는 〈오늘의 여왕(Queen for a Day)〉이라는 1950년대의 게임쇼를 기억할 것이다. 청중들로부터 가장 많은 점수를 얻은 사람이 '오늘의 여왕'으로 선정되는데, 이 여성에게는 신형 세탁기나 냉장고 또는 주방가구 일체가 제공되었다. 새로운 여왕의 머리 위에 왕관이 얹히고 어깨 위로 왕족 의상이 걸쳐지면 여왕이 된 여성은 눈물을 흘리곤 했다.

이것은 1950년대 미국의 모습이었다. 1990년대에 비슷한 게임쇼가 네덜란드 텔레비전에 등장하였는데, 이번에는 신형 세탁기나 부엌 리모델링이 문제가 아니라 신장이나 골수이식이 문제였다. 보건부가 일부 후원한 시리즈 프로그램에서 네덜란드 시청자들은 희소한 의료자원을 놓고 경쟁을 하는 환자들의 실제 드라마를 볼 수 있었다. 원래 정부가 운영하는 공공의료체계에서의 자원배분 문제에 대한 관심을 환기시키자는 의도에서 〈생과 사의 문제(A Matter of Life and Death)〉라는 이름으로 제작된 이 쇼는 생명을 건지는 의료시술을 놓고 두 명의 환자를 경쟁시켰다. 방청객으로부터 더 많은 지지를 얻은 사람이 그 시술을 받게 되는데, 이렇게 되면 다른 한 명은 사망할 수밖에 없었다. 어떤 의료체계이든 희소한 의료자원을 배분하는 결정을 내려야 하지만, 네덜란드는 이 과정에서 생명을 얻는 자와 잃는 자를 선택함에 있어서 좀 유별난 방법을 사용하였다.

출처: "You Bet Your Life," *Wall Street Journal*, October 29, 1993, A14.

요약과 결론

우리가 이미 배운 것처럼 민영의료보험은 세 가지의 원리 아래에서 작동한다. 첫째는 보험원리(insurance principle)로서, 보험료는 경험요율에 의해 정해진다. 둘째는 상등원리(equivalence principle)로서, 납부된 보험료에 따라 급여수준이 정해진다. 셋째는 개인적 책임의 원리로서, 개인들은 그 자신의 건강에 책임을 져야 하며, 보험료 수준은 자신이 선택한 생활습관을 반영하게 된다. 반면에 사회보험은 다른 원리 아래에서 작동한다. 첫째는 자기관리의 원칙(principle of self-administration)으로 의료비 재원의 부담자와 의료제공자는 법에 명시된 권리와 책임 아래 서로 독립적인 주체로서 행동해야 한다. 둘째는 사회적 협력(principle of social partnership)의 원칙으로 비용은 사회구성원 모두에 의해, 특히 고용주와 피고용인이 공동으로 부담한다. 셋째는 사회적 연대성의 원리(principle of social solidarity)로 보험료는 소득수준에 따라 부담한다.

미국의 정책결정자들이 의료개혁을 논의함에 있어서 그 어떤 나라도 실제로는 의료비 문제를 해결하지는 못했다는 사실을 인식하는 것이 중요하다. 특허를 받은 해결책은 나온 적이 없으며, 똑같은 문제에 대한 다른 접근법이 있을 뿐이다. 사회보험 모형의 지지자들은 캐나다, 독일, 프랑스 같은 나라들이 경제적 장애 없이 모든 사람들에게 고품질 의료서비스를 제공하는 더 우월한 시스템을 갖고 있다고 주장할 것이다. 비록 이 나라들의 의료보장체계가 의료에 대한 보편적 접근(universal access)이라는 목표를 달성하고는 있지만, 이들도 국민의료비 문제는 해결하지 못하고 있다. 즉, 보편적으로 적용될 수 있는 완벽한 모델을 제시하는 단 하나의 의료체계는 존재하지 않는다. 그렇지만 우리는 그들의 성공과 실패를 우리 자신의 개혁안을 만드는 데 있어서 길잡이로서 사용할 수 있다.

국민의료보험의 실시가 의료체계에 대한 국민들의 만족을 보장해 주는 것은 아니다. Blendon과 동료들(1990) 및 Donelan과 동료들(1999)에 의해 실시된 몇 가지 조사 결과가 표 14.5에 나와 있다. 전 국민 의료보장 제도를 운영하는 7개 국가 중 6개 국가에서 절반 이상의 응답자가 자국의 의료체계가 근본적인 변화가 필요하거나 완전히 재건되어야 할 것으로 생각한다고 응답했고, 절반에 못 미치는 응답자가 자국의 의료체계에 만족한다고 응답했다. 독일의 응답자들 중에서 41%가 자국의 의료체계가 비교적 만족스럽게 작동한다고 응답하여 가장 높은 만족도를 보여 주었고, 48%의 응답자만 근본적인 변화나 완전한 재건이 필요한 것으로 보았다. 오스트레일리아와 뉴질랜드는 각각 79%와 89%가 근본적인 변화나 완전한 재건이 필요하다고 응답함으로써 불만족 수준이 대단히 높았다. 캐나다 인들은 미국인들이 자국 의료체계를 보는 방식과 비슷하게 생각하였다. 실제로 캐나다 인들은 1990년대의 10년 동안 부정적인 쪽으로 가장 많은 변화를 보였다. 1990년 조사에서 56%의 응답자가 캐나다의 의료체계가 사소한 변화만이 필요하다고 생각했고, 오직 38%만 근본적인 변화나 완전한 재건이 필요하다고 생각하였다. 그러나 1990년대 말에는 오직 20%의 응답자만이 사소한 변화만 필요하다고 생각했고, 79%가 근본적인 변화나 완전한 재건을 원하였다.

이 조사의 결과로부터 한 가지 매우 흥미로운 현상이 드러난다. 미국인들은 미국 의료체계의 개혁에 대단한 지지를 보여주고 있다. 89%가 의료체계의 근본적인 변화나 완전한 재구성(restructuring)이 필요하다고 본다. 동시에 83%의 미국인들은 자신들이 가지고 있는 의료보험과 그 급여수준에 만족하고 있다(Jajich-Toth and Roper, 1990). 미국인들은 개인적으로는 자신들에게 제공되는 의료서비스의 품질에 만족스러워하지만, 의료제공체계에 대해서는 불만스러워 하고 있는 것 같다. Blendon과 동료들(1995)에 의한 가장 최근의 조사 결과를 보면, 소비자 만족도는 이전의 연구 결과에서 거의 변화하지 않고 있다.

표 14.5 자국의 의료체계에 대한 여론조사 결과(%)

국가	사소한 변화가 필요함	근본적인 변화가 필요함	완전히 재건해야 함
오스트레일리아[2]	19	49	30
캐나다[2]	20	56	23
프랑스[1]	41	42	10
독일[1]	41	35	13
일본	29	47	6
뉴질랜드[2]	9	57	32
영국[2]	25	58	14
미국[2]	17	46	33

출처:

[1] Blendon et al. (1990).
[2] Donelon et al. (1999).

의료서비스가 무료로 제공될 때 수요를 제한할 유인은 존재하지 않는다. 비용 압박이 커짐에 따라 재원조달방법은 변하게 된다. 의료에 대한 보편적 접근과 의료비 통제라고 하는 서로 상치되는 목표를 달성하고자 노력할 때 나타나는 의도하지 않은 결과는 의료체계의 이중구조에서 비롯되는 불평등이 증가하고, 고가의 의료기술에 대한 접근에 제한이 가해 질 수밖에 없다는 점이다. 우리가 배워야 할 교훈은 모든 것에는 비용이 따른다는 것이며, 무료라면서 소비를 조장하는 것은 실제로는 무료가 아니라는 것이다.

의료체계에 대해 국민들이 우려하는 부분은 비용, 접근도와 보험 적용범위의 격차 등과 관련이 있다. 접근성에 대한 경제적 장벽은 제거될 수 있지만 그것이 곧 건강상의 사회적 불평등이 사라지도록 보장해주지는 않는다. 사회보험 모형을 사용하는 국가에서 사회계급 간의 불평등을 제거하는 데 국민의료보험은 거의 기여한 바가 없다. 1인당 소비수준은 소득계층에 따라 50%나 차이가 나며, 직업 간에는 심지어 100%의 차이가 나기도 한다.

사회보험 모형의 지지자들은 접근도가 동일해지면 건강수준이 향상될 것이며, 특히 저소득의 빈곤계층의 경우에 더욱 그러할 것이라고 주장한다. 반대론자들은 공공의료보장체계로는 인구 내 하위집단 간의 건강수준 차이를 제거할 수 없으며 심지어 상당한 정도로 줄일 수조차 없다는 점을 지적한다. 영아사망률과 평균수명은 사회경제 계층 간에 상당한 차이를 보인다. 예를 들어 영국의 최하위 사회경제 계층의 영아사망률은 최상위 계층의 두 배이며 이 차이는 NHS가 시작될 때부터 계속 유지되어 온 것이다.[33] 이는 미국도 다르지 않아서 흑인들의 영아사망률은 백인들의 세 배나 네 배 정도에 이른다.

만일 경제학이 의료개혁 논쟁에 기여하는 바가 조금이라도 있다면, 그것은 가격기구를 통해 자원배분을 하지 않을 경우에는 대기자 명부나 의료기술에 대한 접근 제약이 자원배분을 대신할 것이라는 점이다. 비록 프랑스나 독일의 의료체계가 대기자 문제를 겪고 있지는 않지만 캐나다나 영국을 포함한 다른 공공의료체계는 일부 의료서비스에 대해 상당기간을 대기해야 하는 문제를 안고 있다.

의료비 지출의 상한선 없이 의료제공자가 행위별 수가제로 보상받는 민간부문에서는 이용량과 의료비 지출을 통제하기가 대단히 어렵다는 점을 의료정책 당국은 점점 깨달아가고 있다. 그러나 가격통제와 고정예산제도를 의료체계 전체에 대해 적용하지 않는 한 의료비 억제는 달성될 수 없다. 의사서비스와 민간병원에 대한 의료비 지출이 통제되지 않자 이 두 부문까지 예산통제가 확대되었다. 이런 조치의 결과를 예측하기는 어렵지 않다. 가격통제, 이용량 통제 및 고정예산제도를 광범위하게 사용하는 나라들에서 나타나는 긴 환자 대기행렬과 의료기술이 할당되는 현실에 눈을 돌리기만 하면 되는 것이다. 이 장에서 검토한 국민의료보험제도는 모두 비교적 원활하게 작동하고 있다. 그러나 모두가 나름대로의 안전밸브를 갖고 있다는 점을 주목하자. 캐나다는 미국이, 영국과 독일은 민간의료보험 부문이 안전밸브의 역할을 하고 있으며, 일본은 서비스의 질을 보장받기 위해 '사례(謝禮)'의 관행을 유지하고 있다. 또한 프랑스는 민간부문에 있어서 '자유'의 원리를 고수하고 있다. 이러한 안전밸브가 존재하지 않았다면 과연 어떤 일이 일어났을까?

핵심개념 ②

기회비용

인물소개

Anthony J. Culyer

Anthony Culyer는 평생 동안 사회문제, 특히 의료와 관련된 문제에 '지적 일관성을 부여하기 위해' 경제이론을 적용해 왔다. 잉글랜드의 크로이던(Croydon)에서 출생한 그는 대공습(Blitz) 기간 중 런던에서 유년 시절을 보냈다. 자주 이사를 다니던 그의 가족은 마침내 그의 10대 시절에 워세스터(Worcester)에 정착하게 되었다. 그는 1964년에 경제학 전공으로 엑스터(Exeter) 대학교를 졸업했다. 대학원생이자 수업조교의 신분으로 UCLA에서 1년을 보낸 후 그는 튜터(tutor)와 강사(lecturer) 자격으로 다시 엑스터 대학으로 돌아왔다. 1969년에 요크 대학으로 자리를 옮긴 그는 현재 이 대

핵심개념 ①

희소성과 선택

33 비교적 동질적인 인구집단을 갖고 있는 스칸디나비아에서조차 연령표준화 사망률은 직업군마다 상당한 차이를 보인다. 음식점에서 일하는 근로자와 같은 저소득 직업군의 사망률은 학교 교사와 같은 고소득 직업군에 비해 2배나 더 높다.

정책적 쟁점

의료비를 억제하는 동시에 고품질 의료에 대한 접근성을 보장하기 위한 최선의 방법은 무엇일까? 과연 이런 식으로 생각하는 것이 가능한 일일까?

핵심개념 ❻

공급과 수요

학교의 의료발전연구소(Health Development) 소장이며 경제학 및 관련 분야 학과(Department of Economics and Related Studies)의 교수이면서 과장으로 있다. 또한 Culyer는 신설된 국립 적정의료 연구소(NICE)의 부소장(vice chair)이기도 하다.

1971년은 의료경제학 분야에 기여하는 일련의 논문이 발표되기 시작한 해이다. 그해에 「Oxford Economic Papers」에 실린 "상품으로서 의료의 성격과 효율적 입지(The Nature of the Commodity 'Health Care' and Its Efficient Location)"와 「Economica」에 실린 "의료서비스와 기부의 경제학(Medical Care and Economics of Giving)"을 포함한 9편의 학술지 게재논문으로, Culyer는 영국뿐만 아니라 세계적으로도 주도적인 의료경제학자로서 자리 잡게 되었다. 그 후 그는 225편이 넘는 학술논문, 저서, 모노그래프 등을 전 세계의 주요 의학 학술지 및 경제학 학술지에 발표하였다. 학교 행정에 관여하게 되면서부터 Culyer의 연구 성과는 그 이전의 무서운 속력보다 많이 줄어들었지만 그래도 그는 여전히 생산적인 연구자이다.

Culyer는 연구뿐만 아니라 공공정책의 입안에도 중요한 역할을 해왔는데, 가장 최근에는 NHS의 연구개발에 투입되는 공공재원 체계 전반을 재설계하는 일에 간여하였다. 세계보건기구(WHO), 경제협력개발기구(OECD), 영국, 캐나다, 뉴질랜드 정부 기구의 고문(consultant)으로서 공공정책 입안에 있어서 그의 영향력은 세계적으로 그 흔적을 남기고 있다. 스승이자 조언자(mentor)로서 Culyer는 의료체계를 설계하는 문제에 대한 영국 경제학자들의 사고방식 형성에 중요한 역할을 해왔다. 1999년에는 의료경제학 분야에서의 공로를 인정받아 스톡홀름 경제대학(Stockholm School of Economics)으로부터 명예박사학위를 받기도 했다. 같은 해에 엘리자베스 여왕은 Culyer가 영국교육에 기여한 혁혁한 공로를 인정하여 그에게 대영제국 커맨더(Commander of the British Empire) 작위를 수여하였다.

Culyer는 교회음악을 자신의 '개인적 열정'을 바치는 대상이라고 생각한다. 오르간 연주에 대한 그의 관심은 워세스터의 킹스스쿨(King's School)을 다니던 10대까지 거슬러 올라간다. 그는 그가 출석하는 영국 국교회의 한 지방교구 교회에서 오르간 연주자를 맡고 있을 뿐만 아니라 합창단 지휘자이기도 하고, 왕립교회음악학교(Royal School of Church Music)의 지역교수직(local chair)을 맡고 있기도 하다.

공공정책 분야에 있어서 건전한 분석적 추론의 중요성을 깊이 인식하고 있는 Culyer는 그의 전 생애를 사회정책 입안에 있어서 임기응변적인 논리(ad hoc reasoning)와 정치적 이데올로기를 걷어내기 위해 노력하는 데 바쳤다. 정부의 기획업무에 깊이 관여한 덕분에 그는 사회체계와 인간본성에 관해 많이 이해하게 되었다. 항구적인 변화는 위에서 아래로 내려가는 강요된 메커니즘에 의해서가 아니라 아래에서 위로 올라가는 자발적인 힘에 의해 추진되는 것이라고 그는 생각한다.

출처 : Anthony John Culyer, 이력서와 개인적 교신.

질문과 문제

1. 미국의 의료비 지출수준이 다른 나라보다 더 높은 이유 몇 가지를 논의하라.

2. '미국의 1인당 의료비 지출이 다른 어느 선진국보다 많다는 사실은 미국 의료체계가 실패했다는 증거이다.' 이 주장을 평가하라.

3. 일부에서는 다른 선진국의 의료체계를 미국 의료체계의 개혁을 위한 바람직한 모델로 간주하고 있다. 이 장에서 논의된 의료체계 중 하나를 골라서 자세

히 설명하고 그 의료체계가 미국에서 작동할 수 있는지의 여부에 대한 이유를 제시하라.

4. 독일은 1993년에 국민소득의 10.6%를 의료에 지출하기 위해 13.4%의 급여세를 징수하였다. 만일 미국이 독일 모델을 사용한다면 미국 근로자들에게 부과되는 급여세는 더 많을까, 아니면 더 적을까? 그 이유는 무엇인가?

5. Ronald Coase는 이제는 고전이 된 1960년 10월에 발표된 논문인 "사회적 비용의 문제(The Problem of Social Cost)"(*Journal of Law and Economics* 3[1], pp. 1–44)에서 자원의 집단적 소유 문제를 다루고 있다. 자원을 집단적으로 소유한다는 것은 그 누구도 자원을 돌보려 하지 않는다는 것, 또는 최소한 사유재산일 때처럼 돌보지는 않는다는 것을 의미한다. 의료산업에 있어서 집단적 소유권 때문에 발생하는 문제는 무엇인가? 집단적 소유권이 제대로 작동하는 사례를 들 수 있겠는가? 집단적 소유권이 제대로 작동하지 않는 경우는 어떤 상황인가?

6. 미국의 메디케어 제도는 단일재원방식과 유사하게 운영된다. 메디케어를 증거 삼아서 반대자들은 "만일 이 제도를 모든 미국인에게로 확대한다면 국방부의 가격으로 국세청의 모든 정열과 우정(郵政) 서비스의 효율성을 우리에게 가져다 줄 것"이라고 비판한다(Constant Horner, HHS official under Bush, quoted in Stout, 1992). 단일재원방식의 지지자들은 캐나다판 메디케어가 비교적 잘 작동하는 것을 들어 캐나다를 본받자고 주장한다. 캐나다 의료체계가 완벽하지는 않지만 대부분의 국민들은 사회적 또는 경제적 상태와 무관하게 의료를 이용할 수 있다는 점에서 자신들의 의료체계에 만족스러워 한다고 한다. 이에 대한 증거는 무엇일까?

7. 1989년에 크라이슬러는 근로자당 의료비가 5,970달러이고, 자동차 1대당 700달러라는 통계수치를 발표하였다. 이 보고서에 따르면 외국의 경쟁기업들은 형편이 훨씬 더 낫다. 프랑스 자동차 회사들의 평균 의료비는 375달러이고, 독일은 337달러, 일본은 246달러에 불과하여 크라이슬러는 의료비 때문에 경쟁력이 떨어지고 있다. 이런 결론에는 아무런 잘못이 없을까? 이 쟁점과 관련된 미시경제학적 주장과 거시경제학적 주장을 설명하라.

참고문헌

General

Henry J. Aaron, "Issues Every Plan to Reform Health Care Financing Must Confront," *Journal of Economic Perspectives* 8(3), Summer 1994, 31–43.

Leela Barham and Edward Bramley-Harker, "Comparing Physicians' Earnings: Current Knowledge and Challenges," London: NERA Economic Consulting, May 2004.

Robert J. Blendon and Humphrey Taylor, "Views on Health Care: Public Opinions in Three Nations," *Health Affairs* 8(1), Spring 1989, 149–157.

———, Robert Leitman, Ian Morrison, and Karen Donelan, "Satisfaction with Health Systems in Ten Nations," *Health Affairs* 9(2), Summer 1990, 185–192.

——— et al., "Physicians' Perspectives on Caring for Patients in the United States, Canada, and West Germany," *New England Journal of Medicine* 328(14), April 8, 1993, 1011–1016.

——— et al., "Who Has the Best Health Care System? A Second Look," *Health Affairs* 14(4), Winter 1995, 220–230.

Karen Donelon, Robert J. Blendon, Cathy Schoen, Karen Davis, and Katherine Binns, "The Cost of Health System Change: Public Discontent in Five Nations," *Health Affairs* 18(3), May/June 1999, 206–216.

J. Ferlay et al., *GLOBOCAN 2000: Cancer Incidence, Mortality, and Prevalence Worldwide*, Version 1.0, IARC Cancer Base No. 5, Lyon: IARC Press, 2001.

John C. Goodman and Gerald L. Musgrave, *Patient Power: Solving America's Health Care Crisis*, Washington, DC: Cato Institute, 1992.

David G. Green and Benedict Irvine, "Health Care in France and Germany: Lessons for the UK," London: Civitas, Institute for the Study of Civil Society, 2001.

Cindy Jajich-Toth and Burns W. Roper, "Americans' Views on Health Care: A Study in Contradictions," *Health Affairs* 9(4), Winter 1990, 149–157.

Organization for Economic Cooperation and Development, *OECD Health Data, 2003*. A Comparative Analysis of 30 Countries, Paris: OECD, 2003.

Milton I. Roemer, *National Health Systems of the World, Volume One*, New York: Oxford University Press, 1991.

George J. Schieber and Jean-Pierre Poullier, "International Health Care Expenditure Trends: 1987," *Health Affairs* 8(3), Fall 1989, 167–177.

———, "International Health Spending: Issues and Trends," *Health Affairs* 10(1), Spring 1991, 106–116.

———, "Health Care Systems in Twenty-four Countries," *Health Affairs* 10(3), Fall 1991, 22–38.

———, and Leslie M. Greenwald, "U.S. Health Expenditure Performance: An International Comparison and Data Update," *Health Care Financing Review* 13(4), Summer 1992, 1–15.

Hilary Stout, "Health Care Choices: A Bigger Federal Role or a Market Approach?" *Wall Street Journal*, January 15, 1992, A1.

U.S. General Accounting Office, *Canadian Health Insurance: Lessons for the United States*, Washington, DC: United States General Accounting Office, June 1991.

———, *Health Care Spending and Control: The Experience of France, Germany, and Japan*, Washington, DC: United States General Accounting Office, November 1991.

Patrice R. Wolfe and Donald W. Moran, "Global Budgeting in the OECD Countries," *Health Care Financing Review* 14(3), Spring 1993, 55–71.

World Health Organization, "Health Systems: Improving Performance," The World Health Report 2000, Geneva: WHO, 2000.

Canada

Marcia Berss, " 'Our System Is Just Overwhelmed,' " *Forbes* 151(11), May 24, 1993, 40–41.

Nadeem Esmail and Michael Walker, "How Good Is Canadian Health Care?" *Fraser Forum*, Vancouver: The Fraser Institute, August 2002a.

———, "Waiting Your Turn: Hospital Waiting Lists in Canada, 17th edition" *Critical Issues Bulletin*, Vancouver: The Fraser Institute, September 2007.

Robert G. Evans et al., "Controlling Health Expenditures—The Canadian Reality," *New England Journal of Medicine* 320(9), March 2, 1989, 571–577.

Hugh Grant and Ronald Oertel, "The Supply and Migration of Canadian Physicians, 1970–1995: Why We Should Learn to Love an Immigrant Doctor," *Canadian Journal of Regional Science* 21(2), Spring/Summer 1997, 157–168.

David Harriman, William McArthur, and Martin Zelder, "The Availability of Medical Technology in Canada: An International Comparative Study," *Public Policy Sources* No. 28, Vancouver, B.C.: The

Fraser Institute, 1999.

Steven J. Katz, Diana Verrilli, and Morris L. Barer, "Canadians' Use of U.S. Medical Services," *Health Affairs* 17(1), January/February 1998, 225–235.

Peggy Leatt and A. Paul Williams, "The Health System of Canada," in Marshall W. Raffel ed., *Health Care and Reform in Industrialized Countries*, University Park, PA: The Pennsylvania University Press, 1997, 1–28.

C. David Naylor, "Health Care in Canada: Incrementalism Under Fiscal Duress," *Health Affairs* 18(3), May/June 1999, 9–26.

Robert Steinbrook, "Private Health Care in Canada," *New England Journal of Medicine* 354(16), April 20, 2006, 1661–1664.

France

Jonathan E. Fielding and Pierre-Jean Lancry, "Lessons from France—'Vive la Difference': The French Health Care System and U.S. Health System Reform," *Journal of the American Medical Association* 270(6), August 11, 1993, 748–756.

James W. Henderson, "Equality, Liberty, Fraternity, and the Delivery of Health Care in France," *Journal of the Medical Association of Georgia* 82(12), December 1993, 657–660.

Jean-Francois Lacronique, "Health Services in France," in Marshall W. Raffel, ed., *Comparative Health Systems: Descriptive Analyses of Fourteen National Health Systems*, University Park: Pennsylvania State University, 1984, 258–285.

Claude LePen, "The French Health Care System: In Search of a New Model," Presentation at the European School of Health Economics, Health Economics of Pharmaceuticals and other Medical Interventions, Sophia Antipole, France, June 11, 2003.

Valentin Petkantchin, "Pernicious Myths about Public Health Insurance in France," Economic Note, Institut Economique Molinari, January 2007.

Marie-Pascal Pomey and Jean-Pierre Poullier, "France's Health Policy Conundrum," in Marshall W. Raffel ed., *Health Care and Reform in Industrialized Countries*, University Park, PA: The Pennsylvania University Press, 1997, 49–75.

Jean-Pierre Poullier and Simone Sandier, "France," *Journal of Health Politics, Policy, and Law* 25(5), October 2000, 899–905.

Victor G. Rodwin, "The Marriage of National Health Insurance and La Medecine Liberale in France: A Costly Union," *Milbank Memorial Fund Quarterly* 59(1), 1981, 16–43.

Germany

Melanie Arntz, et al., "The German Social Long-Term Care Insurance—Structure and Reform Options," Center for European Economic Research (ZEW), *Discussion Paper No.06-074*, November 2006, available at ftp://ftp.zew.de/pub/zew-docs/dp/dp06074.pdf (accessed December 18, 2007).

Boris Augurzky, Thomas K. Bauer, and Sandra Schaffner, "Copayments in the German Health System: Does It Work?" Institute for the Study of Labor (IZA), *Discussion Paper No. 2290*, September 2006, available at http://ssrn.com/abstract=932025 (accessed December 18, 2007).

Lawrence D. Brown and Volker E. Amelung, " 'Manacled Competition': Market Reforms in German Health Care," *Health Affairs* 18(3), May/June 1999, 76–91.

Wolfgang Greiner and J.-Matthias Graf v.d. Schulenburg, "The Health System of Germany," in Marshall W. Raffel ed., *Health Care and Reform in Industrialized Countries*, University Park, PA: The Pennsylvania University Press, 1997, 76–104.

Jeremy W. Hurst, "Reform of Health Care in Germany," *Health Care Financing Review* 12(3), Spring 1991, 73–86.

——— and Jean-Pierre Poullier, "Paths to Health Reform," *OECD Observer* 179, December 1992/

January 1993, 4–7.

John K. Iglehart, "Germany's Health Care System," in two parts, *New England Journal of Medicine* 324 (7 and 24), February 14, 1991, 503–508; June 13, 1991, 1750–1756.

Martin Pfaff and Dietmar Wassener, "Germany," *Journal of Health Politics, Policy and Law* 25(5), October 2000, 907–914.

Wilfried Prewo, "Germany Is Not a Model," *Wall Street Journal*, February 1, 1993, A14.

Markus Schneider, "Health Care Cost Containment in the Federal Republic of Germany," *Health Care Financing Review* 12(3), Spring 1991, 87–101.

Marcus Tamm, Harald Tauchmann, Jürgen Wasem, and Stefan Gress, "Elasticities of Market Shares and Social Health Insurance Choice in Germany: A Dynamic Panel Data Approach," *Health Economics* 16(3), March 2007, 243–256.

Ranier Winkelmann, "Co-payments for Prescription Drugs and the Demand for Doctor Visits—Evidence from a Natural Experiment," *Health Economics* 13(11), November 2004, 1081–1089.

Japan

John K. Iglehart, "Japan's Medical Care System," in two parts, *New England Journal of Medicine* 319(12 and 17), September 22, 1988, 807–812; October 27, 1988, 1166–1172.

Naoki Ikegami, "Japanese Health Care: Low Cost Through Regulated Fees," *Health Affairs* 10(3), Fall 1991, 87–109.

———, "The Economics of Health Care in Japan," *Science* 258, October 23, 1992, 614–618.

——— and Creighton Campbell, "Health Care Reform in Japan: The Virtues of Muddling Through," *Health Affairs* 18(3), May/June 1999, 56–75.

Hyoung-Sun Jeong and Jeremy Hurst, "An Assessment of the Performance of the Japanese Health Care System," *Labour Market and Social Policy Occasional Papers No. 56*, Paris: Organisation for Economic Co-operation and Development, December 2001.

Pat Murdo, "The Health Care Debate: What America Is Considering, What Japan Has Done," *JEI Report*, No. 8A, Japan Economic Institute, March 5, 1993.

Toshitaka Nakahara, "The Health System of Japan," in Marshall W. Raffel ed., *Health Care and Reform in Industrialized Countries*, University Park, PA: The Pennsylvania University Press, 1997, 105–133.

James Sterngold, "Japan's Health Care: Cradle, Grave and No Frills," *The New York Times*, December 28, 1992, A1, A8.

Aki Yoshikawa, Norihiko Shirouzu, and Matthew Holt, "How Does Japan Do It? Doctors and Hospitals in a Universal Health Care System," *Stanford Law & Policy Review* 3, Fall 1991, 111–137.

Switzerland

Konstantin Beck, Stefan Spycher, Alberto Holly, and Lucien Gardiol, "Risk Adjustment in Switzerland," *Health Policy* 65, 2003, 63–74.

Earl L. Grinols and James W. Henderson, *Health Care for Us All: Getting More for Our Investment*, New York: Cambridge University Press, 2008.

Regina E. Herzlinger and Ramin Parsa-Parsi, "Consumer-Driven Health Care: Lessons from Switzerland," *Journal of the American Medical Association* 292(10), September 8, 2004, 1213–1220.

Peter Zweifel, "Managed Care in Germany and Switzerland," *Pharmacoeconomics* 14(Suppl 1), 1998, 1–8.

United Kingdom

Patricia Day and Rudolf Klein, "Britain's Health Care Experiment," *Health Affairs* 10(3), Fall 1991, 39–59.

Alain C. Enthoven, "Internal Market Reform of the British National Health Service," *Health Affairs* 10(3), Fall 1991, 60–70.

Max Gammon, "Among Britain's Ills, A Health Care Crisis," *Wall Street Journal*, September 8, 1993, A12.

Peter R. Hatcher, "The Health System of the United Kingdom," in Marshall W. Raffel ed., *Health Care and Reform in Industrialized Countries*, University Park, PA: The Pennsylvania University Press, 1997, 227–261.

Independent Inquiry into Inequalities in Health, London: Her Majesty's Stationery Office, 1998.

Rudolph Klein, "Big Bang Health Care Reform—Does It Work? The Case of Britain's 1991 National Health Services Reforms," *The Milbank Quarterly* 73(3), 1995, 299–337.

———, "Why Britain's Conservatives Support a Socialist Health Care System," *Health Affairs* 4(1), Spring 1985, 41–58.

———, "Why Britain Is Reorganizing Its National Health Service—Yet Again," *Health Affairs* 17(4) July/August 1998, 111–125.

Julian Le Grand, "Competition, Cooperation, or Control? Tales from the British National Health Service," *Health Affairs* 18(3), May/June 1999, 27–39.

David Mechanic, "The Americanization of the British National Health Service," *Health Affairs* 14(2), Summer 1995, 51–67.

Secretary of State for Health, *Working for Patients* (London: Her Majesty's Stationery Office, 1989).

Clive Smee, "United Kingdom," *Journal of Health Politics, Policy and Law* 25(5), October 2000, 945–951.

제 15 장

미국의 의료개혁

의학의 발전으로 인해 생긴 새로운 가능성들 덕분에 우리는 이전 세대가 부딪히지 못했던 문제들을 다루지 않을 수 없는 입장에 놓여 있다. 우리의 수명이 길어질수록 알츠하이머병, 관절염, 치매, 심장의 관상동맥 질환 등 만성질환의 발생은 급격하게 증가한다. 기계적인 환기장치, 심폐기능의 인공적 유지, 항생제, 인공영양 및 수액 공급(artificial nutrition and hydration) 등의 수명연장 기술은 앞으로도 계속 발전해 나갈 것으로 예상할 수 있다.

이런 기술들을 환자에게 사용하면 결과적으로 높은 수준에서의 의료비 지출이 끊임없이 증가해나간다. 의료의 질과 접근도 문제도 중요하지만, 현재의 의료환경 아래에서는 총의료비 지출과 같은 재정적 쟁점들이 가장 중요한 관심사인 것으로 보인다. 이 장에서는 미국에서의 의료개혁 움직임과 관련하여 개혁의 압력, 목표, 수용 여부를 놓고 경합하는 여러 가지 개혁전략의 대안 등을 살펴보기로 한다.

개혁의 압력

정책적 쟁점
미국이 원하는 의료체계는 정부 주도인가, 아니면 시장 주도인가?

의료개혁 논쟁을, 서로 경합하는 이념 사이의 갈등으로 치부하려는 유혹이 존재한다. 정치적인 싸움은 그것이 낳는 실제 결과보다 더 중요하지는 않다는 점에 주의를 기울여야 한다. 결정을 요하는 쟁점은 결국 신뢰의 문제로 요약된다. 우리는 연방정부에게 의료의 미래를 결정하도록 권한을 부여할 것인가? 아니면 그 권한은 주정부가 가져야 할 것인가? 의료보험 적용을 의무화해야 하는가? 의료제공의 문제에 있어서 시장이 제대로 작동할 수 있을까? 시장의 실패가 더 큰 문제인가, 아니면 정부의 실패가 더 큰 문제인가?

의료분야의 개혁에 대한 논쟁은 새로운 것이 아니다. 1916년 이래 의회의 회기때마다 의료체계에 어떤 식으로든 변화를 가져오는 연방정부의 법안이 적어도 하나 이상씩 발의되어왔다. 의료의 질, 접근도 및 구입능력(affordability)이라는 쟁점은 그때나 지금이나 마찬가지이지만 논란의 강도는 더욱 거세졌다. 지난 20년 동안 의료비의 악순환적 상승과 보험 미가입자의 증가는 공론의 장에서 개혁의 불가피성에 대한 분위기를 만들어냈다.

최근의 여론조사 결과를 보면, 전 미국인의 3/4은 그들이 받는 의료서비스에 대해 개인적으로 만족하고 있으며, 이런 양상은 시간의 흐름에도 불구하고 변함없이 지속되고 있다(Blendon et al., 1992, 1995, 2006; Donelan et al., 1999; and Robinson, 2000). 의료체계가 위기상황이라고 생각하고 있는 사람들은 22%에 불과하지만, 많은 이들이 의료체계에 대해 비판적이며 정부가 급증하는 의료비에 대해 적절히 대응해주기를 바라고 있다. 하지만 현재의 의료체계가 정부 주도의 공공의료체계로 바뀌어야 한다고 생각하는 사람들은 39%에 불과하다. 미국인 10명 중에서 거의 6명은 총의료비지출 수준이 너무 낮다고 생각하고 있다. 그러나 2/3는 미국의 평균적인 가정이 자신들이 받는 의료서비스에 대해 너무 많은 돈을 내고 있다고 생각하고 있다(Blendon et al., 2006). 절반 정도는 미국이 2007년에 매사추세츠 주에서 채택한 것과 비슷한 의료보장제도를 고려해야 한다고 생각하고 있지만, 전 국민 의료보장제도를 위해 더 많은 세금을 낼 용의가 있다고 응답한 사람은 53%에 불과했다(NBC, 2007).

이러한 결과는 어떤 이들에게는 모순된 것으로 보이기도 하겠지만 실제로는 그렇지 않다. 응답자들은 더 낮은 비용으로 접근성을 보장받고 싶은 욕구를 그렇게 표현한 것이다. 이와 관련한 정책적 딜레마는, 접근성의 보장과 더 낮은 비용이 서로 상충되는 욕구이므로 동시에 실현될 수 없는 것이어서, 이 두 가지 욕구를 완벽하게 충족시키는 것은 전혀 가능하지 않다는 점이다.

미국뿐만 아니라 전 세계적인 차원에서 이루어지고 있는 최근의 개혁 압력을 이해하기 위해서는 개혁의 움직임 아래에 있는 힘들을 인식해야만 한다(Musgrave, 1993). 일부 논자들은 빈곤층과 노인에 대한 우려가 가장 최근의 개혁 압력을 낳았다고 주장한다. 다른 이들은 민간의료체계에 접근하기 어려운 수백만 명의 보험 미가입자들에게 초점을 맞춘다. 물론 이들에 대한 관심이 개혁 움직임의 한 요인임에 틀림없지만, 개혁에 대한 진정한 압력은 중산층과 경제계의 두 원천에서 나오고 있다. 중산층은 자신들이 받는 압박감 때문에 정책적 조치를 요구하고 있다. 충분한 자산을 갖지 못한 중산층 근로자들은 봉급을 한 번만 못 받아도 개인파산을 겪고 자선진료에 의존해야 할 것으로 스스로 생각하고 있다(Himmelstein et al., 2005, and Dranove and Millenson, 2006). 최근 보험법이 개정되기 전에는 많은 사람들이 새로운 의료보험 급여가 시작되기 전까지 대기기간 동안 의료보험이 없는 것을 두려워하여 직장을 변경하지 못하였다. 비록 보험

http://

Families USA는 모든 미 국민들에게 의료서비스를 제공하는 문제를 다루는 지지단체이다. 이 조직은 보고서를 발간하고, 대중매체를 활용하며, 일반 국민, 여론 주도자 및 정책 입안자에게 의료시장과 관련된 쟁점을 알리기 위해 노력하고 있다. 보고서 및 다른 자료에 관한 광범위한 목록은 다음의 웹 사이트에서 찾을 수 있다.

http://www.familiesusa.org

적용 가능성(insurability)과 무관하게 보험회사들이 다른 의료보험으로부터 이전하는 사람들을 받아들이도록 법이 바뀌었지만 많은 근로자들은 대기기간이 종료될 때까지 기존의 직장에서 내던 의료보험료를 납부해야만 한다. 대부분의 근로자들은 의료보험료가 인상되면서 급여에서의 공제금액이 늘어나는 것에 대해 부담을 느끼고 있다. 이들 중산층 근로자들은 정부가 개입하게 되면 그들의 재정부담이 부유한 납세자들이나 고용주들에게로 이전될 것으로 생각하고 있다.

경제계에서 의료보험은 심각한 문제로 받아들여지고 있다. 연간 보험료가 매년 인상되면서 근로자 의료보험 급여가 기업의 이윤 폭을 능가하는 일이 자주 일어나고 있다. 비록 의료보험을 제공하는 비용이 근로자 한 명을 고용하는 총비용에서 차지하는 비중이 작기는 하지만 이 때문에 총보상 규모와 봉급으로 받아가는 소득 사이의 격차가 점점 더 커져가고 있다. 임금 상승이 보험료 상승에 미치지 못하면서 근로자들은 집에 가져가는 급여액수에 점점 더 많은 불만을 느끼고 있다. 경제계에서는 이 문제를 연방정부로 떠넘기고자 하는 욕구가 점점 강해지고 있는데, 이는 많은 정책결정자들이 그 책임을 기꺼이 받아들이려고 하는 사안이기도 하다. 왜 그럴까? 책임과 함께 규제도 함께 따라오기 때문이다. 의료비는 미국 국민소득의 16%에 달하는데, 이는 군산복합체(military industrial complex) 규모의 두 배가 넘는 규모이다. 그러니 이와 관련된 정치적 이해관계는 엄청날 수밖에 없다.

윤리적 쟁점: 의료는 '권리'인가?[1]

정책적 쟁점

미국인들은 의료에 대한 접근을 국민의 권리로 간주하는가?

의료에 대한 접근도의 문제는 개인적 권리와 사회적 책임을 명확하게 구분하는 윤리적 틀 안에서 논의되어야 한다. 미국에서 의료에 대한 권리가 명시적으로 선언되었던 적은 없었다. 독립선언서에 '생명, 자유 및 행복을 추구할' 권리는 나와 있지만 의료에 대한 접근 가능성이 이 권리들의 필요조건이라는 말은 그 어디에도 나와 있지 않다. 만일 의료에 대한 접근이 권리가 아니었다면, 이제는 권리로 인정되어야 할까? 도대체 권리란 무엇을 지칭하는 것일까?

권리를 정의하기 위해서는 얼마든지 많은 방법이 사용될 수 있다. 권리는 사회적 계약에 따라 정의될 수 있는데, 프랑스 헌법에서처럼 의료에 대한 권리가 명시적으로 선언될 수도 있고, 미국에서처럼 교육에 대한 권리가 암묵적으로 인정될 수도 있다. 법적인 권리는 법률을 통해 정의될 수 있다. 미국의 경우 65세 이상의 나이에 도달한 사람이라면 누구라도 병원이 청구한 진료비를 메디케어가 지불해

1 이 절의 내용은 대부분 Henderson(1991)에 의존하고 있다.

야 할 법적인 권리가 있다. 권리에 대한 또 다른 관점은 자연권 개념이다. 자연권의 결정적인 특성은 누가 그것을 부여하느냐의 문제이다. 만일 자신의 돈으로 무엇인가를 샀다면, 그는 그 무엇에 대한 권리를 갖는다. 만일 그 무엇인가가 자연을 통해 모든 사람에게 주어진 것이거나 '신이 부여한 것'이라면 그것은 권리가 된다. 또한 자발적인 교환을 통해서 무엇인가 얻었거나 다른 사람의 후의에 의해 주어진 것이라면 우리는 그것을 가질 권리가 있다.[2] 그러나 무엇인가를 폭력이나 절도를 통해 획득했다면 그 무엇을 소유할 권리는 주어지지 않는다.

그렇다면 의료는 어떤 의미에서 권리일까? 이 문제에 관해 합의에 도달한다는 것은 매우 어려운 일이다. 그러나 미국의 경우, 스스로 의료를 구입할 능력이 없는 사람들에게 의료에 대한 접근성을 제공하는 것은 사회적 책무라는 생각에 기초하여, 노인과 빈곤층에 대해 법적 권리를 창출했다는 것은 명백하다. 의료에 대한 접근성에 대해 우리는 자연권을 부여받았을까? 대부분의 정책결정자들은 이 문제에 대한 공개적 논의를 피하고 있으며 그 대신 의료체계에 대한 '접근성'을 거론한다. 한 그룹은 당연 가입을 요구하는 방식을 통한 '보편적 의료보장(universal coverage)'을 주장하고 있고, 또 다른 그룹은 모든 사람들이 자신의 희망에 따라 의료보험을 구입할 수 있는 임의 방식을 통한 '보편적 접근성(universal access)'을 주장한다. 양쪽 모두 권리의 문제를 다루는 것은 내켜하지 않으며 서로가 접근성의 문제에 관해서만 얘기하고 있다.[3]

상식적 차원에서 판단하자면 의료서비스에 대한 접근성의 기준은 정치적으로 수용될 수 있고, 윤리적으로 신뢰할 수 있어야 하며, 경제적으로 뒷받침될 수 있어야 한다. 이러한 목적을 달성하려면 의료서비스를 구입할 경제적 여유가 없는 사람들에게 의료서비스를 제공하는 사회적 책임의 범위를 결정하기 위해 그 적절한 수준에 관해 누구나 수용할 수 있는 정의를 고안해내야 할 것이다. '적절함'에 대한 경제학의 개념은 한계 원리에 기초하고 있다. 즉, 의료서비스의 최적 수준은 마지막 의료서비스 한 단위의 편익이 그 사회적 비용과 같아질 때의 양으로 정의되는 것이다. 이런 사고방식의 틀 안에서 자원배분의 문제는 궁극적으로 결과(outcome)에 대한 가치평가의 문제로 귀결된다. 우리는 생명에 대해 얼마만큼의 가치를 부여하는가? 통증과 고통의 감소에 대해 어느 정도의 가치를 부여해

---

2 만일 누군가가 당신에게 무엇인가를 주었다면 당신은 이 선물에 대한 권리를 갖지만 미래의 선물에 대한 권리까지 갖는 것은 아니다.

3 '권리'에 대한 논의를 꺼리는 것은 정치가뿐만이 아니다. 많은 경제학자들 역시 경제학의 범위를 주어진 목적을 달성하는 효율적인 시스템을 설계하는 문제에 관한 실증적 분석의 관점에서 보고 있다. 목적 그 자체가 어떻게 결정되는지의 문제는 규범적 분석에 가깝기 때문에 마음이 편치 않은 것이다.

정책적 쟁점

미 국민들은 의료의 적절한 품질 수준을 정함에 있어서 비용-효과성 원리를 적용할 준비가 되어 있는가?

핵심개념 ❸

한계분석

야 할까? 의료서비스를 받는 사람이 우리 자신일 때, 또는 친척이거나 친구일 때, 이러한 가치는 어떻게 변화할까? 의료서비스를 받는 사람이 전혀 모르는 사람이라면 이 가치는 또 어떻게 변화할까?

공공정책을 인도하는 길잡이로서 경제학을 사용한다는 것은, 자원을 현명하게 사용하기 위해 어떤 의료서비스의 사용에 대해 정당한 제약을 가하는 것을 의미한다. 이때 부딪히게 되는 어려운 문제는 이러한 제약을 아무런 편견 없이 사회 전반에 걸쳐 똑같이 적용해야 한다는 것이다. 그렇다 해도 지불능력이 생과 사를 가르는 주된 요인이 되는 그런 사회를 상상하기는 어려운 일이다.

한 국가의 보건의료 정책이 모든 사람에게 원하는 만큼의 의료서비스를 제공할 수는 없다. 의료서비스가 유일한 목적이 아닌 환경 아래에서 그러한 무제한적인 정책은 적절한 것일 수가 없다. 국가의 정책은 합리적인 우선순위를 결정할 수 있어야 하며, 자원을 현명하게 배분하는 수단을 용납할 수 있는 범위 내에서 찾아내야 한다.

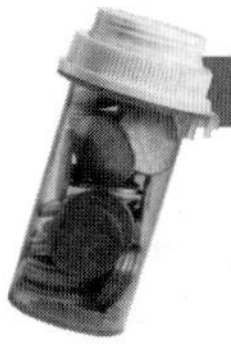

의료제공의 쟁점

의료정책 수립을 위한 10계명

의료정책의 수립에는 그 윤리적 기초로서 일련의 원칙(imperative)에 대한 합의를 필요로 한다. 이 원칙이 제시되는 순서가 그 중요도를 의미하지는 않으며 단지 논의의 촉매가 되기를 바랄 뿐이다. 이 목록을 읽어 나가면서 독자 스스로 다음과 같은 질문을 던져보기 바란다. 제시된 원칙에 대해 어떤 느낌을 받는가? 자신의 10계명에는 무엇을 포함시킬 것인가? 만일 제시된 원칙을 버리고 다른 것으로 대체한다면 그것은 무엇인가?

1. 모든 인간의 생명에는 가치가 있다.
2. 인간성(human nature)이 완전히 타락하지는 않았지만 어떤 윤리적 제약은 필요하다.
3. 선택의 자유가 주어질 경우, 사람들은 그 자신의 행동에 책임을 져야 한다.
4. 고된 노동은 미덕이므로 보상받아 마땅하다.
5. 자원은 희소하므로 현명하게 쓰여야 한다.
6. 우리는 다른 사람에 대해 동정심을 보여야 하며, 특히 빈곤한 사람들과 불운한 사람들에게 그러해야 한다.
7. 가족구성원을 돌보는 것은 무엇보다 먼저 개인적 책임이다.
8. 건강을 상실하는 일은 우연이나 유전자에 기초한 무작위적 결과이며, 반드시 부주의하거나 어리석은 행동으로 인한 결과는 아니다.
9. 인생은 짧고 사망은 필연적으로 찾아온다.
10. 예방이 치료보다 바람직하며 더욱 비용-효과적인 경우가 많다.

출처 : Based loosely on James W. Henderson, "Biblical Principles Applied to a National Health Policy," in Richard C. Chewning, ed., *Biblical Principles and Public Policy: The Practice*, Colorado Spring, CO: NavPress, 1991, 237–250.

개혁의 목적

핵심개념 ❶
희소성과 선택

정책결정자가 직면하는 도전은 언제나 사회의 한정된 부존자원으로 무한한 수요를 충족시키는 일이다. 특히 의료정책과 관련하여 우리는, 무엇보다도 건강이 우리 사회의 유일한 목표도 아니고 가장 중요한 목표도 아니라는 점을 잘 인식하고 있어야 한다. 사람들이 매일같이 점심식사로 특대 분량의 패스트푸드를 먹기로 할 때, 흡연을 할 때, 마약을 주사할 때, 음주운전을 할 때, 헬멧을 착용하지 않고 오토바이를 몰 때마다 이런 주장은 그 타당성이 입증된다.

의료서비스는 국방, 교육, 해외시장에서의 경쟁력 강화, 환경보호, 빈곤 발생의 감소, 연방예산의 균형처럼 다른 중요한 사회적 목표의 맥락 안에서 다루어져야 한다. 이들은 모두 경쟁적인 목표들이다. 한 가지의 목표만을 일편단심으로 추구한다면 그 분야에 대한 지출은 무한정 늘어날 수밖에 없을 것이다. 지출의 우선순위를 설정함에 있어서 건강과 의료는 다른 목표에 비해 상당한 이점을 갖는다. 의료분야에서의 필요성은 인간의 복지문제가 걸린 개별 사례를 들기만 하면 쉽사리 극적인 효과를 만들어낼 수 있으며, 따라서 지출 우선순위는 쉽게 올라갈 수 있다.

이 분야에서 가장 중요한 쟁점은 세 가지이다. 누가 의료보장 적용대상이며, 급여범위는 어디까지이고, 그 비용은 누가 부담하느냐이다. 지금까지 제안된 개혁안을, 비판적으로는 아니라 해도 주의 깊게 검토해서 각 제안들을 이 세 가지 기준에 따라 판단하는 것이 중요하다.

적용대상

의료개혁 논쟁의 참여자들은 대부분 미국 의료체계의 목표 중 하나가 전 국민 의료보장(universal coverage)이라는 점에 찬성할 것이다. 공정성에 대한 우리의 관심은, 현재의 의료체계를 그 최종적인 형태가 어떠하든 새로운 의료체계로 바꾸는 문제에 대한 논란을 촉발시켰다. 전 국민 의료보장을 찬성하는 것은 쉬운 일이다. 그러나 현재 우리가 있는 곳에서 어떻게 우리가 원하는 곳으로 갈 수 있을까? '저질러버려라(Just do it)'라는 격언을 좇으면 될까, 아니면 '먼저 해가 되지 않게 하라(First, do no harm)'라는 보다 신중한 접근방법을 따라야 할까?

정책적 쟁점
미 국민들은 보편적 의료보장이나 보편적 접근을 추구하는 의료체계에 대해 관심이 있는가?

접근성을 확대하려면, 적어도 초기에는 추가적인 재원이 동원되는 것을 필요로 한다. 이제 소비자의 선호에 민감해진 정책결정자들은 그 집행을 위해 엄청난 세금증가를 요하는 대규모 사업에는 신중한 태도를 보인다. 변화에 소요되는 비용에 대한 우려 때문에 접근성의 증가는 몇 년에 걸쳐 점진적으로 이루어질 필요도 있겠지만 적용인구의 확대가 지연되면 이는 빈곤층, 장애인, 유색인종, 여성

(특히 임신부), 아동 등의 인구계층 입장에서는 불공정한 처사일 수밖에 없다. 이러한 우려에도 불구하고 최근 정책결정자의 슬로건은 점진적 개혁(incremental reform)으로 굳어지고 있다.

입법자가 직면하는 책무는 미국 국민들이 무엇을 원하는지에 대한 전반적인 혼란으로 인해 복잡해진다. 공정성이라는 상식적인 개념은 무엇에 기초해야 하는가? 의료체계에 대한 동일한 접근도인가, 동일한 건강수준인가, 아니면 어떤 다른 무엇인가? 평등성을 달성하려면 모든 사람들이 강제로 참여해야 하는가, 아니면 자발적으로 참여해야 하는가?

접근성의 제고는 제3자 지불기구를 중앙집권적으로 통제하는 강제적인 방식을 통해 달성될 수도 있을 것이다. 그 예로서는 캐나다 방식의 단일재원체계(single-payer system)를 들 수 있는데, 이 방식 아래에서는 포괄적인 급여범위를 정의한 후 민영의료보험을 불법화함으로써 그 이상의 의료서비스를 구입할 여유가 있는 사람들의 선택범위를 제한해 버리는 것이다.

반면에 한계계층에 대한 적용범위의 확대는 접근성 제고를 위한 또 다른 접근방법이다. 예를 들자면, 연방 빈곤선 이하의 모든 사람들에게 메디케이드 수급자격을 확대하는 것은 이 계층의 복지를 증진하고 의료체계 전반의 형평성을 제고시킬 것이다. 모든 아동들에게 백신 접종과 예방서비스 급여를 제공하고, 모든 임신부에게 산전 진찰 서비스를 제공하는 것은, 많은 개혁론자의 관심사를 만족시켜 주는 것인 동시에, 많은 연구들의 추정치에 의하면, 장기적으로 의료비를 절감할 수 있는 방안이기도 하다. 민영의료보험을 개혁하면 영세업자들과 그 근로자들 및 가족들이 감당할 수 있는 보험료 수준에서 단체보험에 대한 접근성이 제고될 것이다.

점진적인 접근방법은 흥미로운 딜레마를 제기한다. 빈곤층, 보험에 가입할 수 없는 고위험군, 저소득층 임신부에 대한 산전급여처럼 보조금을 받는 의료서비스(subsidized care)와 영세기업에 대한 의료보험의 급여 확대는, 사람들이 자신의 건강수준, 소득, 고용상태와 같은 개인적 특성에 기초하여 서로 다른 보장수준을 갖는 시스템으로 유도한다. 다시 말해서, 사회후생의 증진을 위한 개혁으로 인해 의료체계는 십사리 2층, 3층으로, 또는 *n*층으로 나뉜 보장수준을 갖는 체계가 되어버릴 수 있는 것이다. 이런 결과를 우리는 수용할 의사가 있는가? 아니면 최소한 현재 우리가 갖고 있는 의료체계가 다층적인 체계라는 것을 공식적으로 인정할 것인가?

> **정책적 쟁점**
> 미 국민들은 구매력을 가진 사람들에게 보다 광범위한 의료보장을 제공하는 다층적(multitiered)인 의료체계를 공식적으로 수용할 의사가 있는가?

급여범위

그 다음 단계는 기본적 급여범위(basic benefit package)를 정하는 일이다. 대부분의 민영보험에서 제공하는 급여수준보다 덜 관대한 기본적 급여범위를 주장하는 개혁론자들에게는 의료서비스의 할당을 조장한다는 비난이 쏟아진다. 일부 비판자들이 '할당(rationing)'이라고 부르는 것을 경제학자들은 '희소한 자원의 명시적 배분'이라고 부른다. 이런 맥락에서 기본적인 보험급여 범위를 정의하는 것은 먼저 우선순위 및 지출규모를 결정한 연후에, 정해진 우선순위에 따라 의료서비스를 제공하도록 자금을 배분하는 일 그 이상이 아니다.

정책적 쟁점

의료를 할당하는 경우, 정치적으로 가장 수용할 수 있는 방법은 무엇인가?

핵심개념 ❶

희소성과 선택

의사결정 과정은 간단할지 모르지만 그것이 결코 쉬운 일은 아니다. 관련 당사자들의 이해관계가 상충하는 상황에서 우선순위도 달라질 수밖에 없다. 우선순위가 어떻게 적용되어야 하는지에 대한 의견은 사람마다 다를 것이다. 어떤 사람들은 임상지침(medical guideline)에 의존할 것이고, 또 다른 사람들은 주요 결정요인으로서 비용-효과성을 고려할 것이다. 한 그룹이 모든 종류의 필수적 의료를 제공해야 한다고 주장할 때 또 다른 그룹은 오직 꼭 필요한 의료서비스만을 제공해야 한다고 주장한다.[4]

비록 우리가 의료체계의 윤리적 결과를 받아들일 수밖에 없지만, 동시에 우리는 그 비용을 부담해야만 한다. 일부 의료서비스의 이용에 대해 집단적으로 재원을 조달한다면, 비록 다중적인 의료체계에서 사회적 이상(social ideal)에 대한 모든 사람들의 관념이 충족되지는 못하겠지만, 표준적인 민영의료보험의 급여범위보다 덜 관대한 기본적 급여범위를 고려하는 것이 온당한 일일 것이다. 어떤 정의(定義)에 따르면 그러한 의료체계가 평등하지는 않겠지만, 사회후생의 증진을 가져올 수는 있을 것이다. 그리고 집단적으로 제공되는 의료서비스를 이용하는 사람들의 복지수준은 개선될 것이다.

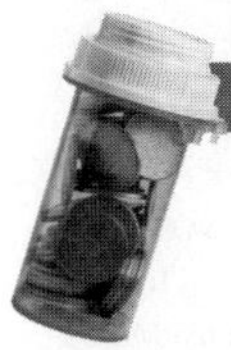

의료제공의 쟁점

의료서비스의 할당

증가하는 의료비에 대한 논쟁으로 인해 많은 진료 결정이 임상적 증거가 아니라 재정적 압박에 기초해 이루어진다는 우려가 퍼지고 있다. 중환자 치료의학회(Society for Critical Care Medicine, SCCM)는 2002년도에 5,000명 이상의 회원들에게 「SCCM 의료자원 이용도 설문지(SCCM Healthcare Resource Utilization Opinion Poll)」를 배부하였다. 11가지의 설문 중 하나는 다음과 같은 것이었다. "지난 12개월 동안 당신은 다음의 약이나 시술 중 어느 것 하나라도 할당받은 적이 있습니까?" 목록에는 활성화 C 단백(Activated Protein C, 일라이 릴리가 씨그리스(Xigris)라는 상표

4 '기본적' 의료서비스를 정의하는 여러 가지 접근방법에 대해 흥미를 갖고 있는 독자라면 오리건 의료보장(Oregon Health Plan)에 대한 논쟁을 공부해보도록 권하고 싶다. 이 논란에 대해 특히 훌륭한 통찰력을 제공해주는 두 가지 연구로는 Eddy(1991)와 Hadorn(1991)이 있다.

명으로 시판한 강력한 항생제)과 파클리탁셀(Paclitaxel, 브리스톨 마이어스 스퀴브의 암 치료제 탁솔)과 같이 고가의 약품과 함께 MRI, PET, 심장 조영술(coronary angiogram) 등이 포함되어 있었다. 할당받고 있다는 응답자들의 답변보다 더 흥미로운 것은 전혀 할당받은 적이 없다고 한 응답자가 1/3이 채 안 된다는 점이다.

그 어떤 의료비 지출 관련 통계를 보더라도 미국은 다른 어떤 나라보다도 많은 의료비를 쓰고 있지만, 누구에게나 그들이 원하는 모든 의료서비스를 제공할 만큼의 돈이나 자원은 충분히 갖고 있지는 않다. 희소성으로 특징지어지는 의료서비스의 세계에서 누구는 혜택을 받고 누구는 못 받는지를 어떻게 결정해야 할까? 만일 우리가 시장의 가격기구로 하여금 희소한 자원을 할당하도록 하는 것을 원치 않는다면, 우리는 다른 자원배분 기구를 고안해내야만 한다. 오늘날 우리가 갖고 있는 딜레마는, 우리가 공식적인 할당방식(rationing mechanism)을 정하는 것을 원치 않는 데서 비롯된다. 다른 나라들, 특히 유럽에서는 특정 약제나 치료를 누가 어떤 경우에 받을 수 있는지를 정하는 공식적인 지침을 수립해 놓았다. 젊은 환자에게 적합한 약물치료가 심장병이나 뇌졸중 등의 병력을 갖고 있는 노인에게는 부적합한 것으로 간주될 수도 있다. 젊은 환자는 치료를 받고 아마도 회복될 것이지만, 노인 환자는 다른 치료를 받은 후 사망할 수도 있을 것이다.

치명적인 질환을 갖고 있는 환자에게 서비스를 제공하지 않는 것이 과연 윤리적일까? 분명히 대부분의 의료제공자는, 만일 주된 이유가 재정적인 문제라면 이로 인해 치료를 하지 않는 것은 비윤리적이라고 생각할 것이다. 그러나 환자와 치료방법이 임상적 증거에 따라 우선순위가 매겨져 있다면 그런 경우에는 비윤리적이라고 생각하지 않을 것이다. 현재의 무원칙한 할당방식(ad hoc system of rationing) 아래에서 대부분의 제공자들이 갖고 있는 문제는 의사결정이 보통 의학적으로 위급한 상황에서 이루어진다는 점이다. 의료제공자는 명백한 의학적 증거에 기초한 공식적인 지침을 원하고 있고, 약간의 비용-효과 분석을 의사결정 안에 집어넣는 데는 대부분 별 문제가 없다. 실제로 이미 이루어지고 있는 병상 옆에서의 할당(bedside rationing)은 때때로 비용과 편익을 고려하기도 한다. 다만 현재의 방식이 갖는 문제점은, 그것이 일반적으로 병원의 관점에서 본 비용과 편익이지 환자 측 관점에서의 비용과 편익은 아니라는 것이다.

미국의 의료체계에서는 의료자원이 할당되고 있고, 이는 세계적으로 정부가 주도하는 의료체계를 갖고 있는 모든 나라에서 마찬가지이다. 차이가 있다면 그것은 대부분의 이웃 나라들이 그들이 사용하는 할당 방식에 대해 보다 공개적이고, 그 결과 할당이 국가적 논란의 대상이 되어 왔다는 것이다. 언젠가는 우리도 미국 안에서 할당이 일어나고 있다는 사실을 인정할 수밖에 없는 때가 올 것이다. 그때가 되어서야 우리는 자의적인 수요 관리 지침을 넘어 의학적 기초에 근거한 국가적 표준을 수립할 수 있을 것이다.

출처: A four-part series entitled “Who Gets Health Care? Rationing in an Age of Rising Costs,” published on the front page of the *Wall Street Journal* from September 12, 2003, through September 23, 2003; Geeta Anand, “The Big Secret in Health Care: Rationing Is Here,” September 12, 2003; Laurie McGinley, “Health Club: Behind Medicare's Decisions, An Invisible Web of Gatekeepers,” September 16, 2003; Antonio Regalado, “To Sell Pricey Drug, Eli Lilly Fuels a Debate Over Rationing,” September 18, 2003; and Bernard Wysocki, Jr., “At One Hospital, A Stark Solution for Allocating Care,” September 23, 2003.

재원의 부담주체와 부담규모

핵심개념 6
공급과 수요

대부분의 경우, 희소한 자원을 효율적으로 사용하려면 비용의식적인 소비자나 적어도 책임 있게 행동하는 의사결정 주체가 필요하다. 이것이 의미하는 것은 개별 소비자가 자신의 소비에 대해 그 비용을 지불하고, 자신이 행한 경제적 행위(economizing behavior)에서 발생하는 편익을 누릴 수 있어야 한다는 것이다. 이런 관점에서 보면, 의료는 그 성격이 다른 것으로 흔히 간주된다. 미국이든, 캐나다든, 유럽이든 대부분의 의료체계는 조세와 보험료의 어떤 조합을 통해 집단적으로 의료비 재원을 조달한다. 그렇기 때문에 시스템의 효율적인 작동을 자연적으로 보장해 주는, 개인 차원에서의 규율을 의료체계 안에 주입하기가 어렵다.

핵심개념 ❾
시장 실패

모든 의료개혁안은 궁극적으로 비용, 예산의 확보 가능성(affordability), 총의료비지출 등의 심각한 문제에 직면하지 않을 수가 없다. 접근성을 확대하고 더 넓은 범위의 급여를 제공하다보면 비용과 지출은 필연적으로 올라가게 되어 있다. 우리의 지불의사는 얼마가 될까? 그리고 누가 이 비용을 최종적으로 부담하게 될까? 이런 질문에 대해, 자신이 갖고 있는 돈을 쓰는 사람들과 다른 사람의 돈을 쓰는 사람들은 서로 다른 대답을 내놓을 것이다. 일반적으로 의료서비스를 이용하는 당사자가 책임부담을 지지만 어떤 상황에서 우리는 이런 문제를 스스로 해결하지 못하는 사람들을 위해서 사회가 집단적으로 책임을 져야 한다고 생각한다.

핵심개념 ❹
이기심

문제의 핵심은 의료체계가 생산해내는 의료서비스 중에서 집단적으로 제공되는 부분의 부담을 누가 얼마나 져야 하느냐의 분배 문제로 귀결된다. 의료서비스의 제공 문제에 있어서 개인의 책임이 더 중요할까, 아니면 집단의 책임이 더 중요할까? 진료비는 환자 자신이 개인적으로 부담해야 할까, 직장에서 부담해주어야 할까, 납세자가 부담해야 할까, 아니면 이 셋의 어떤 조합이어야 할까? 그리고 그 비용은 재원 주체들 사이에 어떻게 분배되어야 할까? 이러한 질문들에 대한 대답이 쉽게 나올 리 만무하지만 어떤 개혁안이 집행되기 위해서는 반드시 대답이 나와야만 한다.

주(州)의 의료개혁

전국을 대상으로 하는 대중매체의 입장에서 보자면 미국 의료개혁 논쟁은 워싱턴에서 집중적으로 벌어지고 있지만, 이 문제를 면밀하게 추적해온 사람이라면 개혁의 진정한 싸움은 주(州) 수준에서 벌어지고 있다는 점을 잘 알고 있다. 의료개혁은 주의 커다란 이해관계가 걸려 있는 문제이다. 대부분의 주 예산에서 의료비는 25% 이상을 차지하며 급격히 증가하는 추세이다. 연방정부의 입법과정은 신속하지 못해서, 주 및 지방 정부의 관료들은 느긋하게 앉아서 연방정부의 결정을 기다리고 있을 여유가 없다. 고용주들이 근로자들에게 의료보험을 의무적으로 제공해야 하는 문제처럼 연방정부가 개입해야 하는 문제도 있지만 의료제공 문제의 상당 부분은 연방정부의 개입 없이도 해결될 수 있다. 그러므로 의회에서 문제에 대한 토론이 이루어지는 동안에도 탤러해시(Tallahassee)부터 올림피아(Olympia)에 이르기까지 입법자들은, 자신들의 주 경계 안에서 의료제공체계를 발전시키고 의료비용을 억제할 유인을 제공하기 위해 법을 통과시킬 수 있다.

하와이의 보편적 의료보장

정책적 쟁점

주정부가 의료보험에 대한 접근성을 개선하기 위해 노력하고 있으므로 연방정부는 ERISA 면제를 추가적으로 허용해야 할까?

하와이 주는 이미 30년 전에 고용주의 의료보험 제공을 의무화하였다. 1974년에 제정된 선불제 의료보험법(Prepaid Health Care Act, PHCA)의 원칙은 단순한 것이었다. 주당 20시간 이상의 근로시간을 갖는 모든 근로자들에게 관대한 의료보험 급여를 제공할 의무를 고용주들에게 부과했던 것이다. 그러나 부양가족에 대한 급여는 의무사항이 아니었다. 1974년에 통과되고 1976년과 1983년에 각각 개정된 이 법에 기초하고 있는 급여범위에는 최소한 연간 120일까지의 입원과 각종 외과 및 내과서비스, 진단서비스, 외래서비스, 응급의료서비스, 모성서비스, 신생아서비스, 물질 남용(substance abuse) 및 정신건강 서비스, 유방암 진단검사, 심지어는 체외수정까지 포함된다. 고용주는 두 가지 모델 플랜 중 하나를 선택하든지 아니면 다른 플랜을 만들어 주정부의 승인을 받아야 한다. 선택 대안 중 한 가지는 블루크로스와 블루실드 조직이 제공하는 행위별 수가제에 기초한 표준적인 의료보험이고, 또 다른 한 가지는 카이저 재단이 제공하는 건강유지조직(HMO)이다.

1991년에, 하와이 주 의료보험 프로그램(State Health Insurance Program, SHIP)은 PHCA 아래에서도 보험에 가입되지 못한 사람들에 대해 적용범위를 확대하였다. 기술적으로 보자면, 이 두 가지 법에 의해 하와이의 전 주민에게 의료보험이 적용되었지만, 현실은 달랐다.[5] 고용주들은 주당 20시간 이상 근무하는 근로자들에게 의료보험을 제공하도록 되어 있었으므로, 이 법의 통과 결과는 그리 놀랄 일이 아니었다. 많은 하와이 사람들은 여러 명의 고용주들 밑에서 여러 가지 파트타임 일을 갖고 있었던 것이다. 이들은 각 일자리에서 주당 최소 20시간의 근로시간 규정을 충족시키지 못했으므로 하와이 주의 비(非)노인 인구 중 11% 이상이 의료보험을 갖지 못하였다.

고용주들은 최소한 의료보험료의 절반을 부담하도록 되어 있었으며, 근로자

---

5 이 법이 통과되기 전에는 하와이 주의 모든 근로자들 중에서 90%가 사용자가 제공하는 의료보험에 가입되어 있었다. 따라서 이 법으로 인해 50,000명이 채 안 되는 사람들이 추가적으로 의료보험에 가입하게 되었다.

들은 보험료로 총소득의 1.5% 이상을 낼 수 없었다. 더욱이 고용주들은 공제액이나 본인부담률을 높일 수 있는 선택권을 갖지 못하였는데, 이는 적용범위가 최소 기준 이하로 낮아질 우려가 있었기 때문이다.

PHCA는 법정에서 1974년의 근로자 퇴직 및 소득보장법(Employee Retirement and Income Security Act, ERISA)을 위반했다는 판결을 받았고, 이 결정은 1981년에 대법원에서 확정 판결을 받았다.[6] 하와이 의료체계의 지위는, 1974년 제정된 법에 상당한 변화가 없는 한, 로널드 레이건 대통령이 PHCA에 대한 ERISA의 적용 면제에 대해 서명했던 1983년까지 불확실한 상태에 놓여 있었다. 이 ERISA의 적용 면제가 없었다면 하와이의 의료보험제도를 그대로 도입하려던 다른 주들은 의료개혁을 위해 훨씬 더 많은 비용을 들여야 했을 것이다.

하와이의 의료보험제도에 대한 주된 불만은 그 경직성이다. 선택적인(optional) 보험 패키지를 제공하고 싶어 하는 기업들은 대안적인 급여의 제공이 허용되지 않았다. 실제로는 모든 의무적인 급여가 제공되어야만 하므로 '선택적'이라는 용어가 의미하는 것은 '추가적(additional)'이라는 것이다. 하와이 경제는 100인 이하의 근로자를 갖는 사업장이 99%를 차지하는 중소기업이 지배하고 있다. 상대적으로 수요에 비해 공급이 적은 노동시장 때문에 많은 고용주들은 정관수술 급여보다는 장기요양서비스 급여를 선호하는 나이 많은 근로자들을 채용하고 싶어 하지만 주정부의 규제자로부터 급여 종류의 변경에 대해 승인을 받는 것은 쉽지 않은 일이었다.

미국의 다른 주에 비해서 하와이의 상황은 독특한 측면이 있다. 지리적인 고립 덕분에 기업의 입장에서나 개인의 입장에서나 이동은 쉽지 않은 일이다. 근로자들에게 의료보험을 제공하는 비용을 포함해서 비용이 많이 드는 데도 불구하고 하와이가 사업상 매력적인 이유는, 아시아 시장에 대한 근접성 때문이다. 하와이에서의 의료관리 비용은 높지 않은데, 이는 80%의 주민들이 두 가지 의료보험, 즉 블루크로스와 블루실드 의료보험이나 카이저 재단 의료보험 중 하나에 가입해 있기 때문이다.

하와이 의료보장제도에 대한 비판자들은 하와이의 총의료비가 미국 전체의 총의료비보다 빠른 속도로 증가해 왔다는 점을 지적한다. 1980년대 명목의료비가 하와이는 191%가 증가하였고, 미국의 나머지 다른 지역은 163%가 증가하였

---

6 ERISA는 고용주가 특정한 급여 플랜을 만들거나 유지하도록 의무화하지는 않고 있다. 그러나 만약 플랜이 있다면 이는 최소 재원부담 조건 및 자격 요건을 포함한 각종 법 규정을 준수해야 한다. 이 법은 주(州)가 고용주로 하여금 의료보험 급여를 제공하도록 강제화하는 것을 막고 있다. 주들은 정기적으로 ERISA법의 적용 면제를 시도하였지만 성공한 적은 없다.

다. 더욱이, 주로 메디케이드 지출 증가로 인해, 1인당 의료비 측면에서 하와이는 미국의 다른 지역보다 더 높다. 이러한 문제점에도 불구하고, 하와이의 의료보험료는 미국에서 가장 낮은 부류에 든다. 주로 집단요율에 기초해서 책정되는 보험료의 연간 인상률은 10% 이하로 낮아졌다.

의료비 증가에 대한 대응으로서 하와이 주 의회는 1994년에 Health QUEST를 통과시켰다. 이 법은 모든 공적 보험 수급자에게 관리의료를 확대함으로써 SCHIP와 메디케이드 수급자를 하나의 대규모 풀로 통합시키는 효과를 가져왔다.

의료제공의 쟁점

미네소타 주의 의료보장제도: 점진적 개혁방식

다년간의 연구와 여러 차례 입법 시도의 좌절을 겪은 끝에 미네소타 주 의회는 1992년에 포괄적인 의료개혁법을 통과시켰다. MinnesotaCare는 상당히 복잡한 법률이다. 이 법은 저소득 가구에 보조금을 지급함으로써 낮은 비용으로 기본적인 의료서비스 급여를 제공할 수 있도록 했고, 영세기업의 비용을 낮추어주기 위해 의료보험 기준을 변경하였다. 원래 임신부와 그들의 어린 자녀들에게 의료서비스를 제공하기 위한 소규모 프로그램으로 시작된 MinnesotaCare는 주 전체의 포괄적인 의료제공체계로 발전하였다.

주사위가 던져진 것은 1987년으로, 미네소타 주 의회는 임신부와 8세 이하 자녀에게 기본적 서비스를 제공하기 위한 의료개혁 법안을 통과시켰다. 이 법안이 통과된 지 2년 후에 주 의회는 아동의 연령 자격요건을 18세로 확대하는 안을 표결에 부쳤다. 얼마 지나지 않아 이 아동들의 부모도 적용대상에 포함이 되었고, 소득 40,000달러까지의 중산층 주민과 임시로 실직상태에 있는 근로자들까지 포함되었다.

2002년에 MinnesotaCare는 약 144,000명의 주민들에게 의료보험을 제공하였다. 연간 130만 달러의 비용이 들 것으로 예측되었던 이 프로그램에 실제로 들어간 비용은 3억 9,000만 달러였다. 미네소타 주의 납세자들이 주로 2%의 의료제공자세(provider tax)와 1%의 보험료세(premium tax)를 통해 비용의 55%를 조달하고 있다. 나머지 재원은 가입자들이 내는 보험료, 본인부담, 연방정부 보조금 등으로 조달한다. 여기에 더해서 젊은이들과 건강한 사람들의 보험료는 1992년 이래 93%나 인상되었다. 이들이 내는 보험료는 기존의 보험 미가입자에게 의료보장을 제공하기 위해 6억 달러나 증가하였다.

1996년부터 주의 보건국장에게는 비용 억제를 위해 가격통제를 할 수 있는 권한이 부여되었으며, 의사와 병원들은 환자당 진료수입이 연간 5.3%를 넘지 못하도록 제한되었다. 의료진들은 환자 치료에 있어서 임상 진료지침을 따르도록 강력한 권고를 받고 있다. 입법과정이 시작되었던 1987년에는 이런 조치들이 가능하지 않았지만 입법자들은, 충분한 인내심만 갖고 있다면 주의 깊게 조율된 일련의 개혁을 통해 원하는 목적을 달성할 수 있다는 사실을 곧 깨닫게 되었다. 일단 보편적인 의료보장 체계의 길로 접어든 이상 과거로 다시 돌아간다는 것은 정치적으로 어려운 일이다.

출처: Barbara P. Yawn, William E. Jacott, and Roy A. Yawn, "MinnesotaCare (HealthRight): Myths and Miracles," *Journal of the American Medical Association* 269(4), January 27, 1993, 511–515; and Brigid McMenamin,"In Bed with the Devil," *Forbes*, 156(6), September 12, 1994, 200–210.

오리건 주의 의료보장제도

지금까지 시도된 의료개혁에 대한 접근방법으로서 가장 혁신적인 것 중 하나는 오리건 주의 메디케이드 실험이다. 의료서비스의 의도적인 배급이라는 점에서 논란이 많았던 오리건 의료플랜(Oregon Health Plan)은 놀랍게도 주 안에서는 반대자가 상대적으로 많지 않았다. 이 의료보장제도의 설계자들은 생각할 수 있는 모든 이해 당사자들, 즉 환자, 의료기관, 재원조달 주체, 공급자 등으로부터 나온 의견을 계획수립에 활용했으며, 이 계획의 다양한 측면에 대해 토론과 논의를 위해 수차례의 공청회를 개최하였다. 3년 동안의 작업 끝에, 그리고 연방정부 요구에 대한 유예(federal waivers) 신청이 한 차례 거부된 후에 1993년 3월 오리건 주는 이 계획의 실행을 허가받았다. 따라서 오리건 주는 급여로 제공되는 서비스 종류의 제한을 통해서 더 많은 수혜자들에게 적용범위를 확대한 최초의 주가 되었다.

> **정책적 쟁점**
> 의료서비스를 할당하는 방법으로서 오리건 의료플랜은 미국의 다른 지역에서도 정치적으로 수용할 수 있는 것일까?

핵심개념 ❶
희소성과 선택

오리건 의료플랜의 원래 목적은 민영의료보험이나 메디케이드 중 하나를 통해 전 주민에게 의료보험을 제공하는 것이었다. 예산 제약 아래에서 이 계획은 기본 급여 패키지를 통해 제공되는 서비스의 범위를 제한함으로써 서비스를 할당하는 일에 착수하였다. 이 계획 중에서 수급자에게 보장되는 서비스의 종류에 제한을 가하기로 한 부분이 가장 많은 논란을 불러일으켰다. 여기에서 정치와 경제가 만나는 명백한 경우를 보게 된다. 이 상황에서 놀라운 점은 오리건 주의 정책결정자들이 선택이라는 경제적 현실이 정치적으로 수용될 수 있도록 하는 데 성공했다는 점이다.

개혁과정은 오리건 의료위원회(Oregon Health Services Commission)가 10,000개가 넘는 진단 및 치료 서비스를 대략 700개의 진단/치료 범주로 정리하면서 시작되었다. 주 전역의 50개 지역에서 1,000명이 넘는 주민들이 참여한 타운홀 미팅에서 나온 의견에 따라 진단/치료 범주는 지역사회의 선호, 치료가 환자의 삶의 질에 미치는 영향, 의학적 효과성에 따라 순위가 매겨졌다. 순위를 매기는 작업이 끝난 다음에 이 목록은 오리건 주민들에게 목록 안에 있는 서비스를 제공하는 비용을 정하기 위해 쿠퍼스 앤 라이브랜드(Coopers & Lybrand) 회계법인의 보험회계사에게 넘겨졌다. 마지막으로 주 의회가 이 계획의 집행에 지출할 예산을 결정하였다.

주 의회는 이 제도를 통해 전형적인 단체 의료보험에서 제공하는 것과 동일하게 관대한 급여 패키지를 제공하기로 결정하였다. 건강 검진, 유방암 검사, 팹 시험(Pap test)(자궁암 조기 검사법의 하나—역자 주), 시력 검사, 아동에 대한 불소 치료 등 대부분의 예방서비스도 계획의 일부로 포함되었다. 치과, 비(非)성형 수술, 호스피스, 정신과 서비스와 처방의약품 역시 포함되었다. 구체적으로는 목록의 상

핵심개념 ❶
희소성과 선택

위 585가지 서비스에 대해 급여를 제공하기로 정해졌으며, 그 이하의 순위를 갖는 서비스는 급여대상에서 배제되었다.[7] 오리건 주 의회는 경제적인 상충관계라는 현실에 직면했고, 그들의 책무를 흔들림 없이 수행하였다. 이 제도의 결과는 급여대상 서비스의 제한이라는 희생을 통해 급여를 받는 대상인구가 명백히 증가했다는 것이다. 이런 종류의 실용주의는 선출직 관리들에게 가해지는 정치적 압력을 생각해볼 때 흔히 볼 수 있는 것은 아니다.

오리건 의료플랜의 첫 단계는 메디케이드 적용인구를 연방 빈곤선 이하의 소득을 갖는 모든 주민들에게 확대하는 것이었다. 1995년부터 시행에 들어갈 예정이었던 두 번째 단계는 모든 고용주들이 그들의 근로자들에게, 부양가족을 포함하여, 유사한 급여를 제공하도록 의무화한 것이었다. 이 두 번째 단계의 법률 제정을 위해서는 ERISA법의 일부 조항을 유예하는 미 의회의 조치가 필요했지만, 의회는 필요한 유예를 제공하지 않았으므로 메디케이드 적용인구는 126,000명이 증가한 것으로 그치고 말았다.

이 제도의 비판자들은 진단/치료의 순위결정이 일정한 기준에 따라 이루어진 것이 아니라 질병을 갖고 있는 사람들과 노인계층, 의료제공자 등 특수 이익집단의 압력에 굴복하여 정치적인 고려를 통해 이루어졌다는 점에서 처음부터 과정이 잘못되었다고 주장한다. 다른 비판자들은 이 제도의 규정에 따라 한 생명에 대한 다른 생명의 상대적 가치를 다소 임의적인 방식으로 정함으로써 누가 살아남고 누가 죽어야 하는지, 누가 얼마나 많은 고통을 받아야 하는지가 결정된다고 비난한다. 제도 시행 후 초기의 결과는 고무적인 것이 아니었다. 새로운 제도 아래에서 메디케이드 지출이 제도 변화 이전보다 더 빠르게 증가했던 것이다. 적용인구의 확대에 따른 비용 증가에 대응하기 위해서 주 의회는 의료제공자의 총수입에 대해 2%의 세금을 부과하였는데, 이는 새로운 제도의 비용을 민영의료보험 가입자들에게 전가시키는 것이었다. 추가적인 개혁 시도는 2002년에 유권자들이 주 수준에서의 단일재원형 의료보장제도에 대해 4 : 1로 반대하는 바람에 완전히 좌절되고 말았다.

오리건 주의 사례는 인구가 동질적이라는 점에서 전국적인 차원의 의료개혁을 위한 본보기가 되지 못하지만, 주정부는 저소득 계층 인구 중 더 많은 사람들에게 의료 접근성을 확대하기 위해 진정으로 노력을 기울였다. 오리건 주는

---

[7] 이 의료보장제도는 모든 진단서비스를 급여대상으로 하였지만 치료서비스는 그렇지 않다. 일반적으로 급여대상에서 배제된 병증은, 1) 목록에서 상위 순위를 차지한 치료보다 덜 효과적인 경우, 2) 효과가 없으며 치료 여부와 무관하게 자연적으로 진행되는 경우, 3) 성격상 미용 목적인 경우, 4) 무익한(futile) 경우이다. 비급여 대상 서비스의 완전한 목록은 Mahar(1993)의 연구에서 찾아볼 수 있다.

과정을 체계화시킴으로써 문제에 접근하였다. 우리가 이미 받아들이고 있는 것처럼 아무렇게나 의료를 배급하는 방식이 아니라 오리건 주는 개방적인 접근방법을 사용했던 것이다. 이 제도가 어떻게 시간이라는 시험을 견뎌낼 수 있는지가 전국적 차원의 개혁방향을 결정함에 있어서 중요한 역할을 하게 될 것이다.

매사추세츠 주의 의료보장제도[8]

대부분이 민주당원으로 구성되어 있는 매사추세츠 주 의회는 의료비 재원조달을 합리화하는 비용구조를 만드는 동시에 적용인구를 늘리고 서비스 품질을 개선하기 위한 종합적인 의료보장제도의 도입을 뒷받침하는 법률 제정을 위해 온건파 공화당원인 주지사와 힘을 합하였다. 개인적 책임감과 사회연대성에 기초하고 있는 이 의료보장제도를 통해 매사추세츠 주는 2007년 7월부터 전 주민에게 보편적인 의료보장을 제공할 수 있게 되었다.

매사추세츠 주의 의료보장제도에서 가장 논란이 되는 부분은 아마도 주민이 의료보험을 구입하지 않으면 불이익을 받도록 한 점일 것이다. 개인의 의료보험 가입 의무조항은 무임승차자(free rider) 및 보험 미가입자의 의료요구를 충족시키기 위한 무상 서비스 제공에 400억 달러가 지출되는 실질적인 문제에 대한 대응이었다. 이 프로그램의 첫 해 동안에 의무사항 위반에 대한 불이익은 비교적 경미하였다. 보험 미가입자로 남아 있는 사람들은 약 180달러 정도의 주 소득세 공제를 받지 못하였다. 그러나 2008년 중반부터 위반에 대한 불이익은 표준적인 연간 의료보험료의 절반으로 늘어났는데, 이는 개인 단위에서는 2,000달러 정도, 가족 단위에서는 5,500달러에 달하는 금액이다. 주민들은 건강저축계좌(HSA)와 관리의료보험과 연계해 판매되는 고액진료비 의료보험을 포함하여, 주의 의료보험 국장이 승인한 의료보험 중 하나를 구입함으로써 의료보험 가입의무를 충족할 수 있었다.

이 프로그램이 제대로 작동하려면 모든 주민들이 의료보험을 구입할 수 있는 능력이 있어야 하므로 저소득층 주민에게는 충분한 보조금이 지급되어야 하며, 보조금을 받기에는 너무 많은 소득을 올리는 저소득층을 위해 충분한 규제완화가 이루어져야 한다. 연방 빈곤선(federal poverty level, FPL) 100% 이하의 소득을 올리는 가구에 대해서는 의료보험 구입비용의 전액이 보조된다. FPL 300%까지의 소득을 올리는 가구에 대해서는 신축법(sliding scale)에 따라 보조금이 지급된다. FPL 300% 이상의 소득(두 자녀를 가진 부부의 경우 약 58,500달

8 이 절은 Grinols and Henderson(2008)의 연구에 주로 의존하고 있다.

러)을 올리는 가구는 정부 보조금 없이 자력으로 의료보험을 구입하도록 되어 있다.

이 제도의 지지자들은 합리적인 보조금 프로그램으로 뒷받침되는 개인의 의료보험 가입 의무화(individual mandate)는 보편적인 의료보장이라는 목표를 달성하는 데 있어서 가장 무난한 방법이라고 주장한다. 주(州)는 의료제공자들이 제공하는 무상의료를 보상하기 위해 이들에게 보조금을 지급하는 것이 아니라, 같은 자원을 개인들이 자신의 의료보험을 구입하도록 보조금을 지급하는 데 사용하는 것이다. 이미 시행 중인 집단요율법(community-rating law)을 개정하여 개인들의 의무적인 보험가입제도는 젊고 건강한 사람들도 의료보험을 구입하도록 요구함으로써 주(州)의 위험 풀(pool)을 강화하는 데 기여한다. 한편, 비판자들은 무임승차자 문제가 과장되어 있고, 개인의 보험가입 의무화는 정부 주도의 의료체계로 한 발자국 더 접근하는 것이며(Tanner, 2006), 우리의 주된 관심사가 비용과 품질이어야지 의료 접근성은 아니라고 반박한다.

또한 새로운 법은 근로자들에게 의료보험을 제공하지 않는 고용주들에게도 '공정한 몫'의 기여금을 부담하도록 하고 있다. 이러한 고용주 의무는 10인 이상 근로자를 고용하는 기업들의 경우, 주에서 운영하는 무상의료기금(uncompensated care pool, UCP)에 보험 미가입 근로자 한 명당 295달러까지 납부하도록 요구하고 있다. 이렇듯 고용주가 근로자들에게 의료보험을 구입해주든지 아니면 UCP에 기여금을 납부하든지 둘 중의 하나를 선택해야 하는 의무조항('play or pay' mandate)은, 근로자들을 위해서 의료보험을 구입하는 고용주들이 이미 UCP에 납부하는 보험료세(premium tax)와 균형을 맞추기 위한 의도에서 나온 조치이다.

더욱이 이 고용주들은 만일 그들의 근로자들이 무상의료를 받는다면 '무임승차자 과징금'을 내야만 한다. 이 과징금은 한 명의 근로자가 연간 세 번 이상의 무상의료를 받거나, 기업의 근로자들이 단체로 다섯 번 이상의 무상의료를 받는 경우에 부과된다. 과징금은 50,000달러가 넘는 액수의 100%까지 부과될 수 있다. 고용주는 일명 '카페테리아 방식(cafeteria plan)'으로 불리는 Section 125 plan(미국의 내국세법 제125조에 의거하여 의료보험, 퇴직연금, 특별 휴가 등 몇 가지 복지계획 중에서 근로자가 카페테리아에서처럼 자유롭게 선택할 수 있게 한 근로자 급여제도이다—역자 주)을 설정함으로써 근로자들이 세후소득에서 자신의 보험료를 납부할 수 있게 되면 과징금은 피할 수도 있다.

이 제도의 입법에 있어서 가장 혁신적인 측면은 아마도 틀림없이 매사추세츠 의료보험 거래센터(Massachusetts Health Care Connector)를 새로 도입한 일일 것이다. 이 거래센터는 의료보험의 중앙거래소(central clearing house)로서 개별

보험 및 소규모 단체보험이 거래되는 단일 시장이다. 이 시장에서 민영보험자는 여러 가지로 설계된 의료보험 중에서 선택할 수 있도록 다양한 상품을 제시하면서 고객유치 경쟁을 벌인다.

구조개혁 이후의 매사추세츠 주 의료보험 시장은 하나의 대형 판매 대리점에서 다양한 종류의 자동차를 구입할 수 있는 카맥스(CarMax) 자동차 시장과 유사한 것으로 간주되어 왔다(Haislmaier, 2006). 그러나 보다 정확한 비유는 Enthoven이 만든 관리경쟁 모형(2003)의 실제 사례로서 연방공무원 의료보장제도(Federal Employee Health Benefit Program)일 것이다.

Enthoven이 다룬 주요 주제는 의료보험 시장에서의 거래가 효과적으로 조장되려면 잠재적인 소비자의 대규모 집중이 요구된다는 것이다. 개별보험시장과 소규모 단체보험시장을 하나로 통합한 거래센터는 단일한 계약규칙을 정하고, 마케팅, 가입, 보험료 납부 등과 관련된 행정관리 기능을 수행함으로써 거래비용을 낮추는 메커니즘을 제공하였다. 그 덕분에 보험 제공자들은 의료서비스의 품질과 의료제공의 효율성을 향상시켜 경쟁력을 높이는 데 노력의 초점을 맞출 수가 있었다. 거래센터를 통한 위험공유(risk pooling)는 보험료를 28%까지 낮춤으로써 개인들에게 보다 많은 선택의 폭을 제공할 것으로 기대되었다. 의료보험자들은 연령, 성별이나 또는 다른 위험 요인에 기초하여 보험료를 조정할 수 없으므로 실제의 경쟁은 제한적인 범위 내에서만 이루어질 것이다.

의료보험 적용인구의 확대는 기본적인 의료에 대한 접근성을 높이고, 이는 다시 건강수준의 향상을 가져올 것이라는 전제에 기초하여 매사추세츠 주의 의료보장 당국은 FPL의 300% 이상의 소득을 올리는 주민들의 절반에 해당하는 550,000명에 대해 추가확대를 시도하였다.[9] 매사추세츠 주의 보험 미가입자들에게 무상의료를 제공하는 비용은 2005년에 13억 달러, 또는 보험 미가입자 1인당 2,364달러에 이르렀다. 482만 명의 민영보험 가입자들은 보험 미가입자들의 의료비를 위해 추가적인 세금과 비용전가를 통해 1인당 270달러씩의 비용을 더 부담해야 했다. 의료서비스의 구입 문제에 있어서 개인적 책임을 조장하지 않는 문화에서 매사추세츠 주의 입법자들은 전 주민의 의료보험 가입에 대한 기대를 낳는 의료보장제도를 설계하였다. 만일 어떤 주민이 의료보험을 스스로 구입할 능력이 있을 경우, 보험을 구입하면 된다. 만일 그럴 능력이 없다면 그 주민은 구입할 능력이 될 때까지 보조금을 받게 될 것이다.

---

9 이 소득수준에 있는 거의 대부분의 사람들은 의료보험의 구입능력이 충분하다는 증거가 있는데에도 불구하고 보험에 가입하지 않는 쪽을 선택하였다. Bundorf와 Pauly(2006)는 이런 사람들에 대해 '보험을 구입할 능력 있는 보험 미가입자(uninsured afforders)'라는 신조어를 만들어냈다.

새로운 법에 대한 지지자들 사이의 흥분에도 불구하고 이 제도가 성공적으로 정착할 수 있으려면 여러 가지 큰 문제를 극복해야 하는데, 그중에서도 가장 어려운 일은 보험가입을 의무화하는 일이다. 이 법은 사상 최초로 매사추세츠 주에 거주하는 조건으로서 개인적으로 특정 상품을 구입해야 할 의무를 확립하였다. 주민들은 주 소득세 정산신고를 할 때 자신의 의료보험 가입 여부를 보고함으로써 보험 적용 사실을 입증해야 한다. 이러한 요구는 많은 보험 미가입자가 겪는 보험 미가입 상태의 임시적인 성격 때문에 조금 복잡해진다. 비록 전국적으로 보험 미가입자의 7%가 불법 이민자이기는 하지만, 매사추세츠 주의 경우 다른 주와는 달리 불법 이민자의 의료보험 여부를 추적하는 것은 큰 문제가 아니다. 제정된 법률이 완전하지는 않지만, 이는 개인의 경제적 능력과는 무관하게 모든 주민이 정부가 제공하는 무상의료를 받을 자격이 있다는 입장을 지지하는 많은 사람들의 사고방식에 대한 최초의 도전이라고 볼 수 있다.

다른 주의 개혁

주 수준에서의 의료개혁 시도는 대부분 하와이, 오리건, 매사추세츠만큼 광범위하지 않았다. 전체 주의 2/3에서는 영세기업의 의료보험 구입을 위한 풀 형성을 허가하는 법을 제정하였다. 이러한 보험 풀은 영세기업으로 하여금 보다 유리한 보험료를 협상할 수 있는 수단을 제공하였다.

메릴랜드, 몬태나, 버몬트, 워싱턴 주를 포함한 몇 개의 주에서는 총의료비의 상한선을 법제화화고 의료인이 부과하는 진료요금에 제한을 가함으로써 의료비를 통제할 수 있는 조치를 취하였다. 메릴랜드에서는 2인에서 50인 이하의 종업원을 갖고 있는 기업에 대해 모든 보험자가 집단요율에 기초한 보험료로 표준적인 급여 패키지를 제공하도록 하는 법률이 통과되었다. 또한 모든 의료제공자에게 적용되는 동일 진료비 지불체계(uniform payment system)를 개발하고 실행에 옮기기 위한 위원회가 구성되기도 하였다.

분명히 미국에서는 주가 의료제공체계의 개혁을 위한 주도적 역할을 수행해왔다. 개혁을 위한 많은 노력은 성격상 부분적(piecemeal)이었으며, 주로 전통적인 의료보험제도에 대한 접근성을 제고하는 데 그 초점이 맞추어져 있었다. 개혁의 방향에 대한 국민적 합의가 없는 현실에서 주들은 스스로를 다양한 개혁 대안을 실험하는 실험실로 여기기 시작하였다. 이는 모든 실제적인 목적에 비추어 보아 무엇이 작동하고 무엇이 작동하지 않는지를 확인해 보기 위해 현실세계에서 수행하는 일련의 실험을 구성한다. 그렇다면 이들 실험에서 전국적인 차원의 의료보장제도 내에 무엇을 보충하고, 무엇을 회피해야 하는지에 관한 통찰을 이끌어 낼 수 있을 것이다.

의료보험 의무조항

접근성과 질에 관한 우려가 점증함에 따라 의료보험 시장에서 나타난 문제점들을 시정하기 위해 연방정부와 주정부가 모두 개입하였다. 정책결정자들은 일반적으로 추가적인 규제를 도입하는 방식으로 대응하였다. 1983년 이래 주정부 차원에서만 급여 종류, 서비스 제공자 및 절차에 관한 800가지 이상의 의료보험 관련 의무조항을 통과시켰으며, 그 결과 누적 의무조항 건수는 1,400건이 넘었다. 연방정부는 의료보험의 이동성, 정신건강의 동등성, 출산 후 최소 입원, 유방절제술 후 최소 입원 등을 보장하는 연방정부 의무조항(mandates)을 담고 있는 일련의 법률을 통과시켰다.

의무조항은 의료보험 가입자가, 예컨대 어떤 의료서비스나 의료제공자에 대해 접근성을 가질 수 있도록 법률적으로 요구하는 것이다. 전형적인 관련 법률은 의료보험자가 어떤 급여를 제공하도록, 또는 최소한 제안하도록 요구하고 있다. 또한 그 법률은 다른 의료제공자에 의해 어떤 시술을 받을 경우, 그 비용을 보장해주거나 보험자가 준수해야 하는 절차를 만들어놓고 있다. 급여종류 의무조항(benefit mandates)은 의료보험에서 반드시 보장해주어야 하는 특정 치료, 서비스나 진료행위를 말한다. 그 예로서는 알코올 및 마약치료, 피임, 유방암 진단, 전립선암 진단 및 아동의 문제행동 교정치료(well-child care)를 포함한다. 제공자 의무조항(provider mandates)은 의료보험이 척추 지압사, 침구사, 임상 간호사, 정신과 전문의 등 특정 의료제공자의 서비스를 보장해 주도록 요구하는 것이다. 절차 의무조항(process mandates)은 의료보험자가 치료의 품질과 의료비 억제의 균형을 추구할 때 내부적으로 보험 상품이 어떻게 운영되어야 하는지에 관한 요구조건을 부과하는 것이다. 이러한 요구조건에는 **가입보장**, 갱신보장, 기존질병 배제규정을 적용하는 것에 대한 제한, 집단요율에 기초한 보험료 책정 등이 포함되어 있다.

정책적 쟁점

주 차원의 의무사항(mandate)은 의료보험에 대한 접근성을 개선하는 데 가장 효과적인 수단을 제공하는가?

가입보장
보험자가 신청자의 건강상태와 무관하게 모든 신청자들을 받아들이고, 보험료를 지불하는 이상 갱신을 보장하는 보험증권의 특성.

의료제공의 쟁점

의회에서의 의료개혁 법안 통과

의료개혁 법안의 통과가 결코 쉬운 일은 아닐 것이다. 기존의 모든 특수 이익집단들을 만족시켜야 할 뿐만 아니라 1990년에 제정된 법률에 따라 예산적자를 확대하는 결과를 초래하는 어떠한 자격(entitlement) 또는 세법상의 변화도 불가능하다. 의료개혁안이 법률이 되려면 어떤 조세로 관련예산을 조달할 것인지, 아니면 얼마나 예산이 절감되는지 그 규모가 명시되어야 한다.

의회에서는 다섯 개의 위원회가 의료관련 문제를 다루고 있는데, 그중 세 개는 하원 소속이고 두 개는 상원 소속이다. 하원에서는 세입위원회(Ways and Means Committee)가 세입 및 세출예산을 다루는 모든 문제에 대한 관할권을 갖고 있어 가장 영향력이 크다. 다른 하원의 소위원회가 다루는 영역은 에너지, 통상, 교육, 노동 분야이다. 상원에는 재무위원회와 노동 및 인적 자원 위원회 등 2개의 위원회가 설치되어 있다.

3개의 하원 위원회에서 검토된 법안은 의원들 간의 토론에 적용되는 규칙을 정하는 규칙위원회(Rules Committee)로 송부되어야 한다. 이러한 규칙에는 수정안의 심의 여부, 토론에 배당되는 시간, 의원의 발언시간 등이 포함된다. 한 가지 이상의 법안이 송부된 경우에는 법안이 하원 전체 회의에 회부되기 전에 그 차이점들이 조정되어야 한다.

만일 두 가지의 별도 법안이 상원에 회부된 경우에는 두 가지 모두 회의장에서 토론에 부쳐진다. 어떠한 경우에도 두 가지 이상의 법안이 의회 양원 중 한 곳으로부터 발의될 수는 없다. 만일 법안이 양원을 모두 통과했다면 두 가지 법률안이 상·하원 합동위원회에 회부되어야 하며 이곳에서 단일 법안이 도출된다. 그리고 이 법안이 양원을 통과한 후에 최종적으로 대통령이 서명함으로써 비로소 법률이 된다.

그동안의 의료개혁 논쟁에 있어서 민주당과 공화당 사이에 엄청난 이념적 차이가 존재해 왔다. 그러나 1994년에 단일 의료개혁안을 놓고 분열되었던 것은 중도적인 민주당 의원과 진보적인 민주당 의원들이었다. 야당으로서 공화당은 클린턴 의료보장안의 어떤 조항, 특히 고용주의 의료보험 제공 의무조항에 대해 일사불란하게 반대하였다. 다수당으로서의 새로운 역할을 맡으면서 공회당은 민주당과 마찬가지로 합의를 도출해내지 못했으며 명문화된 의료개혁안을 통과시키지 못하였다. 중요한 경제적 쟁점들과 마찬가지로 의료개혁 법안의 경우에도 정치의 역할은 막강하다.

출처: Sherry Jacobson, "Road to Health Care Reform Gets Jammed," *Dallas Morning News*, April 11, 1994, 1A, 8A.

의무조항의 경제학

의무조항은 공짜가 아니다. 이는 그 수혜자들에게 엄청난 경제적 및 사회적 비용을 부과한다. 보다 많은 의무조항, 특히 절차 의무조항(process mandates)을 신설하려는 정책결정자들의 입법 성향은 지불 가능한 가격의 고품질 의료를 제공하는 의료체계의 능력에 장기적인 영향을 미치게 될 것이다.

공익의 관점에서 보면 각종 의무조항은 의료보험 시장의 결함을 시정하기 위해 만들어진 것이다. 보험자들과 가입자들은 물질남용 치료나 정신건강 치료와 같은 형태의 서비스가 주는 편익을 잘 모르고 과소평가할 수도 있는데, 이로 인해 이들 서비스에 대한 수요는 사회적 관점에서 보아 과도하게 낮다. 의무조항이 없다면 고위험군은 보다 넓은 범위의 급여를 제공하는 의료보험에 가입하고, 저위험군은 낮은 수준의 급여를 제공하는 의료보험을 선택하는 역선택의 문제가 심각해질 것이다.

어떤 정책결정자들은 의무조항을 늘리는 것을, 상황의 개선에 일반적으로 수반되는 비용 문제를 일으키지 않고 보험 적용인구를 늘리는 수단으로 생각하고 있다. 그러나 의무조항의 부과가 공짜는 아니다. 이 조항들은 이득을 주려고 했던 바로 그 사람들에게 경제적, 사회적 비용을 부과한다. 이런 비용에는 보험료

인상, 임금 하락, 실업 증가, 보험 미가입자의 증가 등이 포함된다.

일반적으로 여러 연구들은 각종 의무조항들이 의료체계의 비용을 증가시킨다는 점을 지적하고 있다(USGAO, 1996; USGAO, 1997a, 1997b; Sing et al., 1998; Mitchell, 1990; Longley, 1994; Gabel and Jensen, 1989; Jensen and Morrisey, 1999). 의무조항에 수반되는 비용은 **경상지출 접근법**(current expenditure approach)이라는 방법을 사용하여 추정하는데, 이는 의무조항과 관련된 상이한 지출범주에 따른 진료비 청구의 점유율(share of claim)을 계산하는 것이다. 이 방법을 사용하여 계산해보면, 고용주의 의료보험 제공의무로 인해 증가한 청구건은 총청구건의 5~22%를 차지하고 있다. 또 다른 방법으로서 특정 의무조항으로 인해 보험료가 얼마나 인상되었는지를 추정함에 있어 보험계리적인 추계에 기초한 수치가 사용되기도 한다. 보험계리적인 방법을 사용하여 계산해보면, 다양한 정신건강 의무조항으로 인해 발생한 추가비용은 2~21%의 범위인 것으로 추계되었고, 절차 의무조항 또한 최대 19%까지 비용을 증가시킨 것으로 평가되었다. Acs와 동료들(1992)은, 기업수준에서의 전국적 횡단면 자료를 사용하여 보험료에 미친 의무조항의 영향을 추정하였는데, 주(州) 수준에서의 의무조항이 미친 직접적인 결과로 보험료가 4~13% 사이의 어느 수준만큼 상승한 사실을 알아냈다.

헤도닉 가격모형(hedonic pricing model)이라고 불리는 세 번째 접근방법은 여러 가지 의료보험 옵션이 미국의 서로 다른 지역에서 판매된 표준적인 보험증권의 전반적인 가격에 미친 한계적 영향을 추정하는 방법이다. Gabel과 Jensen(1989), Jensen과 Morrisey(1999), Henderson, Seward와 Taylor(2008) 등 헤도닉 가격모형을 사용한 연구자들은, 많은 의료보험 제공 의무조항이 보험료를 상승시킨 반면에 일부는 실제로 보험료를 낮추기도 했다는 사실을 알게 되었다. 의료보험으로 하여금 골밀도 측정, 마약남용 치료, 불임 치료, 복제약 사용 등을 보장하게 한 의무조항은 보험료를 상승시키는 경향이 있었다. 그러나 알코올중독 치료, 피임, 당뇨용 의료용품, 응급의료서비스, 임상간호사 및 정신과 전문간호사의 치료를 보장하도록 한 의무조항의 경우에는 보험료를 실제 낮추는 효과가 있었다.

의무조항의 비용에 관한 연구로부터 나온 증거들은 흥미로운 정책적 문제를 제기한다. 의료서비스의 제공자, 환자보호 단체 및 기타 정치적 이해집단 등 일부 잘 조직된 사람들 사이에 의무조항은 널리 지지를 받고 있다. 다양한 특수 이해집단들로부터의 압력과 의무조항의 진정한 비용을 알지 못한다는 사실로 인해 법률안은 주 의회를 쉽게 통과하는 경향이 있다. 1998년에 새로운 요양급여를 의무화하는 거의 100가지에 이르는 법률이 주 의회를 통과하였다. 보장성의 추가적 확대를 의무화하는 것은 보험 가입자들의 보험급여 범위에 한계적인 개선을 가져오지만 대부분은 그 대가가 존재한다.

의무조항의 경제학은 명백하다. 만일 기업이 이미 의무적인 급여를 제공하고 있다면, 보험의 가입 가능성이나 보험료에는 아무런 영향도 미치지 못한다. 그러나 기업이 의무적인 의료보험을 자발적으로 제공하지 않고 있다면, 근로자의 급여 패키지에 의료보험을 새롭게 추가해야 하고, 이는 이러한 기업들의 의료보험 비용을 증가시킨다. 추가적인 의무조항의 지지자들은 신규로 의료보험을 적용받게 되면 이는 수혜자의 이득이라고 주장한다. 그러나 수혜자는 새로운 의료보험 적용에 대해 결국에 가서는 자신이 그 비용을 부담해야 한다. Jensen과 Morrisey(1999)가 제시한 증거를 보면, 의료보험 의무제공에 대해 근로자들은 임금의 하락, 다른 급여의 감소, 보험료 인상이라는 세 가지의 형태로 비용을 부담한다. ERISA 면제조항에 따라 대기업은 자가보험을 통해 의무조항을 피할 수 있다. 그러나 영세기업의 소유자는 자가보험이라는 선택안이 없기 때문에 이들은 의무조항에 대해 훨씬 더 많은 영향을 받는다(Jensen, Cotter, Morrisey, 1995). 더욱이, 보험 미가입자 4명 중 1명은 의무조항 때문에 의료보험을 갖지 못한다.

근로빈곤층(the working poor)의 상당수가 보험 미가입자인 한 가지 이유는 주(州)의 의무조항 때문에 많은 사람들이 민영의료보험을 살 능력이 없다는 점이다. 이는 특히 영세기업 소유주, 그 근로자 및 부양가족들의 경우에 더욱 그렇고, 이들은 이 나라에서 보험을 갖고 있지 못한 대부분의 근로자들이다.

봉투의 이면

고용주 의무조항의 경제학

보편적 의료보장제도의 지지자들은 강제가입의 필요성을 잘 인식하고 있다. 이는 정부 규정으로 명문화된 형태를 취할 수도 있고, 고용주나 개인에 대한 의무조항의 형태를 취할 수도 있다. 사회정책의 수단으로서 의무조항은 현상(status quo)과 정부규정(government provision)의 중간에 위치한다. 보수주의자는 정부규정보다 의무조항을 선호하며, 자유주의자는 현상보다 의무조항을 선호한다. 고용주 의무조항은 닉슨 행정부로 거슬러 올라가는 시절부터 미국의 공공정책 논쟁에서 절충적인 위치를 점해 왔다.

고용주에게 근로자에 대한 의료보험의 제공을 의무화한 조항의 효과는 분명하게 분석될 수 있고, 그 논거는 다음과 같다. 사람들은 다른 모든 가치재(merit goods)와 마찬가지로 질병으로 인해 고액의 진료비가 들 가능성을 과소평가함으로써 의료보험의 가치를 제대로 평가하지 못한다. 이런 종류의 시점 간 계산(intertemporal calculation)을 하는 데 따르는 어려움으로 말미암아 의료보험 프로그램의 참여는 강제적이어야 한다. 의료의 경우, 사회는 공정한 소비의 가치를 다른 재화의 경우보다 더 높게 평가하므로 모든 사람들이 일정한 수준의 급여를 누릴 수 있도록 보험 적용이 강제로 이루어져야 한다. 마지막으로, 의료와 관련된 외부효과가 상당한 정도로 존재할 수 있다. 비록 감염성 질환의 확산을 예방하는 문제가 이런 주장의 한 가지 측면이지만, 저소득층이 의료에 대한 지불능력이 결여되어 있을 때 다른 사회구성원들은 이들에게 청구된 진료비를 집단적으로 지불하도록 사회에 압력을 가하게 된다. 이렇듯 취약계층이 의료를 이용하지 못하는 것에 대한 거부감은 미국의 경우 민영보험 가입자들이 받는 의료서비스의 약 절반에 해당하는 무상진료를 보험 미가입자들이 받는다는 사실에 잘 나타나 있다(Hadley and Holahan, 2003).

고용주의 의료보험 제공의무에 반대하는 사람들은 어떤 식으로든 노동시장에 참여하는 60%의 근로자들만을 도울 뿐이라는 사실을 지적한다. 보험 제공의무는 추가적인 근로자를 고용하는 한계비용과 제공되는 임금 사이에 쐐기를 끼워 넣는 역할을 한다. 다시 말하면, 의료보험 급여비용이 증가할수록 임금은 낮아지게 된다. 고용주는 근로자의 임금 수입을 최저임금 수준에 가깝게 조정할 수 없기 때문에 일부 일자리를 없앨 수밖에 없게 되고 이로 인해 어떤 부문에서는 실업이 발생하게 된다. 소매업, 건설업, 요식업, 농업 및 개인 및 자택 서비스와 같은 저임금 산업은 경제 내 다른 산업보다 더 많은 영향을 받게 된다.

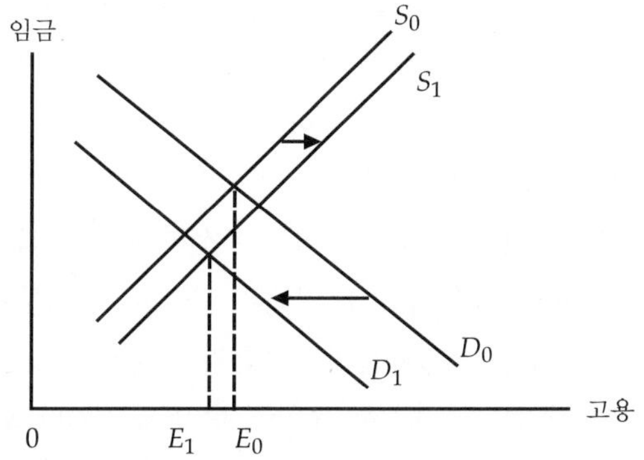

경제학자들은 의무급여를 위장조세(disguised tax)로 간주한다. 비록 이런 관점이 어느 정도 사실이기도 하지만, 문제가 그렇게 단순하지만은 않다. 그림에서 D_0와 S_0가 교차함으로써 E_0의 고용수준이 결정되는 최초 균형을 생각해보자. 시간당 x달러의 비용이 드는 의무급여는 고용주의 노동수요곡선을 동일한 규모로 줄인다. 만일 근로자가 시간당 x달러의 비용이 드는 의무급여에 대해 가치를 부여한다면, 공급곡선은 동일한 규모로 이동함으로써 임금은 시간당 x달러만큼 감소하고, 고용규모는 E_0에 머물러 있을 것이다. 그러나 널리 알려져 있듯이 근로자가 의료보험의 가치를 과소평가하는 경우, 공급곡선의 이동은 x달러에 미치지 못할 것이다. 이에 따라 임금은 시간당 x달러의 일부만 하락하겠지만 고용수준 역시 E_0에서 E_1으로 하락하게 된다.

이는 정책적 입장을 쉽게 내세우기 어려운 쟁점이다. 의료보험과 관련된 외부효과와 근로자들이 그 가치를 과소평가하는 경향 때문에 어떤 논자들은 정부가 개입해서 강제적용을 하는 것이 바람직하다고 주장한다. 다른 사람들은 직장을 잃어버릴 가능성과 그로 인한 혼란에 초점을 맞춘다. 논쟁이 가열될수록 우리는 보험 미가입자 문제의 해결로부터 거리가 멀어지는 것 같다. 배울 수 있는 교훈이 있다면 이는 저마다 약점을 갖고 있는 경쟁적인 대안만이 존재할 뿐 해결책은 없다는 것이다. 이것은 그렇다고 무시해 버릴 수도 없는 쟁점이며 저절로 사라지지도 않을 것이다.

핵심개념 ❻
공급과 수요

출처 : Lawrence H. Summers, "Some Simple Economics of Mandated Benefits," *American Economic Review* 79, May 1989, 177–183; Carlos Bonilla, "The Price of Health Care Mandate," *Wall Street Journal*, August 20, 1993; and Jack Hadley and John Holahan, "How Much Medical Care Do the Uninsured Use, and Who Pays for It?" *Health Affairs – Web Exclusive*(W3), February 12, 2003, 66–81.

의무조항에 대한 주정부의 접근법

2002년에 주(州)가 발동한 의무조항의 평균 건수는 24건이었으며, 그 범위는 6건에서 49건에 이르고 있다. 그 내용은 보험급여 범위가 가장 많았다. 대부분의 주는 심리치료사, 척추 지압사, 치과 의사, 족병학자(足病學者), 간호조산원에 제공하는 서비스에 대해 보험이 진료비를 지불하도록 하고 있다. 더욱이 일부 주에서는 침술사, 구강 외과의, 언어치료사, 자연요법사의 서비스도 급여대상에 포함시키고 있다. 유방암 검사, 알코올 중독 치료, FDA가 승인하지 않은 의약품 사용(off-label drug use), 아동의 문제행동 교정치료, 마약 사용 치료를 급여대상에 포함시키는 의무조항도 흔하다. 일부 주에서는 구급차 이송, 체외수정, 장기요양서비스 및 처방의약품을 급여범위에 포함시킬 것을 요구하고 있다. 일부에서는 상당수의 의무조항을 특정 제공자 집단의 소득보호에 지나지 않는 것으로 간주하고 있다.

많은 대기업들은 의료비가 발생하는 대로 지불함으로써, 즉 자가보험(self-insurance)을 통해 의무조항을 피하고 있다. 이런 경향이 존재한다는 사실이 모든 의무조항이 철폐되어야 함을 의미하지는 않는다. 많은 이들이 가장 좋은 방법은 연방정부가 주(州)가 발동하는 의무조항에 우선하여 전국적인 기준을 만드는 것이라고 주장한다. 이러한 기준에는 한 가족이 지불하는 본인부담금의 연간 상한선, 직장을 잃거나 바꾸는 근로자들의 피보험자 자격유지, 신생아의 당연적용, 대기기간과 기존질병 배제의 금지 등이 포함될 수 있을 것이다. 현재의 미가입자에게 의료보험을 확대하려는 그 어떤 계획이라도 명령을 줄이는 것이 가장 중요한 요소인 것 같다. 많은 이들은 의료보험 회사가 충분히 낮은 보험료 수준에서 영세기업들에게 의료보험 상품을 판매할 수 있으려면 기본급여 패키지는 명령으로부터 자유로워야 한다고 주장한다.

> **정책적 쟁점**
> 미국에서 포괄적인 개혁이 가능할까, 아니면 점진적 접근방법을 채택해야 할까?

의무적 급여(mandated benefits)와 의무가입 제도(mandatory system)는 전혀 다른 개념이다. 모든 사람들이 강제로 보험에 가입하도록 하는 것과 동시에 의무적 급여를 줄이는 것에는 아무런 모순도 없다. 보편적용(universal coverage)을 추구하는 의료보장제도는 의료보험회사가 개별적으로 근로자 그룹을 위험 수준에 따라 달리 보험료를 부과해야 할 필요성을 없앨 것이다. 보험 분야에서 흔히 사용되는 경험요율은 실제 청구에 기초하여 보험료가 정해지는 방식인데, 이 방식 아래에서 소규모 가입자의 위험을 인수하는 것은 많은 문제가 있다. 미국 근로자의 절반 이상이 100명 이하의 사업체에 고용되어 있거나 자영자이므로 단체보험의 위험분산 능력은 그만큼 줄어들 수밖에 없다. 따라서 모든 사람이 보험을 의무적으로 구입해야 하는 제도에서는 위험분산이 전 인구에게로 확대되는 집단요율의 가능성을 열어놓아야만 한다. 하와이를 제외하고 주정부는 고용주로 하여금 근로자들에게 의료보험을 제공하도록 요구할 수 없는데, 이는 연방법,

특히 ERISA가 근로자 보험급여를 다루는 모든 문제에 있어서 주법(州法)에 우선하기 때문이다.

각 주는 자신들의 관할구역 안에서 의료제공 방식을 변경하려 할 때 부딪히는 한계를 잘 인식하고 있다. 고용주의 의료보험 제공의무를 규정한 야심적인 계획, 의료보험료의 상한선 설정, 관리의료의 지침을 준수하도록 하는 계획 등이 포함된 보다 포괄적인 법률안들은 모두 통과하지 못하였다. 그동안 통과된 개혁안은, 모든 문제를 한꺼번에 해결하려 하지 않는다는 점에서, 순차적인 성격을 갖는 것으로 볼 수 있다. 개혁안이 포괄적일수록 그 내용이 이해관계에 따라 뜯겨나가는 경향이 있다. 제대로 작동할 수 있는 유일한 방법은 점진주의(gradualism)이며, 이는 자칭 개혁가들에게 중요한 교훈이 될 것이다.

봉투의 이면

노동비용의 증가에 대한 고용주의 대응

지난 수십 년간 의무적인 노동비용이 얼마나 많은 고용기회를 감소시킬 것인지의 문제가 정책 분야에서 엄청난 논란의 대상이 되었다. 논쟁이 최저임금을 올려야 하는지의 문제로 옮겨 갈 때마다 두 진영은 자신들의 연구결과를 증거로 내세웠다. 변화의 방향은 심각한 논란의 대상이 아니었다. 최저임금의 인상에 대한 가장 강력한 찬성자조차 고용기회가 감소될 것이라는 점은 인정했다. 주된 논점은 고용에 미치는 효과의 규모였다. 답은 간단하다. 노동에 대한 수요의 가격탄력성 크기에 달려 있는 것이다.

의무적 급여(mandated benefit)는 노동에 대한 수요에 대해 최저임금의 인상과 동일한 효과를 미칠 것이다. 총보수 패키지(total compensation package)의 일부로서 각각은 근로자의 고용비용에 추가된다. 고용에 미치는 효과가 아래의 그림에 나타나 있다.

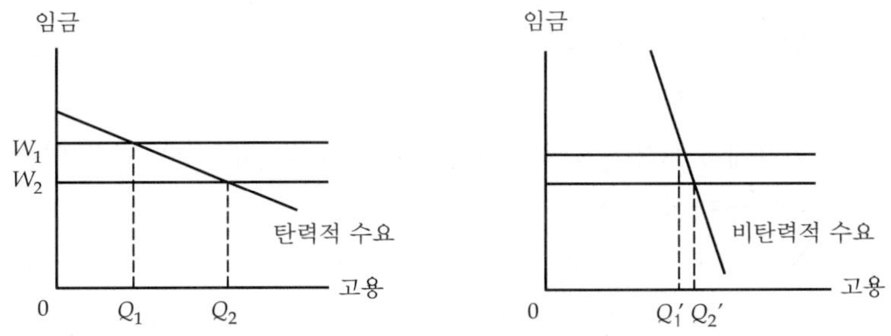

패널 A　　　　　패널 B

만일 수요가 탄력적이라면 의무적 급여는 패널 A에서처럼 상당한 고용감소를 초래함으로써 고용은 Q_2에서 Q_1로 줄어들 것이다. 한편, 만일 수요가 비탄력적이라면 고용감소는 아주 적을 것이며, 이 경우 Q_2'에서 Q_1'로 줄어들 것이다.

핵심개념 ❺
시장과 가격결정

미국의 정책적 대안

대부분의 미국인들은 보험 미가입자에게 의료보험을 제공하는 입법을 찬성하지만 이를 어떻게 실현할 것이냐에 대해서는 일치된 입장이 존재하지 않는다(Blendon et al., 2003). 미국인들은 전 국민 단일재원체계와 같은 주요 개혁조치는 별로 찬성하지 않으며 문제의 해결을 위한 점진적 변화를 더욱 선호한다. 가장 선호되는 정책적 대안으로서는 1) 메디케이드와 SCHIP와 같은 정부 프로그램의 확대, 2) 사업장에서의 의무적인 의료보험 확대, 3) 사람들이 의료보험을 구입하도록 유도하는 시장유인을 사용하는 방법의 확대 등이다. 이 세 가지 정책 대안들을 차례로 살펴보겠는데, 그 전에 절충안으로서 1994년 클린턴 의료개혁안의 기초가 되었던 **관리경쟁**(managed competition)에 대해 살펴보자.

관리경쟁
경제학자 Alain Enthoven에 의해 널리 알려진 의료개혁안으로서, 이 모형에서 개인들은 서로 경쟁하는 의료보험회사들 중 하나를 선택할 수 있음. 전형적인 특징으로는 의료보험 구매자의 협상력을 제고하기 위해 의료보험 연대(health insurance alliance)를 형성한다는 점임.

단일재원 국민의료보험

보편적 의료보험 적용체계를 찬성하는 사람들은 대부분 전적으로 정부가 의료비 재원을 조달하는 단일재원형 방식을 지지한다. 이 제도 아래에서 모든 국민은 정부나 준(準)정부기관이 재원조달과 관리운영을 맡는 단일한 의료보장제도의 적용을 받는다. 그리고 전 인구는 의학적으로 필요한 모든 의료서비스를 포괄하는 기본급여 패키지의 범위 안에서 급여혜택을 받는다. 공적 보험의 급여범위에 포함되는 서비스를 중복적으로 제공하는 민영보험은 부유층이 더 높은 수준의 의료서비스를 받는 수단으로 간주된다. 캐나다의 의료보장 모형을 그대로 답습할 경우, 어떤 한 가지 형태의 민영보험이 모든 사람들을 단일한 보험으로 묶는 것은 허용되지 않는다. 가장 높은 수준의 의료에 대한 재정적 장벽을 제거하기 위해서 어떤 형태든 공제제나 본인부담제는 허용되지 않는다. 이와는 대조적으로 스웨덴의 의료보장 모형은 민영보험을 허용하고 있으며, 환자의 의료이용 시 약간의 본인부담을 요구한다.

http://
미 하원과 상원은 모두 홈페이지를 운영하고 있으며, 이곳에서 입법과정, 개별 의원 및 다양한 위원회에 관한 정보를 얻을 수 있다. 또한 활동 일정표 리뷰와 의회가 제공하는 자료에 대한 링크도 제공되고 있다.
http://www.house.gov
http://www.senate.gov

의사는 환자에게 직접 진료비를 청구할 수 없다. 그 대신 의사들은 의료계의 대표와 의료보장 당국이 협상을 통해 결정한 수가표(fee schedule)에 의거하여 의료보장 당국에 청구하게 된다. 병원에 대한 진료비 지불방식에는 상당한 변이가 있을 수 있다. 행위별 수가(fee-for-service)든 일당 진료비(per-diem)든 병원은 정부 당국에 상환을 요구하게 된다. 그러나 만일 병원에 대해 총액예산제가 시행된다면, 병원은 정기적으로 일정한 예산을 배정받게 되므로 기존의 상환방식은 불필요해져서 사라지게 된다. 단일지불자(single payer)로서 의료보장 당국은 매년도 총액예산을 결정한다. 병원은 의료서비스를 원하는 모든 환자들을 진료해야 한다. 지출은 총액운영예산(global operating budget)에 의해 설정된 수준에서 초과될 수 없으므로 그 수준이 바로 상한선이 된다. 진단용 장비와 첨단수술 장비 등을 포함해서 모든 자본획득은 의료보장 당국에 의해 승인을 받아야 하고, 보통 별도의 자본예산에 의해 지불되는데, 이런 방식으로 의료기술에 대한 전반적인 투자가 통제된다.

이러한 단일재원방식에 적용되는 이론적 개념은 **수요독점**(monopsony)이다. 수요독점적인 의료체계 아래에서 정부는 유일한 의료서비스 구매자이지만 의료제공은 여전히 민간부문에 의존한다는 점에서 이 체계는 순수한 형태의 사회화된 의료(socialized medicine)가 아니다. 그렇지만 정부는 병원과 요양원에 지급하는 총액예산을 정함으로써 총지출의 상한선을 설정하며, 의료제공자에 지불하는 진료비의 허용기준을 정함으로써 의료체계의 작동에 깊숙이 관여하게 된다. 이러한 형태의 의료보장제도를 찬성하는 사람들은 심지어 의료비 증가율이 국내총생산(GDP)의 연간 변화율로 측정되는 경제성장률 범위 내로 제한되어야 한다고 주장하기도 한다.

단일재원방식의 주된 장점은 관리운영이 단순하다는 점이다. 단일재원방식 아래에서는 의료제공자로부터 의료보장 당국에로 오직 한 가지 종류의 문서, 즉 진료비 청구서만이 흘러갈 뿐이다. 민영의료보험의 미로와 같은 미국의 의료체계는 관리운영이 복잡하며, 이는 '불필요한' 의료비 지출의 상당한 원인을 제공하고 있다. 다른 주요 장점으로서는 고용상태나 재정적 상황과는 무관하게 모든 사람들이 적용 대상이라는 점이다. 더욱이 본인부담을 아예 요구하지 않거나 요구하더라도 적은 수준이므로 재정적 문제는 어떤 식으로든 의료에 대한 접근에 있어서 장애가 되지 않는다는 점이다. 지지자들은 단일재원방식이 비용, 접근성 및 질 사이의 균형을 잡아주는 가장 공정하고 효율적인 방법이라고 주장할 것이다.

한편, 비판자들은 단일재원방식의 강점 안에 이미 약점이 내재되어 있다고 주장한다. 사회화된 의료는 아니지만 이미 정부의 개입이 지나친 의료체계 내에 더 많은 정부의 개입을 불러들인다는 것이다. 단일재원방식은 더 높은 조세부담을 가져올 수밖에 없다. 세금의 증가는 민영보험의 보험료가 사라지면서 상쇄되지만, 보험료의 지불이라는 직접적인 책임이 사라지면서 사람들은 의료비 증가에 대해 어떤 식으로든 대응해 보려는 동기 또한 잃어버리게 된다. 의료보장제도의 편익이 전 국민에게로 확산되면서 의료비지출 억제를 위한 적극적 노력은 그만큼 희석되므로 개인적인 절감 노력은 집단요율 보험제도 안에서는 무의미해진다.

핵심개념 ❸
한계분석

단일재원방식을 찬성하는 주장은 다수의 보험자가 존재하는 제도 안에서 발생하는 서비스의 중복에 초점을 맞춘다. 이 중복을 제거하면 비용은 당연히 낮아질 것이다. 만일 이것이 해결책이라면 다른 시장에서의 중복을 제거하지 않는 이유는 무엇인가? 중복이 바람직하기 때문이다. 만일 하나의 공급원이 사라지면 분명히 다른 공급원이 그 자리를 차지할 것이다.

고용주 제공 의료보험

정책적 쟁점
고용주가 제공하는 의료보험에 대해 세금이 면제되어야만 할까?

http://
RAND는 연구 및 보고서 발간을 통해 공공정책을 개선할 목적으로 설립된 비영리 연구단체이다. 성격상 학제적인 이 조직은 아래의 주소로 접근이 가능한 보건과학 연구 프로그램을 운영하고 있다.
http://www.rand.org

민영보험에 가입되어 있는 비(非)노인 인구의 90% 이상이 직장을 통해서 의료보험 혜택을 받고 있다(EBRI, 2000). 이러한 전통에 따라 많은 개혁론자들은 고용주에 기초하여 의료보장 체계를 확립하는 전략에 의존하고 있다. 고용주 지원 의료보험(employer-sponsored health insurance, ESI)이 널리 지지를 받는 것은 세 가지 주요 이유 때문이다. 첫째, 보험의 관리운영에 있어서 대규모 조직의 경우 규모의 경제가 작용한다. 둘째, 작업장은 위험을 공유함에 있어서 이상적인 환경을 갖추고 있는데, 이는 근로자들이 비근로자들보다 평균적으로 더 건강하고, 이들이 조직을 구성한 것은 일을 하기 위해서이지, 의료보험을 구입하기 위해서가 아니기 때문이다. 마지막으로 미국의 내국세법은 의료보험 혜택에 대해서 세제혜택을 제공하고 있다. 이러한 혜택의 역사는 제2차 세계대전 중의 임금 및 가격통제까지 거슬러 올라간다. 다른 모든 형태의 보수(compensation)와는 그 성격이 다르다는 생각에서 고용주들은 임금인상의 대체물로서 의료보험 혜택을 제공하기 시작하였다. 의료보험 혜택은 임금 및 가격통제 지침의 적용제외 대상이었을 뿐만 아니라 국세청(Internal Revenue Service, IRS) 또한 이를 과세 대상 소득에서 공제했다. 현재 이러한 세제혜택의 규모는 1,000억 달러를 상회한다. 곧이어 1954년의 대법원 결정으로 확정된 IRS의 결정은 그 후 의료보험 산업의 구조에 심대한 영향을 미쳤다. 혹시 어떤 행태의 형성에 있어서 조세유인(tax incentive)의 막강한 힘을 의심하는 사람이 있다면 그 중요성은 이 사례만 연구해 보면 쉽게 이해될 것이다.

고용주의 의료보험 제공의무 고용주로 하여금 자신의 근로자들을 위해 의료보험을 제공토록 하자는 발상은 의료제공 방식을 관리하고 그 비용을 부담하는 데 있어 고용주들이 더 나은 능력을 갖추고 있다는 믿음에서 나온 것이다. 고용주 의무조항의 지지자들은 미국의 모든 근로자들과 그 부양가족에게 보편적 의료보험을 제공하고자 하는 자신들의 계획을 지지하는데, 이러한 시장원리를 사용해 왔다.

고용주의 의료보험 의무제공은 의료에 대한 접근성을 높이기 위한 재정적 수단으로 세계적으로 널리 사용되고 있다. 고용주 의무조항을 시행하는 한 가지 방법은 소위 **고용주의 선택대안**(play-or-pay approach)을 통해서이다. 이 선택 아래에서 고용주들은 법이 정한 바에 따라 근로자들에게 기본적인 보험급여 패키지를 구입해주어야 한다. 이런 의무에 대해 고용주들은 두 번째 선택대안을 갖는데, 이

고용주의 선택대안
고용주가 근로자에게 의료보험을 구입하여 제공하든지(play), 아니면 정부가 제공하는 공적 보험의 재원조달을 위해 급여세를 지불하든지(pay) 해야하는 의료개혁안.

는 신설된 세금으로 운영되는 정부 주도의 의료보험에 재원을 제공하는 것이다. 세금은 아마도 총급여의 일정한 비율을 납부해야 하는 급여세가 될 공산이 크다.

보험제공과 세금납부 간의 선택을 강력하게 지지하는 사람들이라 해도 이 방식 아래에서는 실업자들에게 보험을 제공할 수 없다는 점을 잘 알고 있다. 더욱이 이 방식은 실업자를 크게 증가시킬 가능성이 높다. 의회합동경제위원회(Joint Economic Committee of Congress)의 추산에 따르면 7%의 급여세율로 이 방식을 시행에 옮기는 경우, 이 방식에 영향을 받는 20인 이상 기업의 절반 이상에서 700,000명의 실업자가 발생할 것으로 보인다. 고용정책연구소(Employment Policies Institute)에 제출한 연구에서 June O'Neill과 David O'Neill은 고용주 의무조항으로 310만 개의 일자리가 사라질 것으로 추정하고 있다(Bonilla, 1993). 이 의무조항에 따른 노동비용은 요식업, 소매업, 건설, 대인서비스와 농업 분야 등 7개 저임금 산업에 특히 큰 영향을 미칠 것이다.

미국 대부분의 기업은 이미 의료비용으로 급여의 10%에서 12%까지 지출하고 있다. 정부주도의 의료보험에 참여하기 위한 세율이 더 낮은 수준에서 정해진다면 많은 기업들은 공적 의료보험으로 이동할 동기가 생길 것이다. 의회 예산국은 미국 인구의 절반이 궁극적으로는 공적 의료보험으로 이동할 것으로 추정하였다. 이런 수치들로 미루어볼 때 우리는 머지않아 연방정부가 주도하는 의료제공체계를 갖게 될 것으로 보인다.

http://

백악관의 관리 및 예산국(The Office of Management and Budget, OMB)은 대통령의 지출계획 입안, 정부기구가 시행하는 프로그램이나 정책의 효과성 평가, 정부기구 간 경쟁적인 예산 수요의 사정 및 예산 배정의 우선순위 결정과 관련된 업무를 담당하고 있다. 그 웹사이트에는 OMB의 역할과 조직에 관한 정보가 있으며, 중요한 예산관련 문서에 대한 링크가 제공되고 있다.
http://www.whitehouse.gov/omb

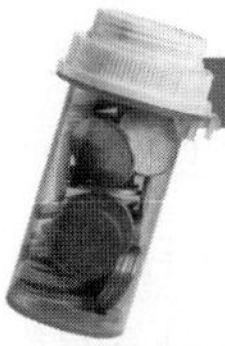

의료제공의 쟁점

의료보험의 이동성(portability)과 직장고착

의료보험은 기존질병에 대해 급여를 제공하지 않기에 건강문제가 있는 근로자들은 그들의 직장을 떠날 수 없는 것일까? 직장 이동성과 의료보험 사이에 존재하는 연결고리를 확인하게 해주는 많은 양의 정황적 증거가 존재하는 것 같다. 예를 들어, CBS/New York Times가 실시한 여론조사에 의하면, 응답자의 30%가 자기 자신이나 가족구성원이 현재의 직장을 그만두고 싶지만 의료보험 때문에 그만두지 못하고 있다고 응답하였다. 이러한 여론조사가 유익한 정보를 전해주기는 하지만, 의료보험과 관련하여 **직장고착**(job-lock)이 실제로 존재하는지에 관해 견고한 실증적 토대를 제공해주지는 않는다.

직장고착
근로자가 본인의 기존 질병이나 피부양자의 자격 문제 때문에 새로운 의료보험 아래에서는 급여를 받을 수 없어서 직장을 변경하지 못하는 경우.

직장고착의 존재 여부에 관해 답을 얻기 위해서는 이것이 무엇을 의미하는지를 이해하는 것이 중요하다. 직장고착은 근로자가 기존의 건강문제 때문에 의료보험을 잃을 수도 있다는 우려에서 그만두고 싶은 직장을 계속 유지하게 되는 상황으로 정의된다. 만일 직장고착이 근로자가 보다 생산적일 수 있는 직장으로 이동하지 못하도록 막는 것이라면 경제 전반에 걸쳐 중요한 문제가 된다. 이런 문제가 존재하는 규모만큼 경제의 총산출은 감소할 것이다.

1987년부터의 전국 의료비 지출조사 자료를 사용하여 Madrian(1994)은 몇 가지의 경향을 확인할 수 있었다. 의료비 지출수준이 높을수록 의료보험을 제공하는 직장을 떠날 가능성이 낮은 것으로 나타났다. 또한 가족구성원이 늘어날수록 근로자가 의료보험을 제공하는 직장을 떠날 가능성이 낮았다. 임신한 아내를 두고 있는 남편들도 의료보험을 제공하는 직장을 떠날 가능성이 낮았다. 연구대상이 된 표본의 경우, 직장고착은 의료보험을 갖고 있는 근로자들의 자발적인 직업 이동률을 16%에서 12%로, 25%나 감소시켰다.

1985년 합동포괄 예산조정법(Consolidated Omnibus Budget Reconciliation Act, COBRA)은 근로자가 102%의 보험료를 지불하면 직장을 변경해도 18개월까지 피보험자 자격을 유지할 수 있도록 하는 선택권을 제공하는 방식으로 직장고착으로부터 근로자를 부분적으로 구제하는 조치를 취하였다. 근로자들은 400달러에서 500달러까지의 월 보험료가 이동성에 심각한 장애가 된다는 점을 알게 되었다. 1996년 의회에서 통과된 의료보험 이동성 및 책임성법(The Health Insurance Portability and Accountability Act)은 의료보험회사들로 하여금 이동성을 확대하여 직장고착의 문제를 종식시키기 위한 의도에서 제정된 것이었다.

출처: Brigitte C. Madrian, "Employment-Based Health Insurance and Job Mobility: Is There Evidence of Job-Lock?" *The Quarterly Journal of Economics*, 109(1), February 1994, 27–54.

개인의 의료보험 의무가입
개인들의 의료보험 강제 가입을 법으로 규정.

개인의 의료보험 의무가입 일부 보건의료 전문가들은 무임승차자 문제를 해결하는 방법으로 개인들이 스스로 의료보험을 구입하도록 하는 안을 제시하였다(Reinhardt, 1992). 즉 고용주의 의료보험 의무제공 대신에 그들은 **개인의 의료보험 의무가입**(individual mandate)을 선호하는 것이다. 의료보험 강제 가입에 대한 이런 접근방법은 모든 등록차량에 대해 자동차보험 가입을 의무화한 것과 유사하다.

http://

의회예산국(Congressional Budget Office, CBO)은 의회에 경제 및 예산 관련 정보를 제공해준다. CBO는 조세 및 지출 관련 법안의 개정이 제안될 때 그 효과를 예측하고 기본적인 추계치를 산출하고 있다. 그 웹사이트는 각종 보고서, 발간물 및 기타 정보원에 대한 링크를 제공하고 있다.
http://cbo.gov

고용주가 의료보험을 제공하는 의무에서 벗어나게 되면 사람들은 의료보험의 실제 비용에 대해 더욱 더 의식하게 될 것이다(Pauly, 1994). 현재의 방식은 고용주가 의료보험료를 지불해준다는 신화를 영속시킬 것이다. 재계와 노동계 모두 이런 신화를 확대해 왔고, 그 결과 고용주는 근로자들에게 아무런 비용도 부담시키지 않고 의료보험 혜택을 제공한다는 그릇된 인상이 만들어졌다. 고용주와 근로자가 의료보험료를 절반씩 분담한다는 규정도 보험료는 고용주가 부담한다는 생각을 조장하기 위한 은폐된 시도이다. 기업은 보험혜택을 제공하기 위한 비용을 부담하지 않는다. 사업을 하기 위한 비용으로 간주되는 이 지출은 가격인상 형태로 소비자에게 전가되거나, 이윤감소를 통해 주주들이 부담하거나, 또는 임금하락과 실업의 형태로 근로자들에게 전가된다. 시장에 의해 가격이 결정되고 이윤규모가 크지 않은 경쟁적 산업에서는 고용주들이 대부분의 의료보험 비용을 근로자들에게 전가하고 있다. 이러한 전가는 미묘하고 흔히 드러나지 않지만 그럼에도 불구하고 실제로 이루어지고 있다. 실제 임금은 더 낮아지고, 의료보험 이외의 다른 급여는 그만큼 덜 관대하다(Jensen and Morrisey, 1999).

개인 의무조항을 시행하게 되면 현재 의료보험 혜택을 받는 근로자의 경우, 의료보험료 중 '고용주가 부담하는' 몫을 총소득(gross income)으로서 받아야 한다. 그리고 그는 이 돈을 사용하여 의료보험을 구입해야 한다. 개인 의무조항은 근로자가 의료보험을 적용받기 위한 비용을 더욱 의식하게 함으로써 고용주가 부담하는 의료보험이라는 신화의 가면을 벗기게 될 것이다.

시장에 기초한 정책대안[10]

의료제공 및 재원조달에 있어서 시장에 기초한 대안의 지지자들과 정부의 주도적 역할에 대한 지지자들 사이에서 벌어지는 논쟁의 중심에 있는 것은 이념적 갈등의 문제이다. 의료시장은 다른 상품시장처럼 작동할 수 있을까? 아니면 의료는 다르니 경제학의 기본법칙에 대한 예외로서 시장을 통한 제공은 부적절한 것일까? 의료시장은 자동차 시장처럼 작동할까, 아니면 개인용 컴퓨터 시장처럼 작동할까? 아니면 국방 서비스나 주간(州間) 고속도로 체계처럼 시장으로부터 격리되어야 할까? 거의 대부분의 다른 선진국들은 의료제공의 1차적 수단으로서 시장에 대한 의존을 사실상 포기해 왔다. 오직 미국, 스위스, 남아공, 그리고 제한된 범위에서나마 네덜란드만이 비용과 접근성 문제를 해결하기 위해 전적으로 시장기구에 의존하고 있다.

http://

카토 연구소(Cato Institute)는 자유주의적 입장을 취하는 비당파적 공공정책 연구기관이다. 그 웹사이트에는 정부의 역할에 관한 연구논문과 도서들이 있다. 이 사이트는 정책 관련 논문들에 대한 다양한 링크를 제공하고 있다.
http://www.cato.org

정책적 쟁점

의료비 재원조달 및 의료제공에 있어서 시장유인은 공정성을 제고하는 데도 유효하게 사용될 수 있을까?

시장에 기초한 의료에 대한 비판자들은 도전받지 않는 전제에 기초하여 민간시장이 의료의 제공과 같이 근본적으로 중요한 문제를 해결하지 못한다고 주장한다. 유명한 의료경제학자인 Uwe Reinhardt는 "구치(Gucci) 브랜드의 로퍼(loafer)를 소비자들에게 공급하는 일을 시장보다 더 잘 할 수 있는 것은 없지만, 의료는 그렇지 않다."고 지적한다(Stout 인용, 1992).

이와 같은 이념적 논쟁은 타협의 여지를 허용하지 않는다. 많은 점에서 중도적 입장을 견지하는 것은 대단히 어려운 일이다. 한 예로서는 클린턴 대통령의 1994년 의료개혁안과 관련한 최근의 경험을 들 수 있다. 시장 옹호자들은 이 안을 정부의 지배로 공격하였고, 정부 주도의 의료체계를 원하는 사람들은 진정한 문제를 제대로 해결하지 못하는 미봉책으로 공격하였다.

시장접근법 보험 미가입자의 접근성 제약과 높은 의료비 수준으로 보아 현 의료체계의 실패는 명백하지만 시장접근법의 지지자들은 이를 시장 실패로 여기지

---

10 워싱턴 D.C.의 시장지향적인 싱크탱크로서 미국기업연구소(American Enterprise Institute), 헤리티지 재단(Heritage Foundation), 카토 연구소(Cato Institute)의 3개 기관은 의료개혁 논쟁에 있어서 시장 접근법의 대표주자들이다. 댈러스에 위치한 전미 정책분석 센터(National Center for Policy Analysis)는 벨트웨이(Beltway)(워싱턴 D.C., 메릴랜드 주와 버지니아 주의 일부를 에워싸는 약 100km의 일주 환상도로서 수도의 중심적인 기능은 모두 이 안에 있음—역자 주) 밖에 위치한 활동적인 싱크탱크이다.

정책적 쟁점

미국의 유권자들이 이념적으로 나뉘어져 있는 상황에서 의미 있는 의료개혁이 가능할까?

http://

헤리티지 재단(The Heritage Foundation)은 자유기업, 작은 정부, 개인의 자유, 전통적인 미국적 가치 및 강력한 국방력 등의 원리에 기초하는 보수주의적 공공정책을 만들고 널리 유포하는 것을 임무로 하는 싱크탱크이다. 그 웹사이트는 라이브러리, 자료은행 등을 갖추고 있고, 정부 및 기타 공공정책 연관기관에 대한 링크를 제공하고 있다.
http://www.heritage.org

핵심개념 ❸

한계분석

http://

전미 정책분석 센터(The National Center for Policy Analysis)는 경쟁적이고 기업가적인 민간부문의 힘에 의존하여 각종 공적 문제를 해결하기 위하여 정부의 규제 및 통제를 대체할 수 있는 민간부문 대안을 개발하고 널리 유포하는 일에 관심을 갖고 있다. 그 웹사이트는 정책 브리핑, 이 기구의 전자도서관과 이들이 발간하는 「Executive Alert」에 대한 링크를 제공하고 있다.
http://www.ncpa.org

않는다. 사실상 이러한 문제점들은 접근성과 의료비 문제를 해결하는 수단으로서 경쟁적 시장을 제대로 만들어내지 못한 정부의 실패로 간주되고 있다.

의료개혁에 대한 시장접근법은 대부분 공통적으로 사람들이 의료서비스의 비용을 보다 예민하게 의식하도록 조세제도를 활용하고, 보험 미가입자와 보험에 가입할 수 없는 사람들의 접근성 개선을 위해 의료보험의 개혁을 요구하고 있다. 저소득층이 스스로 의료보험을 구입할 수 있도록 하는 방안으로서, 세액공제(tax credit)나 복지상품권(voucher)이 거론되고 있다. 이 안의 적용대상은 빈곤소득 수준의 일정 비율, 통상 150%에서 200%까지의 저소득층 가구로 한정된다. 논란의 핵심은 의료보험료 총액보다 적은 어떤 일정한 금액의 세액공제나 복지상품권이, 연 수입 40,000달러의 가구가 과연 스스로 의료보험을 구입할 수 있을 만큼 충분한가의 문제이다. 비판자들은 이 안이 보험 미가입자의 수에 실질적인 영향을 미치지 못하는 상징적인 제스처에 불과하다고 주장한다. 지지자들은 이 안으로부터 기적을 바라지는 않지만 세액공제나 복지상품권이 다수의 저소득층 미국인들에게 접근성을 높여줄 것으로 생각하고 있다. 시장지지자들의 목표는, 수없이 많은 정부 의무조항의 발령, 사전예산제(prospective budgets), 가격통제와 관료적 협력(bureaucratic alliances)을 통해서가 아니라 사람들이 스스로를 돌보도록 하는 책임감을 심어주는 유인을 제공하는 메커니즘을 확립함으로써 접근성을 제고하는 것이다.[11]

다수의 시장지지자들은, 의료보험 시장을 왜곡시키는 주요 요인이 고용주가 제공하는 의료보험에 대한 세제혜택이라고 믿고 있다. 고용주가 제공하는 의료보험 혜택이 과세대상 소득에서 제외됨으로써 근로자들은 의료보험의 실제 비용에 대해 둔감해진다는 것이다. 이러한 신념을 가진 개혁주의자들은 면세조치의 변경을 요구하고 나섰다. 면세조치의 철회나 최소한 현재 수준의 보조를 제한하는 조치는 의료소비자의 비용의식적인 행태를 조장하는 중요한 첫걸음이 될 것이다. 더욱이 이러한 변화는 1,000억 달러에 달하는 소득세 수입을 가져다 줄 것인데, 이는 다른 개혁안의 재원으로 사용되거나 감세 또는 연방정부의 재정적자 감축에 쓰일 수 있다.

시장접근법의 지지자들은 의료보험 개혁이 의료에 대한 접근성 제고를 위한 필수적 요소라고 생각하고 있다. 최근의 개혁에서 나온 공통적인 불만은 실직자, 직장을 바꾸려는 근로자, 만성질환자 등 일부 취약계층에 대해 의료보험 가입을 거부하는 보험 산업의 관행이었다. HIPAA는 이동성 문제에 관해 기존의 보험에

---

11 다수의 시장지지자들은 세액공제나 복지상품권이 메디케어와 메디케이드를 실제로 대체할 수 있는 방안으로 생각하고 있다.

서 최소 18개월의 피보험자 자격을 갖고 있던 근로자가 직장을 변경하는 경우, 사실상 단체 대(對) 단체 간 이동성을 보장하는 조치를 취하였다. 또한 HIPAA는 50인 이하 사업장을 대상으로 하는 소규모 단체보험시장에 보험을 판매하는 보험회사는 개별적인 단체구성원의 건강상태와 무관하게 모든 종류의 의료보험 상품을 판매하도록 하였다. 마지막으로 개별보험 시장의 모든 보험 상품은 반드시 갱신을 보장하도록 조치하였다. 이러한 확대조치에도 불구하고 기존의 질병을 갖고 있는 보험 미가입자들에게는 접근성의 제약이 여전히 존재하고 있으며, 많은 사람들에게 의료보험은 여전히 그림의 떡일 뿐이다. 주정부는 여전히 보험료 규제에 관해 나름대로 의사결정을 하고 있다.

의료보험의 구입 가능성을 제한하는 또 다른 문제는 개인들과 영세기업은 위험인수(underwriting)의 목적에서 소규모 리스크 풀(risk pools)을 형성할 수밖에 없다는 점이다. 대규모 집단을 통해 위험분산을 할 수 없는 상태에서 소규모 리스크 풀의 관리운영비가 높기 때문에 보험료가 매우 높을 수밖에 없고, 더욱이 단 한 번의 재난적 손실로도 보험료는 큰 폭으로 인상될 수 있다.

이 문제에 대한 시장의 해법(market solution)은 대규모 리스크 풀의 형성이 용이해지도록 하는 것이다. 구매력의 집중과 위험분산은 비용의 감소를 가져온다. 특히, 협력적 협상(cooperative arrangement)을 금지하거나 막는 반독점법은 철폐되거나 수정되어야 한다. 이러한 변화는 개인과 영세기업의 의료보험에 대한 접근성을 높이고 비용을 낮추기 위한 의료보험 구매조합의 설립이나 매사추세츠 의료보험 거래센터(Massachusetts Connector)와 같은 의료보험 시장의 형성을 촉진하게 될 것이다.

또 다른 주요 비용 통제수단으로서 시장 대안의 지지자들은 관리의료 조직에 등록하는 사람들에 대한 유인 제공을 주장한다. 지난 10년간 민간부문은 관리의료 가입자수의 전례 없는 증가를 경험하였다. 동시에 공적 의료보장제도, 특히 메디케어는 같은 추세를 따르지 않았다. 관리의료를 선택할 수 있는 메디케어 적용자 중 실제로 관리의료 조직에 가입한 사람들은 20%가 되지 않았다.

시장 대안은 개인적 의사결정이 집단적 의사결정보다 더 바람직하다는 생각에 그 기본적 토대를 두고 있다. 시장은 개인들에게 많은 힘을 부여하는 반면에, 그 반대쪽 입장은 정부에 더 많은 힘을 부여한다. 결국 논쟁의 본질은, 의료와 관련된 문제에 있어서 개인들이 스스로의 힘으로 의사결정을 할 수 있다고 생각하는 사람들과 개인에게 의존하기에는 의료가 너무 복잡하다고 생각하는 사람들 사이의 입장 차이에 있다.

> **정책적 쟁점**
> 개별적인 소비자들은 자신들의 의료 이용과 관련된 문제에 있어서 스스로 의사결정을 할 수 있는 능력을 갖고 있을까?

핵심개념 ❹
이기심

소비자 주도 의료보험 자유기업이 제대로 작동하고 시장이 재화와 서비스의 제공을 조직하는 최선의 방법이라고 생각하는 많은 사람들에게 있어서 의료제공은 수수께끼같이 어려운 문제를 제기한다. 많은 사람들이 시장의 실패를 주장하고 정부주도의 의료보장제도를 제안하는 것으로 만족하고 있지만 정부의 행동 역시 시장 실패와 마찬가지로 실패할 가능성이 많은 것으로 나타났고, 더 나아가 교정이 더욱 어려운 문제들도 존재한다. 대부분의 의료정책 전문가들은 의료가 제공되는 시장에서 최적의 결과가 나타나지 못하는 일차적인 이유는 제3자 지불제가 주도적인 역할을 하기 때문이라는 점에 동의한다.

정책적 쟁점

의료소비자들이 비용을 의식하도록 하는 동시에 빈곤층 등 취약계층을 공정하게 대우하는 의료체계를 만들 수 있을까?

시장을 옹호하는 사람들은 의료의 경우에도 시장이 원활하게 작동하려면 사람들이 의료를 이용했을 때 자신의 돈으로 진료비를 지불해야 한다고 믿는다. 민영의료보험을 갖고 있는 사람의 경우, 자신의 돈으로 보험료를 냈다고 하더라도, 또는 그들을 위해서 고용주가 지불했다고 하더라도, 일단 지출이 되었다면 그 돈은 매몰비용(sunk cost)이 되어 의사결정 과정에서 아무런 의미를 갖지 못한다. 의료이용의 한계비용이 아주 낮거나 0이라면 사람들은 의료를 과도하게 이용하는 경향이 있다. 즉, 사람들은 건강증진에 거의 영향이 없는 의료를 수요하게 된다. 경제적 의미에서 소비결정이 최적이 되려면 사람들은 자원의 대안적 용도를 고려해야만 한다. 사람들이 자원을 경제적으로 사용하려면 자신들의 경제적 행동으로부터 직접적인 편익이 존재한다는 것을 알고 있어야 한다.

핵심개념 ❸

한계분석

정책적 쟁점

만일 연간 2,500달러의 보험료를 지불하고도 이 가치만큼의 의료서비스를 받지 못한다면 지출만큼의 편익을 누린다고 할 수 있을까?

의료에 있어서 시장이 제대로 작동하려면 소비자는 일상적인 의료서비스, 즉 높은 빈도로 발생하고 비용이 낮은 의료서비스에 대해서는 스스로 진료비를 부담해야만 한다. 그런 다음에는 낮은 빈도로 발생하고 비용이 높은 재난적인 지출에 대응하기 위해서 사람들은 공제금액이 높은 의료보험을 구입할 것이다. 보험자는 피보험자가 그들의 돈을 현명하게 쓰도록 공제제와 본인부담제를 사용하지만 적은 공제금액이나 낮은 본인부담률이라도 자주 문제를 일으킬 수 있다. 아빠 없이 세 명의 자녀를 키우고 있는 엄마의 경우, 아이의 귀앓이를 치료하기 위해 의사를 한 번 찾아가는 것조차 재정적으로 어려운 문제일 수 있다. 공제액을 지불할 돈이 없다면 치료를 포기할 것이고, 이는 나중에 응급실에서 더 많은 진료비 지출을 가져올 것이며, 장기적으로는 아이가 청력을 잃어버리게 될지도 모른다.

아마도 1990년대의 관리의료운동 이래 의료보험에 있어서 가장 중요한 진보는 소비자 주도 의료보험(consumer-directed health plans, CDHP)의 등장일 것이다. 1990년대 말에 일부 영세 보험자가 높은 공제액이 있는 보험 상품과 의료비 상환계좌(health reimbursement accounts, HRA)를 연계시키기 시작했다. 이러한 방식으로 근로자와 그 고용주는 의료비의 본인 지불 용도로 만들어진 계좌에 세금이 부과되지 않는 납입액을 부을 수 있게 되었다. 이러한 움직임은 의회가 2003년에 메디케어 현대화 법(Medicare Modernization Act)을 통과시킬 때까지는 더디게 전개되었는데, 이 법에 따라 보험자들은 고액의 공제금액을 갖는 상품에 가입한 사람들에게 건강저축계좌(health savings account, HSA)를 제공할 수 있게 되었다. 두 계좌 사이의 주요 차이점은 이동성이다. 전형적인 HRA 방식 아래에서는 계좌의 소유주가 고용주로 되어 있다. HRA의 소유자가 어떤 이유에서건 회사를 그만두게 되면 HRA의 잔고는 고용주에게 귀속된다. 반면에 HSA는 계좌의 소유자가 근로자이기 때문에 401(k)와 비슷한 성격을 갖는다(401(k)는 미국 세법 제401조 (k)항에 규정된 요건을 충족시키는 확정기여형 퇴직연금의 통칭으로 연금납부액은 세금이연 대상에 포함되는 혜택이 주어진다—역자 주).

HSA의 기본적인 발상은 단순하다. 전통적인 보장보험을 구입하는 대신에 사람들은 고액의 공제액, 예컨대 2,500달러의 공제액을 갖는 보험 상품을 구입하면, 그 이상의 의료비에 대해서만 보험급여를 받게 될 것이다. 매년 모든 진료비 청구의 약 90%와 모든 진료비 지출의 70%가 2,500달러 미만의 금액을 갖는다. 그러므로 이 범위의 연간(年間) 공제제도는 상당한 의료보험료 절감을 가져온다.[12]

정책적 쟁점

의료보험이란 의료이용에 대해 사전에 비용을 지불하는 것이라는 미국인들의 관점을 변화시킬 수 있을까?

사람들은 개인에 대해서는 최초 2,500달러, 가족에 대해서는 5,000달러의 공제금액을 지불하기 위해 건강저축계좌를 갖게 될 것이다. 재난적인 고액 진료비를 보장하는 보험 상품은 공제액을 초과하는 모든 의료비를 보장해준다. 만일 진료비가 공제액보다 적다면 돈은 HSA에 남아 있게 될 것이다. 이 계좌의 적립금액은 미래의 의료보험료나 현재의 보험급여가 취약한 장기요양서비스와 같은 다른 의료비를 지불하는 데 쓰일 수 있다. 이런 방식의 중요한 특징은 건강저축계좌가 개인의 소유라는 점이다. 이 계좌는 연간 적립을 통해 그 액수가 증가하고 이자를 받게 될 것이다.

건강저축계좌의 주된 장점은 개인들이 자신의 의료비를 스스로 통제한다는 점이다. HSA의 지지자들은 의료시장이 실패하는 주된 이유가 의료제공자든, 환자든 자원을 절감할 유인이 존재하지 않기 때문이라고 주장한다. 건강저축계좌의 경우, 환자는 최소한 공제액까지는 자신의 돈을 써야 하므로 절감에 대한 유인을 갖게 된다. 지불해야 하는 의료서비스의 가격에 무관심하기보다 의료소비자들은 여러 의료기관을 탐색함으로써 이득을 얻게 될 것이다. 이러한 환경은 고전적인 경제학적 개념의 진정한 의미에서 소비자 주권을 보여주고 있다.

핵심개념 ❼

경쟁

어느 순간부터 사람들의 이기심이 발동하기 시작할 것이다. 환자가 스스로의

12 골든 룰 보험회사(Golden Rule Insurance Company)는 10개 도시(신시내티, 댈러스, 디모인, 인디애나폴리스, 오마하, 피오리아, 포틀랜드, 리치먼드, 스크랜턴)의 4개 보험회사(Washington National, Pyramid Life, Time, Union Bankers)에 대해 자녀가 있는 양친가족의 경우 2,500달러 공제금액을 갖는 보험의 가격을 조사하였다. 조사 결과, 의료보험료의 중위값(median)은 1,650달러로 나타났다. 이 금액은 전통적인 보장보험 상품에 비해 현저한 비용절감이 있음을 의미한다.

핵심개념 ❹
이기심

절감행위로부터 이득을 봄에 따라 의료비 지출이 억제되면서 계좌의 잔고가 증가하게 된다. 의료비 지출의 절감규모에 대한 추정치는 대개 개별 고용주의 경험에 기초하고 있다. 처음에는 소비자 주도 의료보험으로의 움직임이 천천히 진행되었다. 최초의 HSA는 2004년에 등장하였고, 2007년이 되면 모든 근로자의 5%가 CDHP 아래의 민영보험에 가입하였다.

많은 사람들은 HSA 개념이 전국적 규모로 적용될 수 있다고 생각하지 않는다. 의료서비스의 선택에 있어 개인들에게 너무 많은 재량을 허용한다는 이유로 이 아이디어를 받아들이지 않는 것이다. 비판자들은 대부분의 사람들이, 그들이 필요로 하는 의료서비스의 질과 양에 관해, 정보에 근거한 의사결정(informed decision)을 할 능력이 없다고 생각한다. 이들은 의료를 무료로 제공하는, 보편적이고 강제적인 의료보장제도에 못 미치는 그 어떤 제도도 사람들에게 1차 진료와 예방진료의 정확한 구성(mix)을 추구할 적절한 유인을 제공하지 않는다고 주장한다. 또한 이들은 의료저축계좌를 갖고 있는 사람들이 자신이나 자신의 자녀가 아플 때 적립한 돈을 의료비로 지출하기보다는 쓰지 않고 놔두려는 유혹에 빠지게 될까봐 우려하고 있다(U. S. House of Representatives, 1993).

많은 사람들이 작은 지역사회에서는 작동하지만 전체 인구에 대해서는 작동하지 않을 수도 있다는 우려에서 건강저축계좌의 개념을 지지하는 데 주저하고 있다. HSA가 건강한 사람들에게는 제대로 작동하겠지만, 전체 인구의 낮은 비율을 차지하는, 병을 앓고 있는 사람들은 어떠할까? 고액 진료비에 고통받는 사람들을 어떻게 합리적인 비용으로 보호할 수 있을까? 다른 사람들은 HSA를 보유한 개인들에게는 막강한 제공자 네트워크에 필적하는 힘이 없음을 우려하기도 한다.

정책적 쟁점

과연 의료저축계좌제도(medical savings account)가 이환자 및 저소득층을 위해 효과적으로 작동할 수 있을까?

핵심개념 ❼
경쟁

지지자들은 CDHP를 갖고 있는 사람들이 더욱 현명한 의료소비자가 될 것이며 의료제공자에게 가격과 질에 관한 더 나은 정보를 요구할 것이라고 주장한다. 더욱이 초기의 증거는 고액의 공제금액이 있는 의료보험 가입자들이 예방서비스를 적게 사용함으로써 장기적으로는 의료비 지출을 증가시킬 것이라는 주장을 지지하지 않는다(Rowe, Brown-Stevenson, Downey, and Newhouse, 2008). 역선택은 위험공유(risk sharing)의 원리를 사용하여 의료보험 회사 간 교차보조를 통해 해결될 수 있다. 어떤 상황 아래에서라도 보험 가입자에 의한 위험공유의 증대는 필연적인 것이며, 명백한 가격통제에는 못 미치지만, CDHP 모형은 다른 대안보다 의료비 증가를 더 완화시킬 수 있는 능력을 갖고 있다.

관리경쟁

경제의 다른 부문에서 그토록 잘 작동하는 시장의 원리, 즉 선택과 경쟁이 의료분야에서도 작동할 수 있을까? 그러기 위해서는 선택이 고용주가 자신의 근로자들을 위해서 하는 선택 그 이상이어야만 한다. 소비자의 구매의사 결정이 내려지는 시점에서 경쟁이 촉진되어야 하고, 이는 의료보험 상품의 종류를 결정할 때나 의료서비스를 구입하는 시점에서나 마찬가지이다. 관리경쟁 모형은 '소비자 선택 의료보험(Consumer Choice Health Plan)'이라는 이름 아래에 Alain Enthoven이 최초로 도입하였다(Enthoven, 1978). 처음 등장한 이래 광범위하게 수정되고 명확한 모습을 갖추게 되면서 관리의료는 클린턴 대통령의 1994년도 의료개혁안에 있어서 핵심적인 요소로 떠올랐다.[13] 관리경쟁의 지지자들은 의료보험 시장에서 경쟁을 증가시키는 수단으로 보고 있다. 대부분의 고용주 제공 의료보험에서는 근로자가 선택할 수 있는 여지는 거의 없다. 한 집단의 구성원으로서 모든 근로자들은, 행위별 수가제 보험이든 관리의료든, 고용주가 제공하는 의료보험에 가입해야 할 뿐, 두 가지 중 하나를 선택할 수 있는 경우는 거의 없다.

의료제공의 쟁점

관리경쟁의 실제: 연방정부 공무원 의료보험

연방정부 공무원 의료보험(The Federal Employees Health Benefit Plan, FEHBP)은 의회, 행정부, 사법부의 행정직원과 국방부의 민간인 직원 및 퇴직자 등을 포함, 연방정부의 모든 민간인 신분 공무원을 대상으로 1959년에 도입된 의료보험이다. 현재 FEHBP는 900만 명의 민간인에게 의료보험을 제공하고 있는데, 이는 미국인 25명 중 한 명꼴로서 이 나라에서 고용주가 제공하는 의료보험 중 가장 큰 규모이다.

이 의료보장 프로그램의 두드러진 특징은 수혜자들이 거의 400개에 가까운 민영의료보험 중에서 하나를 스스로 선택할 수 있다는 점이다. 지리적 입지에 따라 각 개인은 적어도 21개 또는 어떤 경우 많게는 37개의 의료보험 중 하나를 선택할 수 있다. 선택 가능한 의료보험은 전통적인 블루크로스–블루실드 의료보험에서부터 300개가 넘는 건강유지조직(HMO)에 이르는 넓은 범위에 걸쳐 있다. 연간 총보험료는 1991년에 126억 달러가 넘었고 이 중 72% 정도를 연방정부가 부담하였다.

매해 11월이 되면 연방정부 공무원들은 그 다음 해에 어떤 종류의 보험 상품을 선택할지 결정하기 위해 여러 주에 걸친 '사냥허가 기간(open season)'을 갖는다. 의료보험회사, HMO, 지역 병원(local hospitals), 피고용인협회 등에서 보험 상품에 대한 마케팅을 한다. 많은 사람들이 FEHBP를 전국적 차원의 의료개혁 모형으로 생각하지만, 이런 방식이 전국적인 규모로 시행이 되려면 소비자가 완전한 정보를 갖추는 것이 예외가 아닌 일반적인 일이어야 한다. 연방 공무원들의 경우에는 그들의 의사결정을 위해 엄청난 양의 정보를 갖고 있다. 그들의 선택범위는 광고, 협회의 소식지 및 자체적으로 발간되는 소비자 가이드에 명확하게 나와 있다. 소비자들이 추가적인 정보를 원할 경우, 이를 요구하면 얼마든지 받아볼 수 있다.

핵심개념 ❸
한계분석

13 클린턴 개혁안의 세부사항이 드러나기 시작하자 Enthoven은 대통령식 '관리경쟁'에 대해 통렬한 비판을 가했다(Enthoven, 1993).

최근에 FEHBP의 평균 보험료 증가율은 민간부문 의료보험료 증가율보다 현저히 낮은 수준이다. 1994년도에 3%의 보험료 인상 이후, 1995년에는 3.4% 하락했다. 1996년의 평균 보험료는 0.4%가 올랐는데, 1/4은 보험료가 실제로 인하되었다. 가입할 수 있는 모든 의료보험 중에서 가입자의 2/3는 여섯 개 중 하나의 행위별 수가제 보험을 사용하고 400여 개의 HMO 중에서 겨우 세 개만이 25,000명 이상의 가입자를 두고 있다.

일정한 수의 선택대안 중에서 가입자들은 자신의 예상이용량을 토대로 하여 의료보험을 선택하는 경향이 있다. 즉, 가입자들은 자신들이 의료를 이용할 가능성에 따라 자가선택하는(self-select) 것이다. 이러한 시장분할이 일어나는 한 실제로 이는 위험분산이라고 하는 보험의 목적에 어긋난다. 제도를 미세하게 조정하는 방안으로는 이러한 경향을 줄이기 위해 선택할 수 있는 대안을 줄이는 것이 포함될 수 있을 것이다. 이 제도가 결코 완전한 것은 아니지만 많은 가입자들에 대해 꽤 원활히 작동해 왔으며, 심지어 일부 분석가들은 메디케어 제도의 개혁모델로 간주하고 있기도 하다.

출처: Robert E. Moffit, "FEHBP Controls Cost Again: More Lessons for Medicare Reforms," *The Heritage Foundation F.Y.I. No. 64*, September 25, 1995.

관리경쟁하에서 고용주들은 모든 전업근로자들에게 의무적으로 의료보험을 제공해야 한다. 이제 근로자들은 행위별 수가제 의료보험, HMO, 우선의료제공자조직(PPO), 환자선택 의료보험(POS) 등 서로 경쟁하는 의료보험 중에서 한 가지를 선택해야 한다. 대부분의 경우에 있어서 근로자들은 최소한 세 가지 의료보험 중 하나를 선택하게 될 것이다. 고용주는 의료보험의 구입을 위해 정액(fixed sum)을 기여하게 되는데, 이는 관리경쟁 모형의 핵심적 요소이다.

보험자들은 법에 명시된 기본급여 패키지에 기초하여 보험료를 책정할 것이다. 자격을 갖춘 모든 의료보험의 평균적인 보험료는 **직장제공 의료보험 평균비용**(average employment-based plan cost, APC)이라고 한다. 고용주는 근로자가 실제로 선택한 의료보험 비용과 무관하게 최소한 APC의 80%를 부담해야 하며, 그 나머지를 근로자가 부담한다. 80%의 고용주 부담분에 대해서는 세금이 면제되지만 APC의 80%를 초과하는 부분은 과세대상 소득으로 간주된다. 근로자가 부담하는 부분은 세후소득에서 지불될 것이다.

예를 들어, 세 가지의 기본 의료보험 상품이 있다고 하자. 첫 번째 보험은 1,600달러짜리이고, 두 번째 보험은 2,000달러짜리이며, 세 번째 보험은 2,400달러짜리이다. 그리고 이 세 가지 보험 상품의 APC는 2,000달러이다. 고용주는 APC의 80%, 즉 1,600달러를 부담해야 한다. 첫 번째 보험을 선택한 근로자는 추가로 부담할 금액이 없다. 세 번째 보험을 선택한 근로자는 800달러를 추가로 내야 한다. 만일 고용주가 1,600달러 이상을 부담하게 되면, 추가급여 부분은 통상적인 급여로 간주되어 근로자의 최고 한계세율에 따라 소득세가 부과된다.

관리경쟁 모형의 지지자들은 앞에서 설명한 방식을, 근로자를 보다 비용의식적으로 만드는 동시에 보다 저렴한 보험 상품을 내놓기 위해 비용을 낮추도록 보험자를 유도하는 수단으로 간주하고 있다. 스스로를 중도파로 생각하는 정책결정자들은 관리경쟁 모형이 정부주도 의료체계를 지지하는 사람들과 시장이 보다 많은 역할을 맡아야 한다고 생각하는 사람들 사이에서 작동할 수 있는 중용(middle ground)으로 보고 있다. 그들은 이 모형이, 보험 미가입자 증가라는 사회문제를 해결하고 비용절감이라는 경쟁의 편익을 상당한 정도로 누릴 수 있게 해줄 것으로 믿고 있다.

관리경쟁을 반대하는 사람들은 '경쟁'이 아니라 '관리'가 강조되는 것으로 느끼고 있다(Goodman, 1993). 정부에 의한 관리가 이루어지려면 표준급여 패키지가 법으로 정해져야 한다. 기초적 보험에 무엇이 포함되고, 포함되지 말아야 하는지의 문제는 정치적인 싸움의 대상이 될 것이다. 기초적 보험에 추가적인 급여를 포함시키도록 의회의 의원들에게 압력을 가하는 특수 이익집단의 로비는 불문가지이다.[14]

관리경쟁은 의료비 억제수단으로 관리의료를 상당히 강조하고 있다. 관리운영비를 줄이는 수단으로서 표준형식(standardized forms)과 전자청구를 포함하는 단일청구절차(uniform billing procedures)가 거론되고 있다. 보험자 입장에서 소비자의 보험가입 요구를 거부할 수 없다는 규정은 소비자의 강제가입 규정에 의해 균형이 맞추어져야 할 것이다. 그렇지 않을 경우, 저위험군, 즉 건강한 사람들의 합리적 의사결정은 병이 날 때까지 의료보험 가입을 미루기 때문이다.

의료분야에 있어서 시장이 작동하려면 비용의식적 행태는 예외가 아닌 규칙이 되어야만 한다. 의료시장에서의 두 가지 구입시점은 사람들이 어떤 종류의 의료보험 상품을 구입할지 결정할 때와 의료서비스를 실제로 구입할 때이다. 관리경쟁의 지지자들은 형평 문제를 고려할 때 의료보험을 구입하는 시점에서의 경쟁에 기초한 제도가 의료시장에서 경쟁이 그 힘을 가장 잘 발휘할 수 있는 최선의 가능성을 제공한다고 믿고 있다. 한편, CDHP 접근법의 지지자들은 이런 생각에 동의하지 않으며, 의료서비스를 구입하는 시점에서의 경쟁이 적절한 선택이라고 생각한다.

http://

HOPE(Health Opportunities for People Everywhere) 프로젝트는 미국을 포함한 70개국 이상의 나라에서 보건교육, 보건정책 연구 및 인도적 지원을 제공하는 기구이다. 그 웹사이트에는 텍사스와 웨스트버지니아의 커뮤니티 프로젝트(Community project)가 소개되고 있다.

http://www.projhope.org

불확실성에 대한 시장의 반응[15]

앞에서 언급한 것처럼 고용주가 제공하는 의료보험은 지난 60년간 미국의 민간 의료보험 시장에서 볼 수 있었던 가장 중요한 특징이었다. 관련 공공정책이 현재

---

14 예를 들어 클린턴 개혁안에서 제안되고 있는 확대된 급여범위(expanded benefit package)는 '부제 B'라는 제목 아래에 급여항목의 목록 및 그 설명이 약 40페이지나 차지하고 있다.

15 이 절의 내용은 Henderson과 Taylor(2002)의 발표 논문에 의존하고 있다.

상태로부터 크게 벗어나지 않는 한 대부분의 미국인들은 앞으로도 직장을 통해서 의료보험을 얻게 될 공산이 크다. 하지만 그렇다고 해서 공공정책의 변화에 대한 고용주 측의 우려가 줄어드는 것은 아니다. 의료보험 급여에 대한 면세조치가 철폐되거나 변경이라도 된다면 의료보험을 제공받는 근로자의 수와 그들이 받게 될 급여 패키지는 상당한 영향을 받게 될 것이다. Gruber(2001)는 의료보험의 세후가격이 1% 인상되면 근로자가 의료보험을 제공받게 될 가능성은 0.74%P 줄어들 것으로 추정하였다. 이 추정치로 계산해보면, ESI에 대한 면세조치를 철폐할 경우 30% 한계세율 구간에 위치한 근로자가 의료보험을 제공받을 확률은 22%P 낮아지게 된다.

의료보험을 제공하는 상당수의 고용주들이 걱정하는 또 다른 문제는 의회가 의료제공에 대해 환자의 권리라는 이름 아래 연방정부 규제를 신설할 가능성이다. 환자권리장전(A Patients' Bill of Rights)이 제정되면 민간의료보험에 대한 수백 가지의 연방정부 규제가 신설될 가능성이 높은데, 이렇게 되면 의료서비스의 제공에 관한 새로운 규칙과 기준이 추가될 것이며, 제공되는 의료보험의 종류에 관한 의사결정에 있어서 고용주의 책임이 늘어나게 될 것이다. 고용주들은 만일 새로운 규칙으로 인해 치료거부 행위에 대한 환자들의 소송권리가 확대될 경우 의료보험과 고용주가 모두 소송에 휘말리게 될 것을 우려하고 있다. 이렇듯 책임부담의 가능성이 커짐에 따라 고용주들은 의료보험을 선택하는 과정에 있어서 자신들의 역할을 점검하고 변화를 모색할지 모르겠다.

상당수의 기업은 연방정부가 그 감독범위를 확대하는 것을 기다리지 않고 이미 의료급여의 제공방식에 변화를 주고 있다(Martin et al., 2002). 한 가지의 포괄적인 의료보험이 제공되는 현재의 ESI 모형을 따르는 대신에 많은 고용주들은 소비자 주도 모형(consumer-driven model)을 채택하고 있는데, 이는 근로자들에게 의료보험의 급여범위와 가격에 있어 다양한 선택권을 주는 것으로서, Enthoven의 관리경쟁과 비슷해 보인다. 이런 상황에서 의료보험을 선택하는 것은 근로자 자신이다. 따라서 고용주의 책임은 주로 재정적인 측면으로 국한되어 근로자가 의료보험을 구입할 수 있도록 수당이나 바우처를 지급해주면 된다.

고용주의 개입을 제한하고 근로자의 선택권을 늘리려는 움직임을 아직은 추세라고 하기에는 너무 이르지만, 어쨌든 이는 **확정기여형 의료보험**(defined contribution plan)의 도입을 유도하고 있다. 근로자에게 제공되는 급여의 종류로서 이것이 새로운 개념은 아니지만 의료보험에 있어서의 확정기여형 의료보험은 앞에서 이미 논의한 FEHBP를 크게 넘어서지는 못하고 있다. 확정기여형 의료보험으로의 전환은 의료보험 선택의 주된 책임을 고용주로부터 근로자에게로 이동시키는 것이다. 고용주가 스스로 어느 정도의 책임을 포기하느냐에 따라 고용주는 하나의 의료보험과 계약을 맺을 수도 있고, 약간의 또는 상당한 범위의 선택 가능성을 제공하는 다수의 의료보험과 계약을 맺을 수도 있다. 어느 쪽을 선택하느냐는 근로자 규모와 개별적인 리스크 풀(risk pool)을 보전하는 위험인수인(underwriter)의 능력에 따라 달라질 문제이다.

확정기여형 의료보험으로의 전환은 고용주 기여금의 면세여부와 근로자 리스크 풀의 분할과 같은 정책적 쟁점을 제기한다. 현재처럼 오로지 의료보험 구입에만 사용된다면 고용주 기여금은 계속 면세대상으로 남아 있을 것이다. 그러나 기여금의 전부 또는 일부가 다른 용도로 전용된다면 면세대상으로 남아 있기는 어려울 것이다. 환급이 가능한 세액공제(tax credit)는 근로자로 하여금 바우처 중 얼마를 의료보험 구입에 쓸 것인지를 결정하게 함으로써 이 딜레마를 해결할 수 있을지도 모르겠다. 의료보험 구입에 쓰인 부분은 면세대상이 되지만 다른 용도로 쓰인 부분은 과세대상 소득이 되는 것이다.

그 인기가 상승하고 의료보험의 선택범위가 늘어남에 따라 확정기여형 의료보험은 리스크 풀의 분할을 가져올 것이다. 건강문제가 있는 근로자들은 계속 보험료가 높은 포괄적인 보험상품(comprehensive plans)을 구입할 것이다. 건강한 근로자들은 높은 보험료를 부담하고 싶지 않을 것이므로 공제금액이 높고 보험료가 낮은 재난적인 보험상품(catastrophic plans)을 선택할 것이다. 건강한 근로자들이 빠져나오면서 포괄적 보험의 비용은 증가할 것이고, 위험의 공유(risk pooling)는 포괄적 보험의 존재 자체를 위협하게 될 것이다. 보험료가 인상되면서 만성질환을 갖고 있는 사람들은 의료보험을 구입하기가 어려워질 것이다. 이렇게 되면 고용주는 노동력이, 의료보험에 가입한 건강한 사람들과 의료보험에 가입하지 못한 만성질환자로 분할될 가능성에 직면하게 된다.

정책결정자의 과제는 명백하다. 어떤 문제에 대한 시장의 해결책이 언제나 바람직한 것은 아니다. 앞에서 언급한 형태의 시장 실패가 가장 취약한 인구계층, 즉 이환자(罹患者)와 빈민들에게 불리한 영향을 미치지 않도록 공공정책을 입안하는 것이 바로 정부의 책무가 될 것이다.

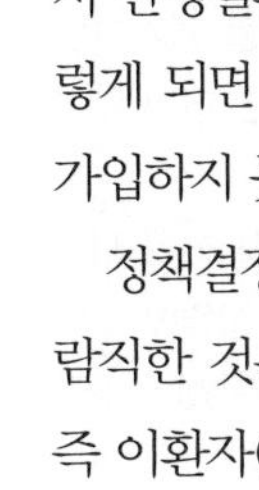

의료제공의 쟁점

클린턴 케어(ClintonCare): 그 개발과정과 몰락

빌 클린턴은 1993년 1월 미국의 제42대 대통령이 되는 취임선서를 하였다. 의회의 상·하 양원을 모두 민주당이 장악하고 있었기 때문에 정치문제에 관심을 가지고 있던 대부분의 사람들은 클린턴의 국내정치 관심사 중에서 최우선 순위에 있었던 의료개혁이 조만간 이 나라의 법률이 될 것으로 예상하였다. 클린턴 팀은 클린턴을 성공적으로 대통령직에 올려놓았던 '작전실(War Room)' 전략을 다시 채택하였다. 야심적으로 100일을 마감시한으로 정해 놓고 클린턴과 그 참모들은, 많은 사람들이 뉴딜 정책 이래 가장 중요한 사회 입법으로 간주했던 의료개혁의 밑그림을 설계하기 시작했다.

클린턴 팀에서 가장 눈에 띄는 두 사람은 영부인 힐러리 로댐 클린턴(Hillary Rodham Clinton)과 클린턴의 오랜 친구이면서 그와 함께 로즈 장학금을 받았던 아이라 매거지너(Ira Magaziner)였다. 의료개혁 특별위원회의 위원장으로서 힐러리는 개혁안의 마케팅 책임자 역할을 맡았다. 클린턴의 수석 정책참모이고 '의료계의 황제(health czar)'였던 매거지너는 위원회의 일상적 활동을 관리하고 감독하였으며, 1993년 10월 의회에 제출된 최종 개혁안을 입안하였다.

의료개혁안의 개발은 클린턴 후보가 그의 대통령 강령의 주요 항목으로 의료개혁을 올려놓았던 1991년 말로 거슬러 올라간다. 그의 초기 안이었던 '의료비 감축과 전 국민 의료보장을 위한 의료보험 개혁(National Health Insurance Reform to Cut Costs and Cover Everybody)'은 정부가 주도하는 보험제공/세금납부 택일방식(play—or—pay system)이라고 볼 수 있다. 1992년 8월 클린턴이 민주당의 대통령 후보로 지명된 후에 유권자들은 보다 시장지향적인 접근방법을 선호한다는 것이 분명해졌다. 대통령 유세기간의 마지막 몇 달 동안에 클린턴의 접근방식은 보험제공/세금납부 택일방식에서 관리경쟁으로 바뀌었다.

의료개혁 특별위원회를 만들자는 아이디어는 시간을 벌고, 개혁안의 세부사항을 손질하며, 관리경쟁에 대한 지지세력을 구축하기 위한 수단으로서 초기의 정책토론에서 나타난 것이었다. 1993년 2월 연두교서에서 개혁안을 발표한 후 클린턴과 그의 참모들은 511명으로 구성된 특별위원회를 구성하는 일에 착수하였다. 매거지너는 경영학에서 '톨게이트'라고 부르는 주요 회의를 주재하고 전반적인 사항을 감독하는 역할을 수행하였다. 어떤 사람들은 위원회를 '정책 만드는 일벌레들의 천국(policy—wonk heaven)'이라고 불렀고, 다른 사람들은 스페인의 이단심문(Spanish Inquisition)(15세기 스페인 가톨릭교회의 종교재판을 의미하며, 많은 질문을 해대는 것에 대한 거부감을 나타낼 때 사용하는 표현—역자 주)을 닮았다고 말하기도 하였다. 이러한 톨게이트 회의는 16시간이나 계속되기도 하였고, 이 회의에서 매거지너는 위원회의 방향과 진행사항을 보고받았다. 매거지너는 곧 정보 흐름에 있어서 가장 중요한 지점에 위치하게 되었다. 문서화된 것은 거의 없었고, 모든 내용이 그의 머릿속에 저장되어 있었다. 특별위원회는 100일의 마감 기한을 넘기기는 했지만, 6월쯤이 되면서 골치 아픈 세부사항으로서 재원조달 문제를 제외한 개혁안은 거의 완성되어 있었다.

이 나라를 통치하는 보다 넓은 책무가 귀중한 시간을 잡아먹고 정치적 선의를 소진시키기 시작했다. 대통령은 1993년 여름의 대부분을 특히나 성가신 예산확보 싸움에 매달렸는데, 상원에서 부통령인 앨 고어가 캐스팅 보트를 던지면서 마침내 51대 50으로 정치적 승리를 거두게 되었다. 소말리아에 대한 군사적 개입과 같은 외교문제 역시 귀중한 시간과 에너지를 잡아먹었다.

1993년 9월 22일 의회 양원 합동회의에서 클린턴 대통령은 마침내 그의 개혁안을 발표하였다. 영부인 힐러리 여사가 "모세가 10계명을 가지고 시내 산을 내려 온 이후, 가장 고대했던 문서"라고 불렀던 이 입법안은 1,342쪽이나 되었으며, 800쪽짜리 요약본이 대부분의 서점에서 구할 수 있는 염가 보급판으로 함께 발행되었다. 클린턴 대통령의 연설에서 그 요지가 밝혀진 개혁안의 주요 원칙은 보장성, 단순성, 비용절감, 선택, 의료의 질, 책임성 등으로 지지받기에 어려울 것이 없는 것들이었다. 이어진 논란은 그 세부사항에 관한 것들이었다.

의료연대
의료보험 구매조합(health insurance purchasing cooperatives, HIPC) 등 다양한 이름으로 불리는 이 기구는 영세기업 근로자들이 집단적으로 의료보험을 구입할 수 있도록 해주는 기능을 함. 보통은 지역적으로 조직되고 비영리로 운영되며, 그 구성원에게 의료를 제공하기 위해 보험자 또는 의료공급자와 계약을 맺음.

이 개혁안은 그 범위와 전제에 있어서 주목할 만한 것이었다. 개혁안은 자격으로서의 보편적 의료보장, 의료보험료의 집단요율 책정, 고용주 의무조항, 기준선(총액) 예산(baseline/global budgeting), 단일수가 체계(uniform fee schedule), **의료연대**(health alliances)라는 명칭의 250개 준정부기구의 설립 등을 제안하였다. 이 의료연대는 규제를 만들고, 주 의료보험제도의 요건을 확립하며, 그 준수 여부를 감독하고, 예산을 집행하는 기능을 위해 창설될 국가의료위원회(National

Health Board)의 감독 아래에 있게 될 터였다. 개혁안은 일부 집단의 이해관계에는 굴복하고 다른 집단의 이해관계는 무시하였다. VA 체제는 아무런 변화 없이 추가적인 자금이 투입될 것이었다. 미국 의사협회(AMA)는 의료사고 소송에 있어서 고통보상금의 한도를 원했지만, 미국 법정변호사협회(Trial Lawyers of America)의 영향력으로 인해 그 한도는 개혁안에 포함되지 못하였다.

대통령에 의하면, 개혁안의 모든 요소는 협상 가능하지만, 보편적 적용의 원칙은 타협의 여지가 없었다. 그러나 때로는 회유적이고 때로는 위압적인 상투적 수법(good-cop-bad-cop routine)에서처럼, 어떤 행정부 대변인은 타협의 가능성을 얘기하면서, 동시에 다른 사람은 개혁안을 공개적으로 반대하는 사람들을 비난하곤 하였다. 클린턴 자신은 이 문제로부터 비켜서서 그해 가을의 대부분을 북미자유무역협정(North American Free Trade Agreement, NAFTA)에 관한 논쟁으로 시간을 보냈다. 의료문제에 집중하는 대신에 클린턴은 자유무역 문제를 놓고 전통적인 협력자였던 미국 노동 총연맹 산업별 회의(AFL-CIO)와 싸워야 했다. 힐러리 여사는 개혁안을 논의한 의회 청문회에서 일찌감치 성공을 거두고 있었다. 개혁안의 세부사항에 대한 그녀의 장악력과 개인적 스타일은 반대자들의 비난을 효과적으로 무력화시켰다.

그럼에도 불구하고, 개혁안에 대해 전방위적으로 비난이 쏟아졌다. 심지어 행정부의 각료와 핵심 경제 참모들까지도 개혁안의 일부 측면, 특히 재원조달 문제에 관한 가정에 있어서 의구심을 갖고 있었다. 중요한 몇몇 특수 이해집단의 반대는 피할 도리가 없었다. 그 자신의 존립 자체가 위협을 받았던 미국 의료보험협회(Health Insurance Association of America)는 개혁안 반대에 대단히 적극적이었다. 젊은 전문직 부부가 나와서 개혁안의 여러 가지 조항에 의문을 달고 의료문제의 해결을 위해 '더 나은 방법'을 요구하는 TV 광고 〈해리와 루이즈(Harry and Louise)〉 시리즈에 협회는 140만 달러를 쏟아부었다. 상공회의소, 전국제조업자협회, 자영업자전국연맹 등 영세기업들은 고용주 의무조항에 대해 비판적이었다.

이와 동시에 의회에서는 다수의 대안적인 개혁안이 검토되고 있었다. 미네소타 주의 상원의원 Paul Wellstone은 중도좌파적 입장의 단일재원형 지지 그룹을 이끌었다. 테네시 주의 하원의원 Jim Cooper는 중도우파적 입장의 시장개혁주의자들을 이끌었다. 1994년 여름 내내 의회에서 토론이 진행되면서, 공화당은 대통령과 그의 개혁안을 좌절시킬 수 있으리라는 확신을 갖게 되었다. 대통령의 개혁안에 대한 일반 대중의 지지도도 처음 소개되었을 당시의 57%에서 37%로 줄어들었다. 초가을에 접어들어 입법회기가 종료될 시점이 다가오자 의료개혁안에 찬성표를 던질 의원들을 찾기란 쉽지 않은 일이었고, 심지어 개인적으로 지지했던 사람들조차 그러했다.

1993년에는 그토록 통과될 가능성이 높았던 입법안이 1994년에 들어와서는 참담한 실패를 맛보게 되었다. 무엇이 잘못되었던 것일까? 개혁안의 실패에 대해 여러 가지 관점에서 다양한 이유가 제시되었다. 그 입안과정이 너무 비밀스럽게 진행이 되었다는 것, 초안을 작성한 사람들이 정치적으로 순진했다는 것, 세부사항에 지나치게 많은 시간을 낭비했다는 것, 안이 지나치게 복잡했다는 것 등. 이들 관점 하나하나가 다 진실의 요소를 담고 있겠지만, 또 다른 관점이 개혁안의 몰락 이유에 더 가까울 것 같다. 바로 신뢰의 문제이다. 당신은 의료제공체계를 조직하는 문제에 있어서 누구를 신뢰하겠는가? 미국인들은 일반적으로 무엇인가를 효율적으로 다루는 정부의 능력에 대해 다소 냉소적인 경향이 있다.

> **정책적 쟁점**
> 미 국민들은 정부주도 의료체계의 시행을 지지할 만큼 정부를 신뢰하는가?

결국 클린턴 행정부는 어떤 식으로든 의료는 다르다는 사실을 국민들에게 전혀 납득시키지 못했다. 그 과정은 아이디어를 소통하는 것이었다기보다는 의구심을 불러일으키는 것이었다. 1994년 가을이 되자 미국인들 중에 개혁안을 분명히 이해했다고 느낀 사람은 6명 중 1명이 안 되었는데, 이는 안의 도입 직후 5명 중 1명에서 줄어든 것이었다. 지지자들은 의료보장의 토대에서, 즉 '필요할 때면 언제나 바로 옆에 있는 의료'라는 식으로 중산층에게 선전했다. 반대자들은 비용에 초점을 맞추었고, 마침내 미국인들은 자신들이 제대로 이해하지도 못하는 프로그램에 비용을 지불할 의사가 없었다.

대통령 자신이 관계된 화이트워터(Whitewater)와 다른 개인적 스캔들도 많은 미국인들의 신뢰를 갉아먹었다. 결국 의회의 다수당으로서 민주당은 법안을 표결에 부쳐보지도 못하였다. 1994년의 중간선거에서는 40년 만에 공화당이 상·하 양원에서 다수의석을 차지하게 됨으로써 당분간은 의료관련 입법의 역학이 변화하게 되었다. 이러한 일들은 이미 과거에 일어났지만 그 중요성은 여전히 남아 있다. 과거에 일어났던 일들을 무시한다면 과거의 실수는 되풀이될 수밖에 없을 것이다.

출처: Robert J. Blendon, Mollyann Brodie, and John Benson, "What Happened to America's Support for the Clinton Health Plan?" *Health Affairs* 14(1), Spring 1995, 24–26; Daniel Yankelovich, "The Debate that Wasn't: The Public and the Clinton Plan," *Health Affairs* 14(1), Spring 1995, 7–23; and Walter Zelman and Larry D. Brown, "Looking Back on Health Care Reform: 'No Easy Choices," *Health Affairs* 17(6), November/December 1998, 61–68.

요약과 결론

의료정책 입안의 출발점은 현실적인 목표와 합리적인 우선순위를 정하는 것이다. 그리고 이는 우리가 대단히 어려운 선택을 해야 함을 의미한다. 이것이 경제학이 다루는 영역이고, 경제학이 '음울한 과학(dismal science)'이라고 불리어 온 이유 중의 하나이기도 하다. 현실적인 의료정책을 입안함에 있어서 우리는 사회적 차원에서, 그들 자신의 잘못이 없이도 의료를 구입하지 못하는 사람들을 위해 적절한 수준의 의료서비스를 제공해야 할 도덕적 책임을 깨닫고 있다. 동시에 우리는 의료체계의 개인적 수혜자로서 의료서비스를 모든 사람들이 이용할 수 있도록 자원을 제공함에 있어서 우리가 할 수 있는 한 나누어야 할 개인적 책임이 있음을 인정해야 한다.

미국의 정책결정자들에게 의료개혁은 힘겨운 도전적 과제이다. 국민들은 변화를 원하지만 그 변화를 어떻게 달성할 것인지에 대해서는 아무런 합의도 없다. 정부가 나서는 일이 불가피해 보이지만, 정부 개입의 규모는 1993년에 클린턴 의료개혁안이 나온 직후 생각할 수 있었던 것에 훨씬 미치지 못하는 실정이다. 그러나 이것이 의료체계를 개선시킬 수 있는 기회를 잃어버렸음을 의미하지는 않는다. 적어도 변화에 대한 국민들의 갈망이 강력한 상태로 남아 있는 한 이 역사적 '창(窓)'이 바로 닫힐 것 같지는 않다.

그러나 정부가 의료제공 문제를 주도할 어떤 포괄적인 계획이 나타날 가능성은 별로 없어 보인다. 그 대신에 적용범위를 늘리고 한계계층의 접근성을 높이는 일련의 점진적 변화가 나타날 가능성이 매우 높다. 예를 들면, 1997년에 의회는 주 아동의료보험제도(State Children's Health Insurance Program, SCHIP)를 법제화시켰는데, 이는 의료보험이 없는 저소득층 아동들에게 의료보험을 제공하는 주(州)에게 대응자금(matching fund)을 제공하는 제도이다. SCHIP는 1965년 메디케이드의 법제화 이후 아동에 대한 최대 규모의 의료보험 확대 조치였다.

상당수의 미 국민들이 자신들의 의료이용 문제에 대해 만족한다는 점에서 개혁에 대한 요구는, 의료보험 미가입자들에 대한 관심에서나 아니면 자신도 보험 미가입자의 대열에 끼게 될지도 모른다는 위협감에서 그 동기를 찾을 수 있을 것 같다. 치료의 효과가 있으려면 정확한 진단이 필수적이듯이 의료체계의 개혁은 문제의 정확한 진단에 기초해야 한다. 개혁에 관한 많은 의견들은 증상에 초점을 맞추고 있지만, 진정한 문제는 우리가 다른 사람의 돈을 쓴다는 것이다. 제3자 지불제도에 대한 의존은 의료소비자로 하여금 자신들이 받는 의료서비스의 진정한 비용에 둔감해지게 만든다. 합리적인 가격에 접근성을 보장하는 유일한 길은 사람들로 하여금 그 자신의 돈을 쓰게 함으로써 개인적인 책임감을 발휘할 수 있도록 하는 것뿐이다.

전 세계적으로 나라마다 의료제공체계가 다른 것은 자원의 가용성과 각각의 문화에 차이가 있음을 반영하는 것이다. 미국에서 볼 수 있는 전형적인 의료소비자의 태도는 그 비용에는 거의 신경을 쓰지 않은 채 가능한 모든 진료과정을 남김없이 섭렵하는 것이다. 병을 고치기 위해서는 안 해보는 것 없이 다 해보아야 하는 것이다. 그것이 생명에 관련된 문제라면 비용은 전혀 고려대상이 아니다. 그러나 다른 나라의 사정은 매우 다르다. 예를 들어, 영국이나 일본 사회는 질병의 불가피함을 더욱 잘 받아들이고 있으며, 그 결과를 받아들일 준비 역시 더 잘 되어 있다.

다른 나라의 의료체계를 부러워하는 대신에 미국의 정책결정자들은 미국 특유의 사회적, 이념적 성격에 부합되는 개혁안을 구상해낼 수 있어야 한다. 그럴 경우에만 우리는 모든 미 국민들을 위해 작동하는 변화를 성공적으로 실행에 옮길 수 있을 것이다. 의료체계의 개혁에 관한 논쟁에 있어서 진정한 쟁점은 정치적 선택의 문제이다. 정부의 개입 정도는 정치적 가능성(political feasibility)에 의해 결정될 문제이다. 쟁점은 유권자들이 의료재정과 제공 문제에 대한 해결책으로서 공공부문을 선호하는지, 아니면 민간부문을 선호하는지의 여부이다. 의료체계를 개혁하고자 하는 우리의 열망에 있어서 본질적인 위험은, 비(非)정치적이어야 할 문제를 정치적인 문제로 만들어버린다는 점이다. 지난 경험으로부터 우리가 배울 수 있는 것은 자원배분 문제가 정치적 통제의 영역으로 들어오면, 좋든 싫든 그것은 정치적 문제가 되어버린다는 점이다.

인물소개

Alain Enthoven

의심의 여지없이 Alain Enthoven은 전 세계적인 의료개혁의 흐름에 있어서 지도적 위치에 있는 인물이다. 영국과 네덜란드의 최근 개혁에는 그의 아이디어가 반영되어 있다. 1970년대 중반 이래 주기적인 모임을 통해 의료개혁 문제를 연구하고 토의해온 잭슨 홀 그룹(Jackson Hole Group)의 중추적 역할을 해온 것도 Enthoven이다. 스탠퍼드 대학의 존경받는 경제학자인 Enthoven은 관리경쟁의 강력한 지지자로서, 오랜 친구인 Paul Ellwood 박사와 함께 이 아이디어를 발전시켜 왔다.

스탠퍼드 대학에서 학부과정을 마친 후 Enthoven은 로즈 장학금(Rhodes Scholarship)을 받고 옥스퍼드 대학에서 수학하였다. 1956년에 MIT에서 경제학 박사 학위를 받은 그는 캘리포니아의 산타모니카에 있는 RAND 연구소에서 연구를 시작하였다. 그가 초기에 시작한 연구는 국방 문제에 관한 것이었는데, 그는 곧 연방정부의 운영방식에 정통하게 되었다. 그는 관가(官街)에서 유명인사가 되었고 1961년에는 국방부에서 일하게 되었다. 워싱턴에 머무는 동안 Enthoven은 조지타운 대학의 이사직을 맡게 되었다. 대학 이사로 있으면서 그는 조지타운 대학병원의 설립위원회 의장을 맡았고, 대학 내에 집단개원형(group-practice) HMO를 도입하기도 하였다.

1973년에 Enthoven은 캘리포니아의 Kaiser-Permanente Group에 자문을 해주기 시작했는데, 의료개혁에 관한 그의 아이디어의 대부분은 이곳에서 얻은 것이다. 같은 해에 Enthoven은 스탠퍼드 대학의 교수가 되었고, 현재는 경영대학원의 Marriner S. Eccles Professor of Public and Private Management, Emeritus로 있다.

캐나다와 같은 단일재원형 접근방법에 대한 대안을 찾고 있던 보수적인 민주당원들은 Enthoven의 관리경쟁 방안에 관심을 보였다. 경제학자들이 만든 다른 많은 계획안들과 마찬가지로 정치인들이 완성하고 나면 겨우 알아 볼 정도이다. Enthoven이 특히 마음에 들지 않았던 주요 변화는 이들이 예산상한(budget caps) 또는 가격통제를 추가시킨 것이었다. 관리경쟁 이론을 Enthoven이 발전시켰다는 점에서 볼 때, 클린턴 대통령의 1993년도 의료개혁 특별위원회에 그가 포함되지 않았던 것은 다소 놀라운 일이다. 그럼에도 불구하고 Enthoven은 정책결정자들이 궁극적으로는, 미국의 의료체계 안에서 작동할 수 있는 유일한 개혁안으로서 관리경쟁 모형을 받아들일 것이라는 점을 자신하고 있다.

Enthoven(1988)은 "개혁은 교육 수준이 높은 중산층에 의한 비용의식적 선택에서 출발해야 한다. 이런 식으로 선택대안을 갖고 있는, 지성적이고 비교적 정보를 많이 갖춘 사람들을 위해 일하는 분위기 속에서 의료보험 회사의 조직문화가 만들어질 것이다."라고 주장한다.

출처: John Huber, "The Abandoned Father of Health-Care Reform," *The New York Times Magazine*, July 18, 1993, 24–26, 36–37; and Alain Enthoven, *Theory and Practice of Managed Competition in Health Care Finance*, Professor Dr. F. DeVries Lectures in Economics: Theory, Institutions, Policy, Volume 9, Amsterdam: North-Holland, 1988.

질문과 문제

1. 의료제공 문제에 있어서 연방정부와 주정부의 역할은 각각 무엇인가?

2. 전국적으로 수백 개에 이르는 주정부의 의무사항은 기업들로 하여금 그들의 근로자들이 민간 의료보험의 적용을 받을 수 있게끔 어떤 급여혜택이나 의료공급자의 서비스 제공을 요구하고 있다. 이러한 의무사항은 민간보험 시장의 어떤 실패문제를 다루고 있는 것일까, 아니면 척추지압사(chiropractors)나 신앙요법사(faith healer)와 같은 어떤 공급자 단체의 정치력을 반영하는 것일까?

3. 주나 연방정부 차원에서 현재 논의 중인 의료관련 법안이나 최근 통과된 법률에 대해 설명해보라. 법안이 해결하고자 하는 문제는 무엇인가? 예상되는 비용은 얼마인가? 추가적 지출의 재원 조달방안은? 법률제정을 반대하는 주요 논거는 무엇인가?

4. 미국의 의료제공체계는 고비용, 높은 보험 미가입자 비율, 의료의 품질 문제 등 구조적 결함으로 인해 많은 비판을 받아 왔다. 의료개혁에 대한 접근방법 중에서 윤리적으로 수용할 수 있고, 경제적으로 효과적이며, 정치적으로 실행 가능한 방안은 무엇이라고 생각하는가? 본인이 제안하고자 하는 의료정책의 주요 특징을 상세히 설명하라.

5. Altman과 Rodwin("Halfway Competitive Markets and Ineffective Regulation," *Journal of Health Policy, Politics and Law* 13(2), Summer 1988, 323–339)은 미국의 의료체계에서는 경쟁이 효과적인 것도 아니고 정부규제가 효과적인 것도 아니라고 주장한다. 우리가 둘 중 한 가지만을 선택한다면 지금보다 더 나아질지 설명하라.

6. 죽음은 어떤 비용을 치르고라도 퇴치해야 할 적일까, 아니면 받아들여야 할 삶의 조건일까? 이 질문에 대한 우리의 대답은 우리가 운영하고자 하는 의료체계의 종류에 어떤 영향을 미칠까?

7. 공공의료보험의 급여범위가 민영의료보험의 표준적인 급여범위보다 보장성이 낮은 것을 우리는 피해야 할까? 그것이 공정할까? 하지만 모든 사람들이 렉서스(Lexus)를 탈 수 있는 것은 아니다. 그럼 이것이 공정한 것일까?

8. 어떤 의미에서 미 국민들은 의료에 대한 권리를 갖고 있는 것일까? 어떤 의미에서 의료에 대한 접근성이 권리가 아닐까? 오리건 주와 하와이 주에서의 개혁은 이 나라에서 의료에 대한 권리의 성격을 규정하는 데 어떤 도움을 주었을까?

참고문헌

Gregory Acs, Colin Winterbottom, and Sheila Zedlewski, "Employers' Payroll and Insurance Costs: Implications for Play or Pay Employer Mandates," in *Health Benefits and the Workforce*, Washington, DC: U.S. Department of Labor, 1992.

Robert J. Blendon, Jennifer N. Edwards, and Andrew L. Hyams, "Making the Critical Choices," *Journal of the American Medical Association* 267(18), May 13, 1992, 2509–2520.

———, John M. Benson, and Catherine M. DesRoches, "Americans' Views of the Uninsured: An Era for Hybrid Proposals," *Health Affairs – Web Exclusive* (W3), August 27, 2003, 405–414.

———, et al., "Understanding the American Publics Health Priorities: A 2006 Perspective," *Health Affairs – Web Exclusive*, 17 October 2006, w508–w515.

———, et al., "Who Has the Best Health Care System? A Second Look," *Health Affairs* 14(4), Winter 1995, 220–230.

Carlos Bonilla, "The Price of a Health Care Mandate," *Wall Street Journal*, August 20, 1993, A10.

M. Kate Bundorf and Mark V. Pauly, "Is Health Insurance Affordable for the Uninsured?" *Journal of Health Economics* 25, 2006, 650–673.

Karen Donelon, Robert J. Blendon, Cathy Schoen, Karen Davis, and Katherine Binns, "The Cost of Health System Change: Public Discontent in Five Nations," *Health Affairs* 18(3), May/June 1999, 206–216.

David Dranove and Michael L. Millenson, "Medical Bankruptcy: Myth versus Fact," *Health Affairs* 25(2), March/April 2006, w89–w92.

David M. Eddy, "What Care Is 'Essential'? What Services Are 'Basic'?" *Journal of the American Medical Association* 265(6), February 13, 1991, 782, 786–788.

Employee Benefit Research Institute, "Sources of Health Insurance and Characteristics of the Uninsured: Analysis of the March 1999 Current Population Survey," Washington, DC: EBRI, 2000.

Alain C. Enthoven, "A Good Health Care Idea Gone Bad," *Wall Street Journal*, October 7, 1993, A18.

———, "Consumer Choice Health Plan," *New England Journal of Medicine* 298 (12 and 13), March 23 and March 30, 1978, 650–658 and 709–720.

———, Employment-Based Health Insurance Is Failing: Now What? *Health Affairs – Web exclusive* (W3), May 28, 2003, 237–249.

———, *Theory and Practice of Managed Competition in Health Care Finance*, Professor Dr. F. DeVries Lectures in Economics: Theory, Institutions, Policy, Volume 9, Amsterdam: North-Holland, 1988.

Jon R. Gabel and Gail A. Jensen, "The Price of State Mandated Benefits," *Inquiry* 26, Winter 1989, 419–431.

John C. Goodman, "Managed Competition: Too Little Competition," *Wall Street Journal*, January 7, 1993, A14.

Earl L. Grinols and James W. Henderson, "Health Care for Us All: Getting More for Our Investment," New York: Cambridge University Press, 2008.

Jonathan Gruber, "The Impact of the Tax System on Health Insurance Coverage," *International Journal of Health Care Finance and Economics* 1(3/4) December 2001, 293–304.

David C. Hadorn, "Setting Health Care Priorities in Oregon: Cost-Effectiveness Meets the Rule of Reason," *Journal of the American Medical Association* 265(17), May 1, 1991, 2218–2225.

Edmund F. Haislmaier, "The Significance of Massachusetts Health Reform," *Web Memo #1035*, Washington, DC: The Heritage Foundation, April 11, 2006.

James W. Henderson, "Biblical Principles Applied to a National Health Policy," in Richard C. Chewning, ed., *Biblical Principles and Public Policy: The Practice*, Colorado Springs, CO: NavPress, 1991, 237–250.

David U. Himmelstein, Elizabeth Warren, Deborah Thorne, and Steffie Woolhandler, "Illness and Injury as Contributors to Bankruptcy," Health Affairs Web Exclusive W5, February 2, 2005, 63–73.

———, "The Politics of Health Care Reform," *Journal of the Medical Association of Georgia* 84(1), January 1995, 35–37.

———, J. Allen Seward, and Beck A. Taylor, "The Economic Costs of State Level Health Insurance Mandates," *Baylor University Economics Department Working Paper*, 2008.

——— and Beck A. Taylor, "Employer-Sponsored Health Insurance: Past, Present, and Future," *Journal of Forensic Economics* 15(2), 2002, 181–194.

Gail A. Jensen, Kevin D. Cotter, and Michael A. Morrisey, "State Insurance Regulation and Employers' Decisions to Self-Insure," *The Journal of Risk and Insurance* 62, June 1995, 185–213.

Gail A. Jensen and Michael A. Morrisey, *Mandated Benefit Laws and Employer-Sponsored Health Insurance*, Washington, DC: Health Insurance Association of America, 1999.

Dianne Longley, "Mandated Health Insurance Benefits: Report on Insurance Company Claims and Premium Costs 1992– 1993," prepared for the Mandated Health Insurance Review Panel, Texas Department of Insurance. November 1994.

Maggie Mahar, "Memo to Hillary: Here's How to Cure What Ails Our Health-Care System," *Barron's*, March 1, 1993, 8–11 ff.

Katherine E. Martin et al., *Shifting Responsibilities: Models of Defined Contribution*, Washington, DC: Academy for Health Services Research and Health Policy, February 2002.

Olivia S. Mitchell, "The Effects of Mandating Benefits Packages," *Research in Labor Economics*, Volume 11, JAI Press Inc., 1990, 297–320.

Robert E. Moffit, "FEHBP Controls Costs Again: More Lessons for Medicare Reformers," *The Heritage Foundation* F.Y.I. No. 64, September 25, 1995.

Gerald L. Musgrave, "Emotions, Politics and Economics: An Introduction to Health Care," *Business Economics* 28, April 1993, 7–10.

NBC News/Wall Street Journal Poll available at http://www. pollingreport.com/health3.htm, January 17–20, 2007, accessed 21 February 2007.

Mark V. Pauly, "Making a Case for Employer-Enforced Individual Mandates," *Health Affairs* 13(2), Spring (II) 1994, 21–33.

Uwe Reinhardt, "You Pay When Business Bankrolls Health Care," *Wall Street Journal*, December 2, 1992, A10.

Ray Robinson, "Managed Care in the United States: A Dilemma for Evidence-Based Policy?" *Health Economics* 9(1), January 2000, 1–7.

John W. Rowe, Tina Brown-Stevenson, Roberta L. Downey, and Joseph P. Newhouse, "The Effect of Consumer-Directed Health Plans on the Use of Preventive and Chronic Illness Services," *Health Affairs* 27(1), January/February 2008, 113–120.

Merrile Sing, Steven Hill, Suzanne Smolkin, and Nancy Heiser, "The Cost and Effects of Parity for Mental Health and Substance Abuse Insurance Benefits," U.S. Department of Health and Human Services, Public Health Service, Substance Abuse and Mental Health Services Administration, Rockville, MD, 1998.

Hilary Stout, "Health Care Choices: A Bigger Federal Role of a Market Approach?" *Wall Street Journal*, January 15, 1992, A1.

Michael Tanner, "No Miracle in Massachusetts: Why Governor Romney's Health Care Reform Won't Work," *Briefing Papers No. 97*, Washington, DC: Cato Institute, June 6, 2006.

United States General Accounting Office, *Health Insurance Regulation: Varying State Requirements Affect Cost of Insurance*, Report to the Honorable James M. Jeffords, U.S. Senate, GAO/HEHS–96–161, Washington, DC, August 1996.

United States General Accounting Office, *Employment-Based Health Insurance: Costs Increase and Family Coverage Decreases*, Report to the Ranking Minority Member, Subcommittee on Children and Families, Committee on Labor and Human Resources, United States Senate, February 1997.

United States General Accounting Office, *Private Health Insurance: Continued Erosion of Coverage Linked to Cost Pressures*, Report to the Chairman, Committee on Labor and Human Resources, U.S. Senate, July 1997.

United States House of Representatives, *The President's Health Care Reform Proposal*, Hearings before the Committee on Ways and Means, House of Representatives, 103rd Congress, 1st Session, Washington, DC: U.S. Government Printing Office, 1993.

Barbara P. Yawn, William E. Jacott, and Roy A. Yawn, "MinnesotaCare (Health Right): Myths and Miracles," *Journal of the American Medical Association* 269(4), January 27, 1993, 511–515.

제16장

공공정책을 위한 교훈

이 책의 전반에 걸쳐 의료경제학을 공부하는 데 필요한 기본 원리로서 열 가지의 핵심적인 경제학 개념을 사용하였다. 어떤 교훈은 명백하지만, 어떤 것은 그다지 분명하지 않다. 이 교훈들이 모두 실증적 증거에 기초한 것은 아니기 때문에 다음에 나올 진술 중에서 많은 것들이 받아들여지지 않을 수도 있다. 공공정책과 관련된 논의의 성격상 어떤 진술에는 규범적인 함의가 포함되어 있기도 하다. 그러나 이제 이 책의 독자 여러분은 의료분야에서의 쟁점을 보다 주의 깊게 분석하는 데 도움을 줄 많은 경제학의 분석도구를 갖추고 있다. 대괄호 [ ] 안의 숫자는 해당 원리가 보다 자세하게 논의된 장을 나타낸다.

희소성과 선택

경제학은 유한한 자원과 무한한 욕구 사이의 문제를 인식하고 있다. 모든 사람들의 모든 욕구를 만족시킬 수 있을 만큼 자원이 충분치 못하다면 이 자원을 경쟁적인 목표들에 배분해야 하는 도전에 직면할 수밖에 없다.

- 의료서비스의 제공을 위해 사용되는 자원은 다른 용도를 갖고 있고 이 역시 우리에게 편익을 가져다준다는 사실을 직시해야 한다. 희소한 자원과 무한한 욕구 사이에서 균형을 취하기 위해서는 선택이 불가피하다. 우리가 원하는 모든 것을 다 가질 수는 없는 노릇이다. 우리가 살아가는 세계에서 맞교환(trade-off)은 불가피하다[2].

기회비용

그 무엇이든, 그 누구이든 여러 가지 대안적 용도에 쓰일 수 있다. 한 가지의 욕구를 충족시키는 데 사용된 시간과 자원은 다른 욕구를 충족시키는 데 사용될 수 없다. 어떤 결정이나 행동의 비용은 사라진 기회에 부여되는 가치로 측정된다.

- 의료자원의 사용과 관련된 결정에는 편익뿐만 아니라 비용도 따르게 된다. 의사들의 입장에서 보면 임상적인 의사결정에 비용 문제를 개입시키는 것은 윤리적으로 반감이 드는 일이다. 이런 느낌을 극복하려면 의료인들이 의료제공과 정책에 영향을 미치는 쟁점을 이해하기 위한 기초로서 경제학의 기본지식을 습득하는 것이 필수적이다[2].

한계분석

최적의 자원배분에 관한 경제학적 사고방식은 한계적 의사결정이라고 부를 수 있다. 선택이 전부 아니면 전무(all or nothing)라는 식으로 이루어지는 일은 좀처럼 없으며, 그보다는 '한계적(at the margin)'으로 이루어진다. 의사결정을 하려는 사람은 그들의 결정이 가져오는 증분편익(incremental benefits)과 증분비용(incremental costs)을 고려하면서 양자의 상충관계를 저울질하게 된다. 이런 원리가 의료시장에서는 다음과 같이 나타난다.

- 만일 소비자가 부담해야 할 한계비용이 인위적으로 낮게 유지된다면, 자원은 마치 가치가 전혀 없거나 거의 없는 것처럼 취급될 것이며, 이는 결국 과소비를 낳을 것이다[2].
- 최적의 자원배분을 위해서는 증분편익과 증분비용 사이의 균형을 찾는 일이 필수적이다. 의료분야에서 이루어지는 의사결정은 대부분 어떤 활동의 수준을 결정하는 일이지 그 활동의 존재 여부 그 자체가 아니다. 의사결정이 전부와 전무 사이에서 이루어지는 일은 거의 없으며 보통은 맞교환과 관련되기 마련이다. 만일 어느 한 가지에 더 많이 쓴다면 다른 무엇엔가는 덜 쓸 수밖에 없다[2].
- 대부분의 부문에서 생산성이 향상되고 그 어느 부문에서도 생산성이 하락하지 않는 경제에서는 소비자들이 모든 것을 더 많이 소비할 수 있다. 교육, 예술, 의료를 포함한 많은 서비스산업에서도 이는 사실이며, 경제 전체의 생산성 향상이 가져오는 편익은 소비자들이 이 모든 우등재를 더 많이 소비할 수 있도록 확산된다[3].
- 진정으로 의미 있는 문제는 전체적인 의료이용과 의료비 지출이 아니라, 한

계적인 의료이용과 의료비 지출이다[5].

- 의료소비가 개인과 인구 전체의 건강수준을 증진하는 유일한 방법은 아니다. 생활습관의 선택과 유전적 요인을 포함한 다른 요인들 역시 중요한 역할을 한다[5].
- 위험회피적인 사람들은 발생확률은 높지 않지만 일단 발생하면 커다란 재정적 손실을 야기하는 사고에 대해 보험을 들 것이다. 1차 진료나 예방서비스, 건강 검진, 스케일링과 같은 일상적인 서비스를 급여대상으로 하는 보험은 찾아보기 어렵다[6].
- 사람들이 일단 보험에 가입하고 나면 그들의 행동은 감시의 대상이 되기가 어려우므로 기회주의적인 행태를 보이게 된다. 어떤 사람이 보험에 가입되어 있다면 의료서비스에 대한 그의 예상 지출은 증가한다. 보험에 가입되어 있으므로 질병이 발생하는 경우, 의료서비스를 구입할 가능성이 높아지고, 더 많은 의료비를 지출하는 행태가 유도되는 것이다. 즉, 의료보험을 통해서 사람들이 부담하는 의료서비스의 비용이 낮아지면 의료이용은 늘어나게 된다[6].
- 사망시점에 가까워질수록 의료비 지출이 늘어나는 현상은 주로 연령과 사망률 간의 관계에 기인하는 것이다[11].

이기심

경제 주체들은 그들 자신의 개인적 이익을 추구하려는 의지에 따라 행동한다. 사람들은 유인에 반응하며, 그렇게 함으로써 개인적으로 편익을 얻을 수 있을 때만 어떤 행동을 하는 경제적 행태를 보인다. 애덤 스미스에 의하면 이 이기심의 추구는 각 개인을, 모든 사회구성원의 전반적인 후생을 증진시키는 일련의 행동으로 이끈다.

- 의사결정은 이기심을 추구하려는 의지에 의해 지배된다[1].
- 인간의 행동은 유인과 제약요인에 반응해서 이루어진다. 만일 사람들이 경제적으로 행동하기를 원한다면 그렇게 함으로써 개인적인 편익을 얻을 수 있어야 할 것이다. 다른 사람들의 돈을 쓰는 사람들은 그 돈이 어떻게 사용되어야 하는지에 대해 별 관심을 기울이지 않는다. 반면에 자신의 돈을 쓰는 사람들은 보다 현명하게 쓰는 경향을 보인다[2].
- 소비자가 정보의 획득과 사용이 자신에게 이득이 된다고 느끼면 그들은 그 정보를 요구하게 될 것이다[3].

- 의사결정은 많은 정보를 갖춘, 비용의식적인 소비자가 내려야 한다. 자신의 이득을 추구하려는 의지를 갖고 있고 각종 치료대안에 대해 적절한 정보를 갖춘, 비용의식적인 소비자는 그 자신의 경제적 행태를 통해 개인적인 편익을 얻을 것이므로 그런 방식으로 행동할 것이다[3].
- 강제적인 수가조정, 예산의 고정, 자원의 할당과 같은 인위적인 통제 수단에 의존하지 않고도 의료비 억제를 달성할 수 있으려면 환자/구매자가 의사결정 과정에 적극적으로 참여해야만 한다[3].
- 환자와 의료공급자가 경제적인 행동을 취하지 않는 이유는 그렇게 함으로써 개인적으로 얻는 직접적 편익이 거의 존재하지 않기 때문이다[3].
- 대부분의 사람들에게 있어서 좋은 건강이 언제나 인생의 첫 번째 목표는 아니다. 사람들의 행동을 보면 이를 쉽게 확인할 수 있다. 운전자는 안전벨트를 매지 않으며, 자전거 타는 사람들은 안전헬멧을 착용하지 않고, 수백만 명의 사람들이 위험한 성생활을 즐기고 있다. 그런가 하면 다른 이들은 마약, 흡연, 과도한 음주에 빠져 있기도 하다[5].
- 만일 우리가 시장의 수요 측면을 무시해 버린다면, 이는 의료비 억제를 위해 사용할 수 있는 가장 강력한 수단인 '개인의 사익추구'를 포기하는 것이다[5].
- 의료서비스에 대한 수요를 결정함에 있어서 경제적 유인은 중요하다[5].
- 영리조직과 비영리조직 간의 차이는 재산권의 차이로 파악할 수 있다. 이 차이는 의사결정자가 직면하는 유인 구조에 영향을 미친다[9].
- 소비자가 추가적인 정보를 통해 이득을 얻을 것으로 생각한다면 그 정보를 수요할 것이며, 이에 따라 그 정보는 제공될 것이다[15].

시장과 가격결정

시장은 희소한 자원을 가장 효율적인 방식으로 배분한다는 사실이 증명되어 왔다. 시장은 애덤 스미스의 '보이지 않는 손', 즉 가격기구를 통해 그 책무를 달성한다. 시장에 의해서 자원이 배분될 수 있는 이유는 모든 사람과 모든 물건에 가격이 정해져 있기 때문이다. 가격 기구 때문에 기업의 생산 결정이 소비자의 욕구와 조화를 이루게 되는데, 우리는 이를 **균형**이라고 부른다.

- 필요한 모든 의료서비스를 고정된 수가로 제공하게 되면 의사-환자 관계의 성격이 변하게 된다[1].
- 병원의 총청구액에서 메디케어와 메디케이드가 차지하는 비중이 워낙 크기

때문에 정부의 진료비 지불방식은 병원부문의 재정 안정성 여부에 큰 영향을 미친다[9].

- 병원 시스템의 비효율이 제거됨에 따라 보험 미가입 환자에 대한 자선의료와 의학교육에 쓸 재원이 줄어드는데, 이로 인해 정책입안자들은 임신부, 아동 및 빈곤층 등 취약계층에 대한 사회안전망의 개선 압력을 더욱 많이 받게 된다[9].

공급과 수요

가격과 산출량 결정은 그 밑에 깔려 있는 공급과 수요의 힘에 기초하고 있다. 재화와 서비스는 소비자의 지불의사와 공급자의 제공의사가 일치함으로써, 즉 가격을 통한 할당에 의해 경쟁적인 용도 사이에 배분된다.

- 의료서비스의 수요량은 소비자가 부담하는 비용이 하락함에 따라 증가한다[1].
- 가격이 균형가격 수준 이하에서 인위적으로 통제되는 경우, 부족현상이 나타난다[2].
- 고용주가 제공하는 의료보험에 대한 세제혜택은 전형적인 근로자 보상 패키지의 구성을 왜곡시킨다[6].
- 정보획득에 드는 비용은 경제적 의사결정의 핵심적 요인이다[6].
- 관리의료는 환자의 선택을 제한하고 의사의 진료를 통제함으로써 이용량을 통제할 수 있다[7].
- 어떤 의료체계이든 중심적인 과제로서 의료의 질과 접근성보다는 의료비 억제를 강조하고 있다. 고가의 진료를 받고자 하는 환자의 욕구는 의료비 억제에 대한 요구로 말미암아 실현되기 어려울 것이다[7].
- 의사들이 의료서비스 생산에 투입되는 여타 요소의 가격이 0이라는 사실에 직면하게 되면, 의사 자원에 비해 이들 생산요소가 과도하게 사용됨으로써 비효율이 초래될 것이다[9].
- 정부가 의료제공을 미시적으로 관리하고자 하고, 특정한 적용인구에게 '무료'로 의료서비스를 제공하게 되면, 긴 대기열의 형태로 부족현상이 초래될 것이며, 전문화된 의료서비스의 품질이 하락할 것이다[12].
- 비용 측면에서의 효율이 실현되고 나면 강제적인 수가결정으로 인해 낮아진 가격은 고정예산으로 연결될 것이며 궁극적으로는 의료서비스에 대한 제한으로 이어질 것이다[13].

경 쟁

경쟁 덕분에 자원의 소유자들은 그들의 자원을 소비자, 생산자, 투자자 등 경제주체가 가장 만족스러울 수 있도록, 따라서 사회후생이 극대화될 수 있도록 자원을 사용하게 된다. 만일 자원 소유자들이 이 책무를 잘 해낸다면 그에 대해 보상을 받을 수 있을 것이며, 무능하거나 비효율적으로 한다면 대가를 치러야 할 것이다. 경쟁은 무능한 손에 묶여 있는 생산적 자원을 가져다가 보다 유능한 손에 쥐어 줌으로써 끊임없이 더욱 효율적인 생산방법이 사용될 수 있도록 조장한다.

- 공급자들 사이의 경쟁은 시장의 원활한 작동을 위해 필수적이다. 자원 사이의 대체가 쉽게 이루어질 수 있으므로 경쟁은 어느 한 가지 자원이 과도하게 집중적으로 사용되는 것을 막아준다. 그리고 소비자 수요는 가격변화에 더욱 민감해진다[3].
- 경쟁 덕분에 공급자가 책정하는 가격은 생산비용을 반영하게 된다. 시장 지배력의 집중을 낳는 합병(consolidation)은 공급자로 하여금 독점공급자처럼 행동할 수 있게 해주므로 서비스 가격은 생산비용을 상회한다[8].
- 수요 측면에서의 경쟁은 비효율성을 줄이는 역할을 한다. 비효율적인 병원은 병원 체인의 주요 통합 대상이다[9].
- 비영리조직에 의해 주도되는 시장에 있어서 경쟁의 성격은 비용 측면에서의 효율을 제고하지는 않으나 그 대신에 품질 향상을 조장한다. 공급자들은 생산성을 올릴 유인이 없고, 소비자들은 수요를 억제할 유인이 없으며, 공급자들은 공급을 억제할 유인을 갖지 못한다. 그 결과는 의료비 증가로 나타나게 된다[9].

효 율

경제적 효율성은 사회후생을 증진하기 위해 자원을 얼마나 잘 활용하는가 하는 문제이다. 비효율은 자원낭비를 의미하지만, 희소한 자원의 효율적 사용은 사회후생의 증진을 가져온다.

- 전문화는 보다 효율적인 자원배분을 통해서 비용절감을 가져온다[7].
- 관리의료에서 사용하는 제도적 장치는 매우 광범위한데, 의료비를 통제하는 이런 새로운 수단들이 전반적으로 효과가 있다는 결론을 내리는 데는

주의가 요구된다[7].

- 진료원가에 일정한 이익을 가산해주는 보상 방식(cost-plus environment) 아래에서는 효율성이 제대로 보상받지 못한다. 그러므로 영리의료기관과 비영리의료기관 사이에 효율성의 차이가 거의 없다는 연구결과는 놀랄 만한 일이 아니며, 최소한 놀라서도 안 된다. 병원들은 관리의료와 사전적 진료비 지불제도의 사용이 증가하면서 최근에 와서야 효율성에 대한 유인을 갖게 되었다[9].

시장 실패

자유 시장은 때로 최적 산출량 수준보다 더 많거나 또는 더 적은 양을 생산함으로써 효율적인 자원사용에 실패하는 경우가 있다. 시장의 실패 요인으로서는 자연독점, 생산과 소비에 있어서의 외부효과, 공공재 등이 있다. 불완전한 정보라든지 자원이동의 불가능 등의 요인들 또한 시장의 실패를 초래한다.

- 견고한 경제학 논리에 입각해 입안된 정책이 그렇지 않은 경우보다 더 바람직하다[2].
- 의료서비스를 공정하고도 효율적으로 제공해야 하는 이중의 과제는 의료시장의 여러 가지 불완전함 때문에 더욱 어려운 일이 된다[3].
- 시장지배력은 효율적인 자원배분을 낳는 경쟁의 힘으로부터 기업을 차단함으로써 사회적으로 후생손실을 초래한다[3].
- 보험은 부(富)가 아니라 위험을 공유하는 것이 목적이다. 부의 재분배에 관심이 없다 할지라도 정책결정자들은 안전망으로서 사회보험의 제공을 정당화하기 위해 시장 실패의 논리를 사용해 왔다[6].
- 민영의료보험 시장은 이미 질병이 있는 사람들에게는 적절한 보험을 제공하지 않으므로 이들의 의료에 대한 접근성을 높이는 일은 집단적으로 해결해야 할 문제이다[6].
- 크림스키밍(cream skimming)은 보험 산업에 대한 규제의 결과이지 경쟁의 결과는 아니다[6].
- 시장을 통해 노령인구, 빈곤층과 보험 미가입자들의 의료이용 제고를 위해 보조금을 지급하는 일이 점점 어려워진다는 사실이 밝혀짐에 따라, 이들 계층의 접근성 보장을 위한 정부의 집단적 행동이 정당성을 얻고 있다[6].
- 병원시장은 경쟁적 시장모형에 잘 들어맞지 않는데, 이는 완전경쟁시장의

구조적 특성 중 많은 부분이 병원시장에서는 위배되기 때문이다[9].

비교우위

시장은 경제적 효율을 촉진하고, 사람들이 기회비용에 기초한 교환행위에 자유롭게 참여할 수 있다면, 상호이득을 낳는 모든 거래가 이루어지도록 보장해준다. 소비자와 공급자 쌍방에게 편익을 주는 모든 거래가 이루어지는 것이다. 시장체제는 소비자 주권의 개념에 의해 지탱되고 있다. 즉 무엇을 생산할 것인가의 문제가 소비자의 욕구와 구입능력에 의해 결정된다. 그 어떤 개인이나 집단도 무엇이 생산되고 구입되어야 하느냐의 문제에 대해 독단적으로 강요할 수는 없다. 모든 사람들은 자신이 가장 잘 하는 일, 즉 가장 기회비용이 낮은 활동에 전문화한다.

- 민간부문에서 공공부문으로 의사결정을 이전하는 것은 경제적 규율(discipline)을 관료적 규율로 대체하는 것이다[3].
- 비용의식적인 의사결정은 시장에 들어가고 싶은 소비자가 구매력을 갖고 있을 때만 가능한 것이다. 흔히 형평성의 측면에서 논의되지만, 진정한 쟁점은 경제적인 자립(self-sufficiency)의 문제이다. 의료시장의 경우에 이는 보편적인 보험적용이나 또는 보험에 대한 보편적인 접근성을 요구하는 것이다. 사회구성원의 대다수가 원하는 것이 결과의 평등인지 아니면 기회의 평등인지에 따라 선택은 달라진다. 만약 이 조건을 충족한다면 의료체계는 대다수의 사회구성원들에게 윤리적으로 수용될 수 있을 것이다[3].

마지막 단상

이제 여러분은 의료경제학 연구를 매력적인 동시에 좌절감을 안겨주는 것으로도 만드는 여러 가지 쟁점들을 알게 되었다. 경제학의 배경지식이 많지 않은 사람들은 경제학이 타당한 의미를 가질 수 있는 쟁점들이 광범위하게 존재한다는 사실로부터 많은 매력을 느낄지도 모르겠다. 정책결정자들이 직면해야 하는 많은 문제에 대한 답을 기대한 사람이라면 아마도 좌절감을 느꼈을 것이다. 경제학이 문제의 답을 약속하지는 않는다. 경제학은 본질적으로 여러 가지 대안을 체계적으로 연구하는 수단일 뿐이기 때문이다.

이것으로 여러분이 의료경제학 공부를 완전히 그만두든, 아니면 단지 앞으로 선택하게 될 많은 과목 중에서 처음으로 접해본 것이든 간에, 이것이 이 책에서 소개된 분석도구를 사용하여 의료분야의 문제를 평생 탐구해나가는 과정에서 내딛는 첫걸음이기를 바란다. 과목 하나를 수강하거나 교재 한 권을 읽는다고 해서 의료경제학의 모든 것을 배울 수 있는 것은 아니라는 점을 명심하자. 다행스럽게도 이 분야는 더 많이 연구하고 배울 수 있는 기회로 가득 차 있다.

용어해설

【ㄱ】

가격차별(price discrimination)
동일한 재화나 서비스를 서로 다른 소비자에게 서로 다른 가격 아래에 판매하는 행위. 이는 비용의 차이와는 무관함.

가입보장(guaranteed issue)
보험자가 신청자의 건강상태와 무관하게 모든 신청자들을 받아들이고, 보험료를 지불하는 이상 갱신을 보장하는 보험증권의 특성.

가치재(merit goods)
일반적인 소비자가 그 편익을 제대로 이해하지 못해 집단적으로 제공되어야 하는 재화.

개별화(unbundling)
진료비 상환 목적 아래에 일련의 진료절차를 세분화하여 각각을 개별 서비스로 취급함.

개인의 의료보험 의무가입(individual mandate)
개인들의 의료보험 강제 가입을 법으로 규정하는 것.

건강유지조직(health maintenance organization, HMO)
보험자이면서 동시에 의료제공자.

경제적 행위(economizing behavior)
개인이 돈을 절약하기 위해 재화와 서비스에 대한 수요를 스스로 제한함.

경제적 효율(economic efficiency)
평균산출물이 극대화되고 평균가변비용이 최소화되는 수준에서 생산이 이루어짐.

경험요율(experience rating)
특정 가입자 집단의 이용률에 기초하여 보험료를 책정하는 방법. 보험료는 의료이용 수준을 추정할 때 흔히 사용하는 연령, 성별 및 기타 위험요인에 따라 달라질 수 있음.

고용주의 선택대안(play-or-pay)
고용주가 근로자에게 의료보험을 구입하여 제공하든지(play), 아니면 정부가 제공하는 공적보험의 재원조달을 위해 급여세를 지불하든지(pay) 해야 하는 의료개혁안.

고용주의 의료보험 제공의무(employer mandate)
고용주가 근로자에게 의료보험을 제공하도록 의무화한 일부 의료개혁안의 제안.

공공재(public good)
분배에 있어서 비경합적이고, 소비에 있어서 비배제적인 재화.

공제액(deductible)
보험회사가 급여 대상인 진료비의 전부 또는 일부를 부담하기 전에 보험 가입자가 지불해야 하는 금액.

공중보건(public health)
지역사회의 건강을 지키기 위해 정부기구가 수행하는 집단적 행동. 여기에는 특히 상하수도 관리와 쓰레기 수거 분야에 있어서의 질병 예방, 건강문제의 식별, 위생 점검 등이 포함됨.

교차탄력도
관련재 B의 가격변화에 대해 재화 A에 대한 소비자의 수요가 변화하는 민감도.

관리의료(managed care)
재원조달과 의료제공 기능을 하나로 통합한 의료전달조직.

국내총생산(gross domestic product)
일정 기간 중(통상 1년) 한 국가 내에서 생산된 모든 재화와 서비스의 시장가치.

국민의료보험(national health insurance)
전 국민에게 일정한 의료서비스의 급여 패키지를 보장하는 정부

주도의 의료보험체계.

규범적 분석(normative analysis)
주관적 견해나 이념에 기초해 있는 경제에 관한 진술.

균형(equilibrium)
재화를 구입하고자 하는 모든 소비자가 판매자를 만날 수 있는 시장청산가격.

근로자 퇴직 및 소득보장법(Employee Retirement and Income Security Act, ERISA)
1974년에 통과된 연방 법안으로서 연금, 의료보험 및 장애보험 등의 피용자 급여수준에 대해 최소한의 기준을 정하였으며, 그 입법 목적은 급여수급자격에 관한 피고용인의 이익을 보호하기 위한 것임. 예컨대, 주정부는 단체 자가보험(self-insured plan)을 규제할 수 없으며, 근로자들에 대한 사용자의 의료보험 제공을 의무화할 수 없음.

기댓값(expected value of an outcome)
모든 가능한 결과의 가중평균으로서 가중치는 각 결과의 발생확률임. 즉, $E(x) = \Sigma x_i p_i$로서 $E(x)$는 기대치, x_i는 i번째 결과, p_i는 해당 결과가 발생할 확률임.

기술적 효율성(technical efficiency)
생산적 효율성, 또는 비용 효율성.

기존병력(preexisting condition)
의료보험 가입 이전에 발생한 손상이나 질병에 의한 의학적 증상. 보험은 통상 기존병력에 대한 급여를 제공하지 않거나, 또는 제공한다고 해도 보통 6~12개월의 대기기간을 둠.

기초연구(basic research)
기초지식의 창출을 목적으로 하는 연구.

기회비용(opportunity cost)
사라진 기회의 가치에 기초하고 있는 의사결정의 비용.

【ㄴ】

네트워크형 건강유지조직(network model HMO)
개업 의사들과 병원들을 포함한 다양한 의료서비스 공급자들과 계약을 맺어 가입자들에게 다양한 형태의 의료서비스를 제공하게 하는 관리의료조직.

【ㄷ】

단일재원방식(single-payer system)
캐나다 등에서 사용되는 의료비 재원조달방식으로서, 단 한 가지의 재원(보통은 정부)을 통해 의료비를 조달함. 이 경우 단일재원 주체는 의료재정과 제공의 모든 면에서 큰 영향력을 행사하게 됨.

단체보험(group insurance)
1개의 보험 증권으로 단체의 구성원 모두가 보험적용이 되는 상품. 보험 증권은 고용주나 협회 등 상품 소지자에게 발행됨.

단체협상(collective bargaining)
노사 대표가 임금과 급여를 포함하여 노동계약조건에 대해 합의를 보기 위한 협상과정.

대체탄력도(cross-price elasticity)
관련재 B의 가격변화에 대하여 재화 A에 대한 소비자의 수요가 변화하는 민감도.

도덕적 해이(moral hazard)
의료보험이 적용되면 청구 가능성과 실제 청구금액이 다 같이 증가하게 되는 것. 보험은 의료서비스에 대한 순(純)본인부담 가격을 낮춤으로써 수요량을 증가시킴.

독립개원의협회(Independent Practice Association, IPA)
특정한 의료보험 가입자에게 의료서비스를 제공하는 의료공급자들의 조직으로, 의료공급자들은 사적인 진료를 계속하면서 동시에 의료보험 회사가 요구하는 진료지침에 따라 보험 가입자에게 의료를 제공함.

등재약품 목록(formulary)
의료보험의 급여대상으로 등재된 의약품 목록으로서, 보험 가입자는 미등재 의약품은 사용하지 못함.

【ㅁ】

메디갭 의료보험(Medigap insurance)
메디케어가 보장하지 않는 공제금액과 본인부담금을 지불해주는 보충보험으로서, 이 상품은 연방정부가 정한 열 가지의 표준급여 중 한 가지를 반드시 준수해야 함.

메디케어(Medicare)
개정된 사회보장법에 의해 제공되는 노인 의료보험으로, 당연적용 병원보험(hospital insurance)과 임의적용 의사보험(physicians insurance)의 두 부분으로 구성됨.

메디케이드(Medicaid)
연방정부와 주정부가 공동으로 재원을 조달하는 저소득층 의료보험.

무과실(no-fault)
과실여부와 관계없이 상해에 대해 보상하는 것으로 상해의 정도에 기초하여 보상이 이루어지며 이것이 소송에서의 유일한 쟁점임.

무임승차자(free rider)
만일 위중한 질병이 발생하는 경우, 의료서비스가 무료로 제공될 것임을 알고 의료보험을 구입하지 않는 사람.

문지기(gatekeeper)
의료제공의 방향을 정하고 환자가 전문적 진료를 받아야 하는지 여부를 결정하는 1차 진료의사.

미시경제학(microeconomics)
개인의 의사결정, 가격결정 행태 및 시장조직에 관한 연구.

【ㅂ】

방어적 진료(defensive medicine)
임상적 편익이 거의 없거나 전혀 없는 의료서비스로서, 이런 서비스를 제공하는 이유는 단지 소송 등 분쟁에 대비하기 위한 것임.

배분적 효율성(allocative efficiency)
소비자가 원하는 재화와 서비스를 생산하는 상황. 모든 상품에 있어서 생산의 한계비용은 소비자가 얻는 한계편익보다 작거나 같음.

보장보험(indemnity insurance)
실제로 발생한 경제적 손실만큼을 보상해주는 실손보상 원칙에 기초한 보험 상품. 손실을 입은 피보험자가 보상을 청구하면 손실과 동일한 보험금을 지불함.

보편적 접근성(universal access)
의료보험을 원하는 모든 국민들에게 소득이나 건강수준과는 무관하게 의료보험에 대한 접근을 보장함. 지불 능력이 부족한 경우에는 통상 보조금이 지급되며 참여는 자발적임.

보험계리적 공정보험료(actuarially fair premium)
한 사건이 발생할 보험계리적 확률에 기초하여 책정된 보험료.

보험료(premium)
보험 증권을 구입하기 위해 정기적으로 지불해야 하는 돈.

본인부담 정률제(coinsurance)
의료보험의 표준적인 제도로서 진료비의 일정 비율. 예컨대, 의사방문당 비용 또는 입원비의 10%에서 30%를 보험 가입자가 부담하는 제도.

본인부담 정액제(copayment)
의료보험의 표준적인 제도로서, 가입자가 의사를 방문하거나 입원할 때마다 또는 약 처방 시 일정액을 부담하는 제도.

부양자녀가구 보조제도(Aid for Families with Dependent Children, AFDC)
1935년에 도입된 AFDC는 미국 복지 시스템에 있어서 빈곤층과 취약계층을 위한 대표적인 현금지급 프로그램이었지만, 1996년에 정액교부금(block-grant) 프로그램으로 대체되었음.

불균등비율 추가지불(disproportionate share('Dispro') payments)
메디케어와 메디케이드가 빈곤층 환자를 많이 보는 병원에 대해서 진료비를 조정하여 상환함.

불확실성(uncertainty)
여러 가지의 결과가 발생하지만 어느 특정 결과의 확률은 알지 못하는 상황.

비경합적 재화(nonrival goods)
한 사람의 소비가 다른 사람이 소비할 수 있는 양을 제한하지 않는 재화나 서비스.

비대칭적 정보(asymmetric information)
거래에 참여하는 주체들 사이에 정보가 불균등하게 분포되어 있는 상황. 더 많은 정보를 갖고 있는 사람은 거래조건을 결정함에 있어서 부당한 이득을 취하게 됨.

비배제적 재화(nonexcludable goods)
특정 소비자 그룹을 제한하기 어려운 재화나 서비스. 즉, 누군가가 사용할 수 있다면 모두가 다 사용할 수 있음.

비영리(not-for-profit)
대부분의 세금이 면제되는 기업조직의 형태로서, 세금감면의 대가로 영업잉여를 처분함에 있어 제약을 받음.

비용가산 가격결정(cost-plus pricing)
평균비용에 일정한 비율의 이윤을 가산하여 가격을 결정하는 방식.

비용전가(cost shifting)
비보험환자들에게 무료로 진료를 하거나 메디케어 및 메디케이드 환자에게 낮은 가격의 진료를 제공하기 위해 다른 환자들, 특히 민영의료보험을 갖고 있는 환자들에게 더 많은 진료비를 청구하는 행위.

【ㅅ】

사례관리(case management)
암이나 심장질환과 같은 고액진료비 환자에 대해 의료서비스 제공을 조정하는 방법.

사망률(mortality)
인구 1,000명 또는 100,000명당 사망건수로 표현되는 연령별 사망확률, 또는 일정한 연령에서의 기대여명.

사전적 고정진료비 지불제(prospective payment)
의료서비스를 제공하기 이전에 이미 결정되어 있는 진료비. 많은 관리의료 조직에서 인두제를 사용함.

사치재 또는 우등재(luxury or superior good)
소비자의 소득이 증가(감소)하면 소득에서 해당 재화의 지출 비중이 증가(감소)하는 재화.

사회보험(social insurance)
정부의 모든 재분배 프로그램의 기초로서, 조세수입으로 운영되며 모든 국민에 대해 연령, 건강수준 및 지불능력과 무관하게 적용됨.

사후적 가변진료비 지불제(retrospective payment)
재화나 서비스를 제공한 이후에 정해지는 진료비. 전통적인 행위별 수가제는 진료비를 사후적으로 결정함.

산업재해보상보험(workers' compensation)
작업장에서의 상해나 질병으로 발생하는 재정적 손실에 대해 근로자를 보호하는 보험.

상대가치점수제(relative-value scale)
다양한 의료서비스에 대해 가중치를 적용하는 지표. 상대적인 수가수준을 정하기 위해 사용됨.

선불제 집단개원(prepaid group practice)
가입자 1인당 정액을 받고 일정한 소비자 그룹에 의료서비스를 제공하기로 계약한 의료제공자 그룹.

수요의 소득탄력도(income elasticity of demand)
소비자 소득의 변화에 대한 수요변화의 민감성을 나타내며, 소득의 상대적 변화에 대한 수요의 상대적 변화로 측정됨.

수평적 결합(horizontal integration)
동종의 재화나 서비스를 생산하는 2개 또는 그 이상의 기업 간 결합.

순부가비용(net loading cost)
실제 보험료와 보험계리적 원리에 기초한 보험의 최소 비용 사이의 차이.

시장 실패(market failure)
시장이 사회적으로 최적 수준의 생산을 하지 못하는 상황.

식품의약품청(Food and Drug Administration, FDA)
연방공중보건법의 집행을 통해 미국 소비자를 보호하는 정부의 공중보건기구. FDA의 관할 대상은 식품, 의약품, 의료기구 및 화장품임.

신고전학파 경제학(neoclassical economics)
자원배분에 있어서 완전경쟁시장의 효율성을 미시경제학 원리를 사용하여 설명하는 경제학 학파의 하나.

실증적 분석(positive analysis)
사실에 기초한 진술로서, 경험적으로 검증 가능함.

쌍방독점(bilateral monopoly)
시장에서 공급자 측의 공급독점과 소비자 측의 수요독점이 동시에 존재하는 상황.

【ㅇ】

외부효과(externality)
실제 거래에 직접 참여하지 않는 경제 주체에게 파급됨으로써 구매자와 판매자가 무시해 버리는 비용이나 편익.

우선의료제공자조직(preferred provider organization, PPO)
의료보험회사 또는 고용주와 일정한 수가에 따라 일정한 소비자 그룹에 대하여 의료서비스를 제공하기로 계약을 맺은 의료제공자 그룹으로서, 어느 의료기관이 할인된 요금을 수용하면 이 의료기관은 우선의료제공자조직의 리스트에 포함됨.

위험(risk)
다수의 결과가 발생할 수 있고, 각 결과의 확률이 알려져 있거나 추정이 가능한 상황.

위험인수(underwriting)
보험회사가 소비자의 보험가입 신청을 수용할지 여부를 결정하는 과정으로서, 이때 보험료도 같이 결정됨. 이 과정에서 고려되는 요인은 연령, 성별, 건강수준, 기존의 의료이용 여부 등임.

응용연구(applied research)
제품의 상업화를 목적으로 하는 연구.

의료비 억제(cost containment)
의료서비스에 대한 총지출을 통제하기 위해 사용하는 수단.

의료연대(health alliances)
의료보험구매조합(health insurance purchasing cooperatives, HIPC) 등 다양한 이름으로 불리는 이 기구는 영세기업 근로자들이 집단적으로 의료보험을 구입할 수 있도록 해주는 기능을 함. 보통은 지역적으로 조직되고 비영리로 운영되며, 그 구성원에게 의료를 제공하기 위해 보험자 및(또는) 의료공급자와 계약을 맺음.

의료저축계좌(medical savings account, MSA)
공제금액이 큰 의료보험과 관련하여 사용되는 세금면제 저축계좌. 공제금액까지는 저축계좌의 예치금을 사용하여 자신의 의료비를 지불하고 일단 공제금액에 도달하면 나머지의 전부 또는 대부분을 의료보험회사에서 부담함.

의료제공자 선택보험(point-of-service plan, POS)
선불제 의료보험과 행위별 수가제 의료보험의 특성을 혼합한 하이브리드 관리의료조직. 가입자는 아주 적은 본인부담금을 내고 네트워크 내 의사에게 진료를 받든지, 아니면 많은 본인 부담금을 내고 네트워크 밖의 의사에게 진료받든지 둘 중의 하나를 선택함.

의사고용형 건강유지조직(staff-model HMO)
의사를 직접 고용하는 HMO로서, 의사들은 일반적으로 고정된 봉급의 형태로 수입을 얻지만 성과급이 추가되기도 함.

의사 유인수요(physician-induced demand)
환자에게 정보가 없음을 이용하여 의료제공자가 불필요한 의료서비스를 제공하는 상황.

의원성 질병(iatrogenic disease)
의료기관에서 진료를 받은 결과로 발생하는 손상이나 질병.

이기심(self-interest)
신고전학파의 행태적 가정으로서, 사람들은 자신의 이득만을 추구함.

이동성(portability)
직장이 바뀌는 경우에도 급여의 수급자격을 계속 인정하는 보험의 특성.

이용도 심사(utilization review)
병원 입원, 재원일수, 퇴원을 포함하여 제공된 모든 의료서비스의 적절성과 효율성을 평가하는 것으로, 동시적으로 수행될 수도 있고 사후적으로 수행될 수도 있음.

이환율(morbidity)
질병과 장애가 발생할 확률.

인두제(capitation)
일정한 의료서비스 패키지를 제공하는 대가로 1인당 정액을 공급자에게 지급하는 진료비 지불방식. 공급자는 개별 환자에게 제공된 서비스의 빈도나 성격과 무관하게 정액을 사전에 지급받는 대신 특정한 적용인구에 대해 의료서비스를 제공해야 함. 이 진료비 지불제도는 건강유지조직(HMO)과 우선의료제공자조직(PPO)에서 사용함.

【ㅈ】

자가보험(self-insurance)
한 단체가 의료보험을 구입하지 않는 대신에 보험료를 적립해놓았다가 단체의 구성원에게 진료비 손실이 발생하는 경우 이 기금에서 지불해주는 방식.

자격 프로그램(entitlement program)
정부의 원조 프로그램으로서 연령, 건강상태, 소득수준 등 일정한 조건에 따라 수급자격이 결정됨. 이에는 사회보장연금, 메디케어, 메디케이드, TANF 및 그 외 다수의 프로그램이 포함됨.

자연독점(natural monopoly)
소비자 수요를 만족시킴에 있어서 다른 어느 기업보다 더 낮은 비용으로 제공할 수 있는 기업은 자연독점이 됨.

자원기준 상대가치점수제(resource-based relative value scale, RBRVS)
의사서비스의 분류체계로서, 의사가 수행하는 다양한 진료행위에 대한 상대가치를 반영하는 가중치 부여방법을 사용함. 일단의 하버드 대학 연구자들이 메디케어를 위해 개발한 RBRVS는 각 서비스에 투입되는 시간, 숙련도 및 고정비용(overhead cost)을 고려함. 서비스별 상대가치점수의 합계에 화폐환산지수를 곱하여 상환되는 진료비 수준을 결정함.

자유방임(laissez faire)
'자유롭게 하도록 허용함'을 의미하는 프랑스 어. 소비자와 기업이 정부의 제약 없이 자신들의 사익을 추구하도록 허용하는 상황을 나타냄.

재보험(reinsurance)
청구건당, 가입자당, 또는 연간 일정 금액을 초과하는 손실에 대하여 스스로 보호하기 위해 보험회사가 구입하는 초과손해보험

(stop-loss insurance).

재정거래(arbitrage)
어떤 가격에 상품을 구입한 후 그보다 더 높은 가격에 되파는 행위.

재정적 위험(financial risk)
일정한 금액을 지출해야 하는 계약상의 의무와 관련된 위험.

적정 산출량 수준(optimal output level)
매 단위의 산출물로부터 얻는 한계편익이 매 단위의 산출물 생산에 드는 한계비용보다 크거나 작아도 같은 상태가 되는 시장균형. 사회적 최적은 마지막 생산되는 재화의 한계편익이 한계비용과 같아질 때 달성됨.

전 국민 의료보장(universal coverage)
모든 국민들에게 소득이나 건강수준과는 무관하게 의료보험의 제공을 보장하는 것. 일정한 범위의 급여 패키지를 보장하며 참여는 강제적임.

제1종 오류(Type I error)
실제로는 참인 가설을 기각함.

제2종 오류(Type II error)
실제로는 오류인 가설을 채택함.

제3지불자(third-party payers)
개인이나 또는 개인의 대리인이 제3자(의료보험회사, 관리의료조직, 정부)에게 미리 정해진 보험료를 내면 제3자는 이를 재원으로 하여 진료비를 지불함.

주 아동의료보험(State Children's Health Insurance Program, CHIP)
메디케이드와 유사하게 주가 운영하는 의료보험제도로서, 적용대상은 메디케이드 적용대상이 아닌 저소득층 가구의 아동임.

주인-대리인 관계(principal-agent relationship)
한 사람(주인)이 다른 사람(대리인)에게 자신을 위해 의사결정을 하도록 위임하는 관계.

중대질병보험(major medical)
피보험자가 부담하는 본인부담금이 일정한 수준(통상 1,000~5,000달러)을 넘는 고액진료비를 지불해야 하는 중증질환에 대한 진료비를 보장하는 의료보험.

지출상한(spending cap)
일정 기간 중 가능한 총지출의 한도.

직장고착(job lock)
근로자가 본인의 기존 질병이나 피부양자의 자격 문제 때문에 새로운 의료보험 아래에서는 급여를 받을 수 없어서 직장을 변경하지 못하는 경우.

직접계약형 건강유지 조직(direct-contract-model HMO)
가입자들에게 의료서비스를 제공하기 위해 개별적으로 의사들과 계약을 맺는 관리의료 조직의 한 형태.

진단명기준 환자군(diagnosis-related group)
메디케어에 의해 개발된 환자분류 방법으로서 인구학적, 진단 및 치료적 특성에 기초하며 병원진료비 지불제도로 사용됨.

진료비 할당제(assignment)
의사에게 허용된 수가의 80% 지급을 보장하는 메디케어 정책. 이를 수용함으로써 의사는 허용된 수가를 전액 지급받은 것으로 인정하며 차액을 청구하지 않음.

진료지침(practice guideline)
어떤 의학적 증상을 보이는 환자에게 제공되는 진료과정의 바람직한 절차를 적시한 진술.

질병금고(sickness fund)
프랑스와 독일의 국민의료보험 시스템에서 보험료를 징수하고 제공자에게 진료비를 상환하는 보험자 역할을 하는 준 공적 기구.

질병통제센터(Centers for Disease Control, CDC)
미 보건사회복지부의 한 기관으로서, 1946년도에 설립되었으며 미국인들의 공중보건을 증진시키는 업무를 담당함.

집단개원형 건강유지조직(group-model HMO)
1인당 정액요금이나 할인된 요금을 받는 대신에 보통은 기업 근로자들인 특정한 환자집단에 대해 의료서비스를 제공하기로 합의한 일단의 의사들로서, 여러 전문 과목 의사들이 모여 큰 규모로 집단개원 한 경우.

집단요율(community rating)
특정 지역 내 전체 인구의 의료 이용률에 기초하여 보험료를 책정하는 방식.

【ㅊ】

차액청구(balance billing)
의사가 청구하는 관행수가와 환자의 의료보험이 허용하는 최대수가 사이의 차액을 환자에게 부과하는 행위.

참여 제공자(any willing provider)
관리의료조직이 어떤 의사라도 일정한 적용인구에 대해 의료서비스를 제공할 의료공급자의 네트워크에 대한 참여를 허용하는 경우. 때로는 주법(state law)이 이를 요구하기도 함.

참여의사(participating physician)
메디케어 환자를 받기로 동의한 의사.

총액예산(global budget)
일정 기간 중 의료체계 내에서 사용할 수 있는 예산의 상한으로서, 의료공급자에게 할당된 고정예산 범위 내에서 모든 환자에게 의학적으로 필요한 모든 의료서비스가 제공되어야 함.

최적화 행위 또는 최적화(optimizing behavior, or optimization)
어떤 특정 상황에서 가장 바람직한 결과를 얻는 데 사용되는 기법.

취약가구 임시보조 제도(Temporary Aid to Needy Families, TANF)
1996년에 기존의 AFDC 프로그램을 대체한 제도로서 저소득층에 대한 주된 현금보조 제도.

【ㅋ】

크림스키밍(cream skimming)
건강한 사람들(저위험군)은 의료보험을 구입하고 그렇지 않은 사람들(고위험군)은 보험을 구입하지 못하도록 가격을 책정하는 방법.

【ㅌ】

통상적 관행진료비(usual, customary, and reasonable charges, UCR)
의사가 실제 청구한 금액, 의사들이 관행적으로 청구하는 가격, 해당 지역 내에서 가장 많은 의사에 의해 청구되는 금액 중에서 최소금액으로 진료비를 제한하기 위해 설정된 가격상한.

투자수익률(rate of return)
연이자율로 계산되는 투자의 수익금.

특허(patent)
일정 기간, 보통 20년간 어떤 재화를 공급하는 배타적 권리로서, 특허기간 중 사실상의 모든 경쟁을 제거함으로써 진입장벽으로 기능함.

【ㅍ】

판매수익률(return on sales)
판매를 통해 세후 이윤을 얻는 기업의 능력을 측정하는 재무지표로서, 세후 이윤을 총판매액으로 나누어 계산함.

폐쇄형 패널(closed panel)
의료보험 가입자들에게 서비스를 제공하도록 지정된 의료공급자의 네트워크로서, 환자들은 이 네트워크 밖의 의사를 선택할 수 없음.

플렉스너 보고서(Flexner Report)
1910년에 미국의 의학교육을 비판적으로 검토한 보고서로서, 발간 이후 의료계가 충격을 받아 의과대학의 신입절차에 큰 변화를 초래하였고, 의료서비스의 품질 향상에 기여하였음.

필수재(necessity)
소득탄력성이 0에서 1 사이인 재화나 서비스.

필요증명(certificate of need, CON)
병원산업에서 고가의 중복투자를 막기 위한 규제. 의료공급자는 시설이나 서비스 확장을 위해 대규모 투자를 하기 전에 필요증명서를 제출해야 함.

【ㅎ】

한계비용(marginal cost)
재화 생산을 한 단위 변화시킴으로써 얻어지는 총비용의 증분.

한계수입산출물(marginal revenue product)
자원을 한 단위 더 투입하여 생산된 재화를 판매함으로써 얻어지는 총수입의 증분.

한계편익(marginal benefit)
재화 소비를 한 단위 변화시킴으로써 얻어지는 총편익의 증분.

합리적 무지(rational ignorance)
추가적인 탐색에 따르는 예상 비용이 예상 편익을 넘어섬에 따라 소비자가 구매 관련 정보를 더 이상 추구하지 않는 상황.

합리적 행동(rational behavior)
의사결정주체가 목적을 달성하기 위해 하는 행동으로서, 신고전학파 경제학에 있어서 경제 주체의 행태에 관한 핵심 가정.

행위별 수가제(fee-for-service)
각각의 진료행위에 대해서 진료비를 청구하는 전통적인 진료비 지불제도.

현물급여(in-kind transfer)
메디케이드처럼 특정 재화나 서비스 형태로 제공하는 복지급여.

확률(probability)
어떤 사건이 발생할 가능성. 1과 0 사이의 값으로 측정됨. 확률이 1이라면 이 사건은 반드시 발생하고, 확률이 0.25라면 어떤 사건이 네 번에 한 번꼴로 발생하는 것을 의미함.

환산지수(monetary conversion factor)
수가 수준을 정하기 위해 상대가치점수를 금액으로 환산하는 지수.

환자우선 순위분류(triage)
복잡한 응급실 등에서 환자의 진료순서를 정하기 위해 사용되는 군대에서의 환자분류기법. 야전병원에서는 치료를 안 받고도 살아날 환자, 차료를 받으면 살아날 환자, 치료와 무관하게 살아나지 못할 환자라는 세 가지 범주로 구분함.

희소성(scarcity)
가격이 0인 상태에서 재화나 서비스의 총수요량이 공급량을 초과할 때 존재하는 상황.

【기타】

1차 진료 및 예방서비스(primary and preventive care)
예방 및 처치에 초점을 맞추는 기본적인 의료서비스. 전통적으로 1차 진료의사는 가정의학과, 산부인과 및 소아과 의사들임.

찾아보기

한글

【ㅈ】

【기타】

영문

【A】

【B】

【C】

【N】

【O】

【P】

【Q】

【R】